Klaus Golenhofen

Physiologie heute

Klaus Golenhofen

Physiologie heute

Lehrbuch
Kompendium
Fragen und Antworten

mit 346 Zeichnungen und 7 Tabellen

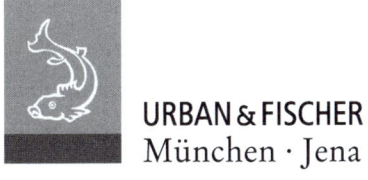
URBAN & FISCHER
München · Jena

Zuschriften und Kritik an:
Urban & Fischer Lektorat Medizin, Frau Hennhöfer, Karlstraße 45, 80333 München

Anschrift des Verfassers:
Prof. Dr. med. Klaus Golenhofen
Calvinstr. 15
35037 Marburg/Lahn

Wichtiger Hinweis für den Benutzer
Die Erkenntnisse in der Medizin unterliegen laufendem Wandel durch Forschung und klinische Erfahrungen. Herausgeber und Autoren dieses Werkes haben große Sorgfalt daurauf verwendet, daß die in diesem Werk gemachten therapeutischen Angaben (insbesondere hinsichtlich Indikation, Dosierung und unerwünschten Wirkungen) dem derzeitigen Wissensstand entsprechen. Das entbindet den Nutzer dieses Werkes aber nicht von der Verpflichtung, anhand der Beipackzettel zu verschreibender Präparate zu überprüfen, ob die dort gemachten Angaben von denen in diesem Buch abweichen und seine Verordnung in eigener Verantwortung zu treffen.

Die Deutsche Bibliothek - CIP-Einheitsaufnahme

Der Titelsatz für diese Publikation ist bei
der Deutschen Bibliothek erhältlich
ISBN 3-437-42480-7

Alle Rechte vorbehalten
1. Auflage 1997
© 2000 Urban & Fischer Verlag München · Jena

    02 03   5 4 3 2

Für Copyright in bezug auf das verwendete Bildmaterial siehe Abbildungsnachweis.

Um den Textfluß nicht zu stören, wurde bei Patienten und Berufsbezeichnungen die grammatikalisch maskuline Form gewählt. Selbstverständlich sind in diesen Fällen immer Frauen und Männer gemeint.

Planung: Dr. med. Dorothea Hennessen
Lektorat: Dipl.-Biol. Sabine Hennhöfer
Herstellung: Cornelia Reiter
Satz und Druck: Appl, Wemding
Bindung: Großbuchbinderei Monheim, Monheim
Umschlaggestaltung: prepress ulm GmbH, Ulm

Aktuelle Informationen finden Sie im Internet unter den Adressen:
Urban & Fischer: http://www.urbanfischer.de

FÜR RENATE
UND UNSERE KINDER
RAINER
ANKE
NIKOLA
DOMINIK

Vorwort

Mit der explosiven Zunahme des Wissens wird das Schreiben eines Lehrbuches immer mehr zu einer Kunst des Weglassens. Mehr denn je kommt es heute darauf an, dem werdenden Arzt ein Verständnis der funktionellen Zusammenhänge zu vermitteln. Dies ist mit einer großzügigen Übersicht und exemplarischen Vertiefungen eher möglich als mit einer verwirrenden Aufzählung aller Fakten. Auf der Basis eines soliden Grundwissens wird man im Bedarfsfall mit Computer und ausführlicher Literatur notwendiges Spezialwissen rasch herausfinden.

Die **Schwerpunkte** dieses Buches habe ich zum einen nach der klinischen Bedeutung ausgewählt. So sind Kapitel wie Herz und Kreislauf relativ ausführlich dargestellt.

Zum anderen habe ich die zentralen Themen der Physiologie zur **exemplarischen Vertiefung** herangezogen. So sind die Prozesse der elektrischen Erregung und der Kontraktion recht gründlich beschrieben.

Der grün unterlegte Text ergibt zusammen mit den Bildern ein **Kompendium.** Dieser Teil kann allein gelesen werden und stellt eine in sich verständliche Kurzversion dar, die sowohl den ersten Einstieg erleichtern als auch eine gute Wiederholung zum Examen ermöglichen soll.

Der nicht unterlegte Text erweitert das Kompendium zu einem **Lehrbuch.** Hier finden sich Vertiefungen, die unerläßlich sind für ein kritisches Durchdenken. Das Verstehen der funktionellen Zusammenhänge ist noch immer die beste Basis für eine Verinnerlichung der physiologischen Grundlagen. **Klinische Fallbeispiele** verstärken dabei den Bezug zur praktischen Medizin.

Die **Fragen** und Antworten helfen, das Erlernte aus anderem Blickwinkel zu vertiefen und zu festigen.

Sie können außerdem die Diskussion in kleinen Arbeitsgruppen bei der Vorbereitung auf die Prüfungen anregen. So sollen sich die drei Bestandteile zu einem harmonischen Ganzen abrunden.

Daß das Buch die Bedürfnisse der schriftlichen und mündlichen Prüfungen berücksichtigt, ist eine Selbstverständlichkeit. Dies bedeutet nicht nur eine Anlehnung an den Gegenstandskatalog, sondern vor allem eine Abstimmung auf die Prüfungswirklichkeit, d. h. auf die in den Prüfungen gestellten Fragen. Die besondere Technik der schriftlichen **Ärztlichen Vorprüfung** (Multiple-choice-Fragen) erfordert eine spezielle Vorbereitung, wofür ich ein eigenes Buch geschrieben habe, das bereits eine vieljährige Bewährungsprobe hinter sich hat.

Neu in der 2. Auflage ist ein Anhang zu den mündlichen Physikumsprüfungen, der auf Prüfungsprotokollen vieler Universitäten beruht. Für die laufende Aktualisierung dieses Teils bin ich auf die Hilfe der Studierenden angewiesen und bitte deshalb weiterhin um Unterstützung.

Zu danken habe ich vielen Kollegen und Studenten für hilfreiche Rückmeldungen zur 1. Auflage des Buches.

Es ist mir ein Anliegen, dem Team beim Verlag Urban & Fischer für die erfreuliche Zusammenarbeit bei dem gemeinsamen Projekt zu danken. Besonders hervorheben möchte ich dabei die großzügige Förderung durch Frau Dr. Dorothea Hennessen und die mühevolle Lektoratsarbeit von Frau Sabine Hennhöfer, sowie die engagierte Arbeit von Frau Renate Hausdorf und Frau Cornelia Reiter bei der Herstellung. Die Zusammenarbeit mit Frau Henriette Rintelen bei der Anfertigung der Abbildungen war für mich ein großer Gewinn.

Marburg, im Januar 2000   Klaus Golenhofen

Inhaltsverzeichnis

Teil II   Vegetative Physiologie

Teil III   Animalische Physiologie: Sensomotorik und höhere Funktionen

Vorbemerkungen zum Umgang mit diesem Buch

Wie lese ich die Abbildungen?

Die einzelnen Farben wurden – soweit dies möglich ist – mit funktionellen Inhalten verknüpft, um so ein optisches Lernen zu fördern. Zum Beispiel:

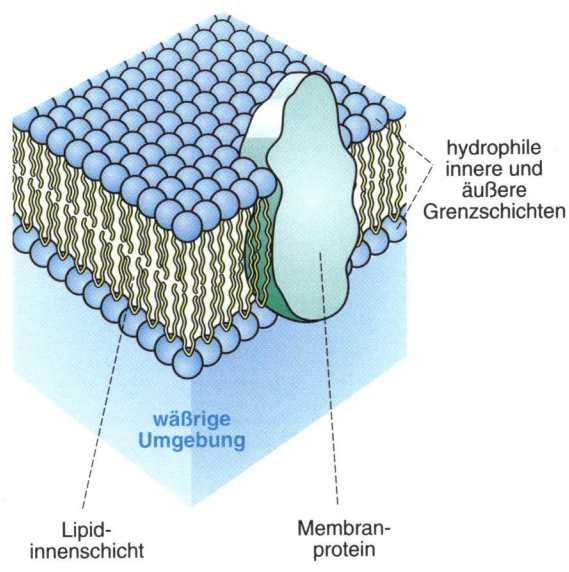

hydrophile innere und äußere Grenzschichten

wäßrige Umgebung

Lipid-innenschicht

Membran-protein

Bei chemischen Strukturen werden **wasserfreundliche, hydrophile Elemente hellblau** dargestellt, wie beispielsweise die hydrophilen Grenzschichten der Zellmembran im nebenstehenden Bild. **Fettfreundliche, lipophile Elemente** werden **gelb** gezeichnet, **neutralere Strukturen** wie Membranproteine **grün.**

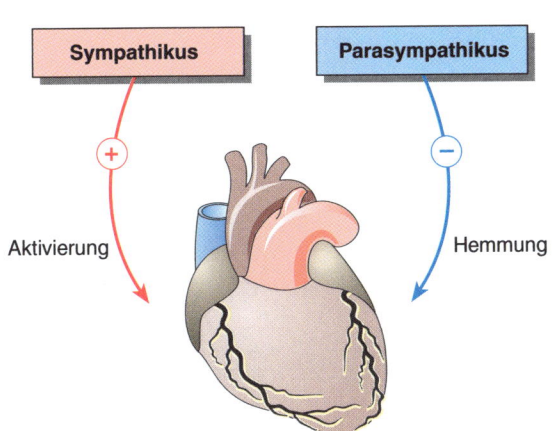

Sympathikus

Parasympathikus

Aktivierung

Hemmung

Erregende, aktivierende Effekte werden **rot** dargestellt, mit einem Pluszeichen verdeutlicht, wie beispielsweise die Wirkung des Sympathikus auf das Herz. **Hemmende Effekte** werden **blau** oder auch grün gezeichnet, mit einem Minuszeichen verdeutlicht, wie beispielsweise die Wirkung des Parasympathikus auf das Herz.

Nicht immer läßt sich eine solche Abgrenzung sauber durchhalten. Durch Hemmung von Hemmprozessen entsteht eine Aktivierung. Ein Wirkstoff wie Acetylcholin wirkt an einer Stelle hemmend (am Herzen), an anderer Stelle stimulierend (Sekretion, Darmmotorik). Es kann sich also nur um Leitlinien handeln, die von Fall zu Fall zu modifizieren sind.

In vielen Diagrammen dienen die Farben lediglich der Unterscheidung und Differenzierung, wobei **rot** für eine **Hervorhebung besonders wichtiger Tatbestände** verwendet wird.

Für Teilgebiete gültige besondere Leitlinien sind in den jeweiligen Kapiteln genannt (in den betreffenden Abbildungslegenden in Fettdruck gekennzeichnet). Beim Herz-Kreislauf-System beispielsweise kennzeichnet rot die arteriellen und blau die venösen Abschnitte, weil sauerstoffbeladenes Blut heller rot und venöses Blut bläulich-rot erscheint.

Teil I

Allgemeine Physiologie

Vom Erkennen in der Biologie

1.1 Subjektivität und Objektivität

Die natürliche Verbindung zwischen Organismus und Umwelt wird durch die Sinne vermittelt. So ist für den naiven Menschen die eigene Sinneserfahrung die unmittelbarste und überzeugendste Information über die Umwelt. Andererseits besteht das Wesentliche der modernen Naturwissenschaft gerade darin, das Subjektive der Sinneserfahrung weitgehend zu eliminieren und ein möglichst hohes Maß an Objektivität zu erreichen. Für die Biologie liegen in diesem Spannungsfeld zwischen Subjektivität und Objektivität noch viele ungelöste Probleme, die gerade für den Arzt von großer Bedeutung sind. Ein wesentlicher Mangel der heutigen ärztlichen Ausbildung liegt darin, daß der naturwissenschaftlich-objektive Bereich überbetont und dadurch ein Schein der Objektivierbarkeit in der Wissenschaft vom Menschen kultiviert wird, der vielen Bereichen des ärztlichen Handelns nicht gerecht wird.

Insofern ist es für den Lernenden wichtig, über die Begrenztheit im Erkennen der menschlichen Natur Klarheit zu gewinnen. Allerdings ist die Lehre vom Erkennen, die **Erkenntnistheorie**, eine umfangreiche akademische Disziplin. Deshalb können hier nur einige Aspekte angerissen werden, die für die Biologie unmittelbar relevant sind.

1.2 Der Drang des Menschen zur Wissenschaft

Die natürliche Erkenntnisquelle sind unsere Sinneseindrücke. Es ist aber ein elementarer Drang des Menschen, diesen unmittelbaren Erfahrungsbereich mit Hilfe des Verstandes zu erweitern, zu objektivieren und zu systematisieren.

Der Bau von Meßgeräten und die Durchführung von Experimenten sind die wichtigsten Grundlagen für eine fortschreitende Erweiterung der Erkenntnis und schließlich zur Entwicklung einer Wissenschaft vom Menschen, einer naturwissenschaftlichen Anthropologie, von der die Physiologie einen Teil darstellt.

Die Polarität zwischen Subjektivität und Objektivität bedeutet keineswegs, daß die objektive Wissenschaft wie ein Fremdkörper dem Menschen gegenüberstünde. Im Gegenteil: Der Dualismus ist im Menschen selbst angelegt. Es ist eine Grundeigenschaft menschlichen Seins, sich nicht mit der unmittelbaren Sinneswahrnehmung zu begnügen, sondern diese zu erweitern, Fragmentarisches zu einem Ganzen zu gestalten. Mein physiologischer Lehrer Otto F. Ranke [51] erzählte dazu gern folgende Geschichte: Ein Landwirt und ein Naturforscher saßen sich in einem Eisenbahnabteil gegenüber. Draußen weidete eine Schafherde. Der Bauer: „Sehen Sie, die Schafe dort sind schon geschoren". Und der Naturforscher antwortet: „Ja, wenigstens auf der einen Seite". Der Bauer ergänzt den fragmentarischen Sinneseindruck automatisch zu einer Gesamtwahrnehmung, weil er weiß, daß Schafe nie einseitig geschoren werden. Man kann die Anekdote einerseits als Aufforderung auffassen, den Sinnen gegenüber kritisch und wachsam zu sein; andererseits karikiert sie einen übertriebenen Hang zur Spitzfindigkeit in der Wissenschaft.

Ein gutes Beispiel für die Komplexität menschlicher Sinneserfahrung sind die sogenannten **optischen Täuschungen**. In Abbildung 1-1 A erscheint uns der obere horizontale Strich länger als der untere, der objektiv, bei Anlegen eines Lineals, sich als gleich lang erweist. Schräg zusammenlaufende Linien bedeuten in der normalen Umwelt häufig ein scheinbares Zusammenlaufen paralleler Linien mit zunehmender Entfernung, z. B. bei Eisenbahnschienen. In der Situation von Abbildung 1-1 B entspricht der obere Strich tatsächlich einem größeren Gegenstand als der untere Strich. Durch die schrägen Linien wird

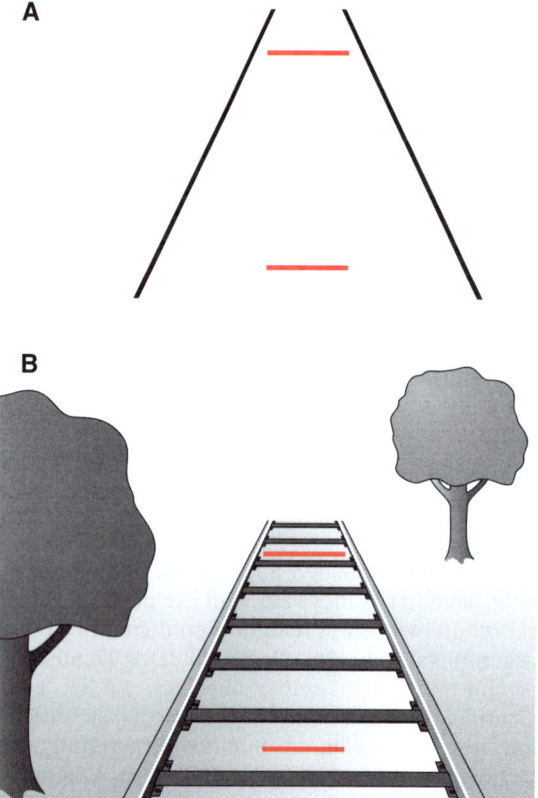

Abb. 1-1 A: Täuschungsfigur nach Ponzo. Zwischen zwei zusammenlaufenden Linien sind zwei horizontale Linien (rot) eingezeichnet, die objektiv gleich lang sind. Die obere, beim zusammenlaufenden Teil der schrägen Strichfigur liegende rote Linie erscheint subjektiv länger als die untere rote Linie.
B: Projektion der Täuschungsfigur in ein Bild der natürlichen Umwelt. Wir wissen aus Erfahrung, daß beim dreidimensionalen Sehen der weiter hinten liegende rote Balken einem größeren Gegenstand entspricht als der vorn gelegene rote Balken. Die sogenannte optische Täuschung ist also in Wirklichkeit eine im Zentralnervensystem ablaufende Uminterpretation, die der Größenkonstanz in der optischen Wahrnehmung dient. (Nach [65]).

also automatisch ein räumlich-perspektivischer Eindruck erzeugt, und die horizontalen Striche werden automatisch in diese Raumsituation hineinprojiziert und entsprechend interpretiert. In elementar erscheinenden Sehwahrnehmungen sind somit in Wirklichkeit schon sehr komplizierte Verarbeitungsprozesse enthalten, die durch lange Erfahrungen geprägt sind. In Wirklichkeit handelt es sich hier gar nicht um Sinnestäuschungen, sondern um sinnvolle Verarbeitungsprozesse (vgl.[8, 65]).

Der nächste Schritt im Drang nach Erkenntnis ist das Eingreifen in die natürlichen Abläufe, das Experiment. Man begnügt sich nicht damit, das

natürliche Fallen von Gegenständen zu beobachten, sondern man variiert durch experimentelle Eingriffe systematisch die Bedingungen und gelangt so zu den Fallgesetzen der Physik. Auch hier liegen die Ansätze in einem natürlichen Drang des Menschen, Einzelwahrnehmungen auf Allgemeines zurückzuführen.

Im Rahmen der Systematisierung ergibt sich die Notwendigkeit der Quantifizierung nach möglichst objektiven Kriterien. Da die Länge eines Gegenstandes im Sehraum je nach Entfernung usw. phänomenal unterschiedlich ist, hat man einen vom Subjekt unabhängigen Maßstab geschaffen. Mit diesem Maßstab (Meter) können nach Gleichheitskriterien Längen nun objektiv vermessen werden. Entsprechendes gilt für Zeit, Wärme usw. In weiteren Schritten wurde der Bereich der unmittelbaren Sinneserfahrung durch Apparate erweitert. Mit Fernrohr und Mikroskop wurde der Sehraum zum immer Größeren und immer Kleineren hin ausgebaut. Schließlich wurden durch apparative Umsetzungen unsichtbare Dinge ins Sichtbare übersetzt, z.B. Abbildungen durch Röntgenstrahlen.

Nicht alle Sinne sind gleichermaßen zur Fundierung einer Wissenschaft geeignet. Der Schmerz ist am stärksten auf den Körper selbst bezogen, **protopathisch.** Das Sehen ist am stärksten umweltbezogen, **epikritisch,** und ermöglicht am ehesten objektive Aussagen über die Umwelt. So ist es kein Zufall, daß sich wissenschaftliche Aussagen vor allem auf den optischen Sinn gründen.

Zusammenfassend läßt sich also sagen, daß die Entwicklung objektiver Wissenschaften für den Menschen durchaus naturgemäß ist. Nur haben sich die Wissenschaften mit immer weiterer Entfaltung von den natürlichen Ansätzen so weit weg bewegt und teils einen so hohen Grad von Abstraktion und Unanschaulichkeit erreicht, daß sie dem naiven Menschen als fremdartig erscheinen können.

1.3 Tücken des Experiments: Biologische Unbestimmtheitsrelation

„Es ist nichts leichter, als eine Menge sogenannter interessanter Versuche zu machen. Man darf die Natur nur auf irgendeine Weise gewalttätig versuchen; sie wird immer in ihrer Not eine leidende Antwort geben. Nichts ist schwieriger, als sie zu deuten, nichts ist schwieriger als der gültige physiologische Versuch; und dieses zu zeigen und klar einzusehen, halten wir für die erste Aufgabe der jetzigen Physiologie."

Johannes Müller, 1824 (zit. nach [7])

Mit der Entwicklung der experimentellen Forschung wurden die Eingriffe in den zu erforschenden Vorgang immer größer. Im Bestreben, die Lebensvorgänge auf physikalische und chemische Grundprozesse zurückzuführen, wurden immer kleinere Teilprozesse immer weiter analysiert – „Molekulare Biologie" ist das große Schlagwort der modernen Lebensforschung. Die Fortschritte, die uns die experimentell-analytische Forschung gebracht hat, sind faszinierend. Die Grenzen dieses Verfahrens werden dabei weniger bedacht und erörtert. Der große Naturforscher Goethe, auf dessen Farbenlehre wir beim Sehen noch öfters zurückkommen werden, hat auf die Tücken experimenteller Forschung schon eindrucksvoll hingewiesen. In seiner Schrift „Der Versuch als Vermittler von Objekt und Subjekt" sagt er unter anderem:

„Sobald der Mensch die Gegenstände um sich her gewahr wird, betrachtet er sie in Bezug auf sich selbst, und mit Recht. Denn es hängt sein ganzes Schicksal davon ab, ob sie ihm gefallen oder mißfallen, ob sie ihn anziehen oder abstoßen, ob sie ihm nutzen oder schaden. Die ganz natürliche Art, die Sachen anzusehen und zu beurteilen, scheint so leicht zu sein, als sie notwendig ist, und doch ist der Mensch dabei tausend Irrtümern ausgesetzt, die ihn oft beschämen und ihm das Leben verbittern. ...

Man kann sich daher nicht genug in acht nehmen, aus Versuchen nicht zu geschwind zu folgern: denn beim Übergang von der Erfahrung zum Urteil, von der Erkenntnis zur Anwendung ist es, wo dem Menschen gleichsam wie an einem Passe alle seine inneren Feinde auflauern, Einbildungskraft, Ungeduld, Vorschnelligkeit, Selbstzufriedenheit, Steifheit, Gedankenform, vorgefaßte Meinung, Bequemlichkeit, Leichtsinn, Veränderlichkeit und wie die ganze Schar mit ihrem Gefolge heißen mag, alle liegen hier im Hinterhalte und überwältigen unversehens sowohl den handelnden Weltmann als auch den stillen, vor allen Leidenschaften gesichert scheinenden Beobachter. ...

Es entstehen durch eine solche Bemühung meistenteils Theorien und Systeme, die dem Scharfsinn der Verfasser Ehre machen, die aber, wenn sie mehr als billig ist Beifall finden, wenn sie sich länger als recht ist erhalten, den Fortschritte des menschlichen Geistes, den sie im gewissen Sinne befördern, sogleich wieder hemmend und schädlich werden.

Man wird bemerken können, daß ein guter Kopf nur desto mehr Kunst anwendet, je weniger Data vor ihm liegen; daß er, gleichsam seine Herrschaft zu zeigen, selbst aus den vorliegenden Datis nur wenige Günstlinge herauswählt, die ihm schmeicheln; daß er die übrigen so zu ordnen versteht, wie sie ihm nicht geradezu widersprechen, und daß er die feindseligen zuletzt so zu verwickeln, zu umspinnen und beiseite zu bringen weiß, daß wirklich nunmehr das Ganze nicht mehr einer frei wirkenden Republik, sondern einem despotischen Hofe ähnlich wird. Einem Manne, der so

viel Verdienst hat, kann es an Verehrern und Schülern nicht fehlen."

Mit den Fortschritten der Experimentierkunst hat sich an dieser Situation bis heute nichts Grundsätzliches geändert!

Viktor v. Weizsäcker [70] hat die Probleme der experimentell-medizinischen Forschung in seinem „Gestaltkreis" gründlicher erörtert. Er wirft die Frage auf, ob

„... das Ausschneiden eines Herzens, das Abschneiden eines Beines bei der Herstellung eines Froschpräparates ein für alle Mal verhindere, die Leistung dieser Organe für das ganze Tier aufzuklären, da sie nur im Verbande mit diesem sich so verhalten, wie sie im Leben sich verhalten müssen, damit das Tier lebe. Aber solche Ansichten und Bedenken lassen sich schwer scharf formulieren und beweisen, was dann wieder dazu verleitet, sie einfach ad acta zu legen."

Der analytische Eingriff verändert das zu analysierende Phänomen qualitativ; mit der Isolierung einzelner Herzzellen oder Zellteile werden diese Veränderungen immer stärker. Isoliert man schließlich die kontraktilen Proteine der Muskelzelle, um die molekulare Basis der Kontraktion zu erforschen, so ist das Leben im Untersuchungsobjekt erloschen. Der analysierte Lebensprozeß bleibt **abstraktiv indeterminiert,** wie Viktor v. Weizsäcker das genannt hat: Durch zu starke Abstraktion von der natürlichen Situation bleibt unbestimmt, ob der präzise analysierte Vorgang im Normalzusammenhang des Organismus genauso abläuft. Im phänomenalen Bereich hingegen können die Lebenserscheinungen in natürlicher Qualität erfaßt werden, wobei allerdings nicht gleichzeitig die Kausalkette physikochemischer Prozesse erfaßt werden kann. Die Phänomene bleiben **komplikativ indeterminiert,** d.h. unbestimmt im Mechanismus infolge der Kompliziertheit des Gesamtsystems. Es besteht somit ein **Komplementaritätsverhältnis** zwischen der phänomenalen Erfassung und der biophysikalischen Analyse einer Lebensfunktion. Diese Gesetzmäßigkeit, die man als **biologische Unbestimmtheitsrelation** bezeichnen kann, in ihren weitreichenden Konsequenzen für die Biologie erkannt zu haben, ist wohl das Verdienst V. v. Weizsäckers (vgl.[18]).

Die Problematik des experimentellen Analysierens im Lebendigen setzt demnach nicht erst, wie Niels Bohr [4] gemeint hat, dort ein, wo das Leben im Bestreben nach Reduktion auf physikalische Prozesse ausgelöscht wird und die Biophysik im Einmünden in die Physik ihr Ziel erreicht, wobei sie dann jedoch keine Aussage mehr über

1

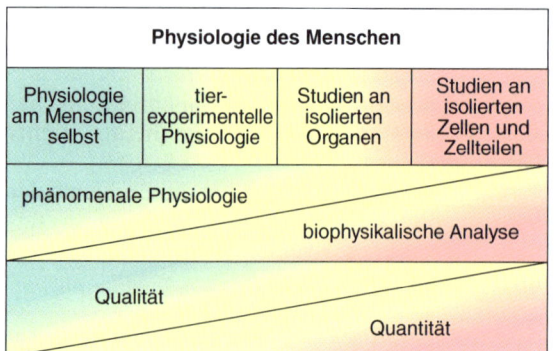

Abb. 1-2 *Schema zur Veranschaulichung der **biologischen Unbestimmtheitsrelation** beim Studium der Lebensprozesse. Es besteht eine Polarität von Qualität (grün dargestellt) und Quantität (rot), mit allen Übergängen (gelb). Erläuterungen im Text.*

das Leben machen kann. Vielmehr tritt mit dem ersten analysierenden Eingriff in das Individuum schon ein Verlust an Leben ein, der von Stufe zu Stufe stärker wird. Der von Bohr näher ins Auge gefaßte Schritt ist so nur der letzte auf einer längeren Stufenleiter.

Die Situation läßt sich schematisch gemäß Abbildung 1-2 darstellen. Der phänomenale Bereich menschlichen Lebens läßt sich nur am Menschen selbst in seiner natürlichen Qualität erfassen. Alle zur quantitativ-analytischen Erfassung der Lebensprozesse notwendigen Eingriffe sind zwangsläufig mit Verlust an Lebensqualität verbunden, bis schließlich im Bereich der molekularen Biologie die Biologie in Physik und Chemie übergeht. Für die Forschung ergibt sich daraus die Aufgabe, durch Experimente auf allen Ebenen für eine Integration zu sorgen. Nicht die alleinige immer weiter getriebene Analyse bedeutet Fortschritt der Medizin. Vielmehr muß es auch eine Intensivierung synthetisch-experimenteller Forschung geben: Es ist notwendig, neu aufgedeckte Grundprozesse in Experimenten an höheren Systemen – von der Zelle über das Organ bis zum gesamten Organismus – in ihrer Bedeutung für den Gesamtorganismus zu untersuchen. Die moderne Forschung leidet an einer Überbewertung der physiko-chemischen Analyse, und diese Überbewertung hat sich zunehmend in die Lehrbücher hinein fortgesetzt. Ein gutes Beispiel für diese Problematik ist die emotionale Reaktion der menschlichen Muskeldurchblutung (vgl. Kap. 9.6.5, Abb. 9-26).

Beim Studium menschlicher Funktionen kann man einen Vorgang entweder in seinem natürlichen Ablauf phänomenal getreu erfassen – unter Verzicht auf präzise Messung der beteiligten Grundprozesse – oder man kann einen Grundprozeß physiko-chemisch analysieren, was aber verändernde Eingriffe in den natürlichen Funktionsablauf voraussetzt (Abb. 1-2). Insofern bleibt ein Funktionsablauf naturnotwendig bis zu einem gewissen Grade unbestimmt: **Biologische Unbestimmtheitsrelation.**

Die aufgezeigte Polarität im Erfassen des Lebendigen ist in verschiedenen Terminologien beschrieben worden. Rothschuh [54] hat für den physiko-chemisch-analytischen Bereich den treffenden Ausdruck Biotechnik gewählt. Der Ausdruck Bionomie befriedigt nicht ganz als Gegenpol, weil damit die Zusammenordnung der Einzelglieder zu sinnvollen Funktionsgefügen mit den Mitteln der Bedeutungsanalyse verstanden wird. Die so verstandene Bionomie besitzt somit eine zu starke Abhängigkeit von der Biotechnik und nicht die Eigenständigkeit einer unmittelbar gegebenen Phänomenologie.

Woltereck [73] beschreibt die Polarität im wissenschaftlichen Bemühen um den Menschen mit den Begriffen „Kausalanalyse" und „Essentialanalyse".

1.4 Vom fragmentarischen Charakter wissenschaftlicher Erkenntnis

Wie wir gesehen haben, ist die Erkenntnis vom Menschen nicht nur deshalb begrenzt, weil die Wissenschaft noch nicht fertig ist, sondern sie muß grundsätzlich fragmentarisch bleiben, allein schon wegen der biologischen Unbestimmtheitsrelation. Diese Erkenntnis vom fragmentarischen Charakter unseres Wissens gehört zu den Ureinsichten des denkenden Menschen. In der Antike wurde dies im Höhlen-Gleichnis verdeutlicht: Der Mensch steckt gleichsam in einer tiefen Höhle und sieht von der Welt nur die Schattenprojektionen an der Höhlenwand. In moderner Version hat dies ein Naturwissenschaftler so ausgedrückt: Alles, was wir von den Lebensprozessen wissenschaftlich erfassen können, ist der Schatten des Lebendigen auf der physikalischen Ebene.

Nach meiner Erfahrung sind diese Grundgegebenheiten heute dem lernenden Mediziner zu wenig im Bewußtsein.

1.5 Der Drang zur Synthese: Vitalismus und Materialismus

Nicht nur der Drang zur wissenschaftlichen Analyse ist naturgegeben. Das Bedürfnis nach Synthese, nach Ausweitung des Fragmentarischen zu einer Ganzheit, gehört gleichermaßen zu den Grundgegebenheiten menschlichen Geistes. Johannes Müller hat dies in seiner Antrittsvorlesung „Von dem Bedürfnis der Physiologie nach einer philosophischen Naturbetrachtung" 1824 (zit. nach [7]) überzeugend dargelegt. Dieser Weg führt schließlich über den Menschen selbst hinaus in den Bereich der Weltanschauung und Religion. Es gilt heute als modern, diese Bereiche aus der wissenschaftlichen Medizin auszuklammern. Das war nicht immer so. Im Altertum waren Naturforschung und Weltanschauung aufs engste miteinander verknüpft (von der griechischen Philosophie bis zu Galilei und Kepler), und noch im letzten Jahrhundert waren wissenschaftliche Erkenntnisse mit heftigen weltanschaulichen Kontroversen verbunden. Der Vitalismus-Materialismus-Streit ist dafür ein gutes Beispiel.

Fußend auf den physiko-chemisch-analytischen Erkenntnissen behaupteten die Materialisten, die Gesetze der Physik und Chemie allein würden auch alle Lebensprozesse erklären können. Die Vitalisten dagegen vertraten die Ansicht, Leben sei daran gebunden, daß eine höhere Lebenskraft, die Vis vitalis, die niederen Gesetze des Unbelebten (Physik und Chemie) beherrsche.

Die **Vis vitalis** wurde von den Vitalisten als eine Kraft beschrieben, die die physiko-chemischen Gesetze außer Kraft setzen kann, um so Höheres, Lebendiges zu gestalten. In dieser Form halte ich den Vitalismus für überholt. Man kann aber Leben durchaus als einen höheren Prozeß auffassen, der auf dem Boden physiko-chemischer Prozesse – also unter Nutzung dieser Prozesse, bei völliger Gültigkeit physiko-chemischer Gesetze – zur Manifestation höherer Lebenserscheinungen führt. Johannes Müller [23] hat diese fundamentalen Fragen der Lebensforschung schon 1826 sehr klar formuliert:

„Wenn zwei Wesen, gleich oder verschieden, aufeinander wirkend gedacht werden, so läßt sich eine dreifache Art dieser Wirksamkeit logisch einsehen. Jedermann weiß, daß es in der Natur Veränderungen gibt, in welchen das Verändernde seine eigene Qualität oder seinen eigenen Zustand auf das Veränderte überträgt. Das Bewegte, auf ein Ruhendes stoßend, macht seinen eigenen Zustand in dem Ruhenden geltend. Wir können diese erste Wirksamkeit schlechthin die **mechanische** *nennen, ohne hier weiter untersuchen zu wollen, wie eng oder weit die Grenzen dieser Wirksamkeit sein mögen und ohne auf diese Benennung einen besonderen Wert zu legen.*

Es gibt ferner Veränderungen, in welchen das eine nicht dem anderen seine Qualität oder seinen Zustand mitteilt, sondern mit dem andern und seiner Qualität zu einem neutralen Produkte sich vereinigt, welches die Qualität des einen und des andern verschweigt, nur als

ein drittes Eigenwirksames sich präsentiert. Die chemisch wirkenden Körper wirken aufeinander nur in dieser Weise. Wir können diese Wirksamkeit schlechthin die **chemische** *nennen.*

Es ist schwieriger, die Wesenheit einer dritten Wirksamkeit festzuhalten, weil wir selbst es sind, die sie beurkunden. Es gibt Veränderungen in der Natur, in welchen das Ursächliche weder seine eigene Wirksamkeit auf das Veränderte überträgt, wie in den mechanischen Veränderungen, noch mit der Wirksamkeit des Veränderten zu einem verschieden Tätigen sich vereinigt, wie in den chemischen Veränderungen, sondern wo das Ursächliche in dem, auf was es wirkt, immer nur eine Qualität des letzteren zur Erscheinung bringt, die dem Wesen nach unabhängig ist von der Art der Ursache.

Die Dinge, welche sich so gegen ihre Ursachen als gegen bloße Reize verhalten, sind die organischen Wesen, und alle Wirkungen, in welchen das Ursächliche nur insofern Ursache ist, als es Reiz ist, kann man **organische** *nennen, wie denn der Begriff des Reizes von einer Ursache auch nur für diese Wirksamkeit festzuhalten ist. Es ist gleichviel, wodurch der Muskel gereizt wird, durch Galvanismus, durch chemische Agentien, durch mechanische Irritation, durch innere organische Reize, die ihm sympathisch mitgeteilt werden aus ganz verschiedenen Organen, auf alles, was ihn reizt, was ihn affiziert, reagiert er sich bewegend, die Bewegung ist also die Affektion und die Energie des Muskels zugleich.*

Es ist gleichviel, wodurch man das Auge reize, mag es gestoßen, gezerrt, gedrückt, galvanisiert werden oder die ihm sympathisch mitgeteilten Reize aus andern Organen empfinden, auf alle diese verschiedenen Ursachen als gegen gleichgültige und nur schlechthin reizende empfindet der Lichtnerv seine Affektion als Lichtempfindung, sich selbst in der Ruhe dunkel anschauend. Die Art des Reizes ist also in Beziehung auf die Lichtempfindung überhaupt ein durchaus Gleichgültiges, sie kann nur die Lichtempfindung verändern. Einen anderen Zustand als Lichtempfindung und Farbenempfindung in der Affektion oder Dunkel in der Ruhe gibt es für die Sehsinnsubstanz nicht.

So ist es durchgängig mit allen organischen Reaktionen. Das chemisch Wirksame verbrennt die Haut. Nur in dem Verbrannten, Toten hat sich das chemisch Wirksame mit dem tierischen Stoff chemisch verbunden, an der Grenze des Lebenden reagiert das Organische gegen das chemische Agens durch organische Wirksamkeit, durch Entzündung. Mit allen Erklärungen der Wirkungsart der Nerven durch elektrische Strömung ist daher in der Tat gar nichts gewonnen, vielmehr werden hierbei die wesentlichen Energien der Organe übersehen. Der Sinnesnerv auf jedweden Reiz, was immer einer Art, reagierend, hat die ihm immanente Energie; Druck, Friktion, Galvanismus und innere organische Reizung, alle diese Dinge bewirken in dem Lichtnerven, was sein ist, Lichtempfindung, in dem Hörnerven, was dessen ist, Tonempfindung, Gefühl in dem Gefühlsnerven. Anderseits bewirkt alles, was auf ein Absonderungsorgan wirken kann, Veränderung der Absonderung, was auf den Muskel wirken kann, Bewegung. Der Galvanismus ist hier um nichts vornehmer als alles andere, was nur, gleichviel welcher Art, affizieren, reizen kann."

In diesen wenigen Absätzen sind wesentliche biologische Gesetzmäßigkeiten in heute noch gültiger Form treffend formuliert. Meist werden diese Erkenntnisse in eingeengter Form als **Gesetz der spezifischen Sinnesenergien** zitiert. Man sieht aber aus den obigen Zitaten, daß J. Müller die organischen Energien viel umfassender sah. Man spricht deshalb besser vom **Gesetz der spezifisch-organischen Energien,** oder besser noch vom **Gesetz der spezifischen Lebensenergien:** Im Übergang vom Toten zum Lebendigen tritt etwas phänomenal Neues auf, besondere Lebensphänomene, die zwar gebunden sind an eine bestimmte komplizierte materielle Ordnung, die sich aber grundsätzlich nicht mit den Kausalitätsgesetzen der Physik vollständig beschreiben bzw. aus dem Unbelebten kausalanalytisch herleiten lassen.

Dieses Gesetz gilt auch für die stufenweise Entfaltung des Lebendigen zu immer Höherem. Eine bestimmte Komplexität des Nervensystems ist Voraussetzung für das Auftreten von Bewußtsein, von geistigen Leistungen usw. Wir werden bei der Erörterung der Evolution darauf noch zurückkommen.

1.6 Folgerungen für die Physiologie von heute und morgen

Die Lust zum Wissen wird bei dem Menschen zuerst dadurch angeregt, daß er bedeutende Phänomene gewahr wird, die seine Aufmerksamkeit an sich ziehen.

Goethe

Die kurzen Anmerkungen zu allgemeinen Problemen wissenschaftlicher Erkenntnis sollen aufzeigen, daß die Physiologie, wie sie sich heute allgemein in den Lehrbüchern darstellt, nicht die einzig denkbare, objektiv richtige ist. Sie ist eher ein Ergebnis historischer Entwicklungen des 19. und 20. Jahrhunderts, und somit ein Resultat der Dominanz physikalistisch-materialistischen Denkens in dieser Zeit, mit den daraus sich ergebenden Einseitigkeiten. An sich ist die Aufgabe der Physiologie als Basis der Medizin unverändert geblieben: die menschlichen Funktionen im weitesten Sinn zu erfassen. Die Einsicht scheint zu wachsen, daß die einseitig physikalistische Physiologie zu einer Physiologie des ganzen Menschen erweitert werden muß:

- Im erkenntnistheoretisch-philosophischen Denken ist das einseitig physikalistische Denken weitgehend überwunden (vgl. [23, 24]).
- Nach einer ungehemmten Wissenschafts-Euphorie des letzten Jahrhunderts, für die jeglicher naturwissenschaftliche Fortschritt als gut und förderungswürdig galt, ist in unserem Jahrhundert die Einsicht gewachsen, daß es Grenzen für den Forscherdrang gibt, da sonst die Selbstzerstörung droht (Entfesselung der Atomenergie, Zerstörung der Umwelt, Veränderungen der Genstrukturen).
- In der Medizin wächst das Unbehagen an einer einseitigen Apparate-Medizin, die die Menschenwürde bedroht (z.B. Probleme im Umgang mit ungeborenem Leben, Diskussion um menschenwürdiges Sterben).

Die Physiologie des nächsten Jahrhunderts wird sich diesen Problemen verstärkt stellen müssen. Maßstäbe für die ethisch-moralischen Fragen lassen sich aber nicht aus den Fortschritten der molekularen Biologie ableiten. Die neue Physiologie wird sich also verstärkt dem Phänomen Mensch in seiner Ganzheit zuwenden müssen.

In einem Lehrbuch für den Medizinstudenten von heute bleibt wenig Spielraum für eine neue Physiologie in diesem Sinne. Der Student will möglichst in der Mindeststudienzeit ein gutes Examen ablegen. Bei steigender Stoffülle und wachsendem Existenzdruck bleibt leider zu wenig Zeit für kritisches Mitdenken. Dennoch will ich versuchen, die Darstellung möglichst offen zu gestalten, das Fragmentarische heutiger Konzepte wenigstens exemplarisch zu verdeutlichen und Lücken aufzuzeigen, da es ja die Aufgabe der jungen Generation ist, die anstehenden Probleme zu bewältigen.

Nur ein konkretes Beispiel: Nach meiner Erfahrung entwickelt im heutigen Ausbildungssystem der Student ein falsches Verhältnis zur Wissenschaft, eine falsche Vorstellung über die Sicherheit wissenschaftlicher Erkenntnisse. Die neuesten Erkenntnisse werden rasch in die Lehrbücher aufgenommen und als große Fortschritte gepriesen. Für kritische Reflexionen, die sich in der Originalliteratur oft noch finden, bleibt meist kein Raum. Bei der Kompliziertheit moderner Forschungsmethoden kann der Student selbst die Resultate nicht kritisch durchdenken. Er speichert sie respektvoll als letzte und absolute Wahrheiten ab. Das Vertrauen in die eigene Sinneserfahrung hat gleichzeitig nachgelassen, die Motivation zu sinnesphysiologischen Versuchen im Physiologischen Praktikum beispielsweise ist relativ schwach, das Subjektive gilt als wenig zuverlässig und launisch. In Wirklichkeit ist der Zuverlässigkeitsgrad der Erkenntnisse eher umgekehrt. Was ich heute im Bereich des Sehens über Kontrastphänomene und Komplementärfarben in der Selbstbeobachtung erfahren kann, ist dasselbe, was Goethe in seiner Farbenlehre vor fast 200 Jahren beschrieben hat, und es wird noch in

100 Jahren unverändert Gültigkeit haben. Die neuesten Resultate von der physiko-chemischen Forschungsfront hingegen sind die kurzlebigsten, vieles ist schon nach 10 Jahren wieder überholt.

Für die notwendigen Verbesserungen der ärztlichen Ausbildung müßte die heutige Ausbildungs- und Prüfungsordnung tiefgreifend umgestaltet werden. Verstärkte Zuwendung zum unmittelbar Phänomenalen halte ich für einen wichtigen Punkt im Rahmen notwendiger Reformen, im Sinne des vorangestellten Goethe-Wortes. Dazu zählt auch die Auseinandersetzung mit dem Phänomen Krankheit vom Beginn des Studiums an, womit die Spaltung von Vorklinik und Klinik am besten überwunden werden könnte (vgl. [17]).

R.F. Schmidt [58] hat eine populär gehaltene Physiologie überschrieben: „Biomaschine Mensch[1].“ Das ist ein ehrliches Etikett für die heutige Physiologie. Bei der notwendigen kritischen Reflexion zur Situation der heutigen Medizin wollen wir nicht übersehen, daß die naturwissenschaftliche Forschung unglaubliche Fortschritte, nicht nur in der kausalen Analyse, sondern auch in medizinischen Nutzanwendungen gebracht hat, sowohl mit der Entwicklung immer besserer und schonenderer diagnostischer Verfahren (Ultraschall, Computertomographie, Kernresonanztomographie usw.), als auch in der Therapie (Perfektionierung chirurgischer Techniken, Gelenk- und Organersatz, neue Medikamente usw.). Der Maschinenaspekt des Menschen hat sich also in vieler Hinsicht bewährt. Die anderen Bereiche des Menschseins sind mit dem Rüstzeug der modernen Medizin viel schwerer zu fassen und können deshalb auch hier nicht adäquat dargestellt werden. Es besteht kein Grund, die Begrenztheit menschlichen Erkennens beschönigen zu wollen. So wird auch dieses Buch im wesentlichen wieder eine Beschreibung der Biomaschine Mensch bleiben.

Für den Interessierten seien beispielhaft noch einige weitere Veröffentlichungen genannt. Zu den großen Biologen unseres Jahrhunderts gehört Jakob v. Uexküll, der in seiner „Theoretischen Biologie" [67] ein umfassendes biologisches Weltbild entwirft. Sein Sohn Thure von Uexküll hat viele Ideen seines Vaters in die Medizin eingebracht und so zur wissenschaftlichen Begründung einer psychosomatischen Medizin wesentlich beigetragen („Der Mensch und die Natur" [68], „Grundfragen der psychosomatischen Medizin" [69]). Adolf Portmann hat „Neue Wege der Biologie" [49] diskutiert. Hensel [24] hat, aufbauend auf seinen sinnesphysiologischen Erfahrungen, unter Integration moderner philosophischer Entwicklungen eine umfassende biologische Erkenntnislehre entwickelt. Popper und Eccles [48] haben einen bemerkenswerten neuen Versuch zur Lösung des Leib-Seele-Problems unternommen (vgl. [9]).

[1] In der 2. Auflage, 1983, hat er diesen Titel aufgegeben, weil er dafür „reichlich Prügel bezogen" habe. Neuer Titel: Medizinische Biologie des Menschen.

FRAGE

1.1   Was ist ein wissenschaftliches Experiment?
       Was sind seine Vorzüge, und wo liegen
       Grenzen und Gefahren?

ANTWORT

1.1   Mit dem Experiment wird in den natürlichen Ablauf der Lebensprozesse eingegriffen. Man kann auf diese Weise den Erfahrungsraum gezielt erweitern und so neue Erkenntnisse gewinnen, also wissenschaftliche Fortschritte erzielen. Die Gefahr besteht darin, daß man sich vom normalen Leben immer mehr entfernt und am Ende präzise Daten über isolierte Prozesse gewinnt, deren Bedeutung für den normalen Lebensablauf leicht verkannt werden kann. Die molekulare Biologie ist zu einem großen Teil Chemie von Bausteinen des Lebendigen, die selbst nicht mehr leben.

1

Erster Rundgang durch die Physiologie: Entfaltung des Lebendigen

2.1 Von einfachsten zu höchsten Lebensformen

Als vor 13 Milliarden Jahren mit dem Urknall das Weltall entstand, setzte zunächst eine über viele Milliarden Jahre dauernde atomare und molekulare Entfaltung ein (Abb. 2-1): Aus dem Wasserstoff bildeten sich die weiteren Elemente, und durch Zusammenlagerung von Atomen entstanden immer kompliziertere Moleküle. Auf dieser Grundlage konnten sich dann vor 3,5 Milliarden Jahren die ersten Lebensformen entwickeln, die eine anaerobe Energiegewinnung besaßen. Die dann entstehende Photosynthese sorgte für wachsenden Sauerstoffgehalt, und auf dieser Basis entwickelten sich vor 1,5 Milliarden Jahren die „modernen" Einzeller: Sauerstoff atmende Zellen mit Zellkern (Eukaryonten).

Auf dieser Stufe der Entwicklung experimentierte die Natur wieder fast eine Milliarde Jahre lang. Es kam zu mannigfaltigen Variationen, mit erstaunlichen Differenzierungen von Zellteilen in Anpassung an spezielle Aufgaben, z. B. der Entwicklung von Wimpern und Zilien für Bewegungsprozesse. Das Prinzip der Aufgabenteilung wurde also schon auf der Stufe des Einzellers praktiziert, wenngleich es sich nur begrenzt entfalten konnte. Diese Stufe des Lebens ist also durch **subzelluläre Differenzierung** charakterisiert: Entwicklung spezialisierter Funktionselemente unterhalb des Zellniveaus.

Der große Durchbruch in der biologischen Evolution kam mit der Entwicklung des Vielzellers, im Übergang vom Präkambrium zum Kambrium (vor etwa 570 Millionen Jahren). Die Natur „entdeckte" plötzlich, daß es Vorteile bietet, wenn sich viele Zellen zusammentun und sich die

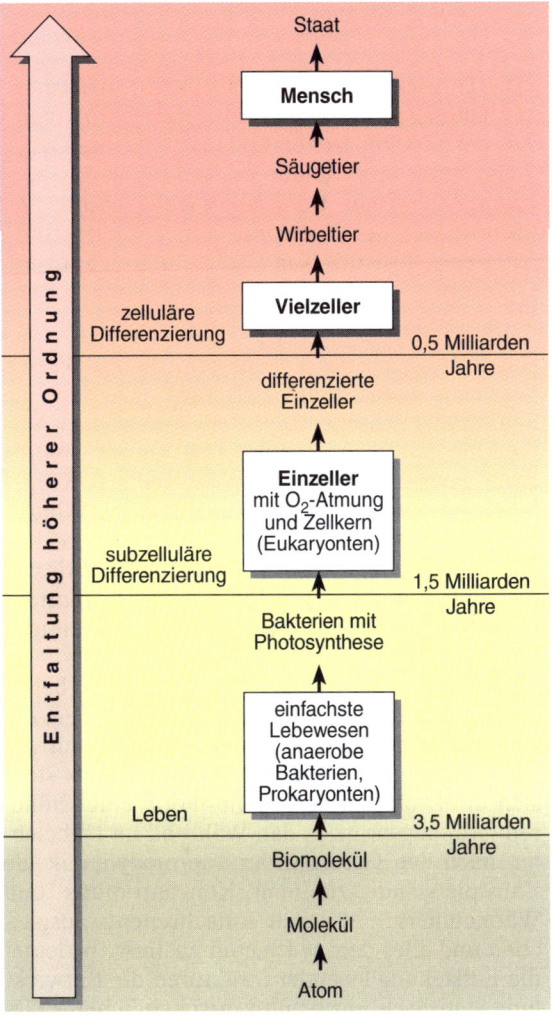

Abb. 2-1 *Evolution vom Atom zum Menschen. Stufenweise Entfaltung der Lebensprozesse. Erläuterungen im Text.*

Arbeit aufteilen. Ganze Zellen konnten sich jetzt auf spezielle Aufgaben konzentrieren. Dieses Prinzip der **zellulären Differenzierung** eröffnete ganz neue Möglichkeiten zur Entfaltung komplizierter höherer Lebewesen bis zum Menschen. Mit gut 500 Millionen Jahren ist dieser wichtigste Abschnitt der Evolution relativ kurz.

Die Menschheitsgeschichte schließlich ist mit rund 2 Millionen Jahren nur ein kleiner Bruchteil der gesamten Evolution, und die Geschichte unserer Kultur mit wenigen tausend Jahren nur ein Moment.

Der letzte Schritt der Menschheitsentfaltung, die soziologische Evolution, ist in gewisser Hinsicht ein Abbild der biologischen Evolution. So wie die Kooperation vieler verschiedenartig spezialisierter Zellen die Entstehung höherer Organismen ermöglicht hat, ist die Entwicklung von Kultur und Technik an die Kooperation vieler Menschen in Staats-Organismen gebunden.

> Die Entwicklung des Lebendigen ist Teil eines Entfaltungsprozesses von einfachsten Strukturen zu immer komplexeren Ordnungssystemen hin, vom Atom über Amöbe und Amphibie bis hin zum Menschen. Der dabei wohl wichtigste Schritt war der Übergang vom Einzeller zum Vielzeller, die Entdeckung der **zellulären Spezialisierung.**

Die Entstehung des Lebens erfolgte im Wasser. Bei den einfachsten Vielzellern standen die Spalträume zwischen den Zellen in offener Verbindung mit dem Urmeer. Das Urmeer wurde dann gewissermaßen in den vielzelligen Körper hineingenommen, als extrazellulärer Raum. Selbst bei den höchsten Lebewesen entsprechen die Konzentrationsverhältnisse der wichtigsten Salze im extrazellulären Raum den Konzentrationsverhältnissen im Urmeer bzw. in den heutigen Weltmeeren.

Die Fakten der Evolution sind heute gut belegt (vgl.[11]). Die Mechanismen, die diesem Prozeß zugrunde liegen, sind allerdings bis zum heutigen Tag umstritten. Rein phänomenal-deskriptiv stellt sich die Evolution als Manifestation eines höheren Ordnungsprinzips dar. Während im Unbelebten nach den Gesetzen der Thermodynamik die Entropie ständig zunimmt, Konzentrations- und Wärmeunterschiede sich fortschreitend ausgleichen und alles dem Wärmetod zustrebt, bedeutet die Entstehung lebender Strukturen die Entwicklung statistisch immer unwahrscheinlicherer Gebilde und damit eine Abnahme der Entropie. Die lebendigen Ordnungsprinzipien sind also den thermodynamischen Gesetzen des Unbelebten entgegengerichtet. Die darwinistische Theorie gibt eine Deutung der Mechanismen, die für die Evolution verantwortlich sind: Änderungen der Erbsubstanz (Mutationen) in Verbindung mit Selektionsprozessen, die nur die positiven Veränderungen überleben lassen. Ob diese beiden sicher vorhandenen Mechanismen allein zur Erklärung der Evolution ausreichen, bleibt letztlich ein Geheimnis, da eine experimentelle Prüfung (Verifikation oder Falsifikation) nicht möglich ist.

2.2 Die Zelle: Fundamentale Lebensfunktionen

Ein einzelliges Lebewesen wie etwa die Amöbe kann als Ur-Lebewesen betrachtet werden. Es kann aber zugleich auch als Modell für unsere Körperzellen gelten, da die Grundfunktionen des Einzellers auch in jeder Körperzelle noch vorhanden sind. Viele Zellen unseres Körpers sind noch in der Lage, unter geeigneten Bedingungen isoliert als Zellkultur weiterzuleben, teils sogar mit Wachstum und Vermehrung.

Alle fundamentalen Merkmale des Lebens sind bei einem Einzeller nachweisbar: Stoffwechsel, Energieumsatz, Wachstum, Vermehrung, Erregbarkeit und aktive, geordnete Bewegung. Diese Funktionen sind daran gebunden, daß die Zelle im Inneren viele komplizierte molekulare Maschinen besitzt, ein Zytoplasma mit Kern, Mitochondrien und anderen Organellen, deren nähere Beschreibung Gegenstand der Zytologie ist. Eine die Zelle umgebende Membran grenzt das Lebewesen gegen die Umwelt ab und regelt zugleich die Kontakte zur Umwelt. Sie kontrolliert insbesondere den Stoffaustausch, indem sie einmal eine Diffusionsbarriere darstellt und zum anderen aktive Transportprozesse (Pumpen) besitzt, die es ermöglichen, bestimmte Stoffe gegen ein Konzentrationsgefälle von einer Seite der Membran auf die andere Seite zu befördern. Auf diese Weise kann sich die Zelle ein spezifisches inneres Milieu schaffen, das sich von der Elektrolytzusammensetzung des umgebenden Urmeeres vor allem darin unterscheidet, daß Na^+-Ionen vom Zellinneren hinaustransportiert und gegen K^+-Ionen ausgetauscht werden, und daß weiterhin die intrazelluläre Ca^{2+}-Konzentration auf extrem niedrige Werte reduziert wird. Darüber hinaus ist die Zelle sehr eiweißreich, und die negativen Ladungen werden intrazellulär vor allem von Proteinen gestellt.

Alle diese Lebensprozesse erfordern naturgemäß Energie, so daß die Lösung der Energieversorgung eine wesentliche Basis für das Lebendige ist. Die Zelle nimmt dazu Nährstoffe und Sauerstoff aus der Umgebung auf und verarbeitet sie in den Kraftwerken der Zelle, den Mitochondrien. CO_2 und Schlackenstoffe werden wieder an die Umgebung abgegeben. Auch in unserem Körper hat jede Zelle noch ihre eigenen Kraftwerke. Eine zentrale Energiegewinnung analog unseren Elektrizitätswerken, mit einem Verteilungssystem an die Verbraucher, gibt es also im Organismus nicht. Trotz vielfacher Spezialisierungen und Zentralisierung von bestimmten Funktionen ist also die Energiegewinnung dezentralisiert geblieben.

Es ist kennzeichnend für das Lebendige, daß der materielle Ordnungszustand nicht durch starren Aufbau von materiellen Strukturen – wie etwa bei einem Kristall oder einem Gebäude – geschaffen, sondern bei ständigem Austausch der Bauelemente aufrechterhalten wird.

> Ein lebender Organismus befindet sich in einem Fließgleichgewicht: Ein bestimmter Ordnungszustand wird bei ständigem Stoffwechsel unter Verbrauch von Energie aufrechterhalten.

2.3 Der Vielzeller: Zelluläre Differenzierung

Wie schon erwähnt, war der entscheidende Sprung in der Entfaltung höheren Lebens die Konstruktion vielzelliger Lebewesen mit zellulärer Differenzierung. Die funktionelle Spezialisierung setzt so ein, daß sich einige Zellen mehr um das Innenleben kümmern; sie besorgen gewissermaßen den Haushalt, die fundamentalen Stoffwechselfunktionen, den **vegetativen Bereich** (Abb. 2-2). Andere Zellen übernehmen mehr die Auseinandersetzung mit der Umwelt; sie spezialisieren sich für Reizaufnahme, Erregung und Bewegung: für die sogenannten **animalischen Funktionen.**

In jedem der beiden großen Bereiche schreitet die Differenzierung immer weiter fort. Aus der zunächst noch sehr vielseitigen sensomotorischen Zelle, die sowohl Reize aufnehmen und Erregung bilden als auch Kontraktionen ausführen kann, entwickeln sich in weiteren Differenzierungsschritten Spezialisten für Erregung – die Nervenzellen – und Spezialisten für Bewegung – die Muskelzellen – mit vielfältigen weiteren Differenzierungen in Anpassung an bestimmte Bewegungsformen. Besonders reichhaltig wird schließlich die Differenzierung im Erregungsbereich. Es entsteht eine Vielzahl von Sinnesrezeptoren mit

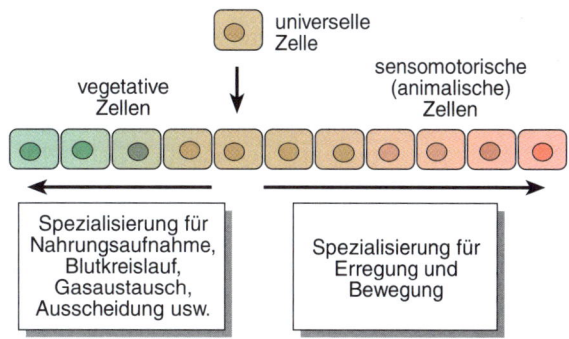

Abb. 2-2 *Schema zur* **Differenzierung vegetativer und animalischer Funktionen.** *Die funktionelle Entfaltung in der Evolution ist in hohem Maße an eine zelluläre Differenzierung gebunden. Erläuterungen im Text.*

hochgradiger Spezialisierung auf bestimmte Reize, teils sogar verknüpft mit der Konstruktion von speziellen Organen für den Reizantransport wie bei Auge und Ohr. Je weiter die Funktionsdifferenzierung fortschreitet, desto umfangreicher werden auch die Aufgaben der Koordination, die vom Zentralnervensystem übernommen werden, und so wird dessen Entwicklung zum besonderen Merkmal der Entfaltung höheren Lebens.

Auf der vegetativen Seite findet sich eine Spezialisierung für die verschiedenen Funktionen von Nahrungsaufnahme und -verarbeitung, für Ausscheidung, Gasaustausch und Fortpflanzung. Mit zunehmendem Größenwachstum der Organismen kommen aber zu diesen Grundfunktionen noch ganz neue Aufgaben hinzu: die Lösung der Transportprobleme.

Die in den Frühstadien der funktionellen Differenzierung ganz einleuchtende Gliederung in vegetative und animalische Funktionen wird später bei den komplizierteren Lebewesen insofern wieder unschärfer, als die in dem einen Bereich gemachten „Erfindungen" auch dem anderen Bereich nutzbar gemacht werden. So werden in die vegetativen Transportorgane auch Muskelzellen eingebaut, und mit höherer Differenzierung bilden sich im Vegetativen sogar komplizierte motorische Systeme mit einem speziellen autonomen Nervensystem, die sich prinzipiell nur wenig von der animalischen Motorik unterscheiden.

Bei den frühesten Vielzellern standen die Spalträume zwischen den Zellen mit dem Urmeer in Verbindung. Bei der Weiterentwicklung wurde der interzelluläre Spaltraum gegen die Umgebung abgegrenzt, ein Teil Urmeer wurde gewissermaßen in den Organismus hineingenommen, so daß der Körper aus einem zellulären Raum und einem extrazellulären Raum (etwa ein Viertel der Körpermasse) besteht.

Bei der funktionellen Differenzierung ergibt sich zunächst eine Zweiteilung in **vegetative Funktionen** (Stoffwechsel, Gasaustausch, Fortpflanzung usw.) und **animalische Funktionen** (Reizaufnahme, Erregung, Bewegung, Wahrnehmung, Bewußtsein).

2.4 Entwicklung von Transportsystemen

Mit der Entstehung großer, vielzelliger Organismen entstanden neuartige Transportprobleme. Stoff- und Gastransporte über kurze Strecken, bis etwa 1 mm, können durch **Diffusion** der Moleküle bewältigt werden (für verschiedene Stoffe sind die Diffusionsbedingungen recht unterschiedlich). Für weitere Strecken ist ein **konvektiver Transport** erforderlich, d.h. der zu transportierende Stoff wird von einem strömenden Medium mitgenommen. Die Lösung, die die Natur gefunden hat, ist durchaus originell und hat in unserer Zivilisation keine Entsprechung. In den Extrazellulärraum ist ein Kanalsystem eingebaut, das alle Zellen umgibt. In diesem Gefäßsystem strömt ein universelles Transportmittel, das Blut, das alle „Bedarfsartikel" enthält und zugleich auch alle Abfallstoffe aufnimmt. Das ist so ähnlich, wie wenn auf unseren Straßen ein Transportband liefe, auf dem wir jederzeit ein komplettes Warenhausangebot vorfinden und dem wir zugleich auch alle unsere Abfälle anvertrauen dürften.

Die kritische Strecke für eine **Stoffversorgung mittels Diffusion** beträgt etwa 1 Millimeter. Für weitere Strecken wird ein **konvektiver Transport** benötigt: Die zu transportierenden Stoffe werden von einem strömenden Medium mitgenommen. Wichtigstes Transportsystem dieser Art ist der **Blutkreislauf**. Auch Atmung, Nahrungsaufnahme und Ausscheidungsprozesse sind an konvektive Transportsysteme gebunden.

Das größte Problem bei den Transportaufgaben des Blutes ist die Beförderung des Sauerstoffes. Traubenzucker beispielsweise löst sich leicht in Wasser und kann ohne weiteres aufgrund seiner Wasserlöslichkeit in hinreichender Menge im Blut transportiert werden – rund 100 mg sind in 100 ml Blutplasma enthalten. Zur Verbrennung dieser Glucosemenge werden etwa 80 ml Sauerstoff benötigt. Bei Körpertemperatur und dem in der Lunge herrschenden O_2-Partialdruck von 100 mmHg können aber von 100 ml Wasser nur 0,3 ml O_2 aufgenommen werden. Für den Trans-

port der 300 ml O_2, die der Körper unter Ruhebedingungen pro Minute verbraucht, wären mindestens 100 l Wasser erforderlich. Das Herz müßte also mindestens ein solches Volumen pro Minute umwälzen – im Gegensatz zu den 5 l/min, die es in Wirklichkeit leistet. Die Konstruktion eines ökonomischen Blutkreislaufes hing also entscheidend davon ab, ob es gelingt, dem Blut ein geeignetes O_2-Transportmittel beizugeben. Mit der Konstruktion des Hämoglobin-Moleküls ist dieses Problem – in einer sehr langen Evolution – blendend gemeistert worden. Dicht gepackt in besonderen Zellen, den Erythrozyten, ist dieser Stoff, der dem „besonderen Saft" seine Farbe gibt, in hoher Konzentration im Blut enthalten. Die Sauerstofftransportkapazität des Blutes wurde auf diese Weise auf 20 ml pro 100 ml Blut erhöht. Die Konstruktion des Hämoglobins gehört zu den wichtigsten „Erfindungen" in der Evolution des Lebendigen.

Das Problem des Sauerstofftransportes im Organismus wurde durch die Konstruktion des Hämoglobins gelöst. Durch den Hämoglobingehalt wird die Sauerstofftransportkapazität des Blutes rund um den Faktor 100 gegenüber Wasser erhöht: auf 20 ml pro 100 ml Blut.

Auch für andere vegetative Funktionen mußten spezielle Transportsysteme geschaffen werden. Mit zunehmendem Größenwachstum wird das Oberflächen-Volumen-Verhältnis immer kleiner, so daß die Bedingungen für den Gasaustausch zwischen Körper und Umwelt (äußere Atmung) immer ungünstiger werden. Ein 2 mm großer kugeliger Einzeller besitzt ein Oberflächen-Volumen-Verhältnis von 3 m² pro kg Masse, während beim Menschen das Verhältnis von Hautoberfläche zu Masse nur noch 1/40 m²/kg beträgt (rund 1/100 im Vergleich zum Einzeller). Bei den gegebenen Diffusionseigenschaften des Sauerstoffes wäre unter diesen Bedingungen eine ausreichende Sauerstoffaufnahme nicht mehr möglich, selbst wenn die Dicke der Grenzschicht nur Bruchteile eines Millimeters betragen würde. Es war also nötig, ein spezielles Gasaustauschorgan mit großer Grenzfläche zur Luft im Inneren des Organismus anzulegen.

Die Lunge ist ein spezialisiertes Gasaustauschsystem, mit einer Austauschfläche zwischen Luft und Körper von 1 m² pro kg Körpermasse. Auf diese Weise ist beim Menschen das für den Gasaustausch wirksame Oberflächen-Volumen-Verhältnis wieder dem einer Amöbe angenähert.

Ähnlich wie der Gasaustausch ist auch der Stoffaustausch mit der Umwelt beim Menschen nur über spezialisierte innere Austauschflächen möglich. Die Schleimhautoberfläche des menschlichen Darmes wird auf 10 m² geschätzt. Berücksichtigt man die Oberflächenvergrößerung durch die Mikrozotten der intestinalen Epithelzellen, so ergibt sich für den menschlichen Dünndarm eine absorbierende Oberfläche von 4500 m²! Neben dieser Absorptionsfunktion hat aber der Magen-Darm-Trakt noch viele andere Funktionen wahrzunehmen: Die Nahrung muß mechanisch zerkleinert, aufgenommen, weiterbefördert und chemisch aufgeschlossen werden, und die Reste sind auszuscheiden. So entsteht wiederum ein äußerst kompliziertes Funktionssystem.

Mit Blutkreislauf, Atmung und Verdauungstrakt sind hier nur die wichtigsten der vegetativen Funktionssysteme genannt. Der Blutkreislauf darf wohl insgesamt als das komplizierteste und kritischste System angesehen werden, wenn man die Beschwerden und gesundheitlichen Risiken als Indikator nimmt, die mit diesem System verknüpft sind. Es verdient deshalb in besonderer Weise die Aufmerksamkeit des Arztes.

2.5 Nachrichtenvermittlung: Hormone und Nerven

Mit zunehmender Vergrößerung der Lebewesen wird die Koordination der einzelnen Zellen und Organsysteme und damit die Entwicklung von Nachrichtensystemen zu einer immer wichtigeren Aufgabe – ganz ähnlich wie im Zusammenleben der Menschen. Das einfachste Prinzip ist die Entwicklung spezifischer Botenstoffe, die über das Blut im Organismus verteilt werden. So entwickelte sich die **hormonale Nachrichtenvermittlung,** das **Hormonsystem.** Dieses System ist relativ langsam. Bestimmt durch die Strömungsgeschwindigkeit des Blutes liegt der Zeitbedarf im Bereich von Minuten. Es ist der Briefpost in unserer Zivilisation vergleichbar.

Den schnelleren Nachrichtensystemen Telefon und Funk entspricht in unserem Organismus das **Nervensystem,** das **nervale Nachrichtensystem.** Hiermit können Informationen in Bruchteilen von Sekunden durch den gesamten Körper gelangen. Die schnellsten Nerven leiten die Signale mit einer Geschwindigkeit von 100 m/s, d. h. die Körperlänge von 2 m kann in 1/50 s = 20 ms überbrückt werden.

Für diese schnelle Informationsübertragung mußten spezielle Prozesse erfunden werden: die **elektrische Erregung** an Zellmembranen, die sich in spezialisierten Nervenzellen mit hoher Geschwindigkeit ausbreiten kann. Die Erörterung dieser Spezialprozesse nimmt in der Physiologie einen großen Raum ein.

Zur Nachrichtenvermittlung gibt es einmal ein **hormonales System:** spezifische Botenstoffe – Hormone – werden an das Blut abgegeben und so zu den Zielzellen transportiert. Dieser Vorgang dauert mehrere Minuten. Wesentlich schneller ist das **Nervensystem:** Innerhalb von einigen Millisekunden können Signale über Nervenfasern durch den Körper geleitet werden. Das Nervensystem ist rund 1000 mal schneller als das Hormonsystem.

2.6 Entwicklung neuer Systemeigenschaften

Die Entfaltungsprozesse vom Einzeller zum Vielzeller lassen sich zu einem guten Teil so verstehen, daß Funktionen, die beim Einzeller schon vorhanden sind, dadurch perfektioniert werden, daß sich einzelne Zellen völlig auf diese Funktion spezialisieren, wie das für Muskel- und Nervenzellen zutrifft. Darüber hinaus treten aber im Verlauf der Entfaltung höheren Lebens auch Funktionen in Erscheinung, die im Einzeller nicht vorhanden oder zumindest nicht erkennbar sind. Beispiele dafür sind die bereits erörterten **Kreislauf-** und **Atmungssysteme.**

Ein weiteres, sehr bemerkenswertes Beispiel ist die **Regelung der Körpertemperatur** beim Warmblüter. Ein solch komplizierter Prozeß kann überhaupt erst zur Entfaltung ansetzen, wenn eine Vielzahl von Differenzierungsschritten abgelaufen ist:

- die Differenzierung von Stoffwechselsystemen, mit denen die Wärmebildung gesteuert werden kann,
- die Entwicklung eines komplizierten Blutkreislaufes mit innervierten Blutgefäßen an der Körperoberfläche, die die Verstellung der Wärmeabgabe erlauben,
- eine starke Differenzierung von Sinnesrezeptoren, mit Entwicklung von verschiedenen Temperaturfühlern an vielen Stellen des Körpers,
- Entwicklung eines komplexen Zentralnervensystems und vieles andere mehr.

Ähnliches gilt für viele andere Regelungsprozesse, wie beispielsweise für die Regelung des arteriellen Blutdruckes.

Auch bei der Entfaltung der Sinne treten neue Funktionen auf. Beispielsweise die Entwicklung des optischen Apparates im Auge, mit speziellen

Mechanismen zur Regelung der Abbildungsschärfe in Anpassung an den Abstand des betrachteten Gegenstandes. Der Organismus mußte gewissermaßen alle Gesetze der Optik erforschen, um das Auge überhaupt bauen zu können. Ähnliches gilt für die Entwicklung des Innenohrs zur Frequenzanalyse der Schallwellen. Letztendlich sind die höchsten Funktionen, Seelenleben und Bewußtsein, ganz neue Phänomene, die sich erst auf dem Boden eines hochdifferenzierten Zentralnervensystems entfalten konnten.

> Mit der Entwicklung höherer Lebewesen treten immer wieder neue Phänomene auf, die sich ebensowenig auf die einfachsten Lebensprozesse zurückführen lassen wie diese auf die Gesetze der unbelebten Natur.
> Beispiele: Blutkreislauf, Thermoregulation, Sinnesorgane wie Auge und Ohr, und schließlich Seelenleben und Bewußtsein als höchste Funktionen.

2.7 Zum Übergang in die spezielle Physiologie

Der erste Rundgang durch die Physiologie soll helfen, bei der jetzt folgenden genaueren Untersuchung der einzelnen Bäume den Wald nicht ganz aus den Augen zu verlieren. Im Bemühen, die Überschau zu behalten, ist ein Betrachten der Evolution immer besonders nützlich, weil man in den einfachsten Lebensformen und ihrer weiterer Entfaltung die wichtigsten Prinzipien lebendiger Organisation noch sehr deutlich erkennen und auch losgelöst von der unendlichen Kompliziertheit der beteiligten physikalischen und chemischen Prozesse betrachten kann. In das so gewonnene Gerüst sollen die weiteren Erkenntnisse eingebunden werden.

Der erste Überblick kann uns aber auch die Leitlinien für eine Gliederung der Physiologie liefern. Die **klassische Gliederung der Physiologie in einen vegetativen und einen animalischen Teil** läßt sich nach der Evolution gut vertreten. Zelluläre Grundprozesse wie Energiegewinnung und Membrantransporte sind allerdings für beide Bereiche gleichermaßen fundamental. Auch Erregung und Kontraktion, die an sich zu den animalischen Funktionen gehören, spielen bei den komplizierten vegetativen Funktionssystemen eine wichtige Rolle. Die allen Funktionssystemen gemeinsamen Grundprozesse werden deshalb in diesem Buch zunächst im Rahmen der allgemeinen Physiologie abgehandelt, ehe die vegetative und animalische Physiologie folgen.

FRAGEN

2.1 Was versteht man unter einem Fließgleichgewicht?

2.2 In der Evolution haben sich im Übergang vom Einzeller zum Vielzeller die Zellen immer mehr auf bestimmte Funktionen spezialisiert: Muskel-, Nervenzellen usw. Bis zur Entfaltung höchster Lebewesen waren aber auch noch ganz neue „Erfindungen" erforderlich. Nennen Sie Beispiele.

2.3 Im Organismus müssen die Leistungen der verschiedenen Organe aufeinander abgestimmt und koordiniert werden. Wie wird das gemacht? (Großzügige Beschreibung der wichtigsten Prinzipien.)

ANTWORTEN

2.1 Ein lebender Organismus ist im Fließgleichgewicht: Er bleibt bei ständigem Stoff- und Energiewechsel nahezu unverändert. Neue Stoffe werden ständig aufgenommen, alte werden wieder abgebaut und ausgeschieden. Energie wird ständig neu zugeführt und Wärme abgegeben. Der Gesamt-Energiegehalt bleibt jedoch nahezu unverändert.

2.2 Insbesondere mußten neue Transportsysteme geschaffen werden zur Überbrückung der immer länger werdenden Wege: Blutkreislauf, Atmung usw. Darüber hinaus mußten Nachrichtensysteme zur Koordination entwickelt werden: nervale und hormonelle Steuerungen. Auch die Thermoregulation u. a. m. sind neue Erfindungen.

2.3 Zum einen gibt es das Hormonsystem. Hormone werden auf dem Blutweg im Körper verteilt und steuern an ihren Zielzellen bestimmte Funktionen. Dies ist ein relativ langsamer Mechanismus, er erfordert Minuten. Schnellere Nachrichtenvermittlung erfolgt über das Nervensystem, in Bruchteilen von Sekunden.

2

Fundamentale Zellfunktionen

Von den Zellfunktionen sind für die Physiologie die Erregungsprozesse von besonderer Bedeutung. Sie werden in eigenen Kapiteln ausführlicher dargestellt. Der Aufbau der Zelle und die mehr biochemischen Grundfunktionen können hier sehr kurz gehalten werden.

3.1 Die Zelle als Grundbaustein für höheres Leben

Trotz der großen Vielfalt verschiedener Zelltypen gibt es sehr viele Gemeinsamkeiten in Aufbau und Funktion der Zellen. Diese Gemeinsamkeiten kann man sich in einer **Elementarzelle** verankert vorstellen (Abb. 3-1). Durch eine Plasmamembran ist die Zelle gegen die Umgebung abgegrenzt. Die Lipid-Struktur dieser Membran ist eine wirksame Barriere gegen die wäßrige Lösung. Diese Membran-Barriere ist eine Voraussetzung dafür, daß sich die Zelle ihr eigenes inneres Milieu schaffen und so ihre spezifischen Leistungen vollbringen kann. Das Zellinnere

weist eine starke Strukturierung auf, wobei sich verschiedene Strukturelemente, **Organellen,** unterscheiden lassen, die ihrerseits auch von Membranen umschlossen sind (Zellkern und Mitochondrien von einer Doppelmembran). Insgesamt machen die Organellen etwa die Hälfte des Zellvolumens aus. Das ausgedehnteste intrazelluläre Membransystem ist das **endoplasmatische Retikulum,** das entweder als glattes oder, wenn es mit Ribosomen besetzt ist, als rauhes endoplasmatisches Retikulum erscheint. Mit diesen retikulären Strukturen sind wichtige Stoffwechselprozesse verknüpft, wie Synthese von Proteinen und Lipiden. Im **Golgi-Apparat** erfolgt eine Modifikation der Proteine. Von dort können sich mit Proteinen bepackte **Vesikel** abschnüren, die sich beispielsweise zur Zelloberfläche bewegen und dort mittels **Exozytose** ihren Inhalt nach außen entleeren können. Auf diese Weise werden unter anderem Hormone oder Transmitter von der Zelle freigesetzt. Die stark gefalteten

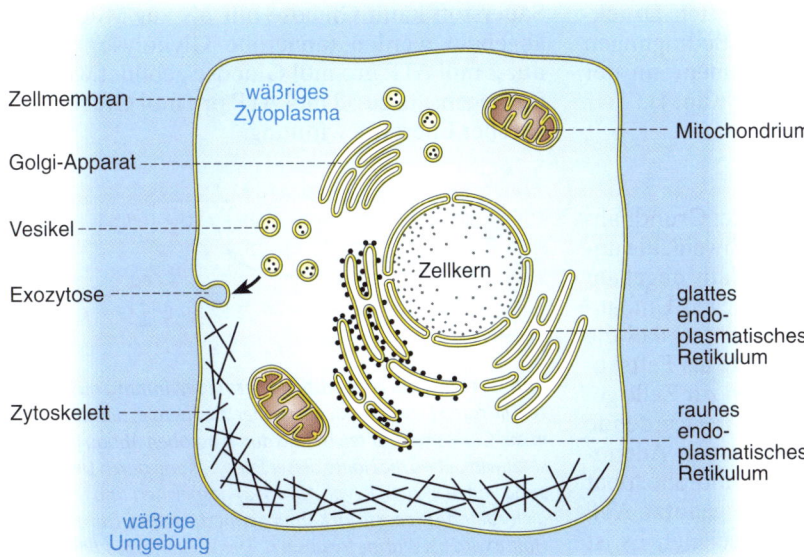

Zellmembran

wäßriges Zytoplasma

Golgi-Apparat

Vesikel

Exozytose

Zellkern

Zytoskelett

wäßrige Umgebung

Mitochondrium

glattes endoplasmatisches Retikulum

rauhes endoplasmatisches Retikulum

*Abb. 3-1 Vereinfachtes Schema zum **Aufbau einer Zelle**. Die als Barriere dienenden Lipidmembranen sind gelb dargestellt, das wäßrige Milieu blau, und die Funktion der Energiegewinnung in den Mitochondrien rötlich.*

Membransysteme der **Mitochondrien** dienen der Energiegewinnung (ATP-Bildung durch oxidative Phosphorylierung). Der **Zellkern** schließlich ist der Träger des genetischen Materials und kontrolliert die Zellfunktionen.

Das Zytoplasma ist darüber hinaus durch ein **Zytoskelett** strukturiert, bestehend aus **Mikrotubuli** (feinste, aus Tubulin aufgebaute Röhrchen), **Intermediärfilamenten** und **Actinfilamenten**. Das Zytoskelett ist für Zellform, Lage der Organellen, intrazelluläre Transportprozesse usw. verantwortlich.

Das **Zytosol** ist der Flüssigkeitsraum zwischen den Zellorganellen (etwa die Hälfte des Zellvolumens), der, abgegrenzt durch die Zellmembran, mit der extrazellulären Flüssigkeit im Austausch steht. Beide Flüssigkeiten sind wäßrige Lösungen. Das Zytosol befindet sich allerdings infolge der hohen Eiweißkonzentration (20 %) in einem gelatineähnlichen Zustand. Die wäßrige Phase des Zytosols unterscheidet sich in der Ionenzusammensetzung erheblich von der extrazellulären Lösung. Hauptträger der positiven Ladungen sind extrazellulär das Na^+ (etwa 150 mmol/l, gegenüber 15 mmol/l intrazellulär), intrazellulär dagegen das K^+ (etwa 150 mmol/l, gegenüber 5 mmol/l extrazellulär). Der stärkste Gradient besteht für Ca^{2+}, dessen freie Konzentration außen nur 1 mmol/l beträgt, innen aber auf 10^{-7} bis 10^{-8} mol/l abgesenkt wird (Gradient 1:10 000 bis 1:100 000). Die negativen Ladungen werden intrazellulär vor allem von den Proteinen geliefert, so daß die intrazelluläre Cl^--Konzentration nur etwa 6 mmol/l beträgt, gegenüber 120 mmol/l extrazellulär. Die Gesamt-Osmolarität ist innen und außen gleich, da die Zellmembran keine nennenswerten osmotischen Druckdifferenzen aushalten kann. Diese Bedingungen spielen für die elektrischen Phänomene an der Zellmembran eine große Rolle (vgl. Kap. 4).

3.2 Energiegewinnung

Der Energiegewinnung dienen die drei Grundnahrungsstoffe Kohlenhydrat, Fett und Eiweiß, die unter Anwesenheit von Sauerstoff oxidativ abgebaut werden. Die Nahrungsstoffe unterliegen Umbauprozessen, ehe sie die Zelle erreichen, so daß die Kohlenhydrate als Glucose, die Fette als Fettsäuren und die Eiweiße als Aminosäuren zur Zelle gelangen. Die beim Abbau dieser Stoffe frei werdende Energie wird zunächst zum Aufbau von Adenosintriphosphat (ATP) aus Adenosindiphosphat (ADP) und anorganischem Phosphat genutzt. ATP ist als Energiespeicher besonders geeignet. Es ist ein Nukleotid mit 3 Phosphatgruppen (Abb. 3-2),

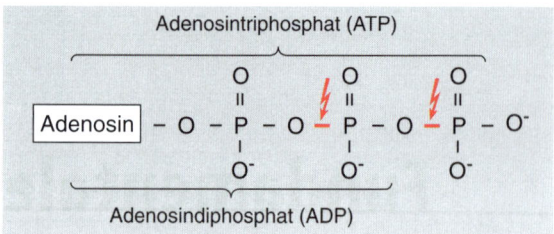

Abb. 3-2 Formel für ATP und ADP. Die energiereichen Bindungen sind rot dargestellt und mit einem roten Blitz markiert.

wobei die Bindungen der letzten beiden Phosphatgruppen die besonders energiereichen Bindungen darstellen (jede Bindungsstelle etwa 30 kJ/mol; für die Bedingungen im Zellstoffwechsel werden Werte von 40–50 kJ/mol angesetzt). Die letzte Bindungsstelle ist zudem recht labil, so daß die darin gebundene Energie im Übergang zu ADP leicht freigesetzt werden kann. So stellt für den größten Teil der energiefordernden Prozesse im Organismus ATP den Energielieferanten dar (z. B. für viele aktive Ionenpumpen, für die Muskelkontraktion, und auch für die meisten intrazellulären Stoffwechselprozesse). Durch Diffusion im Zytosol kann sich das ATP in der Zelle verteilen, es gelangt aber praktisch nicht nach außen.

Zum allergrößten Teil läuft die ATP-Bildung in der Atmungskette der **Mitochondrien** ab (oxidative Phosphorylierung). Die Mitochondrien werden deshalb als die **Kraftwerke der Zelle** bezeichnet. (Beim Glucoseabbau wird schon beim ersten Schritt, der im Zytosol ablaufenden Umwandlung zu Pyruvat, etwas Energie frei und zur ATP-Bildung genutzt.) In Abbildung 3-3 ist die Energiegewinnung aus Glucose dargestellt. Ohne Sauerstoff kann Glucose nur bis zur Milchsäure abgebaut werden (anaerobe Glykolyse), wobei nur 2 mol ATP pro mol Glucose gebildet werden, im Gegensatz zu 38 mol ATP pro mol Glucose bei aerober Energiegewinnung.

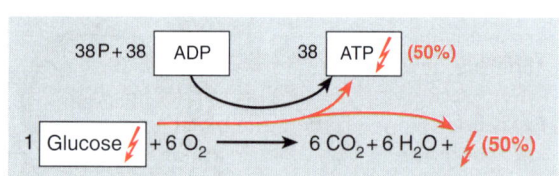

*Abb. 3-3 Schema zur **aeroben Energiegewinnung aus Glucose**. Die roten Blitze markieren wieder die Energie, die zunächst in der Glucose enthalten ist und durch aeroben Abbau freigesetzt wird. Etwa die Hälfte dieser Energie kann durch Umsetzung von ADP zu ATP (vgl. Abb. 3-2) gespeichert und für energiefordernde Prozesse im Körper genutzt werden. Die andere Hälfte wird als Wärme freigesetzt. Der Wirkungsgrad dieser biologischen Energiegewinnung beträgt somit etwa 50 %.*

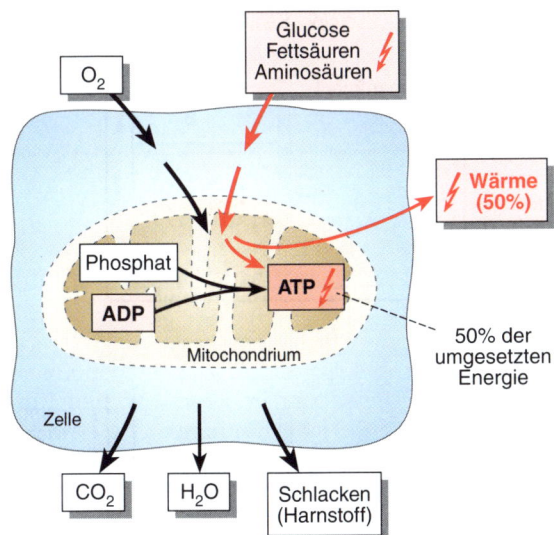

Abb. 3-4 *Schema zur* **Energiegewinnung in den Mitochondrien.** *Die durch aeroben Abbau von Nahrungsstoffen gewonnene Energie wird durch Bildung von ATP gespeichert, mit einem Wirkungsgrad von etwa 50 %. Die roten Blitze markieren wieder die Energie.*

Die Energiegewinnung in der Zelle erfolgt ganz überwiegend dadurch, daß Glucose (aus Kohlenhydraten), Fettsäuren (aus Fetten) und Aminosäuren (aus Eiweiß) unter Sauerstoffverbrauch **(aerobe Energiegewinnung)** zu CO_2, H_2O und Harnstoff abgebaut werden, wobei die frei werdende Energie durch Phosphorylierung von ADP zu ATP bei einem Wirkungsgrad von etwa 50 % (Abb. 3-4) gespeichert wird. Diese Prozesse laufen ganz überwiegend in den Mitochondrien ab, die die Kraftwerke der Zelle darstellen. Für die energiefordernden Prozesse der Zelle wird dann die im ATP gespeicherte Energie durch Zerfall in ADP und Phosphat wieder bereitgestellt. **ATP ist der universelle Energielieferant im Zellstoffwechsel.**

Ohne Sauerstoff kann durch Abbau von Glucose bis zur Milchsäure **(anaerobe Glykolyse)** Energie gewonnen und in ATP gespeichert werden. Dabei wird allerdings nur etwa 5 % derjenigen Energie gewonnen, die beim vollständigen aeroben Abbau von Glucose anfällt.

3.3 Transportprozesse

3.3.1 Passiver Transport: Diffusion

Die einfachste Transportform ist die **Diffusion.** Masseteilchen führen temperaturabhängig Eigenbewegungen aus (thermische Bewegung). Bei freier Beweglichkeit (Gas oder Flüssigkeit) führt dies

dazu, daß sich die Teilchen gleichmäßig im Raum verteilen, d.h. bei Konzentrationsunterschieden kommt es zu einem Nettotransport vom Ort höherer Konzentration zum Ort niederer Konzentration: Einen solchen Transport nennt man Diffusion. Bei Konzentrationsgleichheit bestehen die Bewegungen fort, es gibt unidirektionale Transporte, die sich aber gegenseitig ausgleichen, die Netto-Diffusion ist Null. Bei Stoffgemischen gelten die Gesetze für jede Teilchenart unabhängig. Bei wäßrigen Lösungen gelten für gelöste Teilchen weitgehend die Gasgesetze: Gelöste Teilchen im Wasser verhalten sich so, als wären sie als Gasmoleküle ohne Lösungsmittel vorhanden. Den Druck, den sie dabei erzeugen, nennt man osmotischen Druck.

Für den Körper sind Diffusionsprozesse in wäßrigen Lösungen über trennende Membranen hinweg von besonderer Bedeutung. Betrachten wir den einfachsten Fall, die Diffusion ungeladener Teilchen, z.B. Glucose, an Hand von Abbildung 3-5. Ein Kompartiment A mit hoher Glucosekonzentration ist durch eine Membran von einem Kompartiment B mit niedriger Konzentration getrennt. Die thermische Molekularbewegung sorgt dafür, daß in jedem Kompartiment die Glucosemoleküle einen der Konzentra-

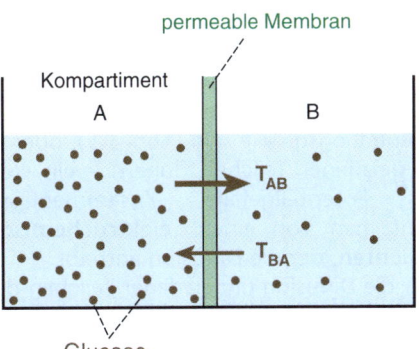

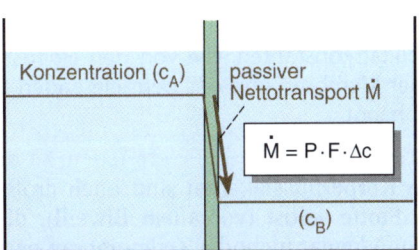

Abb. 3-5 *Stofftransport per* **Diffusion** *zwischen zwei Kompartimenten A und B mit wäßrigen Lösungen, die durch eine permeable Membran getrennt sind. Ein passiver Nettotransport ungeladener Teilchen – hier im Beispiel Glucose – ist nur bergab, dem Konzentrationsgradienten folgend, möglich.*

tion proportionalen Druck auf die Membran ausüben (osmotischer Druck). Bei Durchlässigkeit der Membran für Glucose, wie hier angenommen, werden entsprechend diesem Druck Moleküle durch die Membran hindurchtreten. Der unidirektionale Fluß von A nach B (T_{AB}) wird also größer sein als der Fluß von B nach A (T_{BA}). Die Differenz beider Flüsse ist der Nettofluß oder Nettotransport, heute auch häufig als Flux oder Fluxrate bezeichnet. Wenn allgemein von Flux oder Transport gesprochen wird, ist meist der Nettotransport gemeint. Für den Nettotransport gilt nach dem 1. Fickschen Diffusionsgesetz:

$$\dot{M} = D\,\frac{F}{d}\,(c_1 - c_2) = D\,\frac{F}{d}\,\Delta c,$$

wobei D der Diffusionskoeffizient ist, der sowohl von den Eigenschaften der Membran als auch von denen des gelösten Stoffes abhängt, F die Austauschfläche, d die Membrandicke und c die Konzentration.

Gern faßt man bei Studien an dünnen Membranen D und d zur Permeabilitätskonstanten P (in cm/s) zusammen:

$$\text{Nettofluß } \dot{M} = P \cdot F \cdot \Delta c.$$

Diffusion ist ein passiver Transportprozeß, bei dem Stoffteilchen einem Energiegradienten folgend bewegt werden, wie eine Kugel, die den Berg herabrollt. Die treibende Kraft kann ein Konzentrationsgefälle sein (Abb. 3-5), oder – im Falle geladener Teilchen (Ionen) – ein elektrisches Potentialgefälle. Zusammenfassend spricht man von einem **elektrochemischen Gradienten,** der die Diffusion antreibt.

Für die Diffusion ungeladener Teilchen durch eine Membran gilt das 1. Ficksche Diffusionsgesetz. Danach ist die **Netto-Transportrate proportional der Austauschfläche und der Konzentrationsdifferenz** zu beiden Seiten der Membran und weiterhin proportional einer Permeabilitätskonstanten, die von den Eigenschaften der Membran und des permeierenden Stoffes abhängt.

In den Körperflüssigkeiten sind auch großmolekulare Stoffe gelöst (vor allem Eiweiß), die nur schlecht oder gar nicht die Zellmembran permeieren können. Dabei treten besondere Erscheinungen auf, die man als **Osmose** bezeichnet (griech. osmos: Stoß, Schub). Wir betrachten das am Modell der Abbildung 3-6. Kompartiment A enthält reines Wasser und ist, im Gegensatz zu Abbildung

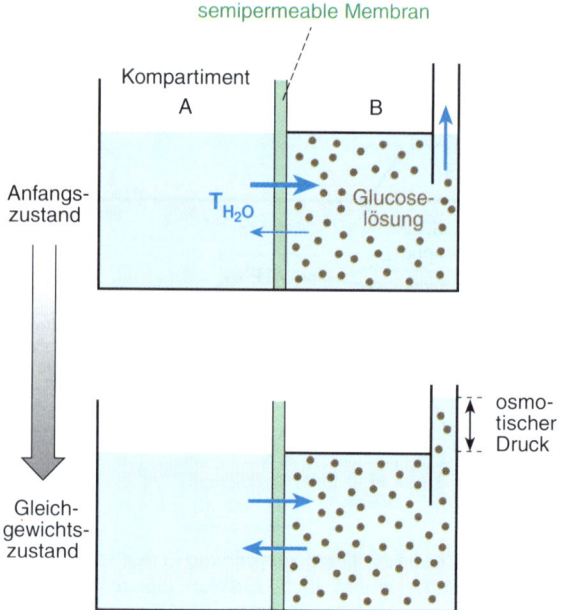

Abb. 3-6 *Schema zur* **Entstehung eines osmotischen Druckes** *zwischen zwei Kompartimenten A und B mit Wasser bzw. wäßriger Glucoselösung. Die trennende semipermeable Membran ist nur für Wasser durchlässig. Die unidirektionalen Wasserflüsse (T_{H_2O}) durch die Membran sind durch blaue Pfeile symbolisiert. Erläuterungen im Text.*

3-5, von Kompartiment B durch eine semipermeable Membran getrennt, die nur für Wasser durchlässig ist. Der Glucose-Überdruck in B kann sich also nicht ausgleichen. Statt dessen kommt es zu einem Wasserfluß von A nach B.

Diese Osmose wurde unter Verwendung einer tierischen Membran (z.B. Harnblase) bereits 1748 entdeckt (von Abbé Jean Antoine Nollet), und 1877 führte Pfeffer die ersten quantitativen Untersuchungen über den osmotischen Druck durch. Dabei verwendete er Tontassen, die er durch Behandlung mit Eisencyanid so präparierte, daß Wasser noch sehr gut und Zucker kaum noch permeieren konnte. Pfeffer stellte fest, daß der Wasserfluß von A nach B so lange anhält, bis sich in B ein hydrostatischer Überdruck eingestellt hat, der der Konzentration der Zuckermoleküle proportional ist.

Die osmotischen Erscheinungen basieren auf reinen Diffusionsprozessen. Durch Einbringen von Glucose in Wasser wird etwas Wasser verdrängt, die Wasserkonzentration in B wird etwas geringer als die in A. Der unidirektionale Wasserfluß von A nach B ist deshalb etwas größer als der entgegengerichtete Fluß BA, so daß ein Netto-Wasserfluß von A nach B resultiert. Dies führt zu einem Anstieg des hydrostatischen Druckes in B, womit auch der Wasserfluß BA ansteigt. Dies setzt sich so lange fort, bis sich in B ein hydrostatischer Überdruck entwickelt hat, der den Wasserfluß BA gerade so weit erhöht, daß er mit dem Wasserfluß AB im Gleichgewicht steht. Der Netto-Wasserfluß über die Membran ist dann Null, es ist ein stationärer Zustand erreicht. Der in dieser Situation bestehende hydrostatische Überdruck ist der **osmotische Druck** der Glucoselösung (Abb. 3-6).

Es hat sich herausgestellt, daß für den durch die gelösten Teilchen erzeugten osmotischen Druck die Gasgesetze gelten, d.h. die in B gelösten Teilchen erzeugen einen Druck, der so groß ist wie der eines Gases mit gleicher Teilchendichte wie die Dichte der Glucosemoleküle in B. Löst man von einem Stoff, der in wäßriger Lösung nicht in Ionen dissoziiert, 1 mol in 1 l Wasser, so erzeugt dieser Stoff demgemäß einen osmotischen Druck von 22,4 atm bei 0 °C (rund 22 bar; bei 37 °C rund 25 bar).

Für den gesamten Teilchendruck in wäßriger Lösung ist zu berücksichtigen, daß 1 l reines Wasser (= 1 kg) bei einem Molekulargewicht für Wasser von 18 rund 55 mol Wasser pro Liter enthält, woraus sich nach den Gasgesetzen ein Teilchendruck von rund 10^6 mmHg errechnet. Geringe Veränderungen der Wassermoleküldichte bei Aufnahme gelöster Stoffe können also leicht zu den bei der Osmose auftretenden Druckänderungen führen.

Da der osmotische Druck der Teilchendichte proportional ist, erzeugt 1 mol eines in Ionen dissoziierenden Salzes einen dem Dissoziationsgrad des Salzes entsprechenden höheren osmotischen Druck. Man hat deshalb zur Kennzeichnung der osmotischen Verhältnisse die **Osmolarität** eingeführt: Eine Osmolarität von 1 osmol/l bedeutet, daß die Lösung den gleichen osmotischen Druck besitzt, als wenn 1 mol eines nicht dissoziierenden Stoffes vollständig in dieser Lösung gelöst wäre. Im menschlichen Blutplasma beträgt die Osmolarität 0,3 osmol/l und der osmotische Druck dementsprechend 7,3 atm (= 745 kPa = 5600 mmHg). Die gemessenen Werte für die Osmolarität liegen etwa 10 % niedriger als für eine völlig freie Beweglichkeit aller Teilchen bei voller Dissoziation der Salze berechnet. Das bedeutet, daß die osmotisch effektive Teilchenzahl durch herrschende Attraktionskräfte zwischen den Teilchen etwas reduziert ist (die Salze sind nicht zu 100 % dissoziiert).

Heute wird oft die **Osmolalität** bevorzugt, die die Teilchenzahl pro kg Wasser angibt (osmol/kg H_2O). Für den Bereich physiologischer Konzentrationen ist der Unterschied der beiden Größen gering (weniger als 1 %, also in der Regel vernachlässigbar). Zur Bestimmung der Osmolarität

bietet sich die Gefrierpunktserniedrigung des Wassers an, da diese der im Wasser gelösten Teilchendichte proportional ist. 1 osmol/l entspricht einer **Gefrierpunktserniedrigung** von –1,86 °C; im Blutplasma beträgt die Gefrierpunktserniedrigung –0,54 °C.

Auf Diffusionsprozessen beruht auch die **Osmose.** Können sich Konzentrationsunterschiede gelöster Teilchen zwischen zwei Lösungskompartimenten nicht ausgleichen, weil die trennende Membran nur für Wasser, nicht aber für den gelösten Stoff permeabel ist (Abb. 3-6), so kommt es zu **osmotischen Erscheinungen:** Wasser diffundiert in das Kompartiment mit dem gelösten Stoff (Kompartiment B in Abb. 3-6). Bei einem bestimmten hydrostatischen Überdruck, der der Konzentration des gelösten Stoffes proportional ist, wird ein Gleichgewichtszustand erreicht. Dieser stationäre Überdruck in B ist der **osmotische Druck** der Lösung. Der osmotische Druck ist der Dichte der gelösten Teilchen proportional. 1 mol eines nicht dissoziierenden Stoffes in 1 l Wasser (Osmolarität: 1 osmol/l) erzeugt einen osmotischen Druck von 22,4 atm (bei 0 °C), also denselben Druck wie 1 mol Gas in einem Volumen von 1 l. Bei Dissoziation eines gelösten Stoffes erhöht sich die osmotische Wirksamkeit entsprechend dem Dissoziationsgrad. Eine Lösung mit 1 mol NaCl/l, das in Na^+ und Cl^- zerfällt, hat also eine Osmolarität von 2 osmol/l.

Osmolarität: Molzahl der osmotisch wirksamen gelösten Teilchen pro Liter Wasser (osmol/l).

Osmolalität: osmotische Konzentration pro kg Wasser (osmol/kg H_2O).

Zur Messung der Osmolarität eignet sich die Gefrierpunktserniedrigung. Im menschlichen Blutplasma beträgt die Osmolarität 0,3 osmol/l, die Gefrierpunktserniedrigung –0,54 °C.

Im Organismus treten nicht nur Konzentrationsunterschiede als treibende Kräfte für Diffusionsprozesse auf, sondern auch elektrische Potentialdifferenzen, da viele gelöste Teilchen elektrisch geladen sind (Ionen). Auf Ionen wirkt also jeweils eine Konzentrationsdifferenz (ein chemischer Gradient) und eine Potentialdifferenz (ein elektrischer Gradient). Die Summe beider Kräfte bezeichnet man als **elektrochemischen Gradienten.** In diesem Sinne ist Diffusion eine Transportform, bei der Stoffteilchen passiv einem elektrochemischen Gradienten folgend transportiert werden. Die dabei gültigen Gesetzmäßigkeiten werden im Zusammenhang mit der elektrischen Erregung (Kap. 4) näher erörtert. Auch besondere Mechanismen in biologischen Membranen zur Förderung und Steuerung von Diffusionsprozessen werden dabei behandelt.

In der Zelle sind die Transportwege im allgemeinen so kurz (unter 1 mm), daß die meisten Transportprozesse im Zytosol per Diffusion erledigt werden können (Atemgase, Glucose usw.). Auch größere Moleküle wie ATP und Proteine können sich im Zytosol noch schnell genug bewegen. Erst für die Überwindung größerer Strecken wird der **konvektive Transport** notwendig: Stoffe werden von einem strömenden Medium mitgenommen, im Organismus vor allem mit dem Blut.

3.3.2 Aktiver Transport

Die lebende Zelle ist dadurch charakterisiert, daß bestimmte Konzentrationsdifferenzen bzw. elektrochemische Gradienten an Membranen gegen die Kräfte der Diffusion aufgebaut und aufrechterhalten werden. Stoffteilchen müssen zu diesem Zweck bergauf durch die Membran befördert werden, was nur unter Aufwendung von Energie möglich ist. Man nennt solche Transporte deshalb **aktive Transporte.** Ein allgemeines Schema gibt Abbildung 3-7. Solche aktiven Transporte sind an spezifische Proteine in der Membran gebunden. Der zu transportierende Stoff lagert sich auf der Seite der niedrigen Konzentration (Kompartiment A in Abb. 3-7) an einen spezifischen Bindungsplatz des Transportproteins an. Unter Energiezufuhr wird der Stoff dann auf die Seite der höheren Konzentration befördert und kann dort wieder in Lösung gehen (Kompartiment B). Der Stoff wird also auf ein höheres Energieniveau angehoben (im Falle elektrisch geladener Teilchen: gegen einen elektrochemischen Gradienten, was auch bei Konzentrationsgleichheit der Fall sein kann). Wird die Energie unmittelbar durch Spaltung von ATP in ADP zur Verfügung gestellt, so spricht man von einem **primär-aktiven Transport.** Erfolgt die Energiezufuhr aus einem anderen Reservoir, das unter ATP-Spaltung aufgebaut worden ist, so nennt man das **sekundär-aktiven** Transport.

Einer der wichtigsten primär-aktiven Transportprozesse ist die **Natrium-Kalium-Austauschpumpe,** die für die Asymmetrie der Na^+- und K^+-Ionenverteilung zwischen Intra- und Extrazellulärraum verantwortlich ist. Abbildung 3-8 gibt die durchschnittliche Situation für erregbare Zellen (Nerv und Muskel) wieder. Man stellt solche aktiven Pumpen vereinfacht gern als Schaufelrad dar, das durch die Spaltung von ATP in ADP und Phosphat angetrieben wird. Unter den meisten Bedingungen befördert die Pumpe in einem Funktionsschritt (Spaltung von einem ATP-Molekül) 3 Na^+-Ionen nach außen und 2 K^+-Ionen nach innen. Die Na^+-K^+-Relation ist allerdings nicht als starr anzusehen. Die Hauptenergie erfordert der Na^+- Auswärtstransport, weil dabei das Ion gegen einen Konzentrationsgradienten von 1:10 und zugleich gegen einen Potentialgradienten von etwa 70 mV befördert werden muß. Für K^+ ist zwar der Konzentrationsgradient noch etwas größer (1:30), aber die innere Negativität fördert den K^+-Einstrom. (Bei –90 mV wäre Gleichgewicht, Näheres dazu in Kap. 4.)

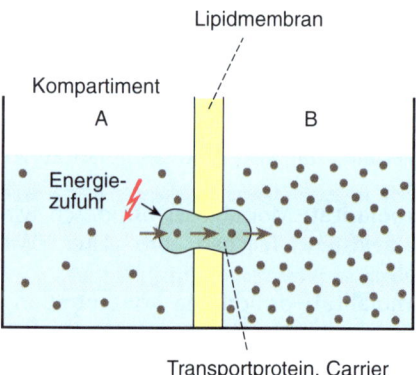

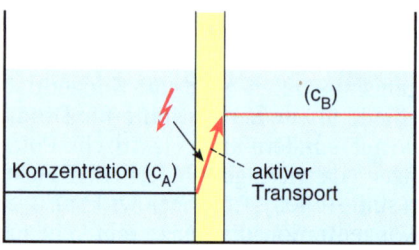

*Abb. 3-7 Schema zum aktiven Transport mittels **Transportproteinen in der Zellmembran.** Ein Transport ungeladener Teilchen vom Ort niedriger Konzentration (Kompartiment A) zum Ort höherer Konzentration (Kompartiment B) ist nur mit Energiezufuhr (roter Blitz, meist durch ATP-Spaltung) möglich.*

Zum Mechanismus dieser Pumpe besteht heute folgendes Konzept: Das Transportprotein soll aus zwei Untereinheiten bestehen, einem kleineren Protein mit einem Molekulargewicht von 45 000 und einem größeren mit einem MG = 100 000. Die für den Transport wichtigen Eigenschaften werden dem großen Protein zugeschrieben. Es soll in der Ausgangsposition – vor dem Transport – drei Bindungsplätze für Na^+ auf der ins Innere ragenden Partie besitzen, und 2 Bindungsstellen für K^+ auf der Außenseite. Nahe den Na^+-Bindungsstellen soll die ATPase-

Aktivität verankert sein. Der Besatz aller fünf Bindungsstellen soll die ATPase aktivieren, was zur Spaltung von einem Molekül ATP in ADP und Phosphat führt. Die dabei freigesetzte Energie soll zu einer Konformationsänderung des Proteins führen, was die Freisetzung der Na^+-Ionen im Äußeren und die der K^+-Ionen im Inneren nach sich ziehen soll.

Jede aktive Pumpe, die ein geladenes Teilchen von einer Membranseite auf die andere verschiebt, ohne gleichzeitigen Gegentransport eines Teilchens gleicher Ladung oder Mitnahme eines Teilchens entgegengesetzter Ladung, bewirkt eine Netto-Ladungsverschiebung und verändert somit das Membranpotential, d. h. die Pumpe ist **elektrogen.** Bei einem Transport ungeladener Teilchen oder einem sich ladungsmäßig ausgleichenden Ionentransport ist die Pumpe **elektroneutral.**

   Nach dem obigen Konzept wäre die Na^+-K^+-Pumpe elektrogen, d. h. sie würde zur Potentialdifferenz über die Membran beitragen. Dies dürfte aber nicht für alle Membranen in gleicher Weise zutreffen.

   Das Herzglykosid Ouabain ist ein spezifischer Blocker für den Na^+-K^+-Transport, was wohl durch Blockade der ATPase zustande kommt.

Unter **aktivem Transport** versteht man einen Transport gegen einen Konzentrations- bzw. Potential-Gradienten (gegen einen elektro-chemischen Gradienten), der Zufuhr von Energie erfordert. Ein Beispiel dafür ist die Na^+-K^+-Austauschpumpe in der Zellmembran, die mittels eines Transportproteins in der Membran Na^+-Ionen nach außen und K^+-Ionen ins Zellinnere befördert (Abb. 3-8). Diese Pumpe gehört zu den **primär-aktiven Transporten**, d. h. die Energie wird unmittelbar durch ATP-Hydrolyse geliefert. Durch den Pumpprozeß kann die Membranpolarisation verstärkt werden (Hyperpolarisation), da die Pumpe bevorzugt 3 Na^+-Ionen gegen 2 K^+-Ionen austauscht. Die Pumpe ist somit **elektrogen.**

   Vereinfacht kann man einen solchen Pumpprozeß als Schaufelrad darstellen, in das die Energiequelle eingetragen wird (Abb. 3-8, Mitte).

Viele wichtige **sekundär-aktive Transporte** gibt es in der Niere. Beispielhaft ist in Abbildung 3-9 die Glucoseresorption einer Epithelzelle aus dem proximalen Tubulus dargestellt. Auch diese Zellen besitzen in der basolateralen Membran eine primär-aktive Na^+-K^+-Pumpe, die die intrazelluläre Na^+-Konzentration auf etwa 40 mmol/l reduziert. Dadurch entsteht ein starker elektrochemischer Gradient für die Na^+-Ionen im Tubuluslu-

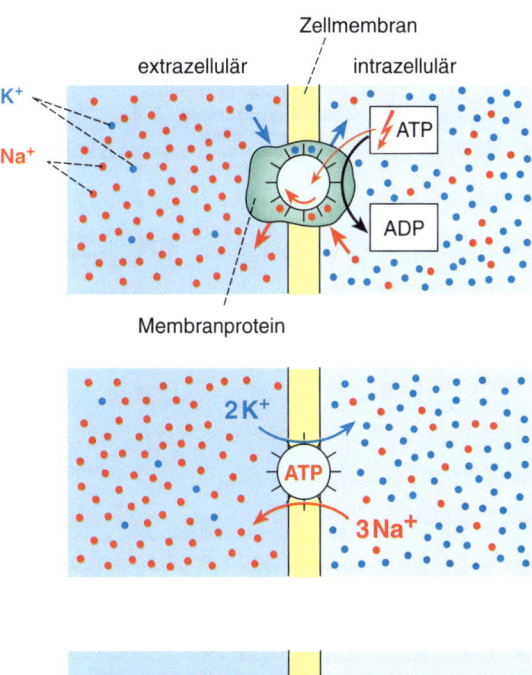

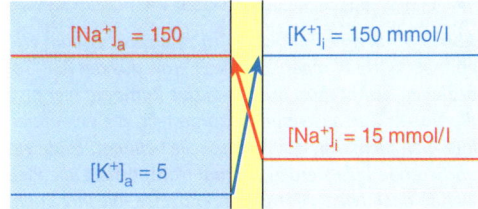

Abb. 3-8   *Schema zur aktiven **Na^+-K^+-Austauschpumpe** in Zellmembranen. Der aktive Transport erfolgt mit Hilfe eines spezifischen Transportproteins, das in einem Arbeitsschritt bevorzugt 2 K^+-Ionen von außen ins Zellinnere und 3 Na^+-Ionen von innen nach außen befördert, unter Spaltung eines ATP-Moleküls. Solche aktiven Pumpen werden in diesem Buch durch ein Schaufelrad dargestellt, mit Eintragung der Energiequelle, wie im mittleren Bildteil.*

men. Würde man das Na^+, das ja aus dem Tubuluslumen rückresorbiert werden soll, einfach in die Zelle hineindiffundieren lassen, so ginge die im Na^+-Gradienten steckende Energie nutzlos verloren. Es ist also sinnvoll, diese Energie für andere aktive Transporte in der luminalen Membran zu nutzen, z. B. zur Resorption von Glucose. Den molekularen Mechanismus stellt man sich so vor, daß das entsprechende Carrier-Protein spezifische Bindungsplätze sowohl für Na^+ als auch für Glucose besitzt, und der Besatz beider Plätze auf der luminalen Membranseite soll dann den Transport auslösen. Da die Energie für diesen Transport nicht unmittelbar aus der ATP-Hydrolyse stammt, sondern zunächst in den Na^+-Gradienten hineingeht und von dort zum aktiven Glucose-Transport genutzt wird, heißt dieser

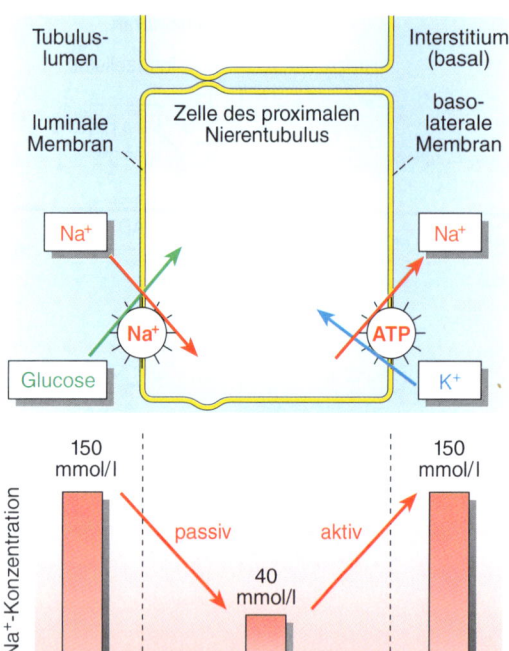

Abb. 3-9 *Beispiel für aktive Transportprozesse im Nieren-epithel. Aktive Pumpen, die die Energie aus der ATP-Spaltung beziehen, nennt man **primär-aktive Pumpen**; hier als Beispiel die Na$^+$-K$^+$-Austauschpumpe dargestellt, die sich in der baso-lateralen Membran der Tubuluszelle befindet. Beide zu trans-portierende Teile werden bergauf transportiert, die Pfeile weisen nach oben. Aktive Pumpprozesse, die ihre Energie aus einer anderen Quelle beziehen, meist aus dem Na$^+$-Gradien-ten, werden als **sekundär-aktiv** bezeichnet. Als Beispiel ist hier der aktive Kotransport von Glucose in der luminalen Membran einer Tubuluszelle dargestellt. Die Na$^+$-Ionen fließen passiv in die Zelle hinein (Pfeil nach unten), und mit der dabei gewon-nenen Energie werden die Glucose-Moleküle aktiv (Pfeil nach oben) in die Zelle hinein befördert.*

Transport **sekundär-aktiv.** Man spricht auch vom **Kotransport** mit Na$^+$. Im engeren Sinn ist mit Kotransport ein Transport gemeint, bei dem, wie im Fall der Glucoseresorption, der aktive Transport die gleiche Richtung hat wie der Na$^+$-Fluß. Bei entgegengesetzter Transportrichtung, z. B. H$^+$-Auswärtstransport gegen Na$^+$-Einwärts-fluß, spricht man von **Gegentransport** oder **An-tiport.**

Wird die Energie für einen aktiven Transport nicht unmittelbar durch Hydrolyse von ATP be-reitgestellt, sondern aus einem anderen Energie-Reservoir (meist Na$^+$-Gradient), das durch ATP-Hydrolyse aufgebaut worden ist, so spricht man von einem **sekundär-aktiven Transport.** Bei-spiel: aktive Glucose-Resorption im Nierentubu-lus (Abb. 3-9). Das Na$^+$, das passiv in die Tubu-

luszelle gedrängt wird, nimmt mit Hilfe eines spezifischen Carriers in der Membran Glucose (gegen einen Konzentrationsgradienten) mit in die Zelle hinein **(Kotransport mit Natrium).**

Von **Symport** spricht man, wenn das zu trans-portierende Teilchen mit dem Na$^+$-Ion in die gleiche Richtung befördert wird. Beim **Gegen-transport** (Antiport, Counterport) erfolgt der aktive Transport gegen die Flußrichtung des Na$^+$-Ions.

An Carrier-Proteine gebundene aktive Transporte, sowohl die primär- als auch die sekundär-aktiven, besitzen eine **Sättigungscharakteristik:** Der Transport ist steigerungsfähig bis zu einem Maxi-mum, bei dem alle verfügbaren Bindungsplätze besetzt sind (vgl. Abb. 14-11). Beim Glucosetrans-port sind die Nierenepithelien so angelegt, daß bei normalem und leicht erhöhtem Blutzucker-spiegel die Glucose aus dem Primärharn voll zurückgenommen werden kann. Bei zu hohen Werten des Glucosespiegels (Diabetes mellitus) erreichen die Glucose-Carrier ihren Sättigungs-wert, und es wird Glucose im Harn ausgeschieden (Näheres in Kap. 14).

Wir werden noch vielen anderen sekundär-ak-tiven Transporten begegnen, sowohl bei der Niere als auch bei anderen Organen.

3.3.3 Besondere Transportformen: Exozytose und Endozytose

Intrazelluläre Organellen sind in der Lage, mem-branumhüllte Bläschen (Vesikel) mit spezifischen Inhaltsstoffen zu bilden, die an die Zelloberfläche transportiert werden und ihren Inhalt nach außen entleeren, indem die Vesikelmembran mit der Zellmembran verschmilzt, wie in Abbildung 3-10 dargestellt. Über diesen Transportvorgang der **Exozytose** kann die Zelle vor allem größere Parti-kel, für die es keine Carrier in der Membran gibt, nach außen abgeben. Dieser Mechanismus wird vielfältig im Organismus genutzt, z. B. bei der Frei-setzung von Überträgerstoffen an Synapsen, bei Hormonausschüttung und Sekretionsprozessen.

Die Umkehr dieses Prozesses heißt **Endozyto-se.** Auf diese Weise können recht spezifische Auf-nahmeprozesse ablaufen, indem die Membran in spezialisierten Arealen Bindungsplätze für beson-dere Makromoleküle wie z. B. Insulin besitzt. Nach der Bindung solcher Moleküle kann der ganze Membranbezirk über Endozytose abge-schnürt werden, was zur Aufnahme dieser Ma-kromoleküle führt. Auch Fremdkörper wie Bak-terien können auf diese Weise aufgenommen und unschädlich gemacht werden (Phagozytose).

Endo- und Exozytose bedeuten einen ständigen Umsatz der Zellmembran und weisen darauf hin, daß man sich die Membranstrukturen nicht allzu starr vorstellen darf. Für Makrophagen hat man ausgerechnet, daß sie in einer Stunde zweimal ihre ganze Membranoberfläche als Vesikel endozytotisch aufnehmen.

Zellen sind in der Lage, Stoffe (Hormone, Transmitter, Sekrete) in membranumhüllte Vesikel zu verpacken, die Vesikel an die Zelloberfläche zu transportieren und den Inhalt nach außen zu entleeren, indem die Vesikelmembran mit der äußeren Zellmembran verschmilzt. Dieser Vorgang heißt **Exozytose**. Umgekehrt können Stoffe von der Zelloberfläche durch **Endozytose** in die Zelle hineinbefördert werden (Abb. 3-10).

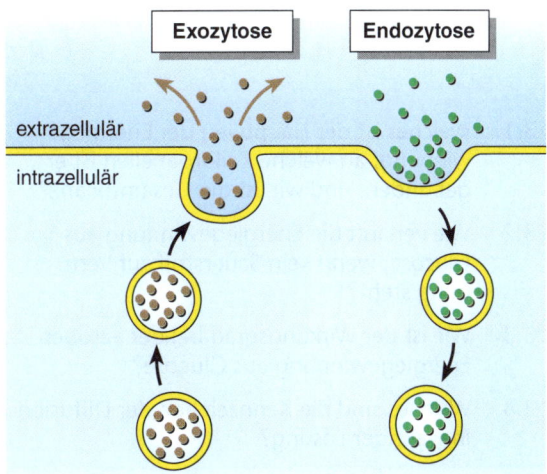

Abb. 3-10 *Transmembranärer Stofftransport mittels Zytose. Bei der **Exozytose** werden in der Zelle Stoffe in Vesikel verpackt und an der Zellmembran nach außen befördert, indem die Vesikelmembran mit der Zellmembran verschmilzt. Bei der **Endozytose** werden umgekehrt durch Einstülpung der Zellmembran Stoffe aus dem Extrazellulärraum in Vesikel aufgenommen und so ins Zellinnere transportiert.*

Es gibt noch eine Reihe anderer intrazellulärer Transportprozesse. Der **axonale Transport** sei noch kurz erwähnt, weil er für die Neurophysiologie von besonderer Bedeutung ist, und weil sich an den bis zu 1 m langen Axonen intrazelluläre Transportvorgänge besonders eindrucksvoll demonstrieren lassen. Durch Injektion radioaktiv markierter Aminosäuren konnte man einen **schnellen axonalen Transport** nachweisen, der Partikel mit einer Geschwindigkeit um 15 mm/h vom Zellkörper zur Peripherie hin – anterograd – befördert. Dieser Transport verläuft entlang von Mikrotubuli. Ausreichende ATP-Konzentration ist Voraussetzung. Für manche Stoffe wurde auch ein retrograder Transport, von der Peripherie zum Zellkörper hin, gefunden. Meerrettichperoxidase, die in der Anatomie häufig als Markierungssubstanz zum Verfolgen von Nervenbahnen benutzt wird, wird beispielsweise retrograd transportiert.

Darüber hinaus gibt es wesentlich **langsamere Transportprozesse** in Axonen. Das für den Aufbau des Zytoskeletts der Mikrotubuli notwendige Protein Tubulin bewegt sich mit einer Geschwindigkeit von nur 1 mm/d, das kontraktile Protein Actin, das intrazellulären Bewegungsvorgängen dient, mit etwa 5 mm/d, was sich etwa mit der Wachstumsgeschwindigkeit von Axonen deckt.

3.4 Intrazelluläre Signalsysteme

Die Mannigfaltigkeit der intrazellulären Prozesse erfordert auch Mechanismen zu deren Kontrolle und Steuerung. Insbesondere müssen auch Signale, die von außen auf die Zellmembran treffen, in intrazelluläre Signale umgesetzt werden. Es empfiehlt sich deshalb, diese Mechanismen im Zusammenhang mit den Membranprozessen zu erörtern (Kap. 4.11).

3

FRAGEN

3.1 Welches ist der Hauptweg der Energiegewinnung, an welche Zellorganellen ist er
gebunden, und wie ist die Gesamtbilanz?

3.2 Wie verläuft die Energiegewinnung aus
Glucose, wenn kein Sauerstoff zur Verfügung steht?

3.3 Wie ist der Wirkungsgrad bei der aeroben
Energiegewinnung aus Glucose?

3.4 Welches sind die Kennzeichen der Diffusion
in wäßriger Lösung?

3.5 Kann mittels Diffusion auch ein Stofftransport gegen einen Konzentrationsgradienten erfolgen?

3.6 Was passiert, wenn eine Glucoselösung
durch eine semipermeable Membran, die
Wasser, aber nicht Glucose durchläßt, von

einem Kompartiment mit reinem Wasser
abgetrennt ist? Wie nennt man diesen Prozeß?

3.7 Wie kann die Osmolarität einer Lösung gemessen werden? Welches sind die Einheiten?

3.8 Was versteht man unter primär-aktivem
und sekundär-aktivem Transport?

3.9 Die Zelle enthält innen, im Vergleich zur
extrazellulären Lösung, viel mehr K^+-Ionen
und viel weniger Na^+-Ionen. Wie kommt
das zustande?

3.10 Wie erfolgt im Nierentubulus die Glucose-
Resorption? Was für ein Transport ist das?

3.11 Was ist Exo- und Endozytose?

ANTWORTEN

3.1 Die Energiegewinnung erfolgt vor allem
durch oxidativen (aeroben) Abbau von
Glucose, bzw. auch Fettsäuren und Aminosäuren, der ganz überwiegend in den
Mitochondrien abläuft. 1 mol Glucose mit
6 mol O_2 liefert dabei 38 mol ATP.

3.2 Im Gegensatz zum aeroben Glucoseabbau
(s. Antwort 3.1) wird ohne Sauerstoff die
Glucose zu Milchsäure gespalten, wobei
nur 2 mol ATP gebildet werden, also nur
rund 5 % gegenüber dem vollständigen
oxidativen Abbau von Glucose.

3.3 Etwa 50 % der beim Glucoseabbau frei
werdenden Energie wird in ATP gespeichert (Wirkungsgrad 50 %).

3.4 Gelöste Teilchen bewegen sich aufgrund
ihrer thermischen Energie in der Lösung,
so daß sich eventuell bestehende Konzentrationsdifferenzen ausgleichen. Es findet
also ein Transport vom Ort hoher Konzentration zum Ort niedriger Konzentration
statt, was keine Energiezufuhr erfordert.
Diffusion ist ein passiver Transport.

3.5 Ja! Wenn es sich um elektrisch geladene
Teilchen (Ionen) handelt, und ein elektrischer Potentialgradient vom Ort niedriger
Konzentration zum Ort höherer Konzentration stärker ist als der entgegengerichtete
Konzentrationsgradient. Ein elektrischer
Gradient kann also ein Ion „bergauf" transportieren, wenn man es von der Konzentration her betrachtet. Vom elektrochemischen Gradienten her gesehen ist dies
aber, wie generell bei der Diffusion, ein
Bergabtransport.

3.6 Es strömt Wasser in die Zuckerlösung, wobei der hydrostatische Druck der Lösung
ansteigt. Wenn ein bestimmter hydrostatischer Überdruck (der osmotische Druck
der Zuckerlösung) in der Lösung erreicht
ist, kommt der Wasserfluß zum Stillstand,
es herrscht Gleichgewicht. Man nennt das
Osmose.

3.7 Mittels Messung der Gefrierpunktserniedrigung (−1,86 °C bei 1 osmol/l). Definition
und Einheiten für Osmolarität und Osmolalität s. Text.

3.8 Werden gelöste Teilchen unter Energiezufuhr gegen einen elektrochemischen Gradienten befördert, so spricht man von einem aktiven Transport. Wird die Energie dafür unmittelbar durch ATP-Hydrolyse geliefert, so ist das ein „primär-aktiver" Transport. Wird die Energie aus einem anderen Energiereservoir gewonnen, z. B. aus einem Na^+-Gradienten, der zunächst mittels ATP-Hydrolyse aufgebaut worden ist, so ist das ein sekundär-aktiver Transport.

3.9 In der Zellmembran befindet sich ein spezifisches Transportprotein, das in der Lage ist, unter Zufuhr von Energie durch ATP-Hydrolyse, Na^+ nach außen und K^+ nach innen zu befördern, bevorzugt 3 Na^+ gegen 2 K^+. Diese Na^+-K^+-Austauschpumpe ist also primär-aktiv.

3.10 Glucose wird, mit Hilfe eines spezifischen Carriers, im Kotransport mit Na^+ resorbiert. Der Na^+-Gradient liefert dabei die Energie, es ist ein sekundär-aktiver Prozeß.

3.11 Zellen können Stoffe mit Membranen umhüllen und so Vesikel bilden. Die Vesikel können sich an der Zellmembran durch Membranverschmelzung nach außen entleeren: Exozytose. Umgekehrt können durch Endozytose Stoffe in die Zelle hineingenommen werden.

3

4

Membranpotential und elektrische Erregung

4.1 Historisches

Den Beginn der Elektrophysiologie kann man auf das Jahr 1791 datieren, als Luigi (Aloisius) Galvani sein Buch veröffentlichte: „De viribus electricitatis in motu musculari commentarius" (Über die Kräfte der Elektrizität bei der Muskelbewegung). Aus Studien am Nerv-Muskel-Präparat des Frosches schloß er auf die Existenz **tierischer Elektrizität.** Auch wenn Volta nachwies, daß die Reizungen, die Galvani vorgenommen und als Ausdruck von Strömen des Muskels gedeutet hatte, auf elektrolytischen Erscheinungen der verwendeten Metalle beruhten (daher heute die Bezeichnung „galvanisches Element"), bleibt das Buch von Galvani dennoch von fundamentaler Bedeutung. Weitere Belege für das Auftreten elektrischer Ströme bei Muskelerregung wurden im 19. Jahrhundert bald nachgeliefert. Der „Nervengeist", den Johannes Müller noch im Anfang des 19. Jahrhunderts als zeitloses Prinzip beschrieben hatte, wurde zunehmend von seinem Mythos befreit. Eine Revolution in diesem Sinne war die Messung der Nervenleitungsgeschwindigkeit durch Helmholtz 1850, womit nachgewiesen war, daß die Informationsvermittlung im Nerven an einen physikalisch faßbaren Prozeß mit meßbarer Ausbreitungsgeschwindigkeit gebunden ist. Man erkannte, daß die erregbaren Zellen innen negativ gegenüber der Außenseite sind, und daß bei Erregung (bei der Aktion) diese Potentialdifferenz abnimmt. Man sprach von der „negativen Schwankung": das, was wir heute als Aktionspotential bezeichnen. Mit einem genialen Trick konnte Bernstein schon 1868 den sehr schnellen zeitlichen Ablauf des Aktionspotentials messen, obwohl es noch kein Meßinstrument gab, das derart schnelle Ereignisse direkt erfassen konnte. Er konstruierte ein **Rheotom,** mit dem er einen kurzen Moment aus dem Erregungsverlauf nach elektrischer Reizung „herausschneiden" und durch rasche Aufeinanderfolge von Reizen längerfristig festhalten und so mit einem langsamen Meßgerät erfassen konnte [3].

Es handelt sich bei dem Rheotom um ein rotierendes Gerät, das im Ablauf einer Umdrehung einmal eine elektrische Reizung eines Froschnerven auslöst, und mit zwei anderen Stiften in einem einstellbaren Abstand nach der Reizung für sehr kurze Zeit einen Meßkreis mit einem Galvanometer schließt. Durch regelmäßige und rasch aufeinander folgende Reizungen wird der Potentialwert zu einem festen Zeitpunkt nach dem Reiz gewissermaßen festgehalten und kann mit einem relativ trägen Meßgerät erfaßt werden. Durch Verstellung des Abstandes zwischen Reiz- und Meßkontakten läßt sich das gesamte Aktionspotential nach und nach abtasten. So konnte Bernstein die Dauer des Nervenaktionspotentials mit 0,7 ms bestimmen.

Mit der Wende zum 20. Jahrhundert setzten die analytischen Studien und Theorien zum Mechanismus der Bioelektrizität ein. Wieder war es Bernstein (1902), der mit der **Membrantheorie der Erregung** Pionierleistungen vollbracht hat. Er führte die intrazelluläre Negativität auf Prozesse der Zellmembran zurück, die mit der Asymmetrie der Na^+- und K^+-Verteilung zwischen innen und außen verbunden sein sollten. Er nahm an, daß das Ruhepotential auf einer bevorzugten Durchlässigkeit für K^+-Ionen beruht, und deutete das Aktionspotential als Ausdruck einer generellen Leitfähigkeitszunahme der Membran mit der Konsequenz, daß die Ruhe-Polarisation zusammenbricht. Seine Vorstellung war, daß bestimmte Membranporen, die im Ruhezustand sehr klein sind und deshalb nur K^+-Ionen durchlassen (hydratisierte K^+-Ionen sind kleiner als hydratisierte Na^+-Ionen), sich bei Erregung erweitern und dann auch für andere Ionen, also auch Na^+-Ionen, durchlässig werden.

Dies war eine Hypothese, die sich später als unzulänglich erwies. Die Poren-Vorstellung von Bernstein konnte lediglich einen Zusammenbruch des Membranpotentials erklären, also eine Depolarisation bis maximal auf Null. Von daher war der Nachweis, daß beim Aktionspotential des Nerven das Membranpotential deutlich ins Positive verändert wird (Hodgkin und Huxley 1939, am Riesenaxon des Tintenfisches gemessen), der Wendepunkt zu einer neuen Ära. Verzögert durch den zweiten Weltkrieg folgte dieser Entdeckung dann die moderne **Ionentheorie der Erregung** (Hodgkin und Huxley 1952), die auf dem Nachweis beruht, daß es in der Membran zwei verschiedenartige, voneinander unabhängige Prozesse für Na^+- und K^+-Permeabilität gibt, ein Natrium-System und ein Kalium-System, oder, in heutiger Terminologie: Na^+-Kanäle und K^+-Kanäle. Die Verleihung des Nobelpreises an Hodgkin und Huxley 1963 dokumentiert die Bedeutung, die dieser Entdeckung beigemessen wurde (Lit. bei [35,39]).

Auf der Basis der neuen Ionentheorie wurden in den folgenden Jahren die Erregungsprozesse an vielen Zelltypen immer genauer analysiert. Die Fortschritte in den Meßtechniken waren dabei von entscheidender Bedeutung. Immer feinere Mikroelektroden machten es möglich, die zunächst am Riesenaxon mit einem Durchmesser bis zu 1 mm durchgeführten intrazellulären Potentialmessungen auf immer kleinere Zellen (bis zu wenigen μm Durchmesser) auszudehnen. Die Entwicklung der Elektronik ließ immer kleinere Ströme und Potentiale immer genauer messen. So wurde es möglich, Ströme an einzelnen Ionenkanälen zu registrieren. Die deutschen Physiologen Neher und Sakmann haben mit der Einführung der **Patch-clamp-Technik** (patch = Fleck, kleines Membranstück) dieses Feld erschlossen (ab 1976, Lit. bei [46]; Nobelpreis 1991). So hat man in den letzten Jahrzehnten gelernt, daß es eine Vielzahl verschiedener Ionenkanäle gibt. Darunter gibt es sowohl elektrisch gesteuerte Ionenkanäle als auch chemisch, durch Transmitter und Hormone gesteuerte. Es werden immer mehr Kanaltypen entdeckt, bald werden mehr als hundert bekannt sein. So ist dieses Feld noch immer nach vielen Richtungen hin offen.

Seit 200 Jahren werden die elektrischen Erscheinungen, die mit der Erregung von Nerv und Muskel verbunden sind, systematisch erforscht. Der **Nervengeist** der romantischen Medizin wurde zunehmend entzaubert, die elektrische Natur der Nervenerregung ist heute bewiesen.

Die Aktionspotentiale vieler Zelltypen wurden vermessen, und die Grundprozesse an den Membrankanälen wurden und werden immer genauer analysiert. Vielseitige Nutzanwendungen für die Medizin haben sich dabei ergeben.

4.2 Aufbau der Zellmembran und Vergleich mit künstlichen Membranen

4.2.1 Die Zellmembran als Lipid-Barriere mit eingebauten Transport-Proteinen

Zu den wichtigsten Voraussetzungen des Lebens gehört, daß sich das Lebewesen durch eine Hülle gegen die Umwelt abgrenzt und so sein spezifisches inneres Milieu schaffen kann. Dies gilt in gleicher Weise für jede einzelne Zelle, die sich in unserem Organismus mit der Zellmembran gegen die Außenwelt des extrazellulären Raumes abgrenzt. An die Zellmembran sind eine Vielzahl wichtigster Lebensprozesse gebunden. In diesem Sinne gibt es vielfältige Variationen der Membran in Anpassung an die spezifischen Zellfunktionen. Dennoch gibt es ein einheitliches Grundmuster, das hier zunächst beschrieben werden soll. (Man spricht auch gern von der **Einheitsmembran.)**

Das Grundgerüst der Membran besteht aus einer Doppelschicht von verschiedenen Phospholipiden (z. B. Phosphoglyceriden wie Lecithin), die aus einem polaren Kopf und zwei unpolaren Schwänzen bestehen. Polarität bedeutet eine Ungleichheit der Ladungsverteilung, die im Falle von Ionen durch Elektronenüberschuß oder Elektronenmangel zustande kommt, aber auch durch Ladungs-Ungleichverteilungen innerhalb eines insgesamt neutralen Moleküls bedingt sein kann. Gibt man solche Phospholipide auf Wasser, so orientieren sich die Moleküle gemäß Abbildung 4-1. Die polaren Köpfe ragen ins Wasser, sie sind hydrophil (wasserfreundlich, wasserlöslich), während die hydrophoben (wasserabstoßenden, wasserunlöslichen), lipophilen (fettfreundlichen) Schwänze (Kohlenwasserstoffketten) vom Wasser weg in die Luft orientiert sind. Bei Bildung einer Doppellage solcher Moleküle (mit Wasser auf beiden Seiten) weisen die lipophilen Schwänze zueinander, und die hydrophilen Köpfe bilden die beiden Außenschichten. Auf diese Weise entsteht eine funktionelle Dreischichtung, mit einer inneren hydrophoben **Ölphase** (Abb. 4-2).

Dieses Membrankonzept ist unter anderem durch Modellversuche gut belegt. Gorter und

Phospholipide auf Wasser

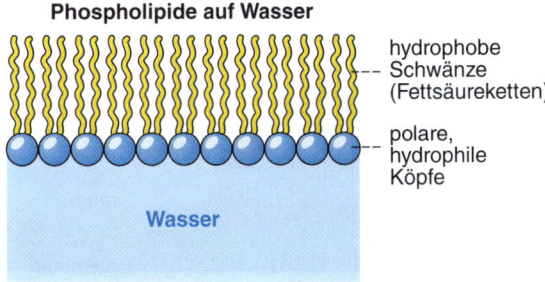

hydrophobe
Schwänze
(Fettsäureketten)

polare,
hydrophile
Köpfe

Wasser

*Abb. 4-1 **Polarität von Phospholipiden** als physikochemische Basis für den Aufbau von biologischen Membranen. Bringt man Phospholipide auf Wasser auf, so wenden sich die hydrophilen (wasserfreundlichen) Köpfe dem Wasser zu, und die lipophilen (fettfreundlichen, wasserabstoßenden) Schwänze vom Wasser weg.*

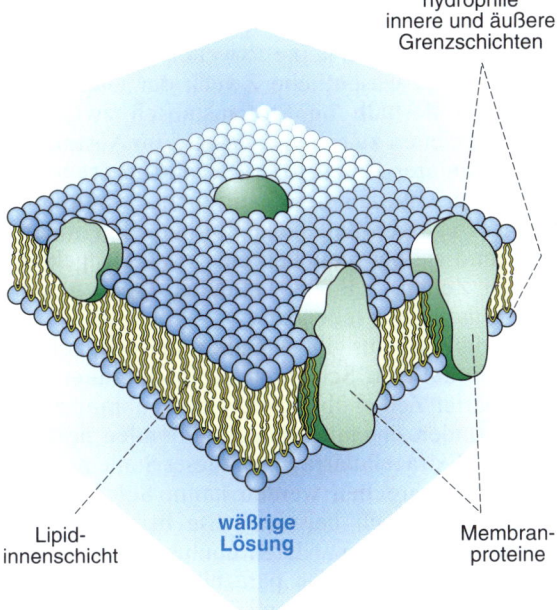

hydrophile
innere und äußere
Grenzschichten

Lipid-
innenschicht

wäßrige
Lösung

Membran-
proteine

*Abb. 4-2 Schema zum Aufbau von Zellmembranen: **Mosaik-Doppelschichtmodell**. Das Grundgerüst ist eine Phospholipid-Doppelschicht, wobei die hydrophilen Köpfe jeder Schicht der angrenzenden wäßrigen Phase zugewandt sind. So entsteht im Inneren der Membran eine Lipidschicht (gelb gezeichnet), die eine gute Barriere zwischen den wäßrigen Lösungen zu beiden Seiten darstellt. Eingelagerte Proteine (grün) sind Träger spezifischer Membranfunktionen.*

Grendel haben schon 1925 nachgewiesen, daß aus Erythrozytenmembranen isolierte Lipide auf Wasser eine monomolekulare Schicht gemäß Abbildung 4-1 bilden, und leiteten an quantitativen Überlegungen das Doppelschichtmodell für die Zellmembran ab. Dieses Konzept läßt sich auch

elektronenoptisch belegen. Nach Osmium-Fixierung erscheint die Membran dreischichtig. Die beiden hydrophilen Schichten stellen sich als elektronendichte Schichten dar, die Lipidphase als Aufhellung. Die elektronenoptisch bestimmbare Dicke der Membran von etwa 7 nm stimmt mit der aus der Molekülstruktur berechneten Dicke der Lipiddoppelschicht überein.

Zwischen die Phospholipide sind auch noch andere Lipide eingelagert (z. B. Cholesterin), denen eine stabilisierende Wirkung auf die Zellmembran zugeschrieben wird und die auch die Permeabilitätseigenschaften beeinflussen.

Wenn man bedenkt, daß sich das Leben im Wasser entwickelt hat, so stellt eine Ölphase die ideale Abgrenzung zwischen dem wäßrigen Innenmilieu des Zytoplasmas und dem wäßrigen Außenmilieu dar, wobei die hydrophilen Außenschichten der Membran zugleich die Oberflächenspannung stark reduzieren und so einen guten Kontakt mit der wäßrigen Umgebung ermöglichen.

Das Prinzip, lebendiges Material in eine Lipidschicht einzuhüllen und so gegen die Umgebung abzugrenzen, hat die Natur schon vor etwa 3 Milliarden Jahren entdeckt. Solche Lipidschichten lassen O_2 und CO_2 noch gut permeieren, aber schon etwas größere Moleküle wie Zucker können kaum noch hindurchtreten. Die Natur mußte also Mechanismen schaffen, die erwünschte und lebensnotwendige Transporte durch diese Barriere ermöglichen. Für diesen Zweck wurden Proteine in die Membran eingebaut, die sich mehr und mehr differenzierten und für spezifische Transportfunktionen spezialisierten. Dies passierte vor allem auf der Stufe der eukaryonten Zellen. Beim Übergang zum Vielzeller gab es ganz entscheidende weitere Entwicklungsschritte (vgl. Abb. 4-44).

In „modernen" Zellen wie in unserem Organismus sind Proteine in großem Umfang in die Membran eingebaut – rund die Hälfte der Membranmasse besteht aus Proteinen! Zum einen handelt es sich dabei um Proteine, die der Membran angelagert sind, zum anderen um **integrierte Proteine,** die in die Membran wie Mosaiksteine eingelagert sind. Die integrierten Proteine durchdringen teilweise die gesamte Membran, teilweise sind sie nur in einer der Membranhälften verankert. Da die Lipidmoleküle weitgehend frei beweglich sind, d. h. die Membran ist weitgehend flüssig, haben auch die eingelagerten Proteine grundsätzlich eine hohe Mobilität. Nach dem **Flüssigkeits-Mosaik-Modell** der Membran von Singer und Nicholson schwimmen die Proteine wie Eisberge in einem See von Lipiden. Diese Mobilität ist für die Funktion vieler Proteine wichtig, z. B. bei der intrazellulären Signalübertragung von G-Proteinen auf andere Proteine. Manche Proteine sind relativ fest an einem Ort verankert, vor allem durch das Zytoskelett. So finden sich die Rezeptorproteine für die neuromuskuläre Erregungsübertragung nur im Bereich der motorischen Endplatte in hoher Dichte.

Auch die Existenz integrierter Proteine in der Zellmembran läßt sich elektronenoptisch belegen. Mittels Gefrierätzmethoden und rasterelektronenmikroskopischer Technik lassen sich Partikel in der Membran nachweisen, die unter Behandlung mit proteolytischen Enzymen mehr und mehr verschwinden.

Gerade der Einbau von Proteinen gibt der Natur die Möglichkeit, die Zellmembran vielfältig zu variieren und so den spezifischen Funktionserfordernissen anzupassen. Auf die Gliederung der Membranproteine kommen wir noch zurück.

In gewissem Umfang enthält die Zellmembran auch Kohlenhydrate – teils als Lipopolysaccharide, teils als Polysaccharid-Protein-Komplexe – vor allem an der Außenseite, wo sie für spezifische Oberflächeneigenschaften spezieller Zellen verantwortlich sind. Im vereinfachten Schema der Abbildung 4-2 sind diese Bestandteile nicht mit dargestellt.

Die Membranen der intrazellulären Organellen sind ebenfalls nach dem gleichen Grundmuster aufgebaut wie die äußere Zellmembran. Deshalb sind auch Membranverschmelzungen bei Exozytose relativ leicht möglich. Zum Teil bestehen allerdings große Abweichungen, z. B. bei der Mitochondrienmembran, die vollgepackt ist mit Enzymkomplexen für die spezifische Funktion dieser Organellen, die Energiegewinnung.

Hinzuweisen ist noch auf Spezialisierungen der Zellmembran, die der Verknüpfung mit Nachbarzellen dienen. Es gibt spezialisierte Areale, als **Gap junction**[1] oder **Nexus** bezeichnet, in denen die Membranen ganz dicht zusammenrücken (2 nm Spaltraum). Dabei verbinden sich besondere Kanalproteine (Connexone) beider Membranen so eng miteinander, daß ein durchgängiger Kanal zwischen benachbarten Zellen entsteht, ohne Verbindung mit dem Extrazellulärraum (Abb. 4-3). Solche Kanäle erlauben den Durchtritt von Stoffen bis zu einem Molekulargewicht von 500 oder sogar 1 000. Bei Epithelzellen mit solchen Gap junctions konnte man nachweisen, daß ein in eine Zelle injizierter Farbstoff (Molekulargewicht 500) zu den Nachbarzellen weiterdiffundiert, ohne daß er im Extrazellulärraum erscheint.

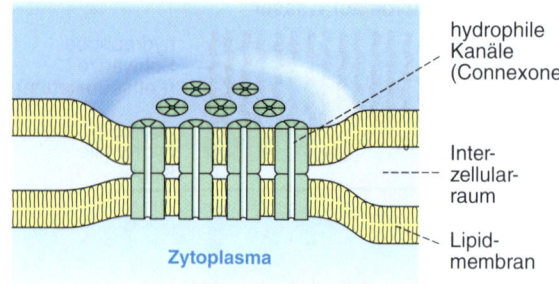

Abb. 4-3 *Schema einer* **Gap junction** *zur funktionellen Verknüpfung benachbarter Zellen: Die Zellmembranen rücken besonders eng zusammen, und spezielle Kanalproteine (Connexone) bilden Kanäle, die die Diffusion von Stoffen erlauben sowie die elektrische Kopplung der Zellen fördern.*

scheint. Solche großen Kanäle fördern natürlich auch die elektrische Kopplung von Zellen, indem sie den Ionenfluß erleichtern. Für diesen Zweck sind jedoch keine so weiten Kanäle erforderlich. Der wesentliche Zweck der Gap junctions ist deshalb im Stoffaustausch zwischen Nachbarzellen zu sehen, vielleicht im Austausch intrazellulärer Botenstoffe (Second messenger). Dafür spricht, daß sich Gap junctions häufig in nicht erregbaren Zellen wie Epithelzellen finden, während sie bei manchen elektrisch gut gekoppelten Zellen, z. B. bei manchen Typen glatter Muskulatur, nur selten sind.

Darüber hinaus gibt es **Tight junctions,** bei denen die äußeren Schichten der Membranen benachbarter Zellen über integrale Membranproteine besonders eng miteinander verbunden sind, so daß der Extrazellulärraum an dieser Stelle nahezu völlig unterbrochen werden kann. Solche Kontakte finden sich beispielsweise bei Transportepithelien wie im Nierentubulus (als Zonula occludens), wo sie den parazellulären Transport verhindern bzw. regulieren können.

Die **Zellmembran** besteht aus einer Phospholipid-Doppelschicht als Grundgerüst, in die andere Lipide und vor allem viele Proteine eingelagert sind (Mosaik-Doppelschichtmodell, Abb. 4-2). Da die hydrophoben Schwänze der Moleküle nach innen weisen, entsteht aus der Molekül-Doppelschicht funktionell eine dreischichtige Membran: eine innere hydrophobe Ölphase und zwei äußere Schichten, bestehend aus den hydrophilen Köpfen (die elektronenoptisch dicht erscheinen). Wesentliche Barriere-Funktionen der Membran lassen sich auf die innere Lipidphase zurückführen. Die Proteine sind vor allem Träger der spezifischen Membranfunktio-

---

[1] gap = Spalt; junction = Verbindungsstelle; eine durch einen extrem engen Spaltraum gekennzeichnete Spezialstruktur, die der Zell-zu-Zell-Verknüpfung dient

nen: aktive Pumpprozesse, Ionenkanäle zur Erregbarkeit, Rezeptoren für Hormone und Transmitter, usw. Die starke Fluidität im Lipid-Grundgerüst führt dazu, daß auch die eingelagerten Proteine eine hochgradige Mobilität besitzen können (Flüssigkeits-Mosaik-Modell der Membran).

4.2.2 Vergleich mit künstlichen Membranen

Gibt man bei einer Doppelkammer mit wäßrigen Lösungen in eine 1 mm weite Verbindungsöffnung einen Tropfen Phospholipid, so orientieren sich die Lipidmoleküle in gleicher Weise wie in einer Zellmembran (Abb. 4-4). Man hat auf diese Weise die Möglichkeit, die Eigenschaften des reinen Lipidanteils der Membran zu messen, was an lebendigen Membranen wegen der eingelagerten Proteine nicht möglich ist. Für geladene Teilchen kann man die Permeabilität in dem Modell elektrisch messen. Bei solchen Studien hat sich herausgestellt, daß die Permeabilität eines Stoffes durch eine Lipidmembran von drei Faktoren abhängig ist:

- der Molekülgröße,
- der Ladung und
- der Lipidlöslichkeit.

Besonders gut ist die Permeabilität für die gut lipidlöslichen Gase wie O_2, CO_2 und N_2. Nicht li-

pidlösliche Stoffe können nur bei geringer Molekülgröße noch gut die Membran durchdringen, wie beispielsweise Wasser. Schon eine Zunahme der Molekülgröße um 20 % – z. B. Harnstoff – führt zu einer Reduktion der Permeabilität um etwa den Faktor 1000, und für das größere Glucosemolekül sinkt der Wert noch einmal um den Faktor 100: Die Membran ist praktisch undurchlässig für nicht lipidlösliche Moleküle dieser Größe. Eine besonders starke Barriere ist die Lipidmembran für geladene Teilchen, selbst kleinste Ionen wie Cl^- und K^+ können praktisch nicht permeieren. Bei dem Durchmesser dieser Teilchen muß man berücksichtigen, daß die Ionen hydratisiert sind.

Man hat aus diesen Studien gelernt, daß, von den Gasen einmal abgesehen, für die meisten biologisch wichtigen Substanzen der Membrantransport durch Membranproteine bestimmt und reguliert wird.

Man kann in künstliche Membranen auch verschiedene Stoffe einlagern und deren Auswirkungen auf die Permeabilität testen. So führt beispielsweise das Einbringen von Valinomycin zu einer starken Erhöhung der Permeabilität für Na^+ und K^+. Das Antibiotikum Nystatin bildet Kanäle, durch die Wasser, Harnstoff und Cl^- gut diffundieren können. Auch aus biologischen Membranen gewonnene Kanalproteine kann man in künstliche Membranen einbauen.

Das Lipid-Grundgerüst der Membran kann man durch **künstliche Lipidmembranen** weitgehend imitieren. Solche Membranen sind lediglich für Gase und kleinmolekulare lipidlösliche Stoffe gut permeabel. Für die meisten biologisch wichtigen Stoffe kann der Transport durch die Membran nur mit speziellen Membranproteinen reguliert werden, die in die Lipidschicht eingelagert und weitgehend frei beweglich sind. Insbesondere für Ionen ist die Lipidschicht eine ganz starke Barriere.

4.3 Das Membranpotential als Diffusionspotential

Die wichtigsten Merkmale der Diffusion wurden bereits erörtert (Kap. 3.3.1). Hier sind die Besonderheiten der Diffusionsprozesse für geladene Teilchen (Ionen) zu besprechen, weil dies die Basis der Elektrophysiologie darstellt.

Wir wählen als Einführung ein stark vereinfachtes Modell, indem wir nur die Bewegung von K^+-Ionen in wäßriger Lösung durch eine Membran betrachten. Zunächst gilt, daß in einem Lösungsgemisch die Diffusion eines Stoffes unab-

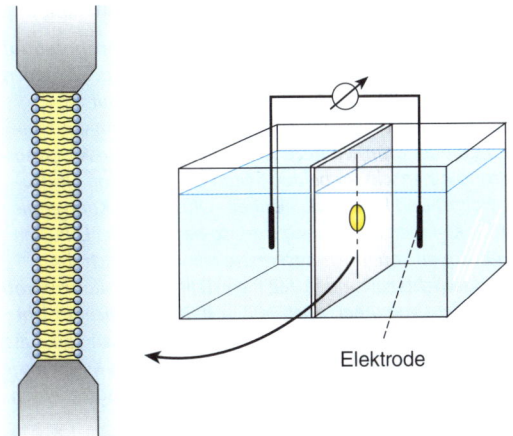

Elektrode

*Abb. 4-4 Anordnung zum Studium der Eigenschaften **künstlicher Lipidmembranen**. Bringt man einen Tropfen gelöster Phospholipide in die Öffnung einer Trennwand zwischen zwei Kammern mit wäßrigen Lösungen ein, so orientieren sich die Lipidmoleküle in gleicher Weise wie bei einer biologischen Membran. So lassen sich mit einer solchen Anordnung die Permeabilitäten einer künstlichen Membran für verschiedene Stoffe, der elektrische Widerstand usw. untersuchen. (Nach [10].)*

hängig von den anderen Teilchen betrachtet werden kann, ganz ähnlich wie bei den Gasgesetzen, wo es auf die Partialdrücke der einzelnen Stoffe ankommt. Wir könnten also in Abbildung 4-5 allein die K^+-Ionen einzeichnen und die in gleicher Zahl vorhandenen negativen Ionen weglassen. Weiterhin gehen wir davon aus, daß kein osmotisches Druckgefälle besteht, d. h. die Konzentrationsdifferenzen für K^+-Ionen seien durch andere gelöste Stoffe insgesamt ausgeglichen.

Als Ausgangssituation geben wir in Kompartiment A 5 mmol/l und in Kompartiment B 150 mmol/l des Kaliumsalzes (entsprechend den ungefähren Konzentrationswerten beim Warmblüter). Wir setzen zunächst eine völlig dichte Membran zwischen die Kompartimente. Dabei tritt keine Potentialdifferenz zwischen A und B auf (Abb. 4-5, oben). Jetzt wird im Austausch eine Membran gewählt, die für die K^+-Ionen, nicht aber für die negativen Gegenionen durchlässig ist (Abb. 4-5, unten). K^+ wird, seinem Konzentrationsgradienten folgend, von B nach A fließen (wir betrachten nur den Nettoflux), mit dem Ziel des Konzentrationsausgleichs – wie das in gleicher Weise für ungeladene Teilchen gilt. Sobald aber die ersten K^+-Ionen ohne ihre negativen Partner von B nach A übertreten, bildet sich eine Ladungsasymmetrie aus, mit einem Überschuß positiver Ladungen in A und negativer Ladungen in B. Dieser sich aufbauende elektrische Gradient hat nach den Gesetzen der Elektrizität die Tendenz, positive Ladungen, also die K^+-Ionen, von A nach B zu drängen. Bei einer bestimmten Potentialdifferenz wird diese elektrische Kraft gleich stark sein wie die osmotische Kraft (Konzentrationsgefälle), die K^+ von B nach A drängt. Es wird sich trotz des Konzentrationsunterschiedes ein Gleichgewicht einstellen, bei dem der Nettoflux von K^+ Null wird. Die dafür gültigen Gesetzmäßigkeiten hat Walter Nernst am Ende des letzten Jahrhunderts formuliert. Gleichgewicht ist dann gegeben, wenn die osmotische Arbeit für die eine Transportrichtung gleich der elektrischen Arbeit in die andere Richtung ist. Die osmotische Arbeit bei dem Transport von 1 mol (Teilchen bzw. Ionen) von Konzentration c_1 nach c_2 beträgt

$$W_{os} = R \cdot T \cdot \ln \frac{c_1}{c_2}$$

wobei R die Gaskonstante und T die absolute Temperatur ist. Für die elektrische Arbeit bei Verschiebung von 1 mol geladener Teilchen gegen eine Potentialdifferenz E gilt:

$$W_{el} = E \cdot z \cdot F$$

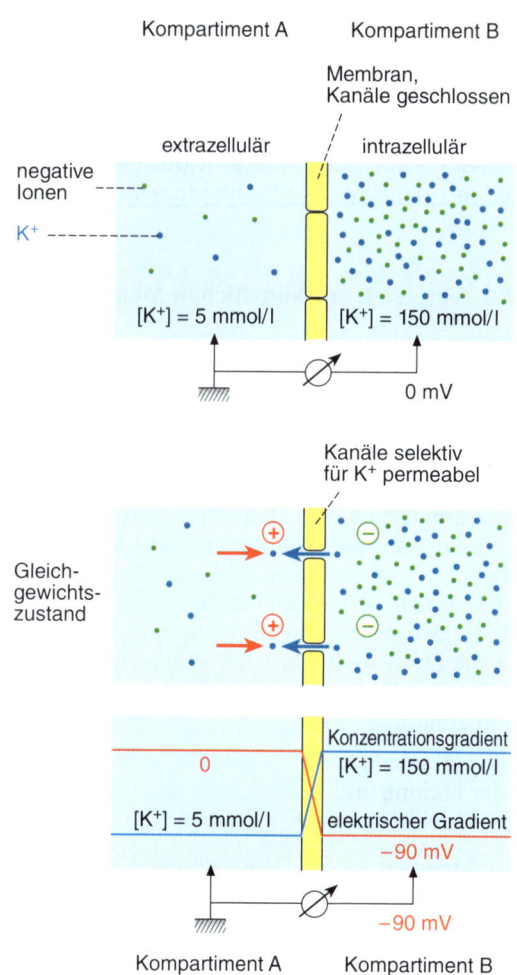

Abb. 4-5 *Schema zur Entstehung eines* **Diffusionspotentials.** *Das Modell entspricht der normalen Verteilung der K^+-Ionen bei erregbaren Zellen. Zur Vereinfachung sind nur die K^+-Ionen (blau) mit ihren negativen Gegenionen (im wesentlichen Chlorid, grün) eingezeichnet. Im gedachten Ausgangszustand A herrscht zu beiden Seiten der Membran Elektroneutralität und Potentialgleichheit. Öffnen sich Kanäle, die nur für K^+-Ionen durchlässig sind, so beginnt eine Diffusion von K^+-Ionen von intra- nach extrazellulär, bis sich der Gleichgewichtszustand in Teil B einstellt: Der K^+-Konzentrationsgradient von innen nach außen steht im Gleichgewicht mit dem elektrischen Gradienten, der die K^+-Ionen von außen nach innen drängt (roter Pfeil). Es stellt sich das K^+-Gleichgewichtspotential ein, das bei dem Konzentrationsgradienten von 1 : 30 einen Wert von –90 mV hat.*

(z = Wertigkeit des Ions, F = Faraday-Konstante: Ladungsmenge von 1 mol eines einwertigen Ions).

Im Gleichgewichtszustand sind osmotische und elektrische Arbeit gleich, so daß sich folgende Formel ergibt:

$$E_G \cdot z \cdot F = R \cdot T \cdot \ln \frac{c_1}{c_2}$$

Das **Gleichgewichtspotential** E_G, also diejenige Potentialdifferenz, die bei einem bestimmten Konzentrationsverhältnis den osmotischen Kräften das Gleichgewicht hält, läßt sich aus obiger Gleichung durch Auflösung nach E_G errechnen:

$$E_G = \frac{R \cdot T}{z \cdot F} \cdot \ln \frac{c_1}{c_2} \; \text{(Nernst-Gleichung)}$$

Setzt man die verschiedenen Zahlenwerte für die Konstanten ein und rechnet den natürlichen Logarithmus in den dekadischen Logarithmus um, so ergibt sich für eine Temperatur von 30 °C (303 K):

$$E_G = \frac{60 \, mV}{z} \cdot \log \frac{c_1}{c_2}$$

Bei Körpertemperatur (37 °C) ergeben sich 61,5 mV, bei Raumtemperatur (20 °C) 58 mV statt 60 mV. 60 mV ist der geeignete Merkwert. Bei einem Konzentrationsgradienten von 10:1 würde also der Nettoflux von K^+ gegen Null gehen, wenn sich eine Potentialdifferenz von rund 60 mV aufgebaut hat.

Bei Messungen in lebendem Gewebe wird das Potential des Extrazellulärraums in der Regel als Null gesetzt, die extrazelluläre Elektrode wird mit der Erde verbunden. Die Potentialdifferenz im Zellinneren wird relativ zu diesem Nullpotential gemessen und aus Gründen der Bequemlichkeit als **Membranpotential** bezeichnet (statt Potentialdifferenz). Im Rahmen dieser Konventionen muß man das Konzentrationsverhältnis außen/innen (c_a/c_i) in die Formel einsetzen, um auch hinsichtlich des Vorzeichens richtige Werte zu erhalten:

$$E_G = \frac{60 \, mV}{z} \cdot \log \frac{c_a}{c_i}$$

Danach errechnet sich für die Situation in Abbildung 4-5 ein E_G von rund –90 mV (log 1/30 = –1,5).

Die Menge der Ionen, die zum Aufbau eines Membranpotentials über die Membran hinweg verschoben werden muß, ist außerordentlich gering.

Für eine quantitative Kalkulation müssen wir berücksichtigen, daß die Membran als elektrisch isolierende Schicht sich wie ein Kondensator verhält, wobei die **Membrankapazität**, ebenso wie bei künstlichen Lipidmembranen, etwa 1 µF/cm² beträgt. Die Kapazität von 1 Farad (F) bedeutet, daß der Kondensator pro Volt (V) Spannungsdifferenz die Ladungsmenge von 1 Coulomb (C) aufnimmt:

$$1 \, Farad = \frac{1 \, Coulomb}{Volt}; \; 1 \, Coulomb = 1 \, Farad \cdot Volt.$$

Für 60 mV Potentialdifferenz ergibt sich somit als Ladungsmenge pro cm²:

10^{-6} F $\cdot$ $6 \cdot 10^{-2}$ V = $6 \cdot 10^{-8}$ Coulomb

Es muß also pro cm² eine Ladungsmenge von $6 \cdot 10^{-8}$ C verschoben werden.

1 mol eines monovalenten Ions besitzt eine Ladungsmenge von 96 500 C (Faraday-Konstante). Die Ladungsmenge von $6 \cdot 10^{-8}$ C bedeutet also eine Verschiebung von rund $6 \cdot 10^{-13}$ mol. In einer Lösungs-Schichtdicke von 10 µm befinden sich bei einer Membranfläche von 1 cm² (Volumen: 10^{-6} l) und einer K^+-Konzentration von 150 mmol/l somit $1,5 \cdot 10^{-7}$ mol K^+-Ionen. Eine Verminderung dieser Ionenmenge um $6 \cdot 10^{-13}$ mol bedeutet demnach eine Abnahme der K^+-Konzentration um etwa 1/1 000 000, also um einen nicht meßbaren Betrag. Die Menge der bei elektrischen Ereignissen durch die Membran tretenden Ionen wird nur unter speziellen Bedingungen relevant, beispielsweise wenn es sich um ganz dünne membrannahe Schichten handelt oder wenn die Ionenkonzentration auf einer Membranseite extrem niedrig ist, wie etwa für Ca^{2+} im Intrazellulärraum (10^{-8} mol/l).

Wenn über eine Membran hinweg ein Konzentrationsgefälle für eine Ionensorte besteht und diese Ionen durch die Membran permeieren können, wie beispielsweise bei lebenden Zellen die K^+-Ionen (intrazellulär 30fach höhere Konzentration als extrazellulär), so werden die K^+-Ionen von innen nach außen wandern, wobei die Membranaußenseite relativ positiv und die Innenseite negativ wird. Dieser durch die Diffusion aufgebaute Potentialgradient (**Diffusions-Potential**) drängt die K^+-Ionen nach innen (Abb. 4-5). Das Potential, bei dem der durch die Konzentrationsdifferenz angetriebene Auswärts-Flux von K^+-Ionen mit dem durch den Potentialgradienten angetriebenen Einwärts-Flux im Gleichgewicht steht, heißt **Gleichgewichtspotential** (E_G). Es läßt sich mit der **Nernst-Gleichung** berechnen: Bei einem einwertigen Ion wird bei einem Konzentrationsgradienten von 1:10 ein Gleichgewicht erreicht, wenn das Membranpotential 60 mV beträgt (bei 30 °C). Die Menge der Ionen, die bei einem solchen Potentialaufbau über die Membran verschoben werden muß, ist vernachlässigbar, d.h. es tritt dabei keine meßbare Konzentrationsänderung auf.

Für die lebenden Zellen wird die Situation dadurch kompliziert, daß in den Körperflüssigkeiten viele Ionenarten enthalten sind, die sich im Prinzip alle an der Potentialbildung beteiligen. Tabelle 4-1 enthält die Konzentrationswerte für

4

Tabelle 4-1 *Freie Konzentrationen und Gleichgewichtspotentiale für die permeablen Ionen beim Skelettmuskel des Warmblüters (nach [26]).*

Ion	Extrazelluläre Konzentration [mmol/l]	Intrazelluläre Konzentration [mmol/l]	Verhältnis außen/innen	Gleichgewichtspotential [mV]
Na^+	145	12	12	+67
K^+	4	155	0,026	-98
Ca^{2+}	1,5	10^{-4}	$1,5 \cdot 10^4$	+129
Cl^-	123	4,2[x]	29[x]	-90[x]

[x] Kalkuliert unter der Annahme, daß das Ruhepotential –90 mV beträgt und für die Cl⁻-Ionen Gleichgewicht besteht.

eine Skelettmuskelzelle des Warmblüters, mit Angabe der für die einzelnen Ionen bestehenden Gleichgewichtspotentiale. Die negativen Ladungen werden intrazellulär von impermeablen großen Anionen, vorwiegend Proteinen gestellt.

Zwischen den verschiedenen Typen erregbarer Zellen gibt es in den intrazellulären Konzentrationen gewisse Unterschiede, so daß wir als Merkwerte gerundete Mittelwerte ansetzen können.

Merkwerte für Konzentrationen (mmol/l) und Gleichgewichtspotentiale der wichtigsten Ionen bei einer erregbaren Warmblüterzelle:

Ion	Na^+	K^+	Ca^{2+}	Cl^-
extrazelluläre Konzentration	150	5	1	120
intrazelluläre Konzentration	15	150	10^{-5}	6
Konzentrations-verhältnis	10/1	1/30	$10^5/1$	20/1
Gleichgewichts-potential (intrazellulär)	+60 mV	–90 mV	+150 mV	–80 mV
Ruhe-Membran-potential:	–70 bis –90 mV			

Der Ca^{2+}-Gehalt des Blutplasmas beträgt 2,5 mmol/l. Der größte Teil ist aber an Eiweiß gebunden, so daß die Konzentration freier Ca^{2+}-Ionen nur 1 bis 1,5 mmol/l ausmacht. Wegen der Zweiwertigkeit der Ionen beträgt das Gleichgewichtspotential nur

$$5 \cdot \frac{60}{2} \, mV = +150 \, mV.$$

Das Membranpotential (E_M), das sich bei einer Beteiligung der drei wichtigsten Ionen K^+, Na^+

und Cl^- als Diffusionspotential einstellt, läßt sich nach der Goldman-Gleichung berechnen:

$$E_M = \frac{R \cdot T}{F} \cdot \ln \frac{P_K[K^+]_a + P_{Na}[Na^+]_a + P_{Cl}[Cl^-]_i}{P_K[K^+]_i + P_{Na}[Na^+]_i + P_{Cl}[Cl^-]_a}$$

Man erkennt die Verwandtschaft mit der Nernst-Gleichung. Jedes Ion trägt nach der Größe seiner Permeabilität (P) zum Potential bei. Geht die Permeabilität für Na^+ und Cl^- gegen Null, so geht die Goldman-Gleichung in die Nernst-Gleichung für das K^+-Gleichgewichtspotential über (P_K kürzt sich dann weg). Bei den lebenden Zellen gibt es keine streng selektive Permeabilität für ein einzelnes Ion. In Ruhe dominiert die K^+-Permeabilität. Das Ruhe-Membranpotential liegt deshalb – je nach Zelltyp mehr oder weniger – dicht beim K^+-Gleichgewichtspotential. Es erreicht dies aber nie vollständig, weil immer eine gewisse Permeabilität für Na^+ besteht, wodurch das Potential in die andere Richtung gedrängt wird. Die Konzentration der Cl^--Ionen stellt sich meist passiv auf das bestehende Potential ein. Wir können also vereinfachend davon ausgehen, daß das Membranpotential durch die K^+- und Na^+-Permeabilitäten bestimmt wird.

Die dominierende Bedeutung der K^+-Ionen für die Einstellung des Ruhepotentials ist für viele erregbare Zellen experimentell gut belegt. Abbildung 4-6 zeigt dies am Beispiel des Frosch-Skelettmuskels. Für höhere extrazelluläre K^+-Konzentrationen folgt das gemessene Membranpotential recht gut der nach der Nernst-Gleichung kalkulierten Beziehung für das K^+-Gleichgewichtspotential. Für eine Konzentrationsänderung von 1:10 ändert sich das Membranpotential um etwa 58 mV (Messung bei 20 °C). Bei niedrigen K^+-

Membranpotential [mV]

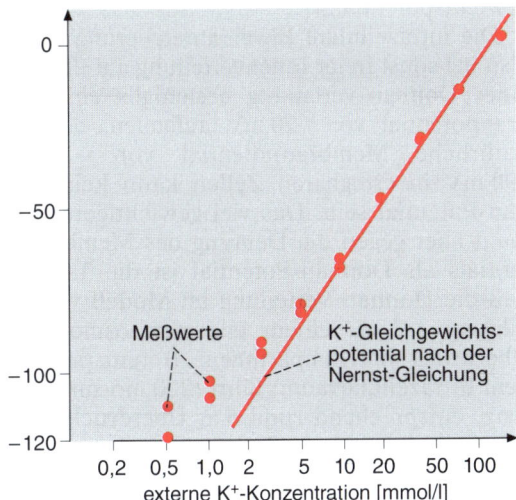

Abb. 4-6 Ruhemembranpotential *einer Skelettmuskelzelle vom Frosch bei Variation der extrazellulären K$^+$-Konzentration (Abszisse). Die intrazelluläre Konzentration bleibt konstant. Die Punkte sind die Meßwerte. Die ausgezogene Linie gibt das nach der Nernst-Gleichung berechnete K$^+$-Gleichgewichtspotential an. Die Abweichung der Meßwerte von der Nernst-Beziehung bei niedrigen K$^+$-Konzentrationen beruht vor allem auf dem Beitrag der Diffusion von Na$^+$-Ionen. (Nach [27].)*

Konzentrationen treten zunehmende Abweichungen von dieser Beziehung auf, weil die Na$^+$-Permeabilität mehr ins Gewicht fällt.

> Für Nerv und Muskel kann man davon ausgehen, daß das Membranpotential durch die Permeabilitäten für K$^+$ und Na$^+$ bestimmt wird. Es wird sich also ein Potentialwert zwischen dem Gleichgewichtspotential für K$^+$ (-90 mV) und dem für Na$^+$ (+60 mV) einstellen. Da in Ruhe die K$^+$-Permeabilität sehr viel größer ist (10–100 mal größer als für Na$^+$), liegt das **Ruhe-Membranpotential dicht beim K$^+$-Gleichgewichtspotential, nämlich bei –70 bis –90 mV.**
>
> **Das Ruhepotential ist im wesentlichen ein Kalium-Diffusionspotential.**

Ist das Membranpotential stationär, so ist der Netto-Ladungsflux Null. Nehmen wir vereinfachend an, daß nur Na$^+$- und K$^+$-Fluxe das Potential bestimmen, so muß der K$^+$-Netto-Auswärtsflux gleich groß sein wie der Na$^+$-Netto-Einwärtsflux. Jede Fluxgröße entspricht dem Produkt aus Permeabilität und elektrochemischem Gradienten. Ist die K$^+$-Permeabilität 10mal größer als die Na$^+$-

Permeabilität, so muß für eine Flux-Gleichheit die treibende Kraft für die Na$^+$-Ionen 10mal größer sein als die für K$^+$, d. h. der Potentialabstand vom Gleichgewichtspotential muß für Na$^+$ 10mal größer sein. Ein stationärer Zustand wird also erreicht werden, wenn das Membranpotential –76 mV beträgt. Die treibende Kraft für die K$^+$-Ionen ist dann 14 mV, für die Na$^+$-Ionen rund 140 mV.

Die Wirklichkeit ist wieder etwas komplizierter. Die aktive Na$^+$-K$^+$-Pumpe kann etwas zum Membranpotential beitragen, und auch Cl$^-$ befindet sich nicht immer im elektrochemischen Gleichgewicht.

4.4 Donnan-Verteilung von Ionen

Eine Sonderform des Diffusionspotentials ist das Donnan-Potential. Frederick Donnan entdeckte 1911 (zit. [10]), daß sich systematische Konzentrationsunterschiede zwischen zwei durch eine Membran getrennten Kompartimenten einer wäßrigen Lösung einstellen, wenn sich auf einer Seite ein impermeables Ion befindet und die Membran für Wasser und die übrigen Ionen permeabel ist.

Nehmen wir ein der Biologie nahes Beispiel (Abb. 4-7). Als Ausgangssituation wird in Kompartiment A eine KCl–Lösung von 150 mmol/l gegeben, und in Kompartiment B eine ebenfalls 150 mmolare Lösung eines Kaliumsalzes, dessen Anionen aber so groß sein mögen, daß sie nicht durch die Membran diffundieren können. Diese großen negativen Anionen P$^-$ entsprechen den negativ geladenen Proteinen im Intrazellulärraum. Für alle diffusiblen Teilchen werden unidirektionale Flüsse einsetzen, die der jeweiligen Konzentration proportional sind. Für die K$^+$-Ionen besteht anfangs Gleichgewicht, also kein Nettoflux. Für die Cl$^-$-Ionen muß ein Nettoflux von A nach B auftreten, der zum Aufbau eines negativen Potentials in B führt. Mit diesem sich aufbauenden Potential gerät die K$^+$-Verteilung ins Ungleichgewicht, es entsteht ein nach innen gerichteter elektrochemischer Gradient für K$^+$, der einen K$^+$-Nettoflux von A nach B veranlaßt. Andererseits wird der Cl$^-$-Flux von A nach B durch die intrazelluläre Negativität (in B) abgebremst. Das Gesamtsystem kommt ins Gleichgewicht (unterer Teil von Abb. 4-7), wenn das entstehende Potential sowohl für die K$^+$- als auch für die Cl$^-$-Verteilung das Gleichgewichtspotential darstellt, das durch die Nernst-Gleichung gegeben ist. Wir können also die K$^+$- und Cl$^-$-Gleichgewichtspotentiale gleichsetzen (für 37 °C):

4

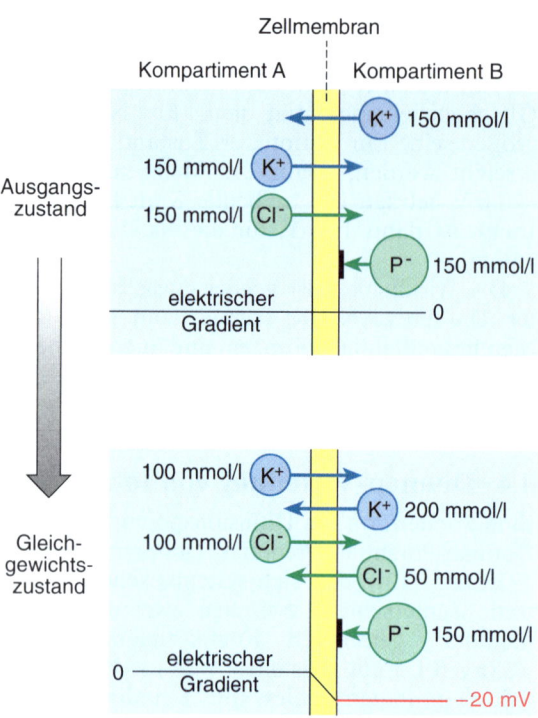

Zellmembran

Kompartiment A | Kompartiment B

Ausgangs-zustand

K⁺ 150 mmol/l
150 mmol/l K⁺
150 mmol/l Cl⁻
P⁻ 150 mmol/l

elektrischer Gradient — 0

Gleich-gewichts-zustand

100 mmol/l K⁺
K⁺ 200 mmol/l
100 mmol/l Cl⁻
Cl⁻ 50 mmol/l
P⁻ 150 mmol/l

0 elektrischer Gradient
−20 mV

Abb. 4-7 *Schema zur Entstehung einer **Donnan-Verteilung** von Ionen in zwei Kompartimenten A und B, die durch eine Membran getrennt sind. Diese Membran ist durchlässig für kleine Ionen, nicht aber für große negative Ionen P⁻, die sich nur in Kompartiment B, Modell für den intrazellulären Raum, befinden. Erläuterungen im Text.*

$$\frac{61\ mV}{-1} \cdot \log \frac{[Cl^-]_A}{[Cl^-]_B} = 61\ mV \cdot \log \frac{[K^+]_A}{[K^+]_B}$$

$$-\log \frac{[Cl^-]_A}{[Cl^-]_B} = \log \frac{[K^+]_A}{[K^+]_B}$$

$$\log \frac{[Cl^-]_B}{[Cl^-]_A} = \log \frac{[K^+]_A}{[K^+]_B}$$

$$\frac{[Cl^-]_B}{[Cl^-]_A} = \frac{[K^+]_A}{[K^+]_B}$$

$$[K^+]_A \cdot [Cl^-]_A = [K^+]_B \cdot [Cl^-]_B$$

$$100 \cdot 100 = 200 \cdot 50$$

So errechnet sich ein Gleichgewichtspotential für K⁺ von

$$E_{GK^+} = 61\,mV \cdot \log \frac{100}{200} = 61 \cdot (-0{,}3)mV \approx -20\,mV$$

Für Cl⁻ errechnet sich ein gleich großes Gleichgewichtspotential.

Die intrazelluläre Eiweißanreicherung könnte also bei sonst freier Ionenverteilung auf der Basis einer Donnan-Verteilung bestenfalls ein Membranpotential von −20 mV aufbauen, d. h. das natürliche Membranpotential von −70 bis −90 mV in erregbaren Zellen kann kein Donnan-Potential sein. Das viel gewichtigere Argument aber gegen die Deutung des Membranpotentials als Donnan-Potential ist die Tatsache, daß die Donnan-Verteilung im Modell von Abbildung 4-7 zu einem enormen osmotischen Überdruck in Kompartiment B (entsprechend dem Intrazellulärraum) führt (200 mosm/l Differenz, entsprechend rund 5 at Überdruck in B), was keine lebende Zelle aushalten kann. Es ist auch falsch zu sagen, ein Teil des Membranpotentials sei ein Donnan-Potential, da in der Zelle kein osmotischer Überdruck besteht, was eine notwendige Bedingung jeder Donnan-Verteilung ist.

Die Zelle muß also die Entwicklung einer Donnan-Verteilung vermeiden. Sie könnte das beispielsweise durch einen aktiven Auswärtstransport von Chlorid tun. Die Natur hat aber einen anderen Weg gewählt: den Aufbau eines stark negativen Membranpotentials (durch aktiven Na⁺-K⁺-Austausch und hohe K⁺-Permeabilität, wie im letzten Abschnitt besprochen), das die elektrochemische Kraft liefert, um für Cl⁻ einen Konzentrationsgradienten von 20/1 (120 mmol/l extrazellulär und 6 mmol/l intrazellulär) aufrechtzuerhalten.

Ein Nachlassen der Na⁺-K⁺-Pumpe bei unzureichender Energieversorgung, mit allmählicher Reduktion des Membranpotentials, führt zu Veränderungen der Ionenverteilung in Richtung Donnan-Verteilung. Dies hat zwangsläufig eine **Schwellung der Zelle** durch Wassereinstrom zur Folge, da die Membran die Entwicklung eines intrazellulären osmotischen Überdruckes nicht aushalten kann. Für die Pathophysiologie ist dies von großer Bedeutung.

In der lebenden Zelle werden die intrazellulären Anionen ganz überwiegend durch großmolekulare Stoffe, vorwiegend negativ geladene Proteine, gestellt, die die Zellmembran nicht permeieren können. Ohne aktive Ionenpumpen würde dies zu einer **Donnan-Verteilung** der Ionen führen, wodurch intrazellulär ein negatives Potential entstehen würde **(Donnan-Potential)**, zugleich aber ein starker osmotischer Überdruck, den die Zellmembran nicht aushalten kann.

Aus diesem Grunde gibt es unter normalen Bedingungen kein Donnan-Potential, und die Ionen-Asymmetrie der lebenden Zelle ist keine Donnan-Verteilung.

Die Asymmetrie der negativen Ladungsverteilung wird vielmehr durch Aufbau eines stark negativen Membranpotentials aufrechterhalten.

Wichtig werden diese Gesetzmäßigkeiten für die Pathophysiologie. Sobald nämlich bei **Energiemangel** (mangelnde Sauerstoffversorgung des Gewebes) die aktiven Ionenpumpen nicht mehr ausreichend arbeiten können, gibt es Veränderungen der Ionenverteilung in Richtung Donnan-Verteilung, was automatisch zu **Zellschwellung** führt (Gefahr des **Hirn-Ödems!**), weil der intrazelluläre osmotische Überdruck einen Wassereinstrom veranlaßt.

4.5 Das Aktionspotential des Nerven

4.5.1 Erregung beim Riesenaxon vom Tintenfisch

Die Revolution der Erregungsphysiologie ist an die Entdeckung des Riesenaxons gebunden. 1936 wies Young nach, daß der Kalmar (Loligo forbesi) ungewöhnlich große marklose Nervenfasern besitzt, die den existentiell entscheidenden Fluchtreflex vermitteln und einen Durchmesser bis zu 1 mm besitzen (1–10 µm bei menschlichen Nervenfasern). Die Bezeichnung Tintenfisch für diese Tiere ist irreführend, da sie zur Familie der Mollusken gehören (Abb. 4-8). Auf dieser Entwicklungsstufe gibt es noch keine markhaltigen Nervenfasern, so daß nur durch große Faserdurchmesser eine hohe Nervenleitungsgeschwindigkeit erzielt werden kann. Dieses dicke und einige cm lange Axon ermöglichte eine Vielzahl neuer Messungen, was von den Elektrophysiologen rasch erkannt wurde. In das Innere eines solchen Axons kann man leicht eine Glaskapillare einführen (Abb. 4-9), deren offene Spitze als Meßelektrode dient, und man kann gegen eine extrazelluläre Elektrode sehr genau das Membranpotential messen (Abb. 4-10). So konnte 1939 erstmals nachgewiesen werden, daß bei Erregung des Nerven das Membranpotential nicht gegen Null zusammenbricht, sondern kurzfristig deutlich in den positiven Bereich umschlägt. Dieser **Overshoot** (Überschuß über die Nullinie) ließ sich auf der Basis der Bernstein-Theorie nicht erklären, und so war dieser Befund der Anstoß zu neuen Experimenten, die die Erregungsphysiologie revolutionieren sollten (Lit. bei [10, 35]).

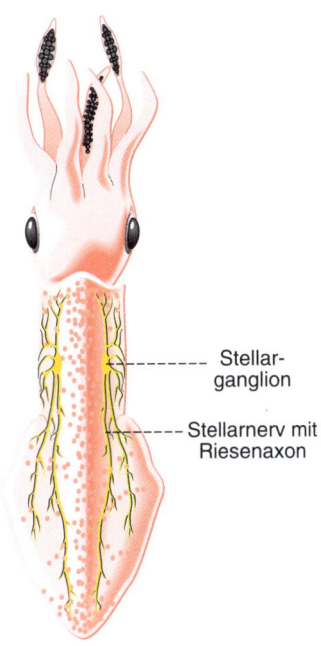

Abb. 4-8 *Skizze eines* **Tintenfisches**, *Loligo, mit Einzeichnung des Stellarganglions. In einem der von dort ausgehenden Nerven befindet sich ein markloses Riesenaxon, das einen Durchmesser von bis zu 1 mm erreichen kann. Dieses Riesenaxon dient der schlagartigen Aktivierung der Mantelmuskulatur beim Fluchtreflex.*

Stellarganglion

Stellarnerv mit Riesenaxon

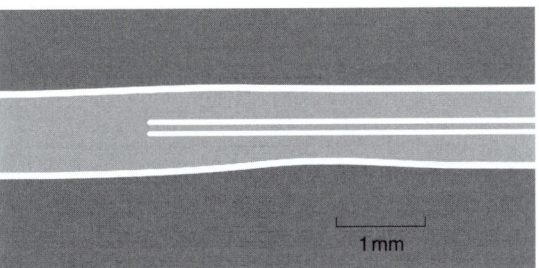

1 mm

Abb. 4-9 *Riesenaxon eines Tintenfisches mit eingeführter Glaskapillare zur intrazellulären Potentialmessung.*

Bei überschwelliger Reizung eines Nerven entsteht ein **Aktionspotential**, das über die Nervenfaser hinweg, ohne Abnahme seiner Größe, fortgeleitet wird. Das Aktionspotential besteht aus einem kurzen impulshaften elektrischen Ereignis (etwa 1 ms Dauer, Abb. 4-11), beginnend mit einer raschen **Depolarisation**, die über die Nullinie hinweg zu positiven Potentialwerten umschlägt (**Overshoot**). Darauf folgt eine rasche **Repolarisation**, die häufig über das Ruhepotential hinaus geht und zu einem **hyperpola-**

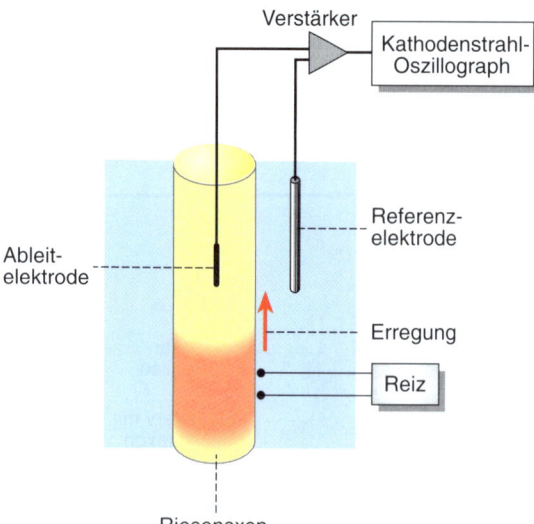

Abb. 4-10 *Schema zur intrazellulären Potentialmessung beim Riesenaxon vom Tintenfisch.*

4

Membranpotential [mV]

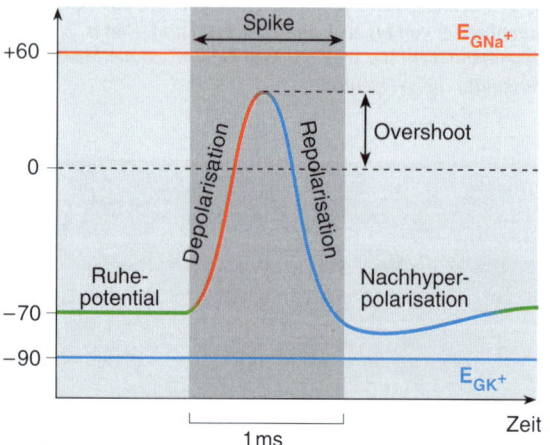

Abb. 4-11 *Nerven-Aktionspotential, am Riesenaxon eines Tintenfisches intrazellulär gemessen.*
Hier und in den folgenden Bildern sind die an das Na⁺-System gebundenen Erregungsprozesse des Nerven hellrot dargestellt, die mit dem K⁺-System verbundenen, entgegengerichteten Prozesse der Repolarisation und Stabilisierung des Ruhepotentials blau. Grün kennzeichnet den ausgeglichenen Ruhezustand.

risierenden **Nachpotential** führt, ehe sich der Ausgangswert wieder einstellt. Das Spitzenpotential **(Spike)**, also die ersten schnellen Ereignisse ohne Nachpotentiale, stellen das Aktionspotential im engeren Sinn dar.

Am Riesenaxon kann man das Axoplasma ausdrücken und eine Perfusion mit verschiedenartigen Ersatzlösungen vornehmen; man kann Radioisotope für Fluxmessungen injizieren und vieles andere mehr. So konnte man nachweisen, daß die Erregung unverändert abläuft, wenn man das Axon mit eiweißfreien Lösungen perfundiert, die in den Na⁺- und K⁺-Konzentrationen mit dem Axoplasma übereinstimmen. Die **intrazellulären Proteine** sind also weder für das Ruhepotential noch für das Aktionspotential unmittelbar erforderlich.

4.5.2 Mechanismus des Aktionspotentials, Voltage-clamp-Messungen

Zur genauen Analyse der Mechanismen, die der Nervenerregung zugrunde liegen, war es notwendig, die durch die Membran fließenden **Ionenströme** möglichst präzise zu erfassen, und nicht nur den Verlauf des **Membranpotentials.** Hodgkin und Huxley (1952) verwendeten deshalb die sogenannte **Voltage-clamp-Technik** (Spannungsklemme). Sie brachten zu diesem Zweck in das Riesenaxon neben der Elektrode zur Potentialmessung noch einen Platindraht zur Stromapplikation ein und schalteten Stromgenerator und Potentialmessung so zusammen, daß das Membranpotential festgeklemmt werden konnte, d. h. das Membranpotential kann auf einem einstellbaren Niveau im Sinne einer Regelung festgehalten werden, wie in Abb. 4-12 dargestellt. Das Steuergerät legt den Membranpotential-Sollwert fest. Im Regler wird der Sollwert mit dem Istwert des Membranpotentials verglichen. Jede kleinste Abweichung löst im Stromgenerator einen Strom aus, der die Abweichung sofort wieder auf den Sollwert zurückführt. Mit der heutigen Elektronik ist es möglich, das System so auszulegen, daß in Bruchteilen einer Millisekunde jede Potentialänderung sofort kompensiert wird. Konstanz des Membranpotentials bedeutet, daß kein Netto-Ladungsfluß über die Membran stattfindet. Der in der Membran generierte Strom ist also dem Kompensationsstrom genau gleich (mit umgekehrtem Vorzeichen). Die Registrierung des Kompensationsstromes I ist somit eine direkte Aufzeichnung des Membranstromes, und damit der fließenden Ionenmenge.

Bei jeder Potentialänderung ändert sich auch die an den Membran-Kondensator gebundene Ladungsmenge, ein Teil des fließenden Stromes wird also für die Umladung des Kondensators verbraucht. Nur bei Potentialkonstanz sind deshalb saubere Messungen der durch die Membran fließenden Ionenströme möglich.

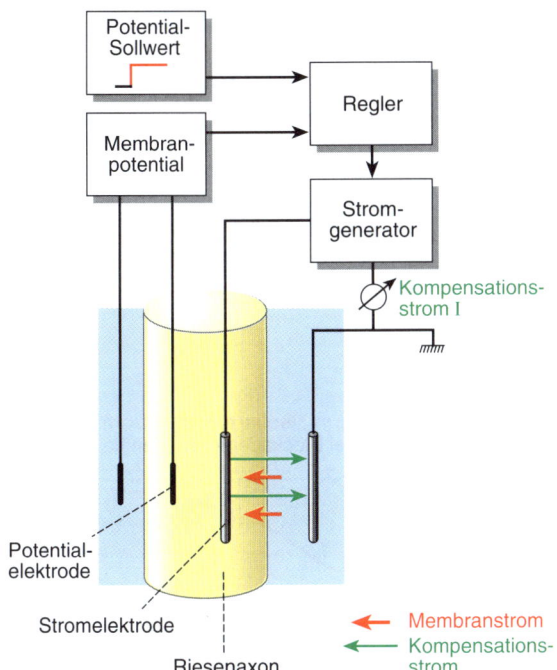

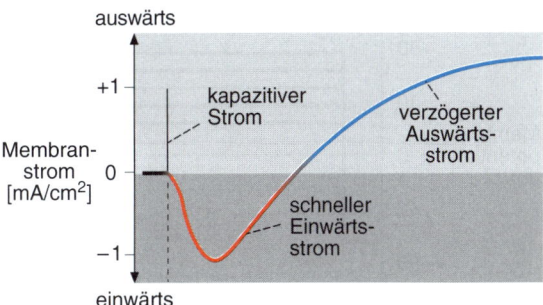

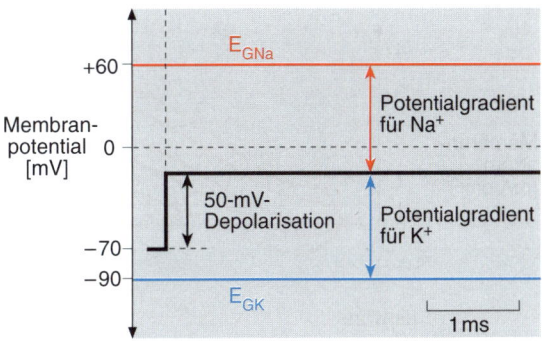

Abb. 4-12 *Schema zur Messung von Ionenströmen mittels* **Voltage-clamp-Technik** *am Riesenaxon eines Tintenfisches. Das Membranpotential wird auf einen gewünschten Sollwert eingestellt (Potential-Sollwert). Im Regler wird der Istwert des Membranpotentials mit dem Sollwert verglichen, und bei Abweichungen wird ein Strom durch die Nervenmembran erzeugt (Stromgenerator), der genau so groß ist, daß sich der gewünschte Potentialwert ergibt. Da bei Konstanz des Membranpotentials kein Nettostrom durch die Membran fließt, muß unter diesen Bedingungen der Kompensationsstrom (grün) genau gleich sein dem durch die Nervenmembran selbst erzeugten Membranstrom (rot), bei entgegengesetzter Flußrichtung der beiden Komponenten. Membranpotential und Membranstrom (= Kompensationsstrom) werden registriert.*

Abb. 4-13 *Mittels* **Voltage-clamp-Technik** *gemessener Membranstrom an einem Riesenaxon: bei sprunghafter anhaltender Depolarisation um 50 mV, was die Erregungsprozesse voll aktiviert.*
Es kommt zu einem kurzen schnellen Einwärtsstrom (positiver Ladungen), der auf der Aktivierung des Na$^+$-Systems beruht (hellrot), gefolgt von einem verzögerten, anhaltenden Auswärtsstrom, der durch die anhaltende Aktivierung des K$^+$-Systems bedingt ist (blau). Die ganz kurze initiale Stromzacke (kapazitiver Strom) wird für die Umladung der an die Nervenmembran gebunden Kapazität verbraucht; diese Komponente wird in den folgenden Bildern vernachlässigt. Im unteren Bild sind die Gleichgewichtspotentiale für Natrium (E_{GNa}) und Kalium (E_{GK}) mit eingetragen. (Nach [29].)

Abbildung 4-13 zeigt das Ergebnis einer Voltage-clamp-Messung am Riesenaxon. Das Ruhe-Membranpotential war –65 mV (Stromfluß Null). Bei Umschaltung des Membranpotential-Sollwertes auf –15 mV (50 mV Depolarisation) erkennt man zunächst einen kurzen Stromstoß, der die für die Umladung der Membran notwendige Ladung liefert (kapazitiver Strom für die Umladung des Membran-Kondensators). Dieses Ereignis ist in wenigen Mikrosekunden abgeschlossen. Das Festhalten dieses Potentials erfordert dann keinen nennenswerten Strom mehr, solange an der Membran keine Reaktionen ablaufen, d. h. der Kompensationsstrom geht nach der kapazitiven Zacke wieder gegen Null. Nun wissen wir, daß eine Depolarisation um 50 mV diejenigen Membranreaktionen auslöst, die normalerweise zum

Aktionspotential führen. Diese setzen mit kurzer Latenz ein: Zunächst kommt es zu einem positiven Einwärtsstrom, der nur etwa 1 ms andauert. Darauf folgt ein anhaltender positiver Auswärtsstrom. Der positive Einwärtsstrom kann das Aktionspotential gut erklären: Einströmen positiver Ladungen führt zu Depolarisation. Der verzögerte Auswärtsstrom würde dann das Bemühen der Membran widerspiegeln, das Ruhe-Membranpotential wiederherzustellen.

Abbildung 4-14 zeigt eine Schar solcher Voltage-clamp-Registrierungen bei Klemmen auf verschiedene Potentialwerte. Man erkennt, daß der positive Einwärtsstrom verschwindet, wenn das Membranpotential auf den Wert des Na$^+$-Gleichgewichtspotentials eingestellt wird (+52-mV-Kurve in diesem Beispiel), und bei Einstellung noch

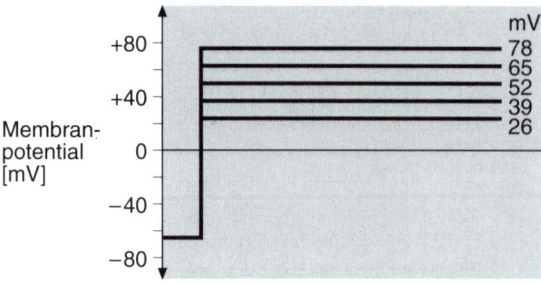

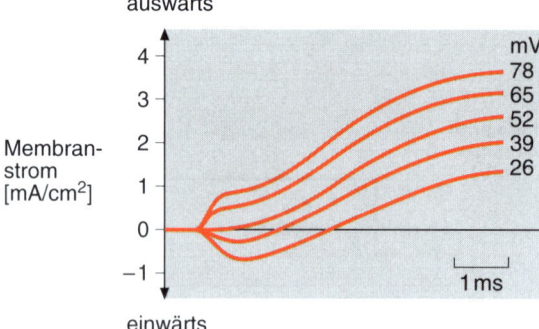

Abb. 4-14 *Eine Schar von Membranstrom-Kurven beim Klemmen des Membranpotentials auf verschiedene Werte. Messungen mittels Voltage-clamp-Technik am Riesenaxon des Tintenfisches. Zur Zuordnung sind an jeder Stromkurve die zugehörigen Potentialsprünge angegeben. Erläuterungen im Text. (Nach [28].)*

für die einzelnen Ionen (nach dem Ohmschen Gesetz):

$$I = \frac{E}{R}$$

Der Strom I wird direkt gemessen, die treibende Spannung E ist die Abweichung des Membranpotentials vom Gleichgewichtspotential des jeweiligen Ions. Der reziproke Wert des Widerstandes (R) ist der Membranleitwert (g).

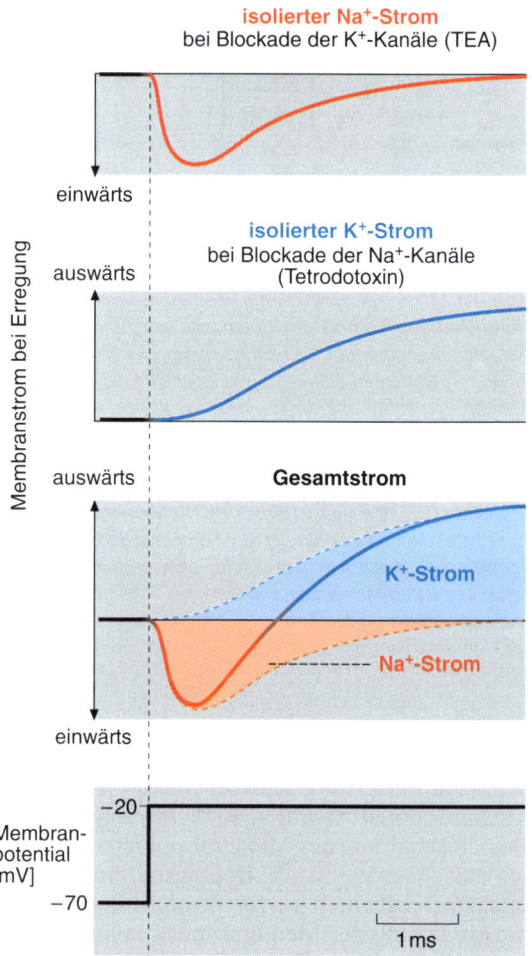

Abb. 4-15 Doppelnatur des Membranstroms *bei Erregung eines Nerven, Bedingungen wie in Abbildung 4-13. Werden die K⁺-Kanäle mit TEA (Tetraethylammonium) blockiert, so wird nur der durch die Na⁺-Kanäle erzeugte Strom gemessen: obere Stromkurve. Werden die Na⁺-Kanäle mit Tetrodotoxin blockiert, so erfaßt man nur den durch die K⁺-Kanäle generierten Strom: mittlere Stromkurve. Durch Summation dieser beiden Registrierungen ergibt sich eine Kurve, die gut mit der Messung des normalen Gesamtstromes übereinstimmt: untere Stromkurve.*

stärkerer positiver Werte schlägt der schnelle Einstrom sogar in einen schnellen Ausstrom um. Diese Resultate deuten schon darauf hin, daß sich bei Auslösung eines Aktionspotentials selektiv die Na⁺-Permeabilität der Membran verändert: Der schnelle positive Ladungsfluß ist proportional der Abweichung des Membranpotentials vom Na⁺-Gleichgewichtspotential.

Weitere Hinweise auf die Natrium-Natur des schnellen Membranstromes gewannen Hodgkin und Huxley aus Messungen bei Variationen der äußeren Na⁺-Konzentration. Diese Beweisführung konnte später durch Auffinden spezifischer Blocker für Na⁺- und K⁺-Ströme verbessert werden, was in Abbildung 4-15 gezeigt ist. Tetrodotoxin (TTX, Gift des japanischen Pufferfisches) blockiert selektiv die für den frühen Na⁺-Einstrom verantwortlichen Kanäle – man registriert unter diesen Bedingungen den isolierten K⁺-Strom. TEA (Tetraethylammonium) andererseits hemmt selektiv die für den K⁺-Ausstrom verantwortlichen Kanäle – man kann dann isoliert den Na⁺-Strom erfassen.

Die Voltage-clamp-Messungen erlauben genaue Berechnungen der Membran-Widerstände

Dann lautet das Ohmsche Gesetz:

$$I = g \cdot E$$

Man ersieht aus dieser Formel, daß bei Potential-konstanz der registrierte Strom direkt den Verlauf des Membranleitwertes wiedergibt, also in Abbildung 4-15 den Zeitverlauf der K^+-Leitfähigkeit (gK^+) als Maß für den Öffnungsgrad der K^+-Kanäle (2. Kurve von oben), bzw. den Zeitverlauf für die Öffnung der Na^+-Kanäle (obere Kurve).

Auf der Basis der Voltage-clamp-Messungen auf verschiedenen Potential-Niveaus konnten Hodgkin und Huxley den Verlauf der Na^+- und K^+-Leitwerte beim Aktionspotential des Riesen-axons berechnen (Abb. 4-16).

Aus diesen und vielen weiteren Studien, mit denen auch gezeigt werden konnte, daß die Resultate für marklose wie markhaltige Nervenfasern einschließlich derjenigen des Menschen gleichermaßen zutreffen, lassen sich die wichtigsten Aussagen über die Ionentheorie der Erregung ableiten, wie sie heute allgemein akzeptiert ist.

Nach der heute allgemein akzeptierten **Ionentheorie der Erregung** gilt für das Nervenaktionspotential (Abb. 4-16):
- Die Nervenmembran enthält zwei getrennte Systeme, die die Durchlässigkeit für Na^+-Ionen einerseits und K^+-Ionen andererseits steuern, und die man deshalb **Natrium-System** und

Kalium-System nennt. Da klar ist, daß diese Funktionen an integrale Kanalproteine der Membran gebunden sind, hat sich auch die Bezeichnung **Natrium-Kanäle** und **Kalium-Kanäle** eingebürgert.
- Na^+- und K^+-Systeme sind potentialabhängig, Depolarisation führt zur Öffnung der Kanäle.
- Sowohl Ruhe- als auch Aktionspotential sind **Diffusionspotentiale**, die elektrochemischen Gradienten treiben den Fluß der jeweiligen Ionen an.
- Die aktive Na^+-K^+-Austauschpumpe schafft mit dem Aufbau der Konzentrationsgradienten die Voraussetzung für die Ionenflüsse (bei Ungleichheit von Na^+- und K^+-Transport trägt sie auch unmittelbar etwas zur Potentialbildung bei).
- Das Ruhe-Membranpotential liegt dicht beim Gleichgewichtspotential der K^+-Ionen, weil in Ruhe die Permeabilität der Membran für K^+-Ionen viel größer ist als die für Na^+-Ionen.
- Bei Erregung wird rasch das Na^+-System aktiviert, die Na^+-Leitfähigkeit wird vorübergehend sehr viel größer als die K^+-Leitfähigkeit, und das Membranpotential rückt deshalb vorübergehend in die Nähe des Na^+-Gleichgewichtspotentials. Das Aktionspotential ist im wesentlichen ein Na^+-Diffusionspotential. Auf diese Weise läßt sich auch der **Overshoot** des Aktionspotentials in den positiven Potentialbereich zwanglos erklären.
- Die Zunahme der Na^+-Leitfähigkeit bei Erregung klingt, auch bei konstanter Depolarisation, rasch wieder ab, nach Aktivierung des Na^+-Systems kommt es rasch – in weniger als 1 ms – zur **Inaktivierung**, die Na^+-Kanäle verschließen sich automatisch wieder.
- Das K^+-System reagiert auf eine Depolarisation langsamer als das Na^+-System. Es kann deshalb bei rascher Depolarisation die Entstehung eines Aktionspotentials nicht verhindern. Bei schneller Depolarisation erreicht das K^+-System sein Aktivierungsmaximum erst, wenn das Na^+-System schon wieder inaktiviert wird; es fördert auf diese Weise die Repolarisation nach einem Aktionspotential und kann zu einer Nach-Hyperpolarisation führen.

4.5.3 Na$^+$- und K$^+$-Kanäle der Membran, Patch-clamp-Messungen

Nach den Erkenntnissen der fünfziger Jahre galt eine Forschungsrichtung der immer weiteren Analyse der Kanalproteine, was hier nicht im Detail beschrieben werden kann. Für den Na^+-Kanal ergibt sich heute insgesamt das in Abbildung 4-17

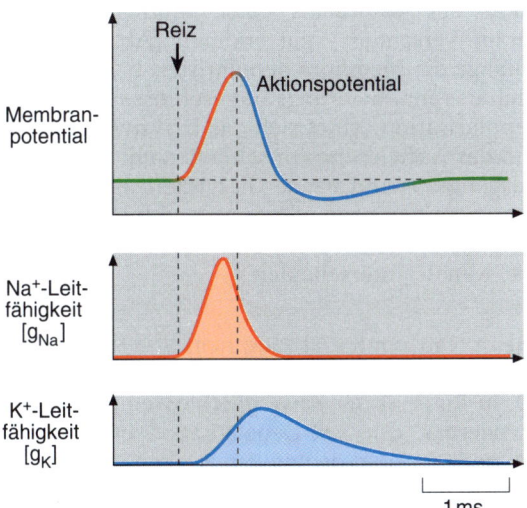

Abb. 4-16 *Rekonstruktion des Aktionspotentials und der zugehörigen Verläufe der Na$^+$- und K$^+$-Leitfähigkeiten der Nervenmembran. Kalkulationen nach Voltage-clamp-Messungen (nach [30]).*

A. Na⁺-Kanal im Ruhezustand

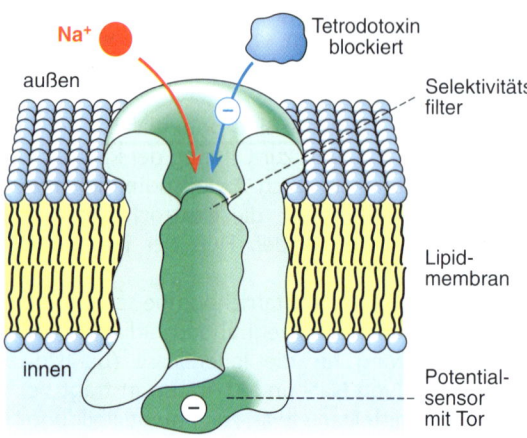

B. Zyklus der Kanalzustände

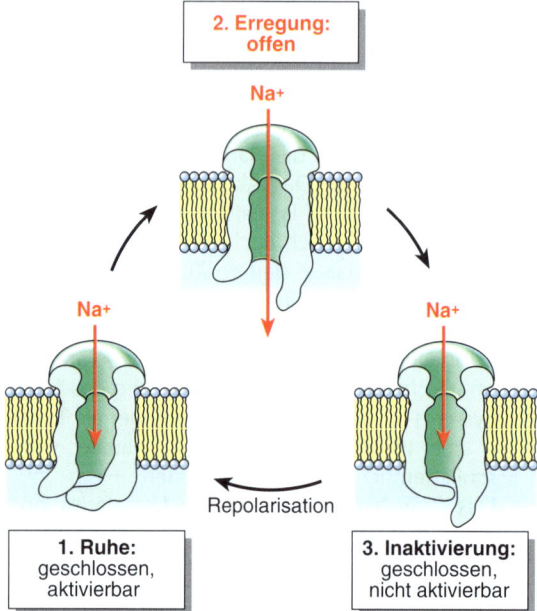

Abb. 4-17 Modellvorstellungen zur **Struktur des Natrium-Kanals** bei verschiedenen Funktionszuständen.
A: Kanal im Ruhezustand. Das Aktivierungstor auf der Innenseite ist geschlossen, Na⁺-Ionen können nicht durchtreten.
B: Im Erregungszyklus lassen sich drei Zustände unterscheiden. Der ruhende, geschlossene Kanal (1) ist aktivierbar. Eine Depolarisation kann den Kanal in den Erregungszustand (2) überführen: Das Aktivierungstor öffnet sich, Na⁺-Ionen können durchtreten. Kurz nach der Öffnung geht der Kanal automatisch in den Zustand der Inaktivierung (3) über: Das Aktivierungstor ist zwar noch offen, aber der Kanal wird durch ein Inaktivierungstor verschlossen, das sich nicht durch Depolarisation öffnen läßt, der Kanal ist nicht mehr aktivierbar. Erst bei Repolarisation stellt sich die Ausgangssituation (1) wieder ein.

schematisierte Konzept, wobei festzuhalten ist, daß es sich nur um ein Modell handelt, das die Summe der Beobachtungen zu erklären vermag.

Die Strukturierung des Na⁺-Kanals ist nicht direkt sichtbar zu machen, auch wenn es inzwischen gelungen ist, das Na⁺-Kanalprotein als Glykoprotein mit einer Molekülmasse von etwa 300 000 zu entlarven und seine Aminosäuresequenz aufzuklären. Die Tatsache, daß der Kanal durch Potentialänderung zu öffnen ist, bedeutet, daß die Potentialänderung eine bestimmte Konfigurationsänderung des Kanalproteins hervorrufen muß. Dies kann man im Modell als Potential-Sensor eintragen, der einen beweglichen Teil des Proteins, ein Tor (gate), bei normalem Membranpotential geschlossen hält. Depolarisation verschiebt das Tor nach innen, führt also zur Öffnung (Kippbewegung zum Zellinneren hin). Tatsächlich lassen sich **Torströme (gating currents)** messen, die man als Verlagerung geladener Torstrukturen deutet. Unter normalen Bedingungen gehen diese Ströme in den vielfach größeren Ionenströmen unter.

Für die Inaktivierung bei Depolarisation nimmt man einen gesonderten Mechanismus an, weil unter Behandlung mit dem proteolytischen Enzym Pronase von der Innenseite der Membran aus dieser Prozeß selektiv ausgeschaltet werden kann. Man kann deshalb in das Modell ein gesondertes Inaktivierungstor auf der Innenseite einzeichnen, das sich bei Depolarisation schließt. Wenn man annimmt, daß dieses **Inaktivierungstor** langsamer auf eine Depolarisation reagiert als das Aktivierungstor, so kann man den Erregungszyklus des Na⁺-Kanals – erst Öffnung und kurz darauf Verschluß – gut erklären (Abb. 4-17 B). Solange die Membran depolarisiert bleibt, bleibt auch das Inaktivierungstor geschlossen. Erst mit Repolarisation öffnet sich das Inaktivierungstor, und das Aktivierungstor schließt sich, womit der Ausgangszustand wieder hergestellt ist und der Nerv für einen neuen Erregungszyklus zur Verfügung steht. Wir können also drei Zustände des Na⁺-Kanals unterscheiden.

Beim **Natrium-Kanal** kann man drei Funktionszustände unterscheiden (Abb. 4-17):
- **In Ruhe** ist der Kanal **geschlossen** und **aktivierbar,** d. h. bei Depolarisation öffnet sich der Kanal und geht in den zweiten Funktionszustand über.
- **Erregung: Offen, aktiviert.** Na⁺-Ionen können in die Zelle fließen.
- **Inaktivierung: Geschlossen, nicht aktivierbar.** Depolarisation führt bald nach der Ka-

nalöffnung über einen gesonderten Mechanismus wieder zum Verschluß des Kanals. Dieser Geschlossen-Zustand unterscheidet sich vom ersten Geschlossen-Zustand dadurch, daß keine Kanalöffnung durch Depolarisation möglich ist. Erst mit Wiederherstellung des normalen Membranpotentials öffnet sich das Inaktivierungstor, und der Kanal geht wieder in den ersten Zustand über.

- Im Zustand der Aktivierung ist ein Einzelkanal nicht kontinuierlich offen, sondern er schaltet sprunghaft von geschlossen zu offen hin und her (Abb. 4-18). Der Aktivierungsgrad läßt sich somit durch die **statistische Offen-Wahrscheinlichkeit** beschreiben.

Eine besonders wichtige Aufgabe der Kanalproteine ist die **Selektivität der Permeabilität.** Relativ leicht kann man sich die Ladungs-Selektivität vorstellen: Man denkt sich am Eingang negative Ladungen, die die negativen Ionen abstoßen. Schwierig ist dagegen die Selektivität der Na^+-Ionen zu realisieren, da die hydratisierten K^+-Ionen kleiner sind als die hydratisierten Na^+-Ionen. Man kann also nicht einfach mit der Porengröße operieren. Man nimmt deshalb an, daß spezifische Bindungsplätze im Kanal die Kontrolle übernehmen. Im Modell ist das Selektivitätsfilter als besonders enge Stelle im Kanaleingang dargestellt.

Beim Begriff der Selektivität muß man im Auge behalten, daß das erstrebte Ziel, wie häufig in der Natur, nicht in letzter Vollkommenheit erreicht werden kann. Beim Riesenaxon wurden beispielsweise für den Na^+-Kanal bei einem Vergleich verschiedener einwertiger Kationen folgende Permeabilitäten, relativ zu Na^+ als 1, festgestellt: Li^+ 1,1; K^+ 1/12; Rb^+ 1/40; Cs^+ 1/80. Die Abschirmung von K^+ ist also keineswegs ideal. Man sieht daran schon, daß selbst bei alleiniger Öffnung von Na^+-Kanälen das Membranpotential sich dem Na^+-Gleichgewichtspotential bestenfalls bis zu einem Abstand von etwa 10 mV annähern kann.

Der spezifische Bindungsplatz für **Tetrodotoxin** (TTX) wird am Eingang angenommen. Die Torfunktion wird jedenfalls durch TTX nicht beeinträchtigt – die Torströme lassen sich auch nach TTX-Behandlung noch nachweisen. Die hochgradige Spezifität in der Bindung von TTX an den Na^+-Kanal wurde auch zur Bestimmung der Dichte der Na^+-Kanäle genutzt. Bei verschiedenen Membranen ergaben sich Werte zwischen 1 und 50 Na^+-Kanäle/$(\mu m)^2$, unter der Voraussetzung, daß ein TTX-Molekül einen Kanal verschließt. Selbst bei den höchsten Dichtewerten würde bei

gleichzeitiger Öffnung sämtlicher Kanäle (etwa 0,5 nm Durchmesser) nur rund 1/100000 der Membranoberfläche offen sein.

Inzwischen ist es auch gelungen, das Verhalten einzelner Ionenkanäle elektrophysiologisch zu untersuchen, indem man Teile der Membran, die sich bei spezieller Behandlung gut mit feinen Glasmikroelektroden (etwa 1 μm Spitzendurchmesser) verbinden, herausreißt und mittels der Voltage-clamp-Technik untersucht. Dieses von den deutschen Physiologen Neher und Sakmann eingeführte Verfahren nennt man **Patch-clamp-Technik** (patch = Fetzen, Fleck, Stück), also Voltage-clamp-Messung an Membranstücken. Bei solchen Messungen hat sich herausgestellt (Abb. 4-18), daß sich beim Einzelkanal die Leitfähigkeit sprunghaft zwischen Null und maximal ändert. Die kontinuierlichen Kurven bei Strom- oder Potentialmessungen an Gesamtzellen spiegeln somit nicht etwa den Zeitverlauf von Öffnung und Schließung des Einzelkanals, sondern kommen durch Summation der sprunghaften Öffnungen der Einzelkanäle zustande, wie in

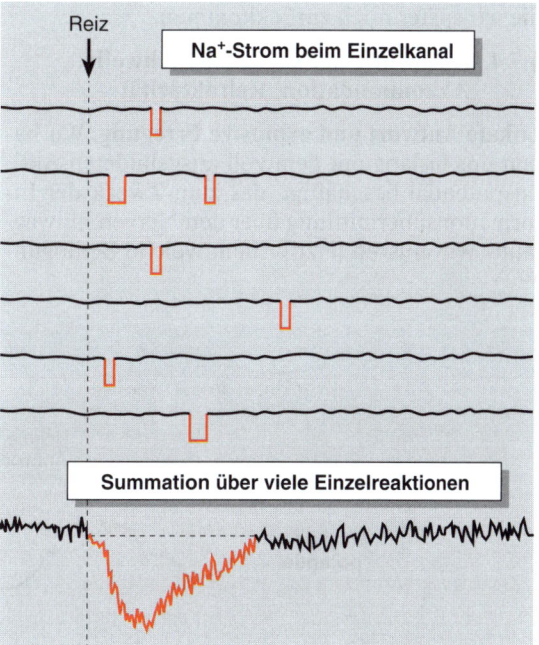

Abb. 4-18 *Untersuchung mittels* **Patch-clamp-Technik:** *Messung des Membranstromes an einem kleinen Membranstück, das nur einen funktionsfähigen Na^+-Kanal enthält. Der Einzelkanal zeigt bei Stimulation sprunghafte Veränderungen seiner Leitfähigkeit zwischen Maximum und Null. Man mißt entsprechende kurze Rechteckströme, wie im oberen Bildteil gezeigt. Erst durch Summation über viele Kanäle ergibt sich ein kontinuierlicher Stromverlauf, wie er für die Erregung einer ganzen Zelle typisch ist (unterer Bildteil).*

Abbildung 4-18 veranschaulicht ist. Die kontinuierlichen Leitfähigkeitsänderungen sind also nach der Einzelkanalanalyse als Verlauf der statistischen Wahrscheinlichkeit für den Zustand „offen" des Einzelkanals zu interpretieren. Damit sind die elektrischen Reaktionen der Membran auf quantenhafte Grundprozesse im Molekularen zurückgeführt. Durch einen Einzelkanal fließt ein Strom von etwa 1 pA, d.h. in 1 ms eine Ladung von etwa 10^{-15} As oder rund 6000 Na^+-Ionen. Bei einer Membrankapazität von 1 $\mu F/cm^2$ würde der Einstrom durch einen Kanal schon ausreichen, um für eine Fläche von 1 $(\mu m)^2$ in 1 ms das Potential um 100 mV zu verschieben, wenn dieser Kanal über eine solchen Zeitraum ständig offen bleiben würde.

Der K^+-Kanal ist weniger kompliziert als der Na^+-Kanal, weil man hier mit der Unterscheidung von zwei Zuständen, offen und geschlossen, auskommt. Auch hier gilt, daß der Einzelkanal sprunghaft von einem in den anderen Zustand übergeht. Der K^+-Kanal neigt dazu, phasenweise kurze Öffnungen in rascher Folge zu produzieren. Es sei aber hier schon angemerkt, daß es gerade bei den K^+-Kanälen vielfache Variationen gibt, auf die wir später noch zurückkommen.

4.5.4 Auslösung der Erregung: Schwelle, Akkommodation, Refraktärität

Lokale Antwort und explosive Erregung. Wir haben uns bislang mit dem voll ausgebildeten Aktionspotential beschäftigt, das zum Zweck der Informationsübermittlung über den Nerven hinwegläuft. Wir müssen jetzt prüfen, welche Bedingungen gegeben sein müssen, damit am Reizort überhaupt ein Aktionspotential ausgelöst wird. Wir führen zu diesem Zweck in ein Axon eine Reizelektrode ein, und mit einer zweiten Elektrode in unmittelbarer Nähe der Reizelektrode werden die Veränderungen des Membranpotentials gemessen. Zur Reizung werden Rechteckreize gewählt, die während der Reizzeit konstant bleiben.

Es werden jetzt abwechselnd hyperpolarisierende (positive) und depolarisierende (negative) Reize gesetzt (Abb. 4-19). Das Membranpotential folgt den Reizströmen mit Verzögerung, was an der Kapazität der Membran liegt. Unterlegt man das Spiegelbild des positiven Reizeffektes dem Potentialverlauf bei gleich starkem depolarisierenden Reiz, so erkennt man, daß die depolarisierende Antwort etwas größer ausfällt. Da sich die Membran dem positiven Reiz gegenüber weitgehend passiv verhält (d.h. Kapazität und Widerstand bleiben unverändert), bedeutet die Verstärkung des depolarisierenden Effektes, daß die Membran auf den depolarisierenden Reiz reagiert, sie produziert von sich aus eine gewisse zusätzliche Depolarisation, die man **lokale Antwort** nennt (da sie auf den Reizort begrenzt bleibt). Nach den vorangegangenen Erörterungen ist klar, daß diese Antwort durch Eröffnung einiger Na^+-Kanäle zustande kommt, die durch Steigerung des Na^+-Einstroms die reizinduzierte Depolarisation verstärken. Bei schwachen, unterschwelligen Reizen klingen die Potentialänderungen rasch wieder ab. Mit wachsender Reizstärke werden die Potentialänderungen, und insbesondere die lokale Antwort, immer größer, bis

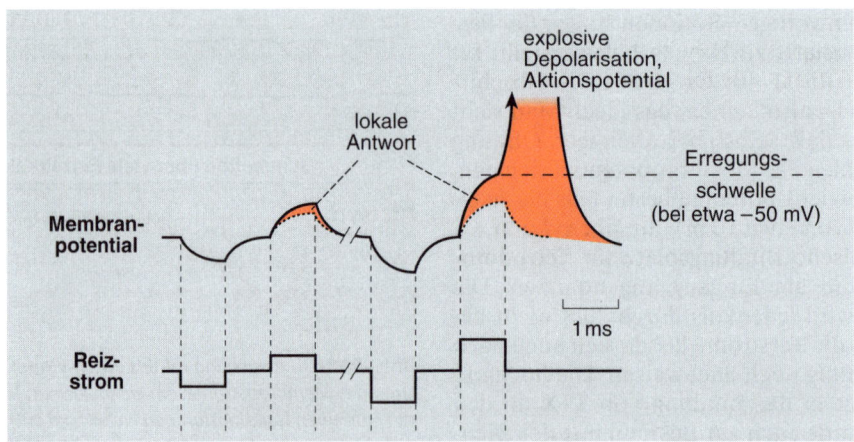

Abb. 4-19 *Effekte bei elektrischer Reizung einer Nervenfaser. Depolarisation wird von der Nervenmembran mit einer Reaktion beantwortet, die die durch den Reiz gesetzte Depolarisation verstärkt. Bei schwachem Reiz entsteht eine **lokale Antwort**. Wenn bei stärkerem Reiz eine bestimmte Schwelle* *erreicht wird, entsteht eine fortgeleitete, explosive Erregung, ein **Aktionspotential**. Die durch die Reaktion der Nervenmembran (Aktivierung des Na^+-Systems) hervorgerufenen Anteile sind rot dargestellt.*

schließlich bei der **Erregungsschwelle** die langsame Depolarisation plötzlich in eine rasche, sich selbst verstärkende **explosive Depolarisation** übergeht, die wir als **Aktionspotential** kennengelernt haben. Weitere Reizverstärkung führt dazu, daß das Schwellenpotential schneller erreicht wird, während das einmal ausgelöste Aktionspotential in Größe und Ablaufsform weitgehend unverändert bleibt.

Das Aktionspotential ist also eine durch die Eigenschaften des Nerven gestaltete spezifische Antwort, die durch den Reiz lediglich ausgelöst wird. Reicht der Reiz für die Auslösung aus, ist er überschwellig, so erfolgt der weitere Ablauf des Aktionspotentials nach einem im Nerven festgelegten Programm. Man spricht von einer **Alles-oder-Nichts-Reaktion:** Entweder ist der Reiz zu schwach – dann gibt es gar kein Aktionspotential – oder es tritt ein volles und maximales Aktionspotential auf; ein halbes Aktionspotential gibt es nicht (unter der Voraussetzung eines gleichbleibenden normalen Ausgangszustandes beim Nerven). Die Reizstärke, die gerade ausreicht, um ein Aktionspotential auszulösen, nennt man **Reizschwelle** (oder Schwellenreiz). Man spricht beim Aktionspotential auch gern von einer **explosiven Depolarisation.** Die Reaktion verläuft analog der Entzündung eines Häufchens Pulver mit einer Wärmequelle: Wird die kritische Zündungstemperatur erreicht, so kommt es zu einer plötzlichen Selbstverstärkung der Wärmebildungsprozesse, mit einer Totalverbrennung des gesamten Pulvers in Form einer Explosion. Die terminologische Anlehnung an die Explosion macht unmittelbar deutlich, daß das Ereignis von der Menge des Pulvers abhängt, also in der Größe durchaus variabel ist. Wir werden sehen, daß dies auch für das Aktionspotential zutrifft, z. B. während der relativen Refraktärzeit. Die Bezeichnung „Alles-oder-

Nichts" verleitet leicht zu dem Mißverständnis, daß das „Alles" eine feste Größe sei.

Explosive Erregung als positive Rückkopplung. Das Na⁺-System der Nervenmembran hat ja die Tendenz zur Selbstverstärkung in sich, es funktioniert nach dem Prinzip der positiven Rückkopplung: Wird das Membranpotential durch Öffnung einiger Na⁺-Kanäle depolarisiert, so führt die Depolarisation zu weiterer Eröffnung von Na⁺-Kanälen, was eine weitere Depolarisation bedeutet, usw. (Abb. 4-20). Gäbe es keine stabilisierenden Kräfte in der Membran, so müßte jede kleinste Depolarisation nach diesem Prinzip sofort ein Aktionspotential auslösen. In Wirklichkeit liegt aber die Erregungsschwelle 10–20 mV vom Ruhepotential entfernt. Die Stabilisierung ist Aufgabe des Kalium-Systems. Zum Verständnis müssen wir uns klarmachen, welche Auswirkungen ein elektrischer Reiz unmittelbar auf Na⁺- und K⁺-Fluxe hat, ohne Veränderung der Leitfähigkeiten. Jede reizinduzierte Depolarisation wird den K⁺-Ausstrom erhöhen und den Na⁺-Einstrom reduzieren, da die treibende Kraft für K⁺ zunimmt und die für Na⁺ abnimmt. Diese Effekte sind keineswegs vernachlässigbar. Nehmen wir an, das Membranpotential sei in Ruhe 5 mV vom K⁺-Gleichgewichtspotential entfernt. Würde der Reiz eine Depolarisation von 5 mV produzieren, so würde dies eine Verdopplung der treibenden Kraft für die K⁺-Ionen bedeuten, und damit eine Verdopplung des K⁺-Ausstroms, was automatisch in Richtung Rückstellung des Membranpotentials zum Ruhewert wirkt. Der Na⁺-Einstrom würde gleichzeitig etwas reduziert. Diese Ereignisse werden nun überlagert von einem Anwachsen des Na⁺-Einstroms, der durch die Öffnung der Na⁺-Kanäle produziert wird. Solange diese lokale Antwort schwach bleibt und den gesteigerten K⁺-Strom nicht ausgleichen

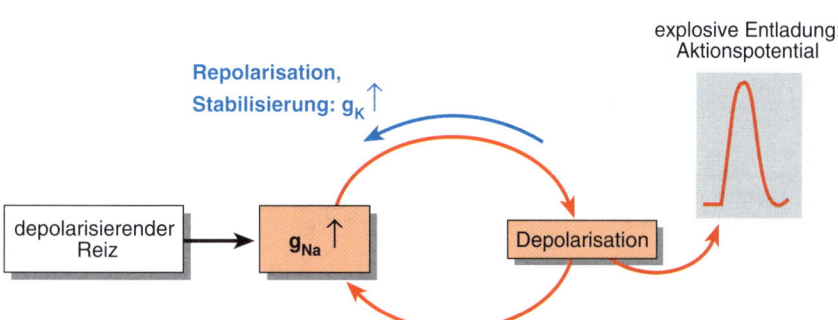

Abb. 4-20 *Entstehung eines Aktionspotentials als positiver Rückkopplungsprozeß im Wirkkreis Depolarisation – Steigerung der Na⁺-Leitfähigkeit (g$_{Na}$) – weitere Depolarisation –* *weitere Erhöhung von g$_{Na}$ usw. Sobald diese erregenden Prozesse (rot) stärker sind als die stabilisierenden Kräfte des K⁺-Systems (blau), entsteht das explosive Aktionspotential.*

kann, wird kein Aktionspotential zustande kommen. Sobald die lokale Antwort groß genug wird, den K^+-Strom auszugleichen, gerät die Membran in ein labiles Gleichgewicht: Jeder weitere Na^+-Einstrom wird die Membran weiter depolarisieren, es kommt durch positive Rückkopplung zu einer explosiven Depolarisation gemäß Abbildung 4-20.

Wird das Membranpotential eines Nerven vergrößert (die negative Polarisation verstärkt, Hyperpolarisation), so kommt es praktisch nur zu passiven Veränderungen, es erfolgt keine nennenswerte Reaktion des Nerven. Nur eine Verminderung des Potentials, eine Depolarisation, führt, wenn sie stark genug ist, zur Auslösung einer Erregung, eines Aktionspotentials: **Gesetz der polaren Erregung.** Jede Depolarisation löst, zusätzlich zu der durch den Reiz aufgezwungenen Depolarisation, durch Eröffnung einiger Na^+-Kanäle eine gewisse zusätzliche Depolarisation aus: eine **lokale Antwort, lokale Erregung.** Solange die stabilisierenden Kräfte des K^+-Systems stärker bleiben, bleibt der Effekt unterschwellig. Wird mit wachsender Reizstärke die lokale Antwort stärker als die stabilisierenden K^+-Ströme (bei Erreichen des **Schwellenpotentials),** so steigert sich schlagartig die Depolarisation, es kommt zu einer **explosiven Erregung,** zu einem **Aktionspotential** (Abb. 4-19 und 4-20).

Die lokale Antwort ist abstufbar (graduiert; Anwachsen mit zunehmender Reizstärke) und bleibt auf den Reizort beschränkt. Das Aktionspotential ist eine explosive Antwort, eine Alles-oder-Nichts-Reaktion: Es ist die maximale Reaktion, die der Nerv unter den jeweiligen Bedingungen produzieren kann; und diese Erregung wird über den Nerven hinweg fortgeleitet. Die zur Auslösung einer fortgeleiteten Erregung notwendige Reizstärke heißt **Reizschwelle.**

Anodenöffnungs-Erregung. Läßt man einen hyperpolarisierenden Rechteckreiz einige Millisekunden einwirken, so kann es beim Ausschalten dieses Reizes zu einer Erregung kommen (Abb. 4-21). Man spricht von einer Anodenöffnungs-Erregung. (Bei extrazellulärer Reizung führt das Anlegen einer positiven Elektrode, einer Anode, zu Hyperpolarisation. Das Beenden (= Öffnen) dieser extrazellulären Positivierung wirkt dann erregend). Dieser Effekt scheint zunächst dem Gesetz der polaren Erregung zu widersprechen. Betrachtet man aber isoliert das Ausschalten der Hyperpolarisation, so ist ja der Rückgang auf das Ruhepotential eine relative Depolarisation, bezogen auf das Potential während der Flußzeit des Reizes. Voraussetzung für das Auftreten einer Anodenöffnungs-Erregung ist, daß der hyperpolarisierende Reiz einige Millisekunden fließt. In dieser Zeit geschehen offensichtlich Umstellungen in der Membran, eine gewisse Anpassung an das veränderte Potential. Nach dieser Anpassung wirkt dann die Depolarisation beim Ausschalten des Reizes erregend auf das Na^+-System, ähnlich wie eine Depolarisation vom normalen Potential aus. Die Reizschwelle für eine

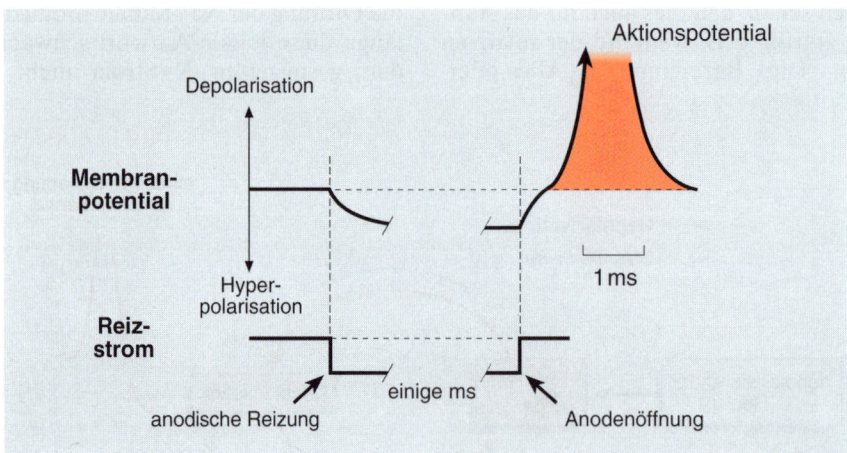

Abb. 4-21 *Entstehung einer **Anodenöffnungs-Erregung.** Läßt man einen hyperpolarisierenden Strom einige Millisekunden fließen und schaltet ihn dann schlagartig aus, so erzeugt das Ausschalten selbst eine relative Depolarisation,* *verglichen mit der Zeit des hyperpolarisierenden Stromflusses. Auch diese Depolarisation kann das Na^+-System erregen und bei geeigneter Wahl der Reizparameter ein Aktionspotential auslösen.*

solche Anodenöffnungs-Erregung ist in aller Regel größer als die für eine Kathodenschließungs-Erregung (normale Erregung bei Einschalten einer Depolarisation).

Chronaxie. Für die erregende Wirkung eines Stromes ist nicht nur die Stärke des Stromes wichtig, sondern auch die Flußzeit und die Geschwindigkeit, mit der der Strom bei Reizbeginn einsetzt, die Anstiegssteilheit. Wir wollen zunächst die Bedeutung der Flußzeit bei Anwendung von Rechteckreizen untersuchen.

Verkürzt man bei einem Schwellenreiz (Rechteck-Stromstoß) langer Flußzeit die Flußzeit fortschreitend, so stellt man fest (Abb. 4-22), daß bei Unterschreiten einer bestimmten Flußzeit (Hauptnutzzeit) die für die Auslösung einer Erregung erforderliche Reizstärke zunehmend größer wird und schließlich gegen Unendlich geht. Bei sehr kurzen Flußzeiten (unter 1 μs = 10^{-6} s) können auch stärkste Ströme keine Erregung mehr auslösen. Man nutzt das in der Medizin zur **Diathermie** aus: Stromdurchflutung von Geweben mit hochfrequenten Wechselströmen (etwa 1 MHz) führt zur Erwärmung des Gewebes, nicht mehr zur Erregung von Nerven und Muskeln. Die bei (unendlich) langer Flußzeit erforderliche Schwellenreizstärke nennt man **Rheobase.** Die Zeit, die ein Strom der doppelten Rheobase fließen muß, um eine Erregung auszulösen, heißt **Chronaxie. Die Chronaxie ist die Nutzzeit der doppelten Rheobase.** Die Chronaxie ist ein charakteristisches Merkmal eines Nerven, sie ist unterschiedlich bei verschiedenen Nerventypen und verändert sich bei Erkrankungen. Bei schnellen motorischen Nerven ist sie deutlich kürzer als die Aktionspotentialdauer (sie beträgt etwa 0,1 ms).

Akkommodation. Der Einfluß der Anstiegssteilheit eines Reizstromes ist in Abbildung 4-23 dargestellt. Auch bei allmählichem Anwachsen hat eine Depolarisation im Prinzip eine gleichartige Wirkung auf die Eröffnung von Na^+-Kanälen. Nur kommen jetzt zwei Effekte hinzu, die wegen ihrer größeren Trägheit bei Rechteckreizen anfangs nicht zum Tragen kommen: Die K^+-Kanäle öffnen sich zunehmend, und die Na^+-Kanäle werden zunehmend inaktiviert. Die Zahl der für eine Erregung zur Verfügung stehenden Na^+-Kanäle wird also bei langsamer Depolarisation immer geringer (zunehmende Inaktivierung), und zugleich werden die Gegenkräfte des K^+-Stromes immer größer. Daraus resultiert ein Anstieg der Reiz-

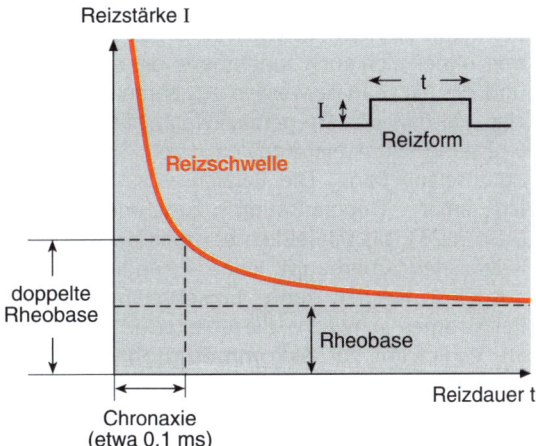

Abb. 4-22 Reizzeit-Spannungs-Beziehung für die elektrische Reizung eines Nerven mit Rechteck-Stromstößen. Die bei langer Flußzeit des Reizstromes erforderliche Schwellenreizstärke heißt Rheobase. Die Nutzzeit der doppelten Rheobase nennt man Chronaxie. Sie liegt für schnelle Nervenfasern bei 0,1 ms.

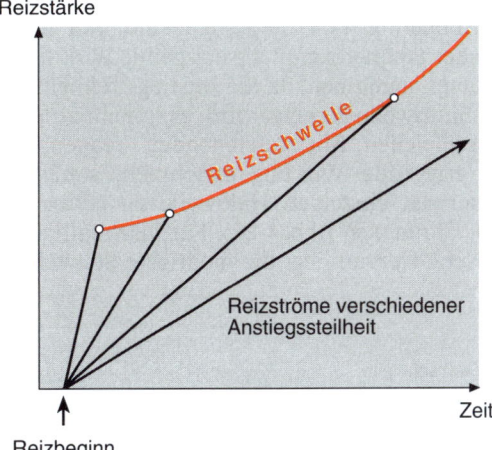

Abb. 4-23 Abhängigkeit der Reizschwelle bei elektrischer Nervenreizung von der Anstiegssteilheit des Reizstromes. Mit abnehmender Anstiegssteilheit erhöht sich zunehmend die Reizschwelle, bis schließlich, bei sehr langsamem Anstieg (Einschleichen), gar keine Erregung mehr ausgelöst werden kann: Es kommt zu einer **Akkommodation** des Nerven.

schwelle: Die zur Auslösung einer Erregung erforderliche Reizstärke wird immer größer. Je langsamer der Reizstrom ansteigt, desto ausgeprägter ist dieser Effekt. Schließlich können sehr langsam wachsende Reize die Schwelle gar nicht mehr erreichen, man spricht vom **Einschleichen** eines Reizstromes, oder von der **Akkommodation** des Nerven (Anpassen an den Reizstrom).

Bei **allmählichem Anwachsen eines Reizstromes** öffnen sich auch zunehmend die K^+-Kanäle, und die Na^+-Kanäle werden zunehmend inaktiviert, so daß der erregende Effekt, nämlich die Eröffnung von Na^+-Kanälen, sich schlechter durchsetzen kann. Die Reizschwelle steigt bei langsamer Depolarisation zunehmend an (Abb. 4-23), bis schließlich bei sehr langsamem Reizanstieg überhaupt keine Erregung mehr ausgelöst werden kann. **Einschleichen** eines Reizstromes schwächt die erregende Wirkung ab, es kommt zur **Akkommodation** des Nerven.

Wirkung von Wechselstrom. Bei der Einwirkung von Wechselstrom ist jede sinusförmige Halbwelle als elektrischer Reiz zu betrachten. Mit Veränderung der Frequenz ändert sich also sowohl die Flußzeit als auch die Anstiegssteilheit jedes Einzelreizes. Aus den Erregungsgesetzen, die wir bei der Chronaxie und der Akkommodation kennengelernt haben, lassen sich somit die Gesetzmäßigkeiten bei Wechselstromreizung verstehen, wie sie in Abbildung 4-24 dargestellt sind. Mit abnehmender Frequenz muß die erregende Wirkung des Stromes abnehmen, da die Anstiegssteilheit in jeder Sinuswelle geringer wird, es kommt zu einem Einschleichen. Mit zunehmender Frequenz muß die erregende Wirkung abnehmen, sobald die Dauer der einzelnen Halbwelle zu gering wird (vgl. Chronaxie, Abb. 4-22). Für markhaltige motorische Nerven liegt die niedrigste Schwelle für

Wechselstromreizung, also das Frequenzoptimum für die erregende Wirkung, bei 50–100 Hz. Für marklose C-Fasern liegt der Wert deutlich niedriger, bei 1–10 Hz. Der Strom unserer elektrischen Anlagen liegt also mit 50 Hz recht genau im Frequenzoptimum, was bezüglich der Gefahr von **Elektrounfällen** besonders ungünstig ist. Bei Stromfluß von einer zur anderen Hand kann ein 50 Hz-Wechselstrom von 40 mA schon zu tödlichem Herzflimmern führen. Bei einer Frequenz von 1 MHz kann man andererseits starke Ströme zur Gewebsdurchwärmung **(Diathermie,** s. oben) durch den Körper fließen lassen, ohne daß es zur Erregung von Nerven und Muskeln kommt.

Läßt man **Wechselstrom** auf erregbare Gewebe einwirken, so hängt die erregende Wirkung stark von der Frequenz des Wechselstromes ab (Abb. 4-24). Mit steigender Frequenz wird irgendwann die Flußzeit der einzelnen Sinus-Halbwelle so kurz, daß keine Erregung mehr ausgelöst werden kann (vgl. Reizzeit-Spannungs-Beziehung in Abb. 4-22). Mit abnehmender Frequenz wird andererseits die Anstiegssteilheit des Stromes immer geringer, so daß die Erregungsschwelle ansteigt, weil die Akkommodation immer stärker wird. Die Frequenz des Netzstromes von 50 Hz wirkt besonders stark erregend, sie ist also besonders gefährlich im Hinblick auf **Elektrounfälle.**

Refraktärität. Setzt man nach Ablauf einer Erregung einen zweiten Reiz, so stellt man fest, daß eine gewisse Zeit vergeht, bis sich die ursprüngliche Erregbarkeit wieder eingestellt hat (Abb. 4-25; man muß dabei sehr kurze Rechteckreize verwenden).

Nach einem ersten Reiz, der ein Aktionspotential ausgelöst hat, folgt eine gewisse Zeit (absolute Refraktärzeit), in der der Nerv völlig unerregbar ist, **absolut refraktär,** d.h. selbst der stärkste Reiz kann keine neue Erregung auslösen (Abb. 4-25). Darauf folgt eine **relative Refraktärzeit,** in der der Nerv schwerer erregbar ist, die Reizschwelle ist größer, und das ausgelöste Aktionspotential ist kleiner (die Verfügbarkeit des Na^+-Systems ist noch reduziert). Die absolute Refraktärzeit ist etwa so lang wie das Aktionspotential (Spike), also beim schnellen Nerven rund 1 ms. Die relative Refraktärzeit beträgt wenige Millisekunden.

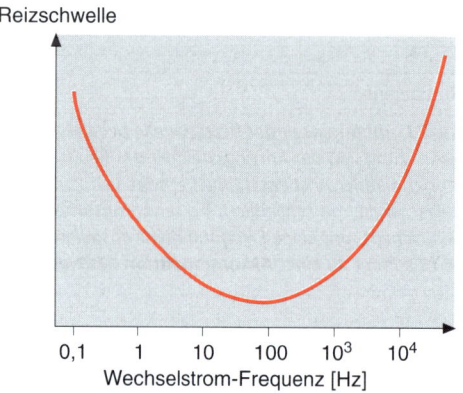

Reizschwelle

0,1   1   10   100 10^3 10^4
Wechselstrom-Frequenz [Hz]

Abb. 4-24 *Reizschwelle eines Nerven bei **Reizung mit Wechselstrom** verschiedener Frequenz. Zu hohen Frequenzen hin steigt die Reizschwelle, weil die Dauer der einzelnen depolarisierenden Halbwelle des Sinusstromes zu kurz wird (vgl. Chronaxie). Zu niedrigen Frequenzen hin nimmt die Schwelle zu, weil die Anstiegssteilheit der einzelnen Sinuswelle zu gering wird (Akkommodation).*

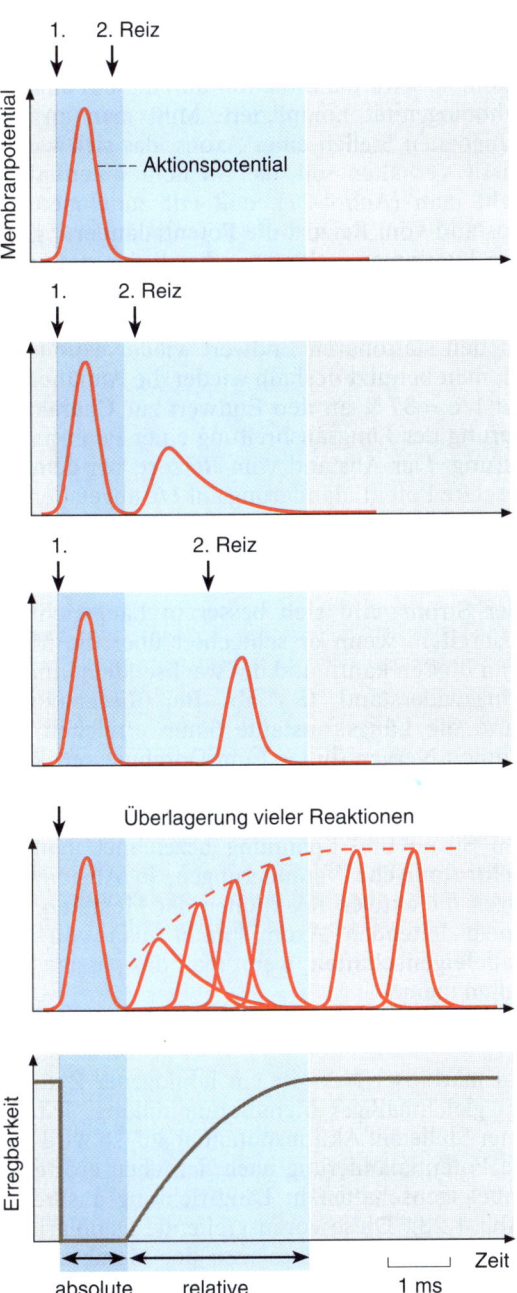

Abb. 4-25 Refraktärität des Nerven nach einer Erregung. Setzt man nach einem ersten überschwelligen Reiz (Auslösung eines Aktionspotentials) einen zweiten Reiz, so stellt man fest, daß in einer gewissen Zeitspanne nach dem ersten Reiz selbst mit stärksten Reizen keine weitere Erregung ausgelöst werden kann: absolute Refraktärzeit, die Schwelle ist unendlich, die Erregbarkeit Null (untere Kurve). Danach folgt die relative Refraktärzeit, in der mit erhöhter Reizstärke eine reduzierte Erregung (kleineres Aktionspotential) ausgelöst werden kann. Obere drei Kurven: Membranpotential einer einzelnen Nervenfaser, drei Beispiele mit verschiedenen Reizabständen. 4. Kurve von oben: Überlagerung vieler solcher Einzelmessungen.

Das Verhalten während der relativen Refraktärzeit läßt sich bei Kenntnis der Grundprozesse gut verstehen. Beim ersten Aktionspotential werden kurzfristig alle Na^+-Kanäle inaktiviert. Bei Repolarisation werden nicht alle völlig gleichzeitig ihre volle Erregbarkeit wiedererlangen, so daß zunächst nur wenige für eine neue Erregung zur Verfügung stehen: Es ist ein stärkerer Strom nötig, um eine überschwellige Reaktion auszulösen, und das Aktionspotential bleibt kleiner als das erste. Die Verkleinerung des Aktionspotentials in dieser Situation widerspricht nicht der Alles-oder-Nichts-Regel. Auch das kleinere Aktionspotential ist eine explosive Antwort, das Na^+-System wird im Rahmen der gegebenen Möglichkeiten maximal aktiviert (es steht weniger Pulver für die Explosion zur Verfügung).

4.6 Fortleitung der Erregung im Nerven

Ludimar Hermann hat 1872 die Theorie aufgestellt, daß die Erregungsleitung im Nerven elektrischer Natur sei. Seine inzwischen belegte **Strömchen-Theorie** besagt, daß die bei einer Erregung erzeugte Potentialänderung lokale Ströme erzeugt, die in benachbarten Nervenpartien eine Depolarisation und damit eine neue Erregung auslösen, so daß sich auf diese Weise die Erregung über den ganzen Nerven hinweg fortpflanzen kann. Manche Biochemiker taten sich schwer, dieses Konzept zu akzeptieren, und noch weit bis ins 20. Jahrhundert hinein wurden chemische Theorien der Erregungsleitung kultiviert. Danach sollten sich chemische Reaktionen über den Nerven hinweg fortpflanzen, und die elektrischen Ereignisse wären nur ein Nebenprodukt, das ursächlich an der Erregungsleitung nicht beteiligt wäre. Wir werden sehen, daß es heute vielfache Beweise für die elektrische Theorie gibt.

4.6.1 Passive elektrische Eigenschaften

Läßt man über ein Membranstück – das wir jetzt als passiv betrachten wollen, d. h. es sollen keine Reaktionen von Membrankanälen ablaufen – einen konstanten Strom fließen (Abb. 4-26), so wird bei plötzlichem Einschalten des Stromes das Membranpotential mit Verzögerung einen neuen stationären Wert annehmen, und zwar in exponentiellem Verlauf. Dies liegt daran, daß die Membran auch als Kondensator wirkt, dessen Kapazität erst aufgefüllt werden muß. Der eingeschaltete Strom wird also zunächst auch für die Aufladung des Membrankondensators benötigt, es fließt ein kapazitiver Strom I_C. Mit zunehmender Sättigung des Kondensators klingt dieser Strom ab, der durch den Membranwiderstand R_M fließende Strom I_R wächst in gleichem Maße an, und parallel zu diesem Strom baut sich das durch den Strom erzeugte Membranpotential auf, wie das Ohmsche Gesetz dies gebietet. Im elektrischen Ersatzschaltbild wird deshalb die Membran als ein RC-Glied gezeichnet (ein Element mit Widerstand und Kapazität, gemäß Abb. 4-26). Die Zeit, die das Potential benötigt, um sich bis auf $1/e = 37\%$ dem Endwert zu nähern, wird als **Zeitkonstante** des RC-Gliedes bezeichnet.

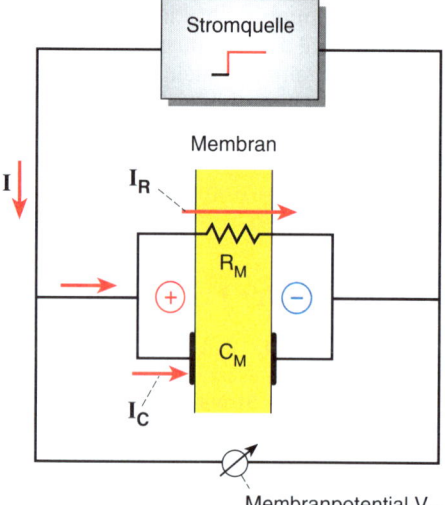

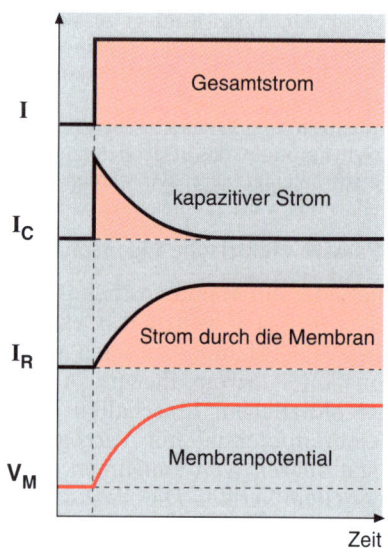

Abb. 4-26 Passive elektrische Eigenschaften einer Nervenmembran. Die „tote" Nervenmembran (von den Reaktionen der Ionenkanäle sei abgesehen) besitzt einen bestimmten elektrischen Widerstand R und eine Kapazität C (Bild oben). Daraus ergibt sich, daß bei plötzlichem Einschalten eines stimulierenden Stromes das Membranpotential nur mit Verzögerung dem Stromfluß folgt. Initial wird der Strom für die Umladung des Membran-Kondensators verbraucht (kapazitiver Strom), und erst später fließt der gesamte Strom durch die Membran (Bild unten).

Appliziert man einen elektrischen Reiz bei einer zylindrischen Zelle, also beispielsweise einem Axon, so wird die Situation durch die räumliche Inhomogenität kompliziert. Mißt man an verschiedenen Stellen eines Axons, das sich wieder passiv verhalten soll, das Membranpotential, so sieht man (Abb. 4-27), daß mit zunehmendem Abstand vom Reizort die Potentialänderung immer langsamer verläuft, und daß der stationäre Endwert immer kleiner wird. Bei einem homogenen Axon ist der longitudinale Potentialverlauf für den stationären Endwert wieder exponentiell, man benutzt deshalb wieder die Annäherung auf $1/e = 37\%$ an den Endwert zur Charakterisierung der Längsausbreitung einer Potentialänderung. Der Abstand vom Reizort, bei dem die gesetzte Potentialänderung auf $1/e$ abgefallen ist, heißt **Längskonstante** (oder Raumkonstante) des Axons. Wie unmittelbar verständlich, nimmt sie mit wachsendem Membranwiderstand R_M zu (der Strom wird sich besser in Längsrichtung ausbreiten, wenn er schlechter über die Membran fließen kann) und mit wachsendem inneren Längswiderstand (R_i) ab. Bei Riesenaxonen kann die Längskonstante 5 mm erreichen, bei dünnen Nerven (unter 1 µm Durchmesser) kann sie bis zu 0,1 mm absinken.

Die beschriebenen passiven Ausbreitungen von Strom und Spannung bezeichnet man als **elektrotonische** Veränderungen, in Abgrenzung gegen die aktiven Reaktionen der Membran. Bei einem leitenden Axon spricht man von den **Kabeleigenschaften,** wenn man das passive Verhalten meint.

4.6.2 Erregungsleitung in marklosen Nerven

Ein markloser Nerv ist ein homogener Zylinder mit gleichmäßiger Membranumhüllung. Tritt an einer Stelle ein Aktionspotential auf, so wird sich die Potentialänderung nach den eben erörterten Kabeleigenschaften in Längsrichtung ausbreiten (Abb. 4-28). Diese vorausgreifende Depolarisation wird nach den Gesetzen der Membranerregung die benachbarten Membranbezirke erregen, wenn die Depolarisation die Erregungsschwelle erreicht. Da die Amplitude des Aktionspotentials gut 100 mV beträgt und die Erregungsschwelle 10–20 mV vom Ruhepotential entfernt ist, besteht ein recht großer Sicherheitsfaktor für die Weiterleitung der Erregung.

Die Ausbreitungsgeschwindigkeit wird somit einmal von den Kabeleigenschaften des Nerven abhängen, und zum anderen von den Erregungseigenschaften der Membran (Dichte und Erregbarkeit der Kanäle). Von den passiven Eigenschaften ist nicht nur der innere Längswiderstand

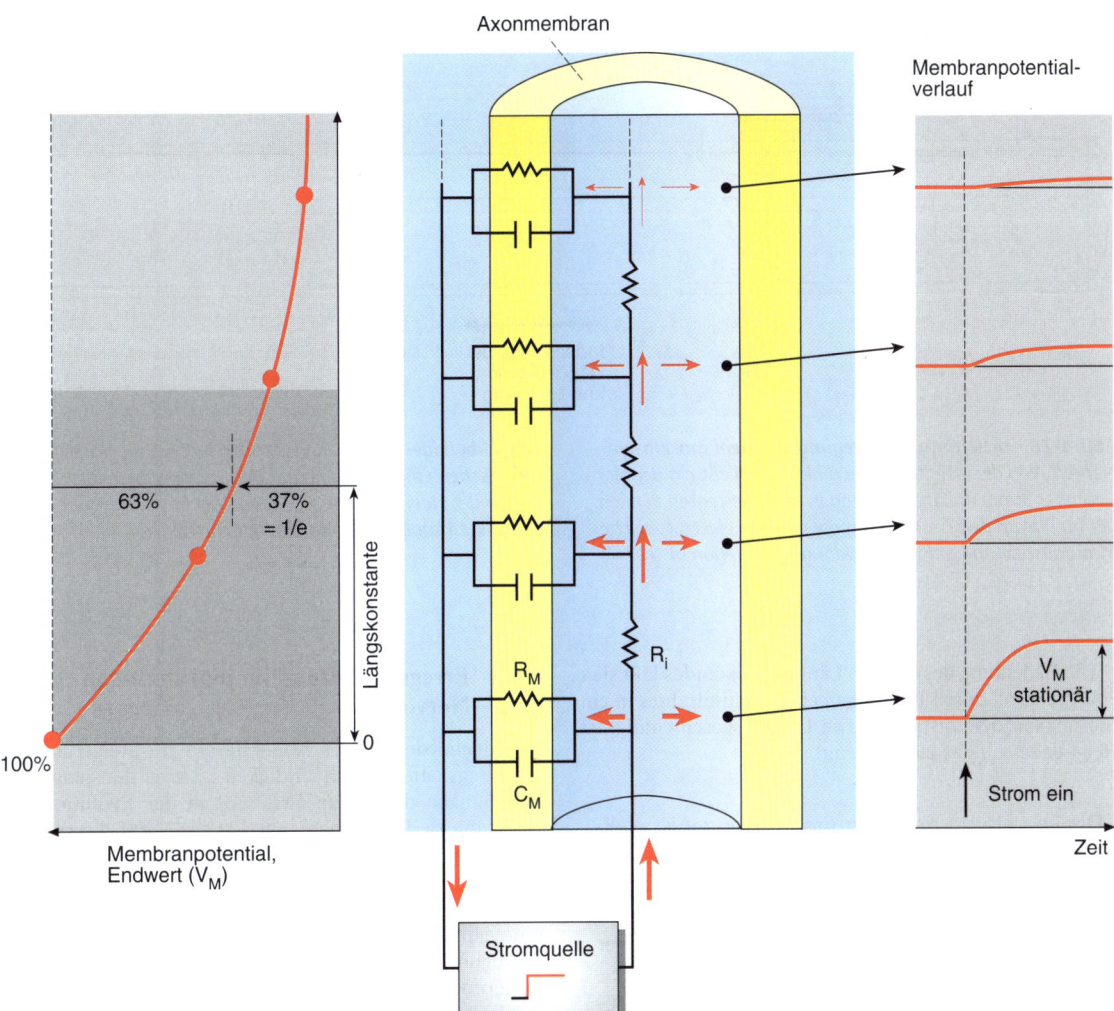

Abb. 4-27 Passive elektrische Eigenschaften eines zylindrischen Axons. *Setzt man bei einer zylindrischen Nervenfaser an einem Ende einen elektrischen Rechteckreiz (was annähernd der Situation entspricht, die entsteht, wenn sich von einer erregten Stelle der Strom in Längsrichtung der Nervenfaser ausbreitet), so ergibt sich für das stationäre Membranpotential der links gezeichnete Potentialverlauf in Längsrichtung des Nerven. An jeder Stelle der Nervenmembran weist der Potentialverlauf wieder eine initiale Verzögerung auf (rechter Bildteil), entsprechend Abbildung 4-26. Weitere Erläuterungen im Text.*

wichtig, sondern auch die Kapazität des Nerven, die mit dafür verantwortlich ist, wie schnell die Längsausbreitung des Potentials erfolgt. Spezifischer Widerstand und Membrankapazität pro Fläche sind weitgehend konstant. Die einzige Variable, die die Natur bei marklosen Nerven zur Beschleunigung der Erregungsleitung zur Verfügung hat, ist der Faserdurchmesser. Mit Vergrößerung des Faserdurchmessers nimmt der innere Längswiderstand ab (proportional dem Faserquerschnitt), gleichzeitig nimmt aber die Kapazität pro Millimeter Faserlänge zu (proportional dem Faserumfang) und der Membranwiderstand pro Millimeter Faserlänge ab. Die Zeitkonstante ($R \cdot C$) pro Faserlänge bleibt dabei unverändert. Darüber hinaus wird der Stromgenerator an der Erregungsstelle stärker, die Zahl der aktiven Na^+-Kanäle nimmt mit wachsendem Umfang zu. Insgesamt dominiert für die Längsausbreitung des Stromes der begünstigende Effekt des abnehmenden Längswiderstandes, so daß die Erregungsleitungsgeschwindigkeit mit wachsendem Durchmesser zunimmt, und zwar etwa proportional der Wurzel des Radius.

markloser Nerv

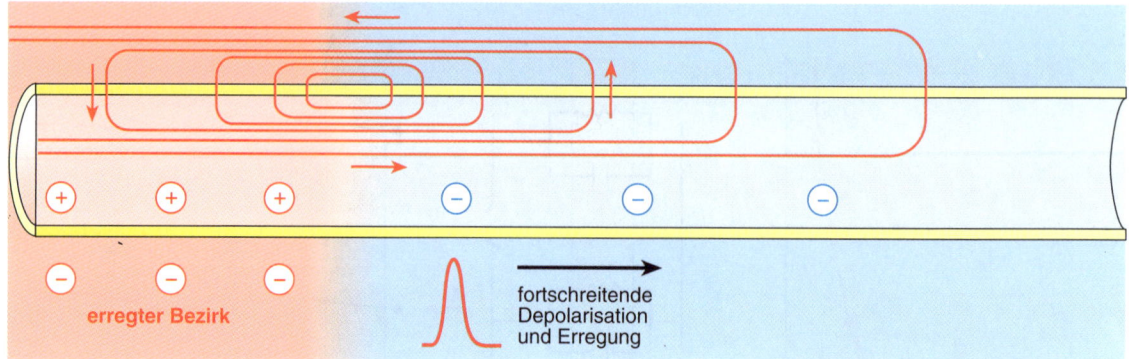

Abb. 4-28 Fortleitung der Erregung in einem marklosen Nerven. *Von der erregten Stelle (links, rot) fließt ein depolarisierender Strom in Längsrichtung in den unerregten Bereich, der im Prinzip den Gesetzen für die passive, elektrotonische Stromausbreitung gemäß Abbildung 4-27 gehorcht. Aller-* *dings überlagern sich beim lebenden Nerven die passiven elektrischen Effekte ständig mit den sofort erfolgenden Reaktionen der Nervenmembran, so daß die Erregungsfront (das Aktionspotential) ständig fortschreitet.*

4

Die Bedeutung des inneren Längswiderstandes läßt sich eindrucksvoll durch Einbringen eines Platindrahtes in ein Riesenaxon demonstrieren. Die Leitungsgeschwindigkeit steigt dabei auf das 200fache an!

Die Fortleitung der Erregung im Nerven ist elektrischer Natur. Die Erregung an einer Stelle löst lokale Ströme aus, die zu einer Depolarisation der unerregten Nachbarschaft führen und so eine Erregung auslösen (Abb. 4-28), in gleicher Weise, wie dies bei künstlicher elektrischer Reizung passiert (**Strömchen-Theorie** der Erregungsleitung). Die Geschwindigkeit der Fortleitung hängt dabei von den elektrischen Eigenschaften der Membran ab (Abb. 4-27). Abnahme des inneren Längswiderstandes des Axons, Abnahme der Membrankapazität und Zunahme des Membranwiderstandes fördern die Ausbreitung des Stromes in Längsrichtung und steigern so die Leitungsgeschwindigkeit. Bei einfachen, marklosen Nervenfasern kann die **Leitungsgeschwindigkeit nur durch Vergrößerung des Durchmessers gesteigert** werden: Die Leitfähigkeit in Längsrichtung nimmt mit dem Faserquerschnitt zu. So kann die Leitungsgeschwindigkeit von 1 m/s bei einer 1 μm dicken marklosen Nervenfaser auf 100 m/s (bei Körpertemperatur) bei einem 1 mm dicken Riesenaxon gesteigert werden. Bei den höheren Lebewesen wird allerdings ein sehr viel besseres Prinzip zur Steigerung der Leitungsgeschwindigkeit eingesetzt: die **Myelinisierung** des Nerven.

4.6.3 Erregungsleitung im markhaltigen Nerven

Die Myelinisierung von Nervenfasern zur Steigerung der Erregungsleitungsgeschwindigkeit ist eine der genialsten Erfindungen der Natur. Erst spät in der Evolution, im Übergang zu den Wirbeltieren, hat die Natur dieses Prinzip entdeckt. Bis zu den höchsten Mollusken wie dem Kalmar (Abb. 4-8), der schon ein hochdifferenziertes Nerven- und Sinnessystem besitzt, standen nur einfache, unmyelinisierte Nerven zur Informationsvermittlung zur Verfügung. Schnelleitende Riesenaxone sind sehr raumfordernd (ein 1 mm dickes Riesenaxon hat das 10 000 fache Volumen wie eine etwa gleich schnell leitende markhaltige Faser von 10 μm Durchmesser) und können deshalb nur in geringer Zahl verwendet werden (beim Kalmar nur für den existentiell besonders wichtigen Fluchtreflex). Das menschliche Rückenmark müßte mehrere Meter Durchmesser haben, wenn es mit marklosen Nervenfasern seine Funktionen gleich schnell erfüllen sollte. Verlieren die Nervenfasern bei Erkrankung ihre Markscheide, so kommt es zu schwersten funktionellen Störungen, beispielsweise bei der multiplen Sklerose.

Die Myelinisierung kommt dadurch zustande, daß die Schwann-Zelle, in die auch die marklosen Nervenfasern eingebettet sind, das Axon vielfach umhüllt, wobei die vielen Lagen der Zellmembran maximal dicht zusammengepackt werden (Abb. 4-29). Bei stark myelinisierten Nerven können sich auf diese Weise 100 und mehr Membranschichten um ein Axon wickeln. Bei 100 Schichten wächst der Membranwiderstand um den Faktor 100, weil sich hintereinander geschaltete Widerstände addieren. Die Kapazität vermindert sich dabei auf 1/100, wie bei Zunahme des Plattenabstandes bei einem Kondensator. Eine Schwann-Zelle umhüllt etwa eine Faserlänge von 2 mm. Es bleibt dann eine kleine Lücke, der **Ranvier-Knoten,** ehe der nächste umhüllte

Abschnitt, das **Internodium** beginnt. Die Isolation im Internodium ist so wirksam, daß dieser Abschnitt als passives Kabel wirkt, und nur im Bereich des Ranvier-Knotens wird eine Erregung ausgelöst.

Zur Beschleunigung der Erregungsleitung hat die Natur markhaltige, myelinisierte Nerven entwickelt. Das Axon wird mit vielen Membranschichten umwickelt (Abb. 4-29) und so elektrisch isoliert, bei gleichzeitiger Reduktion der Membrankapazität. Nur ganz kurze Abschnitte des Nerven, die **Ranvier-Knoten (Ranvier-Schnürringe),** bleiben unisoliert, hier kommt es zur Erregung, wie bei marklosen Nerven. Die isolierten **Internodien** wirken als passive elektrische Leiter, die Erregung springt über diese Abschnitte gewissermaßen hinweg. Man spricht deshalb von **saltatorischer Erregungsleitung** (Abb. 4-30). Diese bringt einen enormen Gewinn an Geschwindigkeit, rund um den Faktor 100 bei den am stärksten myelinisierten Nerven. Ohne diesen Entwicklungsschritt wäre höheres Leben wie das der Säugetiere nicht denkbar.

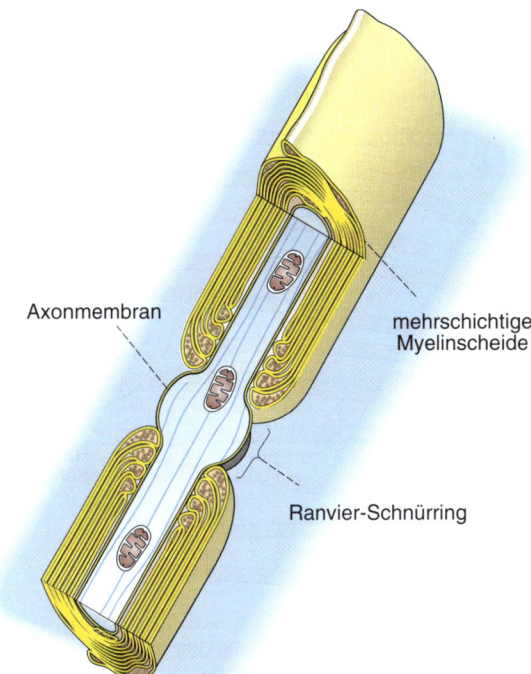

Abb. 4-29 Myelinisierter Nerv, *mit Längs- und Querschnittsflächen. Ein Ranvier-Schnürring mit zwei angrenzenden, von Markscheiden umhüllten Internodien. Nur der kurze „nackte" Bereich des Axons zwischen zwei Internodien, der Ranvier-Schnürring, ist erregbar. Die elektrisch gut isolierten Internodien wirken als passive Kabel.*

Während der Dauer eines Aktionspotentials (rund 1 ms) schreitet die Erregung bei den schnellsten Nerven 100 mm weiter (100 m/s = 100 mm/ms), also über 50 Knoten hinweg. Würde man die Aktionspotentiale an aufeinanderfolgenden Knoten gleichzeitig messen, so würde man nur geringe zeitliche Verschiebungen erkennen –

markhaltiger Nerv

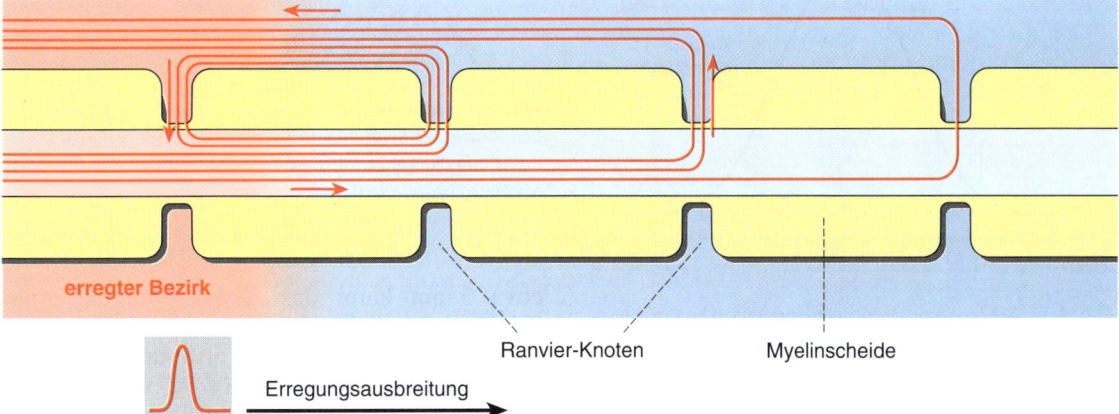

Abb. 4-30 Saltatorische Fortleitung *der Erregung in einem myelinisierten Nerven. Grundsätzlich gelten die gleichen Gesetzmäßigkeiten wie beim marklosen Nerven in Abbildung 4-28. Der Stromfluß durch die Nervenmembran im Bereich* *der Internodien ist allerdings so stark reduziert (Membranwiderstand 100mal größer als im Bereich des Ranvier-Knotens), daß man vereinfacht – wie hier im Bild – die Situation so darstellen kann, als würden die Internodien übersprungen.*

1/50 ms von Knoten zu Knoten – wie das in Abbildung 4-31 dargestellt ist. Trotz dieses im Grundmechanismus sprunghaften Prozesses erscheint also im elektrischen Bild die Fortleitung ziemlich kontinuierlich – jedenfalls nicht so sprunghaft, wie es die Benennung suggeriert: daß immer nur ein Knoten erregt sei, und das Aktionspotential von einem zum anderen Knoten weiterspringen würde.

An markhaltigen Einzelfasern vom Frosch konnte auch ein wichtiger Beweis für die elektrische Natur der Erregungsleitung erbracht werden. Zieht man die Nervenfaser durch einen feinen Luftspalt, der nur ein Internodium erfaßt – beide angrenzenden Knoten sind in normaler Salzlösung – und unterbricht so den äußeren Stromfluß von einem Knoten zu anderen, so kann die Erregung den Luftspalt nicht überspringen. Überbrückt man den Luftspalt mit einem elektrischen Leiter, so läuft die Erregungsleitung sofort wieder normal weiter. Die elektrische Stimulation jedes Knotens durch Stromfluß aus der erregten Region ist also eine unbedingte Voraussetzung für die Erregungsleitung.

Der Geschwindigkeitsgewinn durch die Myelinisierung wird deutlich, wenn man einen Nerven in den richtigen Größenrelationen darstellt (Abb. 4-32). Die Internodienlänge ist gut 100mal größer als der Knotenbereich oder der äußere Faserdurchmesser; bei einer schnellen 20 μm-Faser rund 2 mm. Bei einer Längskonstanten von

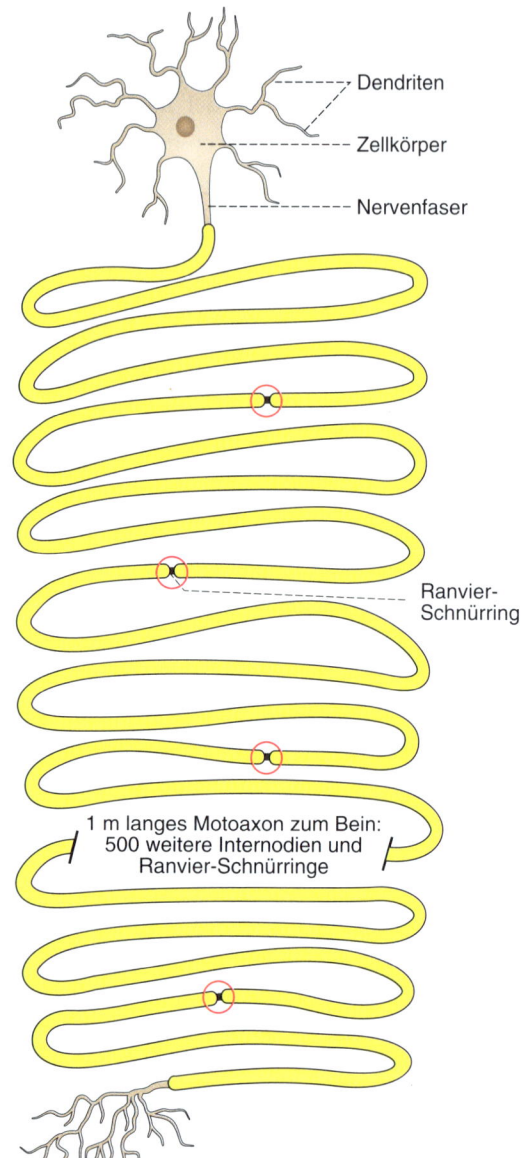

Abb. 4-32 Motoneuron *mit zusammengefaltetem Neuriten bei natürlicher Relation von Faserdurchmesser (20 μm) und Internodienlänge (2 mm). Ranvier-Schnürringe durch rote Kreise hervorgehoben.*

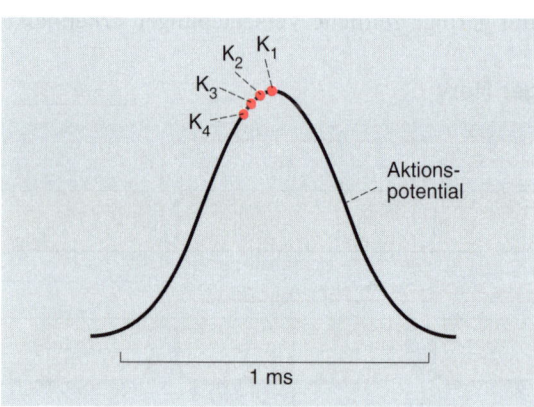

Abb. 4-31 *Die Erregungsleitung in einem markhaltigen Nerven ist nicht so sprunghaft, wie die Benennung und vereinfachte Bilder gemäß Abb. 4-30 suggerieren. An einem Aktionspotential eines schnellen markhaltigen Nerven sind bis zu 50 Ranvier-Knoten gleichzeitig beteiligt, wobei sich jeder in einer etwas anderen Erregungsphase befindet. Im Bild ist dargestellt, in welcher Phase eines Aktionspotentials sich 4 benachbarte Ranvier-Knoten K_1 bis K_4 zu einem gleichen Zeitpunkt befinden.*

etwa 5 mm kann das Aktionspotential eines Schnürrings noch den übernächsten Schnürring elektrotonisch um 40 mV, also deutlich überschwellig depolarisieren. Es ist somit immer noch ein Sicherheitsfaktor in diesem Leitungsmechanismus.

Tabelle 4-2 *Gliederung der Nerven nach ihrer Leitungsgeschwindigkeit.*

Fasertyp nach Erlanger und Gasser	Durchmesser	Leitungsgeschwindigkeit [m/s]	efferente Fasern	afferente Fasern	Fasertyp nach Lloyd und Hunt
Aα	10 bis 20 μm	um 100 (80 bis 120)	Skelettmuskel, extrafusal	Muskelspindel, primäre Endigung	Ia
				Golgi-Sehnenrezeptoren	Ib
Aβ	um 10 μm	um 60		Muskelspindel, sekundäre Endigung, Mechanorezeptoren der Haut	II
Aγ	um 5 μm	um 30	Muskelspindel		
Aδ	um 3 μm	um 20		Thermorezeptoren, Nozizeptoren, Tiefensensibilität	III
B	um 2 μm	um 10	präganglionäre vegetative Fasern		
C					
marklos	um 1 μm	um 1	postganglionäre vegetative Fasern	Thermorezeptoren, Nozizeptoren und andere marklose Fasern	IV

Wegen der großen funktionellen Bedeutung der **Leitungsgeschwindigkeit** hat man dieses Merkmal zur Grundlage einer funktionellen Gliederung gemacht (Tab. 4-2). Die schnellsten Fasern (Aα, Leitungsgeschwindigkeit um 100 m/s) dienen vor allem der Motorik. Die autonomen Regulationen werden überwiegend mit den langsamsten Nerven (marklose Nerven, Gruppe C, 1 m/s), teils auch mit langsamen markhaltigen Nerven (Gruppe B, 10 m/s) realisiert.

In Tabelle 4-2 ist neben der Gliederung nach Erlanger und Gasser auch noch die nach Lloyd und Hunt eingetragen. Es wäre an der Zeit, sich auf eine einheitliche Gliederung festzulegen. Würde man die Gruppe Aα untergliedern in α_1 und α_2, entsprechend Ia und Ib bei Lloyd/Hunt, so wäre die letztere Einteilung überflüssig.

Bei markhaltigen Nerven steigt die Leitungsgeschwindigkeit etwa linear mit dem äußeren Durchmesser an, wobei auch der Myelinisierungsgrad (Zahl der Membranschichten um das Axon) zunimmt (Abb. 4-33).

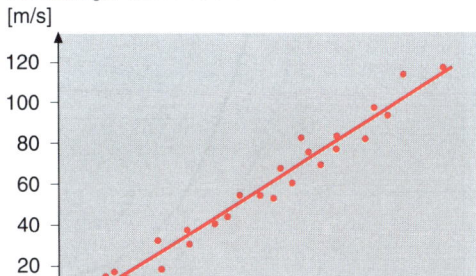

Leitungsgeschwindigkeit markhaltiger Nerven bei 37 °C [m/s]

Abb. 4-33 *Beziehung zwischen Nervenleitungsgeschwindigkeit und Faserdurchmesser bei markhaltigen Nerven von Säugetieren, bei 37 °C. (Nach Hursh, in [47].)*

4.7 Nervenerregung unter verschiedenen Bedingungen

Wir haben bislang die Nervenerregung unter normalen Bedingungen erörtert, und haben dies am Beispiel einzelner Nervenfasern getan, insbesondere am Riesenaxon, weil da die Mechanismen besonders gut bestimmt werden können. Es bleiben noch eine Reihe normaler und pathologischer Veränderungen zu besprechen, und schließlich sind noch die besonderen Bedingungen in situ, Messungen am Gesamtnerven mit vielen Nervenfasern, und die am Menschen anwendbaren extrazellulären Messungen zu erörtern.

4.7.1 Aktivierbarkeit des Nerven, Rolle des Calciums

Proteine haben aufgrund ihrer negativen Ladungen eine große Neigung, Ca^{2+}-Ionen zu binden, was zu Veränderungen im molekularen Gefüge führt. Dies gilt auch für Kanalproteine. Mit zunehmender extrazellulärer Ca^{2+}-Konzentration wird das Na^+-System immer schwerer aktivierbar, was eine Erhöhung der Reizschwelle bedeutet (verminderte Erregbarkeit). Für eine bestimmte Aktivierung (also auch für die Schwellenaktivie-

rung) wird bei 20 mmol/l Ca^{2+} eine um 20 mV stärkere Depolarisation benötigt. Reduktion der Ca^{2+}-Konzentration steigert die Erregbarkeit des Nerven, die Erregungsschwelle sinkt.

Ca^{2+} beeinflußt auch die Potentialabhängigkeit der Inaktivierung des Na^+-Systems (Abb. 4-34). Bei verminderter Ca^{2+}-Konzentration ist bei gleichem Membranpotential der maximale Na^+-Strom geringer, d. h. es steht nur ein geringerer Anteil der Na^+-Kanäle zur Erregung zur Verfügung, das Na^+-System ist stärker inaktiviert. Bei dieser Bestimmung ist allerdings die Erregungsschwelle nicht berücksichtigt, es wird lediglich die bei Auslösung einer Erregung auftretende Maximalaktivierung bestimmt (maximale Steilheit des Aktionspotentials als Maß für den maximalen Na^+-Einstrom). Ca^{2+}-Verminderung führt also einmal zu einer **Reduktion der Aktivierbarkeit** des Na^+-Systems, und andererseits zu **gesteigerter Erregbarkeit** des Na^+-Systems. Hier gibt es leicht Mißverständnisse, weil „Erregbarkeit" und „Aktivierbarkeit" für den Unbefangenen einen ganz ähnlichen Sinn haben. Dies ließe sich vermeiden, wenn man statt Aktivierbarkeit **Verfügbarkeit** setzen würde: Gemeint ist ja hier der Anteil der Na^+-Kanäle, der für eine Erregung zur Verfügung steht – egal wie stark der zur Auslösung der Erregung nötige Reiz sein muß. Dann wäre der Sachverhalt so zu formulieren: Wird die extrazelluläre Ca^{2+}-Konzentration gesenkt, so geht (bei Konstanz des Potentials) ein Teil der Na^+-Kanäle in den Zustand der Inaktivierung über, der für eine Erregung verfügbare Anteil wird geringer (die Verfügbarkeit der Na^+-Kanäle wird geringer). Zugleich werden die verfügbaren Na^+-Kanäle leichter durch eine Depolarisation aktiviert, die Erregbarkeit wird verbessert. Aus diesen beiden, einander entgegengerichteten Effekten resultiert für den engeren Bereich um die Normalsituation des Nerven, daß die Erregbarkeit mit Abnahme der Ca^{2+}-Konzentration wächst, mit Zunahme abnimmt. Man spricht von einer **stabilisierenden Wirkung des Calciums auf erregbare Membranen**.

Klinisch sind die Ca^{2+}-Effekte von großer Bedeutung. Abnahme der freien Ca^{2+}-Konzentration im Blut kann zu **Muskelkrämpfen (Tetanie)** führen, die auf einer gesteigerten Erregbarkeit bestimmter Instanzen in der motorischen Kontrolle beruhen.

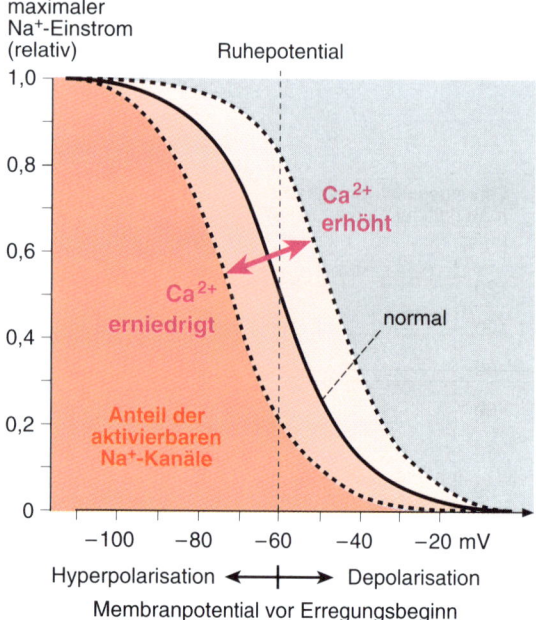

Abb. 4-34 Aktivierbarkeit des Natrium-Systems *(Verfügbarkeit für eine Erregung) beim Nerven, in Abhängigkeit vom Membranpotential. Der bei einer Erregung auslösbare maximale Na^+-Strom, relativ zum maximalen Na^+-Strom bei starker Hyperpolarisation, ist ein Maß der Aktivierbarkeit (Ordinate). Die normale Aktivierbarkeitskurve (ausgezogene schwarze Linie) verschiebt sich bei Erhöhung der Ca^{2+}-Konzentration nach rechts, bei Erniedrigung nach links.*

Beim normalen Ruhepotential sind nicht alle Na^+-Kanäle aktivierbar (zur Erregung verfügbar). Mit zunehmender Depolarisation gehen mehr und mehr Na^+-Kanäle in den Zustand der

Inaktivierung über (Akkommodation des Nerven), die Verfügbarkeit zur Erregung wird geringer (Abb. 4-34). Mit Anstieg der freien extrazellulären Ca^{2+}-Konzentration nimmt bei gleichem Membranpotential die Verfügbarkeit zu, die Inaktivierungs-(Verfügbarkeits-)Kurve wird nach rechts verschoben, bei Ca^{2+}-Abnahme nach links. Gleichzeitig werden mit zunehmender Ca^{2+}-Konzentration die verfügbaren Na^+-Kanäle schwerer erregbar (zur Aktivierung wird eine größere Depolarisation benötigt), bei Ca^{2+}-Abnahme leichter erregbar. Als Gesamteffekt resultiert für den Nerven eine leichtere Erregbarkeit (niedrigere Reizschwelle) bei reduzierter freier Ca^{2+}-Konzentration, und eine schlechtere Erregbarkeit bei erhöhter Ca^{2+}-Konzentration. **Ca^{2+}-Ionen wirken stabilisierend auf erregbare Membranen.** Klinisch wichtigstes Beispiel: Auftreten von **Muskelkrämpfen (Tetanie)** bei erniedrigter Ca^{2+}-Aktivität im Blutplasma (bei Störungen in der Regulation des Blut-Calciumspiegels oder bei Hyperventilation).

In sehr geringen Mengen fließt Ca^{2+} bei Erregung auch durch die Axonmembran ins Innere. Für den erregungsleitenden Nerven ist dieser Effekt vernachlässigbar, er ist wohl eher ein phylogenetisches Relikt. Aber schon an der Membran des Ganglienzellkörpers und auch in den Nervenendigungen, die Transmitter freisetzen, werden diese an besondere Ca^{2+}-Kanäle gebundenen Effekte sehr bedeutsam. Darauf werden wir noch zurückkommen.

Auch andere Einflüsse, die die Festladungen der Nervenmembran verändern, haben Auswirkungen auf die Aktivierbarkeit. So lassen sich mit Senkung des pH-Wertes (Anstieg der H^+-Konzentration) ähnliche Veränderungen wie bei Erhöhung der Ca^{2+}-Konzentration auslösen.

4.7.2 Repetitivität und Automatie

Calcium-Entzug steigert nicht nur die Erregbarkeit des Nerven, sondern kann auch dazu führen, daß nach einem Einzelreiz eine ganze Serie von Aktionspotentialen auftritt, also sich selbst wiederholende, repetitive Spike-Entladungen. Dies zeigt uns, daß Erregung als ein Schwingungsvorgang aufgefaßt werden kann, wie in Abbildung 4-35 veranschaulicht. Die starke Aktivierung des K^+-Systems beim Aktionspotential führt dazu, daß das Potential bei der Repolarisation über die Ausgangslinie hinwegschwingt (hyperpolarisierendes Nachpotential), da das K^+-System verzögert gegenüber der Depolarisation aktiviert wird und bei Repolarisation ebenfalls wieder relativ langsam abgeschaltet wird. Das Abklingen der K^+-Aktivierung führt dann wieder zur Depolarisation, die ebenfalls etwas überschießen kann und insofern die Tendenz hat, eine erneute Na^+-Aktivierung auszulösen. Damit kann der Zyklus erneut starten und sich mehrfach wiederholen. Wenn man von dieser dem Erregungsvorgang immanenten Tendenz zu Nachschwingungen ausgeht, ist es naheliegend, daß eine Erregbarkeitssteigerung des Nerven durch Ca^{2+}-Entzug (d.h. Annäherung der Erregungsschwelle an das Ruhepotential) das Auftreten von repetitiven Entladungen begünstigt.

Ein experimentelles Beispiel zeigt Abbildung 4-36. Wird bei einem Riesenaxon die extrazelluläre Ca^{2+}-Konzentration stark reduziert, so folgt auf einen einzelnen elektrischen Reiz eine ganze Salve von repetitiven Spike-Entladungen.

Eine ganz ähnliche Neigung zu repetitiven Entladungen kann man beobachten, wenn man beim Riesenaxon das K^+-System durch TEA (Tetraethylammonium) hemmt (Ca^{2+}-Konzentration normal). Auch dieser Effekt ist nach obiger Modellvorstellung gut verständlich.

Für den normalen erregungsleitenden Nerven ist die starke Dämpfung der Erregung, mit der Begrenzung auf ein Aktionspotential nach einem einzelnen kurzen Reiz, die Normalsituation. Bei vielen anderen Geweben, z.B. bei bestimmten Interneuronen im Rückenmark, bei der Herzmuskulatur und bei glatter Muskulatur, gehören repetitive Entladungen zum Normalbild.

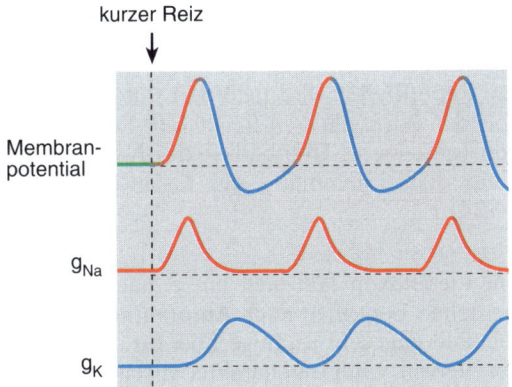

Abb. 4-35 *Schematische Darstellung **repetitiver Aktionspotential-Entladungen** eines Nerven nach einem Einzelreiz, wie sie beispielsweise bei reduzierter Ca^{2+}-Ionenkonzentration auftreten können. Die normale Dämpfung eines Erregungsablaufes ist reduziert, es kann zu längeren Oszillationen kommen, wobei die Leitfähigkeiten für Na^+- und K^+-Ionen entgegengesetzt verlaufen (die beiden unteren Kurven).*

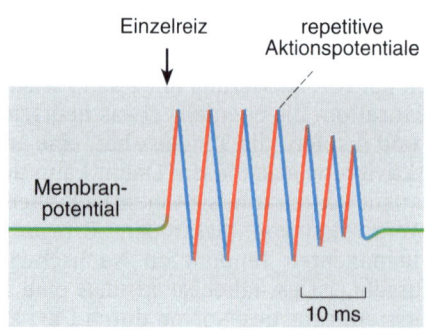

Abb. 4-36 *Experimentelles Beispiel für das Auftreten **repetitiver Aktionspotential-Entladungen** nach einem einzelnen elektrischen Reiz beim Riesenaxon des Tintenfisches, unter Bedingungen stark reduzierter Konzentration von Ca²⁺-Ionen. (Nach [43].)*

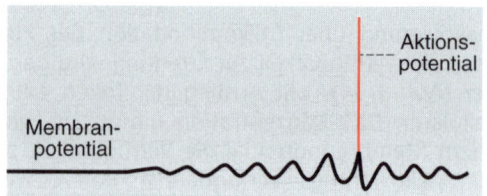

Abb. 4-37 *Auftreten von **Automatie** beim Riesenaxon des Tintenfisches unter Behandlung mit dem Kalium-Kanalblocker 4-Aminopyridin. Es entstehen Oszillationen im Membranpotential, die beim Erreichen der Schwelle Aktionspotentiale auslösen. (Nach [43].)*

Die angeführten Beispiele zeigen, wie leicht die optimale Dämpfung der Erregung bei einem Nerven aus dem Gleichgewicht geraten kann, und man gewinnt Hinweise darauf, wie die Natur die Schwingungsprozesse in Anpassung an die gewünschte Funktion einstellen kann. Da die Ca²⁺-Konzentration im Blut eine streng geregelte Größe ist, ist die Vermutung naheliegend, daß Veränderungen im K⁺-System eine große Rolle spielen. Wir werden in den nächsten Abschnitten sehen, daß es noch vielfache andere Modifikationen in den Erregungsprozessen gibt.

Die im Erregungsablauf zeitlich gegeneinander verschobenen Veränderungen von Na⁺- und K⁺-Leitfähigkeit können leicht in anhaltende Schwingungen geraten und so repetitive Entladungen von Aktionspotentialen nach einem einzelnen Reiz bewirken (Abb. 4-35). Die Neigung zu **Repetitivität** wird gefördert durch Reduktion der extrazellulären freien Ca²⁺-Konzentration (gesteigerte Erregbarkeit des Na⁺-Systems) und durch Hemmung des K⁺-Systems (Abb. 4-36).

Am Riesenaxon läßt sich mit einfachen experimentellen Eingriffen auch **Automatie** erzeugen – ebenfalls eine sehr wichtige, aber für den peripheren Nerven völlig uncharakteristische Situation. Behandelt man ein Axon mit 4-Aminopyridin (4-AP; ebenfalls ein Blocker von K⁺-Kanälen), so wird das Ruhepotential instabil (mit leichter Depolarisation), und es entstehen Oszillationen des Potentials, die bei hinreichender Amplitude die Schwelle erreichen und Aktionspotentiale auslösen können (Abb. 4-37).

Unter Blockade von K⁺-Kanälen kann es am Riesenaxon zum Auftreten von **Automatie** kommen: Das Membranpotential beginnt zu oszillieren, und der Nerv erzeugt selbst, ohne äußere Reizung, in regelmäßigen Abständen Erregung (Abb. 4-37).

Die Unterschiede in den Effekten einer K⁺-Blockade mit TEA und 4-AP deuten darauf hin, daß es unterschiedliche Typen von K⁺-Kanälen gibt, worauf wir noch zurückkommen werden. Es gibt einerseits Kanäle, die besonders für das Ruhemembranpotential verantwortlich sind (und durch 4-AP blockiert werden), und andere, die vor allem für die Repolarisation nach Erregung zuständig sind (und durch TEA blockiert werden).

4.7.3 Extrazelluläre Messung der elektrischen Aktivität

Für analytische Studien am Nerven ist die intrazelluläre Meßtechnik besonders geeignet. Für viele Fragen ist aber auch die einfachere extrazelluläre Messung ausreichend, und für Anwendungen am Menschen ist man ganz auf extrazelluläre Reiz- und Meßtechniken angewiesen.

Einfachste Studien, wie sie jeder Student im Praktikum leicht durchführen kann, sind am **isolierten Froschnerven** möglich. Bevorzugt wird vom frisch getöteten Tier der N. ischiadicus präpariert. Vom Austritt aus dem Rückenmark bis zur Kniekehle läßt sich leicht ein 6–8 cm langer Nerv gewinnen. Ein solcher Nerv besteht aus vielen Fasern verschiedenster Leitungsgeschwindigkeiten (etwa tausend markhaltige und tausend marklose Nervenfasern). Man kann einen solchen Nerven in eine „feuchte Kammer" (abgedeckte Meßkammer, Schutz vor Austrocknung) legen, die am Boden Silberdrähte als Reiz- und Ableitelektroden enthält, und stundenlang bei Raumtemperatur die Erregungsbedingungen studieren. Man lernt daraus unter anderem, daß die Nervenerregung relativ wenig Energie erfordert. Am isolierten Nerven ohne Energieversorgung kann man einige tausend Aktionspotentiale auslösen, ehe man Anzeichen von Ermüdung findet.

Reizt man einen isolierten Froschnerven an einem Ende und mißt am anderen Ende die Potentialänderung zwischen zwei etwa 5 mm auseinander liegenden Elektroden, so ergeben sich die in Abbildung 4-38 dargestellten Gesetzmäßigkeiten. Schwache Reize bleiben unterschwellig, man sieht keine Reaktion. Von einer gewissen Reizstärke an sieht man ein kleines Aktionspotential. Im Gegensatz zur Situation bei einer Einzelfaser, wird dieses Aktionspotential aber mit wachsender Reizstärke zunächst größer, bis schließlich, von einer bestimmten Reizstärke an, kein weiteres Wachstum mehr stattfindet: das **maximale Summen-Aktionspotential** ist erreicht. Da zwischen Reiz- und Ableitungsort einige Zentimeter liegen, wird die lokale Antwort bei unterschwelliger Reizung nicht erfaßt. Jeder Ausschlag ist auf fortgeleitete Aktionspotentiale zurückzuführen. Zunächst werden nur wenige Fasern erregt (die besonders dicht an den Reizelektroden liegen oder generell eine besonders niedrige Reizschwelle haben), mit zunehmender Reizstärke beteiligen sich mehr und mehr Nervenfasern an der Erregung, bis schließlich beim maximalen Summen-Aktionspotential alle Fasern erregt werden. Man nennt deshalb die Reizstärke, die gerade ein kleines Aktionspotential auslöst, die **minimale Reizschwelle,** und die Reizstärke, die gerade ein maximales Aktionspotential auslöst, die **maximale Reizschwelle.** Die extrazelluläre Messung am Gesamtnerven unterscheidet sich also von der intrazellulären Messung an einer Einzelfaser in folgender Weise:

- Man erfaßt nicht das Ruhemembranpotential. Beide Ableitelektroden liegen außen, unter normalen Ruhebedingungen mißt man Null.
- Die Amplitude des Aktionspotentials ist viel kleiner, nur ein oder wenige mV (oder noch weniger), man erfaßt also immer nur einen Bruchteil der vollen Amplitude.
- Man mißt den Summeneffekt von vielen Fasern, die Amplitude hängt von der Zahl der beteiligten Fasern und von deren Synchronisation ab.

Die Ablaufsform des extrazellulären Aktionspotentials hängt unter anderem von den Details der Ableitungstechnik ab (Abb. 4-39). Liegt nur eine Elektrode am intakten Nerven, die andere am angeknoteten Nervenende, das bei der Präparation funktionsunfähig geworden ist (mindestens das hinter dem Knoten liegende Reststück kann nicht mehr erregt werden), so ist die Ablaufsform ähnlich wie bei intrazellulärer Messung, man spricht von einem **monophasischen Aktionspotential** (Ableitung A in Abb. 4-39). Die Ableitungstechnik ist **unipolar,** nur eine Elektrode erfaßt die Erregung, die zweite funktioniert als indifferente Gegenelektrode; sie könnte auch, wenn der Nerv in einer dünnen Salzlösungsschicht liegt, einige Zentimeter vom Nerven entfernt in derselben Lösung liegen. Verlagert man nun den Nerven so, daß über beide Ableitungselektroden der intakte Nerv hinwegläuft (Ableitung B in Abb. 4-39), so mißt man ein **diphasisches (biphasisches) Aktionspotential,** das durch Überlagerung der Potentialänderungen an beiden Elektroden zustande kommt. Beide Elektroden würden, unipolar geschaltet, ein gleichartiges Aktionspotential messen. Bei bipolarer Registrierung treten die Ereignisse zeitlich etwas

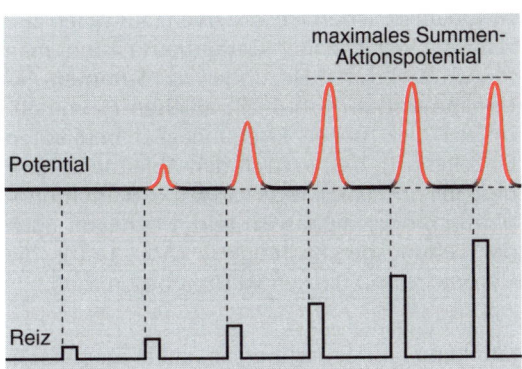

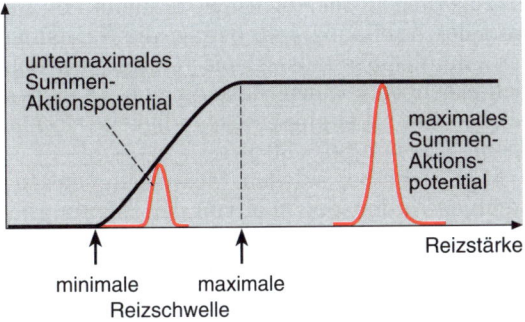

Abb. 4-38 Auslösung von Aktionspotentialen bei einem aus vielen Fasern bestehenden Gesamtnerven (Froschnerv). Messung des Summen-Aktionspotentials mit extrazellulären Elektroden (vgl. Abb. 4-39). Mit zunehmender Reizstärke wächst, nach Überschreiten der minimalen Reizschwelle, zunächst das Aktionspotential an, bis ein Maximalwert erreicht wird (maximales Summen-Aktionspotential), sobald die Reizstärke ausreicht, um alle Nervenfasern zu erregen (Überschreiten der maximalen Reizschwelle).

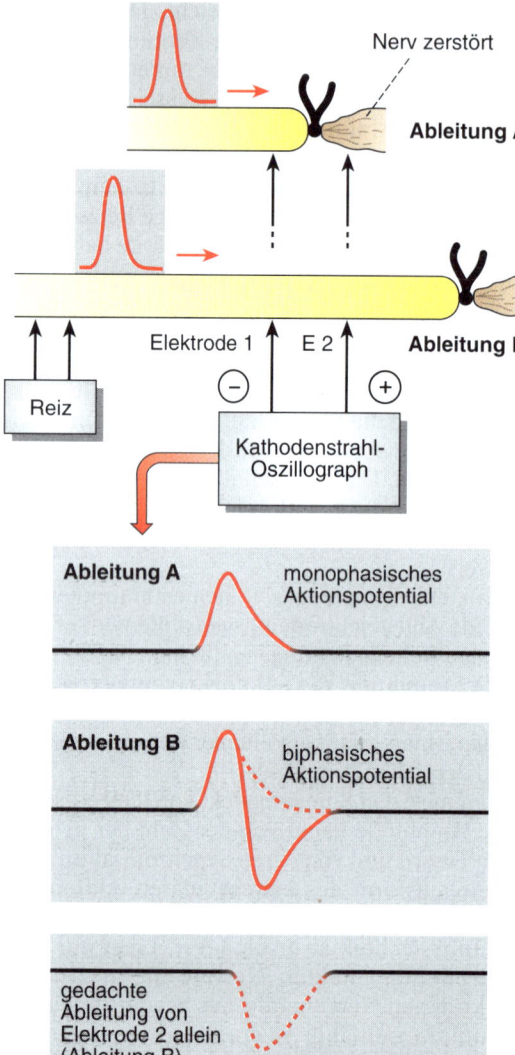

versetzt auf, und die Erregung, die an der 1. Elektrode einen positiven Ausschlag auslöst, würde an der 2. Elektrode über den anderen Oszillographen-Eingang ein spiegelbildliches Aktionspotential in Gegenrichtung verursachen (gestrichelte Kurve in Abb. 4-39, unten). Die bipolare Messung ergibt eine Summation über die beiden Ereignisse, was zu einem biphasischen Aktionspotential führt. Der Überlagerungsgrad hängt natürlich vom Elektrodenabstand ab. Bei hinreichend großem Elektrodenabstand könnten bei bipolarer Messung zwei unabhängige Aktionspotentiale verschiedener Auschlagsrichtung gemessen werden. Praktisch ist das aber schwer zu erreichen, weil bei einem Froschnerven mit 20 m/s Leitungsgeschwindigkeit und 1 ms Aktionspotentialdauer die Länge der Erregungswelle am Nerven 20 mm beträgt. Die Elektroden müßten also mehr als 20 mm Abstand haben.

An einem isolierten Froschnerven (aus vielen Einzelfasern bestehender Gesamtnerv) kann man mit extrazellulären Elektroden das **Summen-Aktionspotential** (Abb. 4-39) ableiten (Summation der elektrischen Erregung aller beteiligten Einzelfasern), das, je nach den Ableitbedingungen, in Form und Größe variiert, es kann monophasisch oder diphasisch sein. Man kann auch die Leitungsgeschwindigkeit (Abb. 4-40), die Chronaxie und die Refraktärzeit bestimmen.

Man kann am Froschnerven auch in einfacher Weise die **Leitungsgeschwindigkeit** messen, indem man einmal ableitungsnah (Reiz B) und einmal ableitungsfern (Reiz A) reizt und die zeitliche Verzögerung an der Ableitstelle bestimmt. Im Beispiel der Abbildung 4-40 beträgt die Verspätung des Aktionspotentials 0,5 ms. Haben die Reizelektrodenpaare einen Abstand von 15 mm, so beträgt die Leitungsgeschwindigkeit 15 mm/ 0,5 ms = 30 mm/ms = 30 m/s.

Man sieht bei solchen Messungen, daß das Summen-Aktionspotential von der ableitungsfernen Stelle auch kleiner und breiter wird, was an den unterschiedlichen Leitungsgeschwindigkeiten der beteiligten Nervenfasern liegt. Bei hinreichend großem Abstand zwischen Reiz- und Ableitelektroden erkennt man in der Ableitung mehrere Gipfel, die den verschiedenen Nervenfasertypen Aα, Aβ usw. zuzuordnen sind.

Auch Messungen der Reizzeit-Spannungs-Beziehung (vgl. Abb. 4-22), der Anodenöffnungs-Erregung (vgl. Abb. 4-21) und der Refraktärzeit (vgl. Abb. 4-25) sind am isolierten Froschnerven leicht durchzuführen.

Abb. 4-39 Monophasisches und biphasisches (diphasisches) Aktionspotential *bei extrazellulären Messungen am Froschnerven. Unterbricht man durch Abbinden des Nerven die Weiterleitung der Erregung von Elektrode 1 zu Elektrode 2 (**Ableitung A**), so erreicht das Aktionspotential nur Elektrode 1, man mißt nur einen Ausschlag in eine Richtung: ein monophasisches Aktionspotential. (Die Nach-Hyperpolarisation fällt bei der extrazellulären Ableitung praktisch nicht ins Gewicht.) Kann die Erregung über beide Elektroden hinweg laufen (**Ableitung B**), so kommt es mit gewisser Verspätung an Elektrode 2 zu einem gleichen Potentialverlauf wie an Elektrode 1, der aber, durch die Schaltung bedingt, am Meßgerät einen Ausschlag in die entgegengesetzte Richtung auslöst. So mißt man als Summationseffekt ein biphasisches Aktionspotential. In der untersten Kurve ist das zu erwartende monophasische Aktionspotential bei Ableitung von Elektrode 2 allein dargestellt.*

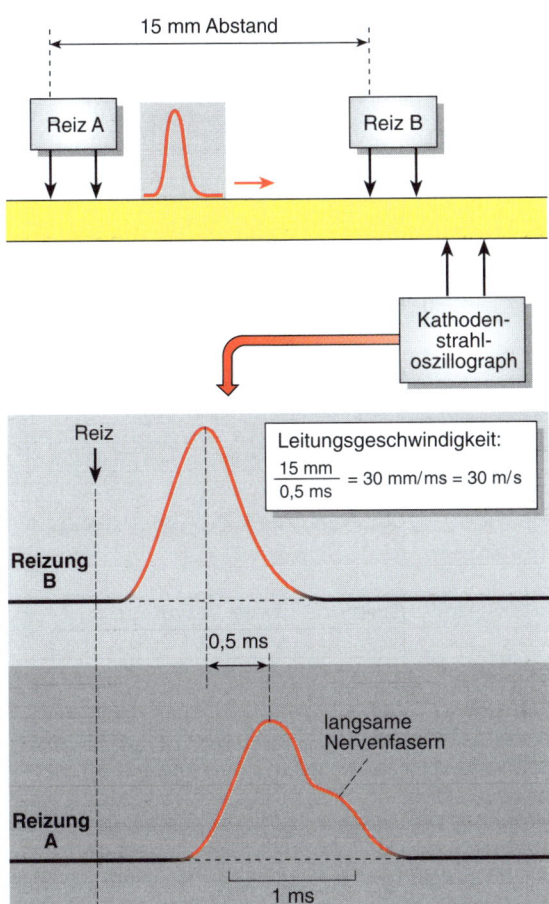

Abb. 4-40 Messung der **Nervenleitungsgeschwindigkeit** am isolierten Froschnerven. Messung des Aktionspotentials mit extrazellulären Elektroden, wie auch in Abbildung 4-39. Man reizt einmal ableitungsnah (Reiz B) und einmal ableitungsfern (Reiz A). Aus der Verspätung des Aktionspotentials A gegenüber B – im Beispiel 0,5 ms – und dem Abstand der Reizelektroden – 15 mm – läßt sich eine Leitungsgeschwindigkeit von 30 m/s errechnen.

Am Menschen werden routinemäßig keine Messungen der Nervenaktivität vorgenommen, da von der Haut aus keine hinreichend starken Potentialänderungen zu erfassen sind. Mit Mikroelektroden, die man in einen Nerven einsticht, kann man Signale messen, was aber nur bei wissenschaftlichen Studien begrenzt gemacht wird.

Man kann allerdings indirekt die Nervenerregung bestimmen, indem man die Muskelkontraktion als Indikator für die Erregung motorischer Nerven nimmt. So kann man beispielsweise die Chronaxie der motorischen Nerven beim Menschen bestimmen, indem man durch die Haut hindurch reizt, z. B. den N. radialis, und das Auf-

treten erster erkennbarer Muskelzuckungen als Indikator für die Reizschwelle nimmt. Man bestimmt zunächst die Rheobase mit Rechteckimpulsen einer Flußzeit von 10–20 ms, und anschließend mit einer Reizstärke der doppelten Rheobase die minimale Flußzeit, die nötig ist, um gerade eine Muskelzuckung zu erkennen.

Am Menschen kann man über Hautelektroden die Nervenaktivität nicht ableiten, weil dazu die Signale zu schwach sind. Man kann aber die Muskelkontraktion (bzw. das Elektromyogramm, die Ableitung der elektrischen Muskelaktivität) als Indikator für die Erregung motorischer Nerven nehmen. So kann man die **Chronaxie und die Leitungsgeschwindigkeit** motorischer Nerven messen, was diagnostisch genutzt werden kann. Darüber hinaus kann die elektrische Nervenreizung therapeutisch eingesetzt werden, z. B. Reizung motorischer Nerven zur Verhinderung einer Muskelatrophie bei Nervenverletzung.

4.7.4 Erkrankungen des Nerven

Funktionsstörungen des peripheren Nerven gehören zu den selteneren Erkrankungen. Mit ihrer Vielgestaltigkeit bereiten sie aber dem Arzt oft erhebliche diagnostische Probleme, und oft genug ist die Therapie noch schwieriger. Die häufigste Erkrankung, die **multiple Sklerose,** beruht darauf, daß herdförmig in Gehirn und Rückenmark die Markscheiden degenerieren und die Nerven so ihre Funktionsfähigkeit verlieren. Ursache dafür sind wahrscheinlich Autoimmunprozesse als Folge einer Virusinfektion: Der Organismus bildet Antikörper, die die Myelinscheide zerstören. Beim Vollbild der unheilbaren Erkrankung dominieren Ausfälle der Motorik. Die Anfangssymptome sind oft uncharakteristisch und werden häufig verkannt.

Klinisches Beispiel (nach [44]). Eine 38 jährige Patientin, die zehn Jahre zuvor erstmals unter einer flüchtigen Sehstörung gelitten hatte und wegen einer zunehmenden spastisch-ataktischen Gangstörung von ihrer Umgebung als Alkoholikerin („Schnapsdrossel") verkannt wurde, klagte über Mißempfindungen der rechten Hand und eine Steifigkeit des linken Beins. Die neurologische Untersuchung ergab einen dissoziierten Nystagmus bei Blick nach rechts, temporal beidseits abgeblaßte Sehnervenpapillen, fehlende Bauchhautreflexe, gesteigerte Eigenreflexe der unteren Extremitäten mit unerschöpflichen Patellar- und Fußkloni und eine Hemiataxie rechts. Im Liquor fand sich eine IgG-Vermehrung. Das EEG war unauffällig. Wegen eines erneuten Schubs mit Wackeltremor des Kopfes und Harninkontinenz erfolgte eine Cor-

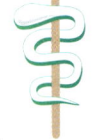

ticosteroidbehandlung. Nach vorübergehender Remission stellte sich wiederum eine ausgeprägte Gangataxie ein, so daß die Patientin seither auf einen Rollstuhl angewiesen war. Sie klagte über Auffassungs- und Gedächtnisstörungen und war depressiv verstimmt. Das Computertomogramm ergab eine diffuse Hirnatrophie, das Kernspintomogramm darüber hinaus periventrikulär, im Balkenbereich und im Halsmark umschriebene Signalanhebungen, die als Entmarkungsherde einer **multiplen Sklerose** zu deuten waren.

4.8 Calcium-Spikes bei Herzmuskel, glattem Muskel und anderen Geweben

Wir haben bislang die Erregungsprozesse beim peripheren Nerven kennengelernt, der eine sehr spezialisierte, eng umschriebene Funktion hat: kurze, impulshafte Erregungen zu produzieren und weiterzuleiten. Für diese Aufgabe verfügt der Nerv über ein Na^+- und über ein K^+-System. Diese beiden Systeme sind die zuerst und am besten untersuchten Ionen-Systeme, so daß es didaktisch nach wie vor günstig ist, mit der Erörterung dieser Systeme zu beginnen. Allerdings hat sich seit den fünfziger Jahren herausgestellt, daß es eine Vielzahl verschiedener Ionenkanäle gibt, wobei die Ca^{2+}-Kanäle medizinisch besonders wichtig sind. Wir wollen deshalb jetzt beispielhaft die Rolle der Ca^{2+}-Kanäle erörtern, ehe wir dann im nächsten Abschnitt eine Systematik aller Kanäle versuchen.

4.8.1 Calcium-Spikes beim glatten Muskel

In Abbildung 4-41 ist die Spontanaktivität glatter Darmmuskulatur dargestellt. Behandelt man ein solches Präparat mit TTX (Tetrodotoxin), das die typischen Na^+-Kanäle des Nerven blockiert, so bleibt die Aktivität unbeeinflußt. Hier muß also ein anderer Kanaltyp für die Aktionspotentiale verantwortlich sein. Es stellte sich heraus, daß es sich dabei um Ca^{2+}-Kanäle handelt, für die man bald auch spezifische Blocker fand. Nifedipin, ein Prototyp dieser Calciumkanalblocker, unterdrückt dementsprechend die Spike-Entladungen des glatten Muskels (Abb. 4-41), wobei auch die spontanen Kontraktionen erlöschen. Für das Ruhepotential dieser Zellen sind, ähnlich wie beim Nerven, K^+-Kanäle verantwortlich. Der nifedipinsensitive Calcium-Kanal (L-Typ Calcium-Kanal) ist für den Arzt der wichtigste Ca^{2+}-Kanal-Typ. Auf die Vielfalt der beim glatten Muskel existierenden Erregungsprozesse wird in Kapitel 6.4 näher eingegangen.

Bei vielen Typen glatter Muskulatur werden die Spikes (Aktionspotentiale) nicht durch Einstrom von Na^+, sondern durch Einstrom von Ca^{2+} über

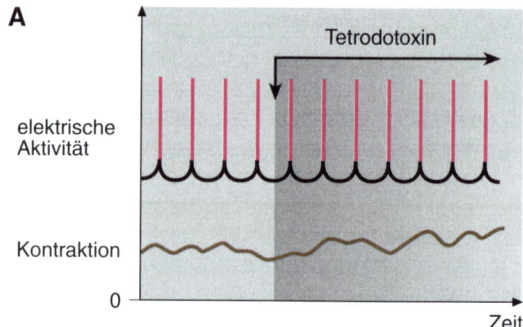

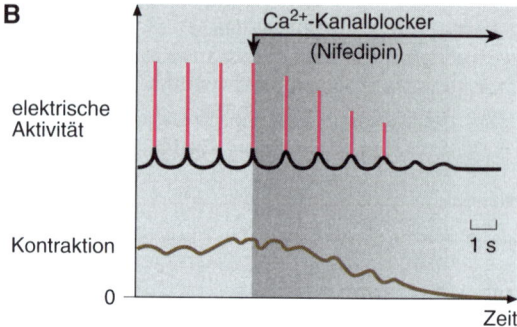

Abb. 4-41 *Messung der elektrischen Aktivität (Membranpotential, intrazellulär) und der Kontraktion an isolierter glatter Darmmuskulatur (Taenia coli vom Meerschweinchen), die spontan aktiv ist.*
Präparat im Organbad mit physiologischer Salzlösung (die alle wichtigen Salze und Glucose enthält). Behandlung mit Tetrodotoxin, das beim Nerven die durch das Na^+-System erzeugten Aktionspotentiale voll unterdrückt, hat hier keinen Effekt. Dagegen führen Calciumkanalblocker vom Nifedipin-Typ, die beim Nerven keinen Effekt haben, beim Darmmuskel zu einer Unterdrückung der Spike-Entladungen und der Kontraktion. Folgerung: Beim glatten Darmmuskel werden die Aktionspotentiale durch ein Ca^{2+}-System erzeugt, es handelt sich um **Calcium-Spikes.** *(Nach eigenen Messungen).*
Für Ca^{2+} wird hier und in den folgenden Bildern ein violettes Rot gewählt, zur Abgrenzung gegen das Hellrot der Na^+-Prozesse.

die Zellmembran ausgelöst (Abb. 4-41). Man spricht deshalb von **Calcium-Spikes.** Spezifische Calciumkanalblocker, kurz **Calcium-Antagonisten** genannt (Prototyp: Nifedipin), können den für diese Spikes verantwortlichen Ca^{2+}-Kanal blockieren und auf diese Weise die Spike-entladungen unterdrücken.

Die mit dem Spike in die Muskelzelle einströmenden Ca^{2+}-Ionen haben gleichzeitig die Aufgabe, die Kontraktionsprozesse in Gang zu setzen. Die Abschwächung glattmuskulärer Kontraktionen durch Calcium-Antagonisten ist klinisch von großer Bedeutung.

4.8.2 Spontane Erregung bei Neuronen

Ein anderes Beispiel für die Mitwirkung von Calcium-Kanälen an elektrischen Erregungsprozessen sind bestimmte spontan tätige Neurone, die bei Schnecken und anderen Mollusken genauer untersucht worden sind. In Abbildung 4-42 ist die elektrische Aktivität eines solchen Neurons gleichzeitig mit der intrazellulären Ca^{2+}-Konzentration, die man durch Injektion eines Indikators in den Zellkörper erfassen kann, dargestellt. Man erkennt, daß das Membranpotential in den Ruhephasen instabil ist, es erfolgt eine langsame, spontane Depolarisation, die man als **Schrittmacher-Depolarisation** bezeichnet (wie beim Herzen), und beim Überschreiten einer Schwelle kommt es zu einer explosiven Erregung, zu einem Aktionspotential, das im Sinne einer Repetitivität eine ganze Salve von Aktionspotentialen nach sich zieht. Schließlich endet die Spike-Aktivität, und es kommt zur Repolarisation, ehe der Zyklus erneut einsetzt. Mit jedem Spike strömt ein bestimmtes Quantum Ca^{2+} in die Zelle, was man am stufenweisen Anstieg der intrazellulären Ca^{2+}-Konzentration unmittelbar erkennen kann.

Es hat sich herausgestellt, daß diese Neurone über einen besonderen K^+-Kanaltyp verfügen, der sowohl durch Depolarisation als auch durch intrazelluläres Ca^{2+} aktiviert (geöffnet) wird. Die Leitfähigkeit dieses **calciumabhängigen Kalium-Kanals** ($g_{K(Ca)}$) steigt also während der Spikesalve fortschreitend an, und der dadurch bedingte K^+-Ausstrom führt schließlich zum Stop der Entladungssalve und zur Repolarisation. Darauf wird die intrazelluläre Ca^{2+}-Konzentration durch aktive Pumpen wieder reduziert, und $g_{K(Ca)}$ fällt wieder ab. Mit fortschreitender Abschwächung des K^+-Ausstroms können sich die depolarisierenden Schrittmacherprozesse wieder besser durchsetzen und einen neuen Erregungszyklus starten. Na^+- und andere K^+-Kanäle wirken beim Schneckenneuron ebenfalls mit, so daß die Situation viel komplexer ist als am Axon.

Auch in nicht kontraktilen Zellen gibt es Calcium-Spikes, z. B. bei bestimmten spontan-aktiven Neuronen. Bei diesen Zellen gibt es darüber hinaus noch **calciumabhängige Kalium-Kanäle,** die durch Anstieg der intrazellulären Ca^{2+}-Konzentration aktiviert werden. So kommt es im Wechselspiel von Ca^{2+}-Einstrom und Ca^{2+}-aktiviertem K^+-Ausstrom zu langsamen Oszillationen des Membranpotentials, mit Salven von Spikes in der Depolarisationsphase (Abb. 4-42).

4

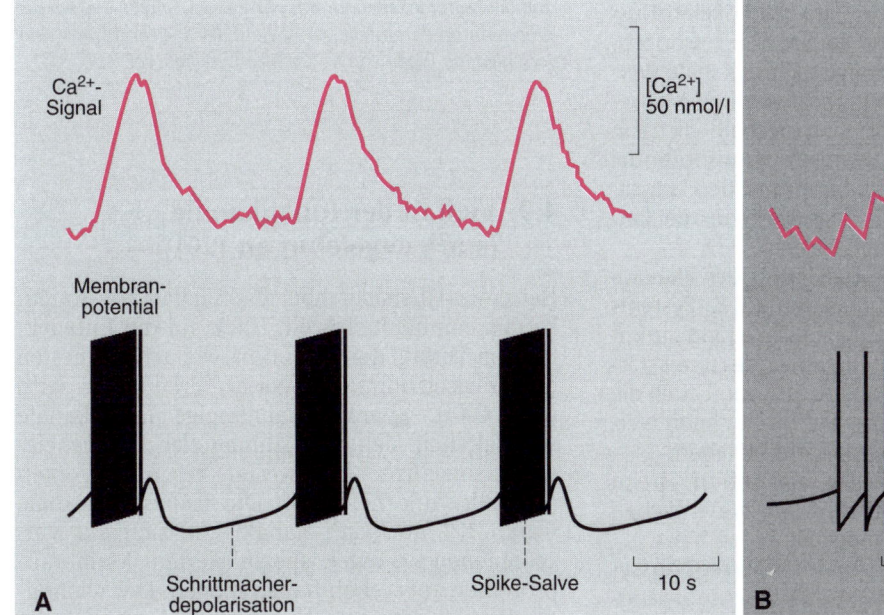
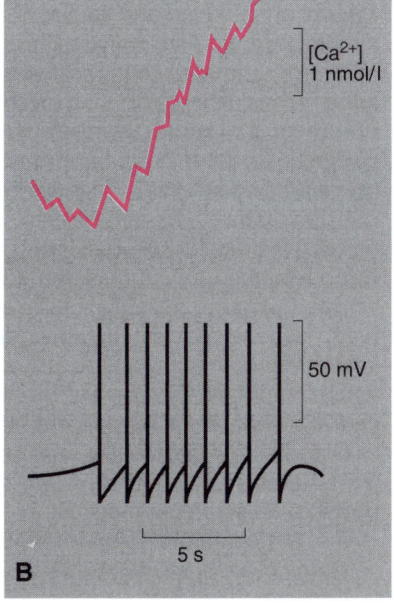

Abb. 4-42 Messungen der intrazellulären Ca^{2+}-Konzentration (freie Ionenaktivität) und des Membranpotentials an einem spontan aktiven Schneckenneuron. (Als Ca^{2+}-Indikator wurde Arsenazo III in den Zellkörper appliziert.) Im rechten Bildteil (B) ist die Zeitachse gestreckt, und die Ca^{2+}-Konzentration ist mit höherer Empfindlichkeit aufgezeichnet. Dabei erkennt man, daß mit jedem Spike ein Ca^{2+}-Einstrom in die Zelle verbunden ist, es handelt sich um Calcium-Spikes. (Nach [20].)

4.8.3 Plateau-Aktionspotential beim Herzmuskel

Es gibt auch Erregungen, an denen sowohl Na^+- als auch Ca^{2+}-Kanäle beteiligt sind. Ein gutes Beispiel für das Zusammenarbeiten dieser beiden Erregungssysteme ist der Herzmuskel. Zwischen den verschiedenen Regionen gibt es dabei erhebliche Unterschiede, was den Herzmuskel besonders kompliziert macht. Im Spezialkapitel über die Herzfunktion wird darüber genauer zu reden sein. Hier soll nur das Aktionspotential des Kammermyokards kurz beschrieben werden, als Beispiel für einen sehr komplizierten Typ eines Aktionspotentials.

Anders als beim Nerven, wo das Aktionspotential ein immer gleichartiges impulshaftes Signal darstellt, ist das **Aktionspotential des Herzmuskels** ein länger anhaltendes, sehr variables elektrisches Ereignis, das auch vielseitigere Funktionen besitzt, indem es Dauer und Stärke der Kontraktion bestimmt. Diese funktionelle Vielfalt ist an das Zusammenwirken verschiedenartiger Ionenkanäle gebunden.

Das Aktionspotential der Arbeitsmuskulatur der Herzkammern besteht aus einer langanhaltenden, plateauartigen Depolarisation (Abb. 4-43). Die initiale, schnelle Phase der Depolarisation wird durch Aktivierung von Na^+-Kanälen ausgelöst, die denen bei Nerv und Skelettmuskel sehr ähnlich sind und auch durch Tetrodotoxin blockiert werden können. Diese Kanäle werden auch sehr rasch (innerhalb weniger Millisekunden) inaktiviert und sind deshalb nicht in der Lage, ein langes Plateau-Aktionspotential zu erzeugen. Diese Aufgabe kommt den langsamer anspringenden Ca^{2+}-Kanälen zu, die längerfristig aktiviert bleiben können.

Sehr wichtig für die Erzeugung der Plateau-Depolarisation ist die Anpassung des K^+-Systems an diese Aufgabe. Zu Beginn der Erregung nimmt die K^+-Leitfähigkeit zunächst ab, und erst mit starker Verzögerung nimmt sie zu, um dann auch die Repolarisation zu fördern, wie wir das beim Nerven-Aktionspotential kennengelernt haben.

Die lange **Plateau-Depolarisation beim Herz-Aktionspotential** wird im wesentlichen durch zwei Faktoren ermöglicht:

- die Existenz eines **langsamen Erregungssystems (Calcium-Kanäle)**, das auch nur langsam inaktiviert wird,
- spezielle **Anpassungen des K^+-Systems**.

An dem komplizierten Verhalten des K^+-Systems sind verschiedene Typen von Kalium-Kanälen beteiligt.

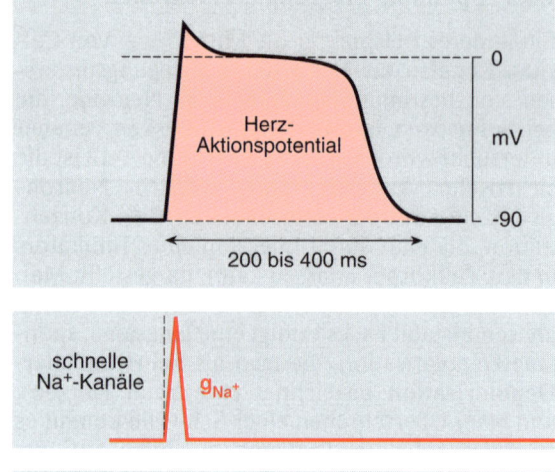

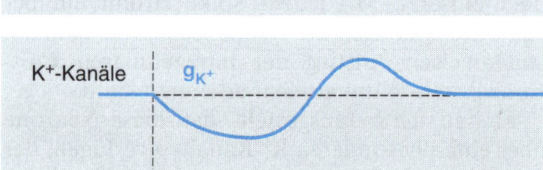

Abb. 4-43 Plateau-Aktionspotential des Herzmuskels, *vom Ventrikel-Arbeitsmyokard intrazellulär abgeleitet. Darunter sind die Leitfähigkeiten für das Na^+-, Ca^{2+}- und K^+-System der Zellmembran dargestellt. Am Verlauf der K^+-Leitfähigkeit sind verschiedene Typen von K^+-Kanälen beteiligt (vgl. Abb. 8-4).*

4.9 Vielfalt der Ionenkanäle (stark angelehnt an [26])

Bei einer Übersicht über die Vielfalt der Ionenkanäle empfiehlt sich ein Blick auf die Entwicklung im Verlauf der Evolution, weil so am ehesten die Zielsetzung der Natur erkennbar wird (Abb. 4-44). Spannungsabhängige Ionenkanäle entwickelten sich im Rahmen der Differenzierung einzelliger Lebewesen zu Eukaryonten (Einzeller mit Zellkern). Die frühesten Kanäle waren K^+- und Ca^{2+}-Kanäle, die sich aus verschiedenen weniger spezialisierten Membranproteinen entwickelt haben mögen. Der wichtigste Prozeß dieser frühen Entwicklung war die Kontrolle der intrazellulären Ca^{2+}-Konzentration. Die frühen Einzeller verfügten bereits über Ionenpumpen, die die Na^+-K^+-Asymmetrie aufbauen und die intrazelluläre Ca^{2+}-Konzentration stark erniedrigen konnten.

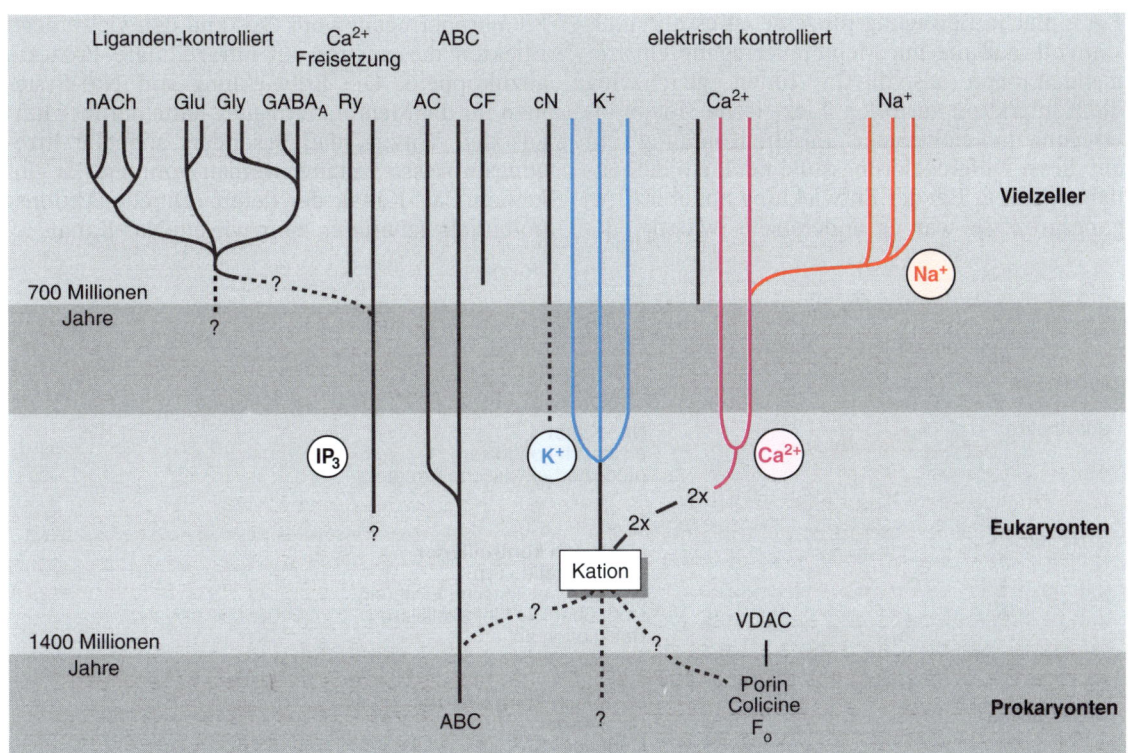

Abb. 4-44 *Konzept zur* **Differenzierung von Ionenkanälen** *der Zellmembran im Verlauf der Evolution. Hier kommt es auf die Na⁺-, K⁺- und Ca²⁺-Kanäle an, die in den ihnen zugeordneten Farben hervorgehoben sind. Den einfachen Lebewesen standen zunächst nur Ca²⁺-Kanäle für Erregungsprozesse zur Verfügung, das Ca²⁺-Ion ist das Ur-Erregungs-Ion. Erst später entwickelten sich Na⁺-Kanäle, die sich besonders für die Er-* *zeugung schneller elektrischer Membranerregungen eignen, wobei sich der Erregungsprozeß von den Ca²⁺-Ionen abkoppeln läßt. Phylogenetisch jung sind auch die chemisch kontrollierten (ligandenkontrollierten) Kanäle an Synapsen, spezialisiert für die verschiedenen Überträgerstoffe, hier aufgeführt für Acetylcholin (ACh), Glutamat (Glu), Glycin (Gly) und γ-Aminobuttersäure (GABA). (Nach [26].)*

Calcium-Kanäle der Membran sind der Ur-Erregungsprozeß, der sich schon bei der Differenzierung einzelliger Lebewesen herausgebildet hat (Abb. 4-44). Mit Aktivierung der Ca^{2+}-Kanäle strömt Ca^{2+} in die Zelle ein, und der Anstieg der intrazellulären Ca^{2+}-Konzentration ist das Signal zum Anstoß von Zelleistungen wie Kontraktion und Sekretion. **Ca^{2+}-Ionen zählen zu den wichtigsten intrazellulären Botenstoffen (Second messenger).**

Auch Kalium-Kanäle zählen zu den frühen Ionenkanälen. Im Zusammenwirken mit den Ionenpumpen, die die transmembranären Konzentrationsdifferenzen herstellen, sorgen sie für Aufbau und Stabilisierung des Membranpotentials. **Kalium-Kanäle sind der zentrale Prozeß für Stabilisierung und Ruhigstellung der Zellen.**

Die große Periode der Kanaldifferenzierung setzte erst mit der Entwicklung vielzelliger Lebewesen ein. Elektrisch kontrollierte Na⁺-Kanäle tauchen im Zusammenhang mit der Entwicklung von Nervenzellen auf. **Spannungsabhängige Natrium-Kanäle sind späte Spezialentwicklungen für schnelle elektrische Erregungsprozesse,** die die schnelle Signalübermittlung im Nervensystem ermöglichen.

Auch die vielen chemisch kontrollierten Kanaltypen, die die synaptischen Übertragungsfunktionen übernehmen, sind phylogenetisch jung und haben sich erst im Zusammenhang mit der fortschreitenden Differenzierung der Nervensysteme entwickelt. Dabei sind auch Cl⁻-Kanäle entstanden, die in vielen Zelltypen vorkommen. Sie spielen bei synaptischen Hemmungsprozessen eine wichtige Rolle. Die synaptischen Kationenkanäle besitzen im allgemeinen eine sehr viel geringere Spezifität als die elektrisch kontrollierten Kationenkanäle, d. h. sie differenzieren wenig oder gar nicht zwischen Na⁺-, K⁺- und Ca²⁺-Ionen.

Für einfache Bewegungsprozesse ist es durchaus sinnvoll, daß die mit Membranerregung einströmenden Ionen – also die Ca^{2+}-Ionen – gleichzeitig die Kontraktion anstoßen. Elektrische Membranerregung und elektromechanische Kopplung sind auf dieser Differenzierungsstufe noch ein einheitlicher Prozeß. Bei der Entwicklung höherer Erregungsprozesse war es andererseits wichtig, die Membranerregung vom Ca^{2+} und den vielseitigen Effekten dieses Ions auf intrazelluläre Prozesse abzukoppeln. Die Entwicklung von Na^+-Systemen für die Membranerregung hatte darüber hinaus den Vorzug, daß besonders schnelle Erregungsprozesse gestaltet werden konnten. Es gibt keinen Ca^{2+}-Kanal, der derart schnelle Aktionspotentiale generieren kann wie ein Na^+-Kanal.

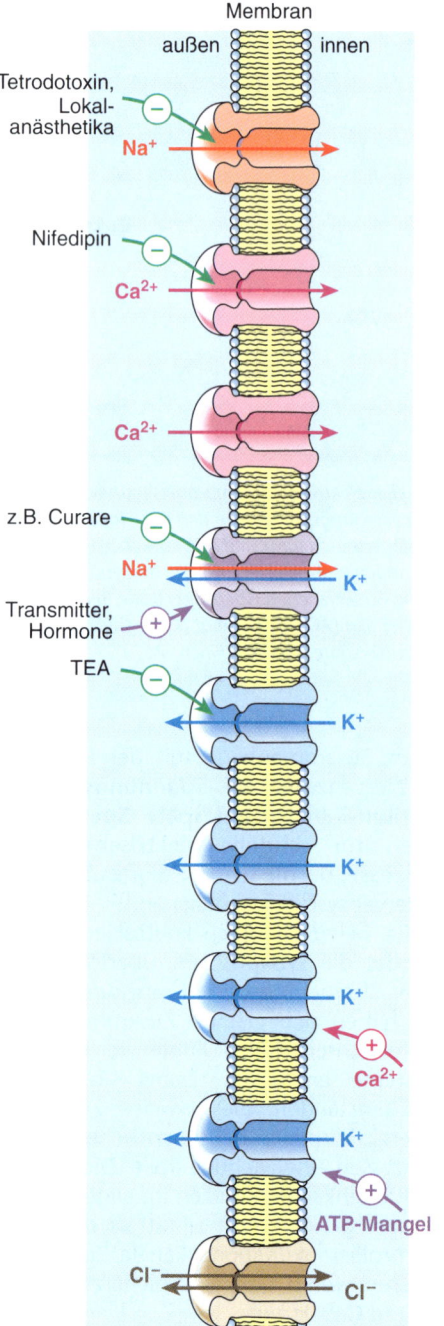

Na⁺-Kanal
elektrisch kontrolliert,
produziert elektrische Erregung

elektrisch kontrollierter Ca²⁺-Kanal (L-Typ)
produziert elektrische Erregung,
stößt über Ca^{2+} intrazelluläre
Reaktionen an

chemisch kontrollierter Ca²⁺-Kanal
stößt über Ca^{2+} intrazelluläre
Reaktionen an (z.B. Kontraktion)

chemisch kontrollierte Kationen-Kanäle an Synapsen
(viele Typen)
produzieren Depolarisation

klassischer K⁺-Kanal: verzögerter Gleichrichter
elektrisch kontrolliert,
repolarisiert nach Erregung

K⁺-Kanal: Einwärts-Gleichrichter
elektrisch kontrolliert,
sorgt für Ruhepotential

Ca²⁺-abhängiger K⁺-Kanal
chemisch (durch intrazelluläres Ca^{2+}) kontrolliert,
produziert Polarisation

ATP-abhängiger K⁺-Kanal
chemisch (durch intrazelluläres ATP) kontrolliert,
produziert Polarisation

Cl⁻-Kanäle

*Abb. 4-45 Schematische Darstellung der wichtigsten **Ionenkanäle** bei erregbaren Zellen. Die der Erregung dienenden Kanäle sind rot (bis violett), die der Stabilisierung und Polarisation dienenden K⁺-Kanäle blau dargestellt. Die höchstspezialisierten Na⁺-Erregungskanäle sind hellrot, die vielseitigeren Ca²⁺-Kanäle violett-rot, und die weniger selektiven synaptischen Kanäle violett gezeichnet.*

In Abbildung 4-44 sind auch die sehr frühen ABC-Transportproteine (ATP-binding cassette transporters) eingetragen, die dem Transport vieler Stoffe wie Zucker und Peptide durch die Zellmembran dienen. Auch die durch IP_3 (Inositoltriphosphat) kontrollierten Kanäle, die die Ca^{2+}-Freisetzung aus intrazellulären Speichern regulieren, tauchen schon sehr früh in der Evolution auf.

Ionenkanäle lassen sich einmal gliedern nach dem Ion, das sie bevorzugt transportieren, also in Na^+-, K^+-, Ca^{2+}- und Cl^--Kanäle (Abb. 4-45). Andererseits ist eine Gliederung nach den Mechanismen, die die Kanalaktivierung kontrollieren, möglich. Danach lassen sich **elektrisch kontrollierte** (spannungskontrollierte) und **chemisch kontrollierte** (Liganden-kontrollierte) **Ionenkanäle** unterscheiden. Hier gibt es allerdings keine scharfe Trennung, da viele elektrisch kontrollierten Kanäle auch zusätzlich noch durch chemische Mechanismen in ihrer Aktivierbarkeit modifiziert werden. Daneben gibt es noch mechanisch kontrollierte Kanäle (durch Dehnung aktiviert) und Spezialkanäle bei Sinnesrezeptoren.

Die chemisch kontrollierten Kanäle werden weiter untergliedert nach dem kontrollierenden Wirkstoff. Es gibt also eine ähnliche Vielfalt wie bei den Neurotransmittern und Hormonen.

Die elektrisch kontrollierten Kanäle lassen sich weiter untergliedern nach ihrer Reaktionskinetik, also nach der Geschwindigkeit der Aktivierung, nach Grad und Geschwindigkeit der Inaktivierung, nach den Schwellen für Aktivierung und Inaktivierung sowie nach der Leitfähigkeit des Einzelkanals. Ein weiteres Gliederungsprinzip für alle Kanaltypen ist die Blockierbarkeit durch bestimmte Antagonisten.

So ergibt sich insgesamt eine Mannigfaltigkeit, die hier nur exemplarisch dargestellt werden kann.

In Abbildung 4-45 sind die wichtigsten Kanaltypen zusammengestellt. Die klassischen **Natrium-Kanäle,** die in Abschnitt 4.5.3 genauer beschrieben sind, sind bei verschiedenen Lebewesen und den unterschiedlichsten Nerventypen relativ einheitlich. Immerhin gibt es Unterschiede in der Empfindlichkeit gegenüber dem spezifischen Blocker Tetrodotoxin (TTX). Beim Herzmuskel und beim denervierten Skelettmuskel sind 1000fach höhere Konzentrationen von TTX zur Blockade erforderlich, und die Nerven des TTX-produzierenden Pufferfisches sind völlig resistent gegen TTX. Am TTX-Bindungsplatz gibt es

also durchaus molekulare Variationen. Mit verschiedenen Wirkstoffen sind vielfältige Eingriffe in die Kinetik des Kanals möglich, vor allem Modifikationen der Inaktivierung. Die wichtigste medizinische Nutzanwendung ist die Lokalanästhesie: Lokalanästhetika wie Lidocain und Procain blockieren den Na^+-Kanal, indem sie sich zunächst in der Lipidphase der Membran lösen und von dort aus hemmend auf die Kanalproteine einwirken. Sie blockieren auf diese Weise die Fortleitung bzw. die Entstehung eines Aktionspotentials. (Nicht zu verwechseln mit einer allgemeinen Narkose, die auf ganz anderen Wegen zustande kommt!)

Elektrisch kontrollierte Calcium-Kanäle finden sich in einer Vielzahl von Zelltypen, in nahezu allen erregbaren Zellen und darüber hinaus bei sekretorischen und inkretorischen Zellen. Dabei gibt es stärkere Variationen in den Kanaltypen als bei den Na^+-Kanälen. Nach der Schwelle für die Aktivierung kann man Kanäle mit hoher Schwelle (HVA = high-voltage activated, also erst durch starke Depolarisation aktivierbar) und solche mit niedriger Schwelle (LVA = low-voltage activated, also schon auf schwache Depolarisation reagierend) unterscheiden. Stärker durchgesetzt hat sich aber die Gliederung nach dem Verlauf der Inaktivierung. So unterscheidet man L-Typ-Ca^{2+}-Kanäle (L für long-lasting, bei anhaltender Depolarisation anhaltende Aktivierung, nur langsame Inaktivierung) und T-Typ-Kanäle (T für transient, nur kurze Aktivierung und schnelle Inaktivierung). Die bei Neuronen vorkommenden Ca^{2+}-Kanäle grenzt man wegen ihrer Besonderheiten als N-Typ-Kanäle ab (N für neuronal). Nur die L-Typ-Kanäle werden durch Dihydropyridine (Prototyp Nifedipin) blockiert. Dieser Typ ist für die klinische Medizin am wichtigsten, weil er bei der Steuerung der Kontraktionskraft beim Herzmuskel und beim glatten Muskel entscheidend mitwirkt, so daß eine Blockade dieser Kanäle mit den sogenannten **Calcium-Antagonisten** wichtige therapeutische Eingriffe ermöglicht. Deshalb ist in Abbildung 4-45 nur dieser Typ der elektrisch gesteuerten Ca^{2+}-Kanäle eingezeichnet. Es gibt aber durchaus Unterschiede zwischen den verschiedenen Organen, so daß sich der L-Typ-Kanal weiter untergliedern läßt. Wichtig ist die zusätzliche chemische Kontrolle dieses Kanaltyps, worauf wir beim Herzen und beim glatten Muskel noch zurückkommen.

Es gibt darüber hinaus noch **chemisch kontrollierte Calcium-Kanäle,** die nicht durch Nifedipin blockiert werden können. Diese spielen vor allem bei tonisch aktiven glatten Muskeln eine wichtige Rolle.

4

Die größte Vielfalt findet sich schließlich bei den **Kalium-Kanälen.** Beim schnellen Na^+-System des Nerven muß das K^+-System zwar etwas verzögert, aber dann sehr rasch anspringen, um eine schnelle Repolarisation herbeizuführen. Die Inaktivierung dieses Kanals ist sehr langsam. Für diesen klassischen, zuerst untersuchten K^+-Kanal hat sich die Bezeichnung **verzögerter Gleichrichter** (delayed rectifier) eingebürgert. Bei Zellen, die mit langsameren Ca^{2+}-Erregungsprozessen arbeiten, gibt es ebenfalls verzögerte Gleichrichter-Kanäle, deren Kinetik aber insgesamt langsamer ist. Es gibt aber auch K^+-Kanäle, die umgekehrt bei Depolarisation schließen und sich bei Hyperpolarisation öffnen, so daß sie den K^+-Einstrom begünstigen, wenn das Potential über das Gleichgewichtspotential hinaus hyperpolarisiert wird. Man spricht deshalb von **anomaler Gleichrichtung** oder **Einwärts-Gleichrichtung** (K_{ir}, ir für inward rectification). Den klassischen Kanal kann man dementsprechend als K_{or} (outward rectification) bezeichnen. Die wichtigste Funktion des K_{ir} ist die Begünstigung einer langanhaltenden Depolarisation, z.B. beim Plateau-Aktionspotential des Herzmuskels. Beim Ruhemembranpotential sind die Kanäle noch relativ stark aktiviert. Sobald eine stärkere Depolarisation einsetzt, werden diese Kanäle zunehmend verschlossen, so daß eine über mehrere 100 ms anhaltende Depolarisation von den verantwortlichen Erregungskanälen (vor allem Ca^{2+}-Kanäle) relativ leicht produziert werden kann. Es gibt darüber hinaus K^+-Kanäle mit sehr rascher Inaktivierung, die unter anderem anhaltende, repetitive Entladungen begünstigen, wie wir sie z.B. bei bestimmten Neuronen (Abb. 4-42) finden.

Bei diesen Neuronen haben wir auch schon einen anderen K^+-Kanal kennengelernt, der im Zusammenhang mit den Ca^{2+}-Erregungsprozessen wichtig ist: den **Ca^{2+}-gesteuerten K^+-Kanal.** Indem er sich bei intrazellulärem Anstieg der Ca^{2+}-Konzentration öffnet, damit Repolarisation fördert und so die Ca^{2+}-Kanäle wieder schließt, wirkt er einem zu starken Ca^{2+}-Anstieg entgegen. Der Ca^{2+}-gesteuerte K^+-Kanal ist wegen der Trägheit der intrazellulären Konzentrationsänderung in der Lage, langsame Fluktuationen der Erregung auszulösen, also z.B. für den Wechsel von Spike-Entladungssalven und längeren Ruheintervallen zu sorgen, wie in Abbildung 4-42.

Ein bemerkenswerter, erst in jüngster Zeit entdeckter Typ ist der **ATP-abhängige K^+-Kanal.** Er schützt die Zelle bei unzureichender Energieversorgung, indem er sich bei abnehmendem ATP-Gehalt öffnet und so durch Hyperpolarisation die Erregung unterdrückt. Dies kann beispielsweise eine Herzmuskelzelle vor Totalerschöpfung schützen und das Überleben begünstigen, weil die letzten Energiereserven für die Selbsterhaltung reserviert bleiben.

Auch Chlorid-Kanäle und andere **Anionen-Kanäle** sind in der Natur weit verbreitet. Da die Cl^--Ionen in der Regel passiv verteilt sind, d.h. ihr Gleichgewichtspotential liegt nahe beim Ruhepotential, führt jede Depolarisation automatisch zu einem Cl^--Einstrom, der repolarisierend wirkt und insofern zur Stabilisierung des Ruhepotentials beiträgt. Beim Skelettmuskel, wo die Cl^--Permeabilität besonders groß ist, ist diese Funktion der Cl^--Kanäle deutlich. Eine mit Muskelkrämpfen verbundene Krankheit (Myotonie) wird auf eine abnorm geringe Cl^--Permeabilität zurückgeführt, die als Ursache für die Übererregbarkeit angesehen wird. Besondere, von Neurotransmittern gesteuerte Cl^--Kanäle werden uns bei den Synapsen noch beschäftigen.

Auch die vielen von Neurotransmittern gesteuerten Kationenkanäle werden im Zusammenhang mit den synaptischen Funktionen näher erörtert.

Neben den klassischen, elektrisch kontrollierten Natrium-Kanälen gibt es zur Erzeugung elektrischer Erregung noch Calcium-Kanäle, und an Synapsen noch weniger spezifische Kationen-Kanäle (Abb. 4-45).

Entsprechend den vielseitigen Wirkungen der Ca^{2+}-Ionen bei den zellulären Funktionen gibt es verschiedene Typen von Ca^{2+}-Kanälen, in Anpassung an die jeweiligen Funktionen. Medizinisch wichtig sind vor allem die L-Typ-Ca^{2+}-Kanäle (vgl. Abschn. 4.8).

Besonders groß ist die Vielfalt bei den Kalium-Kanälen (Abb. 4-45). Die Erzeugung verschiedener Aktionspotentiale, z.B. des Plateau-Aktionspotentials beim Herzmuskel, die Fähigkeit zu spontaner Erregungsbildung bei vielen Zelltypen und die Ausbildung unterschiedlichster Erregungsmuster, z.B. verschiedene Formen langsamer rhythmischer Fluktuationen, sind in hohem Maße an die Kooperation verschiedener K^+-Kanäle gebunden, wobei häufig mehrere Typen in einer Zelle vorkommen.

Die Kenntnisse über die molekulare Basis der Kanalfunktionen sind noch lückenhaft, ständig werden noch neue Kanaltypen entdeckt, bekannte Typen weiter untergliedert und sicher geglaubte Erkenntnisse korrigiert. Das hier gezeichnete Bild ist deshalb großzügig und vereinfacht.

4.10 Erregung bei Sinnesrezeptoren

Bei der Umsetzung äußerer Reize in nervale Erregungssignale zeigt sich die ganze Vielfalt von Membranmechanismen, die der Erregung dienen, weil eine Vielzahl verschiedener Reizqualitäten – mechanische und chemische Reize, Licht und Temperatur – in elektrische Signale umzusetzen sind. Unter **Rezeptor** verstand man früher die Sinneszelle, die diese Umsetzung besorgt. Heute ist der Rezeptorbegriff stark biochemisch-molekular belegt – man versteht darunter spezielle Moleküle oder Molekülkomplexe, die Bindungsplätze für Wirkstoffe darstellen. Deshalb wurde in jüngerer Zeit vorgeschlagen, für die Reizaufnahme in Sinnesorganen lieber den Begriff **Sensor** zu

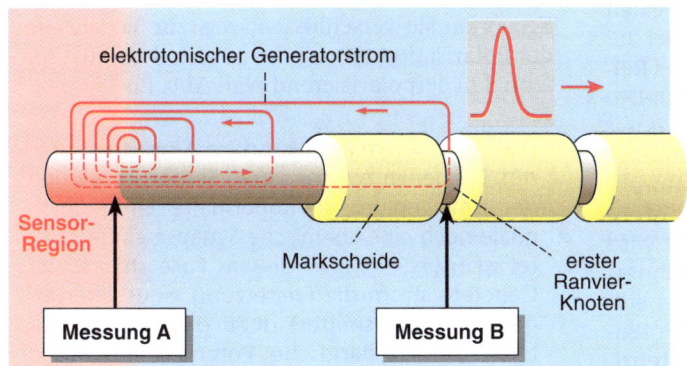

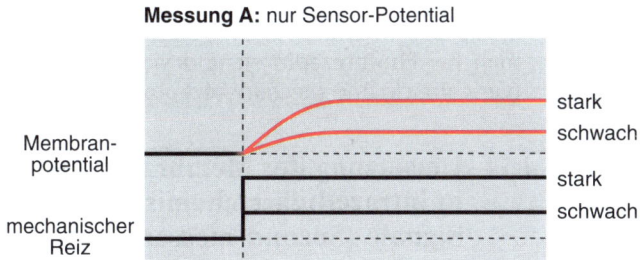

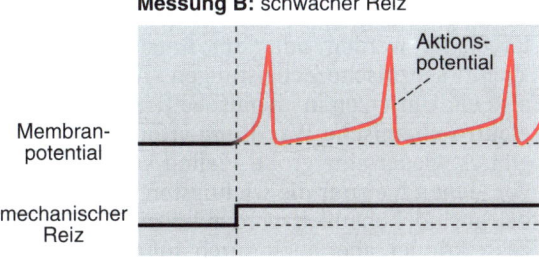

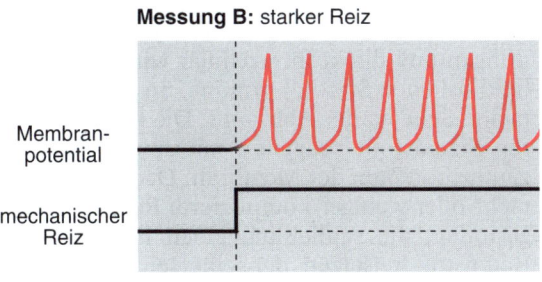

Abb. 4-46 *Schema zur **Erregungsbildung bei primären Sinnesrezeptoren.** In der Sensor-Region einer rezeptiven Nervenendigung wird durch den adäquaten Reiz eine lokale Depolarisation, ein Sensorpotential (Generatorpotential) erzeugt, das einen Stromfluß (Generatorstrom) zu den Nachbarregionen veranlaßt, der dort eine fortgeleitete elektrische Erregung (Aktionspotential) generiert. Im Beispiel des Bildes ist oben ein markhaltiger Nerv dargestellt. (Bei marklosen sensiblen Nervenfasern werden in gleicher Weise Aktionspotentiale erzeugt.) Im unteren Bildteil sind die Potentialänderungen in der Sensorregion (Messung A: nur das graduierte Sensorpotential wird erfaßt) und am fortleitenden Nerven (Messung B: Aktionspotential-Entladungen), für zwei verschiedene Reizstärken, eingezeichnet.*

verwenden. Sensor ist also die Zelle oder der Zellteil, der für die Umsetzung eines Reizes in Erregung, für die Reiztransduktion verantwortlich ist. Im Detail werden diese Prozesse im Rahmen der speziellen Sinnesfunktionen besprochen. Hier sollen nur an einigen Beispielen die wichtigsten Prinzipien dargestellt werden.

Ein äußerer Reiz, sei er mechanisch, chemisch, optisch oder thermisch, trifft zunächst auf einen **Sensor,** auf eine Zelle oder einen Zellteil, der auf die Umwandlung, auf die **Transduktion des Reizes** in Erregung spezialisiert ist (Abb. 4-46). Dabei entsteht zunächst eine kontinuierliche, mit der Reizstärke zunehmende Potentialänderung, meist eine Depolarisation, die als Generatorpotential oder **Sensorpotential (Rezeptorpotential)** bezeichnet wird. Im nächsten Schritt wird im einfachsten Fall, bei einem primären Sinnesrezeptor, das gleichmäßige, graduierte Generatorpotential in impulshafte explosive Potentialänderungen umgesetzt, in **Aktionspotential-Entladungen,** wobei die Impulsfrequenz mit der Stärke des Generatorpotentials zunimmt. In der Sprache der Informationstheorie wird also der Reiz zunächst in ein graduiertes Generatorpotential und im nächsten Schritt in Aktionspotentialentladung umcodiert. Die Umsetzung in Aktionspotentiale erfolgt in der Regel im Übergang zum erregungsleitenden, myelinisierten Axon (beim ersten Ranvier-Knoten) (Abb. 4-46 und 4-47).

Behandelt man einen sensorischen Nerven mit Tetrodotoxin (Abb. 4-46), so werden die Spikes des afferenten Nerven blockiert, nicht aber das Generatorpotential. Dies zeigt, daß besondere Ionenkanäle für die Reiztransduktion zur Verfügung stehen, und zwar verschiedene Typen, in Anpassung an die jeweilige Aufgabe.

Bei der Umwandlung mechanischer Reize nimmt man an, daß durch Dehnung direkt die Porengröße der Kanäle vergrößert werden kann. Der Kanal ist also direkt durch mechanische Reize kontrolliert. Dieser Kanal ist weniger selektiv für Na^+ als der elektrisch kontrollierte Na^+-Kanal des Nerven, das Gleichgewichtspotential (das Potential, bei dem bei voll aktiviertem Kanal kein Nettostrom durch den Kanal fließt) liegt bei 0 mV. Es handelt sich also um einen wenig selektiven Kationen-Kanal, ähnlich wie bei vielen synaptischen Kanälen.

Bei Chemorezeptoren reagieren die Sensoren auf einen chemischen Reizstoff, in der Regel durch Einwirken des Reizes auf ein spezielles Sensorprotein, das dann die Veränderung des Ionenkanals bewirkt.

Die vielfältigen Variationen bei den Transduktionsprozessen zeigen sich bei einem Blick auf die Funktion der Photorezeptoren. Die Stäbchen der Retina sind in Ruhe stark depolarisiert (etwa –40 mV), und zwar dadurch, daß die Kanäle der Sensorregion in Ruhe relativ stark geöffnet sind. Beim Photo-Transduktionsprozeß werden, nach mehreren chemischen Reaktionsschritten, die Sensorkanäle verschlossen, was zur Verstärkung der Polarisation führt. Hier ist also das Sensorpotential hyperpolarisierend (vgl. Abb. 20-14).

Häufig findet man **sekundäre Sinnesrezeptoren,** bei denen zwischen dem Sensorprozeß und der Umwandlung in impulshafte Erregungssignale noch eine chemische Synapse eingeschaltet ist (Abb. 4-47). In diesem Falle steuert der Generatorstrom die Freisetzung eines Überträgerstoffes (Transmitter), der in der nachgeschalteten Zelle synaptische Potentialänderungen und Ströme auslöst, die dann in Aktionspotential-Entladungen umgesetzt werden, nach den generellen Gesetzmäßigkeiten chemischer Synapsen. Reiztransduktion dieser Art findet man bei Photorezeptoren und vielen Chemo- (Geschmack) und Mechanorezeptoren (Gehör).

4.11 Umsetzung der Membranerregung in intrazelluläre chemische Signale (Second-messenger-Systeme)

Elektrische Ereignisse bei Membranerregung (Aktionspotentiale) sind Signale, die entweder weitergeleitet werden oder am Entstehungs- bzw. Zielort spezifische Zelleistungen anstoßen. Es ist also ein Umsetzen in chemische Reaktionen, eine **elektro-chemische Wandlung** erforderlich. Dazu gibt es wieder eine große Vielfalt von Prozessen, von denen hier nur die wichtigsten, die heute gut belegt sind, behandelt werden können. Diese Prozesse können aber auch durch äußere chemische Signale (Hormone, Neurotransmitter und andere Wirkstoffe) angestoßen werden. Nur wenige äußere Botenstoffe können die Membran durchdringen und direkt intrazellulär wirken, z. B. die lipidlöslichen Steroidhormone. So gilt das allgemeine Schema der Abb. 4-48. Die meisten äußeren Signalstoffe reagieren mit spezifischen Rezeptorproteinen der Membran. Dadurch werden mehr oder weniger komplizierte Reaktionen angestoßen, die schließlich einen intrazellulären Botenstoff freisetzen, der seinerseits die weiteren

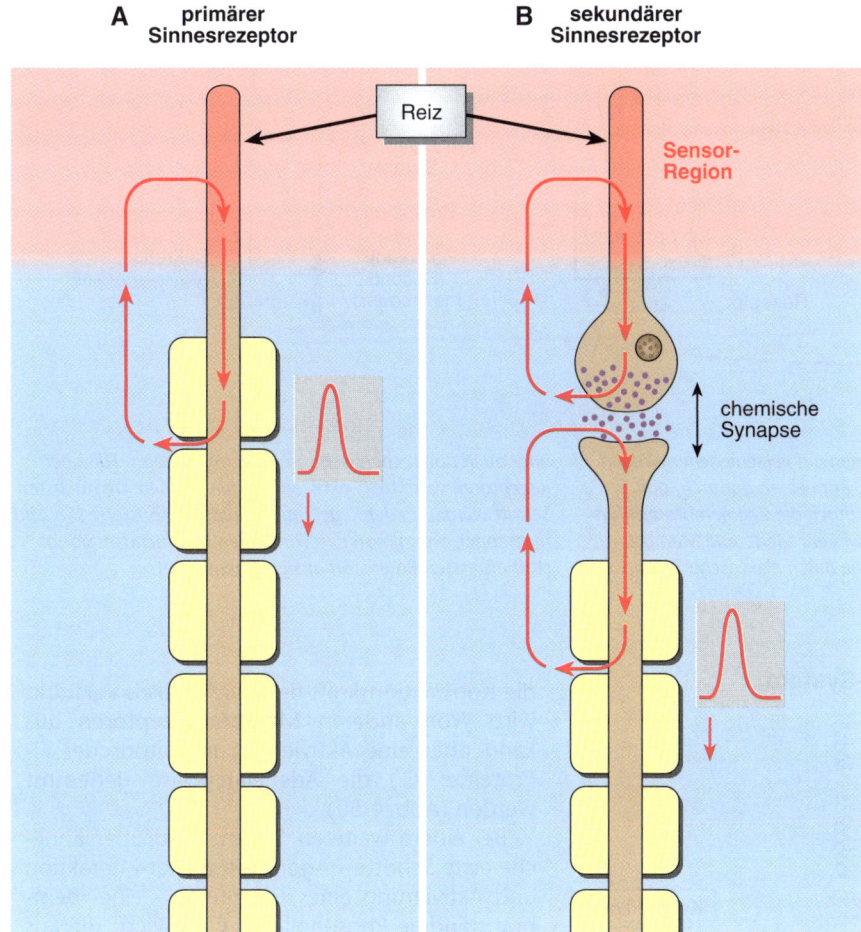

A primärer
Sinnesrezeptor

B sekundärer
Sinnesrezeptor

Reiz

Sensor-
Region

chemische
Synapse

*Abb. 4-47 In **Teil A** ist noch einmal die Erregungsbildung bei einem primären Sinnesrezeptor (vgl. Abb. 4-46) vereinfacht dargestellt. In **Teil B** ist die Erregungsbildung bei einem **sekundären Sinnesrezeptor** gegenübergestellt. Dabei veranlaßt der Generatorstrom zunächst eine Freisetzung von Transmitter an einer chemischen Synapse, und erst im nächsten Neuron wird der synaptische Strom in Aktionspotentialentladungen umgesetzt.*

4

Zelleistungen anstößt. Für diese intrazellulären Botenstoffe hat sich der Ausdruck **Second messenger** eingebürgert, entstanden aus der Gegenüberstellung zum extrazellulären ersten Botenstoff. Für das heutige Wissen über diese komplexen Reaktionen ist der Ausdruck an sich nicht mehr angemessen, da der sogenannte zweite Botenstoff oft das Ergebnis einer dritten oder vierten Instanz in einer langen Prozeßkette ist. Andererseits kann der intrazelluläre Botenstoff auch ohne einen ersten äußeren Botenstoff entstehen, wenn beispielsweise durch elektrische Erregung Ca^{2+}-Ionen in die Zelle fließen.

Auf eine Zelle wirkende Signale, sei es in Form elektrischer Erregung oder als chemisches Signal (Hormone, Überträgerstoffe von Nerven u. a.), werden in der Regel an der Zellmembran in ein inneres Signal, einen **intrazellulären Botenstoff** (Second messenger) umgesetzt, der dann die weiteren Zellreaktionen anstößt (Abb. 4-48).

Das einfachste intrazelluläre Botenstoffsystem sind die **Ca^{2+}-Ionen**, die bei Membranerregung durch Ca^{2+}-Kanäle in die Zelle strömen und dort bestimmte Zelleistungen in Gang setzen, z. B. Kontraktion beim glatten Muskel oder Transmitterfreisetzung an einer Nervenendigung (Abb. 4-49).

Ein komplizierteres intrazelluläres Signalsystem ist das **cAMP (zyklisches Adenosinmonophosphat)-System** (Abb. 4-50). Die Verbindung eines äußeren Agonisten mit seinem Rezeptor löst eine Konformationsänderung des Rezeptorproteins aus, was zu einer Aktivierung eines membranständigen G-Proteins (Guanin-Nucleotid-bindendes Protein) durch Anlagerung von GTP (Guanosin-Triphosphat) führt. Das in der Membran gut bewegliche G-Protein überträgt seine Aktivierung auf eine membranständige Adenylatcyclase, die die Bildung von cAMP aus ATP veranlaßt. cAMP verteilt sich als löslicher Botenstoff im Zytoplasma und aktiviert

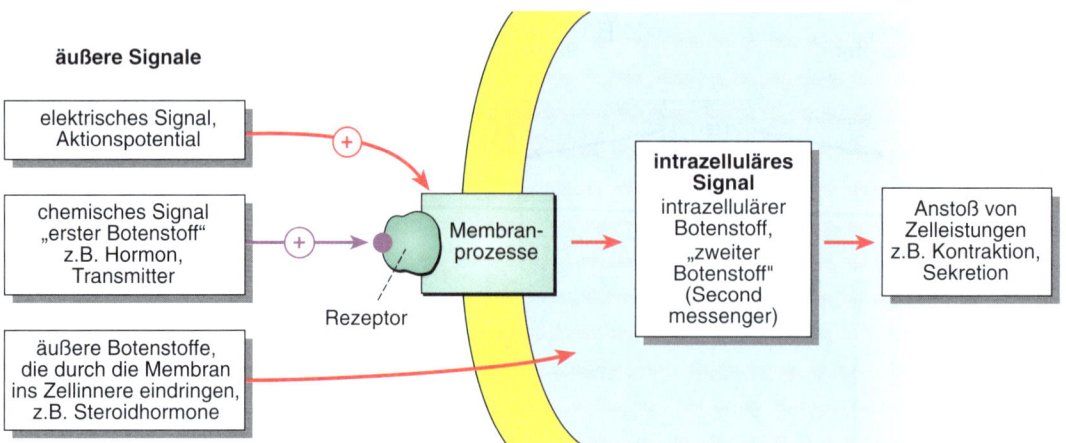

Abb. 4-48 *Äußere Signale können auf verschiedenen Wegen intrazelluläre Prozesse steuern. Zum einen dadurch, daß Signalstoffe wie Steroidhormone durch die Zellmembran diffundieren und direkt intrazellulär wirken. Meist sind Membranprozesse zwischengeschaltet, die durch elektrische Signale oder auch durch chemische Signale, im letzteren Fall über Rezeptoren vermittelt, aktiviert werden können. Im nächsten Schritt werden in der Regel intrazelluläre Botenstoffe (Second messenger, wenn man den von außen kommenden Signalstoff als ersten Botenstoff ansieht) freigesetzt.*

4

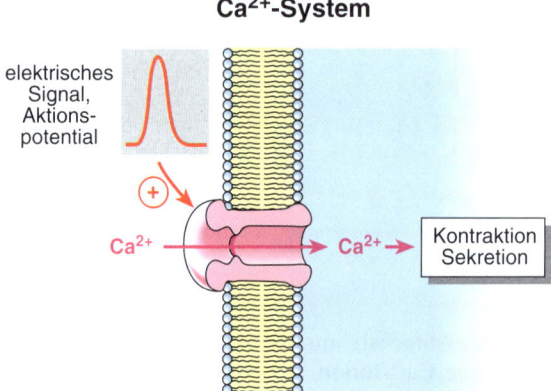

Abb. 4-49 *Das einfachste intrazelluläre Botenstoffsystem ist das **Calcium-System**. Ca²⁺-Kanäle der Zellmembran werden aktiviert, Ca²⁺-Ionen strömen ins Zellinnere und stoßen weitere Zellreaktionen an. Ca²⁺-Ionen können aber auch aus intrazellulären Speichern freigesetzt werden (vgl. Abb. 4-51).*

Proteinkinasen (Proteinkinase A), was zu einer Phosphorylierung wichtiger Proteine führt und so spezifische Zellfunktionen anstößt. Auf diesem Wege wird z. B. beim Herzmuskel durch Adrenalin und Noradrenalin über den adrenergen β-Rezeptor eine Phosphorylierung der Ca²⁺-Kanäle der Zellmembran ausgelöst, was die Offen-Wahrscheinlichkeit dieser Kanäle erhöht und so den Ca²⁺-Einstrom während des Aktionspotentials steigert, wodurch schließlich die Kontraktionskraft des Herzmuskels verstärkt wird. Von anderen Membranrezeptoren aus kann über eine Aktivierung inhibitorischer G-Proteine (G_i) die Adenylatcyclase gehemmt werden (Abb. 4-50).

Bei einem weiteren System wird über ähnliche erste Schritte – Agonist-Rezeptor-Interaktion und Aktivierung eines G-Proteins – eine membranständige Phospholipase C aktiviert, die aus Phospholipiden der Membran **IP₃ (Inositoltriphosphat)** und Diacylglycerol (DAG) bildet (Abb. 4-51). IP₃ diffundiert als intrazellulärer Botenstoff im Zytosol und veranlaßt am endoplasmatischen Retikulum eine Ca²⁺-Freisetzung aus intrazellulären Ca²⁺-Speichern über spezielle Ca²⁺-Kanäle, was je nach Zelltyp spezifische Folgereaktionen nach sich zieht, z. B. Auslösung einer Kontraktion. DAG bleibt in der Membran und übt ebenfalls Signalfunktionen aus.

Ein in jüngerer Zeit zunehmend Beachtung findendes System ist das **cGMP (zyklisches Guanosinmonophosphat)-System.** cGMP wird durch Guanylatcyclase aus GTP (Guanosintriphosphat) gebildet. Bei einigen Rezeptoren (z. B. Rezeptor für ANP = atriales natriuretisches Peptid) ist die Guanylatcyclase-Aktivität auf der zytoplasmatischen Seite des Rezeptormoleküls verankert, so daß Zwischenreaktionen über G-Proteine entfallen. Es gibt aber auch lösliche Guanylatcyclase im Zytoplasma, die direkt durch Botenstoffe angestoßen werden kann, z. B. durch den erst vor wenigen Jahren ent-

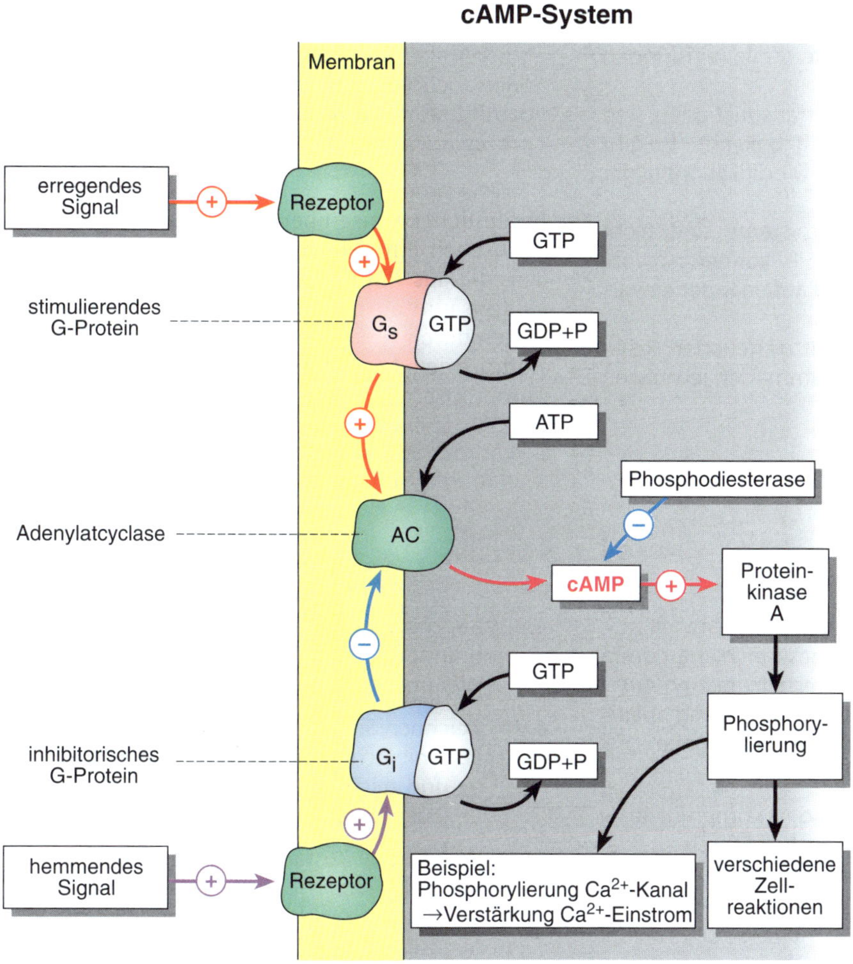

cAMP-System

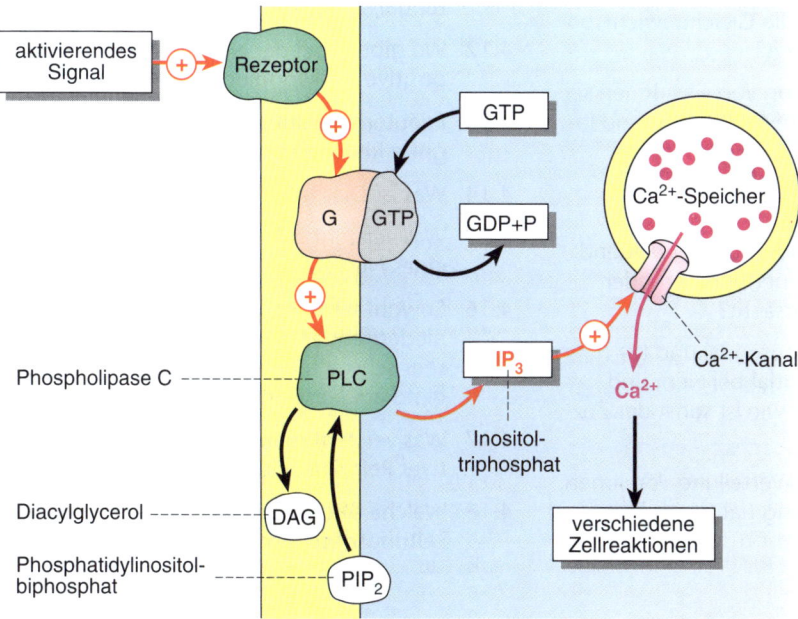

Abb. 4-50 Ein wichtiger intrazellulärer Botenstoff ist das **zyklische Adenosinmonophosphat (cAMP)**, dessen Bildung durch Adenylatcyclase über verschiedene Membranprozesse kontrolliert wird. Erläuterungen im Text.

IP₃-System

Abb. 4-51 Ein wichtiger intrazellulärer Botenstoff ist das **Inositoltriphosphat (IP₃)**, dessen Bildung durch Phospholipase C unter Vermittlung eines G-Proteins durch äußere Signale angestoßen werden kann. IP₃ veranlaßt die Freisetzung von Ca²⁺ aus intrazellulären Speichern.

deckten Botenstoff NO (Stickstoffmonoxid), der durch Diffusion in die Zelle eindringen kann.

Die intrazellulären Signaltransduktionen sind noch lange nicht vollständig bekannt. Es gibt weitere Signalsysteme und Modifikationen der beschriebenen Systeme.

Die einzelnen Botenstoffsysteme sind nicht unabhängig voneinander. Sie können sowohl fördernd als auch hemmend aufeinander einwirken.

Die von den Signalstoffen gesteuerten Reaktionen hängen vom Programm der jeweiligen Zelle ab, also beispielsweise Kontraktion in einer Muskelzelle oder Sekretion in einer Drüsenzelle; oder auch Modifikation von Ionenkanälen und damit Beeinflussung der elektrischen Erregungsprozesse.

In ähnlicher Weise über Rezeptor und G-Protein kann auch eine Phospholipase A_2 aktiviert werden, die aus Phosphoinositol der Membran Arachidonsäure abspaltet. Aus Arachidonsäure entstehen durch verschiedene Enzyme potente Wirkstoffe wie Leukotriene, Prostaglandine und Thromboxane.

FRAGEN

4.1 Die Zelle muß sich gegen die Umwelt abgrenzen, um ihr eigenes Innenleben gestalten zu können. Andererseits müssen Austauschprozesse mit der Umgebung ablaufen. Wie hat die Natur diese Aufgabe gelöst?

4.2 Der größte Teil der in den Körperflüssigkeiten gelösten Teilchen ist elektrisch geladen (Ionen). Welche Kräfte sind beim passiven Austausch von Ionen über die Zellmembran hinweg zu beachten? Was ist ein Gleichgewichtspotential?

4.3 Welche Konzentrationsverhältnisse für Na^+ und K^+ bestehen an der Membran erregbarer Zellen? Wie sind die Gleichgewichtspotentiale für diese Ionen?

4.4 Die freie Konzentration von Ca^{2+}-Ionen sei extrazellulär 1 mmol/l (10^{-3} mol/l) und intrazellulär 10^{-7} mol/l. Wie groß ist das Gleichgewichtspotential (intrazellulär, 30 °C)?

4.5 Wird das Membranpotential vorwiegend durch elektrogene Ionenpumpen oder durch Diffusion verursacht?

4.6 Sind Ruhemembranpotential und K^+-Gleichgewichtspotential bei Nerv und Muskel gleich? Oder wie ist sonst der Zusammenhang?

4.7 Was ist eine Donnan-Verteilung von Ionen, und welche Bedeutung hat sie im Organismus?

4.8 Bei Erregung eines Nerven strebt das Membranpotential welchem Potentialwert zu? Warum?

4.9 Zeichnen Sie ein Nervenaktionspotential auf, mit Eichung von Abszisse und Ordinate, und zeichnen Sie dazu zeitgerecht die Verläufe für Na^+- und K^+-Leitfähigkeit.

4.10 Welche drei Zustände unterscheidet man beim Na^+-Kanal? Erläutern Sie die Übergänge.

4.11 Was entscheidet darüber, ob ein elektrischer Reiz unterschwellig bleibt, oder ob eine fortgeleitete Erregung, ein Aktionspotential, ausgelöst wird?

4.12 Wo gibt es bei der Nervenerregung eine positive Rückkopplung?

4.13 Erläutern Sie anhand einer Skizze die Begriffe Rheobase und Chronaxie!

4.14 Was ist Diathermie, und worauf beruht sie?

4.15 Was versteht man unter Akkommodation eines Nerven?

4.16 Sowohl sehr hochfrequente als auch sehr niederfrequente Wechselströme wirken nur sehr schwach oder gar nicht mehr erregend auf Nerv und Muskel. Warum?

4.17 Was versteht man unter absoluter und relativer Refraktärzeit?

4.18 Welche Mittel setzt die Natur ein, um die Leitungsgeschwindigkeit von Nerven zu erhöhen? Erläutern Sie die physikalischen Gesetzmäßigkeiten.

4.19 Wie groß ist die Leitungsgeschwindigkeit menschlicher Nerven? (Gliederung der Nerven).

4.20 Welche Bedeutung haben die Ca^{2+}-Ionen für die Erregbarkeit des Nerven?

4.21 Was versteht man unter Repetitivität, und wie kann sie beim peripheren Nerven experimentell ausgelöst werden?

4.22 Was versteht man unter Automatie bei erregbaren Zellen, und wie läßt sie sich beim peripheren Nerven auslösen?

4.23 Welches sind die wichtigsten Unterschiede bei Auslösung und Messung der Erregung

a) bei einer einzelnen Nervenfaser, mit intrazellulärer Potentialmessung, und

b) bei einem isolierten Froschnerven, mit extrazellulärer Ableittechnik?

4.24 Beim Menschen kann man mit Elektroden, die der Haut aufgelegt werden, Nerven reizen. Wie kann man den Reizerfolg beurteilen? Gibt es nützliche Anwendungen für die klinische Medizin?

4.25 Auch der glatte Muskel kann Aktionspotentiale bilden, die dem Spike eines Nerven ähnlich sind (wenn auch deutlich langsa-

mer in der Ablaufsform). Wie unterscheiden sich diese glattmuskulären Spikes von denen des Nerven?

4.26 Es gibt spezifische Antagonisten für Ca^{2+}-Kanäle. Welche Nutzanwendung ergibt sich daraus für die Medizin? Können Sie ein Beispiel nennen?

4.27 Es gibt eine Vielzahl von Ionenkanälen bei erregbaren Zellen. Was bietet es für Vorteile, daß es sowohl elektrisch gesteuerte Na^+-Kanäle als auch elektrisch gesteuerte Ca^{2+}-Kanäle gibt? Was kann man aus der Evolution zu dieser Frage lernen?

4.28 Bei erregbaren Zellen gibt es verschiedene Typen von K^+-Kanälen. Was hat das für einen Sinn?

4.29 Zur Informationsweiterleitung im Nervensystem steht dem Organismus nur ein Signal zur Verfügung: das Aktionspotential. Wir können aber sehr viele verschiedene Reize aufnehmen und empfinden. Wie ist diese vielfältige Reizaufnahme möglich?

4.30 Wenn ein Hormon oder ein Neurotransmitter auf seine Effektorzelle trifft, so verbindet er sich meist mit einem spezifischen Rezeptor der Zellmembran. Wie sind die weiteren Schritte, die daraufhin zur Reaktion der Zelle führen? Nennen Sie die wichtigsten Reaktionssysteme.

4

ANTWORTEN

4.1 Die Zelle ist von einer Membran umgeben, die aus einer Lipiddoppelschicht besteht. Die innere lipophile Phase der Membran stellt eine optimale Barriere zwischen den wäßrigen Lösungen innen und außen dar. Zur Realisierung erwünschter Transportfunktionen sind Proteine eingelagert, die die Lipidschicht durchdringen.

4.2 Zum einen die chemisch-osmotischen Kräfte (die Konzentrationsgradienten), und zum anderen die elektrischen Kräfte. Das elektrische Potential (genauer: die Potentialdifferenz), bei dem elektrische und os-

motische Kräfte im Gleichgewicht sind, ist das Gleichgewichtspotential.

4.3 Für Na^+ besteht von außen nach innen etwa ein Konzentrationsverhältnis von 150 mmol/l zu 15 mmol/l, also 10:1; für K^+ von 5 zu 150 mmol/l, also 1:30. Die zugehörigen Gleichgewichtspotentiale (nach der Nernst-Gleichung) sind +60 mV und −90 mV.

4.4 +120 mV. Für ein einwertiges Ion wäre bei einem Gradienten von 10 000:1 das Gleichgewichtspotential $4 \cdot 60 =$ 240 mV. Wegen der Zweiwertigkeit des Calciums sind es nur 120 mV.

4.5 Durch Diffusion! Die aktiven Ionentransporte bauen die Konzentrationsgradienten auf und sind die Voraussetzung für eine Potentialbildung, aber nicht die unmittelbare Ursache!

4.6 In Ruhe strebt das Membranpotential dem K^+-Gleichgewichtspotential zu, da die K^+-Permeabilität dominiert; es wird aber nie voll erreicht, da die Membran auch für andere Ionen (vor allem Na^+) etwas durchlässig ist.

4.7 Eine Donnan-Verteilung wird angestrebt, wenn eine Ionenart nicht permeieren kann und die permeablen Ionen nicht im elektrochemischen Gleichgewicht sind. Im stationären Zustand einer Donnan-Verteilung herrscht auf der Seite des impermeablen Ions ein osmotischer Überdruck, was eine Zellmembran nicht aushält. Deshalb gibt es normalerweise keine Donnan-Verteilung. Nur bei Energiemangel gibt es Veränderungen in Richtung Donnan-Verteilung, was einen Wassereinstrom in die Zelle nach sich zieht (Zellschwellung).

4.8 Dem Na^+-Gleichgewichtspotential (etwa +60 mV), da die Membran jetzt für Na^+-Ionen viel besser permeabel ist als für K^+.

4.9 Zeichnung gemäß Abbildung 4-16.

4.10 1) Geschlossen und aktivierbar, 2) offen, 3) geschlossen und nicht aktivierbar. Erläuterungen s. Text (Abschn. 4.5.3).

4.11 Es hängt davon ab, ob das stabilisierende K^+-System die Oberhand behält, oder ob die Na^+-Diffusion, die durch Öffnung von Na^+-Kanälen gesteigert wird, stärker und dominierend wird und schließlich durch Selbstverstärkung (positive Rückkopplung) eine explosive Depolarisation auslöst.

4.12 Beim Na^+-System: Eine Depolarisation eröffnet Na^+-Kanäle, mehr Na^+-Ionen strömen ein, verstärken die Depolarisation usw. (s. Abb. 4-20).

4.13 Abbildung 4-22. Erläuterungen im Text.

4.14 Diathermie heißt Gewebsdurchwärmung. Läßt man Strom durch das Gewebe fließen, so kommt es im Gewebe, das einen elektrischen Widerstand darstellt, zur Wärmeentwicklung, wie bei jedem elektrischen Heizgerät. Man muß nur dafür sorgen, daß es nicht zu Erregungen in Nerv und Muskel kommt. Deshalb muß man

sehr hochfrequente Wechselströme verwenden, ca. 1 MHz, wo jede Halbwelle so kurz ist, daß sie keine Erregung mehr auslösen kann (Chronaxie usw.).

4.15 Unter Akkommodation versteht man die Anpassung des Nerven bei allmählich einwirkender Depolarisation. Dabei wird das Na^+-System zunehmend inaktiviert, im Extrem wird der Nerv schließlich unerregbar (Depolarisations-Block). Auch die K^+-Kanäle werden dabei eröffnet, was einer Erregung entgegenwirkt. So wirken langsame Depolarisationen schlechter (oder gar nicht mehr) erregend als plötzlich einsetzende.

4.16 Bei niederfrequenten Wechselströmen wird die Akkommodation immer stärker (s. Antwort 4.15). Bei hochfrequenten Wechselströmen wird die Flußzeit jeder Halbwelle schließlich zu kurz (vgl. Chronaxie und Diathermie).

4.17 In der absoluten Refraktärzeit kann keine Erregung ausgelöst werden. In der relativen Refraktärzeit kann eine Erregung nur schwerer ausgelöst werden, die Reizschwelle ist erhöht, und das auftretende Aktionspotential ist kleiner als das normale (vgl. Abb. 4-25 und Text).

4.18 Zum einen wird der Durchmesser von Nervenfasern vergrößert. Dadurch wird der innere Widerstand in Längsrichtung reduziert, der Strom von der erregten zur unerregten Stelle kann sich besser in Längsrichtung ausbreiten. Wirksamer aber ist die Umhüllung des Axons mit einer isolierenden Markscheide: Der Membranwiderstand nimmt zu, die Membrankapazität ab, so daß die Verlustströme über die Membran reduziert werden. Schließlich wirkt das myelinisierte Internodium nur noch als passives Kabel, die Erregung springt von Ranvier-Knoten zu Knoten: saltatorische Erregungsleitung.

4.19 Von 1 m/s bei marklosen Nerven bis zu 100 m/s bei den schnellsten motorischen Nerven. (Gliederung gemäß Tab. 4-2.)

4.20 Zum einen wird mit steigender freier Ca^{2+}-Konzentration im Extrazellulärraum die Aktivierbarkeit der Na^+-Systeme gesteigert (die Verfügbarkeit für eine Erregung erhöht), zum anderen wird die Erregbarkeit des Na^+-Systems dabei vermindert (die Schwelle für die Auslösung einer Erregung erhöht). Im Resultat dominiert die Verminderung der Erregbarkeit, Calcium wirkt stabilisierend auf erregbare Membranen. Bei sinkender freier Calcium-Konzentration wird die Erregbarkeit gesteigert, es kann zu Muskelkrämpfen (Tetanie) kommen.

4.21 Ein peripherer Nerv beantwortet einen überschwelligen kurzen Einzelreiz mit einem Aktionspotential. Tritt nach einem Einzelreiz eine Serie wiederholter (repetitiver) Aktionspotentiale auf, so spricht man von Repetitivität. Ein solcher Zustand läßt sich durch starke Senkung der Ca^{2+}-Konzentration (in Bereiche, die der Gesamtorganismus nicht überleben würde) sowie durch Blockade des K^+-Systems auslösen. Repetitivität ist eine Entdämpfung des zu Schwingungen neigenden Erregungssystems.

4.22 Automatie heißt, daß sich eine erregbare Zelle selbst, ohne einen äußeren Reiz, zur Erregung bringen kann. Bei einem Nerven kann man eine solche Situation auslösen, wenn man mit bestimmten K^+-Blockern die Kanäle blockiert, die für das Ruhepotential verantwortlich sind. Dabei wird das Potential instabil und gerät ins Oszillieren, was bei Erreichen der Schwelle Erregung auslösen kann.

4.23 vgl. Text (4.7.3).

4.24 Durch die Haut läßt sich die Nervenerregung nicht direkt messen, die Signale sind zu schwach. Man kann aber die Erregung motorischer Nerven am Auftreten einer Muskelzuckung erkennen (bzw. mittels Elektromyogramm erfassen). So kann man am Menschen die Chronaxie und auch die Nervenleitungsgeschwindigkeit messen, was bei der Diagnose hilfreich sein kann. Die elektrische Nervenreizung kann auch therapeutisch eingesetzt werden.

4.25 Die Spikes des glatten Muskels sind „Calcium-Spikes", d. h. es sind nicht Na^+-Ionen, sondern Ca^{2+}-Ionen, die bei Erregung durch besondere Ca^{2+}-Kanäle in die Zelle fließen und so das Aktionspotential erzeugen.

4.26 Nifedipin blockiert Ca^{2+}-Kanäle, die für den Ca^{2+}-Einstrom bei Erregung von Herzmuskel und glattem Muskel verantwortlich sind. Die Hemmung dieses Ca^{2+}-Einstroms schwächt die Kontraktion ab. So läßt sich mit diesen Calcium-Antagonisten die Kon-

traktion des Herzmuskels abschwächen und auch der Tonus von Blutgefäßen senken, was beispielsweise bei der Behandlung der Hypertonie nützlich ist.

4.27 Die Ca^{2+}-Kanäle sind phylogenetisch älter, sie sind die Ur-Erregungskanäle. Mit Ca^{2+}-Einstrom wird sowohl elektrische Erregung erzeugt als auch der Anstoß zu verschiedenen Zelleistungen gegeben, z. B. zur Kontraktion. Der Ca^{2+}-Einstrom erfüllt dabei gleich zwei Funktionen, was bei Muskelzellen durchaus sinnvoll ist. Die Na^+-Kanäle dagegen sind ganz auf Erregung spezialisiert, was für die Nervenerregung sehr günstig ist, zumal dieser Mechanismus besonders schnell ist.

4.28 Die K^+-Kanäle sind den unterschiedlichen Zellfunktionen angepaßt. Das schnelle und kurze Aktionspotential des Nerven erfordert auch schnelle K^+-Kanäle für eine schnelle Repolarisation. Für die Ausbildung eines langen Plateau-Aktionspotentials beim Herzmuskel ist es dagegen günstig, daß mit der initialen Depolarisation die K^+-Leitfähigkeit zunächst zurückgeht, was durch einen besonderen Kanaltyp (K_{ir}) ermöglicht wird. Der normale Gleichrichterkanal (K_{or}) springt beim Herzmuskel sehr viel langsamer an als etwa beim Nerven. Anderes Beispiel: $K(Ca^{2+})$ und $K(ATP)$, s. Text (4.9).

4.29 Ein von außen kommender Reiz trifft zunächst auf einen spezifischen Sensor (Sinnesrezeptorzelle oder Teil einer solchen Zelle). Dort wird mit Hilfe spezifischer Sensor-Proteine und Ionenkanäle der Reiz in eine elektrische Antwort umgewandelt in ein Generatorpotential (Sensorpotential). Der dadurch ausgelöste Strom löst dann in der Übergangsregion zum myelinisierten afferenten Axon die Entladung von Aktionspotentialen aus (bei primären Sinnesrezeptoren; bei sekundären Sinnesrezeptoren ist noch eine chemische Synapse zwischengeschaltet).

4.30 In der Regel wird das äußere Signal an der Membran der Zielzelle in ein chemisches Signal umgesetzt: Es wird ein intrazellulärer Botenstoff (Second messenger) freigesetzt, der dann die spezifische Zelleistung anstößt (z. B. Kontraktion oder Sekretion). Die wichtigsten Botenstoffe sind Ca^{2+}-Ionen, cAMP und IP_3. Beschreibung gemäß Abbildung 4-48 bis 4-51 sowie Text.

4

Erregungsübertragung an Synapsen, Erregung in Zellverbänden

5.1 Übersicht: elektrische und chemische Synapsen

Synapsen[1] sind Regionen, die der Erregungsübertragung von Zelle zu Zelle dienen. Im einfachsten Fall einer **elektrischen Synapse** kann die elektrische Erregung, ein Aktionspotential, direkt von einer Zelle auf die andere übergehen, wenn durch engen Membrankontakt für eine gute elektrische Leitfähigkeit gesorgt ist (Abb. 5-1). Häufig aber finden sich **chemische Synapsen**: Die übertragende Zelle setzt an der präsynaptischen Membran einen Überträgerstoff, einen Transmitter frei, der durch den synaptischen Spalt diffundiert und mit Rezeptoren der postsynaptischen (subsynaptischen) Membran reagiert und so eine Erregung in der Empfängerzelle auslöst (Abb. 5-1). Es erfolgt also im Übergang eine elektro-chemische Wandlung, das elektrische Signal wird in ein chemisches Signal umgesetzt. An der Empfängerzelle wird dann das chemische Signal weiter umgesetzt, entweder wieder in elektrische Erregung, wie bei Synapsen zwischen Nervenzellen, oder auch in andere Zellreaktionen, wenn es sich um Erregungsübertragung auf effektorische Zellen handelt (z. B. Kontraktion oder Sekretion).

Wenn allgemein von Synapsen gesprochen wird, sind meist die chemischen Synapsen gemeint.

Die Terminologie der synaptischen Strukturen ist für den Lernenden eher irreführend. Prä-synaptisch heißt ja eigentlich „vor" der Synapse gelegen, und post-synaptisch „nach" der Synapse gelegen. In Wirklichkeit sind prä- und postsynaptische Membranen aber die entscheidenden Bestandteile der Synapse. Es wäre deshalb besser, von

[1] syn- haptein (griech.): miteinander verknüpfen

primärer und sekundärer synaptischer Membran zu sprechen. Die eingebürgerten Bezeichnungen werden sich aber wohl nicht verändern. Die unmittelbar im Kontaktbereich liegende Partie der postsynaptischen Membran wird häufig als subsynaptische Membran bezeichnet.

Musterbeispiel für **elektrische Synapsen** sind die Kontakte zwischen Herzmuskelzellen. Die Erregung entsteht in spezialisierten Schrittmacher-Muskelzellen im rechten Herzvorhof, und von dort breitet sich die Erregung rein myogen, also von Muskelzelle zu Muskelzelle weitergeleitet, rasch über das gesamte Herz aus und ergreift jede Muskelzelle. Auch beim glatten Muskel sind meist die Zellen gut elektrisch gekoppelt, z. B. im Ureter, wo die peristaltische Kontraktion am Nierenbecken entsteht und die Erregung ebenfalls myogen über den gesamten Ureter distalwärts weitergeleitet wird.

Beim Herzmuskel ist der elektrische Kontakt zwischen benachbarten Zellen besonders gut. Im Bereich der **Glanzstreifen** existieren weite Kanäle zwischen den Zellen, die Moleküle bis zu einer Größe von etwa 1000 Dalton durchlassen. Derart weite Kanäle erlauben auch chemische Signalübermittlung (Diffusion intrazellulärer Botenstoffe). Für kleine Ionen ist das geradezu ein Kurzschluß. Die elektrische Erregung läuft über solche spezielle **Gap junctions** (vgl. Abb. 4-3) nahezu unbehindert hinweg, als wären gar keine trennenden Membranen vorhanden. Man spricht deshalb von einem **funktionellen Synzytium.** Spezialstrukturen wie die Connexone im Bereich der Glanzstreifen sind aber keine unbedingte Voraussetzung für eine elektrische Erregungsübertragung. So gibt es beispielsweise glatte Muskeln mit sehr guter elektrischer Kopplung, ohne daß viele Gap junctions nachweisbar

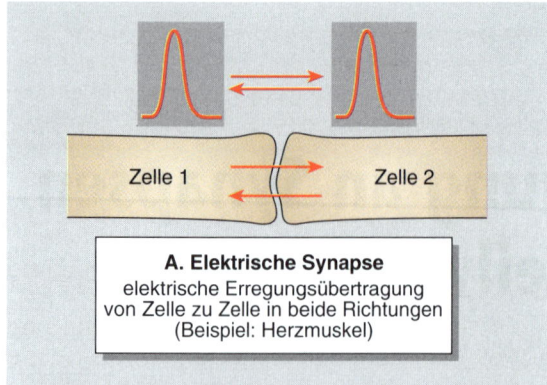

A. Elektrische Synapse
elektrische Erregungsübertragung
von Zelle zu Zelle in beide Richtungen
(Beispiel: Herzmuskel)

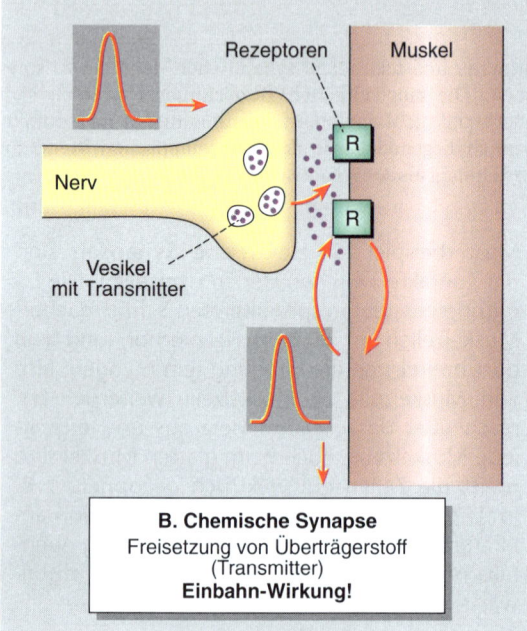

B. Chemische Synapse
Freisetzung von Überträgerstoff
(Transmitter)
Einbahn-Wirkung!

*Abb. 5-1 Elektrische und chemische Synapsen. Bei der **elektrischen Synapse (A)** besteht zwischen Membranen benachbarter Zellen eine so enge Kopplung (ein so geringer elektrischer Widerstand), daß ein Aktionspotential von einer Zelle auf die andere übergeleitet wird, und zwar in beide Richtungen. Bei der **chemischen Synapse (B)** ist der synaptische Spalt zwischen zwei Zellen so groß, daß eine direkte Erregungsüberleitung nicht stattfinden kann. Auf der präsynaptischen Seite befinden sich Vesikel, die einen Überträgerstoff (Transmitter) enthalten. Der Transmitter wird beim Eintreffen eines Aktionspotentials mittels Exozytose in den synaptischen Spalt hinein freigesetzt. Er löst postsynaptisch eine Depolarisation und eine neue Erregung aus (oder eine andere Zellreaktion). Eine Erregungsübertragung in Gegenrichtung ist nicht möglich (Einbahnwirkung).*

wären. Es sind im Tierreich auch elektrische Synapsen bekannt, die eine gewisse Einbahnwirkung entfalten, indem sie Erregung bevorzugt in eine Richtung passieren lassen, was aber als Ausnahme anzusehen ist.

Die **chemische Synapse** bietet eine Reihe von Besonderheiten gegenüber der elektrischen Synapse.

- **Ventilfunktion** (Einbahnwirkung). Die Erregung kann nur in einer Richtung erfolgen, wobei die Richtung auch morphologisch, durch die Transmitter-Vesikel auf der präsynaptischen Seite erkennbar wird.
- **Zeitliche Verzögerung.** Geht man von dem Fall aus, daß postsynaptisch wieder ein Aktionspotential erzeugt werden soll, so ergibt sich durch die zwischengeschalteten chemischen Prozesse eine Verzögerung von 0,5–1 ms (**Synapsenzeit**).
- **Umsetzung in andere Reaktionsformen.** Der freigesetzte Transmitter kann in der postsynaptischen Zelle andere Reaktionen anstoßen wie Sekretion oder Kontraktion. Die ankommende Erregung kann aber auch in Hemmung umgesetzt werden, was die Basis für komplexe **Erregungsverarbeitungsprozesse** im Zentralnervensystem bildet.

5.2 Einfache chemische Synapse: neuromuskuläre Erregungsübertragung beim Skelettmuskel

Die wichtigsten Prinzipien chemisch-synaptischer Erregungsübertragung wollen wir zunächst an einer einfachen chemischen Synapse erörtern, ehe wir die kompliziertere synaptische Erregungsübertragung an zentral-nervösen Synapsen besprechen.

Die **motorische Endplatte** des Skelettmuskels ist eine einfache chemische Synapse, die auf strenge 1:1-Übertragung von Erregung angelegt ist. Typischerweise besitzt jede Muskelfaser nur eine motorische Endplatte. Nur eine einzige motorische Nervenfaser leitet Erregung in diese Synapse hinein. Die Übertragungsprozesse sind so ausgelegt, daß jedes Aktionspotential, das in die Synapse hineinläuft, mit Sicherheit ein Aktionspotential – aber auch nicht mehr – in der Muskelzelle auslöst, das sich über die gesamte Muskelfaser hinweg ausbreitet. Zu diesem Zweck wird durch Aufzweigung der Nervenfaser eine große Kontaktfläche zwischen Nerv und Muskel geschaffen (Abb. 5-2). Man unterscheidet die präsynaptische Membran (Nerv), den synaptischen Spalt und die postsynaptische (subsynaptische) Membran (Muskel).

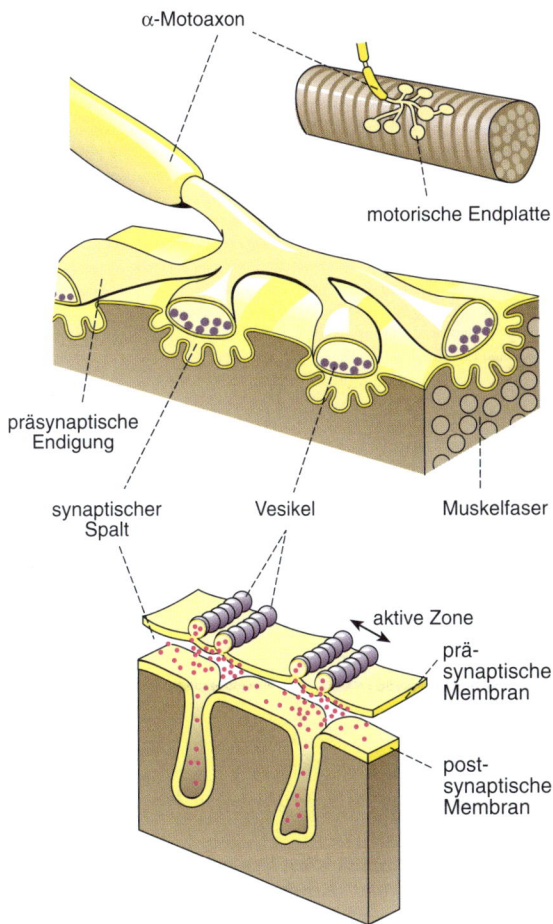

α-Motoaxon

motorische Endplatte

präsynaptische
Endigung

synaptischer
Spalt

Vesikel

Muskelfaser

aktive Zone

prä-
synaptische
Membran

post-
synaptische
Membran

Abb. 5-2 *Die **motorische Endplatte** als Beispiel einer einfachen chemischen Synapse, zur Erregungsübertragung vom motorischen Nerven auf den Skelettmuskel. Schrittweise Ausschnittsvergrößerung von oben nach unten.*
Zum Zweck der Ausbildung einer großen Kontaktfläche verzweigt sich die motorische Nervenfaser im Bereich der Endplatte stark. Durch Faltenbildung der postsynaptischen Membran wird die Kontaktfläche weiter vergrößert. Im unteren Bildteil ist die Freisetzung des Transmitters Acetylcholin dargestellt. Die Bereiche der präsynaptischen Membran, in denen bevorzugt die Exozytose der Transmitter-Vesikel erfolgt, heißt aktive Zone (gegenüber den Einfaltungen der postsynaptischen Membran gelegen). Die Kontaktstrukturen der motorischen Endplatte sind so ausgelegt, daß die durch ein einlaufendes Aktionspotential freigesetzte Transmittermenge sicher ausreicht, um ein Aktionspotential, und damit eine Einzelzuckung der Muskelfaser auszulösen (Modifiziert nach [6]).

Die auf Erregungsübertragung spezialisierte Nervenendigung enthält den in membranumhüllten Vesikeln verpackten Überträgerstoff Acetylcholin (Abb. 5-2 und 5–3). Das einlaufende Aktionspotential veranlaßt die **Transmitter-**

Freisetzung, die mittels Exozytose erfolgt: Die Vesikelmembran verschmilzt mit der äußeren Zellmembran, wobei sich der Vesikelinhalt in den synaptischen Spalt entleert. Die Umsetzung der elektrischen Erregung in Transmitterfreisetzung erfolgt durch Ca^{2+}-Ionen als intrazellulären Botenstoff. Die präsynaptische Membran enthält Ca^{2+}-Kanäle, die durch das einlaufende Aktionspotential aktiviert werden. Das auf diese Weise in den Nerven einströmende Ca^{2+} veranlaßt dann die Transmitterfreisetzung (Abb. 5-3).

Das freigesetzte Acetylcholin (ACh) diffundiert durch den synaptischen Spalt und reagiert mit spezifischen Rezeptoren der subsynaptischen Membran. Die mit den Ionenkanälen verknüpften ACh-Rezeptoren veranlassen nach Interaktion mit dem Transmitter die Öffnung dieser Kanäle, die Kationen-durchlässig sind und bei Öffnung einen positiven Einwärtsstrom (vorwiegend Na^+) veranlassen, der zur Depolarisation der subsynaptischen Membran führt. Diese durch den Transmitter ausgelöste Depolarisation im Bereich der motorischen Endplatte heißt **Endplattenpotential.** (Es gehört zu den exzitatorischen postsynaptischen Potentialen, EPSP.) Das Endplattenpotential breitet sich elektrotonisch aus und depolarisiert die Nachbarschaft. Dadurch werden die dort in der Membran befindlichen elektrisch gesteuerten Na^+-Kanäle aktiviert, und es wird ein Aktionspotential ausgelöst, das sich über die Muskelfaser hinweg fortpflanzt, in gleicher Weise, wie wir das bei der elektrischen Erregungsleitung im Nerven kennengelernt haben (vgl. Kap. 6.2.5).

Um in einer Skelettmuskelfaser ein fortgeleitetes Aktionspotential auszulösen, müssen im synaptischen Bereich erhebliche Ströme generiert werden. Es muß also eine recht große Fläche mit synaptischen Kanälen besetzt werden, und es muß auch eine große Fläche für die Freisetzung des synaptischen Transmitters geschaffen werden. Eine motorische Nervenfaser teilt sich zunächst (im noch myelinisierten Abschnitt) in mehrere Äste, von denen jeder eine Muskelfaser versorgt. Diese Äste verlieren dann ihre Markscheide, verzweigen sich im terminalen Bereich noch weiter und gehen schließlich einen engen Kontakt mit der Muskelfaser ein (Abb. 5-2). Mehrere 100 000 Transmitter-Vesikel sind in den Nervenendigungen einer Muskelendplatte enthalten. Jedes Bläschen enthält etwa 10 000 Acetylcholin(ACh)-Moleküle. Die postsynaptische Membran ist zur Oberflächenvergrößerung gefaltet. Sie ist dicht

5

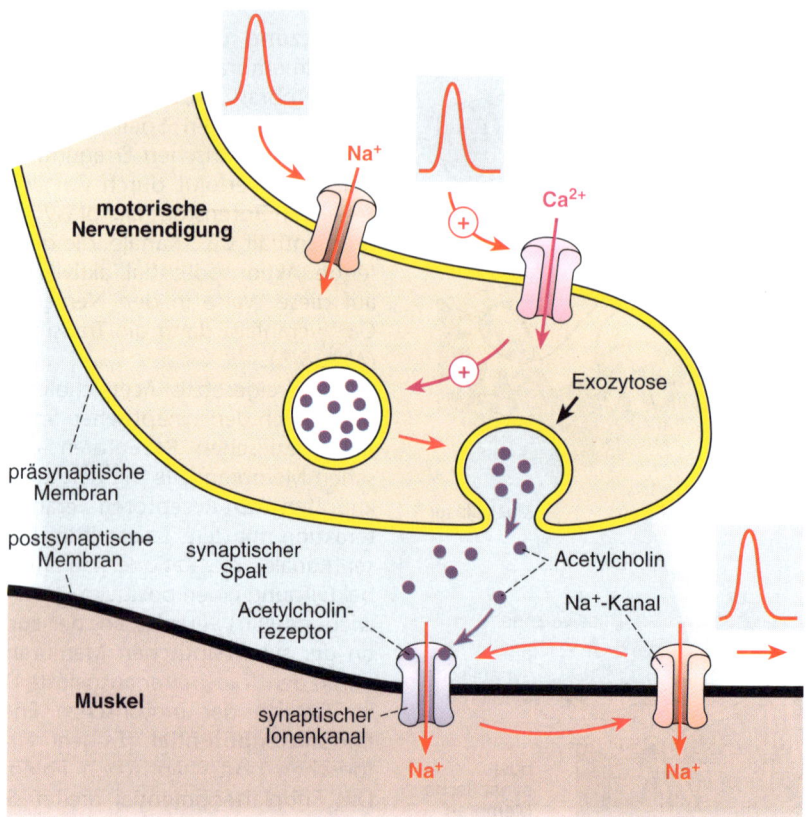

Abb. 5-3 *Mechanismen der **neuromuskulären Erregungs-übertragung** beim Skelettmuskel (motorische Endplatte). Das in die motorische Nervenendigung einlaufende Aktionspotential aktiviert Ca²⁺-Kanäle. Die einströmenden Ca²⁺-Ionen veranlassen eine Exozytose der Transmitter-Vesikel. Der freigesetzte Transmitter Acetylcholin diffundiert durch den synaptischen Spalt und besetzt die Acetylcholin-Rezeptoren an Ionen-* *kanälen in der subsynaptischen Membran, was zur Aktivierung dieser Kanäle führt. Der dadurch induzierte Ionenstrom (überwiegend Na⁺-Einstrom) veranlaßt eine lokale Depolarisation, die man Endplattenpotential nennt. Dadurch wird ein Strom erzeugt, der die klassischen, elektrisch kontrollierten Na⁺-Kanäle erregt, die das fortgeleitete Aktionspotential der Muskelfaser bilden.*

mit Kanalproteinen und ACh-Rezeptoren bepackt (jeder Kanal enthält zwei Bindungsplätze für ACh). Das freigesetzte ACh-Molekül durchquert per Diffusion den etwa 60 nm weiten synaptischen Spalt. Das ist in molekularen Maßen ein relativ weiter Weg (die 10fache Membrandicke!) – jedenfalls so weit, daß das Aktionspotential der präsynaptischen Membran keine nennenswerte Potentialänderung postsynaptisch auslösen kann. (Zum Vergleich: Bei elektrischen Synapsen (Gap junctions) ist der Spalt nur 2 nm breit.) Sind beide ACh-Bindungsplätze des Kanalproteins besetzt, so wird der Kanal aktiviert, d. h. er springt zwischen Offen- und Geschlossen-Zustand hin und her, wie das generell bei aktivierten Ionenkanälen üblich ist.

Ebenso wichtig wie die rasche Freisetzung ist die rasche **Beseitigung des Transmitters (Inaktivierung),** damit die postsynaptische Erregung wieder beendet und auf ein einlaufendes Aktionspotential auch nur ein Muskel-Aktionspotential generiert wird. Zu diesem Zweck enthält die Synapse viel Cholinesterase (verankert in der fibrösen Struktur des synaptischen Spalts), die das ACh-Molekül in Cholin und Acetat spaltet. Die Bruchstücke können vom Nerven wieder aufgenommen und zur erneuten Transmitter-Synthese verwendet werden (Abb. 5-4).

Die neuromuskuläre Erregungsübertragung kann in vielfältiger Weise pharmakologisch modifiziert werden, was man medizinisch beispielsweise zur Muskelrelaxation bei Operationen nutzt. In Abbildung 5-4 sind einige Wirkstoffe mit ihren Angriffsorten eingezeichnet.

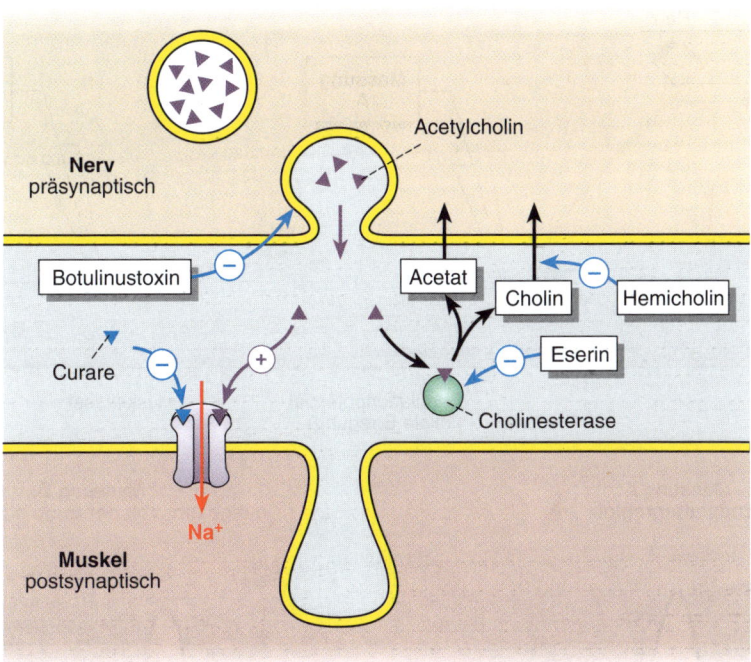

Abb. 5-4 *Verschiedene Mechanismen zum Eingriff in die neuromuskuläre Erregungsübertragung.*
Die Acetylcholin-Rezeptoren der synaptischen Kanäle können auch durch Antagonisten besetzt und so blockiert werden, z. B. durch **Curare (d-Tubocurarin)**, *das eine reversible, kompetitive Hemmung bewirkt. Botulinustoxin blockiert die Transmitterfreisetzung.* **Cholinesterase** *sorgt für rasche Inaktivierung* *des Acetylcholins, durch Spaltung in Acetat und Cholin. Eine Hemmung der Cholinesterase, z. B. durch Eserin, erhöht die wirksame Transmitter-Konzentration und wirkt auf diese Weise verstärkend auf die Erregungsübertragung. Eine Hemmung der Wiederaufnahme von Cholin in die Nervenendigung führt zu einer Verarmung des Nerven an Transmitter und wirkt so hemmend auf die Erregungsübertragung.*

Der ACh-Rezeptor am Kanalprotein kann durch **d-Tubocurarin** (Wirkstoff im Curare, Pfeilgift der Indianer) blockiert werden. Curare bindet an den Rezeptor, entfaltet aber nicht die typische Wirkung. Es blockiert gewissermaßen das Schloß, ohne aufschließen zu können. ACh kann somit nicht mehr an seinen Rezeptor. Sowohl der Agonist (ACh) als auch der Antagonist (Curare) gehen eine reversible Bindung mit dem Rezeptor ein, und beide konkurrieren am Bindungsplatz. Steigende Tubocurarin-Konzentration verdrängt mehr und mehr das ACh, aber ebenso wird bei steigender ACh-Konzentration wieder das Tubocurarin verdrängt. Es stellt sich also jeweils ein dynamisches Gleichgewicht ein. Eine derartige Konkurrenz von physiologischem Wirkstoff (Agonist) und Hemmstoff (Antagonist) am selben Bindungsplatz nennt man **kompetitive Hemmung**.

Es gibt im Organismus verschiedene Typen von ACh-Rezeptoren. Curare und andere neuromuskuläre Blocker wirken bevorzugt oder selektiv auf die **nikotinischen ACh-Rezeptoren** der motorischen Endplatte. Nikotinisch, weil Nikotin diesen Rezeptortyp aktiviert, im Gegensatz zu den **muskarinischen Rezeptoren** bei autonom innervierten Organen, die durch Muskarin aktiviert werden (vgl. Kap. 17.2).

Der Ausdruck **Muskelrelaxanzien** ist ein übergeordneter Begriff. Er umfaßt neben den neuromuskulären Blockern noch Stoffe, die durch Angriff am Muskel selbst oder durch Angriff im Zentralnervensystem eine Erschlaffung der Muskulatur auslösen können.

In Abbildung 5-5 ist der Effekt steigender Konzentrationen von d-Tubocurarin auf die neuromuskuläre Erregungsübertragung dargestellt. Bei Messung im Endplattenbereich (A) erkennt man die Doppelnatur der elektrischen Antwort auf einen Nervenreiz: das lokale **Endplattenpotential** (EPP) und das fortgeleitete Aktionspotential (AP), das ausgelöst wird, wenn das EPP die Erregungsschwelle erreicht. Unter Einwirkung von Tubocurarin wird das EPP kleiner, reicht aber

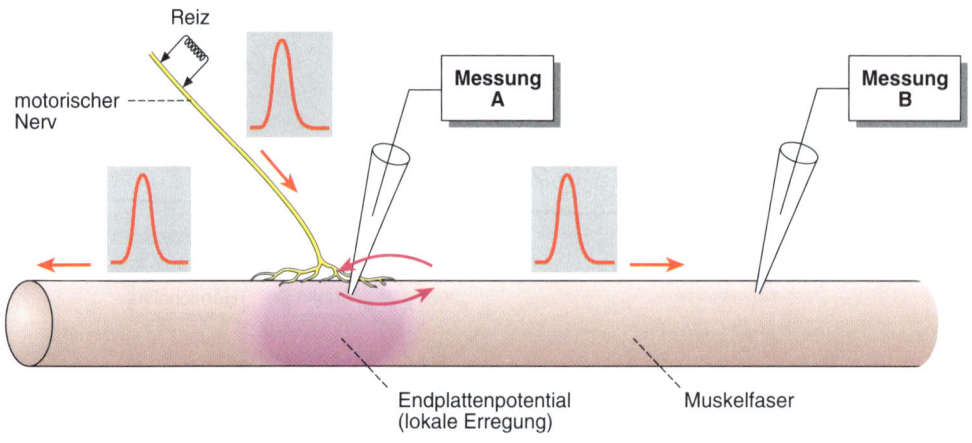

Reiz

motorischer
Nerv

Messung
A

Messung
B

Endplattenpotential
(lokale Erregung)

Muskelfaser

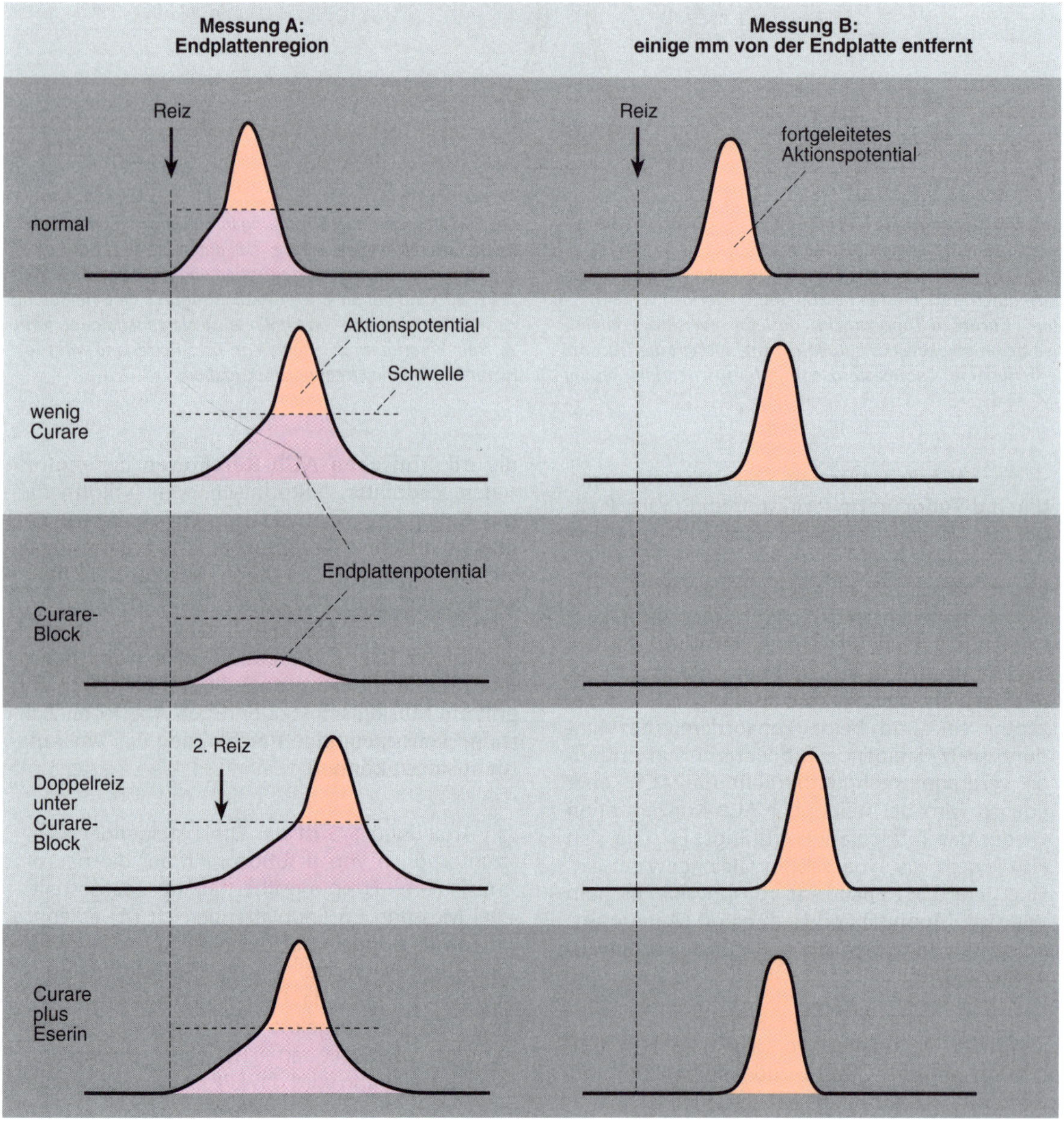

5

Messung A: Endplattenregion	Messung B: einige mm von der Endplatte entfernt

normal

Reiz

Reiz

fortgeleitetes
Aktionspotential

**wenig
Curare**

Aktionspotential

Schwelle

Endplattenpotential

**Curare-
Block**

**Doppelreiz
unter
Curare-
Block**

2. Reiz

**Curare
plus
Eserin**

bei niedriger Konzentration des Antagonisten noch zur Auslösung eines Aktionspotentials aus (Sicherheitsfaktor bei der Erregungsübertragung). Bei höherer Tubocurarin-Konzentration wird das EPP immer kleiner, bis es schließlich unterschwellig bleibt, die Erregungsübertragung ist blockiert, es gibt keine fortgeleitete Erregung mehr (in B kein Aktionspotential).

Löst man in dieser Situation in kurzem Abstand nach dem ersten unterschwelligen Reiz einen zweiten Reiz aus, dessen EPP allein ebenfalls unterschwellig wäre, so kann das zweite EPP durch **Summation** mit dem ersten die Erregungsschwelle erreichen, es wird wieder ein fortgeleitetes AP ausgelöst.

Blockiert man unter Curare-Block die Cholinesterase mit Eserin (= Physostigmin), so wird das ACh langsamer abgebaut. Die gleiche pro Nervenerregung freigesetzte ACh-Menge entfaltet dann einen stärkeren und längeren Effekt, das EPP wird entsprechend verstärkt, so daß wieder die Erregungsschwelle erreicht werden kann (Abb. 5-5).

Durch Hemmung eines hemmenden Prozesses (Abbau des Transmitters) wirken **Cholinesterasehemmer** insgesamt fördernd auf die neuromuskuläre Erregungsübertragung – **Disinhibition gleich Förderung.** Eine Muskelschwäche, die auf einer insuffizienten neuromuskulären Erregungsübertragung beruht (My-

◁ *Abb. 5-5 Die neuromuskuläre Erregungsübertragung und der hemmende Einfluß von Curare.*
Oben: Schema der Meßanordnung. Die Potentialänderungen werden in der Endplattenregion (Messung A) und einige Millimeter davon entfernt in der Muskelfaser gemessen (Messung B).
Unterer Bildteil: Potentialänderungen bei Einzelreiz am motorischen Nerven, was das Einlaufen eines einzelnen Aktionspotentials in die Endplattenregion bedeutet. Unter Normalbedingungen entsteht nach jedem Reiz auch ein fortgeleitetes Aktionspotential in der Muskelfaser. Bei Einwirkung von Curare in geringer Konzentration wird das Endplattenpotential abgeschwächt, die initiale Depolarisation in A verläuft langsamer, aber die Schwelle für die Auslösung der fortgeleiteten Erregung wird noch erreicht. Bei höherer Curare-Konzentration kommt es zur Blockade der Erregungsübertragung. Es tritt nur noch eine unterschwellige Depolarisation im Endplattenbereich auf. Setzt man unter diesen Bedingungen einen Doppelreiz, so summieren sich die beiden, allein jeweils unterschwelligen Endplattenpotentiale und können so wieder die Erregungsschwelle erreichen. Blockiert man unter Curare-Block die Cholinesterase mit Eserin, so kann die Transmitterkonzentration so weit ansteigen, daß das Acetylcholin in Konkurrenz mit Curare wieder die Oberhand gewinnt und eine fortgeleitete Erregung ausgelöst wird.

asthenie), kann durch Behandlung mit Cholinesteraseblockern gebessert werden.

Ein klinisch gern eingesetztes Muskelrelaxans, das **Succinylcholin**, löst auf anderem Weg als Curare eine Muskelerschlaffung aus. Auch Succinylcholin besetzt den ACh-Rezeptor, löst aber, im Gegensatz zu d-Tubocurarin, eine gewisse Kanalöffnung und damit auch eine gewisse Depolarisation aus; es ist ein **partieller Agonist** (nicht so stark wirkend wie der physiologische Agonist ACh). Es löst deshalb beim Einsetzen der Wirkung zunächst einige Muskelzuckungen aus. Bei stärkerer Wirkung führt dann die anhaltende Depolarisation zu einem **Depolarisations-Block**.

Es gibt auch Toxine, die sich sehr fest, quasi irreversibel mit dem ACh-Rezeptor verbinden können und so die Erregungsübertragung blockieren.

Verschiedene Gifte (z. B. Schädlingsbekämpfungsmittel wie E 605, ein Alkylphosphat) wirken über eine Hemmung der Cholinesterase, wobei es an allen cholinergen Synapsen zu einer Anhäufung von ACh und entsprechend vielfältigen Symptomen kommt (erhöhte Sekretion und Motorik im Magen-Darm-Trakt, verlangsamte Herzfrequenz u. a.). Der Effekt an der motorischen Endplatte führt zu Muskelkrämpfen, die bei hoher Dosis in Lähmung übergehen können (Tod durch Atemlähmung).

Botulinustoxin (bei Lebensmittelvergiftung) hemmt die Acetylcholin-Freisetzung in cholinergen Synapsen und kann so eine Muskellähmung hervorrufen. **Hemicholin** hemmt die Wiederaufnahme von Cholin in die terminale Nervenendigung, was langfristig zu einer Transmitter-Verarmung im Nerven führt.

Curare ist ein Pflanzenextrakt, der von südamerikanischen Indianern als Pfeilgift verwendet wurde. Wichtigster Wirkstoff darin ist das d-Tubocurarin, ein klassischer Rezeptor-Antagonist, der keine nennenswerte Kanalaktivierung, also keine Depolarisation auslöst. Die Blockierung der Erregungsübertragung durch depolarisierende Stoffe ist komplizierter. Stoffe wie Succinylcholin besetzen den ACh-Rezeptor und lösen auch eine Aktivierung aus. Da diese aber nicht so kräftig ist wie beim physiologischen Agonisten ACh, bezeichnet man solche Stoffe als **partielle Agonisten.** Succinylcholin wird relativ langsam abgebaut, so daß eine Dauerdepolarisation entsteht. Dadurch werden die in der Umgebung der Synapse liegenden elektrisch kontrollierten Na^+-Kanäle, die normalerweise für die Auslösung des Aktionspotentials zuständig sind, inaktiviert (wie bei der Akkom-

5

5

modation des Nerven beschrieben), so daß – nach einigen initialen Muskelzuckungen – keine Erregungsübertragung mehr möglich ist. Man bezeichnet dies als **Depolarisationsblock.** Es ist aber fraglich, ob dies der einzige Mechanismus beim Succinylcholin-Block ist. Anhaltende Rezeptor-Aktivierung führt auch zu Veränderungen der Rezeptor- bzw. Kanalempfindlichkeit, die man **Desensitisierung** nennt. Derartige Veränderungen dürften auch beim Übertragungsblock mit partiellen Agonisten eine Rolle spielen.

Es gibt auch Rezeptor-Antagonisten, die sich viel fester mit dem Rezeptor verbinden als d-Tubocurarin, z. B. das Schlangengift α-Bungarotoxin, das sich praktisch irreversibel mit dem ACh-Rezeptor verbindet (die Bindung hält viele Stunden an).

Der blockierende Effekt von **Botulinustoxin** (produziert durch anaerob wachsende Bakterien, z. B. in nicht hinreichend sterilisierten Nahrungskonserven) ist mit der Wirkung von Ca^{2+}-Ionen bei der Transmitterfreisetzung verknüpft, der genaue Mechanismus ist nicht bekannt. Die transmitterfreisetzende Wirkung von Ca^{2+}-Ionen wird abgeschwächt, wohl durch intrazelluläre Effekte.

Bei der **Myasthenia gravis** liegt eine Schwäche und rasche Ermüdbarkeit der Muskulatur vor. Ursache ist eine Reduktion der Anzahl der ACh-Rezeptoren in der motorischen Endplatte, bedingt durch einen Autoimmunprozeß. Es werden Antikörper gegen den ACh-Rezeptor gebildet. Gabe eines Cholinesterasehemmers kann unter diesen Umständen die Symptome deutlich bessern. Die Verstärkung des ACh-Signals führt dazu, daß die reduzierte Anzahl von Rezeptoren doch noch ein ausreichend großes EPP bilden kann. Mit immunsuppressiver Therapie versucht man, die Antikörperbildung zu unterdrücken.

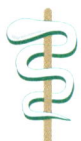

Klinisches Beispiel einer Myasthenie (nach [44]). Bei einer 50 jährigen Patientin, die seit zehn Jahren unter einer Sprech-, Schluck- und Kaustörung litt und abends nicht mehr Treppen steigen konnte, fielen eine Facies myopathica und Ptosis (herabhängendes Augen-Oberlid) beiderseits auf. Bei wiederholter Muskelanspannung bestand rasche Ermüdbarkeit und eine generalisierte Muskelschwäche vom Kraftgrad 4, an den oberen Extremitäten distal, an den unteren proximal betont. Im Serum fanden sich hohe Antikörper-Titer gegen Acetylcholin-Rezeptoren. Das Thorax-Computertomogramm ergab einen Thymusrest im oberen vorderen Mediastinum, jedoch keinen Anhalt für ein Thymom oder eine Thymushyperplasie. Da keine Indikation für eine Thymektomie bestand, wurde die Patientin auf Azathioprin (Immunsuppressivum) eingestellt und nach vier Wochen leicht gebessert entlassen.

Zum Studium der Permeabilitätseigenschaften des ACh-aktivierten Kanals kann man das **Gleichgewichtspotential** bestimmen: das Potential, bei dem durch den aktivierten Kanal kein Nettostrom fließt. Über eine intrazelluläre Elektrode kann man Strom applizieren und dadurch das Membranpotential über einen weiten Bereich verstellen (Abb. 5-6 A). Aktivierung des ACh-Kanals der Endplatte führt bei einem normalen Ruhepotential von –80 mV zu einer Depolarisation. Mit zunehmender Vordepolarisation wird dieser Effekt immer schwächer, und bei Depolarisation über –10 mV hinaus schlägt der Effekt um, das Membranpotential wird bei Aktivierung negativer. Das Gleichgewichtspotential liegt bei –10 mV. Kanalöffnung führt unter diesen Bedingungen zu keiner Netto-Ladungsverschiebung, die verschiedenen Teilströme gleichen einander aus. Diese und andere Experimente weisen darauf hin, daß die ACh-aktivierten Ionenkanäle der Endplatte – wie die meisten anderen erregenden synaptischen Kanäle – durchlässig sind für kleine Kationen, ohne wesentliche Differenzierung zwischen Na^+- und K^+-Ionen. Das Gleichgewichtspotential für diesen Kanal liegt deshalb ziemlich genau zwischen dem Gleichgewichtspotential für K^+-Ionen (-90 mV) und dem für Na^+-Ionen (+60 mV). Viele andere kleine positive Ionen können ebenfalls gut permeieren, so auch Ca^{2+} und Mg^{2+}. Bei den bestehenden Ionenkonzentrationen spielen aber die Na^+- und die K^+-Fluxe die wichtigste Rolle. Bei einer Aktivierung vom Ruhepotential aus dominiert zunächst der Na^+-Einstrom, wegen des starken elektrochemischen Gradienten für dieses Ion, und das Ergebnis ist eine Depolarisation bis maximal –10 mV (Vorsicht! Der hier erörterte Begriff eines Gleichgewichtspotentials unterscheidet sich vom Gleichgewichtspotential im Sinne der Nernst-Gleichung!).

Die Verpackung des Transmitters in Vesikel legt nahe, daß die Transmittermenge eines Vesikels (etwa 10 000 ACh-Moleküle) das **Elementarquantum** der Transmitterfreisetzung ist, jede freigesetzte Menge ist also ein Vielfaches dieses Elementarquantums. Elektrophysiologisch läßt sich diese Quantennatur der Transmitterfreisetzung belegen, wenn man mit geeigneten Mikromethoden nur sehr kleine synaptische Bezirke erfaßt. Man findet dann, daß auf Nervenreiz entweder gar keine Reaktion erfolgt, oder eine Reaktion einer bestimmten Minimalgröße (Elementarquantum), oder ein Vielfaches dieses Quantums. Durch Applikation von ACh mit einer Mikropipette läßt sich auch zeigen, daß eine Applikation von 10 000 ACh-Molekülen (entsprechend einem Vesikelinhalt) eine Reaktion aus-

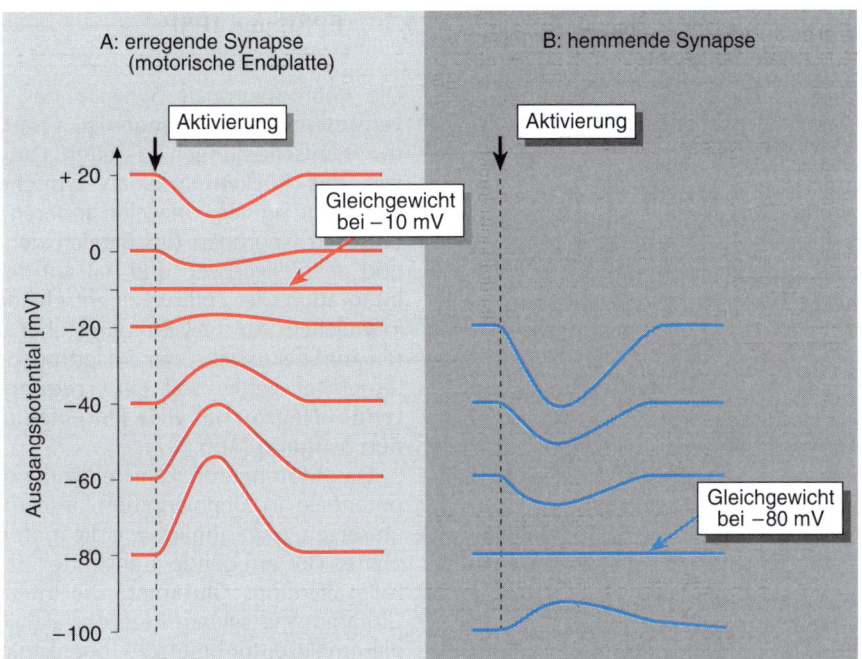

Abb. 5-6 Bestimmung des **Umkehrpotentials** (Gleichge-wichtspotentials) für die motorische Endplatte (A) und für das inhibitorische postsynaptische Potential (IPSP) an komplexen Synapsen (B, Motoneuron).
Durch Stromapplikation mit einer intrazellulären Elektrode wird das Ausgangspotential auf verschiedene Werte einge-stellt. Stimuliert man bei verschiedenen Ausgangspotentialen die motorische Endplatte, so erkennt man, daß sich der depo-larisierende Ausschlag des Endplattenpotentials bei einem Po-tential von etwa –10 mV umkehrt in einen polarisierenden Ausschlag. Bei diesem Gleichgewichtspotential sind die durch die Aktivierung der synaptischen Kanäle ausgelösten Ionen-ströme im Gleichgewicht (im wesentlichen Na^+-Einstrom und K^+-Ausstrom), es findet keine Netto-Ladungsverschiebung statt. Für die Aktivierung hemmender Synapsen durch den Transmitter Glycin liegt das Gleichgewichtspotential bei –80 mV (Teil B).

löst, die einer physiologischen Minimalreaktion ähnlich ist.

Auch spontan kommt es ab und zu zur Aus-schüttung einzelner Vesikel. Die dadurch aus-gelösten **Miniatur-Endplattenpotentiale** sind we-niger als 1 mV groß. Ein Nervenaktionspotential setzt normalerweise mehrere 100 Quanten frei, so daß in der Verschmelzung die Reaktion kontinu-ierlich erscheint.

5.3 Komplexe chemische Synapse: Erregungsverarbeitung im Nervensystem

Das Prinzip der chemischen Erregungsübertra-gung erlaubt vielfache Variationen, was die Natur ausgiebig realisiert hat. Aufbauend auf den Grundlagen, die wir bei der neuromuskulären Er-regungsübertragung kennengelernt haben, wollen wir in diesem Abschnitt komplexere zentralner-vöse Verarbeitungsprozesse erörtern.

Pionierleistungen auf diesem Gebiet hat John Eccles in den fünfziger Jahren erbracht (Anerken-nung durch Nobelpreis 1963). Er wählte das Mo-toneuron der Katze, das als Prototyp für zentral-nervöse Erregungsverbreitung dienen kann. Man kann bei der anästhesierten Katze, bei weitgehen-der Intaktheit des zentralen Nervensystems, mit einer Glasmikroelektrode das Membranpotential eines einzelnen Motoneurons intrazellulär ablei-ten, und durch elektrische Reizung afferenter Nervenfasern, die von den Muskelspindeln kom-men, gut definierte Reize applizieren (Abb. 5-8). Durch Verwendung doppelläufiger Mikroelek-troden kann man auch Strom applizieren und so das Membranpotential verstellen, oder auch Wirkstoffe applizieren.

Ein solches **Motoneuron** erhält Zuflüsse von einigen tausend anderen Neuronen, es besteht also eine sehr starke **Konvergenz** (Abb. 5-7). Jede einzelne afferente Nervenfaser bildet, im Gegen-satz zur motorischen Endplatte, nur eine sehr kleine synaptische Kontaktfläche aus, einen

Erregungsverarbeitung an komplexen Synapsen viele Eingänge

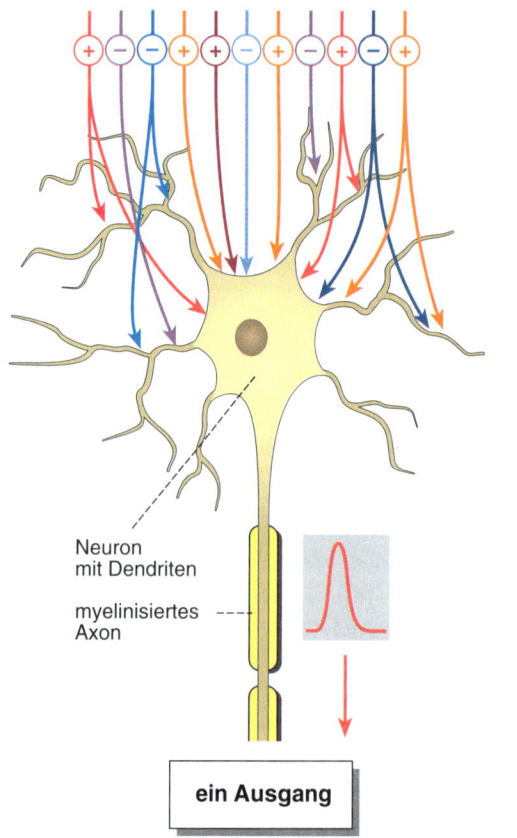

Neuron
mit Dendriten

myelinisiertes
Axon

ein Ausgang

Abb. 5-7 *Schema für komplexe Synapsen, wie sie in der Regel bei zentralnervösen Neuronen, z. B. beim Motoneuron des Rückenmarks, zu finden sind. Ein solches Neuron hat – im Gegensatz zur einfachen motorischen Endplatte – integrative Funktionen, es hat Erregungen zu verarbeiten und Entscheidungen zu treffen. Es erhält dazu viele, sowohl erregende als auch hemmende Zuflüsse von vielen Neuronen, und es hat nur einen Ausgang, über den Aktionspotentiale fortgeleitet werden.*

synaptischen Endknopf. Nur die gemeinsame Aktivierung vieler solcher **Elementarsynapsen** kann eine überschwellige Erregung des Motoneurons auslösen. Die Zahl der Endknöpfe pro Motoneuron wird auf 20 000 geschätzt. Sie sitzen entweder an den Dendriten (axo-dendritische Synapsen) oder am Zellkörper (axo-somatische Synapsen). Weniger häufig gibt es auch axo-axonische Synapsen, die der präsynaptischen Hemmung dienen.

5.3.1 EPSP und IPSP

Die neuro-neuronale Synapse des Zentralnervensystems hat Erregungen zu verarbeiten und somit Entscheidungen zu treffen. Das **Motoneuron des Rückenmarks** als typisches Beispiel empfängt Signale von vielen anderen (mehreren tausend) Neuronen (im Bereich der Dendriten und des Zellkörpers) und hat auf der Basis der Integration aller Zuflüsse zu entscheiden, ob und in welchem Ausmaß Erregung über den Neuriten zur Effektorzelle, der Skelettmuskelfaser weitergeleitet werden soll. **Ein erregungsverarbeitendes Neuron hat viele Eingänge und nur einen Ausgang** (Abb. 5-7).

Das Motoneuron kann einlaufende Aktionspotentiale in Depolarisation, also in Erregung umsetzen, ganz ähnlich wie die motorische Endplatte. Der erregende Transmitter ist in diesem Falle allerdings **Glutamat.** Die Interaktion von Glutamat mit seinem Rezeptor aktiviert die mit diesem Rezeptor besetzten Ionenkanäle, die eine gleiche Kationenselektivität besitzen wie die Kanäle der motorischen Endplatte. Es wird also eine Depolarisation ausgelöst (in Richtung auf das Gleichgewichtspotential von etwa –10 mV). Diese durch erregende Zuflüsse ausgelöste Depolarisation heißt **exzitatorisches postsynaptisches Potential, EPSP** (Abb. 5-8). (Auch das Endplattenpotential des Skelettmuskels ist ein EPSP).

Am Motoneuron kann aber auch **Erregung in Hemmung umgekehrt werden.** In diesem Fall einer **inhibitorischen Synapse** wird durch das einlaufende Aktionspotential ein Transmitter freigesetzt, der der Erregungsbildung entgegenwirkt. Am Motoneuron setzen inhibitorische Synapsen **Glycin** als Transmitter frei, und die mit Glycin reagierenden Kanäle lösen eine Hyperpolarisation aus, die der Entstehung von Erregung entgegenwirkt und die man deshalb **inhibitorisches postsynaptisches Potential, IPSP** nennt (Abb. 5-8). Es gibt also spezielle inhibitorische Ionenkanäle, die die Durchlässigkeit für Cl^--Ionen und/oder K^+-Ionen steigern und so das Membranpotential in Richtung auf –80 mV (Gleichgewichtspotential für die inhibitorische Synapse, Abb. 5-6) verändern. Vom normalen Ruhepotential des Motoneurons um –70 mV aus bedeutet dies eine Hyperpolarisation.

Ein an anderen Synapsen des ZNS häufig vorkommender inhibitorischer Transmitter ist **GABA** (γ-Aminobuttersäure), das ähnliche Potentialänderungen veranlaßt.

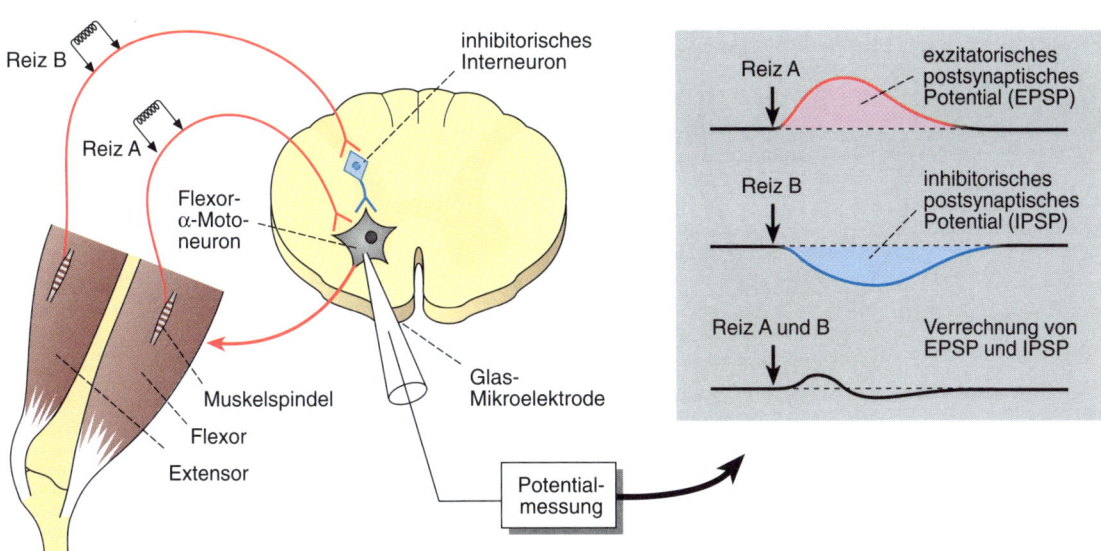

Abb. 5-8 *Messung des Membranpotentials an einem Flexor-α-Motoneuron des Rückenmarks mit einer intrazellulären Elektrode.*
*Stimuliert man die afferenten Nervenfasern, die von Muskelspindeln des Flexor kommen (Reiz A), so wird im Motoneuron eine Depolarisation ausgelöst, die, wenn sie groß genug ist, ein Aktionspotential hervorruft. Diese Depolarisation wirkt also erregungsbildend und wird deshalb als **exzitatorisches post-***

synaptisches Potential (EPSP) bezeichnet. *Stimulation der Muskelspindel-Afferenzen vom Antagonisten (Reiz B) ruft dagegen eine hemmende Hyperpolarisation aus, ein **inhibitorisches postsynaptisches Potential (IPSP)**. Bei gleichzeitigem Eintreffen verschiedener Zuflüsse werden erregende und hemmende Effekte verrechnet, beispielhaft für „Reiz A und B" eingezeichnet.*

Als man zunächst das **Umkehrpotential** für die hemmenden Kanäle bei –80 mV fand, war nicht klar, ob nur die Permeabilität für Cl⁻-Ionen oder auch die für K⁺-Ionen gesteigert wird. Mit Mikromethoden (Einzelkanalanalyse) konnte inzwischen belegt werden, daß es sich bei den durch Glycin oder GABA aktivierten Kanälen (GABA$_A$-Kanäle) um Cl⁻-Kanäle handelt. Für GABA gibt es noch einen anderen Rezeptor (GABA$_B$), der unter Zwischenschaltung eines G-Proteins zur Aktivierung von K⁺-Kanälen führt (wahrscheinlich direkter Effekt des G-Proteins, ohne Bildung eines intrazellulären Botenstoffes).

5.3.2 Summation als Basis der Erregungsverarbeitung

Der Effekt eines einzelnen synaptischen Endknopfes bleibt immer unterschwellig. Erst durch **Summation** mehrerer EPSPs kann eine überschwellige Erregung, ein fortgeleitetes Aktionspotential am Ausgang des Neurons entstehen (Abb. 5-9). Man unterscheidet eine **räumliche Summation**, wenn zwei an verschiedenen Orten entstehende EPSPs sich addieren, von einer **zeitlichen Summation**, wenn sich zwei direkt aufeinander folgende EPSPs überlagern. Die

Summation unterschwelliger Erregungen kann auch zum Phänomen der **Bahnung** beitragen. Ein bestimmtes unterschwelliges Signal, das allein nicht zu einer Erregung führen kann, bahnt den Weg für ein anderes, allein ebenfalls unterschwelliges Ereignis; es hilft dem anderen, die Schwelle zu erreichen. Ein IPSP geht bei der allgemeinen Summation und Integration naturgemäß als negatives Ereignis ein, es reduziert die Summe der EPSPs, führt also insgesamt zu einer **Hemmung**. Bahnung bedeutet Förderung der Erregbarkeit, Hemmung dagegen eine Behinderung der Erregungsbildung, eine Verminderung der Erregbarkeit.

EPSP und IPSP gehören zu den graduierten, lokalen Potentialen, die sich elektrotonisch ausbreiten und ein fortgeleitetes Aktionspotential erzeugen können, das am Beginn des efferenten Axons, bei dem ersten Ranvier-Knoten entsteht (Abb. 5-9).

5.3.3 Präsynaptische Hemmung

Es gibt noch einen anderen Hemm-Mechanismus am Motoneuron, der im postsynaptischen Potential nicht erkennbar wird, der sich an einer

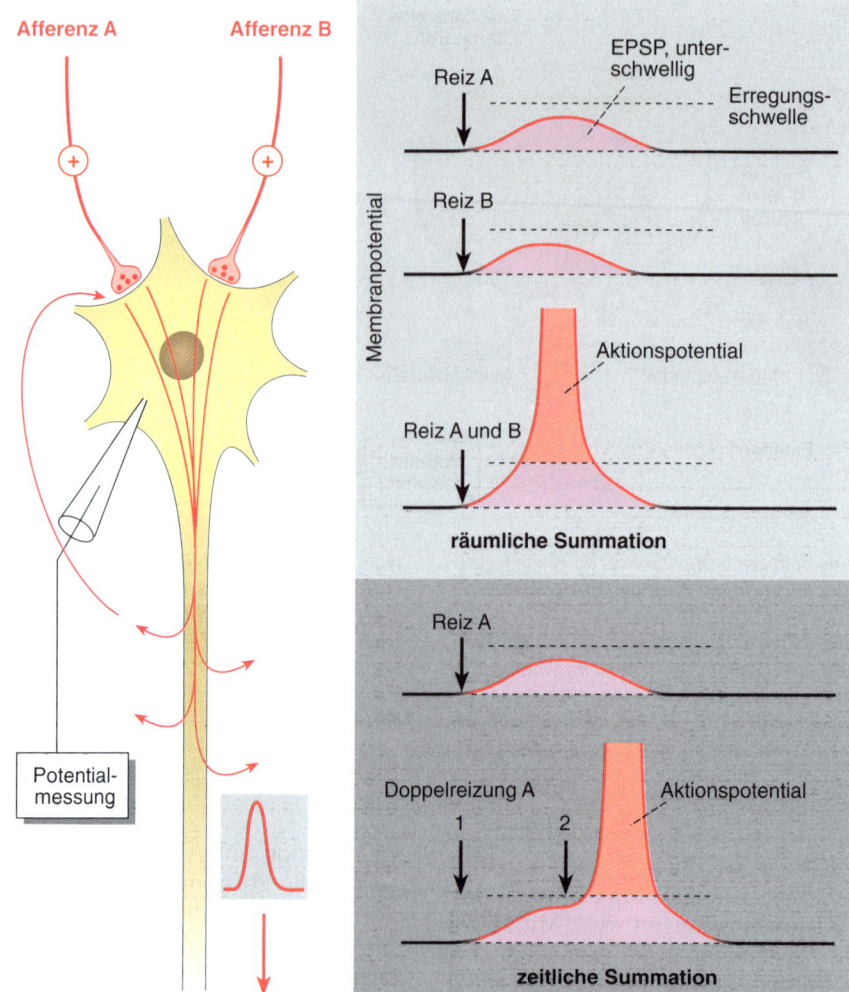

Abb. 5-9 Summation *als Basis der Erregungsverarbeitung. Vereinfacht sind am Motoneuron zwei erregende Zuflüsse dargestellt. Einzelreize von A oder B lösen jeweils ein unterschwelliges EPSP aus. Werden diese beiden an verschiedenen Orten des Neurons ankommenden Afferenzen gleichzeitig stimuliert, so kommt es zu einer Summation der beiden unterschwelligen Effekte, wobei die Schwelle überschritten und ein fortgeleitetes Aktionspotential gebildet werden kann. Eine Summation von Effekten, die an verschiedenen Orten des Neurons ausgelöst werden, nennt man räumliche Summation. In ähnlicher Weise kommt es zu einer zeitlichen Summation, wenn sich zwei (oder mehr) aufeinanderfolgende EPSPs überlagern (unterster Bildteil).*

axo-axonalen Synapse vor der eigentlichen Synapse des Motoneurons abspielt und deshalb als **präsynaptische Hemmung** bezeichnet wird. Stimuliert man präsynaptisch hemmende Fasern allein (Axon PH in Abb. 5-10), so bleibt das Membranpotential des Motoneurons unverändert. Das durch Reizung von Axon E auslösbare EPSP wird aber deutlich kleiner, wenn zuvor Axon PH stimuliert wird. Die Erregung von Axon PH, mit **GABA** als Transmitter, führt dazu, daß ein über Axon E einlaufendes Aktionspotential weniger Transmitter freisetzt als normal.

Diese präsynaptische Hemmung ermöglicht es, einzelne erregende Zuflüsse abzuschwächen, während eine mit Hyperpolarisation verbundene postsynaptische Hemmung des Motoneurons alle zufließenden Erregungen hemmt.

Die Terminologie ist hier wieder historisch zu verstehen und in sich nicht unbedingt logisch. Auch die präsynaptische Hemmung ist ein klassischer synaptischer Prozeß, mit einer prä- und einer postsynaptischen Membran. Und auch die klassische synaptische Hemmung, die man nach der

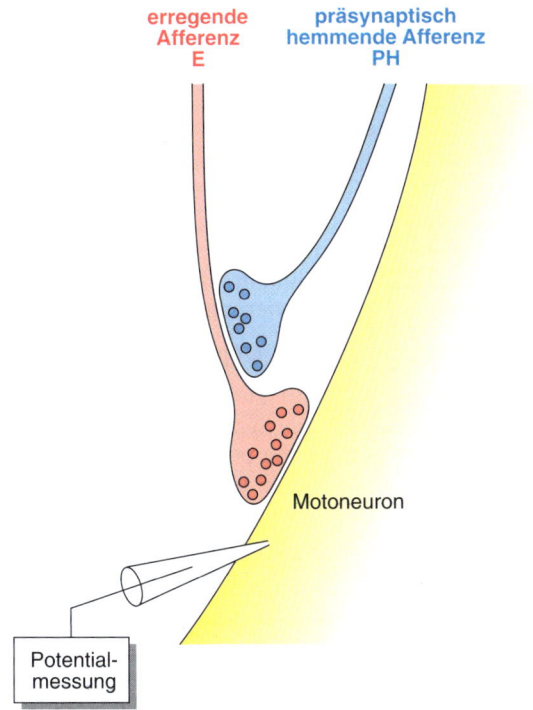

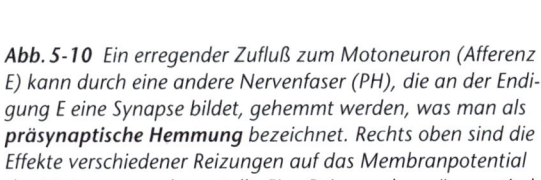

Abb. 5-10 *Ein erregender Zufluß zum Motoneuron (Afferenz E) kann durch eine andere Nervenfaser (PH), die an der Endigung E eine Synapse bildet, gehemmt werden, was man als* **präsynaptische Hemmung** *bezeichnet. Rechts oben sind die Effekte verschiedener Reizungen auf das Membranpotential des Motoneurons dargestellt. Eine Reizung der präsynaptisch*

hemmenden Faser PH allein ist im Membranpotential nicht erkennbar. Wird aber die Afferenz PH kurz vor der Afferenz E stimuliert, so fällt das durch E ausgelöste EPSP kleiner aus als nach Reizung von E allein. Dieser hemmende Effekt von PH wird darauf zurückgeführt, daß unter Einwirkung von PH die Transmitterfreisetzung von E reduziert wird (rechts unten).

Entdeckung der präsynaptischen Hemmung als postsynaptische Hemmung bezeichnet hat, enthält präsynaptische Prozesse. Es wäre klarer, wenn man von **axo-axonaler Hemmung der afferenten Fasern** statt von präsynaptischer Hemmung sprechen würde.

Der Mechanismus der axo-axonalen Hemmung ist nicht ganz klar. Die Synapse ist durch Bicucullin, einem spezifischen Blocker der $GABA_A$-Rezeptoren, zu hemmen. Dies spricht dafür, daß hier Cl^--Kanäle aktiviert werden, die normalerweise eine Hyperpolarisation auslösen. Andererseits hat man Hinweise dafür gefunden, daß die präsynaptische Hemmung eine Depolarisation der erregenden Faser (Axon E in Abb. 5-10) auslöst, was eine Inaktivierung der Na^+-Kanäle und damit eine Verkleinerung des Aktionspotentials auslösen könnte. Die Menge des freigesetzten Transmitters ist normalerweise der Größe des Aktionspotentials proportional. Es wäre denkbar, daß in den Nervenendigungen das Cl^--Gleichgewichtspotential so niedrig ist, daß eine Steigerung der

Cl^--Leitfähigkeit eine Depolarisation auslöst. Andererseits sagt der spezifische Block durch Bicucullin nur etwas über den Rezeptorplatz des Kanals aus, und es könnte auch sein, daß hier über den $GABA_A$-Rezeptor eine andere Leitfähigkeitsveränderung ausgelöst wird, oder ein anderer Prozeß, der die Transmitterfreisetzung hemmt.

5.3.4 Antagonisten am Motoneuron

Auch für die synaptischen Prozesse des Motoneurons gibt es spezifische Hemmstoffe. Die klassischen **Krampfgifte Strychnin und Tetanustoxin** greifen hier an. Strychnin ist ein Antagonist des Glycin-Rezeptors, es führt also zur Hemmung eines Hemmprozesses (Disinhibition) und fördert so die Erregbarkeit, was zu Muskelkrämpfen führen kann. Tetanustoxin hat einen komplexeren Wirkmechanismus. Über eine Hemmung der Glycin-Freisetzung löst es ebenfalls Muskelkrämpfe aus. **Bicucullin** blockiert die $GABA_A$-Rezeptoren bei der präsynaptischen Hemmung, was ebenfalls Muskelkrämpfe auslösen kann.

Es gibt im Nervensystem noch eine Vielzahl weiterer Transmitter, deren Effekte auch in spezifischer Weise beeinflußt werden können.

5.3.5 Direkte und indirekte Wirkungen auf synaptische Kanäle

Bei den hier erörterten Erregungen und Hemmungen über Glutamat und Glycin, ebenso wie bei der cholinergen Erregungsübertragung an der motorischen Endplatte, ist der Rezeptor unmittelbar im Kanalprotein integriert, so daß direkt und besonders schnell eine Kanalaktivierung ausgelöst wird. Es gibt aber auch Rezeptoren, die nach Interaktion mit ihrem Rezeptor indirekt, unter Zwischenschaltung eines G-Proteins, einen Ionenkanal aktivieren können, wie oben für den GABA$_B$-Rezeptor diskutiert. Darüber hinaus kann über Rezeptoren und G-Protein ein intrazellulärer Botenstoff (Second messenger) gebildet werden, der die weiteren Effekte vermittelt, wobei auch Ionenkanäle fördernd oder hemmend beeinflußt werden können, wie in Kapitel 4.11 erörtert. Wir kommen auf solche Mechanismen vor allem beim autonomen Nervensystem zurück.

5.3.6 Kotransmitter und Neuromodulation

Zunächst hatte man angenommen, daß jedes Neuron nur einen Transmitter freisetzt (Dale-Prinzip). Inzwischen weiß man, daß bei vielen Synapsen mehrere Stoffe freigesetzt werden, insbesondere beim autonomen Nervensystem. Neben dem klassischen Transmitter wie Noradrenalin oder Acetylcholin kann noch ein **Kotransmitter** freigesetzt werden, der in vielen Fällen eine modulierende Wirkung auf den Übertragungsprozeß entfaltet, die auch viel länger dauern kann als ein unmittelbarer Übertragungsprozeß. Man spricht deshalb von **Neuromodulation.** Es sind vor allem verschiedene Peptide, die in diesem Sinne wirksam werden: Substanz P, VIP (vasoaktives intestinales Peptid), Enkephaline und Stoffe, die bislang nur als Hormone bekannt waren, wie Somatostatin und LHRH (Releasing Hormon für das luteinisierende Hormon). Eine klare Abgrenzung von Neurotransmission und Neuromodulation ist oft nicht möglich.

5.3.7 Inaktivierung des Transmitters

Unterschiede zwischen den verschiedenen Synapsen gibt es auch im Hinblick auf die Inaktivierung des Transmitters (Beseitigung aus dem synaptischen Spalt). Ein genereller Weg der Transmitterbeseitigung ist die Abdiffusion, mit Abtrans-

port auf dem Blutweg. Dieser Weg allein ist aber für die meisten funktionellen Bedürfnisse zu langsam, so daß teilweise, wie bei der motorischen Endplatte durch Cholinesterase im synaptischen Spalt, der Transmitter rasch abgebaut wird. Ein anderer, sehr verbreiteter Inaktivierungsmechanismus ist die Wiederaufnahme des Transmitters in die freisetzende Nervenendigung, was ein Musterbeispiel für ökonomisches Recycling ist. Bei der Freisetzung von Glutamat, Glycin und GABA finden wir diesen Inaktivierungsmechanismus.

5.3.8 Potenzierung und Depression

Wir sind vereinfachend zunächst davon ausgegangen, daß eine in eine Synapse einlaufende Erregung immer das gleiche postsynaptische Ereignis auslöst. In Wirklichkeit gibt es auch unter normalen Bedingungen, also abgesehen von pharmakologischen Einflüssen, vielseitige Veränderungen in den synaptischen Funktionen, vor allem in Abhängigkeit von der Häufigkeit der Inanspruchnahme der jeweiligen Synapse.

Wie jede Funktion unterliegen auch die synaptischen Leistungen vielseitigen Modifikationen. Wird eine erregende synaptische Afferenz regelmäßig gereizt, so werden die synaptischen Antworten, die EPSPs immer größer, was man **tetanische Potenzierung** (zunehmende Vergrößerung des Effektes bei tetanischer Reizung) nennt (Abb. 5-11). Der einzelne Reiz löst also zugleich Reaktionen aus, die die folgenden Reizeffekte fördern, was auch als **Bahnung** bezeichnet wird. Ein Bahnungszustand, der nach einer langen Reizserie besteht und längerfristig anhalten kann, heißt **posttetanische Potenzierung.** Am Hippokampus hat man **Langzeitpotenzierungen** gefunden: eine Verbesserung der synaptischen Funktion, die Tage anhalten kann. Man bringt diese Funktionen mit Lernvorgängen in Zusammenhang. Lange Reizserien können aber auch zur Abschwächung der Reaktion, zu **Depression** führen.

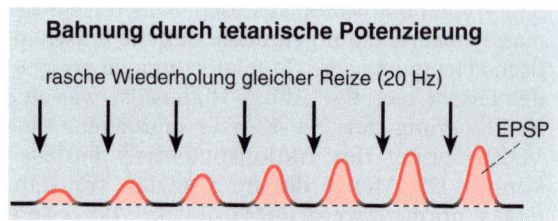

Bahnung durch tetanische Potenzierung

rasche Wiederholung gleicher Reize (20 Hz)

EPSP

Abb. 5-11 *Beispiel für **tetanische Potenzierung** an einer Synapse. Bei einer Serie rasch aufeinanderfolgender gleicher Reize wird das ausgelöste EPSP zunehmend größer.*

Die Mechanismen solcher Veränderungen der Reaktionsbereitschaft sind vielfältig. Die tetanische Potenzierung kommt jedenfalls nicht durch Summation der EPSPs zustande. Im Beispiel der Abbildung 5–11 folgt der nächste Reiz erst, wenn das vorangegangene EPSP abgeklungen ist (50 ms Reizintervall). Man nimmt an, daß das bei präsynaptischer Erregung einströmende Ca^{2+} relativ langsam wieder herausgepumpt wird, so daß der folgende Reiz auf eine erhöhte intrazelluläre Ca^{2+}-Konzentration trifft und deshalb zu einer stärkeren Erhöhung der intrazellulären Ca^{2+}-Konzentration führt, was eine gesteigerte Transmitterfreisetzung zur Folge hat. Aber auch die Transmittersynthese ist variabel, und bei langfristigen Umstellungen kann sich die subsynaptische Kanaldichte verändern, die synaptischen Kontaktflächen können sich vergrößern, bei langfristiger Nichtinanspruchnahme können Strukturen atrophieren usw. Interessante Resultate hat die Analyse der Langzeitpotenzierung im Hippocampus geliefert. Dort gibt es zwei Typen von Glutamat-Rezeptor/Kanal-Komplexen, mit Unterschieden in der Aktivierungsschwelle und der Ionenpermeabilität. Der erhöhte Ca^{2+}-Einstrom durch einen dieser Kanaltypen soll bei den langfristigen Veränderungen eine wichtige Rolle spielen (vgl. Kap. 26.5.4).

5.3.9 Erregungsübertragung im autonomen Nervensystem

Die Kontrolle der vegetativen Funktionen über das autonome Nervensystem ist nicht auf höchste Geschwindigkeiten ausgelegt wie das somatosensorische System. Es werden langsamere Nerven eingesetzt, und die Kontraktion des glatten Muskels ist langsamer als die des Skelettmuskels. Auch in der synaptischen Erregungsübertragung findet sich dieses Prinzip: Die Kontakte zwischen Nerv und Effektorzelle sind weniger dicht, die Diffusionswege des Transmitters sind länger, und auch die Reaktionen nach der Transmitter-Rezeptor-Interaktion sind komplexer und langsamer. Man findet bevorzugt Reaktionen, die über ein G-Protein verlaufen, und häufig auch über Bildung eines intrazellulären Botenstoffes.

Dem autonomen Nervensystem ist ein eigenes Kapitel gewidmet (Kap. 17). Hier soll nur am Beispiel der Herzinnervation gezeigt werden, in welch vielfältiger Weise die synaptischen Übertragungsprozesse in Anpassung an die jeweilige Funktion variiert werden.

Die **wichtigsten Transmitter im autonomen Nervensystem sind Noradrenalin (NA) und Acetylcholin (ACh)**, oft vergesellschaftet mit Peptiden als Kotransmitter. Das adrenerge System dient im allgemeinen der Leistungssteigerung, es ist das **ergotrope System** (Sympathikus), während das cholinerge System mehr im Dienst von Erholung und Regeneration steht, es ist das **trophotrope System** (Parasympathikus). So wird beispielsweise die Herzaktion über noradrenerge Fasern des Sympathikus beschleunigt und die Kontraktion verstärkt (durch β_1-Rezeptoren vermittelt), während cholinerge Fasern des Parasympathikus (über muskarinische ACh-Rezeptoren, durch Atropin blockierbar) den Herzschlag verlangsamen. NA entfaltet seinen Effekt, indem es über intrazelluläre Botenstoffe (Second messenger) die Ca^{2+}-Kanäle stimuliert, was die Kraft der Kontraktion steigert. Auch der Schrittmacherprozeß, an dem die Ca^{2+}-Kanäle mitwirken, wird gefördert, so daß eine Frequenzsteigerung resultiert. ACh hemmt einerseits die NA-Wirkung, andererseits führt es zu einer Aktivierung von K^+-Kanälen. Dies bedeutet eine stärkere Polarisation und damit auch eine Abschwächung der Schrittmacher-Depolarisation, also schließlich eine Senkung der Herzfrequenz.

5

FRAGEN

5.1 Was ist eine Synapse, und welche Typen von Synapsen kennen Sie?

5.2 Wie verläuft an einer Synapse die Umsetzung von elektrischer Erregung in Transmitterfreisetzung? Wie kann man da modifizierend eingreifen?

5.3 Die Indianer hatten ein Pfeilgift, das beim getroffenen Feind eine Muskellähmung hervorrief. Was wissen Sie darüber?

5.4 Es gibt eine Muskelschwäche, die auf einer Störung der neuromuskulären Erregungsübertragung beruht. Was wissen Sie darüber? Wie kann man da helfend eingreifen?

5.5 Bei vielen Operationen ist es nützlich, die Abwehrspannung der Muskulatur zu unterdrücken. Wie macht man das?

5.6 Skizzieren Sie den Verlauf eines IPSP am Motoneuron. Was für Prozesse laufen dabei ab?

5.7 Erläutern Sie mit einer Skizze die Prozesse, die bei einer präsynaptischen Hemmung ablaufen.

5.8 Es gibt verschiedene Gifte, die Muskelkrämpfe hervorrufen. Nennen Sie Beispiele und beschreiben Sie die dabei ablaufenden Prozesse.

5.9 Was wissen Sie über Potenzierung und Depression an Synapsen?

ANTWORTEN

5.1 Man kann elektrische und chemische Synapsen unterscheiden. Die chemischen Synapsen lassen sich vielfach weiter untergliedern, einmal in einfache und komplexe Synapsen, zum anderen nach dem Transmitter in cholinerge, adrenerge usw.

5.2 Das in eine Nervenendigung einlaufende Aktionspotential wird zunächst in ein Calcium-Signal umgesetzt: Es werden Calcium-Kanäle aktiviert, die einen Ca^{2+}-Einstrom auslösen. Die Ca^{2+}-Ionen veranlassen dann die Freisetzung des Transmitters mittels Exozytose. Das Botulinustoxin schwächt diesen Freisetzungsprozeß ab. Darüber hinaus kommt es zur Abschwächung, wenn der Transmittergehalt im Nerven abnimmt, z.B. an der motorischen Endplatte, wenn durch Hemicholin die Wiederaufnahme von Cholin unterdrückt wird.

5.3 Das Pfeilgift Curare enthält als Wirkstoff d-Tubocurarin, das am ACh-Rezeptor der motorischen Endplatte eine kompetitive Hemmung hervorruft – Schilderung gemäß Abbildung 5-4 und 5-5.

5.4 Bei der Myasthenie zerstört der Körper durch einen Autoimmunprozeß die eigenen ACh-Rezeptoren in den motorischen Endplatten (Bildung von Antikörpern gegen diese Rezeptorproteine). Gibt man in dieser Situation Cholinesteraseblocker (z.B. Eserin), so wird das freigesetzte Acetylcholin langsamer abgebaut und so in seiner Wirkung verstärkt. Auf diese Weise werden die noch vorhandenen ACh-Rezeptoren stärker aktiviert und können so wieder eine überschwellige Erregung auslösen.

5.5 Man verwendet zu diesem Zweck nicht so gern das Tubocurarin, weil dessen Effekt schlechter kontrollierbar ist. Man bevorzugt Succinylcholin, das zwar ein partieller Agonist ist, aber schließlich über einen Depolarisationsblock die neuromuskuläre Erregungsübertragung blockiert, vgl. Text.

5.6 Skizze gemäß Abbildung 5-8. Mechanismen: Glycin-Freisetzung, Aktivierung von Chlorid-Kanälen, vgl. Text.

5.7 Skizze gemäß Abbildung 5-10. Axo-axonale Synapse; Freisetzung von GABA; Reduktion der freigesetzten Transmittermenge pro Aktionspotential, dadurch Abschwächung des EPSP, vgl. Abschnitt 5.3.3.

5.8 Wirkung der Krampfgifte Strychnin, Tetanustoxin und Bicucullin, vgl. Abschnitt 5.3.4.

5.9 Vgl. Abschnitt 5.3.8.

Bewegungsprozesse

6.1 Entfaltung der Bewegung in der Evolution

Die Fähigkeit zur Bewegung gehört zu den Grundeigenschaften des Lebendigen. So findet man schon bei den einfachsten Lebensformen geordnete, zielgerichtete Bewegungen. Die einfachste Form ist die **Protoplasmabewegung** (Stufe 1 in Tab. 6-1), die einer Amöbe die Fortbewegung mit Hilfe von Pseudopodien ermöglicht (Abb. 6-1). Diese Bewegungen sind an die Existenz spezieller **kontraktiler Proteine** gebunden. Man findet bei der Amöbe bereits **Actin** und **Myosin,** die sich auch schon zu Filamenten zusammenlagern können. Es ist gut belegt, daß die Filamente Gleitbewegungen gegeneinander ausführen, angestoßen durch Ca^{2+}-Ionen unter Energielieferung durch ATP, und daß auf diese Weise systematische Verschiebungen des Protoplasmas zustande kommen. Es bestehen also auf dieser Bewegungsstufe schon sehr ähnliche basale Mechanismen, wie wir sie bei den höchstentwickelten Kontraktionsprozessen im Skelettmuskel des Warmblüters finden, nur ist die ganze Maschinerie noch viel einfacher.

Auf Stufe 2 der Bewegung lagern sich immer mehr Moleküle zu immer größeren Spezialstrukturen zusammen und bilden **Flimmerhaare, Geißeln** oder muskelähnliche Organellen, die man **Myoide** nennt. Es sind auf dieser Stufe immer nur Zellteile, die sich auf Bewegung spezialisieren. Flimmerbewegungen haben auch im menschlichen Körper eine große Bedeutung. Das Flimmerepithel der Atemwege befördert Staubpartikel nach außen. Zilien im Eileiter besorgen den Transport des Eies, und die aktive Fortbewegung des Spermiums durch die Bewegungen des Schwanzes ist die Voraussetzung für eine Befruchtung.

Der Aufbau der verschiedenen Zilien ist recht einheitlich und in Abbildung 6-2 am Beispiel des Spermienschwanzes dargestellt. Elementarbaustein ist das **Tubulin.** Tubulin-Dimere lagern sich zu Mikrotubuli zusammen, wobei sich jeweils

	Bewegungsstufe	Spezialstruktur
Stufe 1	Protoplasma-Bewegung, (Pseudopodien)	Spezialmoleküle
Stufe 2	Myoid-Bewegung (Flimmerbewegung)	spezialisierter Zellteil, Organelle
Stufe 3	volle myogene Automatie (Magen, Darm, Uterus, Blutgefäße)	einzelne Muskelzelle (viele gleichartige Zellen)
Stufe 4	differenzierte myogene Automatie (Herz, Magen, Nierenbecken-Ureter)	viele, verschiedenartig spezialisierte Muskelzellen
Stufe 5	nerval gesteuerte Bewegung (Skelettmuskel, Pupille, manche Blutgefäße)	Muskel- und Nervenzellen

Tabelle 6-1 Bewegung im Lebendigen. Gliederung nach dem Grad der Differenzierung (nach [15]).

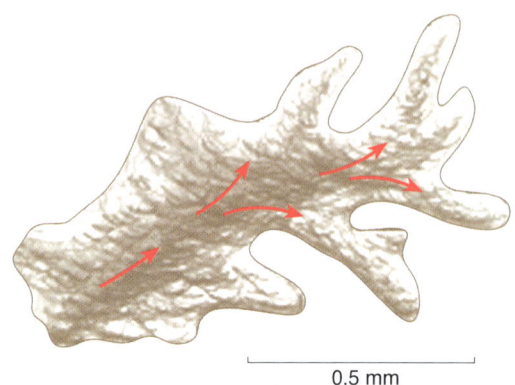

Abb. 6-1 *Fortbewegung einer Amöbe. Durch Protoplasma-strömung werden in Bewegungsrichtung (rote Pfeile) Pseudopodien gebildet.*

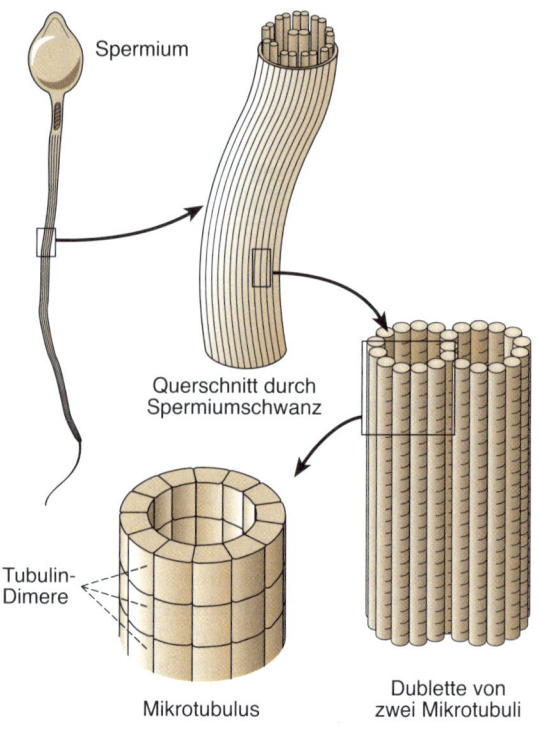

Abb. 6-2 *Struktur eines Spermienschwanzes. Die aus Tubulin aufgebauten Mikrotubuli dienen der Bewegung. (Nach Wessells, in [10].)*

zwei zu einer Dublette verbinden. Typischerweise lagern sich 9 solcher Dubletten ringförmig um zwei zentrale Mikrotubuli zu einer Zilie zusammen, die von der Zellmembran umhüllt ist. Radiale Speichen verbinden die peripheren Dubletten mit den zentralen. Aus den peripheren Tubuli ragen Arme heraus, die aus dem Protein **Dynein** bestehen. Dynein besitzt ATPase-Aktivität. Die Verbiegung der Zilien kommt wahrscheinlich dadurch zustande, daß mit Hilfe der Dynein-Arme ein Gleiten der Tubuli gegeneinander ausgelöst wird, mit Energielieferung durch ATP.

Mikrotubuli finden sich auch intrazellulär im Zytoskelett und sind an vielen Zellbewegungen beteiligt, z. B. bei der Zellteilung.

Schon bei einfachsten einzelligen Lebewesen finden sich Bewegungen, die mit spezialisierten kontraktilen Proteinen durchgeführt werden (Tab. 6-1). Einmal mit dem **Actin-Myosin**-System, das Protoplasmaströmungen und Zellbewegungen auslösen kann (Abb. 6-1), und zum anderen mit dem **Tubulin-Dynein**-System. Solche einfachen Bewegungsformen finden sich auch in vielen Zellen unseres Organismus. Besonders wichtig sind die aus Tubulin aufgebauten **Mikrotubuli**, die auch die Basis für **Flimmer**- und **Geißelbewegungen** sind. Sie übernehmen wichtige Funktionen im Respirations- und im Genitaltrakt (Abb. 6-2).

Mit der Entstehung vielzelliger Lebewesen spezialisieren sich dann ganze Zellen für Bewegung. Dabei besitzt die einzelne Muskelzelle zunächst noch die Kompetenzen für einen kompletten motorischen Akt, von der Erregungsbildung bis zur Kontraktion. Beispiele dafür sind viele Typen

glatter Muskulatur (Stufe 3 in Tab. 6-1). Man kann diese Bewegungsform als **volle myogene Automatie** bezeichnen. Oft ist es bei menschlichen glattmuskulären Organen so, daß viele gleichartige Muskelzellen in enger Kopplung zusammenarbeiten und nur gemeinsam die volle Automatie produzieren können.

Mit weiterer Entwicklung kommt es innerhalb größerer Muskelzellverbände zu einer Differenzierung, indem sich einige Zellen mehr auf Erregungsbildung spezialisieren, andere auf Weiterleitung der Erregung, und andere schließlich beschränken sich ganz auf Kontraktion. Diese Stufe 4 kann man als **differenzierte myogene Automatie** bezeichnen, da alle daran beteiligten Zellen noch Muskelzellen sind. Musterbeispiel für diese Stufe ist das **Herz**, aber auch beim **glatten Muskel** gibt es solche Differenzierungen in vielen Variationen, z. B. beim Nierenbecken-Ureter-System, beim Magen und beim Uterus. Die Grenzen zwischen den Stufen 3 und 4 sind nicht scharf. Wenn man genau genug untersucht, findet man bei den meisten glatten Muskeln gewisse Differenzierungen.

Auf Stufe 5 schließlich werden die Muskelzellen ganz auf Kontraktion eingeschränkt. Alle

Kontrollkompetenzen sind an spezialisierte Erregungszellen, an Nervenzellen abgetreten. Diese **nerval gesteuerte Bewegung** erlangt beim Skelettmuskel seine höchste Ausprägung. Sie findet sich aber auch schon bei manchen glatten Muskeln, z. B. bei der Pupille und bei manchen Blutgefäßen.

Mit der Entstehung vielzelliger Lebewesen entwickeln sich spezialisierte Kontraktionszellen, die Muskelzellen (Tab. 6-1). Es gibt Zellen mit **voller myogener Automatie**, die sowohl zur Erregungsbildung als auch zur Erregungsleitung und zur Kontraktion befähigt sind, z. B. glatte Muskeln des Verdauungstraktes. Es gibt darüber hinaus Muskelgewebe mit **differenzierter myogener Automatie**, z. B. das Herz, wo manche Zellen auf Erregungsbildung, andere auf Erregungsleitung spezialisiert sind, und wieder andere sich schließlich ganz auf Kontraktion beschränken. Die höchste Differenzierungsstufe, die **nerval gesteuerte Bewegung**, findet sich beim Skelettmuskel, wo alle Steuerungs- und Kontrollprozesse von Nervenzellen wahrgenommen werden und die Muskelzellen sich nur noch auf ein nervales Kommando hin kontrahieren.

Wir beginnen die Erörterungen mit den höchstspezialisierten Bewegungszellen, mit der quergestreiften Skelettmuskulatur, und folgen damit dem historischen Verlauf der Forschung. Die Kontraktions-Grundprozesse lassen sich an diesen hochspezialisierten Zellen besonders gut erfassen.

6.2 Willkürmotorik: der quergestreifte Skelettmuskel

6.2.1 Einführung

In der Auseinandersetzung mit der Umwelt ist die Muskulatur von besonderer Bedeutung. Der Kräftigste und Geschickteste hatte in einfachen Lebensformen die besten Überlebenschancen, und noch heute bahnt olympisches Gold den Weg in die Spitze der Gesellschaft. 40–50 % der Körpermasse dienen dieser wichtigen Funktion. Aber nicht nur die pure Kraftentwicklung ist dabei gefragt. Auch für den Ausdruck höchster geistiger und künstlerischer Leistungen ist die Muskulatur unentbehrlich, wenn wir an die Sprache oder das Klavierspielen denken. So sind auch große Teile des Zentralnervensystems mit der Kontrolle der Motorik befaßt.

Es lassen sich somit verschiedene Funktionsziele bei der Motorik erkennen, die auch unterschiedliche Spezialisierungen erfordern. Einmal ist starke Kraftentwicklung gefragt, die nur mit großer Muskelmasse zu realisieren ist. Die nervalen Steuerungsmechanismen können dabei relativ grob bleiben, z. B. bei der Oberschenkelmuskulatur. Fürs Klavierspielen andererseits genügen feine Muskeln, die aber sehr schnell und überaus präzise nerval kontrolliert sein müssen.

Von der Ablaufsform her lassen sich **phasisch-rhythmische Bewegungen,** die in den Extremitäten dominieren, und **anhaltend-tonische** unterscheiden, die der Körperhaltung dienen, z. B. in der Rückenmuskulatur. Es gibt keinen Muskel, der für alle Funktionen gleichmäßig günstig wäre. Ein Muskel, der möglichst ökonomisch, mit geringem Energieverbrauch Halteleistungen vollbringen soll, ist langsam, und ein schneller Muskel wird automatisch unökonomisch für einen anhaltenden Tonus. Wir werden sehen, daß es vielerlei Spezialisierungen zur Anpassung an die jeweiligen Erfordernisse gibt. Es gibt aber auch viele Gemeinsamkeiten in den Grundprozessen, die zunächst zu erörtern sind.

Der Grundbaustein für die Kontraktion des menschlichen Skelettmuskels ist die Einzelerregung einer **motorischen Einheit:** ein Motoneuron mit den von ihm innervierten Muskelfasern (Abb. 6-3). Das Axon eines Motoneurons verzweigt sich im innervierten Muskel, und jeder der terminalen Äste bildet mit einer Muskelfaser eine motorische Endplatte zur Erregungsübertragung. Jede Muskelfaser besitzt nur eine Endplatte. Ein einzelnes Aktionspotential des Motoneurons löst in jeder der innervierten Muskelfasern wiederum ein Aktionspotential aus, das über die gesamte Muskelfaser hinweg weitergeleitet wird. Jede Einzelerregung eines Motoneurons produziert also eine einzelne kurze Vollerregung in allen zugehörigen Muskelfasern. Die dadurch ausgelöste Kontraktion ist die **Einzelzuckung einer motorischen Einheit,** die, ebenso wie das Aktionspotential, eine Alles-oder-Nichts-Antwort ist. Je nach Muskeltyp umfaßt eine motorische Einheit 5 Fasern (bei Augenmuskeln) bis zu 1000 Fasern (beim Oberschenkel).

Im Ablauf der Einzelzuckung gibt es erhebliche Unterschiede, in Anpassung an verschiedene Bewegungsgeschwindigkeiten (Abb. 6-4). Bei schnellen Augenmuskeln dauert eine Einzelzuckung nur 10 ms, bei langsamer Wadenmuskulatur bis zu 100 ms. Für tonische Haltelei-

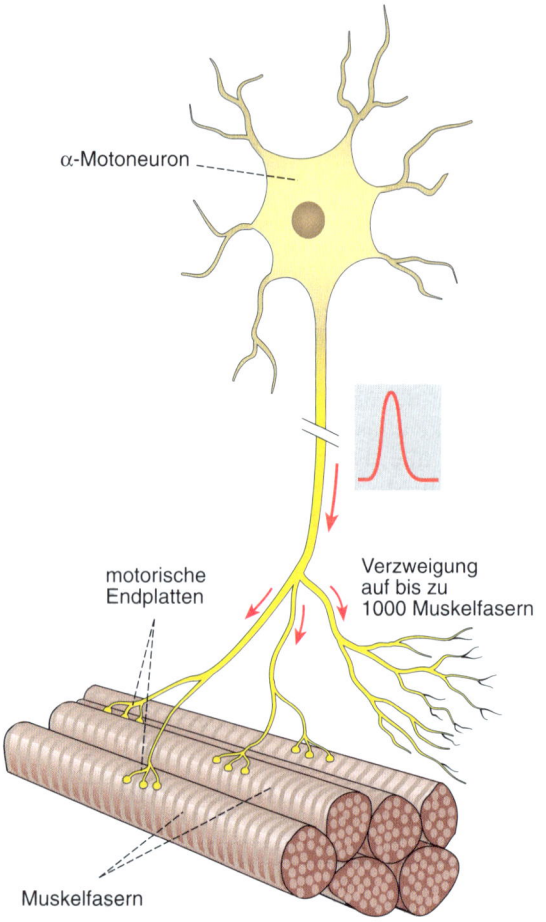

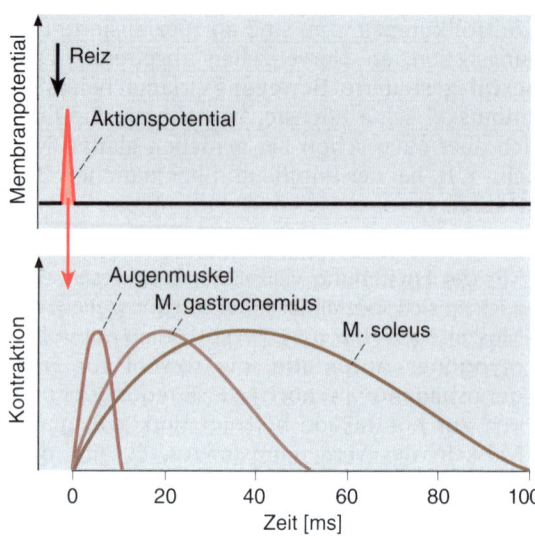

Abb. 6-4 *Skelettmuskeln unterscheiden sich stark in der Kontraktionsgeschwindigkeit (und ebenso in der Erschlaffungsgeschwindigkeit). Im Bild ist der Verlauf einer Einzelzuckung (einer einem einzelnen Aktionspotential folgenden Kontraktion) für verschiedene Muskeltypen dargestellt, vom schnellsten Augenmuskel bis zum langsamen M. soleus.*

Abb. 6-3 *Eine motorische Einheit des Skelettmuskels besteht aus einem α-Motoneuron mit allen von diesem Neuron innervierten Muskelfasern, wobei jede Muskelfaser nur eine motorische Endplatte besitzt.*

stungen werden langsame Muskelfasern eingesetzt. Spezielle Tonusfasern, die nicht durch Aktionspotentiale sondern durch abgestufte Depolarisation aktiviert werden, gibt es beim Menschen nur im glattmuskulären System. Der menschliche Skelettmuskel besteht praktisch nur aus Zuckungsfasern (nur wenige Ausnahmen).

In der menschlichen Motorik ist nicht das gesamte Spektrum möglicher Bewegungsprozesse realisiert. Bei den Flugmuskeln der Insekten gibt es Bewegungen bis zu einer Frequenz von 1000/s. Zur langsamen Seite hin gibt es bei quergestreiften Muskeln Zuckungsdauern bis zu 1 min (Kaumagen des Flußkrebses). Die langsamsten und ökonomischsten Dauerkontraktionen gibt es beim glatten Muskel, bis hin zum Sperrtonus der

Muscheln, die nahezu energiefrei eine Verkürzung langfristig festhalten können.

Der **Tonusbegriff** gibt immer wieder Anlaß zu Verwirrung. Eine anhaltende Aktivierung der Rückenmuskulatur darf durchaus als Tonus bezeichnet werden. Es ist aber ein durch Summation von Einzelzuckungen aufgebauter **tetanischer Tonus,** im Gegensatz zu einer Dauerkontraktion, die schon im Grundprozeß tonisch ist.

6.2.2 Struktur des Skelettmuskels

Ein Skelettmuskel (Abb. 6-5) besteht aus vielen **Muskelfasern,** die vielkernige Riesenzellen darstellen (durch Zellverschmelzung entstanden) und von einem Sehnenende des Muskels bis zum anderen reichen, also viele Zentimeter lang sein können. Mehrere von einem Motoneuron gemeinsam innervierte Fasern sind zu einer funktionellen Einheit, der **motorischen Einheit** (Abb. 6-3) zusammengekoppelt. Die einzelne, bis zu 100 μm starke Muskelfaser besteht aus Hunderten von **Myofibrillen** und dazwischen liegenden Zellorganellen. Jede etwa 1 μm starke Myofibrille enthält in einem Querschnitt gut 1000 **dicke Myosinfilamente** und doppelt so viele **dünne Actinfilamente.** Die in Abbildung 6-6 dargestellte streng gesetzmäßige Anordnung der Filamente verleiht der

Muskelfaser die charakteristische Querstreifung. Die Zone der Myosinfilamente ist stark doppelbrechend und wird deshalb als A-Bande (anisotrop) bezeichnet. Die weniger doppelbrechende Zone, in der sich nur Actinfilamente befinden, nennt man I-Bande (isotrop). Der mittlere, weniger dichte (hellere) Teil des A-Bandes, in dem sich nur Myosinfilamente befinden, heißt H-Zone. In der Mitte werden die Myosinfilamente durch elektronenoptisch dichtere Strukturen (M-Linie) in ihrer Lage fixiert. Die Actinfilamente sind in der Z-Scheibe (von Zwischenscheibe) verankert. Die Z-Scheiben benachbarter Fibrillen sind miteinander verknüpft, so daß die gesamte Muskelfaser eine einheitliche Querstreifung erhält. Der 2–3 µm lange Abschnitt einer Fibrille von einer Z-Scheibe zur nächsten heißt **Sarkomer.**

Die Kraftentwicklung bei Erregung des Muskels spielt sich in der Überlappungszone von Actin- und Myosinfilamenten ab. Elektronenoptisch (Abb. 6-7) erkennt man **Querbrücken** zwischen den Filamenten, die durch die aus dem dicken Filament herausragenden Myosinköpfe gebildet werden und offensichtlich das molekulare Element der Kraftentwicklung darstellen.

Für die strenge Ordnung der Filamente ist das **Titin** von großer Bedeutung. Es handelt sich dabei um ein Riesen-Proteinmolekül, das sich dem Myosinfilament anlagert und mit einer elastischen Partie über die Enden hinaus weiterzieht bis zur Z-Scheibe (Abb. 6-6).

Die dünnen Filamente entstehen durch Zusammenlagerung von Actinmolekülen, mit Einlagerung der Regulatorproteine Tropomyosin und Troponin (Abb. 6-6). Die langgestreckten Myosinmoleküle lagern sich zu dicken Filamenten zusammen, wobei der Hals mit zwei Köpfen aus dem Filament herausragt.

6.2.3 Die Filament-Gleit-Theorie

Mit Aktivierung des Muskels entstehen in den Querbrücken zwischen Actin- und Myosinfilamenten Kräfte, die bestrebt sind, die Actinfilamente weiter in die Zone der Myosinfilamente hineinzuziehen und so das Sarkomer zu verkürzen. Bei Kontraktion kommt es auf diese Weise zu einem Ineinandergleiten der Filamente, ohne daß sich die Filamente selbst verkürzen. Auch bei isometrischer Anspannung des Muskels (Zunahme der Spannung bei fixierter Länge) bleiben die Längen der beiden Filamenttypen prak-

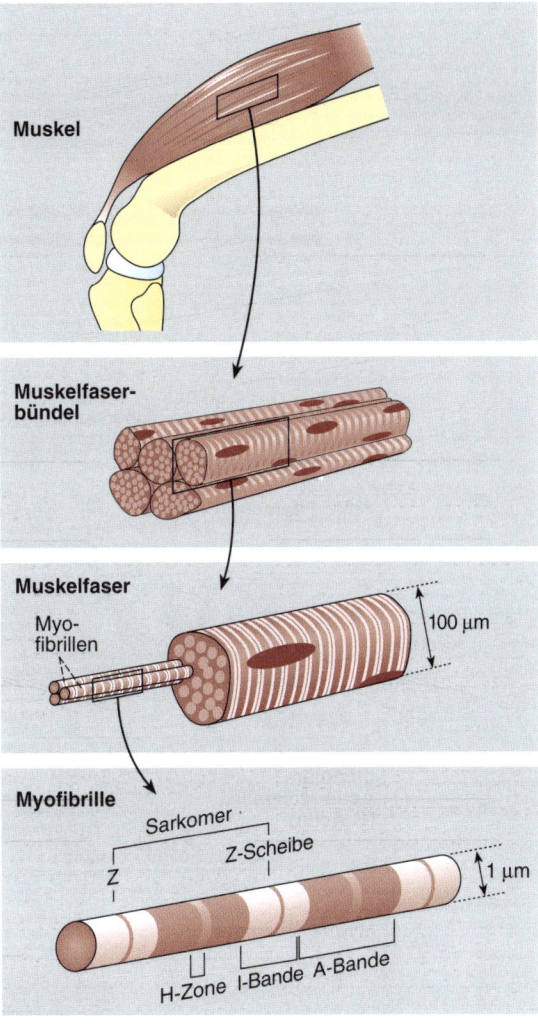

Abb. 6-5 *Aufbau des Skelettmuskels in stufenweiser Vergrößerung, vom Gesamtmuskel bis zur Myofibrille.*

tisch unverändert. Dieses moderne Konzept heißt **Filament-Gleit-Theorie.** Der entscheidende funktionelle Beweis für dieses Konzept ist der Befund, daß die maximale Kraftentwicklung vom Überlappungsgrad der Filamente abhängig ist (Abb. 6-8).

Für die Prüfung der Abhängigkeit der maximalen Kraftentwicklung vom Überlappungsgrad der Filamente (Abb. 6-8) wurden einzelne Muskelfasern vom Frosch durch elektrische Reizung zu maximaler tetanischer Aktivität stimuliert, und die dabei erzeugte aktive Kraftentwicklung (Kraftzuwachs zusätzlich zur dehnungsbedingten elastischen Kraft) wurde bei verschiedenen Dehnungsgraden gemessen. Bei maximaler Kontaktfläche zwischen Actinfilamenten und den mit Quer-

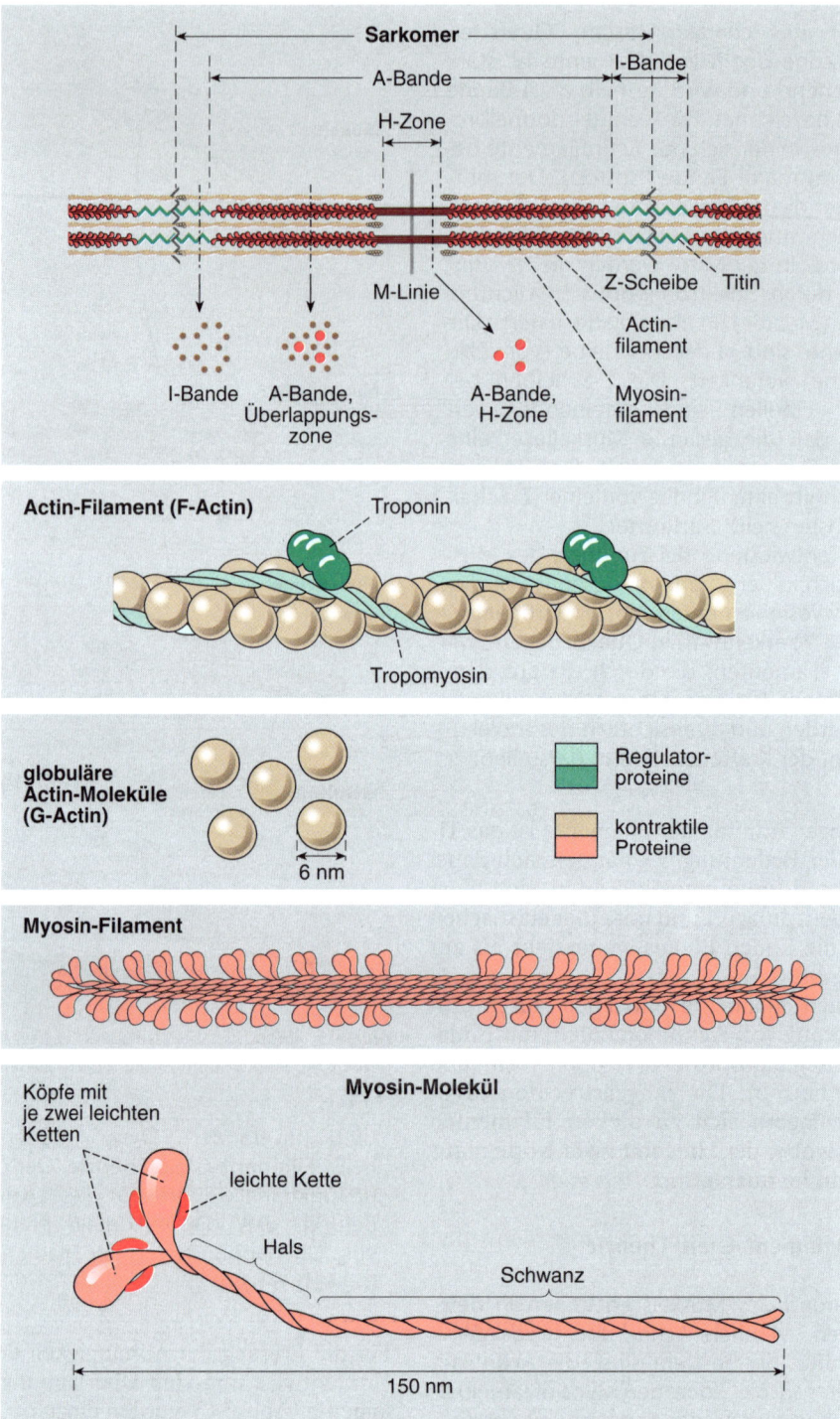

Abb. 6-6 *Feinstruktur des Skelettmuskels. Aufbau eines Sarkomers, Struktur der Filamente und Moleküle.*

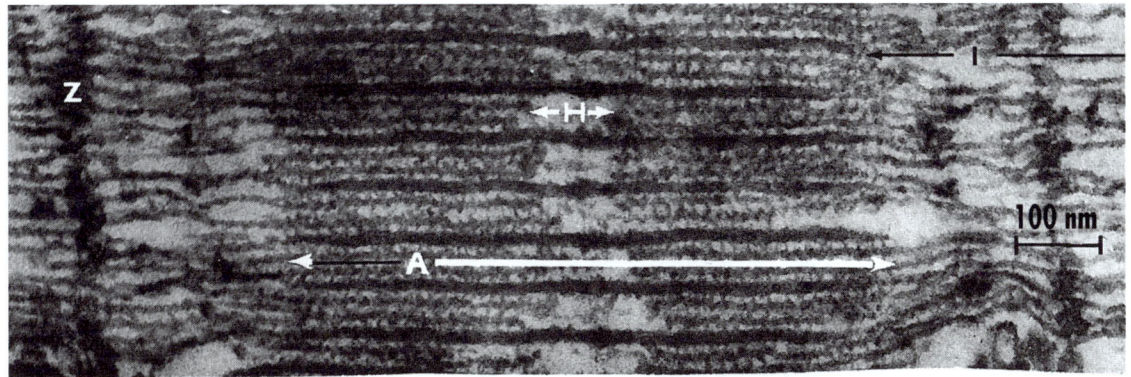

Abb. 6-7 *Feinstruktur des Skelettmuskels im elektronenoptischen Längsschnitt.*
Man erkennt im **oberen Bildteil** *die dicken Myosinfilamente, die sich über die gesamte A-Bande erstrecken (mit A markiert), und die dünnen Actinfilamente, die von der Z-Scheibe in die*

A-Bande hineinragen, bis zur H-Zone. **Unten** *sind zwei dicke und mehrere dünne Filamente aus der A-Bande, mit Übergang zur H-Zone, in stärkerer Vergrößerung dargestellt, wobei die Querbrücken zwischen den Actin- und Myosin-Filamenten gut zu erkennen sind. (Aus H. E. Huxley, in [47].)*

brücken besetzten Partien der Myosinfilamente (Sarkomerlänge 2,0 bis 2,2 μm) fand sich auch das Maximum der Kraftentfaltung. Mit weiterer Dehnung sank die Kraftentwicklung linear ab, bis sie bei 3,6 μm schließlich Null erreichte, wenn die Actinfilamente gar nicht mehr in die A-Bande hineinragten. Den Rückgang der Kraft zu geringer Sarkomerlänge hin führt man auf eine Beeinträchtigung der Querbrückenbildung zurück, zunächst bedingt durch das Hineinragen der Actinfilamente ins „falsche" Halbsarkomer, und im steilen Teil dann durch Stauchung der Myosinfilamente.

Trotz der großen Bedeutung für die Theorie der Kontraktion ist zu beachten, daß die Situation der Experimente für Abbildung 6-8 weit von den natürlichen Kontraktionen entfernt ist. Eine tetanische Maximalaktivierung kommt kaum vor, und die Kontraktionen der meisten Muskeln spielen sich nur in einem kleinen Längenbereich ab (in Abb. 6-8 markiert).

6.2.4 Die molekulare Basis der Kontraktion: der Querbrückenzyklus

In Ruhe befindet sich der einsatzbereite (energiegeladene) Myosinkopf in 90°-Stellung (Kopfachse zu Längsachse des Myosins, Abb. 6-9, Teil 1). Sein Angriffsort am Actin ist aber durch das Regulatorprotein Tropomyosin blockiert. Der Anstoß zur Kontraktion erfolgt durch Anstieg der intrazellulären Ca^{2+}-Konzentration, die in Ruhe etwa 10^{-8} mol/l beträgt. Die Ca^{2+}-Ionen verbinden sich mit dem anderen, ebenfalls am dünnen Filament befindlichen Regulatorprotein Troponin (Teil 2 in Abb. 6-9). Durch diese Reaktion wird Tropomyosin verlagert und so der

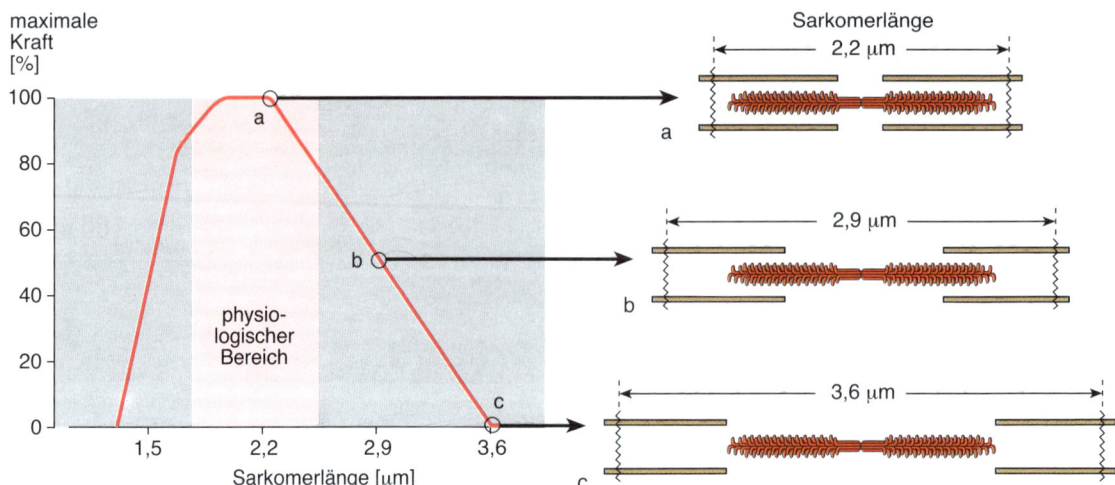

Abb. 6-8 *Maximale Kraftentwicklung einer einzelnen Skelett-muskelfaser in Abhängigkeit vom Dehnungsgrad. Der Dehnungsgrad ist als Sarkomerlänge aufgetragen. Die Muskelfaser wurde unter isometrischen Bedingungen durch tetanische Reizung zu maximaler Kraftentwicklung stimuliert. Für jeden Dehnungsgrad wurde die maximale Kraft ermittelt und in Prozent des absoluten Maximums im optimalen Deh-nungsbereich im Diagramm eingezeichnet. Rechts ist für drei Meßpunkte die Überlappung der Filamente im Sarkomer skizziert. Man erkennt, daß die maximale Kraftentwicklung zwischen a und c vom Überlappungsgrad der Actin- und Myosin-filamente abhängt, was belegt, daß über Querbrücken zwischen den Filamenten die Kraftentwicklung stattfindet. (Nach [19].)*

Bindungsplatz für Myosin am Actin freigelegt. Darauf verbindet sich der Myosinkopf mit dem Actin, und es startet ein **Querbrücken-Zyklus** (Teil 3 in Abb. 6-9). Nach dem Zugriff am Actin folgt sofort der eigentliche Arbeitsakt: Der Myosinkopf vollzieht eine Kippbewegung, er geht von der 90°-Position in etwa 45°-Position und zieht dabei das Actinfilament in die A-Bande hinein, oder erzeugt, wenn eine Verkürzung nicht möglich ist, eine entsprechende Kraft (Teil 4 in Abb. 6-9). Dabei wird die im Myosinkopf durch die vorangegangene ATP-Spaltung gewonnene und gespeicherte Energie freigesetzt. Nach diesem Arbeitsakt verbindet sich ATP mit dem Myosinkopf, was zur Lösung der Bindung zwischen Actin und Myosin führt (Teil 5 in Abb. 6-9). Das angelagerte ATP wird durch die ATPase-Aktivität des Myosinkopfes rasch in ADP und P gespalten, und der Myosinkopf geht wieder in seine Ausgangsposition zurück. Die durch ATP-Spaltung gewonnene Energie wird zunächst im Myosinkopf gespeichert (einer gespannten Feder vergleichbar) und beim nächsten Zugriff am Actin beim Kippvorgang in mechanische Energie umgesetzt. Die Aktivierung der Myosin-ATPase erfordert Mg^{2+}-Ionen und Actin-Kontakt. Solange die Ca^{2+}-Aktivierung fortbesteht, findet ein Übergang von Position 5 der Abbildung 6-9 in Posi-tion 2 statt, und es startet sofort ein neuer Querbrückenzyklus. Sinkt die Ca^{2+}-Konzentration ab, so folgt ein Übergang in die Ruheposition 1.

Die Regulation der Kontraktion erfolgt beim Skelettmuskel am Actinfilament – im Gegensatz zum glatten Muskel, wo sich die Regulation ganz überwiegend am Myosinkopf abspielt.

Ist kein ATP vorhanden, so bleibt der Myosinkopf nach Kippung in der 45°-Position angeheftet (Stop zwischen 4 und 5 in Abb. 6-9). Dies ist die Ursache für die **Totenstarre**, und man nennt deshalb diese Situation **Rigor-Position** (Rigor mortis = Totenstarre). Die Fähigkeit des ATP, diese Bindung zu lösen, nennt man **Weichmacher-Wirkung.**

Der Elementarvorgang ist somit eine rhythmische Tätigkeit der Querbrücken (Frequenz bis 1000/s). Das Ineinandergleiten der Filamente kommt durch immer wieder neues Nachfassen der nicht synchron tätigen Myosinköpfe zustande. Auch eine Einzelzuckung besteht aus mehreren Querbrückenzyklen.

Die einzelnen Reaktionsschritte lassen sich noch weiter zerlegen. Es ist aber zu bedenken, daß man sich bei diesen Analysen von der Normalsituation weit entfernt. Man studiert „gehäutete" Muskelfa-

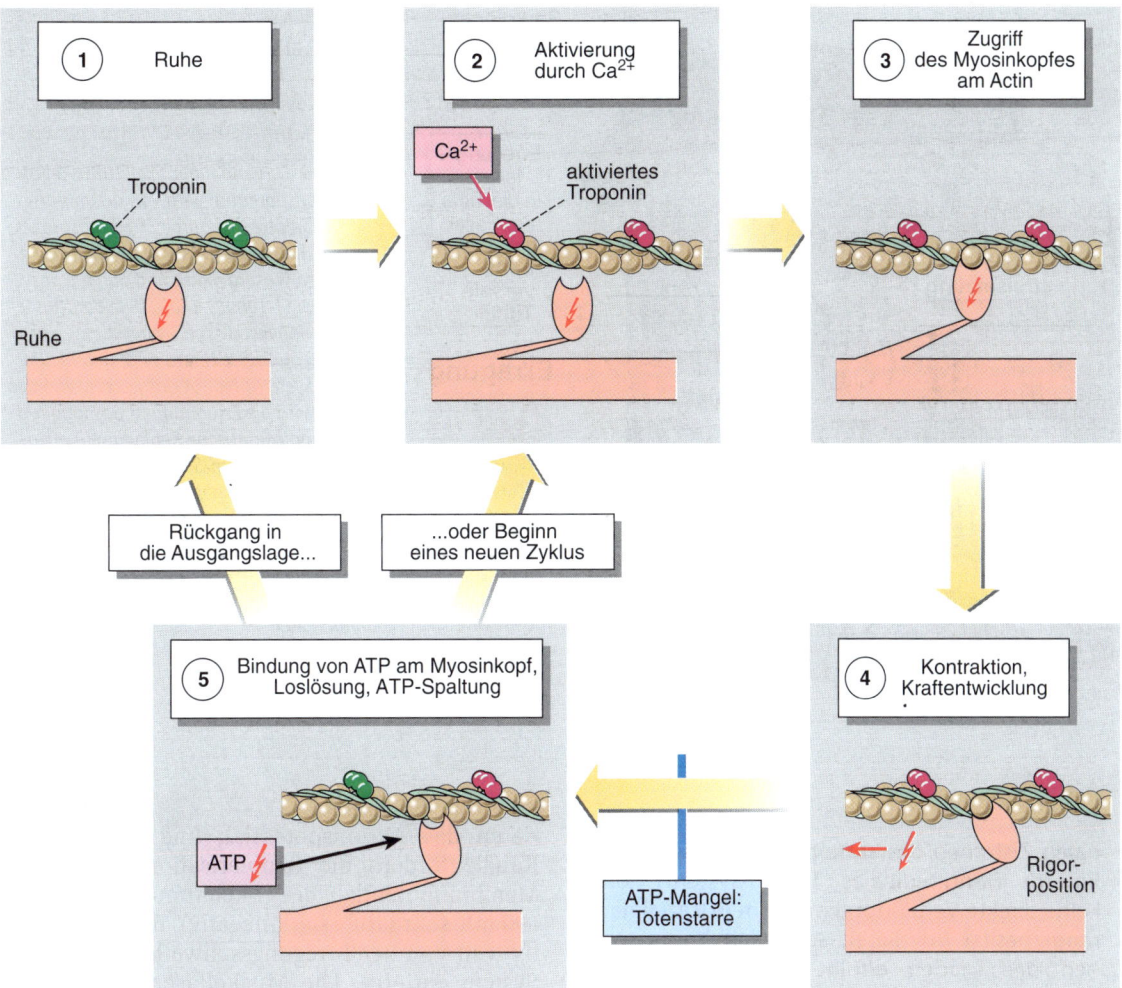

Abb. 6-9 *Schema zum Ablauf eines Querbrückenzyklus bei der Kontraktion des Skelettmuskels. Erläuterungen im Text. Die durch ATP-Spaltung gewonnene Energie (roter Blitz) wird* *zunächst im Myosinkopf gespeichert und beim Kippvorgang des Myosinkopfes (Teil 4) in mechanische Energie umgesetzt.*

sern (zerstörte Zellmembran) und isolierte kontraktile Proteine mit gravierenden chemischen Eingriffen, so daß die Übertragbarkeit auf die normale Situation schwer zu beurteilen ist. Viele neue Hypothesen sind sehr kurzlebig. Für das Verständnis der wesentlichen Funktionen sind die weiteren Details auch nur von begrenztem Wert. Man nimmt beispielsweise an, daß nach der ATP-Spaltung die Spaltprodukte ADP und P noch am Myosinkopf bleiben und die ATPase-Aktivität blockieren. Erst bei neuem Zugreifen sollen sich die Spaltprodukte wieder ablösen.

6.2.5 Erregung der Muskelfaser und elektromechanische Kopplung

Durch die Übertragungsprozesse an der motorischen Endplatte wird dafür gesorgt, daß ein über den motorischen Nerven eintreffendes Aktionspotential auch in der Muskelfaser wieder ein Aktionspotential auslöst, das sich, ähnlich wie eine Erregung beim marklosen Nerven, rasch von der Endplattenregion aus in beide Richtungen über die gesamte Muskelfaser hinweg ausbreitet. **Transversale Tubuli**, die sich von der Faseroberfläche ins Innere der Zelle einstülpen (Abb. 6-10), leiten die Depolarisation in die Tiefe der Zelle hinein. Dort treten die transversalen Tubuli in engen Kontakt mit den termi-

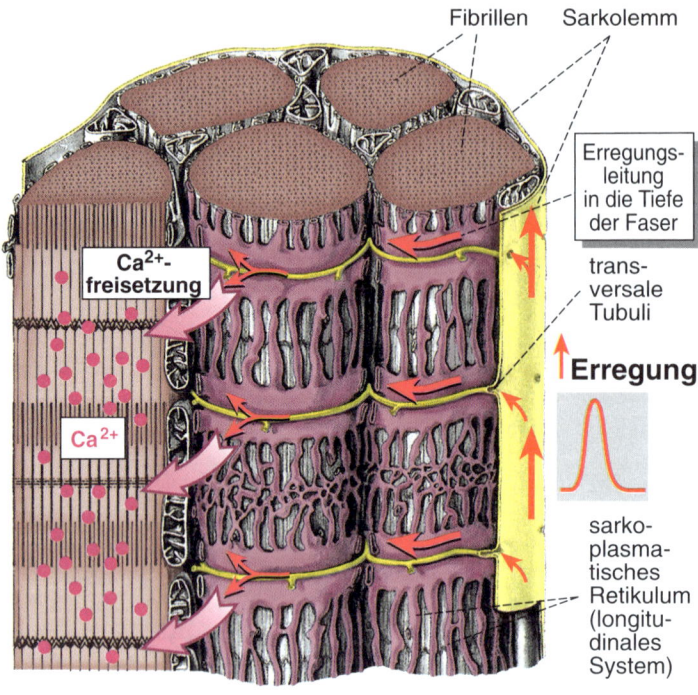

Fibrillen   Sarkolemm

Ca²⁺-freisetzung

Ca²⁺

Erregungs-leitung
in die Tiefe
der Faser

trans-versale
Tubuli

Erregung

sarko-plasma-tisches
Retikulum
(longitu-dinales
System)

Abb. 6-10 *Schema einer Skelettmuskelfaser. Das Aktionspotential wird von der motorischen Endplatte aus durch Erregungsprozesse in der äußeren Zellmembran über die Faser hinweg weitergeleitet und durch transversale Tubuli (T-Tubuli) in die Tiefe der Muskelfaser hineingeleitet. Die Träger dieses elektrischen Erregungsprozesses sind in der Farbe des Na⁺-Systems hellrot dargestellt. Von den T-Tubuli wird die Erregung auf das longitudinale sarkoplasmatische Retikulum übertragen, das als Calcium-Speicher wirkt (im violetten Calcium-Rot gezeichnet) und bei Erregung Ca²⁺-Ionen ins Sarkoplasma freisetzt. Die Ca²⁺-Ionen haben nur noch einen sehr kurzen Diffusionsweg zu den kontraktilen Filamenten zurückzulegen, wo sie die Kontraktion anstoßen.*

nalen Zisternen des **sarkoplasmatischen Retikulums** (longitudinales Tubulussystem), das keine direkte Verbindung mit dem Extrazellulärraum besitzt. In diesen speziellen Kontaktzonen, den Triaden, erfolgt die **elektro-chemische Wandlung**, die Umsetzung der elektrischen Erregung in **Freisetzung von Ca²⁺-Ionen** aus den Terminalzisternen des sarkoplasmatischen Retikulums. **Ca²⁺-Ionen sind der Schlüsselstoff der elektromechanischen Kopplung.** Die aus den Terminalzisternen freigesetzten Ca²⁺-Ionen haben nur noch einen kurzen Diffusionsweg zurückzulegen und können so sehr rasch alle Filamente erreichen und dort durch Angriff am Troponin die Actin-Myosin-Interaktion anstoßen. **Troponin ist der Calcium-Schalter,** der nach Verbindung mit Ca²⁺-Ionen die Kontraktion einschaltet.

Kräftige Ca²⁺-Pumpen sorgen dafür, daß Ca²⁺ rasch wieder aus dem Sarkoplasma entfernt und in das sarkoplasmatische Retikulum zurückgepumpt wird, worauf die Muskulatur schnell wieder erschlafft.

Die Erregungsausbreitung über die Muskelfaser hinweg verläuft ähnlich wie beim Nerven. Ähnliche für Tetrodotoxin sensitive Na⁺-Kanäle generieren das Aktionspotential, und ähnliche K⁺-Kanäle fördern die Repolarisation. Das Ruhe-Membranpotential des Skelettmuskels ist mit –90 mV sehr groß (stark negativ), d. h. es ist relativ weit von der Erregungsschwelle für das Na⁺-System entfernt. Die Muskelfaser ist auf diese Weise mit großer Sicherheit auf Ruhe eingestellt und kontrahiert sich nur, wenn vom Nerven ein Erregungssignal kommt. Die Dauer des Aktionspotentials ist mit 5–10 ms etwas größer als beim schnellen Nerven (1 ms). Die Leitungsgeschwindigkeit des Muskels von etwa 5 m/s entspricht den Werten für dickere marklose Nervenfasern. Bei der Ausbreitung des Aktionspotentials von der Endplatte aus in beide Richtungen können somit 50–100 mm Faserlänge gleichzeitig erregt sein.

Ein bemerkenswerter und recht wichtiger Unterschied zum Nerven ist die **hohe Cl⁻-Leitfähigkeit des Muskels,** d. h. die Muskelzellmembran enthält sehr viele **Chlorid-Kanäle,** insbesondere beim Muskel der Säugetiere. Die Cl⁻-Leitfähigkeit ist unter Ruhebedingungen 10mal größer als die K⁺-Leitfähigkeit! Da das Ruhemembranpotential dicht beim Cl⁻-Gleichgewichtspotential liegt, erfolgt in Ruhe kein nennenswerter Nettoflux von Cl⁻-Ionen. Jede Depolarisation erzeugt aber automatisch einen elektrochemischen Cl⁻-

Gradienten und damit einen Cl⁻-Influx, der der Depolarisation entgegenwirkt. Beim Skelettmuskel werden also die Stabilisierung des Ruhepotentials und die Repolarisation nach einem Aktionspotential stark von den Cl⁻-Kanälen übernommen, das K⁺-System ist entsprechend schwächer ausgebildet. Dadurch wird der K⁺-Efflux aus dem Muskel erheblich reduziert. Bei den sehr großen erregbaren Oberflächen aller Muskelfasern tritt bei kräftiger Muskelaktivierung ein meßbarer K⁺-Verlust aus dem Muskel auf, der den K⁺-Haushalt stark stören könnte, wenn nicht das Cl⁻-System diesen Effekt deutlich reduzieren würde.

Eine seltene erbliche Erkrankung, die **Myotonie** (Myotonia congenita), weist auch auf die Bedeutung des Cl⁻-Systems beim Skelettmuskel hin. Diese Krankheit ist durch eine Neigung des Muskels zu übersteigerter Aktivität gekennzeichnet. Nach einer Willkürinnervation bildet sich die Kontraktion nur verzögert zurück. Schon das Beklopfen des Muskels löst eine kräftige Reaktion aus, und auf elektrische Reizung erfolgen überstarke Reaktionen. In Abbildung 6-11 ist das Elektromyogramm eines Muskels bei Einstich einer Nadel dargestellt. Die Normalreaktion (A) ist durch eine kurze Erregungssalve gekennzeichnet. Bei Myotonie (B) hingegen kommt es zu einer langen Serie repetitiver Entladungen. Diese Störungen beruhen auf Veränderungen im Muskel selbst, nicht auf Störungen der Innervation oder der neuromuskulären Erregungsübertragung. Es hat sich herausgestellt, daß bei dieser Erkrankung das Cl⁻-System abgeschwächt ist. Der Wegfall des stabilisierenden Effektes der Cl⁻-Kanäle fördert offensichtlich in ähnlicher Weise die Neigung zu repetitiven Entladungen wie die Blockade von K⁺-Kanälen beim Nerven (vgl. Kap. 4.7.2).

Der Mechanismus der **Kopplung zwischen transversal-tubulärem System (TTS) und sarkoplasmatischem Retikulum (SR)** ist noch nicht völlig geklärt. Die Zwischenschaltung von Botenstoffen ist unwahrscheinlich, weil dies zu langsam verlaufen würde. Im TTS sind relativ viele Ca^{2+}-Kanäle vorhanden, die mit Depolarisation aktiviert werden. Man hat deshalb die Möglichkeit diskutiert, daß ein Ca^{2+}-Einstrom in der unmittelbaren Kontaktzone die Ca^{2+}-Freisetzung aus dem SR anstoßen könnte. Man neigt heute aber mehr zu der Annahme, daß eine direkte elektrische Kopplung stattfindet. Spezielle „Füße", die vom SR zum TTS hinüberragen, könnten als Potential-Sensoren wirken und die für die Freisetzung verantwortlichen Ca^{2+}-Kanäle des SR anstoßen. Ein derart schneller Kopplungsprozeß würde gut in das Bild der Skelettmuskelaktivierung passen, die in allen Instanzen auf möglichst hohe Geschwindigkeit angelegt ist. Bei langsameren Zellprozessen (Sekretion, Kontraktion glatter Muskulatur) wird intrazelluläre Ca^{2+}-Freisetzung häufig durch den Botenstoff IP_3 vermittelt.

Die zentrale Rolle des **Calciums als Botenstoff bei der elektromechanischen Kopplung** läßt sich durch direkte Messungen der intrazellulären Ca^{2+}-Konzentration belegen, die durch Injektion eines Ca^{2+}-Indikators in die Muskelzelle ermöglicht werden, z.B. Äquorin, ein Ca^{2+}-sensitives Protein der Leuchtqualle (Abb. 6-12). Bei Erregung der Muskelfaser folgt dem Aktionspotential mit kurzer Latenz ein Ca^{2+}-Signal, und mit etwas stärkerer Verzögerung die Kontraktion. Folgen mehrere Erregungen rasch genug hintereinander, so wird die Ca^{2+}-Konzentration anhaltend erhöht, und es erfolgt auch eine anhaltende, tetanische Kontraktion.

In Abbildung 6-12 ist zu erkennen, daß das freigesetzte Ca^{2+} sehr rasch wieder aus dem Zytoplasma verschwindet. Dies geschieht durch ATP-getriebene Ca^{2+}-Pumpen in der Membran des SR. Im Ablauf einer einzelnen Kontraktion wird Ca^{2+} praktisch nur zwischen SR und Zytoplasma verschoben. Das langfristige Gleichgewicht im Ca^{2+}-Haushalt der Zelle kann aber nur über die äußere Zellmembran reguliert werden. Dort findet sich sowohl eine primär-aktive (ATP-getriebene) Pumpe als auch ein Na^+-Ca^{2+}-Austauschprozeß (durch den Na^+-Gradienten angetriebener Ca^{2+}-Auswärtstransport).

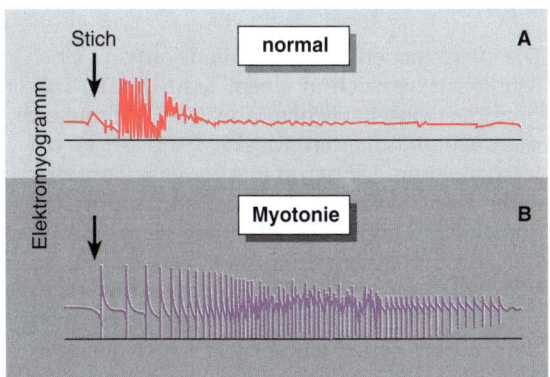

Abb. 6-11 *Elektromyogramm eines Muskels bei Einstich einer Nadel. A: Eine normale, rasch abklingende Reaktion. B: Eine lang anhaltende Aktivierung bei einem Patienten mit Myotonie. (Nach Lambert, in [61].)*

A

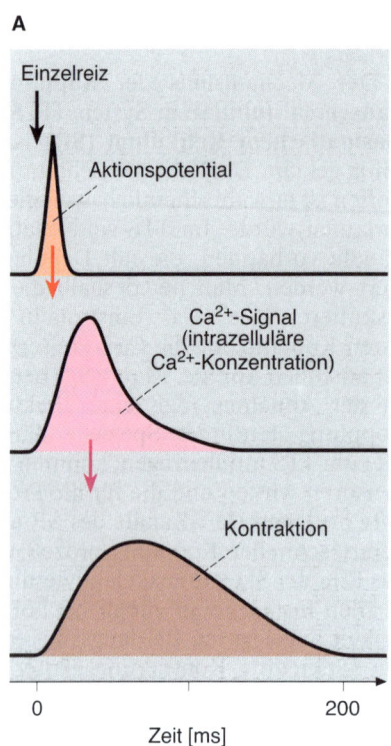

B

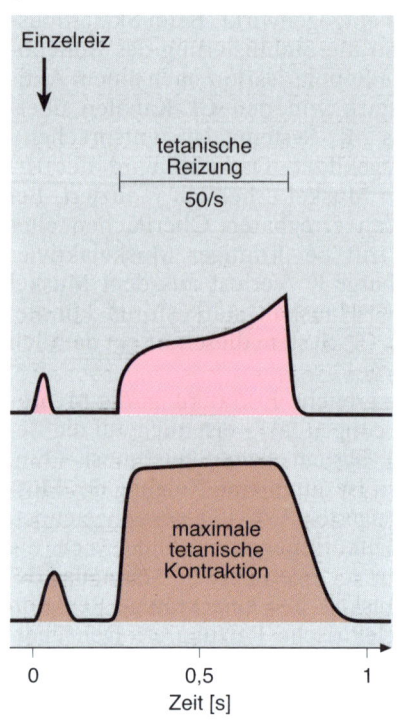

Abb. 6-12 Elektromechanische Kopplung *beim Skelettmuskel, gemessen an einer Muskelfaser, die zum Zweck der Bestimmung der intrazellulären freien Ca^{2+}-Konzentration mit Äquorin, dem calciumsensitiven Protein der Leuchtqualle, beladen war.*
A: Eine einzelne Erregung (Aktionspotential) veranlaßt einen Freisetzungsschub von Ca^{2+} (als Lichtemission des Äquorins gemessen), was eine Einzelzuckung der Faser nach sich zieht.
B: Messung bei geringerer Empfindlichkeit für das Ca^{2+}-Signal und die Kontraktion und bei geringerer Registriergeschwindig- *keit. Nach einem Einzelreiz (gleiche Situation wie in A) folgt eine tetanische Reizung, die eine maximale tetanische Kontraktion verursacht. Man erkennt, daß die anfängliche Steigerung der Ca^{2+}-Konzentration gegenüber dem Einzelreiz mit einer Verstärkung der Kontraktion verbunden ist, während der späte, weitere Ca^{2+}-Anstieg keine Verstärkung der Kontraktion mehr auslösen kann. Daraus läßt sich folgern, daß beim maximalen Tetanus auch der „Sättigungswert" aller Querbrücken (maximale Ca^{2+}-Aktivierung) erreicht ist. (Nach Blinks, Rüdel und Taylor, in [15].)*

6.2.6 Einzelzuckung und Tetanus

Wir wollen jetzt wieder zur Kontraktion des Muskels zurückkommen. Man kann die wichtigsten Gesetzmäßigkeiten mit einfachen Versuchen erfassen, die jeder Student im Praktikum selbst durchführen kann. Man kann beim frisch getöteten Frosch einen Muskel mit dem versorgenden Nerven herauspräparieren (im allgemeinen verwendet man den M. gastrocnemius) und in eine einfache Hebelanordnung einbringen (Abb. 6-13). Durch Stimulation des motorischen Nerven kann man den natürlichen Anstoß durch Nervenaktionspotentiale imitieren. Allerdings erschöpft sich der Muskel rasch, da die normale Energieversorgung unterbrochen ist. Ein Ende des Muskels wird mit einem Kraftmesser verbunden, das andere mit einem arretierbaren Längenhebel. Die Kontraktionsbedingungen lassen sich durch Arretierung des Längenhebels, Veränderungen der Vordehnung usw. vielfach variieren.

Die verschiedenen Kontraktionsformen eines Muskels lassen sich in einem Kraft-Längen-Diagramm veranschaulichen (Abb. 6-14). Stimuliert man einen isolierten Muskel (Abb. 6-13) bei festgehaltener Länge, so führt er eine **isometrische Kontraktion** aus (Kraftveränderung bei konstanter Länge). Erlaubt man dem Muskel bei konstanter Belastung eine Verkürzung, so vollzieht er eine **isotonische Kontraktion** (Längenänderung bei konstanter Kraft). Läßt man den Muskel gegen eine fixierte Feder geeigneter Dimensionierung arbeiten, so kommt es zu einer **auxotonischen Kontraktion** (Verkürzung bei gleichzeitig wachsender Kraft; auxein = vermehren). Erlaubt man dem Muskel zunächst

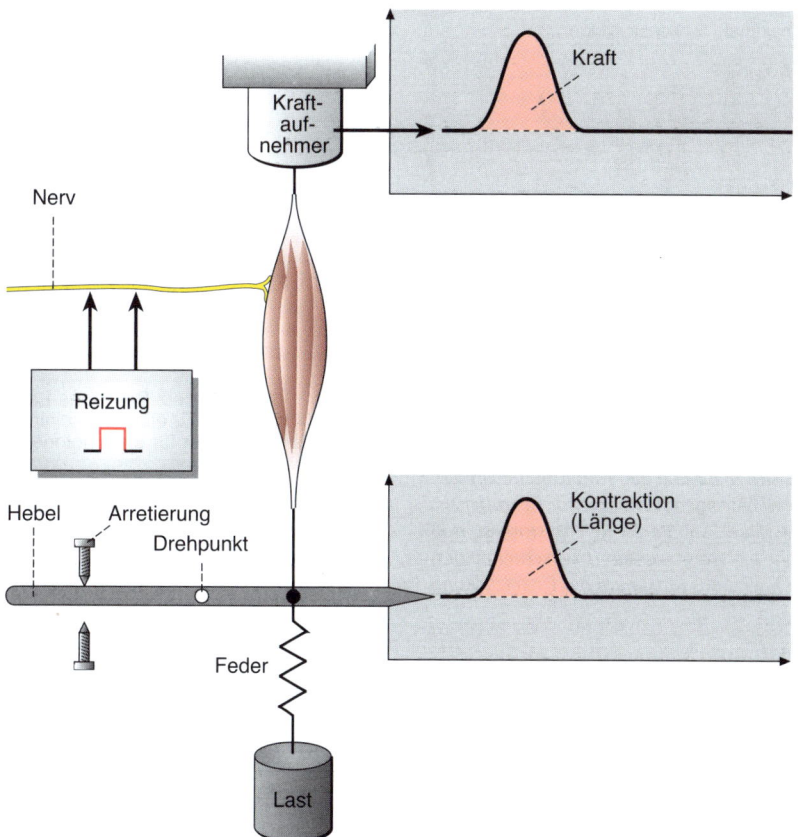

Abb. 6-13 *Schema einer einfachen Anordnung zur Messung der Kontraktion an einem isolierten Nerv-Muskel-Präparat vom Frosch (M. gastrocnemius). Durch Variation der Last können verschiedene Grade der Vordehnung eingestellt werden. Bei freiem Längenhebel wird eine isotonische Kontrakti-* on aufgezeichnet. Bei Arretierung des Längenhebels mißt man eine isometrische Kontraktion (Kraftentwicklung ohne Verkürzung). Auch Anschlags- und Unterstützungszuckungen lassen sich erfassen.*

6

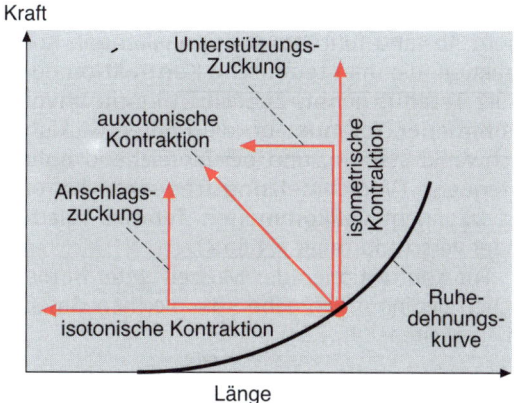

Abb. 6-14 *Veranschaulichung verschiedener Kontraktionsformen im Längen-Kraft-Diagramm. Erläuterungen im Text.*

eine isotonische Verkürzung bis zu einem Anschlag, so entsteht eine **Anschlagszuckung**: Nach dem Anschlag erfolgt noch eine weitere isometrische Kontraktion. Läßt man den Muskel zunächst bis zu einem vorgegebenen Kraftwert isometrisch und weiterhin isotonisch kontrahieren, so kommt es zu einer **Unterstützungszuckung**. Es gibt auch eine Verkürzung bei abnehmender Kraft: **meiotone Kontraktion**.

Stimuliert man einen motorischen Nerven mit Einzelreizen wachsender Stärke und mißt gleichzeitig die Kraftentwicklung des innervierten, vielfaserigen Gesamtmuskels (Abb. 6-15), so findet man bei sehr schwachen Reizen gar keine Antwort: Der Reiz ist unterschwellig. Bei Überschreiten einer gewissen Schwelle tritt zunächst eine schwache Kontraktion auf, die mit zuneh-

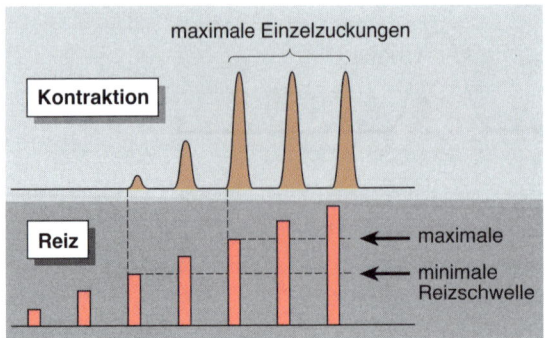

Abb. 6-15 *Beziehung zwischen **Reizstärke und Kontraktion**, gemessen am Nerv-Muskel-Präparat gemäß Abb. 6-13. Bei Überschreiten der minimalen Reizschwelle wird zunächst eine schwache Kontraktion ausgelöst, die mit zunehmender Reizstärke anwächst, da sich mehr und mehr motorische Einheiten an der Kontraktion beteiligen (zunehmende Rekrutierung mit wachsender Reizstärke). Sobald der Reiz so stark ist, daß alle motorischen Einheiten erregt werden (Überschreiten der maximalen Schwelle), wird das Maximum der Einzelzuckung erreicht.*

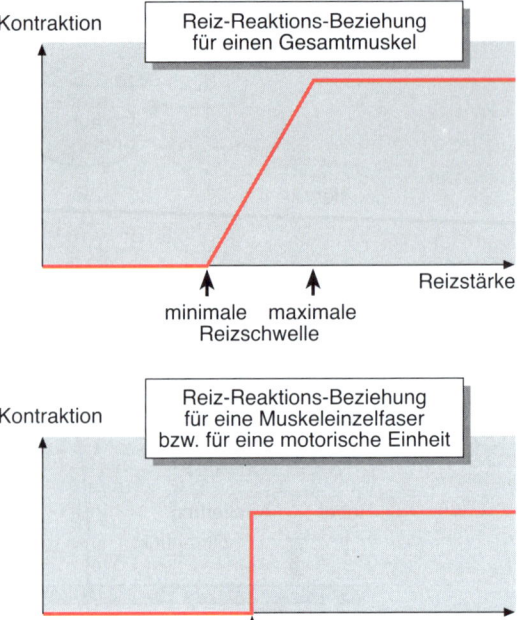

Abb. 6-16 *Reiz-Reaktions-Beziehung für einen Gesamtmuskel, nach Messungen wie in Abbildung 6-15, und für eine einzelne Muskelfaser bzw. eine einzelne motorische Einheit. Für den letzteren Fall gibt es nur eine Reizschwelle. Überschreitet der Reiz diese Schwelle, so wird sofort die volle, maximale Einzelzuckung ausgelöst (Alles-oder-Nichts-Regel).*

mender Reizstärke anwächst, bis schließlich ein Maximalwert erreicht wird, der sich durch Erhöhung der Reizstärke nicht mehr steigern läßt. Diese maximale Zuckung auf einen einzelnen Reiz nennt man **maximale Einzelzuckung.**

Macht man dasselbe mit einer einzelnen Muskelfaser (oder mit einer einzelnen motorischen Einheit), so findet man oberhalb einer gewissen Schwelle sofort eine volle Kontraktion, die sich nicht weiter vergrößern läßt. Die einzelne Muskelfaser, und ebenso eine einzelne motorische Einheit bei Stimulierung des versorgenden Nerven, folgt dem **Alles-oder-Nichts-Gesetz,** was sich in einem sprunghaften Verlauf der Reiz-Reaktions-Beziehung anzeigt (Abb. 6-16).

Das Anwachsen der Zuckungsgröße beim Gesamtmuskel mit wachsender Reizstärke können wir also folgendermaßen interpretieren: Bei einem schwachen, gerade überschwelligen Reiz werden zunächst nur wenige Nervenfasern und die mit ihnen verknüpften motorischen Einheiten erregt. Mit zunehmender Reizstärke werden mehr und mehr motorische Einheiten erregt (zunehmende **Rekrutierung** der motorischen Einheiten), bis schließlich alle Fasern erregt werden und jeweils die zugehörige Einzelzuckung produzieren. Bei Reizung des Gesamtmuskels gibt es also eine minimale Reizschwelle, bei der gerade die ersten Einheiten erregt werden, und eine maximale Reizschwelle, die gerade ausreicht, um alle motorischen Einheiten zu aktivieren.

Löst man während des Ablaufs einer maximalen Einzelzuckung eine weitere Vollerregung aus, so kommt es zu **Superposition** (Abb. 6-17): Die beiden Einzelzuckungen überlagern sich und erreichen dabei eine stärkere Kraft, als sie im Ablauf einer Einzelzuckung auftritt. Eine regelmäßige Reizwiederholung bei ausreichend kleinem Abstand führt zu einer anhaltenden Kontraktion, die man **tetanische Kontraktion** oder kurz **Tetanus** nennt. Zunächst tritt ein **unvollkommener Tetanus** auf, die Kraftentwicklung schwankt ständig, und bei hinreichend hoher Frequenz **(Verschmelzungsfrequenz)** kommt es zu einem **vollkommenen Tetanus** (glatter oder verschmolzener Tetanus).

Für Kontraktionen des Muskels unter isotonischen Bedingungen gelten die gleichen Gesetzmäßigkeiten.

Der Ausdruck „maximale Einzelzuckung" erweckt leicht das Mißverständnis, daß es sich dabei um das Kontraktionsmaximum schlechthin handelt. In Wirklichkeit kann im Tetanus die Kraft auf das Mehrfache einer Einzelzuckung an-

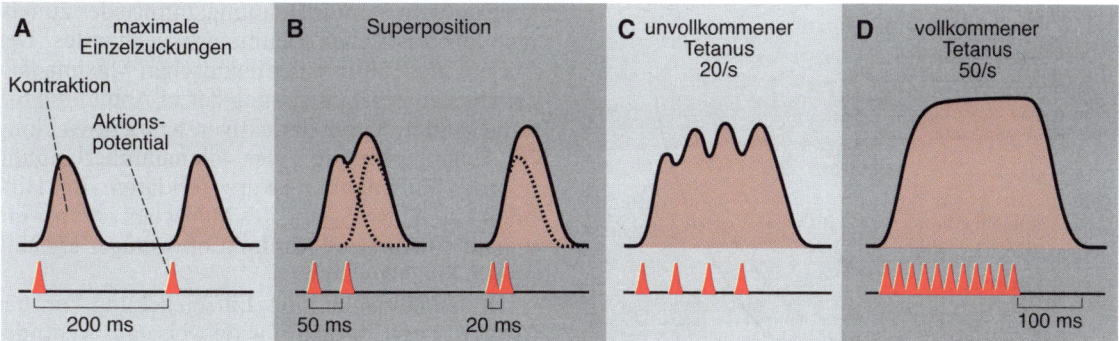

Abb. 6-17 Einzelzuckung, Superposition und Tetanus. *Reizung eines Nerv-Muskel-Präparates gemäß Abbildung 6-13 mit „übermaximalen Reizen" (Reizstärke über der maximalen Schwelle), so daß immer eine maximale Einzelzuckung ausgelöst wird.*
A: Zwei aufeinander folgende maximale Einzelzuckungen.
B: Bei Verringerung des Reizabstandes kommt es zu Superposi-
tion, die beiden Einzelzuckungen überlagern sich, das Maximum der Doppelzuckung wird größer als die maximale Einzelzuckung.
C: Bei einer Reizserie mit niedriger Frequenz beobachtet man zunächst einen unvollkommenen Tetanus.
D: Bei hinreichend hoher Reizfrequenz tritt ein vollkommener Tetanus auf.

steigen (je nach Muskeltyp unterschiedlich). Die Erklärung dafür liefert der Befund in Abbildung 6-12. Eine einzelne Muskelerregung ist so kurz, daß auch nur ein relativ kurzer Ca^{2+}-Ausstoß erfolgt, der die innere Ca^{2+}-Konzentration nicht so weit erhöhen kann, daß alle kontraktilen Proteine voll aktiviert werden. Mit Mehrfachreizung summieren sich die Ca^{2+}-Freisetzungen, die Kontraktionskraft steigt mit steigender Ca^{2+}-Konzentration weiter an, bis schließlich ein Sättigungswert erreicht ist. Wenn einmal eine Vollaktivierung aller kontraktilen Proteine erreicht ist, kann natürlich auch eine weitere Ca^{2+}-Freisetzung die Kontraktion nicht mehr steigern. Es gibt also ein **tetanisches Kraftmaximum,** das allerdings wieder von der Muskelvordehnung und damit der Filamentüberlappung abhängig ist (Abb. 6-8). Die absolute Maximalkraft des Muskels kann man also nur bei optimaler Filamentüberlappung und maximaler tetanischer Aktivierung bestimmen. Daher ist bei den verschiedenen Maximum-Begriffen Vorsicht angebracht!

Die Beziehung zwischen Ca^{2+}-Konzentration und Muskelkraft kann durch verschiedene Faktoren beeinflußt werden, z.B. Veränderungen im Stoffwechsel, pH-Wert usw.

6.2.7 Das Kraft-Längen-Diagramm

Das Ausmaß einer Muskelkontraktion hängt stark von der Vordehnung bzw. der Vorbelastung des Muskels ab. Diese Gesetzmäßigkeiten lassen sich am besten anhand eines Kraft-Längen-Diagramms (Abb. 6-18) darlegen. Die **Ruhe-Dehnungs-Kurve** gibt die Elastizität des ruhenden Muskels wieder. L_o ist die Basislänge ohne dehnende Kraft. Der Dehnungswiderstand des Gesamtmuskels ist überwiegend durch **parallelelastische Elemente** bedingt (Membranen, Bindegewebe usw., die den kontraktilen Fibrillen parallel geschaltet sind). Daneben gibt es noch **serien-elastische Elemente,** die mit den krafterzeugenden Generatoren in Serie liegen, z.B. die Elastizität in den Querbrücken. Im unteren Teil der Ruhedehnungskurve spielen diese aber noch keine wesentliche Rolle. Isolierte Myofibrillen sind in Ruhe in dem hier dargestellten Bereich fast widerstandslos dehnbar. Die Krümmung der Ruhedehnungskurve zeigt, daß der Elastizitätsmodul des ruhenden Muskels mit zunehmender Dehnung ansteigt.

Von jedem Punkt der Ruhedehnungskurve aus kann man den Muskel eine isometrische und eine isotonische (maximale) Einzelzuckung ausführen lassen, wie in Abbildung 6-18 für einen Punkt beispielhaft eingetragen. Die Maximalwerte aller isometrischen Einzelzuckungen ergeben die Kurve der **isometrischen Maxima,** die Endwerte aller isotonischen Verkürzungen die Kurve der **isotonischen Maxima.** Die isotonische Kontraktion ist bei L_o maximal und wird mit wachsender Dehnung kleiner. Die Kurve der isometrischen Maxima steigt mit zunehmender Dehnung immer weiter an. Berechnet man aber die Extraspannung, die der Muskel durch seine Kontraktion leistet (Differenz zwischen isometrischen Maxima und Ruhedehnungskurve), so erkennt man, daß im Bereich um L_o die aktive Kraftentwicklung ein Maximum besitzt.

6

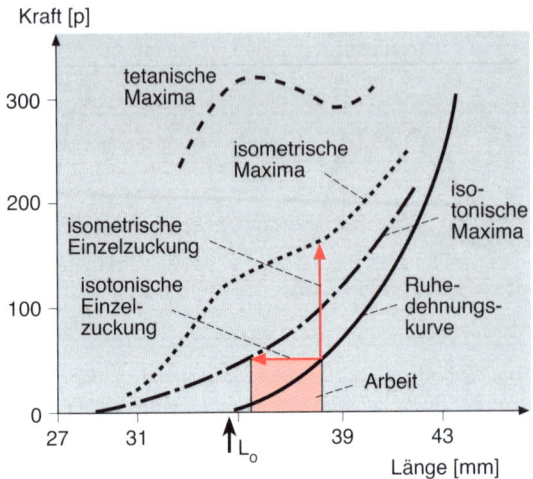

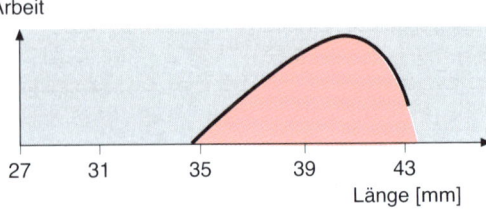

Abb. 6-18 *Kraft-Längen-Diagramm des Skelettmuskels.*
Neben den Kurven der isometrischen und isotonischen Maxima einer Einzelzuckung ist auch die Kurve der maximalen tetanischen Kontraktion aufgetragen. Im unteren Bildteil ist die Arbeit eingezeichnet, die der Muskel bei einer isotonischen Einzelzuckung vollbringt (Resultate vom Froschmuskel, nach [52]).

Berechnet man die **Arbeit,** die der Muskel bei einer einzelnen isotonischen Kontraktion vollbringen kann, so ergibt sich die Kurve im unteren Teil von Abbildung 6-18. Die äußere mechanische Arbeit (Kraft mal Weg) ist bei L_0 noch Null, erreicht bei einer Vordehnung von 10–20 % Maximalwerte und geht mit zunehmender Dehnung wieder gegen Null, weil dann die Verkürzung Null wird. Für die isometrische Kontraktion ist die mechanische Arbeit immer Null, weil der Weg Null ist.

Die Kurve der isometrischen Maxima der Einzelzuckungen verläuft im Bereich der maximalen aktiven Kraftentwicklung recht flach, ein Kurvenrückgang mit wachsender Dehnung ist aber nicht die Regel. Nur wenn man die isometrischen Maxima der maximal-tetanischen Kontraktion aufträgt, ergibt sich, wie in Abbildung 6-18 schematisch mit eingetragen (gestrichelt), ein ausgeprägtes Maximum im Bereich um L_0, mit einem Abfall bei weiterer Dehnung und einem erneuten An-

stieg bei sehr starker Dehnung, infolge des zunehmenden elastischen Dehnungswiderstandes. Der Verlauf dieser Kurve der tetanischen Maxima läßt sich aus einer Überlagerung der in Abbildung 6-8 dargestellten Kurve der aktiven Kraftentwicklung in Abhängigkeit von der Filamentüberlappung mit der Ruhedehnungskurve erklären. Im Hinblick auf die Bewegung des Menschen ist aber die maximal-tetanische Kontraktion weniger ergiebig als die Einzelzuckung.

Die Abhängigkeit der Einzelzuckung von der Vordehnung läßt sich nur teilweise auf Veränderungen im Überlappungsgrad der Filamente zurückführen. Auch die Ca^{2+}-Freisetzung pro Aktionspotential ist dehnungsabhängig, und wahrscheinlich auch noch andere kontraktionsbestimmende Faktoren.

Isometrische und isotonische Kontraktionen sind nur Grenzsituationen aus einer Vielzahl von möglichen Kontraktionsabläufen. Zu jedem Punkt der Ruhedehnungskurve gibt es nur **eine** isometrische und **eine** isotonische maximale Einzelzuckung, aber darüber hinaus noch viele auxotonische und ähnliche Kontraktionen, deren Endwerte irgendwo im Bereich zwischen den isometrischen und isotonischen Maxima für den betreffenden Ausgangspunkt liegen müssen. In Abbildung 6-19 ist dies für den Punkt A der Ruhedeh-

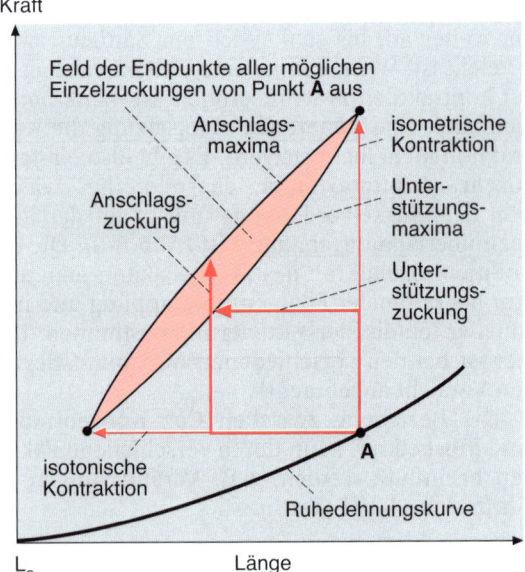

Abb. 6-19 *Kraft-Längen-Diagramm des Skelettmuskels.* *Für die Ausgangslänge A sind neben der isometrischen und isotonischen Einzelzuckung noch eine Anschlags- und eine Unterstützungszuckung eingezeichnet, sowie die Kurven der Anschlags- und Unterstützungsmaxima. Alle möglichen auxotonischen Kontraktionen enden im rot markierten Feld.*

nungskurve veranschaulicht. Aus der Vielzahl der möglichen Kontraktionen von diesem Punkt aus sind, neben der isometrischen und isotonischen Kontraktion, beispielhaft nur eine **Unterstützungszuckung** und eine **Anschlagszuckung** eingezeichnet. Die Endpunkte aller möglichen Unterstützungs- bzw. Anschlagszuckungen ergeben die Kurven der Unterstützungs- bzw. Anschlagsmaxima. Das Beispiel der Anschlagszuckung ist so gewählt, daß die Anschlagslänge mit dem Endwert der eingetragenen Unterstützungszuckung übereinstimmt. Man erkennt auf diese Weise, daß der Muskel bei einer Anschlagszuckung einen höheren Kraft-Endwert erreicht als bei einer Unterstützungszuckung mit gleicher Verkürzung. Dies ist an sich verständlich, da es für den Muskel leichter ist, die gleiche Verkürzung gegen eine geringere Kraft auszuüben. Die Arbeit (Kraft mal Weg) ist für die eingezeichnete Anschlagszuckung wesentlich kleiner als für die Unterstützungszuckung. Die Endpunkte aller denkbaren auxotonischen Kontraktionen liegen in dem Feld zwischen den Kurven der Anschlags- und der Unterstützungs-Maxima.

6.2.8 Kraft-Geschwindigkeits-Beziehungen

Ein leichtes Gewicht können wir schneller heben als ein schweres. Zur genaueren Analyse dieser uns selbstverständlich erscheinenden Beziehung eignet sich eine maximal-tetanische Aktivierung besser als eine Einzelzuckung. In der Regel wählt man Bedingungen der Unterstützungszuckung. Man läßt den isolierten Muskel bei L_o zunächst isometrisch bis zum vorgegebenen Kraftwert kontrahieren und registriert dann das Geschwindigkeitsmaximum der folgenden isotonischen Kontraktionsphase. Dabei hat sich ergeben, daß die Beziehung recht genau einer Hyperbelfunktion folgt (P = Kraft, v = Geschwindigkeit):

(P + a)·(v + b) = konst. (Hillsche Gleichung)

Für die Beugebewegung des menschlichen Unterarms ließ sich gleichfalls eine hyperbolische Beziehung nachweisen (Abb. 6-20). Die Versuchsperson hatte dabei die Aufgabe, bei den verschiedenen Ausgangsbedingungen jeweils eine maximale Kontraktion auszuführen (so kräftig und so schnell wie möglich). Mit einer maximalen Willkürinnervation kann man an sich keine maximal-tetanische Aktivierung aller Fasern des Muskels auslösen. Die Hillsche Beziehung gilt also offenbar generell für einen konstanten Aktivierungszustand des Muskels, sie ist wahrscheinlich ein Kennzeichen der Querbrücken-Kinetik.

Das Rechteck, das von einem Kraft-Geschwindigkeits-Koordinatenpaar bestimmt wird (ein Beispiel ist in Abb. 6-20 rot eingetragen), gibt die

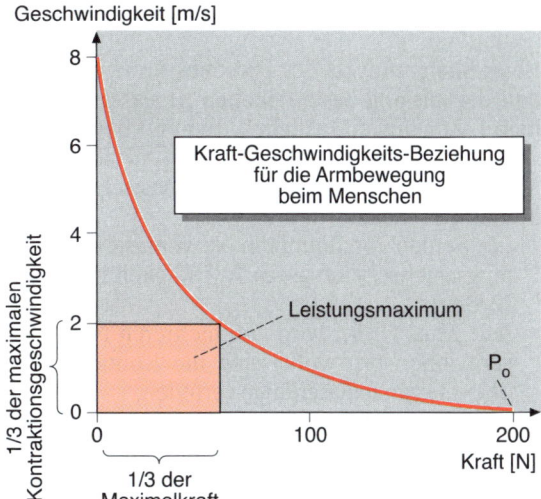

Abb. 6-20 Kraft-Geschwindigkeits-Beziehung *bei Maximalaktivierung des Skelettmuskels. Hier ist diese Beziehung für die Beugebewegung des menschlichen Unterarms dargestellt. Die Versuchsperson hatte bei den verschiedenen Ausgangsbedingungen jeweils eine maximale Unterarmbeugung durchzuführen (so schnell und so kräftig wie möglich). Für jeden Kurvenpunkt gibt das Rechteck Kraft mal Geschwindigkeit die vollzogene Leistung an. Das Leistungsmaximum ist rot eingetragen. (Nach [72].)*

Leistung an, die der Muskel unter diesen Bedingungen ausführen kann:

$$\text{Kraft} \cdot \text{Geschwindigkeit} = \frac{\text{Kraft} \cdot \text{Weg}}{\text{Zeit}}$$

$$= \frac{\text{Arbeit}}{\text{Zeit}} = \text{Leistung}$$

Die maximal mögliche **Kontraktionsgeschwindigkeit eines Muskels** ist naturgemäß von der geforderten Kraftentwicklung abhängig (Abb. 6-20). Entsprechendes gilt für die maximale Leistung, die ein Muskel vollbringen kann. Die mögliche Leistung des Muskels erreicht ein Maximum, wenn der Muskel mit etwa 1/3 seiner Maximalkraft P_o (maximale isometrische Kraft bei L_o) und etwa 1/3 seiner maximalen Geschwindigkeit (bei Belastung Null) tätig ist.

Die in Abbildung 6-20 rot markierte Leistungsfläche kennzeichnet dieses Optimum. Aus diesem Grunde läßt sich beispielsweise beim Radfahren nur bei optimaler Bewegungsdynamik das Leistungsmaximum erreichen. Geht es bergauf, so läßt sich durch Zurückschalten der Übersetzung die Leistung verbessern.

6

6.2.9 Spezielle Tonus-Muskulatur beim Frosch

Beim Skelettmuskel des Frosches finden sich neben den bislang beschriebenen phasischen Muskeln („Zuckungs-Muskeln", „twitch fibers") noch spezielle Tonusmuskeln, die sich in folgenden Merkmalen von den schnellen phasischen Muskeln unterscheiden:

- Sie werden von dünneren Nervenfasern mit viel langsamerer Leitungsgeschwindigkeit innerviert (2–8 m/s).
- Jede Muskelfaser wird von mehreren Nervenfasern innerviert, wobei sich die Kontaktstellen über die ganze Faserlänge verteilen.
- Sie weisen ein relativ niedriges Ruhe-Membranpotential (wenig negativ) auf und bilden bei Erregung keine fortgeleiteten Aktionspotentiale (wie der phasische Muskel), sondern nur lokale, abgestufte Depolarisationen (Abb. 6-21 A).
- Die Kontraktion ist so träge, daß sich schon bei ganz niedrigen Aktionsfrequenzen (unter 10 Hz) gleichmäßig-anhaltende, tonische Kontraktionen ergeben (Abb. 6-21 B).

In Abbildung 6-21 A ist zunächst die elektrische Antwort auf einen maximalen Einzelreiz über den motorischen Nerven dargestellt. (Zum besseren Vergleich ist in A ein Aktionspotential eines phasischen Skelettmuskels in gleichem Maßstab eingetragen). Die Depolarisation beträgt nur etwa 10 mV und dauert bis zu 50 ms an. Bei Mehrfachreizung verstärkt sich die Depolarisation durch Summation der Einzeleffekte. Die elektrischen Antworten gleichen also mehr den lokal-abstufbaren Reaktionen anderer Muskeln und Nerven (lokale Antwort des Nerven, Endplattenpotential der phasischen Muskeln usw.) als dem fortgeleiteten Aktionspotential des phasischen Skelettmuskels. Dennoch sind die elektrischen Ereignisse in Abbildung 6-21 A in gewissem Sinne als „Aktionspotentiale" zu werten, da sie bei diesen Muskeln die typische Aktion, nämlich die tonische Kontraktion, begleiten bzw. auslösen. Der tonische Froschmuskel besitzt also lokale, abstufbare Aktionspotentiale! Wie in Abbildung 6-21 B zu erkennen, ist die Kontraktion dieser Muskeln bei konstanter Dauerreizung stets anhaltend-tonisch. Mit zunehmender Reizfrequenz wächst die Stärke der Kontraktion, und zugleich wird auch die Anstiegsgeschwindigkeit größer. Während der phasische Muskel nur bei hoher Erregungsfrequenz einen **tetanischen Tonus** produzieren kann, bleibt beim **„echten Tonus"** des speziellen Tonusmuskels bei allen Graden der Stimulierung stets der tonische Charakter der Kontraktion erhalten.

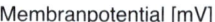
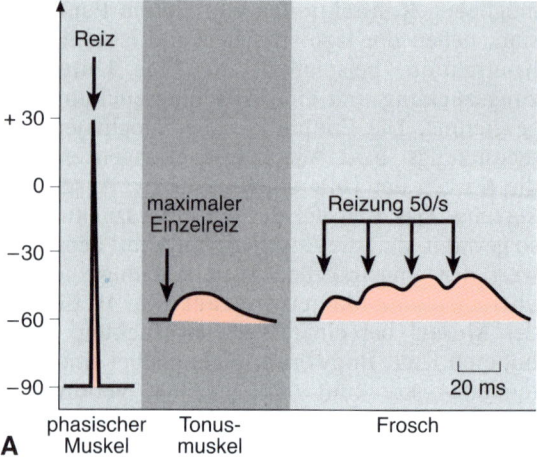
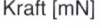
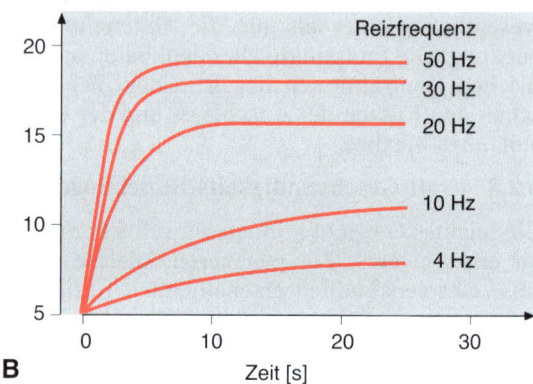

Membranpotential [mV]

Kraft [mN]

Abb. 6-21 *Aktivierungsbedingungen bei der auf* **tonische Kontraktionen** *spezialisierten Skelettmuskulatur des Frosches.*
A: Messung des Membranpotentials. Reizung des Muskels führt nicht zu einem typischen Aktionspotential wie beim phasischen Muskel – links beispielhaft eingezeichnet – sondern zu einer relativ schwachen und lange andauernden Depolarisation, die sich bei Mehrfachreizung durch Überlagerung verstärkt, wie man das sonst bei unterschwelligen synaptischen Potentialen findet.
B: Kraftentwicklung der Tonusmuskulatur. Der Muskel vollzieht langsame, tonische Kontraktionen, deren Stärke mit wachsender Reizfrequenz zunimmt, entsprechend dem Ausmaß der Depolarisation. (Nach [40].)

Der Frosch verfügt über Skelettmuskelfasern, die auf Erzeugung **anhaltend-tonischer Kontraktionen** spezialisiert sind: Sie bilden bei Erregung kein fortgeleitetes Aktionspotential, sondern nur lokal-abstufbare Depolarisationen, wobei der mechanische Tonus mit dem Grad der Depolarisation anwächst. Beim menschlichen quergestreiften Muskel gibt es solche Fasern nur ausnahmsweise: bei Augenmuskeln und im kontraktilen Apparat der Muskelspindeln.

6.2.10 Steuerung des Muskels in situ, das Elektromyogramm

Die Erregungsbedingungen des menschlichen Muskels kann man mit Hilfe eines **Elektromyogramms** studieren. Das Prinzip der Messung ist dasselbe wie beim Elektrokardiogramm oder bei anderen extrazellulären Ableitungen elektrischer Aktivität. Mit zwei Elektroden, die man über dem zu untersuchenden Muskel der Haut anlegt oder in den Muskel einsticht, registriert man elektrische Potentialdifferenzen. Man kann so ein Bild über die Summenaktivität des ganzen Muskels gewinnen. Bei völliger Entspannung sind keine Signale sichtbar. Bei ganz leichter Anspannung kann man eine Serie gleich großer Impulse registrieren, wie in Abbildung 6-22 A oben. Das bedeutet, daß hier nur eine einzelne motorische Einheit gleichmäßig tätig ist. Die Minimalfrequenz einer aktiven Einheit liegt bei 5–10/s. Bei etwas stärkerer Anspannung werden weitere Einheiten zugeschaltet, die Impulse anderer Größe liefern, weil die verschiedenen Einheiten unterschiedlich groß sind und auch unterschiedliche

Entfernungen von den Ableitelektroden haben. In Abbildung 6-22 A sind in der zweiten Kurve („schwache Aktivität") vier verschiedene Einheiten dargestellt, die mit unterschiedlicher Frequenz asynchron tätig sind. Mit weiterer Steigerung der Anspannung beteiligen sich mehr und mehr motorische Einheiten **(Rekrutierung),** und die Aktionsfrequenz der einzelnen Einheiten steigt an. Die Entladungen summieren sich im Elektromyogramm dabei bald zu einem dichten Band, in dem man die einzelnen motorischen Einheiten nicht mehr differenzieren kann („starke Aktivität" in Abb. 6-22 A).

Die Deutung dieser Befunde gibt Abbildung 6-22 B. Bei mittlerer Anspannung eines Muskels ist jede einzelne Einheit mit einer Frequenz tätig, die, isoliert gedacht, eine Folge von Einzelzuckungen ergeben würde. Im Gesamtmuskel summieren sich die Serien der Einzelzuckungen aller motorischen Einheiten, und es resultiert eine gleichbleibend-anhaltende, „tonische" Kontraktion. In Abgrenzung zum „echten Tonus", bei dem jede Einzelfaser abstufbar-tonisch arbeiten kann, bezeichnet man die hier illustrierte Ak-

6

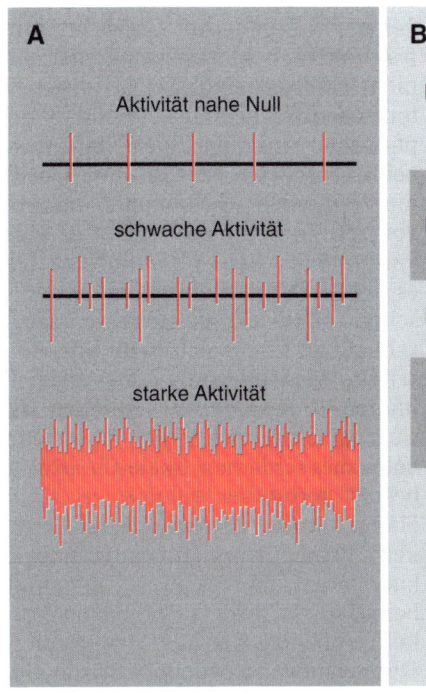
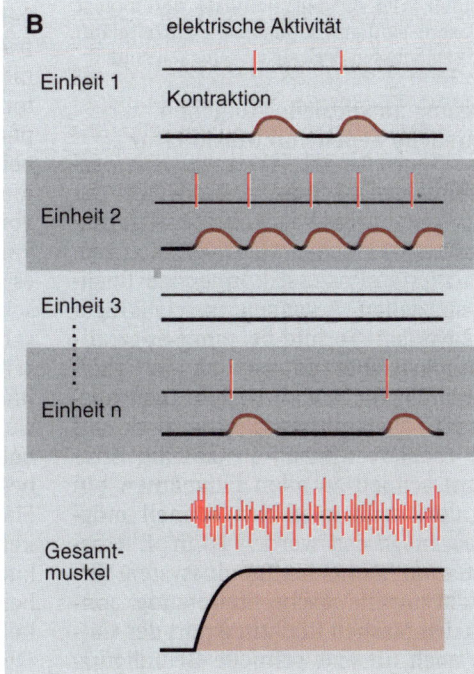

Abb. 6-22 *Aktivität des Skelettmuskels in situ, nach Messungen am Menschen mittels* **Elektromyographie.**
A: Elektromyogramm bei verschiedenen Graden der Aktivierung. Oben: Nur eine einzelne motorische Einheit ist aktiv, erkennbar an der Gleichheit der Aktionspotentiale. Mitte: Vier Einheiten sind aktiv. Unten: Bei starker Aktivierung überlagern

sich die Aktionspotentialentladungen der aktiven motorischen Einheiten.
B: Schema zur Entstehung einer leichten anhaltenden Kontraktion des Gesamtmuskels, die auf einer unsynchronisierten Teilaktivierung motorischer Einheiten beruht. Diese produzieren jeweils nur Serien von Einzelzuckungen.

tivierungsform als **tetanischen Tonus.** Bei Maximalanspannung kann die Erregungsfrequenz der einzelnen Einheiten auf 100/s und mehr ansteigen, wobei dann auch jede einzelne Faser einen **vollkommenen Tetanus** produziert. Dies ist aber eine Grenzsituation, die der Muskel schon aus Gründen der Energieversorgung nicht längerfristig durchhalten kann.

Das **Elektromyogramm** ist die Aufzeichnung der elektrischen Aktivität des Skelettmuskels. Das meßbare Elementarereignis ist die Erregung einer einzelnen motorischen Einheit, die ein kurzes elektrisches Signal abgibt. Dieses elektrische Signal wird durch die Aktionspotentiale der beteiligten Muskelfasern produziert. Für die Steigerung der Kontraktionskraft stehen dem menschlichen Skelettmuskel zwei Mittel zur Verfügung: **Frequenzerhöhung** in der einzelnen motorischen Einheit und **Rekrutierung** (Zuschalten neuer, bislang nicht aktiver Einheiten).

Für klinisch-diagnostische Zwecke werden die Elektroden bevorzugt in den Muskel eingestochen, wobei, je nach Dimensionierung der Nadelelektroden, auch einzelne Einheiten recht selektiv erfaßt werden können (extrazelluläre Messung). Die Aktionspotentiale der motorischen Nervenfasern sind mit einfachen extrazellulären Techniken nicht zu erfassen, weil sie zu schwach sind.

6.2.11 Anpassung an spezielle Aufgaben, verschiedene Typen von Muskulatur

Wir haben einleitend schon gesagt, daß der menschliche Skelettmuskel sowohl Bewegungs- als auch Haltefunktionen wahrzunehmen hat. Die bislang erörterten Prozesse können zur Realisierung der speziellen Aufgaben in vielfältiger Weise variiert werden. So sind bei einer **Spezialisierung auf höchste Bewegungsgeschwindigkeit** auch die tubulären Systeme besonders stark ausgebildet, sowohl das transversale als auch das longitudinale tubuläre System, so daß die Erregung möglichst schnell zu allen Filamenten hin gelangt und dort auch möglichst schnell möglichst viel Ca^{2+} freigesetzt werden kann. Ein besonders dichtes longitudinales Tubulussystem fördert dabei nicht nur die rasche Freisetzung, sondern zugleich den raschen Rücktransport des Ca^{2+} und sorgt so auch für eine schnelle Beendigung der Einzelzuckung.

Aus der Tatsache, daß schnelle Muskeln bei einer bestimmten Halteleistung mehr Energie verbrauchen als langsame, darf man schließen – unter der Voraussetzung, daß pro Querbrückenzyklus immer nur ein ATP-Molekül gespalten wird

–, daß auch die **Querbrückendynamik variabel** ist und bei den besonders schnellen Muskeln auch besonders rasch verläuft. Vorhandene Unterschiede beruhen überwiegend auf Variationen im Myosin-Molekül. Das Actin ist bei den verschiedenen Muskeln viel einheitlicher. Durch bestimmte chemische Reaktionen in der Zelle, die z. B. mit Phosphorylierungen an wichtigen Funktionsproteinen verbunden sind, kann auch die Querbrückendynamik verändert werden. Die Verwendung solcher auf höchste Geschwindigkeit spezialisierten Muskeln für langsame Bewegungen und Halteleistungen wäre wenig ökonomisch. So wurden für langsame Bewegungen auch sparsamere Lösungen gewählt, nämlich **langsame Muskeln,** wobei sich das Langsame wieder durch alle Instanzen, von der Membranerregung bis zur Querbrückendynamik, verfolgen läßt. Auch das Zusammenschalten vieler Muskelzellen zu großen motorischen Einheiten in denjenigen Muskeln, die nur gröbere Bewegungen ausführen, ist letztlich Ausdruck einer Innervationsökonomie; es werden Motoneurone eingespart.

Zieht man auch die motorischen Systeme anderer Lebewesen in die Betrachtung mit ein, so stellt man fest, daß die ökonomischsten Möglichkeiten zur Produktion langsamer, **tonischer Kontraktionen** beim menschlichen Skelettmuskel nicht realisiert sind. Selbst in den überwiegend tonischen Rückenmuskeln gibt es nur „langsame phasische Muskeln". Spezielle Tonusmuskeln wie beim Frosch hat man in der Arbeitsmuskulatur nicht gefunden. (Sie kommen nur ausnahmsweise vor, z. B. in den motorischen Anteilen der Muskelspindeln.) Sehr ökonomische Lösungen gibt es bei verschiedenen glatten Muskeln des Menschen. Die energetisch sparsamste Lösung schließlich findet sich beim Sperrtonus der Muscheln. Man muß aus den Vergleichen der zellulären Grundprozesse schließen, daß die Realisierung einer schnellen phasischen Motorik beim menschlichen Skelettmuskel den Vorrang besitzt gegenüber einer energetisch optimalen Haltemotorik. Extrem spezialisierte Tonusmuskeln wären selbst für langsame Bewegungen kaum noch zu verwenden. Man müßte dann, wie beim Frosch, zwei verschiedene Arten von Muskeln einbauen, was aber strukturell wieder einen Doppelaufwand bedeuten würde. So müssen auf allen Ebenen Kompromisse eingegangen werden.

Dem Anfänger erscheint das **Tonusproblem** oft verwirrend, weil der Begriff „Tonus" sehr vielseitig verwendet wird. So wird häufig jede Form der basalen Aktivität, auch bei den schnellsten phasischen Muskeln, als Tonus bezeichnet. Beim Nervensystem wird „Tonus" oft synonym für „Aktivität" verwendet, eine hochfrequente elektrische Aktivität gilt als starker „Tonus" des betreffenden Systems.

Zur Entwicklung schneller und langsamer Muskeln werden verschiedene Wege beschritten. Zum Erreichen höchster Kontraktionsgeschwindigkeiten wird
- das sarkoplasmatische Retikulum besonders stark ausgebildet,
- besonders schnelles Myosin verwendet,
- auch die Erregung auf höchste Schnelligkeit ausgelegt: großes Motoneuron, dicke motorische Nerven.

Tonische Halteleistungen, z. B. in der Rückenmuskulatur, werden beim Menschen mit langsamen phasischen Muskeln realisiert.

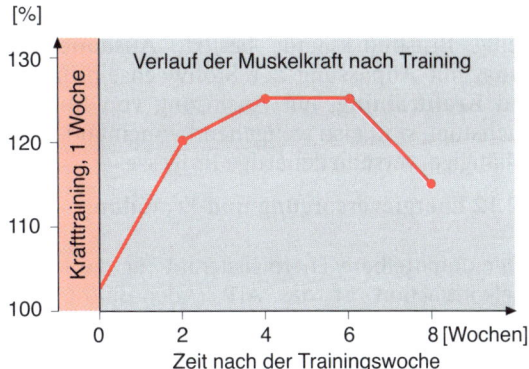

Abb. 6-23 *Steigerung der maximalen Muskelkraft bei leichtem* **Krafttraining**. *Die Versuchspersonen hatten eine Woche lang täglich einmal 10 Maximalkontraktionen auszuführen (je 10 s Dauer, Abstand 1 min). Darauf entwickelte sich eine Zunahme der Maximalkraft um 20 – 30 % des Ausgangswertes, die mehrere Wochen anhielt. (Nach [53].)*

Die eben erörterten Spezialisierungen sind im wesentlichen genetisch vorprogrammiert. Es gibt aber auch vielseitige Umstellungen durch die aktuellen Leistungsanforderungen. Wird ein Muskel nicht benutzt, so bildet er sich zurück. Es kommt zu einer **Atrophie,** z. B. schon bei Ruhigstellung in einem Gipsverband, und deutlicher nach einer Denervierung durch Verletzung. Wenn es innerhalb von 3–4 Monaten zu einer Re-Innervation kommt, so kann die Funktion voll wiederhergestellt werden. Bei längeren Zeiträumen kommt es zu irreversiblen Ausfällen. Stimuliert man nach einer Denervierung den Muskel regelmäßig durch elektrische Reizung, so kann die Atrophie zu einem guten Teil verhindert bzw. verzögert werden. Dies zeigt deutlich, daß jede Erregung auch Rückwirkungen auf die trophischen Prozesse des Muskels hat. So kommt es auch umgekehrt bei verstärkter Benutzung der Muskeln zu **Hypertrophie,** was ja die Basis des **sportlichen Trainings** ist. Schon relativ kurzfristige aber kräftige isometrische Kontraktionen, die wenigstens 75 % der Maximalkraft erreichen sollten, reichen bei regelmäßiger Wiederholung aus, um einen Kraftzuwachs des Muskels zu induzieren. Da die Maximalkraft pro cm² praktisch konstant ist (etwa 40 N/cm²), ist eine wesentliche Verstärkung der Muskelkraft nur durch echtes Muskelwachstum, mit Zunahme des Querschnittes, möglich. In Abbildung 6-23 ist erkennbar, daß ein einwöchiges kleines Trainingsprogramm schon zu Kraftsteigerungen um 20–30 % des Ausgangswertes führt, die mehrere Wochen anhalten. Der Zeitverlauf macht deutlich, daß es sich dabei um trophische Prozesse handelt.

Auch die Länge des Muskels stellt sich automatisch auf ein Optimum ein. Kommt es beispielsweise bei Verletzungen zu Knochenverkürzungen, so stellt sich der Muskel wieder relativ rasch auf die neue Situation ein. Erstaunliche Anpassungs- und Korrekturleistungen gibt es darüber hinaus bei Störungen der Innervation. So können beispielsweise bei einer partiellen **Denervierung** eines Muskels, wie sie im Rahmen der Kinderlähmung vorkommt, die verbleibenden intakten motorischen Nervenfasern in weitem Umfang die denervierten Muskelfasern mit übernehmen, es entstehen makromotorische Einheiten, die bis zu 10mal mehr Fasern umfassen als es der Normalsituation des betreffenden Muskels entspricht. Bemerkenswert sind ferner die Beobachtungen bei experimenteller **Kreuzinnervation.** Durchtrennt man beispielsweise die motorischen Nerven eines schnellen und eines langsamen Muskels und vertauscht sie gegeneinander, so nehmen die Muskeln nach Re-Innervation die Eigenschaften an, die zu ihren neuen Nerven gehören. Der vorher schnelle Muskel wird also jetzt ein langsamer und umgekehrt.

Hochgradig angepaßt an die geforderte Leistung sind auch die Stoffwechselsysteme des Muskels. Regelmäßige Aktivität mit hohem Energieumsatz führt zu Vermehrung des Sauerstoff-Transportstoffes Myoglobin, was dem Muskel eine **rote Farbe** verleiht. Die Haltemuskulatur ist in der Regel stärker im Dauereinsatz und deshalb auch meist intensiver rot gefärbt, während die schnellen Muskeln meist weißer erscheinen. Dennoch kann man den **roten Muskel** nicht einfach mit dem langsam-tonischen, und den **weißen Muskel** nicht mit dem schnellen Muskel gleichsetzen. So ist beispielsweise der Flugmuskel der Vögel ein typischer schneller, phasischer Muskel, der aber bei den Vögeln, die ihre Flugmuskulatur regelmäßig benutzen, intensiv rot ist – beispielsweise auch

6

beim Fasan – während das Haushuhn eine ganz weiße Brustmuskulatur besitzt. **Ausdauertraining,** mit Anpassung der Stoffwechselprozesse, und **Krafttraining,** mit Auslösung von Muskelwachstum, sind also weitgehend voneinander unabhängige, verschiedenartige Prozesse.

6.2.12 Energieversorgung und Ermüdung

Der unmittelbare Energielieferant für die Muskelkontraktion ist das ATP (Adenosintriphosphat). Bei der ATP-Hydrolyse kann bis zu 50 % der freigesetzten Energie in mechanische Arbeit umgesetzt werden, der Rest wird als **initiale Wärme** bei der Kontraktion frei. Der anschließende Wiederaufbau der ATP-Reserven läuft auch mit einem Wirkungsgrad von etwa 50 % ab, die dabei frei werdende Wärme ist die **Erholungswärme.** In der Gesamtbilanz kann also ein **Wirkungsgrad von maximal 20–30 %** erreicht werden.

Fenn-Effekt. Schon 1923 hat Fenn beobachtet, daß der Muskel seine Wärmebildung und damit seinen Energieumsatz steigert, wenn man ihm erlaubt, von einer isometrischen in eine isotonische Kontraktion überzugehen. Der Extra-Energieverbrauch ist der Verkürzung proportional. Dieser Befund hat für die modernen Vorstellungen über die Querbrückenkinetik große Bedeutung erlangt. Da der ATP-Verbrauch pro Querbrückenzyklus konstant bleiben dürfte, läßt sich folgern, daß die Zahl der Querbrückenschläge pro Zeit mit zunehmender Verkürzungsgeschwindigkeit ansteigt. Oder, von der anderen Seite aus betrachtet: Wenn man den Muskel an der an sich angestrebten Verkürzung hindert, spart er automatisch Energie ein, indem er die Brückenschlagfrequenz reduziert. Dies bedeutet ein ökonomisches Prinzip für die Haltearbeit.

Bei ausreichender Versorgung des Muskels mit Substrat und Sauerstoff wird der ATP-Vorrat immer wieder rasch auf aerobem Weg regeneriert. Bei unzureichender Sauerstoffversorgung – begrenzender Faktor ist die Durchblutung des Muskels – kann der Muskel auch auf anaerobem Weg mit **Bildung von Milchsäure** Energie gewinnen. Dieser Weg ist aber in doppelter Weise nur eine Notlösung. Einmal ist der Energiegewinn relativ gering, und zum anderen beeinträchtigt die damit verbundene Säuerung die Zellfunktion. Beispielsweise ist die Ca^{2+}-Aktivierungskurve des kontraktilen Proteins vom pH-Wert abhängig. Zunehmende Säuerung führt dazu, daß die Kraftentwicklung bei einer gegebenen Ca^{2+}-Konzentration geringer wird, auch wenn hinreichend ATP zur Verfügung steht. **So kommen im wesentlichen 2 Faktoren für die Beeinträchtigung der Muskelfunktion bei Energiemangel in Betracht: ATP-Mangel und Säuerung.**

Die **Folgen eines ATP-Mangels** lassen sich aus den Kenntnissen der molekularen Grundprozesse recht gut erklären. Mit wachsendem ATP-Mangel wird die Lösung der Myosinköpfe vom Actin zunehmend erschwert, mehr und mehr Querbrücken verharren immer länger im Zustand der starren Bindung, die Kontraktionen werden immer zäher und träger, der Muskel geht zunehmend in den Rigor-Zustand über.

Früher hat man viel Spitzfindigkeit darauf verwandt, die Begriffe **Kontraktion, Tonus, Kontraktur und Starre** gegeneinander abzugrenzen. Heute wissen wir, daß dies nicht möglich ist, da fließende Übergänge bestehen. So hat man versucht, den Begriff Kontraktur für unphysiologische Zustände vorzubehalten, z. B. für eine Depolarisations-Kontraktur. Eine solche Dauerkontraktion unterscheidet sich aber im Kontraktionsmechanismus – solange genügend ATP vorhanden ist – nicht von einer tetanischen Kontraktion, und bei tonischen Froschmuskeln sowie bei manchen glatten Muskeln ist auch die Auslösung einer Dauerkontraktion durch eine anhaltende Depolarisation völlig physiologisch. Daß sich auch bezüglich der Starre alle Übergangssituationen finden, wurde gerade gesagt. Die **Totenstarre** ist nur der Extremzustand einer totalen Starre, die man nicht mit Irreversibilität definieren kann. In der Initialphase ist sie durchaus reversibel. Sie wird nur dadurch irreversibel, daß der Organismus die Energieversorgung nicht mehr wiederherstellen kann, weil er eben tot ist.

In der Klinik werden die Begriffe Tonus, Kontraktur, Rigor und Starre teils nach anderen Kriterien verwendet, wie sie sich aus der klinischen Empirie und anhand der diagnostischen Möglichkeiten ergeben, wobei vor allem die Reflexeigenschaften und andere zentralnervöse Einflüsse miterfaßt werden.

Ermüdung im Sinne dessen, was wir darunter erleben, ist nur zum geringeren Teil durch Begrenzung der muskulären Faktoren verursacht. Der wesentlichere Teil ist durch den Funktionszustand des zentralen Nervensystems bedingt. Der Begriff **Erschöpfung** trifft die muskelbedingte Leistungsbegrenzung besser, z. B. den Zustand des 1000-Meter-Läufers nach einem Rennen.

6.2.13 Rückblick und Ausblick

Die umfangreiche Muskelphysiologie mußte hier sehr gedrungen dargestellt werden. Dabei war eine kritische Diskussion der modernen Vorstellungen anhand der Originalbefunde nur exemplarisch möglich. Hinter den knappen Aussagen und vereinfachten Schemata liegen viele Probleme verborgen. So möchte ich wenigstens mit einer kritischen Reflexion schließen und dazu einem der bedeutendsten Muskelforscher das Wort geben: A. F. Huxley, der 1963 für seine Arbeiten zur Ionentheorie der Nervenerregung den Nobelpreis bekommen hat, der sich aber in den letzten drei Jahrzehnten vorwiegend mit dem Skelettmuskel beschäftigt und entscheidend zur Entwicklung der Filament-Gleit-Theorie und der modernen Konzepte der Querbrückendynamik beigetragen hat. 1973 hat er einen beachtenswerten Vortrag über die Muskelkontraktion gehalten und sagte dort abschließend:

„Im Sommer 1972 fand in Cold Spring Harbor ein sehr erfolgreiches Symposium über den Mechanismus der Muskelkontraktion statt. Jeder Teilnehmer fühlte am Ende, daß er viel mehr über die Muskelkontraktion weiß als zuvor, und das mit den Beiträgen der Tagung veröffentlichte Buch ist ein höchst wertvolles Dokument über die augenblickliche Position der modernen Forschung. Mit Schrecken jedoch habe ich von verschiedenen Teilnehmern die Meinung gehört: „Das Problem der Muskelkontraktion ist im Prinzip gelöst". Selbst wenn alle einzelnen Punkte, die hier in der Zusammenfassung aufgelistet sind, sich als richtig erweisen sollten, so stellen sie doch vielleicht nur den halben Weg dar, der uns zu einem wirklichen Verständnis der Muskelkontraktion führt. So wissen wir beispielsweise nichts über die folgenden Punkte:

1. Welche Struktur stellt das elastische Element in der Querbrücke dar?
2. Welches ist die Natur dieser Elastizität?
3. Welche Struktur unterzieht sich den stufenweisen Veränderungen?
4. Verknüpft sich der Myosinkopf mit einem einzelnen Actin-Monomer, oder mit zwei (oder mehr) Monomeren innerhalb des dünnen Filaments?
5. Welche Art der Verbindung hält den Myosinkopf am dünnen Filament?
6. Wie veranlaßt das ATP den Myosinkopf zur Trennung vom Actin?
7. Was hat es für eine Bedeutung, daß jedes Myosinmolekül zwei Köpfe hat?

Und ganz unabhängig von der Tatsache, daß alle diese Dinge unbekannt sind, zeigt die Geschichte der Theorien über die Muskelkontraktion während des letzten halben Jahrhunderts, daß, selbst wenn ein Ideengebäude gut gegründet erscheint, die Chance groß ist, daß dieses durch eine unerwartete Entdeckung wieder über den Haufen geworfen wird."

In den letzten 20 Jahren hat sich die Situation verschoben. Manche Fragen sind gelöst, neue sind hinzugekommen. Das Grundsätzliche aber wird bleiben: Das Ausmaß dessen, was wir nicht wissen, ist noch viel größer als das Maß dessen, was wir wissen. In der Bescheidenheit bei der Bewertung dessen, was uns zu wissen vergönnt ist, manifestiert sich die Größe von A. F. Huxley vielleicht noch mehr als in den großen Entdeckungen, die er zum Fortschritt beigetragen hat.

6.3 Herzmuskel

Der Herzfunktion ist ein eigenes Kapitel gewidmet. Hier sollen nur einige Besonderheiten erörtert werden, die sehr deutlich zeigen, daß die Kontraktionsprozesse in Anpassung an die jeweiligen Erfordernisse in vielfältiger Weise variiert werden können.

Im quergestreiften Aufbau der Fasern ist der Herzmuskel dem quergestreiften Skelettmuskel ähnlich. Für den Aufbau des Sarkomers mit dicken und dünnen Filamenten gilt Abbildung 6-6. Funktionell jedoch steht er dem glatten Muskel näher und bildet mit diesem zusammen die **autonome Muskulatur**. Wie viele glatte Muskeln besitzt er eine myogene Automatie, und auch bezüglich der Innervation durch das autonome Nervensystem besteht eine enge Verwandtschaft.

Der Herzmuskel ist – im Gegensatz zum Skelettmuskel, aber ähnlich vielen Typen glatter Muskulatur – ein **funktionelles Synzytium** (Abb. 6-24). Er besteht zwar aus einer Vielzahl von Zellen, die mit Membranen gegeneinander abgegrenzt sind. In den speziellen Kontaktzonen der **Glanzstreifen** sind aber neben Adhäsionskontakten auch Kommunikationskontakte, die **Gap junctions (Nexus)** enthalten. Dort sind die Membranen so beschaffen, daß sie für die Ausbreitung der elektrischen Erregung keinen wesentlichen Widerstand darstellen und somit als elektrische Synapsen funktionieren (vgl. Abb. 4-3). Eine an einer Stelle entstehende Erregung breitet sich deshalb über das gesamte Herz aus, **das Herz als Ganzes ist eine einzige große motorische Einheit**. Damit entfällt die Möglichkeit, die beim Skelettmuskel realisiert ist: die Stärke der Kontraktion durch Beteili-

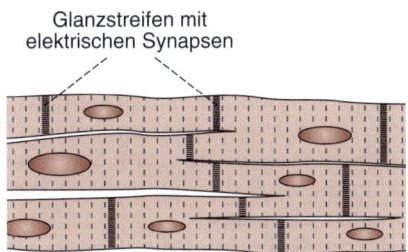

Glanzstreifen mit elektrischen Synapsen

*Abb. 6-24 Aufbau der quergestreiften **Herzmuskulatur**. In den Kontaktzonen der einzelnen Muskelzellen, den Glanzstreifen, sind die aneinandergrenzenden Zellmembranen durch Gap junctions funktionell so eng miteinander verknüpft, daß hier elektrische Synapsen entstehen, die die Weiterleitung der elektrischen Erregung von einer Zelle auf die andere erlauben. So wird der Gesamtmuskel zu einer einzigen funktionellen Einheit.*

6

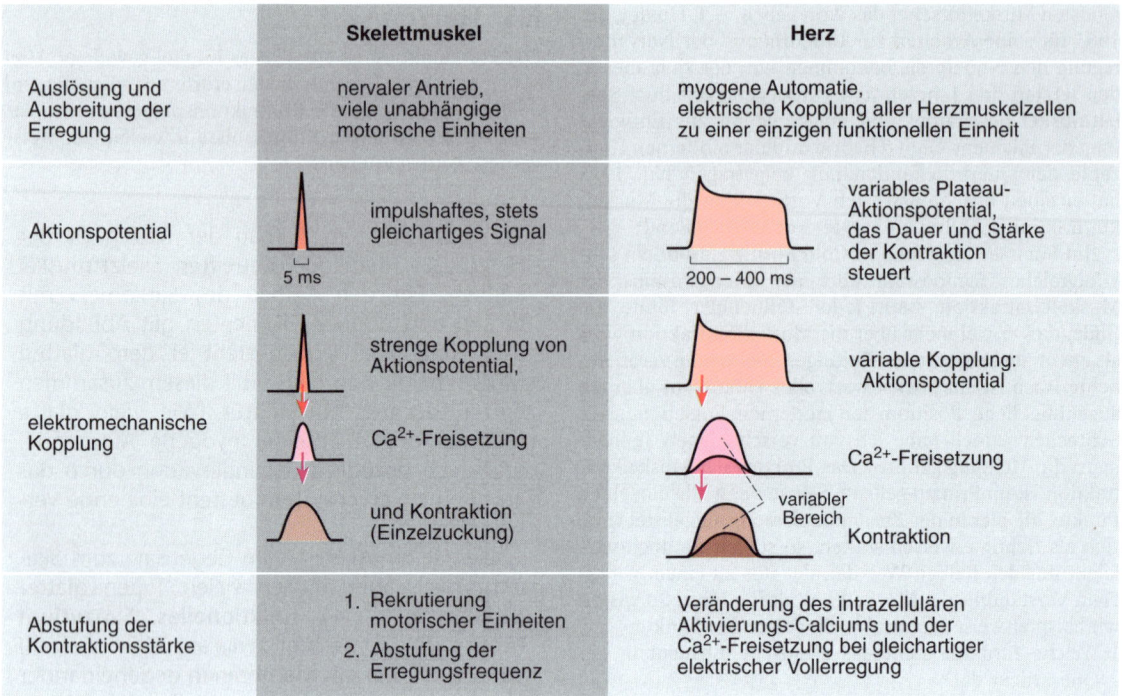

	Skelettmuskel		Herz	
Auslösung und Ausbreitung der Erregung	nervaler Antrieb, viele unabhängige motorische Einheiten		myogene Automatie, elektrische Kopplung aller Herzmuskelzellen zu einer einzigen funktionellen Einheit	
Aktionspotential	5 ms	impulshaftes, stets gleichartiges Signal	200 – 400 ms	variables Plateau-Aktionspotential, das Dauer und Stärke der Kontraktion steuert
elektromechanische Kopplung		strenge Kopplung von Aktionspotential, Ca²⁺-Freisetzung und Kontraktion (Einzelzuckung)		variable Kopplung: Aktionspotential Ca²⁺-Freisetzung variabler Bereich Kontraktion
Abstufung der Kontraktionsstärke	1. Rekrutierung motorischer Einheiten 2. Abstufung der Erregungsfrequenz		Veränderung des intrazellulären Aktivierungs-Calciums und der Ca²⁺-Freisetzung bei gleichartiger elektrischer Vollerregung	

Abb. 6-25 *Gegenüberstellung verschiedener Funktionen bei Skelett- und Herzmuskel.*

gung von mehr oder weniger motorischen Einheiten abzustufen (Rekrutierung).

Das **Herz-Aktionspotential** (Abb 4-43) ist durch ein langes **Plateau** ausgezeichnet und erreicht so eine Dauer von 200–300 ms (rund 100mal mehr als bei Nerv und Skelettmuskel). **Bei jeder Herzerregung entsteht somit eine über einige 100 ms andauernde elektrische Vollerregung aller Muskelfasern.** Damit entfällt auch das beim Skelettmuskel herrschende Prinzip, die Kontraktionsstärke durch das Ausmaß der elektrischen Erregung, nämlich durch Veränderung der Aktionspotential-Frequenz abzustufen. Die Fähigkeit des Herzens, im Bedarfsfall seine Kontraktion ganz erheblich zu verstärken, muß also an ganz andere Mechanismen gebunden sein als beim Skelettmuskel. Abbildung 6-25 soll die Unterschiede zwischen Herz- und Skelettmuskel veranschaulichen. **Beim Herzmuskel erfolgt die Verstärkung der Kontraktion durch Modifikation der elektromechanischen Kopplung: Bei stets gleicher elektrischer Vollerregung können die Kopplungsprozesse so modifiziert werden, daß im Erregungszyklus sehr viel mehr Ca²⁺ freigesetzt wird als unter Basalbedingungen** (Abb. 6-26).

Die Steigerung der Kontraktionsstärke erfolgt vor allem durch Aktivierung der Calcium-Kanäle der Zellmembran, vermittelt durch den Sympathikus-Transmitter Noradrenalin (Abb. 6-26). Dadurch strömen während der Plateau-Erregung mehr Ca²⁺-Ionen ins Zellinnere, wodurch, von Schlag zu Schlag zunehmend, auch die Menge des intrazellulär verfügbaren Aktivierungs-Calciums ansteigt. In der Diastole werden die freien Ca²⁺-Ionen überwiegend im sarkoplasmatischen Retikulum gespeichert und stehen so, ganz ähnlich wie beim Skelettmuskel, bei der nächsten Erregung zur raschen Auslösung einer neuen Kontraktion mit kurzem Diffusionsweg wieder zur Verfügung. Der kleinere Teil der Ca²⁺-Ionen wird während der Ruhephase wieder aus der Zelle herausgepumpt, so daß bei Wegfall des sympathischen Herzantriebs auch die Menge des intrazellulären Ca²⁺ allmählich wieder auf den Ruhewert zurückgeht (vgl. Kap. 8.3).

Die Folgeschritte von der Freisetzung der Ca²⁺-Ionen bis zur Kontraktion sind denen beim Skelettmuskel sehr ähnlich.

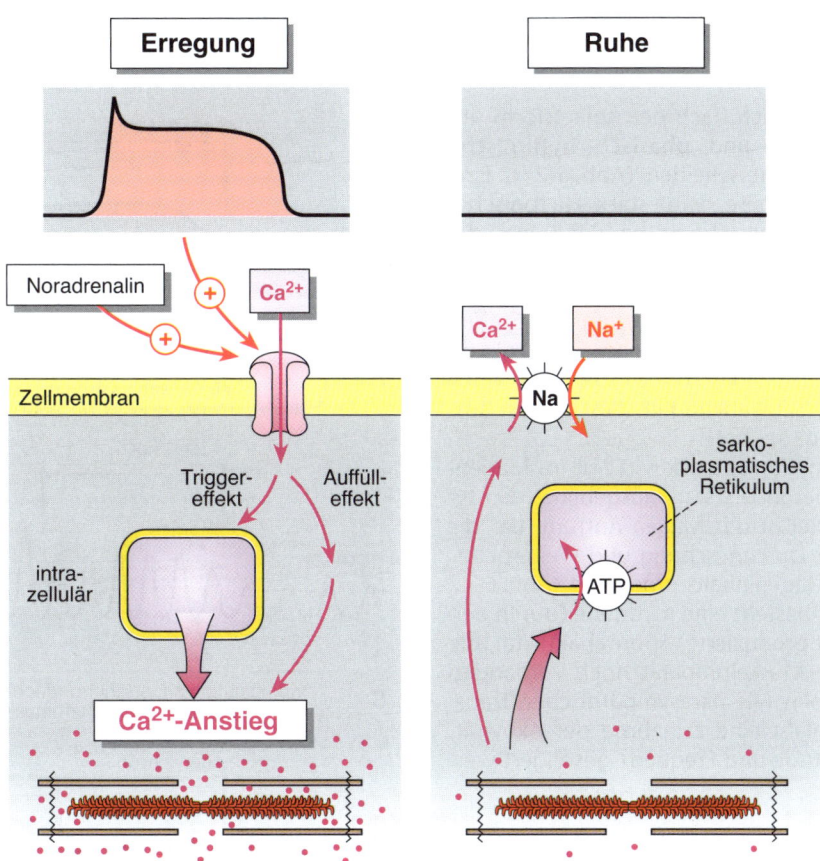

Erregung

Ruhe

Noradrenalin + Ca²⁺

Zellmembran

Trigger-effekt   Auffüll-effekt

intra-zellulär

Ca²⁺-Anstieg

Ca²⁺   Na⁺

Na

sarko-plasmatisches Retikulum

ATP

Abb. 6-26 Elektromechanische Kopplung und Steuerung der Kontraktionskraft beim Herzmuskel.
Während der **Plateau-Erregung** der Muskelfaser (Arbeitsmyokard) öffnen sich Ca²⁺-Kanäle der Zellmembran, die einen Ca²⁺-Einstrom ins Zellinnere auslösen. Die einströmenden Ca²⁺-Ionen veranlassen die Ca²⁺-Freisetzung aus dem sarkoplasmatischen Retikulum und damit die Kontraktion. Der Beitrag der einströmenden Ca²⁺-Ionen zur unmittelbaren Aktivierung der kontraktilen Proteine ist relativ gering.

In der **Ruhephase** werden die Ca²⁺-Ionen überwiegend wieder in das sarkoplasmatische Retikulum zurückgepumpt, zu einem kleinen Teil auch in den Extrazellulärraum. Wird durch Noradrenalin die Aktivierbarkeit der Ca²⁺-Kanäle gesteigert, so fließt systolisch mehr Ca²⁺ in die Zelle hinein, so daß sich der Gesamtbestand des intrazellulären Ca²⁺, das bei Erregung zu Verfügung steht, erhöht, was eine Steigerung der Kontraktionskraft zur Folge hat.

6.4 Glatte Muskulatur

Unter medizinischem Aspekt ist der glatte Muskel das wichtigste Kapitel im Bereich der Bewegungsprozesse. Große Teile der Herz-Kreislauf-Therapie zielen auf die Gefäßmuskulatur. Bei der Herztherapie sind es häufiger die Koronargefäße als der Herzmuskel selbst, worauf die therapeutischen Maßnahmen gerichtet sind. Bei Gallen- und Nierenkoliken, bei Verdauungsstörungen, beim Asthma und bei der Steuerung der Geburt sind es immer wieder die glattmuskulären Kontraktionsprozesse, die man zurechtrücken möchte.

Mit der Aufzählung der verschiedenen glattmuskulären Funktionssyteme deutet sich schon die Vielfalt dieses Bereiches an. Als man beim Skelettmuskel wichtige Grundprozesse der Kontraktion entschlüsselt hatte, hegte man die Hoffnung, damit die Basis muskulärer Kontraktionsprozesse schlechthin erfaßt zu haben. Dies hat sich gründlich als Illusion erwiesen. Zunehmend mußte man lernen, daß beim glatten Muskel ganz grundlegende Besonderheiten bestehen. Das Hauptproblem besteht aber darin, daß auch zwischen den verschiedenen Typen glatter Muskulatur sehr große Unterschiede vorhanden sind, daß es also „den glatten Muskel" nicht gibt. Außer der Tatsache, daß alle glatten Muskeln glatt sind, gibt es nur wenig Allgemeingültiges!

6.4.1 Die Vielfalt glattmuskulärer Bewegungen

Zunächst lassen sich nach der Ablaufsform **anhaltend-tonische** und **phasisch-rhythmische** Kontraktionen unterscheiden (Abb. 6-27). Eine Arterie beispielsweise neigt stark zu tonischer Aktivität. Häufig besteht ein basaler Tonus, der Ausdruck einer spontanen Aktivität der Gefäßmuskulatur ist. Der Sympathikus-Transmitter Noradrenalin führt dosisabhängig zur Steigerung des Tonus. Bei rhythmischer Schwankung der Innervationsstärke können natürlich auch rhythmische Schwankungen des Tonus ausgelöst werden.

Phasisch-rhythmische Aktivität ist im Magen-Darm-Trakt besonders stark ausgebildet. Ein typisches Beispiel ist das Magen-Antrum, das die Peristaltik zur Durchmischung und Weiterbeförderung des Mageninhalts produziert (Abb. 6-27 B). Auch hier besteht eine myogene (durch den Muskel selbst produzierte) Spontanaktivität, die am isolierten Muskelpräparat noch vorhanden ist. Acetylcholin (als parasympathischer Transmitter) veranlaßt eine Zunahme der Aktivität, wobei Amplitude und Frequenz gesteigert werden können.

Das Zeitmuster der Antrumaktivität ist dem glatten Muskel selbst als Programm eingeprägt. Es besteht spontan, ohne jede Einwirkung von Nerven oder Hormonen, und auch bei konstantem Antrieb durch Acetylcholin bleibt die dem Muskel eingeprägte Eigenrhythmik erhalten – ähnlich wie beim Herzen.

Die Gliederung der glatten Muskulatur in **„single-unit-Typ"** (starke Zell-zu-Zell-Kopplung, starke spontan-myogene Aktivität) und **„multi-unit-Typ"** (geringer Kopplungsgrad, dadurch viele voneinander unabhängige funktionelle Einheiten; nicht spontan aktiv, sondern nerval gesteuert) ist überholt, weil der Kopplungsgrad der Zellen nicht mit funktionellen Eigenschaften wie spontan-myogene Aktivität korreliert ist.

Zwischen rein tonischer und rein phasischer Aktivität gibt es alle denkbaren Übergänge und Mischformen. So gibt es beispielsweise Darmmuskeln (Abb. 6-27 C), die spontan rein rhythmisch aktiv sind. Unter Antrieb von Acetylcholin verstärkt sich die Rhythmik, wobei sich aber zugleich eine tonische Komponente entwickelt: die Aktivität bleibt ständig erhöht über der Nullinie. Unter Maximalantrieb schließlich geht die Aktivität in eine anhaltend-tonische Form über.

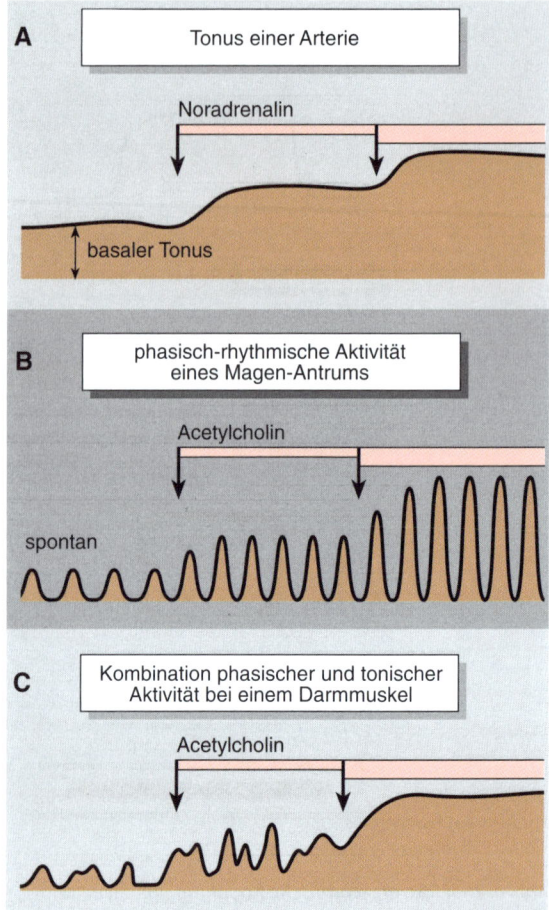

Abb. 6-27 *Verschiedene **Aktivitätsformen bei glatter Muskulatur**.*
A: Tonische Kontraktion einer Arterie. Von schwächsten bis zu stärksten Graden der Aktivität (Stimulation mit Noradrenalin) bleibt die anhaltend-tonische Kontraktionsform erhalten.
B: Rein phasisch-rhythmische Aktivität bei glatter Muskulatur aus dem Magenantrum. Auch bei stärkster Stimulation mit Acetylcholin bleibt die phasische Verlaufsform erhalten; nach jeder Aktivierung folgt wieder eine volle Erschlaffung.
C: Bei dem gewählten Typ glatter Darmmuskulatur (Längsmuskulatur vom Blinddarm des Meerschweinchens) besteht spontan phasisch-rhythmische Aktivität. Mit zunehmender Stimulation durch Acetylcholin geht diese mehr und mehr in eine tonisch-anhaltende Aktivierung über. (Nach eigenen Messungen.)

Im Bereich der phasischen Aktivität lassen sich nach den bevorzugten Frequenzen drei große Typen unterscheiden, die in Abbildung 6-28 der tonischen Aktivität gegenübergestellt und beispielhaft in Abbildung 6-29 dargestellt sind. Die **Minutenrhythmik (MR)** ist durch eine Periodendauer im Minutenbereich (etwa 0,5–2 min)

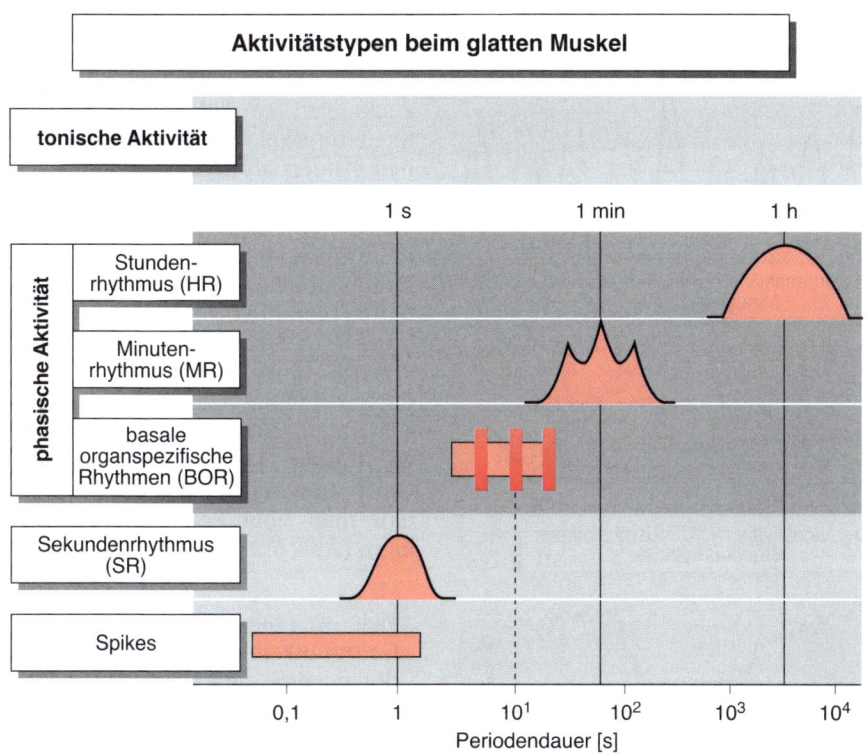

Abb. 6-28 *Gliederung der **glattmuskulären Aktivitätsformen** beim Warmblüter in tonische und phasische Aktivität. Für die verschiedenen Typen phasisch-rhythmischer Aktivität sind schematisch die Häufigkeitsverteilungen der Periodendauer aufgetragen. Für die Gruppe BOR sind drei Rhythmen mit* *recht streng festgelegten Vorzugsfrequenzen durch rote Balken hervorgehoben (Werte vom Menschen, vgl. Text). Sekundenrhythmus und Spikeentladungen sind die Elemente der elektrischen Aktivität bei der Erzeugung der phasischen Aktivität. (Nach [15].)*

gekennzeichnet. Sie findet sich in vielen Typen glatter Muskulatur in verschieden starker Ausprägung, daneben aber auch bei einfacheren Bewegungsformen (z. B. beim Schleimpilz), und auch bei komplexen Systemfunktionen (z. B. bei Kreislauf und Atmung). Es handelt sich dabei offenbar um einen in der Natur weitverbreiteten und phylogenetisch alten Grundrhythmus des Lebendigen.

Darüber hinaus gibt es einige Typen myogener Rhythmen, die der spezifischen Organfunktion angepaßt sind und die man deshalb als Gruppe der **basalen organspezifischen Rhythmen (BOR)** zusammenfassen kann. Dazu gehört die Magenperistaltik mit einer Frequenz von 3/min und die Segmentationsrhythmik des Dünndarms (mit 12/min im Duodenum), sowie die mit einer Eigenfrequenz des Gefäßmuskels verknüpfte Blutdruckrhythmik von etwa 6/min. Die Vorzugsfrequenzen dieser drei markanten Rhythmen sind harmonisch aufeinander abgestimmt (ganzzahliges Frequenzverhältnis, durch Balken

in der Gruppe BOR in Abb. 6-28 hervorgehoben. Die Frequenzwerte gelten für den Menschen, bei kleinen Säugern liegen die Frequenzen höher).

Schließlich gibt es bei einigen glatten Muskeln noch ganz langsame Schwankungen im **Stundenrhythmus.**

In einem glattmuskulären Organ können mehrere Typen von Rhythmen gleichzeitig auftreten und einander überlagern, was in den Beispielen der Abbildung 6-29 deutlich wird.

So erkennt man beispielsweise in Abbildung 6-29 B, daß die minutenrhythmischen Aktivitätswellen einer Portalvene von einem schnelleren Rhythmus, der der Gruppe BOR zugehört, untergliedert werden. In den stundenrhythmischen Wellen des Uterusmuskels (Abb. 6-29 C) sieht man minutenrhythmische Untergliederungen.

Im Spektrum der Abbildung 6-28 sind noch zwei schnellere Ereignisse aufgenommen, die man in der elektrischen Aktivität findet, und die

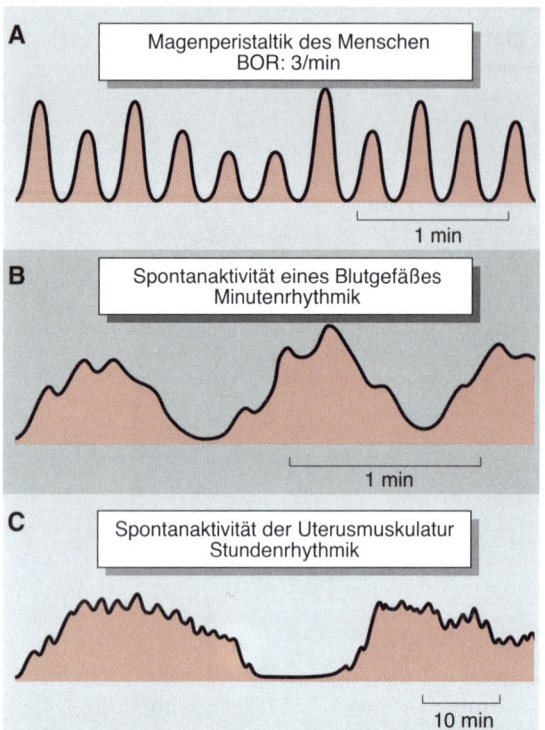

Abb. 6-29 *Beispiele für verschiedene Typen* **phasisch-rhyth-** *mischer Aktivität. Darstellung von Kontraktionsverläufen.* *A: Magenperistaltik des Menschen.* *B: Beinvene des Menschen.* *C: Muskelstreifen aus dem Uterushorn der Ratte.* *(Nach eigenen Messungen.)*

kurze Aktionspotentiale, Spikes, und jeder Spike löst eine Einzelzuckung aus. Bei rascher Aufeinanderfolge der Spikes überlagern sich die Einzelzuckungen, so daß, in gleicher Weise wie beim Skelettmuskel, tetanische Kontraktionen entstehen. Anders als beim Skelettmuskel werden diese Spikes aber nicht durch Na^+-, sondern durch Ca^{2+}-Ionen erzeugt, es sind **Calcium-Spikes,** wie in Kapitel 4.8.1 bereits erörtert (Abb. 4-41). Durch Blocker (Prototyp Nifedipin) können die dafür verantwortlichen L-Typ-Calciumkanäle blockiert werden. Spontan aktive glatte Muskeln erzeugen ihre elektrische Erregung selbst durch entsprechende Generatorprozesse, die meist schwingungsförmig ablaufen, als **Generator-Oszillationen.** Die Vorzugsperiodendauer dieser Oszillationen liegt meist im Sekundenbereich, so daß man vom Sekunden-Rhythmus sprechen kann (Abb. 6-28 und 6-30).

Viele spontan-phasische glatte Muskeln (z. B. Darmmuskeln) erzeugen ihre Kontraktion dadurch, daß sie durch einen oszillatorischen Schrittmacherprozeß (Generator-Oszillationen) **Calcium-Spikes** auslösen, die dann die Kontraktion veranlassen (Abb. 6-30). Die durch die Spikes ausgelösten Einzelzuckungen überlagern sich zu tetanischen Kontraktionen, ähnlich wie beim Skelettmuskel. Auf diese Weise entstehen beispielsweise die minutenrhythmischen Fluktuationen der Aktivität. Bei einer gleichmäßigen Dauerentladung von Spikes kann auf diesem Wege auch eine anhaltend-tonische Kontraktion – ein **tetanischer Tonus** – erzeugt werden, wie im Beispiel der Abbildung 6-27 C.

die Elementarbausteine für die phasische Aktivität liefern: Spikes und Sekundenrhythmik.

Die Eigenfrequenzen des glatten Muskels sind abgestimmt auf größere Systemfunktionen und so in die Zeitordnung des Gesamtorganismus eingebettet. Die Tatsache, daß manche Vorzugsfrequenzen sehr stabil sind (z. B. bei der Minutenrhythmik oder der Magenperistaltik), deutet darauf hin, daß diese Prozesse etwa im Sinne eines „Sekundenzeigers" oder „Minutenzeigers" im Gesamtgefüge unserer **inneren Uhr** eine wichtige Rolle spielen können.

6.4.2 Elektrische Aktivität und Kontraktion

Bei vielen phasisch tätigen glatten Muskeln steht die Kontraktion unter strenger Kontrolle der elektrischen Membranaktivität, wobei viele formale Ähnlichkeiten mit der Situation beim Skelettmuskel bestehen. In Abbildung 6-30 ist das für einen typischen Darmmuskel dargestellt. Es entstehen

Da die Einzelzuckung beim glatten Muskel langsamer abläuft und länger andauert, kann bei einer Folgefrequenz der Spikes von 1/s schon ein vollständiger Tetanus zustande kommen.

Bei vielen phasischen glatten Muskeln kann die Dauerentladung von Spikes bei starkem Antrieb in eine anhaltende starke Depolarisation übergehen, die mit maximaler Kontraktion einhergeht, wie im Beispiel der Abbildung 6-31 dargestellt (beim phasischen Skelettmuskel kommt das nicht vor).

Die für die Ca^{2+}-Spikes verantwortlichen Ca^{2+}-Kanäle können auch durch eine Dauerdepolarisation anhaltend aktiviert werden und so eine anhaltend-tonische Kontraktion erzeugen, entweder ausgelöst durch einen starken physiologischen Antrieb durch einen Transmitter (Beispiel

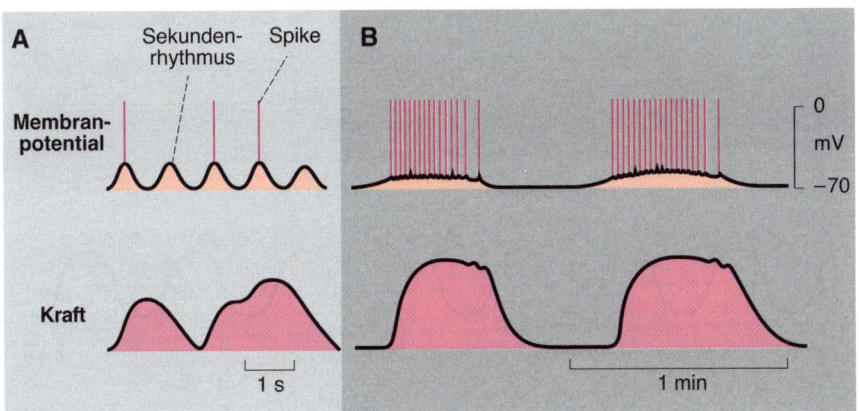

Abb. 6-30 Phasische Spontanaktivität bei glatter Darm-muskulatur (Längsmuskulatur vom Blinddarm des Meer-schweinchens).
A: Sekundenrhythmische Oszillationen des Membranpotenti-als und Ca^{2+}-Spikes als Elemente der elektrischen Aktivität. Je-der Ca^{2+}-Spike ruft eine Einzelkontraktion hervor.

B: Geraffte Zeitachse. Minutenrhythmische Kontraktionswellen kommen durch tetanische Überlagerung von Einzelkontraktio-nen zustande. (Nach eigenen Messungen.)

6

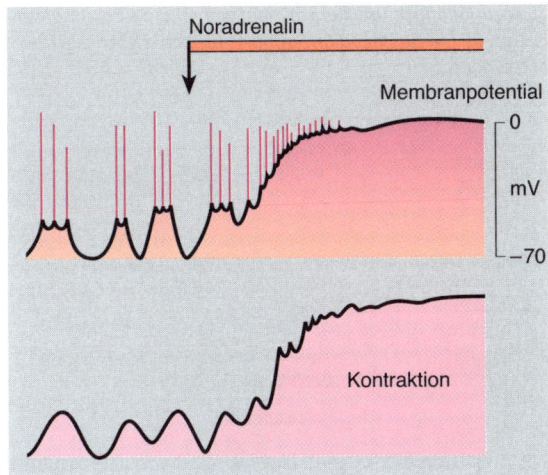

Abb. 6-31 Elektrische und mechanische Aktivität bei einem **Gefäßmuskel** (Portalvene des Meerschweinchens). Zunächst phasische Spontanaktivität, vgl. Abb. 6-30. Bei starker Stimu-lation mit Noradrenalin kommt es zur Depolarisation mit er-höhter Frequenz der Spikeentladungen, und schließlich zu anhaltender, spikefreier Depolarisation, begleitet von einer anhaltend starken Kontraktion. (Nach eigenen Messungen.)

siologischen Antrieb ein Übergang zu anhal-tend-tonischer Kontraktion nicht auftritt. Nach jeder Kontraktion erfolgt wieder – wie beim Her-zen – eine volle Erschlaffung (Abb. 6-27 B). Ein Beispiel dafür ist die Muskulatur aus dem Ma-gen-Antrum (Abb. 6-32). Hier sorgt ein starker **basaler elektrischer Rhythmus** der Zelle (der zur Gruppe der basalen organspezifischen Rhythmen, BOR, gehört) dafür, daß nach jeder elektrischen Aktivitätsphase wieder eine Repola-risation zustande kommt, die die Erschlaffung nach sich zieht.

Bei der Antrummuskulatur des menschlichen Magens (und auch vom Magen anderer großer Säuger wie Hund und Schwein) ist die Situation noch mehr dem Herzen ähnlich: Es entstehen Plateau-Aktionspotentiale, wobei Größe und Dauer der Plateau-Depolarisation Stärke und Dauer der Kontraktion bestimmen (Abb. 6-33).

Man erkennt in Abbildung 6-32, daß Nifedipin die Spike-Entladungen und damit die Kontraktio-nen des Antrummuskels unterdrücken kann, nicht aber die charakteristischen basalen elektri-schen Wellen, die in situ für die streng phasische Gliederung der peristaltischen Kontraktionen des Magen-Antrums verantwortlich sind.

Die Parallelen zwischen Herz und menschli-chem Magen-Antrum sind sehr weitgehend. Bei beiden Organen verläuft die Abstufung der Kon-traktionsstärke nach ganz ähnlichen Prinzipien. Auch beim Antrum sind die Zellen elektrisch eng miteinander gekoppelt, so daß bei jeder Erregung

in Abb. 6-31) oder experimentell auch durch eine K^+-Depolarisation (durch eine kaliumreiche Lösung, K^+-Konzentration 50-100 mmol/l). Mit spezifischen Blockern der Ca^{2+}-Kanäle (Nifedi-pin) können diese Kontraktionen unterdrückt werden.

Es gibt allerdings auch rein phasische glatte Muskeln, bei denen selbst unter stärkstem phy-

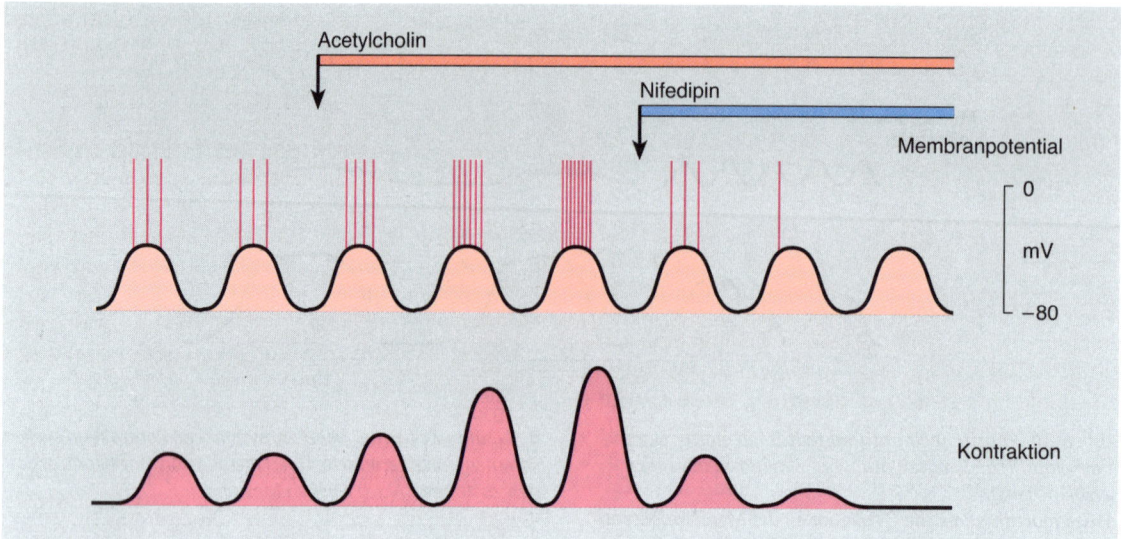

Abb. 6-32 *Elektrische und mechanische Aktivität bei einem spontan aktiven Muskelpräparat aus der Antrumregion des Meerschweinchen-Magens. Phasische Aktivität vom Typ BOR (**Magenperistaltik**), die durch einen starken basalen elektrischen Rhythmus (große Wellen im Membranpotential) gekennzeichnet ist.*
In der Depolarisationsphase der Potentialwellen werden Ca^{2+}-Spikes ausgelöst, die die Kontraktion anstoßen. Stimulation

mit Acetylcholin führt zu Verstärkung der Spikeentladungen, verbunden mit Zunahme der Kontraktionsamplitude. Blockade der Ca^{2+}-Kanäle mit Nifedipin führt zur Unterdrückung von Spikeentladungen und Kontraktion, während die Potentialwellen des BOR weitgehend unverändert bleiben. (Nach eigenen Messungen.)

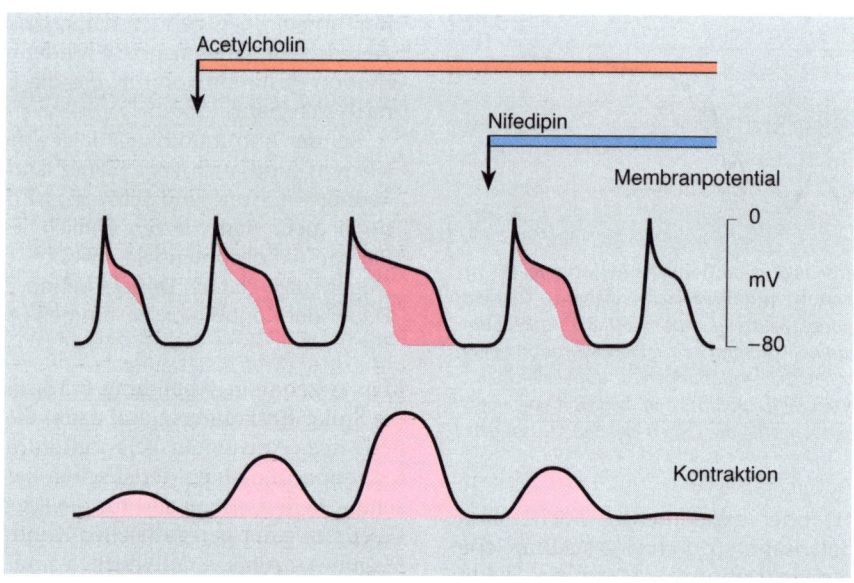

Abb. 6-33 *Elektrische und mechanische Aktivität bei einem Muskelpräparat aus der **Antrumregion des Hundemagens.** Anfangs spontane Aktivität. Die Muskelzellen erzeugen Plateau-Aktionspotentiale, ähnlich dem Herzmuskel. Die Plateau-Depolarisation wird durch Ca^{2+}-Ströme mitbestimmt, schematisch in der Ca^{2+}-Farbe dargestellt. Mit Stimulation durch*

Acetylcholin wird das Plateau durch Verstärkung der Ca^{2+}-Komponente vergrößert, wobei die Kontraktionsamplitude entsprechend anwächst. Durch Blockade der Ca^{2+}-Kanäle mit Nifedipin werden die Ca^{2+}-Komponente im Aktionspotential und die Kontraktion unterdrückt. (Nach [31].)

eine elektrische Vollerregung des ganzen Gewebes vorliegt. Wenn dennoch die begleitende Kontraktion verschieden stark sein kann, so liegt das an Verstellungen der Aktivierbarkeit der Ca^{2+}-Kanäle. Beim Herzen wird dies durch Noradrenalin, beim Magen durch Acetylcholin besorgt. Beim Magen ist der Bereich der Verstellbarkeit sogar noch größer als beim Herzen. Im Beispiel der Abbildung 6-33 war unter Ruhebedingungen trotz regelmäßiger spontaner Aktionspotentiale die Kontraktion nur ganz schwach. Erst durch Acetylcholin werden die Ca^{2+}-Kanäle in einen Zustand versetzt, in dem sie auf Depolarisation mit einer Öffnung reagieren konnten. Diese Öffnung verstärkt zugleich die Plateau-Depolarisation, mitunter treten auch Spikes im Plateauablauf auf. Unter Nifedipin wird mit Blockade der Ca^{2+}-Kanäle die Plateau-Komponente wieder kleiner, eventuelle Spikes werden blockiert, und die Kontraktion wird unterdrückt. Die chemische Steuerung der Aktivierbarkeit der Ca^{2+}-Kanäle erfolgt wahrscheinlich durch Phosphorylierung der Kanalproteine. Es liegt hier also eine elektrische und chemische Doppelkontrolle der Kanäle vor, die man sich modellhaft als zwei verschiedene Tore im Kanal vorstellen kann. Das Beispiel der Abbildung 6-33 macht zugleich deutlich, daß die Aktivierung der Ca^{2+}-Kanäle beim glatten Muskel nicht generell über spikehafte Depolarisationen erfolgt, sondern ebenso durch glatte Plateau-Depolarisationen – wie beim Herzmuskel – hervorgerufen werden kann.

Zum Aktionspotential-Begriff beim glatten Muskel. Der Spike des glatten Muskels ist dem Aktionspotential von Nerv und Skelettmuskel formal sehr ähnlich: Es ist eine kurze impulshafte, stets gleichartig ablaufende (explosive) Depolarisation. Gäbe es beim glatten Muskel nur diese Form der elektrischen Aktion, so könnten wir den Aktionspotentialbegriff von Nerv und Skelettmuskel ohne weiteres übernehmen. Nun gibt es aber auch Plateau-Depolarisationen, die wir beim Herzmuskel als Aktionspotential bezeichnen. Es ist zweckmäßig, den Aktionspotentialbegriff vom Herzmuskel auch für den glatten Muskel zu übernehmen: Das Potential-Ereignis, das mit der typischen Aktion verknüpft ist, nennen wir Aktionspotential. Im Falle des Magen-Antrums ist die Situation eindeutig. Die peristaltische Kontraktionswelle ist die typische Antrum-Aktion. Die zugehörige Plateau-Depolarisation (Abb. 6-33) ist demnach das Aktionspotential. In diesem Sinne ist beim Meerschweinchen-Antrum (Abb. 6-32) die basale Depolarisationswelle mit den überlagerten Spikes das Aktionspotential. Bei manchen minutenrhythmisch tätigen Muskeln ist das Aktionspotential nicht mehr klar zu bestimmen, insbesondere im Übergang zu Dauerdepolarisation und anhaltend-tonischer Aktivität.

Zur Erzeugung der vielseitigen elektrischen Erregungsmuster verfügt der glatte Muskel über viele Typen von Ionenkanälen. Außer dem tetrodotoxinsensitiven Na^+-Kanal findet sich fast das ganze Spektrum der Abbildung 4-45, mit verschiedenen Modifikationen. Das Muster der elektrischen Aktivität, die Neigung zu spontaner Aktivität und die Tendenz zu oszillatorischen und repetitiven Potentialereignissen ist stark mit der Intensität und der Qualität von K^+-Kanälen verbunden. Für den Arzt sind vor allem die Kanaltypen wichtig, die therapeutisch angegangen werden. Das ist in erster Linie der elektrisch kontrollierte und durch Nifedipin selektiv blockierbare Calcium-Kanal (L-Typ-Calciumkanal). Die diesen Kanaltyp blockierenden **Calcium-Antagonisten** werden beispielsweise zur Erweiterung der Koronararterien und zur Senkung des arteriellen Blutdruckes eingesetzt (Tonussenkung in den Widerstandsgefäßen).

Neuerdings werden auch **Kaliumkanal-Öffner** in die Therapie eingeführt, die ATP-abhängige K^+-Kanäle öffnen und so eine Erschlaffung glatter Muskulatur auslösen können.

6.4.3 Spezialprozesse zur Erzeugung tonischer Aktivität

Wir haben gesehen, daß der glatte Muskel mit den bisher erörterten Prozessen der Membranerregung eine Vielfalt phasisch-rhythmischer, wie auch tonischer Kontraktionsformen erzeugen kann. Dennoch hat die Natur noch andere Spezialmechanismen geschaffen, die vor allem dort zum Einsatz kommen, wo anhaltend-tonische Kontraktionen zu vollbringen sind. Das sind einmal Organe mit Speicherfunktion (Reservoir-Funktion) wie Gallenblase und Magenfundus, und darüber hinaus im Magen-Darm-Trakt Partien mit Verschlußfunktion (z. B. Sphinkter des Ösophagus) sowie im Blutkreislauf die arteriellen Hochdruckgefäße. Für diese tonischen Spezialprozesse verfügt der glatte Muskel über spezielle Calcium-Kanäle, die nicht durch Nifedipin blockiert werden.

Der Dualismus phasischer und tonischer Kontraktionen wird beim Magen deutlich, wo der Fundus für Speicherfunktionen (tonisch) und das Antrum für rhythmische Durchmischungs- und

Transportbewegungen spezialisiert sind. Auch an isolierten Muskelstreifen aus den beiden Regionen ist diese Spezialisierung noch gut zu erkennen (Abb. 6-34). Blockiert man mit Nifedipin die L-Typ-Calciumkanäle, so erlischt, wie bereits erörtert, die phasische Antrumaktivität völlig, während die tonische Kontraktion im Fundus weitgehend unverändert bleibt. **Für tonische Kontraktionen verfügt der glatte Muskel über einen speziellen, nifedipinresistenten Aktivierungsmechanismus,** der an die Existenz spezieller Ca²⁺-Kanäle in der Zellmembran gebunden ist. Dieser tonische Kontraktionsmechanismus wird bevorzugt durch Stickoxid (NO) gehemmt, das man in Form NO-freisetzender Stoffe applizieren kann. Therapeutisch werden Nitroprussid-Natrium sowie Nitroglycerin und andere Nitroverbindungen eingesetzt, z. B. zur Erweiterung von Blutgefäßen (bei Hypertonie oder Verengung der Koronargefäße).

NO, das auch von speziellen inhibitorischen Nervenfasern als Transmitter freigesetzt und vom Gefäßendothel gebildet wird, wirkt allerdings nicht als spezifischer Kanalblocker. Vielmehr wirkt es intrazellulär, indem es in die Second-messenger-Systeme eingreift (es fördert die Bildung von cGMP).

Im Rahmen der nifedipinresistenten tonischen Aktivierungen gibt es keine Spikeentladungen. Stimuliert man einen Fundusmuskel mit Acetyl-cholin, so kommt es in Verbindung mit der Tonuszunahme zu einer dosisabhängigen Depolarisation. Diese Depolarisation ist aber keine unbedingte Vorbedingung für die Auslösung der Kontraktion. Depolarisiert man beispielsweise die Muskeln vollständig durch eine kaliumreiche Lösung, so löst diese Depolarisation allein keine Kontraktion aus (unter Nifedipin-Blockade). Die aktivierende Wirkung von Acetylcholin bleibt dabei nahezu unverändert. Die tonischen Spezialprozesse werden also ganz überwiegend durch chemische Kontrollprozesse angestoßen: Der aktivierende Transmitter führt über G-Proteine und weitere Second-messenger-Prozesse schließlich zur Aktivierung der Ca²⁺-Prozesse. Die Mechanismen dieser tonischen Spezialprozesse sind im Detail noch nicht so genau bekannt wie bei den phasischen Aktivierungen. Bei manchen tonischen glatten Muskeln konnte man sogar unter weitgehendem Ca²⁺-Entzug noch Kontraktionen auslösen. Es ist durchaus möglich, daß hier noch andere Mechanismen als nur die Kontrolle der intrazellulären Ca²⁺-Konzentration beteiligt sind.

6.4.4 Kontraktions-Grundprozesse beim glatten Muskel

Großzügig betrachtet bestehen in den Kontraktionsprozessen von Skelettmuskel und glattem Muskel wesentliche Übereinstimmungen:
- Die Kontraktion wird durch Anstieg der intrazellulären Ca²⁺-Konzentration angestoßen.

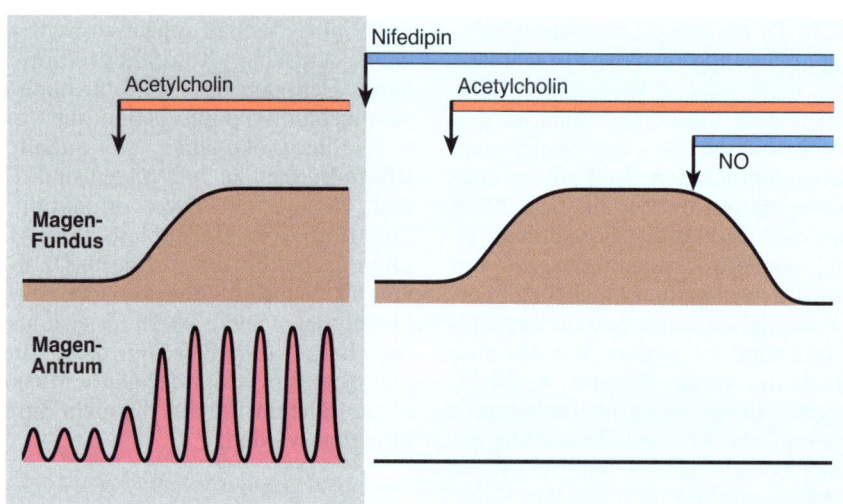

Abb. 6-34 Mechanische Aktivität von Muskelpräparaten aus der **Fundusregion** (oben) und der **Antrumregion** (unten) des Hundemagens. Calciumkanal-Blocker vom Nifedipin-Typ blockieren die phasische Antrumaktivität, nicht aber die toni-sche Fundusaktivität. Substanzen, die Stickoxid (NO) freisetzen, können die tonische Fundusaktivität hemmen. (Nach eigenen Messungen.)

- Die Kontraktion kommt durch Interaktion von Actin- und Myosin-Molekülen zustande, was zu einem Ineinandergleiten der beiden Filamente führt. Es gilt durchweg die Filament-Gleit-Theorie.
- Die Energie wird durch Spaltung von ATP geliefert.

In den Details der molekularen Reaktionen bestehen allerdings gravierende Unterschiede:

- Die kontraktilen Proteine sind nicht völlig identisch. Vor allem im Myosin gibt es erhebliche Variationen, die mit den Unterschieden in der Kontraktionsgeschwindigkeit zusammenhängen dürften.
- Die Aggregation der Moleküle zu Filamenten ist anders, und die Anordnung der Actin- und Myosin-Filamente zueinander ist unterschiedlich – deshalb keine Querstreifung beim glatten Muskel.
- Gravierende Unterschiede bestehen in der Kontraktionsauslösung durch die intrazelluläre Ca^{2+}-Konzentration (Abb. 6-35). Beim glatten Muskel verbinden sich die Ca^{2+}-Ionen mit dem Protein **Calmodulin;** der Calcium-Calmodulin-Komplex aktiviert eine Phosphokinase, die eine Phosphorylierung leichter Ketten am Myosinkopf veranlaßt; dadurch wird der Myosinkopf aktiviert, er ist jetzt zur Interaktion mit dem Actin bereit. **Der glatte Muskel ist überwiegend myosinreguliert,** im Gegensatz zur Actin-Regulation mittels Troponin beim Skelettmuskel (vgl. Kap. 6.2.4 und 6.2.5).
- Der glatte Muskel besitzt kein Troponin. Es gibt Hinweise darauf, daß andere Proteine beim glatten Muskel eine troponinähnliche Kontrollfunktion übernehmen. Möglicherweise fehlt aber bei manchen glatten Muskeln die Actin-Regulation ganz.
- Gravierende Unterschiede bestehen auch in der Regulation der intrazellulären Ca^{2+}-Konzentration. Während beim Skelettmuskel das Aktivierungs-Calcium aus intrazellulären Speichern (sarkoplasmatisches Retikulum) freigesetzt wird, sind beim glatten Muskel solche Speicher nur ganz schwach ausgebildet (von Typ zu Typ unterschiedlich), so daß bei jeder Aktivierung Ca^{2+} überwiegend aus dem Extrazellulärraum über Ca^{2+}-Kanäle in die Zelle einströmt und bei Erschlaffung wieder herausgepumpt wird.

Die **Analyse der glattmuskulären Grundprozesse** stößt auf vielerlei Schwierigkeiten, bzw. die generell bei der Analyse des Lebendigen bestehenden Probleme zeigen sich hier mit besonderer Deutlichkeit. Im Vergleich zum hochspezialisierten Skelettmuskel findet sich beim glatten Muskel eine große funktionelle Mannigfaltigkeit, die es auch viel schwieriger macht, einen einzelnen Prozeß herauszugreifen und präzise zu analysieren. Besondere Vorsicht ist bei Verallgemeinerungen aus Befunden an einem einzelnen Zelltyp geboten. Bei der Analyse der molekularen Basis der Kontraktion muß die Intaktheit der Zelle weitgehend geopfert werden. Durch spezielle chemische Behandlungen wird die Zellmembran weitgehend zerstört, man spricht von Untersuchungen an „gehäuteten Zellen". Nur so ist es möglich, das intrazelluläre Milieu gezielt zu verändern, weil nur

6

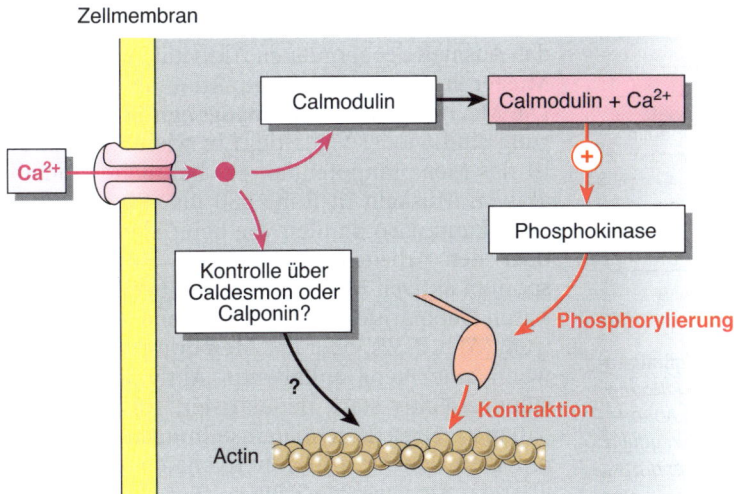

Abb. 6-35 *Schema zur Kontrolle der Actin-Myosin-Interaktion beim glatten Muskel. Ca^{2+}-Ionen verbinden sich zunächst mit Calmodulin und lösen über die Aktivierung einer Phosphokinase eine Phosphorylierung der leichten Ketten am Myosinkopf aus, was nach heutigen Vorstellungen der entscheidende Anstoß für den Zugriff des Myosinkopfes am Actin ist. Mögliche Regulationen durch Angriff am Actinfilament sind weniger klar.*

nach Durchbrechen der Membranbarriere die in der Experimentierlösung eingestellten Veränderungen sich auch ins intrazelluläre Milieu übertragen können. Für viele Analysen werden zur Isolation der kontraktilen Proteine noch tiefergehende Eingriffe vorgenommen.

Bei der **Häutung der Zellen** kann man mit der Experimentierlösung nie das intrazelluläre Milieu vollständig imitieren. So hat man beispielsweise erst nach der Entdeckung des Calmodulins die Bedeutung dieses Faktors für die Ca^{2+}-Prozesse kennengelernt. In einer Lösung ohne **Calmodulin** findet man eine relativ geringe Ca^{2+}-Empfindlichkeit bei gehäuteten glatten Muskeln (Abb. 6-36), weil das intrazelluläre Calmodulin schnell verloren geht. Gibt man Calmodulin der Lösung zu, so verschiebt sich die ganze Ca^{2+}-Aktivierungskurve etwa um eine Zehnerpotenz; die Schwelle für den Beginn einer Kontraktion findet man dann, zumindest für den in Abbildung 6-36 untersuchten Gefäßmuskel, bei 10^{-8} mol/l. An solchen experimentellen Schwierigkeiten liegt es, daß so zentrale Größen wie die Ca^{2+}-Empfindlichkeit nur sehr schwer präzise zu fassen sind, und bis heute findet man noch viele Zahlenangaben für die Ca^{2+}-Schwelle, die zu hoch liegen.

Unter verschiedenen Bedingungen konnte gezeigt werden, daß beim glatten Muskel allein durch Phosphorylierung der leichten Ketten am Myosinkopf eine Kontraktion ausgelöst werden kann. So kann man beispielsweise experimentell mit einer Phosphokinase, die kein Ca^{2+} benötigt, eine Myosin-Phosphorylierung auslösen, die prompt zur Kontraktion führt, also ohne Erhöhung der Ca^{2+}-Konzentration. Dies zeigt, daß keine calciuminduzierten Veränderungen am Actin nötig sind. So besteht heute weitgehend Einigkeit darin, daß die **Myosin-Phosphorylierung der wichtigste Prozeß bei der Kontraktionsauslösung im glatten Muskel** ist. Andererseits ist belegt, daß es auch beim glatten Muskel Proteine gibt, die am Actin hemmend angreifen können. Hauptkandidat für eine Actin-Regulation am glatten Muskel ist das Caldesmon, daneben wird noch Calponin diskutiert. Auch Tropomyosin ist im glatten Muskel vorhanden und wirkt bei der Actin-Regulation mit. So bleiben bis heute viele Unklarheiten darüber, wie die einzelnen Komponenten bei der normalen Kontraktionskontrolle in situ zusammenwirken. Das vereinfachte Schema der Abbildung 6-35 gibt die heutigen Vorstellungen wieder. Sicher bestehen erhebliche Unterschiede zwischen den verschiedenen Typen der glatten Muskulatur. Beispielsweise verfügen tonische glatte Muskeln über Mechanismen, die eine besonders ökonomische Aufrechterhaltung von Spannung erlauben – mit 1/100 des Energieumsatzes, den der Skelettmuskel für vergleichbare Halteleistungen benötigt! Es gibt Hinweise darauf, daß für diesen Haltezustand (latch state) nur relativ wenig Ca^{2+} und auch eine geringere Myosin-Phosphorylierung nötig ist als zu Beginn zur Auslösung der Kontraktion. Der gesamte Querbrückenzyklus läuft bei den speziellen Halteleistungen offenbar sehr stark verlangsamt ab (vgl. [56]).

6.4.5 Innere Antriebe

Die hochgradige Autonomie der glatten Muskulatur bedeutet, daß die Programme zur Kontraktion des jeweiligen Muskels weitgehend in der Muskelzelle selbst festgelegt sind. Das betrifft sowohl das Ausmaß der spontanen Aktivität, als auch das Muster, nach dem die Kontraktion ablaufen soll. Die Mechanismen dieser **myogenen Selbststeuerung** sind wieder vielfältig. Ein wichtiger Faktor ist das Membranpotential, das bei nicht spontan aktiven Muskeln in Ruhe –80 bis –90 mV erreichen kann, also ähnlich wie beim Skelettmuskel oder der Arbeitsmuskulatur des Herzens. Bei spontan aktiven Muskeln treten entweder nur zyklisch Depolarisationen auf, wie beim Magen-Antrum (Abb. 6-32), oder das Membranpotential ist, wenn eine mehr anhaltende Aktivität besteht, ständig relativ stark depolarisiert (bis –60 oder –50 mV). Diese Potentialeinstellungen sind stark mit dem Muster von Ionenkanälen verknüpft, über das die jeweilige Zelle verfügt.

Kraftentwicklung
bei „gehäuteter"
Gefäßmuskulatur [%]

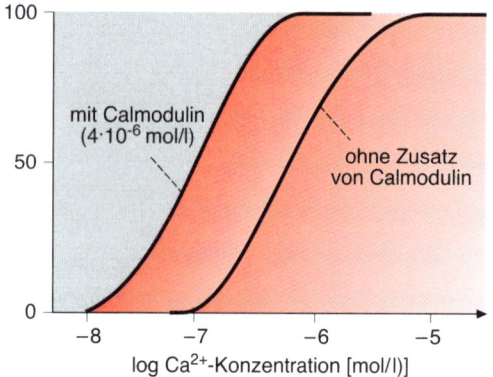

Abb. 6-36 Kraftentwicklung von „gehäuteter" Gefäßmuskulatur (Zellmembranen zerstört, so daß die Organbadlösung freie Verbindung mit dem Intrazellulärraum hat) in Abhängigkeit von der Ca^{2+}-Konzentration. Zusatz von Calmodulin steigert die Ca^{2+}-Empfindlichkeit des kontraktilen Apparates. (Nach [57].)

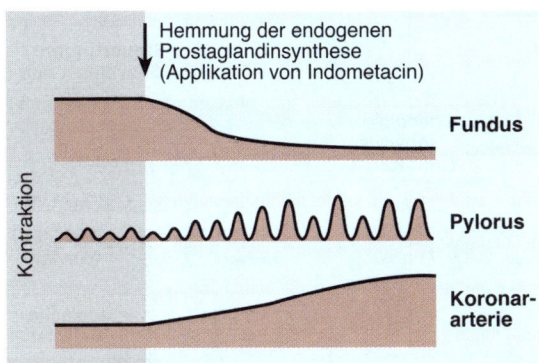

Abb. 6-37 *Mechanische Aktivität von drei verschiedenen glattmuskulären Präparaten mit spontaner Aktivität. Hemmung der* **Prostaglandinsynthese** *mit Indometacin führt beim Magenfundus zu einer Hemmung, beim Pylorus und bei der Koronararterie dagegen zu einer Steigerung der Aktivität. (Nach eigenen Messungen.)*

Das Ausmaß der spontanen Aktivität wird stark durch das innere Milieu der Zelle geprägt, wobei relativ unspezifische Faktoren mitwirken wie pH-Wert und ATP-Spiegel, aber auch spezifischere Wirkstoffe, die im Zellstoffwechsel entstehen. Beispielhaft seien die Prostaglandine genannt. Die **endogene Prostaglandinsynthese** ist bei den verschiedenen glatten Muskeln in Ausmaß und Qualität sehr unterschiedlich ausgeprägt. Hemmt man die endogene Prostaglandinsynthese mit Indometacin, so kann man den Einfluß der Prostaglandine beim jeweiligen Muskeltyp erfassen. So findet man beim Magenfundus häufig einen starken spontanen Tonus, der unter Indometacin abklingt (Abb. 6-37). Diese glatten Muskeln erzeugen also ein Prostaglandin, das den Tonus fördert. Am Pylorus des Hundemagens wird dagegen die phasische Spontanaktivität nach Hemmung der Prostaglandinsynthese erheblich verstärkt. Hier

wird also endogen ein inhibitorisches Prostaglandin gebildet. Auch bei Koronararterien findet man nach Indometacin oft einen Tonusanstieg (was auf Hemmung der Synthese von Prostacyclin, PGI_2, zurückgeführt wird).

Unter den Faktoren, die das Ausmaß der spontanen Aktivität bestimmen, spielen die **Prostaglandine** eine große Rolle. Im Rahmen der endogenen Prostaglandinsynthese erzeugen manche glatten Muskeln fördernde Prostaglandine, die also die Spontanaktivität steigern, andere aber auch inhibitorische Prostaglandine, die innere Antriebe unterdrücken (Abb. 6-37). Prostaglandine diffundieren auch aus der Zelle heraus und können mehr oder weniger weit auf benachbarte Zellen wirken. Prostaglandin $F_{2\alpha}$ wirkt im allgemeinen fördernd auf die kontraktile Aktivität der glatten Muskulatur. Die Prostaglandine vom E-Typ haben eine differenziertere Wirkung, sie wirken teils fördernd, teils hemmend.

6.4.6 Äußere Steuerungen

Die meisten steuernden Einflüsse von außen erreichen den glatten Muskel in Form von chemischen Signalen: Überträgerstoffe von Nerven, Hormone und lokale Wirkstoffe. Der erste Schritt der Einwirkung ist in aller Regel die Bindung an einen spezifischen Membranrezeptor (Abb. 6-39). Wenige, aber nicht unwichtige Wirkstoffe durchdringen die Membran und wirken intrazellulär, z. B. Steroidhormone und Stickstoffmonoxid (NO). Bei den Membranrezeptoren besteht wieder eine große Vielfalt: Acetylcholin-Rezeptoren, adrenerge Rezeptoren (α- und β-Rezeptoren), Histamin-, Serotonin-, Prosta-

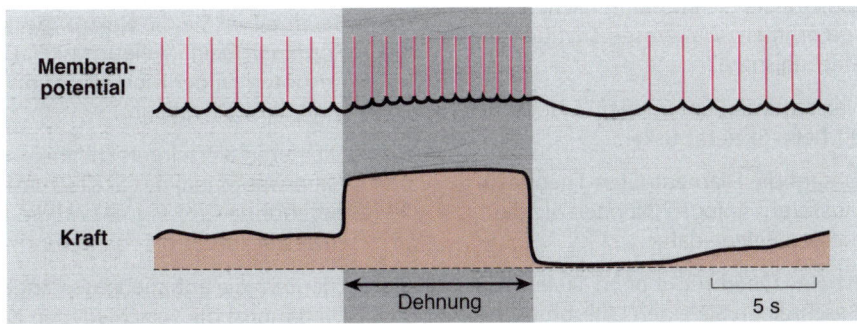

Abb. 6-38 *Elektrische und mechanische Aktivität von spontan aktiver glatter Darmmuskulatur.* **Dehnung** *führt nicht nur zu passiver Kraftzunahme, sondern auch zu einer Steigerung der aktiven Kraftentwicklung, erkennbar an der zunehmenden Frequenz der Spikeentladungen. (Nach eigenen Messungen.)*

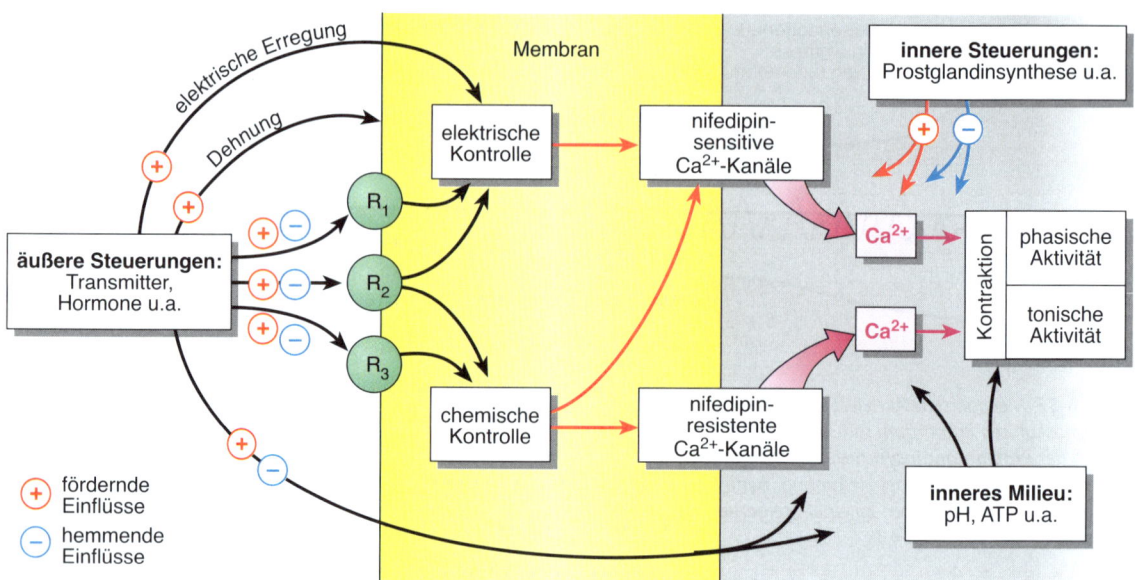

Abb. 6-39 *Vereinfachtes Schema zur Vielfalt der Kontrollprozesse bei der Aktivität glatter Muskulatur. Erläuterungen im Text.*

glandin-Rezeptoren und eine Vielzahl weiterer Hormonrezeptoren. In Anpassung an die jeweilige Funktion findet sich bei jedem Typ glatter Muskulatur ein spezifisches Rezeptormuster.

Ein weiterer wichtiger äußerer Faktor ist die **Dehnung**, die bei vielen glatten Muskeln zu einer Steigerung der mechanischen Aktivität führt. Ein Beispiel für einen spontan aktiven phasischen Darmmuskel ist in Abbildung 6-38 dargestellt.

Dehnung fördert die elektrische Aktivität, die Frequenz der Spikeentladungen steigt an, und damit verstärkt sich auch die mechanischen Aktivität. Aber auch bei tonischen glatten Muskeln, die ohne Spikes arbeiten, kann Dehnung die Kontraktion verstärken (z. B. bei Blutgefäßen).

Abbildung 6-39 faßt die Aktivierungsprozesse am glatten Muskel noch einmal mit einem vereinfachten Schema zusammen.

FRAGEN

6.1 Bewegungsprozesse gibt es nicht nur bei Muskelzellen. Nennen Sie andere Bewegungsprozesse, die im menschlichen Körper vorkommen. Was wissen Sie über deren Mechanismen?

6.2 Was versteht man unter einer motorischen Einheit beim Skelettmuskel?

6.3 Was besagt die Filament-Gleit-Theorie in der Muskelphysiologie? Nennen Sie die wichtigsten Belege dafür.

6.4 Was ist eine Querbrücke beim Skelettmuskel? Beschreiben Sie einen Querbrückenzyklus.

6.5 Was versteht man unter Totenstarre? Wie kommt sie zustande?

6.6 Beschreiben Sie die elektro-mechanische Kopplung beim Skelettmuskel. (Vom Aktionspotential der Muskelfaser bis zum Beginn der Kontraktion.)

6.7 Skizzieren Sie zeitgerecht zueinander ein Aktionspotential des Skelettmuskels, das zugehörige Ca^{2+}-Signal und die zugehörige Einzelzuckung (mit Erläuterung).

6.8 Erläutern Sie anhand eines Längen-Kraft-Diagramms die verschiedenen Kontraktionsformen für eine Einzelzuckung eines Skelettmuskels.

6.9 Erläutern Sie anhand einer Skizze die Begriffe Superposition, unvollkommener Tetanus und vollkommener Tetanus (für die Kontraktion des Skelettmuskels).

6.10 Wie hängt die Kraftentwicklung des Skelettmuskels vom Überlappungsgrad der Filamente ab? Erläutern Sie dies anhand einer Skizze, und beschreiben Sie die Versuchsbedingungen für die entscheidenden Experimente.

6.11 Beschreiben Sie das Prinzip der Elektromyographie. Was kann man mit dieser Methode über die Steuerung der menschlichen Skelettmuskulatur unter normalen Bedingungen lernen?

6.12 Mit unseren Skelettmuskeln wollen wir einerseits möglichst schnelle Bewegungen durchführen, andererseits sollen aber auch tonische Halteleistungen einigermaßen ökonomisch ermöglicht werden. Wie ist dieses Problem gelöst?

6.13 Wie ist der optimale Wirkungsgrad beim Skelettmuskel? Welche beiden Komponenten im Energieverbrauch, meßbar an der Wärmeentwicklung, lassen sich unterscheiden?

6.14 Wie kann der Herzmuskel die Kontraktionsstärke abstufen? (Vergleich mit Skelettmuskel.)

6.15 Die glatte Muskulatur kann sehr verschiedenartige Kontraktionsmuster erzeugen. Beschreiben Sie die wichtigsten Formen.

6.16 Nennen Sie die wichtigsten Formen elektrischer Aktivität beim glatten Muskel.

6.17 Der glatte Muskel verfügt über Spezialprozesse zur Erzeugung tonischer Aktivität. Was wissen Sie darüber?

6.18 Beim quergestreiften wie beim glatten Muskel wird die Kontraktion durch Actin-Myosin-Interaktion ausgelöst. In der Steuerung dieses Prozesses bestehen aber tiefgreifende Unterschiede. Erläutern Sie diese.

6

ANTWORTEN

6.1 Bewegung gibt es schon bei einfachsten einzelligen Lebewesen, die über Actin und Myosin verfügen und damit Protoplasmabewegungen auslösen können. Sehr wichtig sind die mit Mikrotubuli produzierten Zellbewegungen. Dazu gehören u. a. die Flimmerbewegungen im Respirations- und Genitaltrakt. Durch Interaktion von Tubulin und Dynein können Verschiebungen von Mikrotubuli gegeneinander ausgelöst werden, wodurch Verbiegungen von Flimmerhaaren, die aus vielen Mikrotubuli bestehen, hervorgerufen werden (vgl. Abb. 6-2 und Text).

6.2 Vgl. Abbildung 6-3 und Text.

6.3 Bei der Kontraktion des Skelettmuskels gleiten Actin- und Myosinfilamente ineinander, ohne daß sich die Filamentlängen selbst nennenswert verändern (Skizze eines Sarkomers). Man kann dies direkt elektronenoptisch belegen, indem man Muskelfa-

sern in verschiedenen Funktionszuständen fixiert und die Filamentlängen ausmißt. Ein wichtiger funktioneller Beleg ist die Abhängigkeit der maximalen Kraftentwicklung vom Grad der Filamentüberlappung (Abb. 6-8).

6.4 Vgl. Abbildung 6-9 und Text.

6.5 Fällt bei einem Skelettmuskel die Energieversorgung (Durchblutung) aus, z. B. nach dem Tode, so tritt eine Erstarrung des Muskels auf: Der Muskel wird hart und undehnbar. Der Energiemangel führt zu ATP-Verarmung. Dies hat zur Folge, daß die Ca^{2+}-Pumpen nicht mehr arbeiten können, es kommt zu einem Anstieg der intrazellulären Ca^{2+}-Konzentration und damit zur Aktivierung des Kontraktionsprozesses. Der ATP-Mangel hat weiter zur Folge, daß sich die Querbrücken zwischen Actin und Myosin nicht mehr lösen können, sie bleiben in der Rigor-Position stehen, was letztlich die Ursache für die Starre ist. Es fehlt die „Weichmacherwirkung" des ATP.

6.6 Das Aktionspotential wird zunächst in eine intrazelluläre Ca^{2+}-Freisetzung umgesetzt, und die Ca^{2+}-Ionen stoßen dann die Kontraktionsprozesse an. Beschreiben Sie diese Prozesse näher, gemäß Abschnitt 6.2.5.

6.7 Skizze gemäß Abbildung 6-12 und Erläuterung gemäß Abschnitt 6.2.5.

6.8 Skizze gemäß Abbildung 6-14 und Erläuterung gemäß Abschnitt 6.2.6.

6.9 Skizze gemäß Abbildung 6-17. Erklärung über Summation der Ca^{2+}-Freisetzungen, vgl. Abschnitt 6.2.6.

6.10 Skizze gemäß Abbildung 6-8. Man kann das nur an einzelnen isolierten Muskelfasern zuverlässig messen. Bei jeder Sarkomer-Ausgangslänge muß durch elektrische Reizung eine maximale tetanische Aktivierung ausgelöst werden, also ein Zustand, bei dem man sicher sein kann, daß alle Querbrücken maximal aktiviert sind.

6.11 Es ist eine extrazelluläre Messung der elektrischen Aktivität der Skelettmuskulatur. Man braucht zwei differente und eine geerdete Elektrode und mißt mit Differenzverstärker – im Prinzip ähnlich wie beim Elektrokardiogramm. Jede Einzelerregung einer motorischen Einheit produziert ein spikehaftes Signal, das durch die synchronen Aktionspotentiale aller Muskelfasern, die zu einer motorischen Einheit zusammengefaßt sind, erzeugt wird. So kann man erkennen, daß mit steigender Anspannung eines Muskels einmal die Aktionsfrequenz der einzelnen Einheit gesteigert werden kann, und zum anderen beteiligen sich mehr und mehr motorische Einheiten an der Aktivierung (zunehmende Rekrutierung). Vgl. Abbildung 6-22.

6.12 Es gibt „schnelle" Muskeln, bei denen auch die Einzelzuckung ganz kurz ist (10 ms), und „langsame" Muskeln mit relativ langer Dauer der Einzelzuckung (bis 100 ms, verschiedene Zwischenformen vgl. Abb. 6-4). Nur für die Muskeln, mit denen wir ganz schnelle Bewegungen durchführen wollen (Finger), werden die schnellsten Muskeln verwendet. Für

langsamere Bewegungen und tonische Halteleistungen kommen bevorzugt die langsamen Muskeln zum Einsatz, die ökonomischer arbeiten. Die besonders ökonomischen, auf tonische Leistungen spezialisierten Muskeln (spezielle Tonusmuskeln), die bei anderen Lebewesen vorkommen, gibt es beim menschlichen Skelettmuskel so gut wie gar nicht (vgl. Abschn. 6.2.9 und 6.2.11); jedoch kommen sie beim glatten Muskel vor (vgl. Abschn. 6.4.3!).

6.13 Bei Kontraktion eines Muskels gibt es zunächst eine initiale Wärmebildung, die durch die Umsetzung der im ATP gespeicherten Energie in mechanische Leistung zustande kommt – optimaler Wirkungsgrad 50 %. Die folgende Erholungswärme entsteht beim Wiederaufbau des ATP-Vorrats, ebenfalls mit einem Wirkungsgrad von rund 50 %. So resultiert insgesamt ein optimaler Wirkungsgrad von 25 %.

6.14 Im Gegensatz zum Skelettmuskel ist die gesamte Herzmuskulatur eine einzige motorische Einheit, bei jeder Systole kommt es zu einer elektrischen Vollerregung aller Muskelfasern. Da ist also keine Abstufung möglich. Die Abstufung erfolgt beim Herzen in der elektromechanischen Kopplung. Das vom Sympathikus freigesetzte Noradrenalin steigert die Aktivierbarkeit der Ca^{2+}-Kanäle, dadurch strömt während Erregung mehr Ca^{2+} ins Zellinnere, die Menge des intrazellulären Aktivierungs-Calciums steigt an, und damit die Kontraktionsstärke (Abschn. 6.3 und Abb. 6-26).

6.15 Zunächst lassen sich phasische und tonische Kontraktionen unterscheiden (Abb. 6-27). Die phasischen kann man gliedern gemäß Abbildung 6-28. Beispiele in Abbildung 6-29.

6.16 Einmal gibt es kurze, impulshafte Depolarisationen, die man Spikes nennt. Sie sind formal den Aktionspotentialen von Nerv und Skelettmuskel ähnlich, werden aber durch Ca^{2+}-Ionen erzeugt und verlaufen insgesamt etwas langsamer als die Na^+-Spikes beim Nerven. Dann gibt es basale Potentialwellen, die die Spikeentladungen kontrollieren, z. B. beim Magen-Antrum (Abb. 6-32). Darüber hinaus gibt es bei einigen glatten Muskeln langdauernde Plateau-Aktionspotentiale, die denen des Herzmuskels ähnlich sind (Abb. 6-33). Ferner kann eine Depolarisation mit Spikeentladungen bei starkem Antrieb in eine Dauerdepolarisation übergehen (Abb. 6-31). Schließlich gibt es tonische glatte Muskeln, deren elektrische Aktivierung lediglich in einer abstufbaren Depolarisation besteht.

6.17 Einmal kann beim glatten Muskel in ähnlicher Weise eine tetanische Dauerkontraktion (tetanischer Tonus) erzeugt werden wie beim Skelettmuskel: indem die durch Spikes ausgelösten Einzelzuckungen ver-

schmelzen. Daneben gibt es Spezialmechanismen, die auch nach Blockade der Spike-Mechanismen mit Nifedipin noch erhalten bleiben (Abb. 6-34). Es gibt besondere Ca^{2+}-Kanäle, die vor allem unter chemischer Kontrolle stehen, und die für die nifedipinresistenten tonischen Kontraktionen verantwortlich sind (Abschn. 6.4.3).

6.18 Myosin-Kontrolle (Phosphorylierung leichter Ketten am Myosinkopf) beim glatten Muskel, im Gegensatz zur Actin-Kontrolle (mittels Troponin und Tropomyosin) beim Skelettmuskel, vgl. Abbildung 6-35.

6

Literatur

1 Benninghoff, A.: Anatomie, 15. Auflage. Hrsg. v. Drenckhahn, D., Zenker, W. Urban & Schwarzenberg, München – Wien – Baltimore 1994.

2 Berne, R.M, Levy, M. N. (eds.): Physiology, 4. ed. Mosby, St. Louis 1998.

3 Bernstein, J.: Über den zeitlichen Verlauf der negativen Schwankung des Nervenstroms. Archiv für die gesamte Physiologie 1 (1868) 173-207.

4 Bohr, N.: Licht und Leben. Naturwiss. 21 (1933) 245-250.

5 Classen, M., Diehl, V., Kochsiek, K. (Hrsg.): Innere Medizin. Urban & Schwarzenberg, München – Wien – Baltimore 1991.

6 Deetjen, P., Speckmann, E.J. (Hrsg.): Physiologie, 3. Aufl. Urban & Fischer, München 1999.

7 Ebbecke, U.: Johannes Müller. Schmorl & von Seefeld, Hannover 1951.

8 Ebbecke, U.: Wirklichkeit und Täuschung. Vandenhoeck und Ruprecht, Göttingen 1956.

9 Eccles, J.C.: Gehirn und Seele. Forschung und Medizin (Schering) (1990) 9-34.

10 Eckert, R.: Tierphysiologie. Thieme, Stuttgart – New York 1986.

11 Evolution, 7. Auflage. Spektrum der Wissenschaft, Heidelberg 1988.

12 Feneis, H.: Anatomische Bildnomenklatur. Thieme, Stuttgart – New York 1967.

13 Forth, W. et al. (Hrsg.): Allgemeine und spezielle Pharmakologie und Toxikologie, 6. Aufl. Wissenschaftsverlag, Mannheim 1992.

14 Ganong, W. F.: Review of medical physiology, 16. ed. Appleton & Lange, Norwalk 1993.

15 Golenhofen, K.: Grundlagen der Motorik: Quergestreifte und glatte Muskulatur. In: Haase, J. (Hrsg.): Arbeitsbuch Physiologie, Band 3: Neurophysiologie. Urban & Schwarzenberg, München – Wien – Baltimore 1984.

16 Golenhofen, K.: Kleine Physiologie, Band 1. Fischer, Stuttgart – Jena – New York 1981.

17 Golenhofen, K.: Orthologie und Pathologie – parallel. Deutsches Ärzteblatt 68 (1971) 869-874.

18 Golenhofen, K.: Physiologie des menschlichen Muskelkreislaufes. Marburger Sitzungsber. 83/84 (1961/62) 167-254.

19 Gordon, A.M., Huxley, A. F., Julian, F.J.: The variation in isometric tension with sarcomere length in vertebrate muscle fibres. J.Physiol. (Lond.) 184 (1966) 170-192.

20 Gorman, A.L.F., Thomas, M. V.: Changes in intracellular concentration of free calcium ions in a pacemaker neurone, measured with metallochromic indicator dye arsenazo III. J.Physiol. (Lond.) 275 (1977) 357-376.

21 Guyton, A.C.: Textbook of medical physiology, 7. ed. Saunders, Philadelphia 1986.

22 Hamill, O.P., Marty, A., Neher, E., Sakmann, B., Sigworth, F.J.: Improved patch clamp techniques for high resolution current recording from cells and cell-free membrane patches. Pflügers Arch. 391 (1981) 85-100.

23 Heitler, W.: Der Mensch und die naturwissenschaftliche Erkenntnis, 3. Auflage. Vieweg & Sohn, Braunschweig 1964.

24 Hensel, H.: Allgemeine Sinnesphysiologie, Hautsinne, Geschmack, Geruch. Springer, Berlin – Heidelberg – New York, 1966.

25 Hierholzer, K., Schmidt, R. F. (Hrsg.): Pathophysiologie des Menschen. VCH, Weinheim 1991.

26 Hille, B.: Ionic channels of excitable membranes, 2. ed. Sinauer, Sunderland 1992.

27 Hodgkin, A. L., Horowicz, P.: The influence of potassium and chloride ions on the membrane potential of single muscle fibres. J.Physiol. (Lond.) 148 (1959) 127-160.

28 Hodgkin, A. L., Huxley, A. F., Katz, B.: Measurement of current-voltage relations in the membrane of the

giant axon of Loligo. J. Physiol. (Lond.) 116 (1952) 424-448.

29 Hodgkin, A. L., Huxley, A. F.: Currents carried by sodium and potassium ions through the membrane of the giant axon of Loligo. J. Physiol. (Lond.) 116 (1952) 449-472.

30 Hodgkin, A. L., Huxley, A. F.: A quantitative description of membrane current and its application to conduction and excitation in nerve. J. Physiol. (Lond.) 117 (1952) 500-544.

31 Hohnsbein, J., Golenhofen, K.: Differentiation of the action potential in the smooth muscle of canine gastric antrum using calcium-inhibitory drugs. J. Auton. Pharmac. 5 (1985) 1-12.

32 Johnson, L. R. (ed.): Essential medical physiology. Raven, New York 1992.

33 Kamke, D., Walcher, W.: Physik für Mediziner. Teubner, Stuttgart 1982.

34 Karlson, P., Doenecke, D., Koolman, J.: Kurzes Lehrbuch der Biochemie für Mediziner und Naturwissenschaftler, 14. Aufl. Thieme, Stuttgart – New York 1994.

35 Katz, B.: Nerve, muscle, and synapse. McGraw-Hill, New York 1966.

36 Keidel, W. D. (Hrsg.): Kurzgefaßtes Lehrbuch der Physiologie.,6. Aufl. Thieme, Stuttgart – New York 1985.

37 Klinke, R., Silbernagl, S. (Hrsg.): Lehrbuch der Physiologie, 2. Aufl. Thieme, Stuttgart – New York 1996.

38 Koolman, J., Röhm, K. H.: Taschenatlas der Biochemie. Thieme, Stuttgart – New York 1994.

39 Kuffler, S. W., Nicholls, J. G.: From neuron to brain. Sinauer, Sunderland 1976.

40 Kuffler, S. W., Vaughan Williams, E. M.: Properties of the „slow" skeletal muscle fibres of the frog. J. Physiol. (Lond.) 121 (1953) 318-340.

41 Löffler, G., Petrides, P. E., Weiss, L., Harper, H. A.: Physiologische Chemie, 3. Aufl. Springer, Berlin – Heidelberg – New York 1985.

42 Lullies, H., Trincker, D.: Taschenbuch der Physiologie, Band 1, 3. Aufl. Fischer, Stuttgart – Jena – New York 1974.

43 Mandrek, K.: Untersuchungen zur automatischen Erregungsbildung am Riesenaxon des Tintenfisches. Inauguraldissertation, Marburg 1985.

44 Masuhr, K. F., Neumann, M.: Neurologie, 2. Auflage. Hippokrates, Stuttgart 1992.

45 Müller, J.: Über die phantastischen Gesichtserscheinungen. Hölscher, Coblenz 1826. Nachdruck bei Ebbecke, 1951.

46 Neher, E., Sakmann, B., Steinbach, J. H.: The extracellular patch clamp: A method for resolving currents through individual open channels in biological membranes. Pflügers Arch. 375 (1978) 219-228.

47 Patton, H. D., Fuchs, A. F., Hille, B., Scher, A. M., Steiner, R. (eds.): Textbook of Physiology, 21. Auflage. Saunders, Philadelphia 1989.

48 Popper, K. R., Eccles, J. C.: The self and its brain. Springer, Berlin – Heidelberg – New York 1977.

49 Portmann, A.: Neue Wege der Biologie. Piper & Co, München1960.

50 Pschyrembel, W.: Klinisches Wörterbuch, 257. Aufl. de Gruyter, Berlin – New York 1989.

51 Ranke, O. F.: Einleitende Bemerkungen zur Vorlesung Physiologie. Selbst verlegt, Erlangen, etwa 1950.

52 Reichel, H.: Muskelphysiologie. Springer, Berlin – Göttingen – Heidelberg 1960.

53 Rieck, A., Hildebrandt, G., Kriebel, R.: Über den Zeitverlauf der maximalen Muskelkraft beim isometrischen Training. Z. Arbeitswiss. 31 (1977) 233-237.

54 Rothschuh, K. E.: Geschichte der Physiologie. Springer, Berlin – Göttingen – Heidelberg, 1953.

55 Rothschuh, K. E.: Theorie des Organismus. Urban & Schwarzenberg, München – Berlin 1959.

56 Rüegg, J. C.: Calcium in muscle contraction, 2. ed. Springer, Berlin – Heidelberg – New York, 1992.

57 Rüegg, J. C., Paul, R. J.: Vascular smooth muscle. Calmodulin and cyclic AMP-dependent protein kinase alter calcium sensitivity in porcine carotid skinned fibres. Circ. Res. 50 (1982) 394-399.

58 Schmidt, R. F.: Biomaschine Mensch. Piper & Co, München 1979.

59 Schmidt, R. F., Thews, G. (Hrsg.): Physiologie des Menschen, 27. Aufl. Springer; Berlin – Heidelberg – New York 1997.

60 Seibt, W.: Physik für Mediziner. VCH, Weinheim 1987.

61 Siegenthaler, W. (Hrsg.): Klinische Pathophysiologie. Thieme, Stuttgart – New York 1979.

62 Silbernagl, S., Despopoulos, A.: Taschenatlas der Physiologie, 4. Aufl. Thieme, Stuttgart – New York 1991.

63 Stämpfli, R.: Die Erregungsleitung im Nerven. Bild der Wissenschaft (1965) 357-367.

64 Steinhausen, M.: Medizinische Physiologie, 3. Aufl. Fischer, Stuttgart – Jena – New York 1993.

65 Tausch, R.: Optische Täuschungen als artifizielle Effekte der Gestaltungsprozesse von Größen- und Formenkonstanz in der natürlichen Raumwahrnehmung. Psycholog. Forschung 24 (1954) 299-348.

66 Thews, G., Vaupel, P.: Vegetative Physiologie, 3. Aufl. Springer, Berlin – Heidelberg – New York 1997.

67 v. Uexküll, J.: Theoretische Biologie. Springer, 2. Auflage, Berlin 1928.

68 v. Uexküll, T.: Der Mensch und die Natur. Lehnen, München 1953.

69 v. Uexküll, T.: Grundfragen der psychosomatischen Medizin. Rowohlt, Reinbek 1963.

70 v. Weizsäcker, V.: Der Gestaltkreis, 4. Aufl. Thieme, Stuttgart 1950.

71 West, J. B. (ed.): Physiological basis of medical practice, 11. ed. Williams & Wilkins, Baltimore 1985.

72 Wilkie, D. R.: The relation between force and velocity in human muscle. J. Physiol. (Lond.) 110 (1950) 249-280.

73 Woltereck, R.: Ontologie des Lebendigen, 2. Band. Enke, Stuttgart 1940.

Teil II

Vegetative Physiologie

Blut und Immunsystem

7.1 Allgemeines

Das Blut ist ein **universelles Transportmittel,** das mit Hilfe von Herz und Gefäßsystem ständig im Körper zirkuliert. Jede Körperzelle ist mittels versorgender Blutkapillaren diesem System mehr oder weniger gut angeschlossen. So kann das Blut Nahrungsstoffe und Sauerstoff den Zellen zuführen und gleichzeitig Abbauprodukte, CO_2 und Wärme abführen. Auch die Regulationen von Wasser- und Salzhaushalt spielen sich am Blut ab, so daß es eine zentrale Rolle bei der **Aufrechterhaltung des inneren Milieus (Homöostase)** spielt. Darüber hinaus befördert es Botenstoffe, die Hormone, und dient so als **humorales Nachrichtensystem.** Auch die **Abwehrfunktionen gegen Infektionen** sind dem Blut übertragen. Schließlich sorgt es zum eigenen Schutz für **Blutstillung und -gerinnung** bei Verletzungen des Gefäßsystems.

Für die Erfüllung dieser vielseitigen Funktionen hat das Blut eine komplexe Zusammensetzung. Es enthält in wäßriger Lösung Salze, Eiweiße und alle Versorgungs- und Abbauprodukte sowie viele verschiedenartige Zellen. Für die richtige Blutzusammensetzung sorgt eine Kooperation mit vielen Organen. Die Kontrollfunktionen sind im allgemeinen in Form von Regelkreisen verknüpft. Die meisten Stoffe des Blutes sind gut in Wasser löslich, so daß ihr Transport keine Probleme bereitet. Für manche jedoch sind besondere Beförderungsmittel nötig. Das größte Problem bereitet der schlecht wasserlösliche Sauerstoff, so daß das Hämoglobin als Bindungsmittel entwickelt werden mußte, das in den roten Blutzellen, den Erythrozyten, eingepackt ist. Diese Zellen verleihen dem Blut seine charakteristische Farbe und machen fast die Hälfte der gesamten Blutmasse aus, was auf die besondere Bedeutung der O_2-Transportfunktion des Blutes hinweist.

In der frühen Medizin spielte das Blut mangels besserer diagnostischer Verfahren eine besonders große Rolle. Basierend auf den Konzepten des griechischen Arztes Hippokrates von Kos (460–377 v. Chr.) entwickelte sich, in Analogie zur allgemeinen Naturlehre von den vier Elementen Feuer, Wasser, Luft und Erde, die Säftelehre oder **Humoralpathologie,** nach der Gesundheit durch eine regelrechte Mischung (Eukrasie) der vier Körpersäfte Blut, Schleim, schwarze Galle und gelbe Galle gekennzeichnet ist. Krankheit beruht danach auf einer Störung (Dyskrasie) der gesunden Mischung. Durch Inspektion des mittels Aderlaß gewonnenen Blutes (Hämatoskopie) versuchte man, ein Bild der Säftemischung zu gewinnen. Bis weit ins Mittelalter wurde bei Störungen der Aderlaß in großem Maße eingesetzt, oft mit erheblichen Schäden für den Patienten. Die Humoralpathologie wurde im 19. Jahrhundert von Virchow durch die **Zellularpathologie** abgelöst, wonach die Zellen in den Mittelpunkt des Krankheitsgeschehens rückten. Diese Entwicklung wurde durch die Verbesserung mikroskopischer Techniken gefördert, wodurch auch die zellulären Bestandteile des Blutes einer systematischen Erforschung zugänglich wurden.

Im 20. Jahrhundert entwickelte sich schließlich mit der Entdeckung humoraler Faktoren bei Infektionen und Abwehrprozessen wieder eine neue Säftelehre, so daß die moderne Medizin als eine Synthese von Humoral- und Zellularpathologie angesehen werden kann, womit die Einseitigkeiten der vorangegangenen Lehren überwunden sein sollten. Die Bestimmung der Blutkörperchen-Senkungsgeschwindigkeit ist die Fortsetzung der alten Hämatoskopie, und die Dyskrasie wurde mit Begriffen wie Dysproteinämie u.a. weiterentwickelt und differenziert. Untersuchungen des Blutes und seiner Bestandteile haben sich wieder einen hervorragenden Rang in der Diagnostik zurückerobert.

7.2 Blutvolumen

1/13 unseres Körpergewichtes (7–8%) besteht aus Blut (Abb. 7-1).
   Ein 80 kg schwerer Mann hat 6 l Blut.
   Bei Frauen ist der Anteil etwas geringer. Bei Kindern liegen die Werte höher und im Alter niedriger. Das Blutvolumen hängt darüber hin-

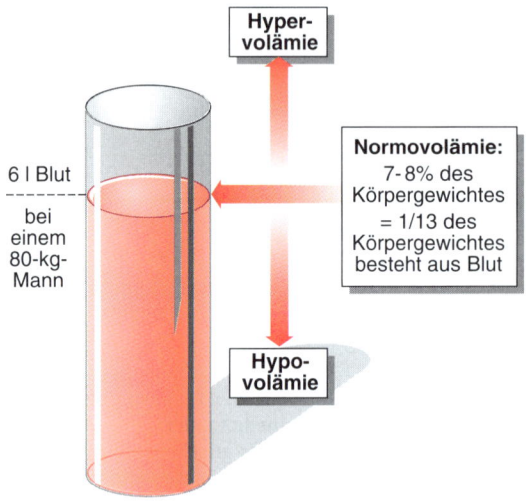

Abb. 7-1 Merkwerte zum Blutvolumen des Menschen.

7

aus vom Fettansatz (relativ wenig Blut im Fettgewebe, d. h. bei starkem Fettansatz auch weniger Blut pro kg Gesamtkörpergewicht) und vom Trainingszustand ab (erhöhtes Blutvolumen bei Hochleistungssportlern).
Normovolämie: normales Blutvolumen.
Hypervolämie: erhöhtes Blutvolumen (bei Herz-Kreislauf-Erkrankungen).
Hypovolämie: vermindertes Blutvolumen.
    Das Blutvolumen läßt sich mit dem Indikator-Verdünnungsverfahren ermitteln. Indikatoren: mit radioaktivem Chrom (^{51}Cr) markierte Erythrozyten oder mit radioaktivem Jod (^{131}J) markiertes Albumin.

Zur Bestimmung des Blutvolumens werden nach Verteilung des Indikators im Blut venöse Blutproben entnommen. Da die Relation von Blutplasma zu Blutkörperchen nicht in allen Blutgefäßabschnitten gleich ist, müssen für eine genaue Bestimmung sowohl das Plasmavolumen mit radioaktivem Albumin als auch das Erythrozytenvolumen mit radioaktiven Erythrozyten bei gleichzeitiger Hämatokritbestimmung gemessen werden. Im klinischen Alltag haben diese Methoden keinen hohen Stellenwert, da bei kritischen Situationen die Methode ungenau wird: Im Kreislaufschock beispielsweise kann es zu Blutstillstand in manchen Bezirken kommen, so daß sich der Indikator nicht mehr gleichmäßig im Blut verteilen kann.
    Das Blutvolumen ist eine geregelte Größe (s. Kap. 9.1.3). Bei Blutverlust wird die Flüssigkeit durch Einstrom aus dem interstitiellen Raum innerhalb von Stunden ersetzt. Die Normalisie-

rung der Bluteiweiße und der Blutzellen erfordert Tage bis Wochen. Akute Blutverluste bis 10 % werden praktisch symptomlos verkraftet (dementsprechend auch eine Blutspende von etwa 0,5 l), bei 30 % treten Symptome eines Volumenmangelschocks auf, ein plötzlicher Verlust von mehr als 50 % ist in der Regel tödlich.

7.3 Zellanteile des Blutes, Hämatokrit

Zieht man eine Probe venösen Blutes unter Hemmung der Blutgerinnung (Zugabe von Heparin) in ein Glasröhrchen auf und zentrifugiert dieses, so setzen sich die spezifisch etwas schwereren Blutzellen ab, so daß man die Anteile von Blutplasma und Blutzellen bestimmen kann (Abb. 7-2). Den Zellanteil nennt man **Hämatokrit.** Man kann diesen als Erythrozytenanteil interpretieren, da der Anteil weißer Blutkörperchen nur gering ist (normalerweise weniger als 1 %, als dünne helle Schicht auf den Erythrozyten erkennbar).
    Normaler Hämatokritwert (im Venenblut): **0,45 = 45 %.**
    Beim Mann etwa 10 % mehr (0,45–0,50) als bei der Frau (0,40–0,45).
    Da der Erythrozytengehalt an die Sauerstoff-Versorgungsbedingungen angepaßt ist, findet man bei relativem O_2-Mangel, sowohl bei Höhenaufenthalt als auch im intrauterinen Leben (und somit auch noch beim Neugeborenen), deutlich erhöhte Hämatokritwerte **(Polyglobulie)** – bis 0,6 oder auch noch mehr. Ein Absinken des Hämatokritwertes unter die Norm heißt **Anämie.**

Von **Polyzythämie** spricht man, wenn bei einer krankhaften Entartung des blutbildenden Systems alle Zelltypen im Blut vermehrt sind. Häufiger sind bei solchen Entartungen einzelne Zelltypen vermehrt, insbesondere die Leukozyten (Leukämie).
    Die Möglichkeit der Steigerung der Erythrozytenkonzentration wird dadurch begrenzt, daß mit Erhöhung des relativen Zellvolumens auch die **Viskosität** des Blutes (Zähigkeit, Fließfähigkeit) ansteigt, was schließlich für die Blutzirkulation unökonomisch wird. Relativ zu Wasser (= 1) beträgt die Viskosität des Blutplasmas 2,2, die von Vollblut bei normalem Hämatokrit etwa 4,5, bei einem Hämatokrit von 60 % steigt sie über 6 an. Diese Werte gelten für die Strömung normalen Blutes in größeren Blutgefäßen. Bei sehr niedrigen Strömungsgeschwindigkeiten nimmt die Vis-

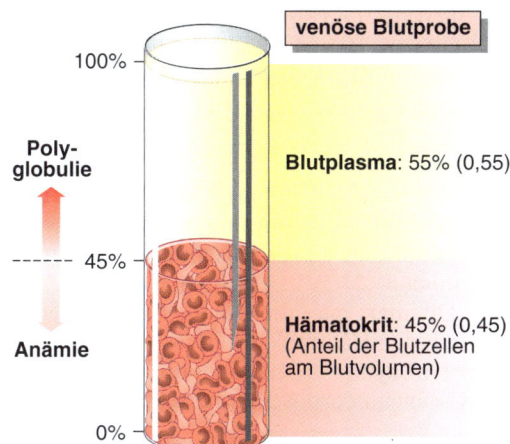

100%

Poly-globulie

Blutplasma: 55% (0,55)

45%

Anämie

Hämatokrit: 45% (0,45)
(Anteil der Blutzellen
am Blutvolumen)

0%

venöse Blutprobe

Abb. 7-2 Zentrifugiert man eine venöse Blutprobe, so setzen sich die Blutzellen vom Blutplasma ab. Der Zellanteil – Hämatokrit – beträgt 45 %. Da die Leukozyten nur einen ganz geringen Raum einnehmen, kann der Hämatokritwert als Erythrozytenanteil interpretiert werden.

kosität stark zu, was auf Zusammenballung von Erythrozyten zurückgeführt wird. Besonderheiten der Strömung in kapillären Gefäßen führen andererseits zur Verminderung der Viskosität bis nahe an die Werte für Blutplasma (Näheres dazu im Kapitel Blutkreislauf).

Die Strömungsbesonderheiten in den kleinen terminalen Blutgefäßen führen auch dazu, daß dort der Hämatokritwert abnimmt (Abnahmen bis 0,2 sind beobachtet worden), so daß der venöse Hämatokritwert etwas über dem Durchschnittswert des gesamten Blutvolumens liegt (5–10 %).

Die **Blutkörperchensenkungsgeschwindigkeit (BKS) ist ein Maß für die Suspensionsstabilität des Blutes.** Man beobachtet das Absetzen der Erythrozyten in leicht verdünntem, durch Calciumentzug ungerinnbar gemachtem venösen Blut, das in ein dünnes Röhrchen von 200 mm Länge aufgezogen wird. Der Überstand zellfreien Blutplasmas im senkrecht stehenden Röhrchen wird nach der ersten und der zweiten Stunde abgelesen. Beim Gesunden findet man Werte bis zu 5 mm/15 mm (1. Std./2. Std.). Dieses Maß ist ein sehr empfindlicher, aber unspezifischer Indikator für Störungen. Sowohl **bei Entzündungen** als auch bei vielen anderen Erkrankungen bis hin zu **bösartigen Tumoren** gibt es starke **Beschleunigungen der Senkung**, bis zu 70/120 mm oder noch mehr. Der Höchstwert wird naturgemäß durch den Hämatokritwert begrenzt. Bis zum heutigen Tag zählt die BKS zum Grundprogramm diagnostischer Maßnahmen.

Man zieht zu 0,4 ml Natriumcitratlösung, die die Calciumionen bindet und so das Blut ungerinnbar macht, 1,6 ml Venenblut auf, das nach guter Mischung in das Meßröhrchen aufgezogen wird. Die normale Stabilität der Erythrozytensuspension ist vor allem an die Intaktheit der Eiweißzusammensetzung des Blutplasmas gebunden. Immunglobuline, zirkulierende Antigen-Antikörperkomplexe und Rheumafaktoren führen unter anderem dazu, daß sich die Erythrozyten leichter zusammenlagern und somit auch schneller bei diesem Test absetzen können.

Der weitaus größte Anteil der Blutzellen besteht aus roten Blutkörperchen (Erythrozyten), die dem Sauerstofftransport dienen. Die weißen Blutkörperchen (Leukozyten), die die Abwehraufgaben wahrzunehmen haben, machen nur knapp 1 % des Zellvolumens aus. Noch geringer ist der Volumenanteil der Blutplättchen (Thrombozyten), die für Blutstillung und Blutgerinnung unentbehrlich sind.
Erythrozytenkonzentration:
   beim Mann: 5 Millionen pro µl ($5 \cdot 10^{12}$/l)
   bei der Frau 10 % weniger: $4,5 \cdot 10^{12}$/l
   Leukozytenkonzentration:
   $5–10 \cdot 10^{3}$/µl ($5–10 \cdot 10^{9}$/l)
Thrombozytenkonzentration:
   $150–300 \cdot 10^{3}$/µl
   Für die normale Schwankungsbreite merke man sich als Richtwert: ± 10 % der Norm. Bei Leuko- und Thrombozyten ist die normale Variation besonders groß, so daß hier Bereiche als Merkwerte angegeben werden.

Zur Bestimmung der Zellkonzentrationen genügt ein Blutstropfen aus der Fingerbeere oder dem Ohrläppchen. Mittels Spezialpipette wird etwas Blut aufgesaugt und mit Speziallösung vermischt und verdünnt. In einer geeichten Meßkammer können dann die Zellen unter dem Mikroskop ausgezählt werden. In den letzten Jahren haben sich automatische Zählgeräte mehr und mehr durchgesetzt.

7

7.4 Erythrozyten und Hämoglobin

Der Erythrozyt ist für seine Spezialaufgabe, den Sauerstofftransport, dicht mit dem sauerstoffbindenden Hämoglobin vollgepackt.

**Hämoglobinkonzentration
beim Mann: 16 g/dl = 160 g/l
bei der Frau 10 % weniger:
14 g/dl = 140 g/l**

Aus Erythrozyten- und Hämoglobinkonzentration läßt sich der durchschnittliche Hämoglobingehalt des einzelnen Erythrozyten berechnen. Diese Größe heißt **Färbekoeffizient, Hb_E** (Hämoglobinmenge pro Erythrozyt) oder **MCH** (= mean corpuscular hemoglobin).
Hb_E = 30 pg ($30 \cdot 10^{-12}$g).

Mehr formalisiert: Aus Hämoglobinmenge (Hb) pro Volumen (V) und Erythrozytenzahl (E) pro Volumen (V) errechnet sich der

$$Färbekoeffizient\; Hb_E = \frac{\dfrac{Hb}{V}}{\dfrac{E}{V}} = \frac{Hb}{E}$$

$$Beispiel: \frac{16g/dl}{5 \cdot 10^6/\mu l} = \frac{16\; g/10^5 \mu l}{5 \cdot 10^6/\mu l} = \frac{16 \cdot 10^{-5}\, g/\mu l}{5 \cdot 10^6/\mu l}$$

$$\approx 3 \cdot 10^{-11}g = 30 \cdot 10^{-12}g = 30\, pg$$

Die gleiche Aussagekraft hat der **Färbeindex,** der definiert ist als Hämoglobinkonzentration, in Prozent der Norm, dividiert durch Erythrozytenkonzentration, in Prozent der Norm. Man erhält dann eine dimensionslose Größe, die im Normalfall 1 beträgt und unmittelbar erkennen läßt (ohne daß man sich einen neuen Zahlenwert einprägen muß), wie die Hämoglobinbeladung des Erythrozyten beschaffen ist.

Aus den primären Meßdaten lassen sich noch weitere Kenndaten des Erythrozyten berechnen, die keine wesentlichen neuen Erkenntnisse bringen. Aus Hämatokrit und Erythrozytenkonzentration kann man das durchschnittliche Erythrozytenvolumen (MCV) berechnen (100 fl = 100 · 10^{-15}l). Dividiert man die Hämoglobinkonzentration durch den Hämatokritwert, so erhält man die intra-erythrozytäre Hämoglobinkonzentration (MCHC = mean corpuscular hemoglobin concentration):

$$MCHC = \frac{160\; g/l}{0{,}5} = 320\; g/l$$

Rund 1/3 der Erythrozytenmasse besteht aus Hämoglobin.

Zur **Bestimmung der Hämoglobinkonzentration** wird bevorzugt ein spektralphotometrisches Verfahren verwendet. Eine Blutprobe wird mit einer Speziallösung verdünnt, die zur Auflösung der Erythrozyten (Hämolyse) führt und das Hämoglobin in eine stabile Verbindung (Cyanhämiglobin, HbCN) verwandelt. Die Konzentration dieser Verbindung läßt sich mit monochromatischem Licht sehr präzise messen.

Form und Größe der Erythrozyten. Die Erythrozyten sind kleine, scheibenförmige kernlose Zellen, die beiderseits in der Mitte eingedellt sind (Abb. 7-3). Ihr Durchmesser beträgt 7–8 μm und ihre größte Dicke 2 μm. Trotz dieser geringen Größe gäbe es Schwierigkeiten bei dem Blutfluß durch die Kapillaren, wenn die Zellen nicht so

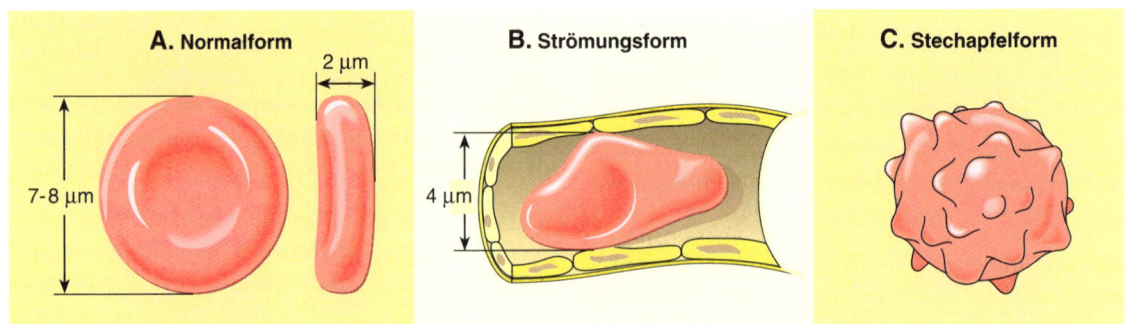

Abb. 7-3   *Form der Erythrozyten.*
A: Unter normalen Bedingungen bei Blutfluß in größeren Gefäßen.
B: In engen Kapillaren kann sich der Erythrozyt stark verformen und so noch leicht durch Gefäße mit einem Durchmesser von 4 μm fließen.

C: In hypertoner Lösung schrumpfen die Erythrozyten und nehmen Stechapfelform an.

gut verformbar wären. Sie können noch mühelos durch Kapillaren von 4–5 μm fließen, wobei sie sich stark verformen und verschiedenste Gestalten annehmen können (Beispiel in Abb. 7-3 B). Die Verformung ist dabei nicht statisch; es kommt zu abrollenden Bewegungen, die mit einer ständigen Durchmischung des Inhaltes verbunden sind, was den Stoffaustausch mit der Umgebung fördert. Bei Störungen kann sich auch die Verformbarkeit und Fließfähigkeit der Erythrozyten verschlechtern, und es gibt gute Hinweise darauf, daß solche Veränderungen pathophysiologisch eine wichtige Rolle spielen, z. B. beim Schock. Unter krankhaften Bedingungen können überwiegend zu große (**Makrozytose,** z. B. bei perniziöser Anämie) oder auch überwiegend zu kleine Erythrozyten (**Mikrozytose**) auftreten, oder auch zu starke Variationen in der Größe (**Anisozytose**).

Zellmembran. Die Membran der Erythrozyten gehört zu den bestuntersuchten Zellmembranen, nicht zuletzt wegen der guten Zugänglichkeit dieser Zellen. Während man bei anderen Geweben meist aufwendige Prozeduren benötigt, um zu sauberen Einzelzellen zu gelangen, bereitet dies beim Erythrozyten wenig Mühe, und nach Hämolyse und einigen Spülvorgängen erhält man recht saubere Zellmembranen. Für das Grundmuster gelten die allgemeinen Regeln: In die Lipiddoppelschicht als Einheitsmembran sind verschiedenste Proteine eingebaut und angelagert – Transportproteine für die Na^+-K^+-Austauschpumpe, Kanalproteine für bestimmte Ionen, Rezeptorproteine usw. Viele Membranproteine konnten inzwischen isoliert und rein dargestellt und teils auch in ihrer Aminosäuresequenz aufgeklärt werden. Die wichtigsten Besonderheiten des Erythrozyten sind einmal die unmittelbar an der Innenseite der Membran gelegenen Filamentstrukturen, die vorwiegend aus Spektrin und Actin bestehen und die wohl dafür sorgen, daß die mechanisch besonders strapazierte Membran einerseits eine hinreichende Stabilität und andererseits auch eine gute Flexibilität besitzt. Zum anderen ist für die Erythrozytenmembran bemerkenswert, daß sie in großem Umfang Kanalproteine für Anionen enthält, so daß sich eine 10^6fach bessere Permeabilität für Anionen als für Kationen ergibt. Auf diese Weise resultiert eine sehr gute Cl^--Permeabilität, die im Rahmen der Atmungsfunktion von Bedeutung ist (Chloridverschiebungen zur Kompensation der intra-erythrozytären Bicarbonatschwankungen).

Bei Bluterkrankungen kann sich auch die **osmotische Resistenz** der Erythrozyten verändern. Diese Größe läßt sich in vitro bestimmen: In eine Reihe von Röhrchen mit Kochsalzlösung fallender Konzentration wird jeweils ein Blutstropfen eingebracht. Da die Membranpermeabilität für Wasser sehr viel besser ist als für Elektrolyte, strömt in hypotoner Kochsalzlösung Wasser sehr viel schneller in die Zelle hinein als Salze herausdiffundieren können, so daß die Zellen anschwellen und schließlich platzen können: Es kommt zu **osmotischer Hämolyse.** Nach Absetzen der intakten Erythrozyten am Boden des Röhrchens erkennt man im Falle einer osmotischen Hämolyse eine Rotfärbung der klaren Lösung, bedingt durch das beim Platzen der Erythrozyten ausfließende Hämoglobin, das sich in der Salzlösung verteilt. (Intakte Erythrozyten in der Lösung führen zu trüber Rötung.) Bei gesunden Erythrozyten findet man die erste Hämolyse bei einer Kochsalzkonzentration von etwa 4,6 g/l, also ziemlich genau bei der Hälfte der normalen Osmolarität (9 g NaCl/l). Setzt die Hämolyse schon bei höherer Salzkonzentration ein (z. B. Kugelzellanämie), so ist die osmotische Resistenz vermindert. Bei manchen Veränderungen findet man auch eine erhöhte Resistenz.

7

Bildung und Abbau der Erythrozyten

Die Erythrozyten werden beim Erwachsenen im roten Knochenmark gebildet (vgl. Abb. 7-5). Zellteilung und Entwicklung der Erythroblasten erfolgen unter der Einwirkung von **Erythropoietin** und sind abhängig von der Anwesenheit von Cobalamin (Vitamin B_{12}) und Folsäure. Bildung und Einlagerung von Hämoglobin sind abhängig von einer hinreichenden Eisenversorgung. Nach Ausstoßung des Kerns wird der frische, noch retikuläre Strukturen enthaltende Erythrozyt (**Retikulozyt**) ins Blut abgegeben und verliert innerhalb eines Tages seine retikulären Elemente. Nach einer mittleren **Lebensdauer von 120 Tagen** wird der gealterte Erythrozyt in der Milz abgebaut.

Beim Feten sind auch Leber und Milz an der Erythrozytenbildung beteiligt. Ausgangspunkt der Zellbildung ist die pluripotente Stammzelle, die auch die Stammzelle für alle übrigen Blutzellen darstellt. Über determinierte Vorläuferzellen geht die Differenzierung weiter zum Erythroblasten, wo die Hämoglobineinlagerung (abhängig von der Anwesenheit von Eisen) beginnt, bis hin zum dicht mit Hämoglobin vollgepackten, noch kernhaltigen Normoblasten. Man kennt heute eine ganze Reihe von Wachstumsfaktoren, die bei den verschiedenen Entwicklungsstufen mitwirken. Durch Ausstoßung des Kerns entsteht schließlich der Retikulozyt. In dieser Reifungsstufe tritt die Zelle in die Blutbahn über. Die dann ausgereifte rote Blutzelle altert relativ rasch. Die Milz erkennt die alten Erythrozyten in einem Filterungsprozeß und baut sie ab. Das entweichende Hämo-

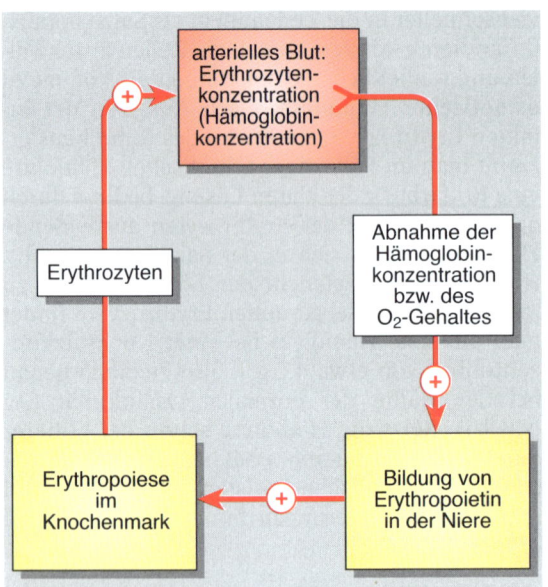

Abb. 7-4 Regelung der Hämoglobinkonzentration. *Der Sauerstoffgehalt des Blutes ist eine geregelte Größe, und damit auch der Hämoglobingehalt und die Erythrozytenkonzentration (roter Kasten). Abnahme des O_2-Gehaltes (z. B. bei Abnahme der Hämoglobinkonzentration) fördert die Bildung von Erythropoietin in der Niere, was zu einer Stimulierung der Erythropoiese im Knochenmark und so zu einer Steigerung von Hämoglobin- und Erythrozytenkonzentration führt.*

globin wird rasch von Makrophagen aufgenommen, vor allem in Leber, Milz und Knochenmark. Das frei werdende Eisen kann wieder verwendet werden, der Porphyrinanteil wird in Bilirubin umgewandelt und von der Leber ausgeschieden.

Regelung der Erythrozytenbildung

Die Erythrozytenkonzentration ist eine geregelte, an die Bedürfnisse des O_2-Transports angepaßte Größe. (Näheres in Kap. 10.3.2.) O_2-Mangel im atmenden Gewebe (bzw. Absinken des O_2-Gehaltes im arteriellen Blut) stimuliert die Bildung von Erythropoietin in der Niere (in geringem Umfang wird Erythropoietin auch in der Leber gebildet), dieses fördert die Erythropoiese im Knochenmark und gleicht so den Hämoglobin- und Erythrozytenmangel wieder aus (Abb. 7-4). Da die „neugeborenen" Erythrozyten als Retikulozyten erkennbar sind, gibt ihre Konzentration – normalerweise knapp 1 % der im Blut befindlichen roten Zellen – Aufschluß über die Erythropoieserate.

Störungen im roten Blutbild

Zentraler Bestandteil jeder ärztlichen Untersuchung ist das **kleine Blutbild:** Man bestimmt die

Konzentrationen von Erythrozyten, Leukozyten und Hämoglobin sowie den Hämatokritwert bei einer venösen Blutprobe. (Beim großen Blutbild werden die Leukozyten differenziert.) **Ein Mangel an Hämoglobin im Blut wird als Anämie bezeichnet** (unter 130 g/l beim Mann bzw. 115 g/l bei der Frau). Wörtlich heißt dies an sich Blutmangel und kann deshalb leicht mit reduziertem Blutvolumen (Hypovolämie) verwechselt werden. Es ist wohl die zentrale Rolle, die das Hämoglobin als O_2-Transportmittel spielt, die dazu geführt hat, die Anämie als Hb-Mangel zu definieren.

Steht bei der Erythropoiese nicht genügend Eisen zur Verfügung, so kann weniger Hämoglobin gebildet werden, ohne primäre Störung der Zellvermehrung. Das Resultat sind Erythrozyten, die zu wenig Hämoglobin enthalten (und zu klein sind: Mikrozyten). Sekundär wird auch die Bildungsrate der Erythrozyten reduziert. Es entsteht eine **Eisenmangelanämie**, die man an reduzierten Werten der Erythrozyten- und Hämoglobinkonzentrationen erkennt, bei unzureichender Beladung des einzelnen Erythrozyten mit Hämoglobin. **Der Färbekoeffizient (Hb_E-Wert, MCH) ist reduziert,** der einzelne Erythrozyt ist hypochrom, und man spricht deshalb von einer **hypochromen Anämie.**

Fehlt hingegen Folsäure oder Cobalamin (Vitamin B_{12}) zur Vermehrung der frühen Erythrozytenformen, so ist primär die Zellzahl reduziert, die zu wenigen Zellen werden relativ groß (Makrozytose) und dicht mit Hämoglobin vollgepackt, so daß der einzelne Erythrozyt mehr Hb als normal enthält, **der Färbekoeffizient ist erhöht.** Diese Hb-Überladung des Erythrozyten kann aber den Zellmangel nicht ausgleichen, es entsteht doch ein Hb-Mangel im Blut, eine **hyperchrome Anämie.** Typisches Beispiel ist die Vitamin-B_{12}-Mangel-Anämie, die als **perniziöse Anämie** bezeichnet wird („bösartige" Anämie, weil man lange ihre Ursache nicht kannte und sie deshalb als unheilbar galt).

Eine durch **akuten Blutverlust** bedingte Anämie ist dagegen eine **normochrome Anämie,** weil bald nach Blutverlust das Blutvolumen durch Einstrom interstitieller Flüssigkeit wieder weitgehend normalisiert wird, wobei die Erythrozyten- und Hämoglobinkonzentrationen abnehmen, bei normaler Hb-Beladung der Erythrozyten. Bei regelmäßigen Blutverlusten über längere Zeit entsteht in der Regel eine Eisenmangelanämie,

Bei **Niereninsuffizienz** kommt es zu Anämie, weil die Bildung von Erythropoietin in der Niere eingeschränkt ist.

Die mit grünem Gemüse, vielen Früchten, Nüssen und Leber aufgenommene **Folsäure** kann im Organismus gespeichert werden, so daß der Vorrat für etwa 3 Monate ausreicht und Mangelerscheinungen sich mit entsprechender Verzögerung manifestieren. **Cobalamin (Vitamin B$_{12}$)** wird mit tierischem Eiweiß aufgenommen. Seine Resorption ist besonders kompliziert. Ein spezifisches, von den Belegzellen der Magenschleimhaut sezerniertes Glykoprotein, **Intrinsic factor** genannt, muß sich mit dem Vitamin verbinden, damit es im Ileum, nach Interaktion mit spezifischen Rezeptoren, aufgenommen werden kann. Die häufigste Ursache für die perniziöse Anämie ist eine Atrophie der Magenschleimhaut mit Insuffizienz in der Bildung von Intrinsic factor. Da die Speicherkapazität für Cobalamin für mehrere Jahre ausreicht, ergibt sich eine entsprechende Latenz zwischen dem Einsetzen einer Magenerkrankung und dem Auftreten der Anämie.

Die mit dem Gastransport verbundenen Funktionen des Hämoglobins werden im Kapitel Atmung weiter behandelt.

Klinisches Beispiel. Eine 62 jährige Frau sucht auf Drängen der Angehörigen den Hausarzt wegen Gewichtsverlusts, Erschöpfung und zunehmender „Depression" nach dem Tod ihres Mannes auf. Die Untersuchung spricht für ein organisches Psychosyndrom. Die Blutuntersuchung bestätigt den Verdacht auf eine Anämie mit einer Hämoglobinkonzentration von 56 g/l. Es handelt sich um eine makrozytär-hyperchrome Anämie (Erythrozytenvolumen, MCV = 112 fl; Färbekoeffizient, MCH = 40 pg). Der Knochenmarkbefund bestätigt den Verdacht einer megaloblastären Anämie. Der Serum-Folsäurespiegel ist normal, während der Vitamin-B$_{12}$-Spiegel im Serum stark erniedrigt ist. Zusammen mit einer endoskopisch nachgewiesenen atrophischen Korpusgastritis ergibt sich die Diagnose einer **perniziösen Anämie.** Bereits wenige Tage nach der ersten intravenösen Vitamin-B$_{12}$-Gabe bildet sich das organische Psychosyndrom vollständig zurück. Nach typischer „Retikulozytenkrise" steigt der Hämoglobinwert innerhalb von vier Wochen auf Normwerte an, die unter vierteljährlicher intramuskulärer Vitamin-B$_{12}$-Substitution konstant bleiben (nach [6]).

7.5 Leukozyten und Thrombozyten

Die Leukozyten und Thrombozyten haben, wie auch die Erythrozyten, ihren Ausgangspunkt in der pluripotenten Knochenmarkstammzelle. In Abbildung 7-5 ist das heutige Konzept über die Differenzierung der verschiedenen Zellinien vereinfacht dargestellt. Man unterscheidet eine myeloische Reihe, die zu den Granulozyten und Monozyten im Blut führt, eine lymphatische Reihe, deren Stammzelle aus dem Knochenmark auswandert und sich im lymphatischen Gewebe ansiedelt, und eine weitere Linie, die über Zwischenstufen zum Megakaryozyten führt, der durch Abschnürung von Zytoplasma die Blutplättchen bildet, die ins Blut übertreten.

Zur Differenzierung der verschiedenen Typen von Leukozyten wird ein Blutausstrich auf einem Objektträger angefertigt. Nach Trocknung werden die Zellen fixiert und mit Speziallösungen zur differenzierenden Färbung behandelt. Unter dem Mikroskop werden dann mindestens 100 Leukozyten ausgezählt. Man erhält so das **Differentialblutbild:**

Neutrophile Granulozyten:	50–70 %
Eosinophile Granulozyten:	2–4 %
Basophile Granulozyten:	0–1 %
Monozyten:	4–10 %
Lymphozyten:	25–35 %

An der Kernform kann man jugendliche (stabkernige) und ältere (segmentkernige) Granulozyten unterscheiden, was Rückschlüsse auf die Bildungsrate erlaubt.

Man kann heute eine genauere Differenzierung nach den Oberflächenmerkmalen der Zellen vornehmen. Die Zellen besitzen charakteristische Markierungs-Moleküle auf der Zelloberfläche, die mit spezifischen Antikörpern nachgewiesen werden können.

Die Leukozyten dienen den Abwehrfunktionen; Granulozyten und Monozyten vor allem der unspezifischen, Lymphozyten vor allem der spezifischen Abwehr.

Die **neutrophilen Granulozyten** als Hauptgruppe der Leukozyten sind auch die wesentlichen Träger der unspezifischen Abwehr. Vom Ort des Bedarfs werden sie durch spezifische Wirkstoffe angelockt (**Chemotaxis**) und erfüllen dort als Freßzellen ihre Aufgabe (**Phagozytose**). Nach Austritt aus dem Knochenmark bleiben sie nur einige Stunden im Blut. Sie heften sich dann am Gefäßendothel an (Margination) und können sich aufgrund ihrer guten amöboiden Beweglichkeit in den Kapillaren durch Spalten zwängen und im Gewebe fortbewegen (Migration). Im Gewebe überleben sie einige Tage. Der Gewebspool der Zellen ist vielfach größer als der Blutpool (etwa 10 fach). Sie geben bei ihrer Tätigkeit auch Wirkstoffe ab, die an den Entzündungsreaktionen beteiligt sind und auch auf andere Abwehrprozesse wirken. Der bei Entzündungen auftretende **Eiter** besteht zu einem

7

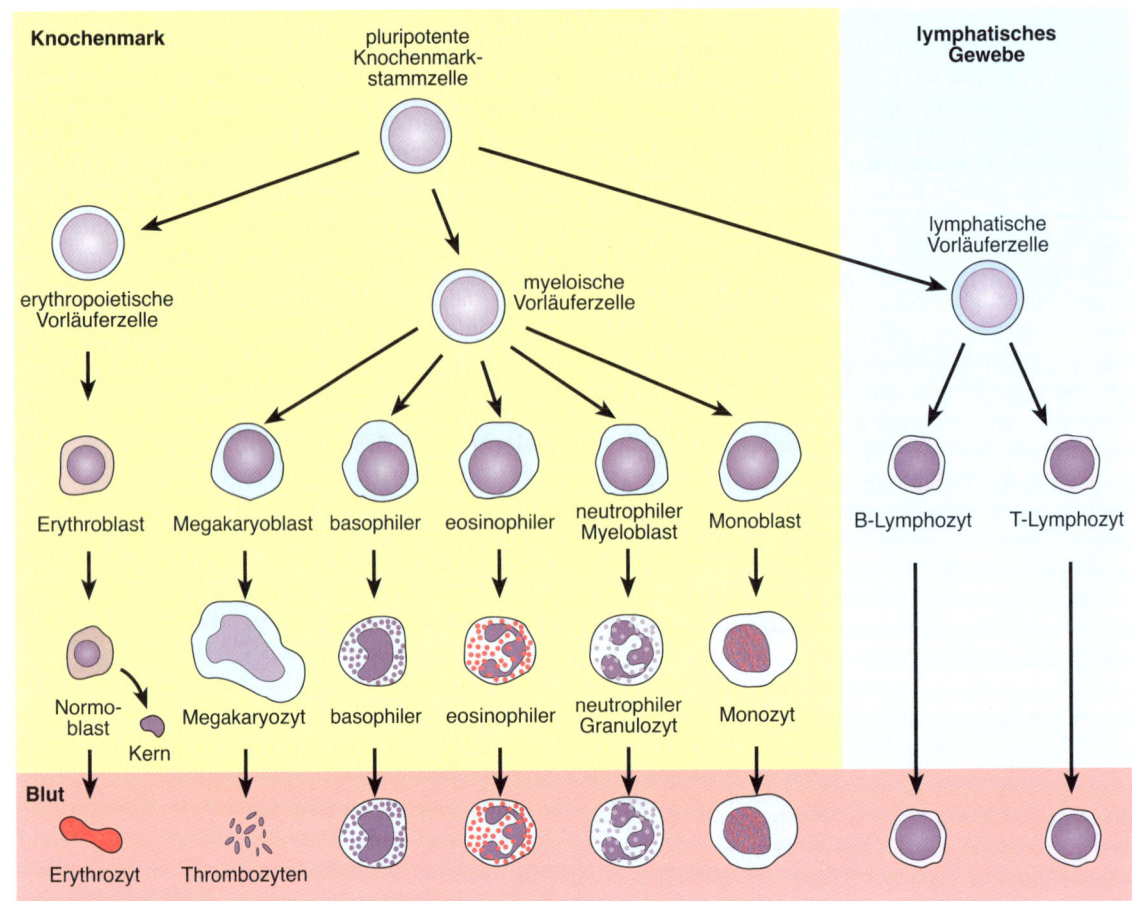

Abb. 7-5 *Schema zur Entwicklung der verschiedenen Blutzellen aus pluripotenten Knochenmarkstammzellen. Erläuterungen im Text.*

großen Teil aus abgestorbenen neutrophilen Granulozyten, neben abgestorbenen Makrophagen und nekrotischen Gewebsteilen. Die Granulozyten wirken auch bei der allgemeinen Entsorgung im Rahmen des normalen Stoffwechsels mit, sie beseitigen Zelltrümmer und andere Schadstoffe. Sie erfüllen also recht umfassende Aufräumungs- und Ordnungsfunktionen. Bei Infektionen wird diese Zellfraktion rasch mobilisiert, und die Konzentration im Blut kann weit über 10 000/μl ansteigen (**Leukozytose**).

Die **eosinophilen Granulozyten** sind – bei vielen grundsätzlichen Ähnlichkeiten mit den neutrophilen Granulozyten, aber schwächeren Phagozytose-Fähigkeiten – spezialisiert auf **allergische Reaktionen und Parasiten-Erkrankungen,** ihre Konzentration im Blut steigt unter diesen Bedingungen deutlich an. Entsprechend ihrer besonderen Funktion besitzen sie auch an-

dersartig spezialisierte Wirkstoffe. Bei diesen Zellen wird der Gewebspool auf das 100fache des Blutpools geschätzt. Die Eosinophilen reagieren stark auf **Glucocorticoide** der Nebennierenrinde. Bei Applikation von Cortisol fällt die Blutkonzentration innerhalb von 2 Stunden ab, vor allem durch Anlagerung an die Gefäßwände (Margination) und Übertritt ins Gewebe (Emigration). Die Eosinophilenkonzentration zeigt deshalb auch deutliche tagesrhythmische Schwankungen, mit einem Maximum um Mitternacht und Minima morgens und spätnachmittags.

Die **basophilen Granulozyten** wirken bei Entzündungen und bestimmten Allergieformen mit und verfügen für diese Aufgaben über spezielle Wirkstoffe, die sie freisetzen, unter anderem **Histamin** und **Heparin**. In ihrem Histamingehalt und dem Besatz mit IgE-Rezeptoren sind sie mit den **Mastzellen** im Gewebe verwandt.

Eine von den Granulozyten deutlicher abgehobene Zellinie ist die der **Monozyten** und **Makrophagen,** die sich durch besonders starke Phagozytose auszeichnen. Die Monozyten treten in relativ wenig ausgereiftem Zustand ins Blut über, und erst nach ihrem Übertritt ins Gewebe (nach 2–3 Tagen) erreichen sie als Makrophagen ihre endgültige Differenzierung. Ein Teil der Makrophagen bleibt mobil, ähnlich wie die neutrophilen Granulozyten. Ein großer Teil aber wird im Gewebe „seßhaft" und erfährt gewisse organspezifische Anpassungen, ohne grundsätzliche Veränderungen der Funktion. Die Gewebs-Makrophagen der Leber heißen **Kupffersche Sternzellen.** Die Gewebsmakrophagen sind sehr langlebig (Wochen bis Monate, vielleicht sogar Jahre). Man schätzt, daß der Gewebspool der Makrophagen 100fach größer ist als der Blutpool. Die seßhaften Makrophagen können sich auch aus ihrem Bindungsplatz lösen und wieder mobil werden. Früher wurde das Makrophagen-System als retikulo-endotheliales System bezeichnet. Da die angenommene enge Verwandtschaft mit dem Gefäßendothel nicht besteht, spricht man heute vom **mononukleären phagozytotischen System** (zur Abgrenzung gegenüber den polymorphkernigen Granulozyten).

Die **Lymphozyten** sind die Träger der spezifischen Abwehr (Abschn. 7.8.3).

Die **Monozyten/Makrophagen** übertreffen in ihrer Vielseitigkeit die übrigen weißen Blutzellen. So wirken sie einmal, wie die neutrophilen Granulozyten, bei der Abwehr gegen Bakterien mit, die sie phagozytieren und unschädlich machen können. Bei einer akuten Entzündung sammeln sich erst die Granulozyten und später die Makrophagen an. Besonders wichtig erscheint die Funktion der Makrophagen bei der Beseitigung körpereigener Rückstände wie Zelltrümmer bei Entzündungen, beim Abbau gealterter Erythrozyten usw. Schließlich wirken sie durch Bildung verschiedener Wirkstoffe wie Interleukin-1 bei spezifischen Abwehrprozessen mit, und sie produzieren verschiedene Wachstumsfaktoren, die das Knochenmark stimulieren und auch eine Proliferation von Endothelzellen und glatten Muskelzellen anregen können.

Die **Blutplättchen (Thrombozyten)** sind mit 1–4 µm die kleinsten zellulären Elemente im Blut. Sie werden im Knochenmark durch Abschnürung von den Megakaryozyten gebildet

(Abb. 7-5) und werden nach einer Lebensdauer von etwa 10 Tagen in Leber, Lunge und Milz abgebaut. Ihre reichhaltigen Inhaltsstoffe wirken bei Blutstillung und Blutgerinnung mit (Abschn. 7.7).

Vielgestaltig wie die Blutzellen selbst sind auch die **Störungen.** Bei Schädigung der Stammzellen (Strahlenschäden oder toxische Schäden durch Pharmaka) kann die Bildung aller Zellen ausfallen **(aplastische Anämie),** wobei sich die Ausfälle entsprechend der Lebensdauer der verschiedenen Zelltypen abgestuft manifestieren: Innerhalb von 2 Wochen fällt die Konzentration der Granulozyten, was zu besonderer Infektanfälligkeit führt, und es kommt zu Blutgerinnungsstörungen, während sich der Ausfall der Erythrozytenbildung innerhalb von 2 Monaten manifestiert. Auf der anderen Seite gibt es verschiedenste Formen der Überproduktion einzelner Zelltypen oder ganzer Linien, je nach dem Ursprung der Zellentartung. Besonders häufig sind Überproduktionen weißer Blutzellen **(Leukämie).**

7.6 Blutplasma

Blutplasma kann gewonnen werden, indem man ungerinnbar gemachtes Blut (Zusatz von Heparin-Pulver) zentrifugiert und so die Blutzellen abtrennt. Läßt man Blut gerinnen und gewinnt so den zellfreien Rückstand, so erhält man **Blutserum,** das sich vor allem darin vom Blutplasma unterscheidet, daß Fibrinogen, Prothrombin und andere bei der Gerinnung verbrauchte Faktoren fehlen und manche Stoffe neu erscheinen, z. B. einige von Blutplättchen freigesetzte Wirkstoffe.

Das Blutplasma hat (abgesehen vom Sauerstofftransport) den ganz überwiegenden Teil aller Transportaufgaben des Blutes wahrzunehmen und enthält dementsprechend eine Vielzahl von Stoffen – Nährstoffe, Abfallstoffe, Botenstoffe (Hormone) usw. – in wäßriger Lösung oder an Transportproteine gebunden.

Das Blutplasma gehört im Rahmen des gesamten Wasserhaushaltes des Organismus (Näheres in Kap. 14.1) zum **extrazellulären Flüssigkeitsraum** (EZR). Wasser und alle darin gelösten Teilchen, die leicht durch die Kapillarwand hindurchtreten können, stehen im intravasalen Raum und im interstitiellen Raum (extravasaler Raum) weitgehend im Gleichgewicht. Die Verbindungsstelle zwischen beiden Wasserräumen sind die Blutkapillaren – in den dickwandigen Blutgefäßen ist ein Austausch nicht möglich. Völlig undurchlässig ist die Kapillarwand nur für

Blutzellen (wenn wir davon absehen, daß sich die weißen Blutkörperchen aktiv durch Endothelspalten hindurchzwängen können) und für extrem großmolekulare Eiweiße (MG um 1 000 000).

Die Mehrheit der Bluteiweiße kann im Vergleich zu den kleinmolekularen Stoffen nur sehr schlecht durch die Kapillarwand treten, aber doch immerhin so stark, daß die extravasale Eiweißkonzentration im allgemeinen bei 20 g/l liegt – mit großen Unterschieden von Organ zu Organ. Der Abfluß der Gewebsflüssigkeit über die Lymphgefäße sorgt für den Rücktransport der Gewebseiweiße ins Blut. Die Kapillarwand wirkt also als molekulares Filter, wobei man sich die Molekülmasse 50 000 als Grenzwert für die Durchlässigkeit merken kann.

Das Blutplasma gehört zum extrazellulären Flüssigkeitsraum. Sein Volumen beträgt: Blutvolumen minus Hämatokrit, also im Mittel 55 % des Blutvolumens (vgl. Abschn. 7.2).
Zusammensetzung des Blutplasmas:
Proteine: 70 g/l (7 %), davon rund 2/3 Albumine und **1/3 Globuline.**
Blutserum ist fibrinogenfreies Blutplasma.

Die Bluteiweiße erfüllen eine Vielzahl von Transportaufgaben und wirken bei Blutgerinnung und Abwehrfunktionen mit. Mittels Elektrophorese läßt sich die Globulin-Fraktion weiter untergliedern (Abb. 7-6).

Bezüglich der kleinmolekularen gelösten Stoffe, die frei durch die Kapillarwände diffundieren können, entspricht die Zusammensetzung des Blutplasmas (Tab. 7-1) weitgehend derjenigen der interstitiellen Flüssigkeit.

Die Gesamtheit aller gelösten Stoffe führt zu einer **osmotischen Konzentration von rund 290 mosmol/kg H₂O**. Dies beruht ganz überwiegend auf dem Gehalt an Elektrolyten (90 %) und anderen kleinmolekularen Stoffen (10 %). Die großmolekularen Proteine (Kolloide), die nur schlecht oder gar nicht durch die Kapillarwand permeieren können, tragen nur knapp 0,5 % (rund 1 mosmol/kg H₂O) zur gesamten osmotischen Konzentration bei. Dies entspricht einem **kolloidosmotischen Druck (onkotischen Druck) von 25 mmHg = 3,3 kPa**. Diese Größe ist für den Flüssigkeitsaustausch zwischen Blut und Gewebe sowie für den Filtrationsprozeß in der Niere von eminenter Bedeutung, weil sie dem hydrostatischen Filtrationsdruck entgegenwirkt und so für ein Gleichgewicht beim Flüssigkeitsaustausch sorgt (nähere Erörterung in Kap. 9.5.3).

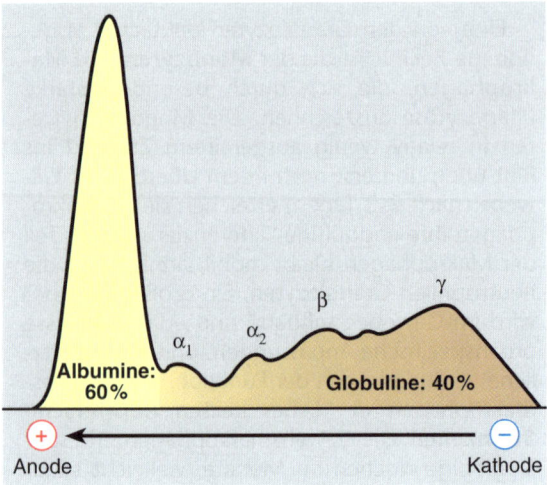

Abb. 7-6 Differenzierung der Bluteiweiße mittels Elektrophorese. *Die Albumine wandern im elektrischen Feld schneller (in Richtung Anode) als die Globuline, die sich nach der Wanderungsgeschwindigkeit in vier Untergruppen gliedern lassen.*

Die Gesamtkonzentration von Elektrolyten, die die Osmolalität im wesentlichen bestimmen, liegt etwas über 300 mmol/kg H₂O. Dazu kommen kleinere ungeladene Teilchen (Glucose, Harnstoff u. a.), etwa 15 mmol/kg H₂O. Da keine vollständige Dissoziation der Salze vorliegt (osmotischer Faktor bei Blutkonzentrationen etwa 0,9), ist die Konzentration der osmotisch wirksamen Teilchen – und damit die Osmolalität – etwas kleiner. Die wirksame Osmolalität kann man durch Bestimmung der Gefrierpunktserniedrigung ermitteln. Diese beträgt im Blutplasma –0,54 °C, was einer Osmolalität von 290 mosmol/l entspricht. Dies bedeutet bei 37 °C Körpertemperatur einen osmotischen Gesamtdruck von 7,4 atm = 745 kPa = 5600 mmHg. Der kolloidosmotische Druck von 25 mmHg macht also nur knapp 0,5 % des gesamten osmotischen Druckes aus.

Die **Elektrophorese** erlaubt eine erste Differenzierung der Bluteiweiße (Abb. 7-6). Man bringt eine Plasmaprobe auf einem Träger in ein elektrisches Gleichspannungsfeld und beobachtet die Wanderungsgeschwindigkeit. Die Eiweiße sind Ampholyte, ihre Aminogruppen sind schwache Basen, ihre Carboxylgruppen schwache Säuren. Ihre isoelektrischen Punkte (pH-Wert für Elektroneutralität) liegen durchweg im sauren Bereich. Bei neutralem bzw. leicht alkalischem physiologischem pH-Wert dominiert also die Dissoziation der Carboxylgruppen; die Eiweiße sind negativ geladen und wandern im elektrischen Feld Richtung Anode, und zwar um so schneller, je größer ihre negative Ladung und je kleiner ihre Molekülmasse ist. Es ergibt sich eine erste Untergliederung in 5 Gruppen (Abb. 7.6). Mittels Immunelektrophorese und anderen Techniken lassen sich etwa 100 Bluteiweiße unterscheiden.

Tabelle 7-1 *Ionen-Konzentrationen im Blutplasma (mmol/l)*

Kationen	
Na^+	142
K^+	4,5
Ca^{2+}	2,5 (1/2 davon frei)
Mg^{2+}	1
Gesamt	**rund 150**
Anionen	
Cl^-	104
HCO_3^-	24
Phosphat	2
Proteine und sonstige*)	20
Gesamt	**rund 150**

*) Hier ist die Konzentration der Ladungsäquivalentmenge (mval/l) angegeben

Albumine und die Mehrzahl der Globuline werden in der Leber gebildet. Der wichtigste andere Bildungsort sind die B-Lymphozyten/Plasmazellen, die die Immunglobuline erzeugen. Verteilungsstudien haben ergeben, daß sich fast die Hälfte der Plasmaeiweiße extravasal befindet. Mit der Lymphe fließen die Eiweiße wieder ins Blut zurück, es besteht also ein ständiger Kreislauf.

Vielfältige Störungen der Plasmaproteine sind bekannt. Erblich bedingter Mangel in der Erzeugung bestimmter Proteine kann umschriebene Krankheitsbilder erzeugen. Am bekanntesten ist die Bluterkrankheit (Hämophilie), die beim Fehlen bestimmter Blutgerinnungsproteine auftritt.

7.7 Blutstillung und Blutgerinnung

7.7.1 Primäre Hämostase: erste Blutstillung

Kommt es im Rahmen einer Verletzung zur Beschädigung und Eröffnung von Blutgefäßen, so tritt eine Blutung auf, die, wenn die Schäden nicht zu stark sind, relativ rasch zum Stillstand kommt. Die dafür verantwortlichen Prozesse der **Blutstillung (Hämostase)** lassen sich untergliedern in eine primäre Hämostase (erste Blutstillung) und eine sekundäre Hämostase (**Blutgerinnung**) (Abb. 7.7).

Bei der **primären Hämostase** lagern sich an den defekten Stellen Thrombozyten ab, es bilden sich immer größer werdende Thrombozytenaggregate, die man **weiße Thromben** nennt. Dabei setzen die Thrombozyten ihre intrazellulären Wirkstoffe frei, u. a. **Serotonin**, das eine Kontraktion des verletzten Gefäßes veranlaßt. Diese Prozesse reichen bei einer schwachen Blutung aus, um innerhalb der **Blutungszeit von 1–3 min** einen Blutstillstand herbeizuführen.

Eine Verminderung der Thrombozytenkonzentration (**Thrombozytopenie**, unter 50 000 /µl) oder eine Einschränkung ihrer Funktionsfähigkeit (**Thrombozytopathie**) führen zu Störungen der Blutstillung, deren Ursachen und Mechanismen vielfältig sind (Vererbung, toxische Schäden am blutbildenden System, Autoimmunerkrankungen).

Das gesunde Endothel verfügt über Hemmstoffe gegen die Anlagerung von Thrombozyten.

7

Wenn bei einem Endothelschaden die Blutplättchen mit Kollagenfasern in Berührung kommen, tritt zunächst eine Adhäsion der Blutplättchen auf, vermittelt durch den von-Willebrand-Faktor (ein von Endothelzellen gebildetes Glykoprotein). Die Blutplättchen werden dabei aktiviert und setzen die in ihren Granula enthaltenen Wirkstoffe frei, unter anderem Serotonin und Thromboxan-2, die die Gefäßkonstriktion vermitteln, ADP und Fibronektin, die die Adhäsion fördern, verschiedene gerinnungsfördernde Faktoren sowie PAF (platelet activating factor, aktiviert weitere Thrombozyten und Phagozyten) und PDGF (platelet derived growth factor, ein Wachstumsfaktor). Die ersten aktivierten Thrombozyten lösen somit eine Kettenreaktion aus, die immer mehr Blutplättchen bindet, so daß ein richtiger Pfropf entsteht, der zum Verschluß eines kleineren Gefäßes ausreicht.

Faktoren, die der Anhaftung von Thrombozyten entgegenwirken, werden vor allem vom Endothel gebildet: Prostacyclin (PGI_2) und EDRF (endothelium derived relaxing factor), der als Stickoxid (NO) identifiziert wurde.

Es gibt verschiedene Verknüpfungen zwischen der schnellen Blutstillung und der endgültigen Blutgerinnung. So werden bei der primären Hämostase von den Blutplättchen auch Faktoren freigesetzt, die die Blutgerinnung fördern, und andererseits fördert der Gerinnungsfaktor Thrombin die Thrombozytenaggregation.

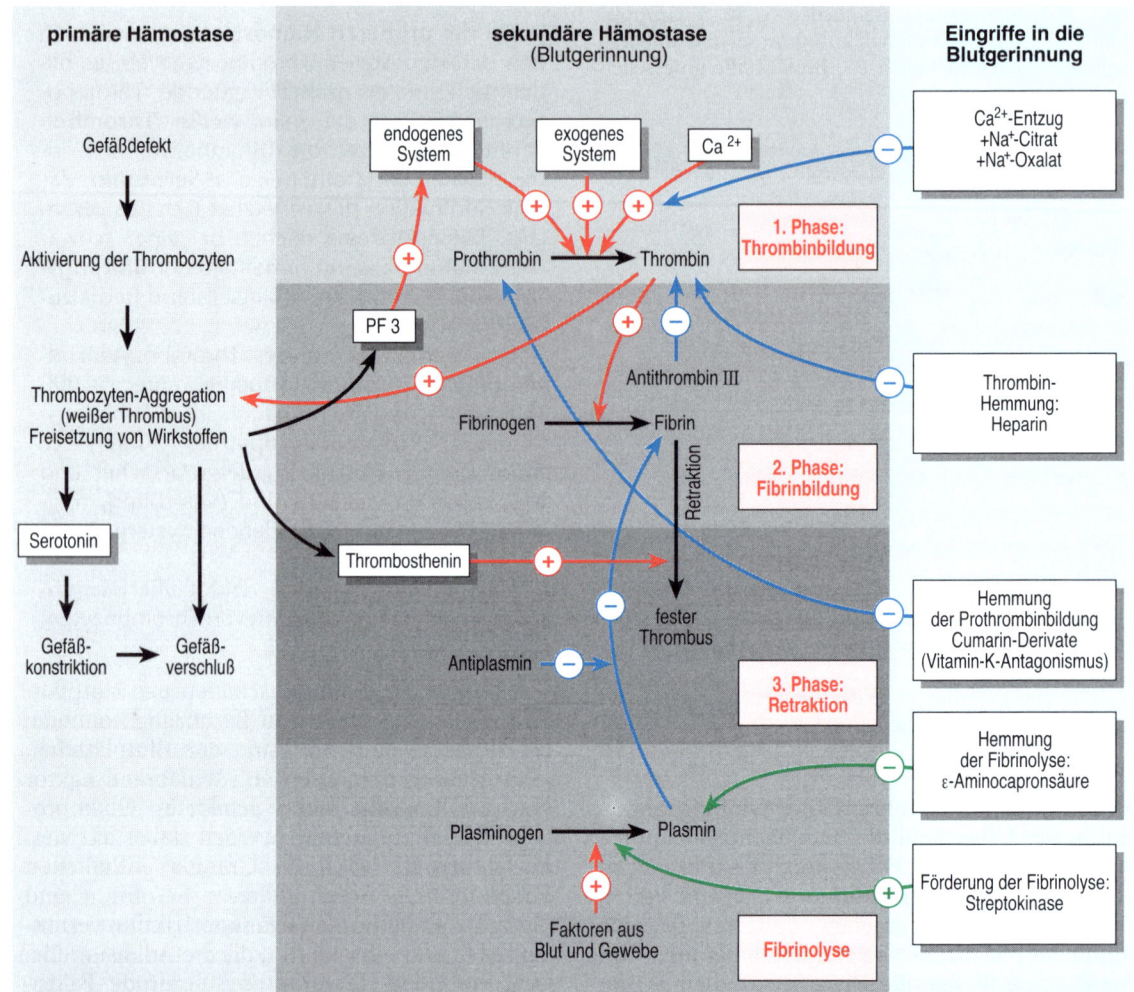

Abb. 7-7 *Schema zu* **Blutstillung und Blutgerinnung.** *Erläuterungen im Text.*

7.7.2   Sekundäre Hämostase: Blutgerinnung

Für den dauerhaften Stillstand einer Blutung ist die sekundäre Hämostase, die **Blutgerinnung** erforderlich (Abb. 7-7). Ist diese gestört, so kann es nach einer schnellen Blutstillung zu Nachblutungen kommen.

Die Gerinnung führt über viele Schritte schließlich dazu, daß aus dem Fibrinogen des Plasmas ein **Fasernetzwerk** entsteht, das mit den Blutzellen zusammen einen festen und dauerhaften **Thrombus** bildet. Durch die Erythrozyteneinlagerung ist dies ein **roter Thrombus**, im Gegensatz zum **weißen Thrombus** bei der ersten Blutstillung, der nur aus Thrombozyten besteht. Die Blutgerinnung verläuft langsamer als die erste Blutstillung. Die an entnommenem

Venenblut gemessene **Gerinnungszeit beträgt 5–7 min.**

In der **1. Phase der Gerinnung (Aktivierungsphase)** wird das Plasmaprotein Prothrombin (Gerinnungsfaktor II) in Thrombin überführt. Die Thrombinbildung kann einmal durch Gewebsfaktoren – **exogenes (oder extravaskuläres) System** – oder durch eine Summe von intravaskulären Faktoren – **endogenes (oder intravaskuläres) System** – veranlaßt werden, wobei **Ca^{2+}-Ionen** vorhanden sein müssen. In der Regel wirken beide Systeme gemeinsam, aber das endogene System kann auch allein zur Gerinnung führen. Von der Vielzahl der Gerinnungsfaktoren, die in dieser Phase mitwirken, sind der Hageman-Faktor (Faktor XII), der die Gerinnung im endogenen System einleitet, und der Stuart-Prower-Faktor (Faktor X), bei dem endogener und exogener Aktivierungsweg zusammenlaufen, von besonderer Bedeutung.

Klinisch sind die Faktoren VIII und IX wichtig, weil das Fehlen einer dieser beiden Faktoren zur **Bluterkrankheit (Hämophilie)** führt.

Die Vielzahl der Gerinnungsfaktoren wird mit römischen Ziffern klassifiziert, und die aktivierte Form wird durch ein zusätzliches „a" gekennzeichnet. Das **endogene System** wird durch den Kontakt des Faktors XII (Hageman-Faktor) mit „fremden" Oberflächen, z. B. Kollagenfasern oder Glas nach Blutentnahme, in Gang gesetzt, wobei andere proteolytische Enzyme wie Kallikrein mitwirken. Nach diesem Einleitungsschritt läuft automatisch eine Kaskade weiterer Reaktionen ab. Der aktivierte Faktor XII (XIIa) aktiviert Faktor XI, XIa führt zur Aktivierung von Faktor IX (Christmas-Faktor, antihämophiles Globulin B), und IXa aktiviert Faktor VIII (antihämophiles Globulin A). VIIIa, IXa und Plättchenfaktor 3 (ein Phospholipid der Thrombozyten) bilden schließlich mit Ca^{2+}-Ionen (Faktor IV) einen Enzymkomplex, der Faktor X (Stuart-Prower-Faktor) aktiviert. Xa aktiviert Faktor V (Proaccelerin) und bildet mit Va, Plättchenfaktor 3 und Ca^{2+} endlich den eigentlichen Prothrombin-Aktivator (Thromboplastin). Bei kleineren Endotheldefekten besorgt das intravasale System allein die Gerinnung.

Bei größeren Defekten kommt das **exogene System** mit ins Spiel, das besonders schnell ist. Aus Gewebezellen freigesetzte Phospholipide (Faktor III, Gewebsthromboplastin) aktivieren Faktor VII (Proconvertin). VIIa bildet einen Komplex mit Phospholipiden und Ca^{2+}-Ionen, der den Faktor X aktiviert, wo der Weg mit dem endogenen System zusammentrifft. Zwischen den beiden Systemen gibt es Querverbindungen.

Nach diesem umfangreichen Vorspiel wird schließlich das Plasmaeiweiß Prothrombin (Faktor II) durch einen proteolytischen Schritt in Thrombin umgewandelt, womit Phase 1 beendet ist.

In der **2. Phase der Blutgerinnung** spaltet das enzymatisch aktive Thrombin von dem Plasmaeiweiß Fibrinogen (Faktor I) kurze Peptidketten ab und bildet so Fibrinmonomere, die sich zu Polymeren zusammenlagern. Dieses zunächst noch recht lockere Gerinnsel wird durch den Faktor XIIIa (durch Thrombin aktiviert) stärker vernetzt und so weiter stabilisiert.

In der abschließenden **3. Phase** kommt es zu erheblicher Schrumpfung des Gerinnsels **(Retraktion)**, die vorwiegend durch Kontraktion der Blutplättchen bewirkt wird, und es bildet sich ein dauerhafter, stabiler Thrombus, der einen guten Wundverschluß darstellt. Durch die Schrumpfung werden auch die Wundränder zusammengezogen.

7.7.3 Körpereigene gerinnungshemmende Prozesse und Fibrinolyse

So wichtig das Gerinnungssystem als Schutz gegen Blutungen ist, so wichtig ist auch ein Schutz gegen ein Überschießen dieser Prozesse. Jeder Gerinnungsprozeß hat die Tendenz, sich als Kettenreaktion explosiv fortzusetzen. So kann es bei Erkrankung einer Herzkranzarterie bei Plättchenablagerung an einem Endotheldefekt dazu kommen, daß sich ein größerer Thrombus bildet, der das ganze Gefäßlumen verlegt, was einen Herzinfarkt nach sich zieht. Oder bei längerem Blutstillstand im Venensystem (Bettruhe nach Operation) können sich intravasal größere Gerinnsel bilden **(Thrombose)**, die sich loslösen und als Embolus in anderen Partien eine Gefäßverlegung verursachen können (z. B. **Lungenembolie).** Es ist deshalb verständlich, daß im Organismus auch viel Mühe darauf verwendet worden ist, überschießende Gerinnungsreaktionen zu verhindern. Im Rahmen der primären Hämostase haben wir bereits erwähnt, daß die Endothelzellen über Stoffe zur Hemmung der Thrombozytenaggregation verfügen.

Außerordentlich wichtig im Schutz gegen eine überschießende Blutgerinnung **(Thromboseschutz)** ist das im Plasma vorhandene **Antithrombin III,** das mit Thrombin, Faktor Xa und anderen Gerinnungsfaktoren Komplexe bilden und diese Stoffe so inaktivieren kann. Das von verschiedenen Zellen (z. B. Endothelzellen) gebildete **Heparin** wirkt ähnlich und verstärkt so die Wirkung von Antithrombin III. Die Bedeutung von Antithrombin III konnte dadurch belegt werden, daß in Familien mit angeborenem Mangel an Antithrombin III gehäuft Thrombosen vorkommen. Eine Reihe weiterer Faktoren mit hemmender Wirkung auf Thrombin ist beschrieben.

Ein besonders komplexes Hemmsystem existiert schließlich gegen die letzte Phase der Blutgerinnung, die Fibrinbildung. Ständig wandelt sich etwas Fibrinogen in Fibrin um, und nur durch den Schutzmechanismus der **Fibrinolyse** ist das gesunde Gleichgewicht im Blut aufrechtzuerhalten. In der Fraktion der Plasmaglobuline findet sich zu diesem Zweck Plasminogen, das durch verschiedene Gewebe- oder Blutfaktoren in seine aktive Form, das **Plasmin** (Fibrinolysin) überführt werden kann, das in der Lage ist, Fibrin durch Proteolyse zu zersetzen. Plasmin hemmt außerdem die Blutgerinnung durch Spaltung verschiedener Gerinnungsfaktoren (Fibrinogen, Prothrombin, Faktoren V, VIII, IX, XI und XII). Ein sehr wirksamer Gewebsaktivator für Plasminogen ist die im Harn vorkommende Urokinase. Zu den Blutaktivatoren zählt Faktor XIIa, im Zusammenwirken mit verschiedenen Lysokinasen, die bei Entzündungen und Zellschädigungen freigesetzt werden. Die von Streptokokken produzierte **Streptokinase** hat klinisch große Bedeutung erlangt. Gegen zu starke Fibrinolyse gibt es auch wieder Schutzfaktoren im Blut, z. B. das im Blutplasma vorhandene Antiplasmin.

Zum Schutz gegen eine überschießende Blutgerinnung **(Thromboseschutz)** enthält das Blutplasma **Antithrombin III**, das Thrombin und andere Gerinnungsfaktoren hemmen kann. Auch das ähnlich wirkende **Heparin** wird in verschiedenen Zellen unseres Körpers gebildet.

Darüber hinaus gibt es ein spezielles **Fibrinolyse-System**, das der Fibrinbildung entgegenwirkt (Abb. 7-7). Im Blutplasma findet sich **Plasminogen**, das durch verschiedene Aktivatoren zu **Plasmin** umgewandelt werden kann. Plasmin ist eine Protease, die Fibrin spalten kann und außerdem hemmend auf verschiedene Gerinnungsfaktoren wirkt. Zu den Plasminaktivatoren gehört die von Streptokokken produzierte **Streptokinase**, die klinisch zur Auflösung von Thromben eingesetzt wird.

Heilung. In situ muß der Blutstillung, die den Sofortschutz darstellt, die Heilung folgen. Auch dafür werden im Rahmen der Blutstillung wichtige Faktoren bereitgestellt. Bindungen von Fibronectin an Fibroblasten des Gewebes erleichtern das Einwandern von Fibroblasten in den Verletzungsbezirk. Ein Wachstumsfaktor der Blutplättchen (PDGF, platelet derived growth factor) stimuliert die Proliferation von Fibroblasten und glatten Muskelzellen der Blutgefäßwand und fördert so die Organisation des Blutpfropfes.

7.7.4 Eingriffe in Blutstillung und Blutgerinnung

Eingriffe in die Hämostase werden klinisch ausgiebig genutzt (Abb. 7-7).

Zur **Hemmung der Thrombozyten-Aggregation** wird häufig Acetylsalicylsäure (Aspirin®) verwendet, z. B. bei koronaren Herzkrankheiten zur Verminderung der Infarktgefahr.

Zur **Hemmung von Thrombin** eignet sich **Heparin**. Es wirkt sofort.

Zur langfristigen Gerinnungshemmung (bei Thrombosegefahr) bedient man sich bevorzugt der **Hemmung der Prothrombinbildung in der Leber durch Vitamin-K-Antagonismus**, wozu **Cumarin-Derivate** verwendet werden.

Zur Auflösung eines entstandenen Thrombus **(Fibrinolyse)** wird **Streptokinase** eingesetzt.

Zur Gerinnungshemmung bei einer entnommenen Blutprobe eignet sich **Calciumentzug** (durch Zugabe von Na^+-Citrat, Na^+-Oxalat oder anderen calciumbindenden Stoffen) oder die Zugabe von **Heparin**.

Zur **Bildung von Prothrombin** und anderen Gerinnungsfaktoren (VII, IX, X) benötigt die Leber **Vitamin K.** Dieser Vitamin-K-Effekt wird durch **Cumarinderivate** gehemmt (durch Verdrängung am Wirkort), was zum Absinken der Konzentration dieser Faktoren im Blut führt – ein gleicher Effekt, wie er bei Vitamin-K-Mangel auftritt. Da das Prothrombin eine Halbwertszeit von 2–3 Tagen hat, setzt die Wirkung von Cumarinderivaten langsam ein und hält lange an, so daß eine sehr genaue Einstellung und Kontrolle erforderlich sind.

Cumarin ist ein in vielen Pflanzen vorhandenes Glykosid, aus dem beim Faulen von Süßklee Dicumarol entsteht, das Vitamin-K-antagonistisch wirkt. Man ist diesem Wirkprinzip in den zwanziger Jahren auf die Spur gekommen, als in Nordamerika viele Rinder, denen faulender Klee verfüttert worden war, mit starken Blutungen starben.

Die **Thrombin-Hemmung mittels Heparin** wirkt schnell und zuverlässig. Heparin wird auch im Körper selbst in verschiedenen Geweben hergestellt (Leber, Mastzellen u. a.). Heparin muß aber parenteral zugeführt werden und wirkt nur wenige Stunden. Für eine Dauertherapie gegen Thromboseneigung sind deshalb die Cumarinderivate besser geeignet. Es gibt in der Natur noch eine Reihe weiterer Stoffe mit Antithrombinwirkung, so das im Speichel vom Blutegel vorkommende Hirudin oder das im Speichel einer Stechfliege vorkommende Tabanin, die aber klinisch keine Bedeutung erlangt haben.

Zur **Förderung der Fibrinolyse** wird bevorzugt die **Streptokinase** eingesetzt, weniger für eine generalisierte Hemmung, sondern vor allem gezielt lokal, wobei mit hohen Konzentrationen einzelne Thromben aufgelöst werden können. So sind beispielsweise bei frischem Herzinfarkt Erfolge beschrieben, wenn man mittels Herzkatheter Streptokinase in die thrombotisch verschlossene Koronararterie injiziert hat.

7.7.5 Störungen der Hämostase

Entsprechend der Komplexität der Mechanismen gibt es viele Störungen im hämostatischen System, von denen hier nur beispielhaft die wichtigsten genannt werden können.

Fällt die Thrombozytenkonzentration im Blut zu stark ab (**Thrombozytopenie**, weniger als 50 000/µl), so sind sowohl die schnelle Blutstillung als auch die Gerinnung gestört, da die Blutplättchen auch an der Gerinnung vielfältig beteiligt sind. Gleiche Störungen treten auf, wenn (bei relativ normaler Konzentration) die Funktionsfähigkeit der Thrombozyten gestört ist (**Thrombozytopathie**, meist angeboren).

Die genetisch bedingte, X-chromosomal-rezessiv vererbte **Bluterkrankheit (Hämophilie A)** beruht auf einem Fehlen des Gerinnungsfaktors VIII. In selteneren Fällen (**Hämophilie B**) fehlt Faktor IX.

Erworbene Mangelzustände finden sich, wenn die Bildung des Prothrombin-Komplexes in der Leber beeinträchtigt ist, sei es durch Mangel an Vitamin K (meist Resorptionsstörungen im Darm) oder durch Leberschäden.

Die Symptome bei den verschiedenen Störungen geben Aufschluß über die Wertigkeit der einzelnen Komponenten des Gerinnungssystems. Bei der klassischen **Bluterkrankheit (Hämophilie A)** fehlt, je nach Schweregrad der Krankheit, der Gerinnungsfaktor VIII mehr oder weniger. Sinkt die Konzentration dieses Faktors im Blut unter 3 % des Normalwertes ab, so können leichte Verletzungen zu unstillbaren Blutungen führen, und es kommt zu „spontanen" Blutungen, bevorzugt in den Gelenken – wohl wegen der besonderen Belastungen, die immer mit gewissen Gefäßbeschädigungen verbunden sind, die bei intakter Blutgerinnung automatisch ausgeglichen werden. Weder eine intakte primäre Blutstillung noch ein intaktes exogenes System der ersten Gerinnungsphase bzw. eine Kooperation dieser beiden Komplexe sind also in der Lage, eine Blutung dauerhaft zu stillen. Hier gilt wieder, daß eine Kette so stark ist wie ihr schwächstes Glied. Fehlt das Glied Faktor VIII, so kann keine ausreichende Blutgerinnung mehr ablaufen. Wir müssen daraus schließen, daß das exogene System nur eine unterstützende Wirkung bei der Blutstillung entfalten kann. Da es schneller ist als das endogene System, liegt seine Hauptbedeutung wahrscheinlich in der Beschleunigung der Gerinnung nach einer Verletzung. Daß das Fehlen der Blutplättchen allein (**Thrombozytopenie** oder **Thrombozytopathie**) auch zu spontanen Blutungen und einer Insuffizienz der endgültigen Blutstillung führt, ist weniger verwunderlich, da die Thrombozyten nicht nur die primäre Blutstillung besorgen, sondern durch Freisetzung ihrer Wirkstoffe auch in allen Phasen der Blutgerinnung mitwirken.

Die „spontane" Blutungsneigung bei verschiedenen Störungen der Hämostase macht weiterhin deutlich, daß dieses System nicht nur zum Schutz gegen Verletzungen, sondern auch im Rahmen der ganz alltäglichen Funktionen gebraucht wird. Offenbar kommt es auch ohne gröbere mechanische Einwirkungen immer wieder zu kleineren Gefäßläsionen, die repariert werden müssen.

Inzwischen kann man den Gerinnungsfaktor VIII gentechnologisch rein herstellen, so daß die Probleme der Krankheitsübertragung (AIDS!) bei Verabreichung von Blutpräparaten an Hämophilie-Patienten bald der Vergangenheit angehören dürften.

7.7.6 Testung des hämostatischen Systems

Setzt man am Ohrläppchen einen kleinen Einstich, so kommt die Blutung normalerweise innerhalb von **1–3 min (Blutungszeit)** zum Stillstand. Damit testet man vor allem die Plättchenfunktionen im Rahmen der primären Hämostase.

Entnimmt man eine venöse Blutprobe und bringt sie bei Körpertemperatur in ein Testglas ein, so tritt innerhalb von **5–7 min (Gerinnungszeit)** die Blutgerinnung ein. Dies ist ein globaler Test für das gesamte endogene Gerinnungssystem. Ähnlich ist es mit der **Rekalzifizierungszeit**. Dabei wird das Blut zunächst durch Calciumentzug ungerinnbar gemacht, anschließend wird Calcium im Überschuß zugegeben und die Zeit bis zur Gerinnung bestimmt.

Darüber hinaus gibt es noch Tests zur Differenzierung der einzelnen Gerinnungsphasen. Gibt man entkalzifiziertem Blut Test-Thrombin zu und bestimmt die Zeit bis zum Auftreten von Fibrinfäden (**Thrombinzeit**, etwa 20 s), so erfaßt man isoliert die letzte Phase der Gerinnung, die Fibrinbildung.

Gibt man einem solchen Testsystem Calcium und ein komplettes aktiviertes Thromboplastin-System zu, so erfaßt man mit der **Thromboplastinzeit (Quick-Test)** vor allem die Umwandlung von Prothrombin in Thrombin (bei Intaktheit der Fibrinbildung) und damit auch die Menge des vorhandenen Prothrombins. Dieser Test spielt deshalb bei der Kontrolle der Therapie mit Cumarinderivaten eine große Rolle.

Bei Zugabe eines inkompletten Thromboplastinsystems (nur Calcium und Phospholipide oder Plättchenfaktor 3) kann man mit Bestimmung der **partiellen Thromboplastinzeit (PTT)** schließlich die Funktion verschiedener Faktoren des endogenen Systems testen.

7.8 Abwehrfunktionen: das Immunsystem

7.8.1 Strategien der Abwehr

Der Körper verfügt über ein Abwehrsystem, das sich mit dem Sicherheitssystem moderner Staaten vergleichen läßt. Zunächst gab es Abwehrtruppen mit einfachen Waffen, die ausreichten, fremde Eindringlinge zu töten. Die Feinde haben dann versucht, sich gegen diese Waffen zu schützen und beispielsweise Panzer entwickelt, die von den einfachen Gewehren nicht mehr durchdrungen werden konnten. Darauf reagierte der Angegriffene mit der Entwicklung neuer Waffen, die auch Panzer knacken konnten. Die Entwicklung einer Luftwaffe wurde mit speziellen Flugabwehrwaffen beantwortet. So entstanden in diesem Wechselspiel immer wieder neue Angriffs- und Abwehrsysteme. Ganz ähnlich hat sich im Laufe der Evolution ein vielfältiges Abwehrsystem entwickelt, mit unspezifischen Abwehrtruppen und vielen auf spezielle Angriffsstrategien abgestimmten spezifischen Abwehrprozessen. Gefahren drohen aber nicht nur von außen. Auch eine Polizeitruppe, die gegen Terroristen im Inneren (entartete Zellen) vorgeht, wird im Körper benötigt.

Das Abwehrsystem des Körpers läßt sich gliedern in eine **unspezifische Abwehr**, die generell auf Krankheitserreger, die in den Körper eindringen, reagiert und versucht, diese unschädlich zu machen. Dies gelingt aber nur begrenzt. Deshalb verfügt der Körper noch über eine hochentwickelte **spezifische Abwehr**, vergleichbar mit Spezialtruppen, die sich ganz spezifisch auf bestimmte Strategien des Gegners einstellen und

diesen – im günstigen Fall – überwinden können. Die in solchen Auseinandersetzungen gewonnenen Kenntnisse über die Spezialstrategien des Gegners werden abgespeichert, die Sondertruppe bleibt einsatzbereit und ist für die Zukunft bei erneutem Einfall desselben Gegners sofort wieder verfügbar. Im günstigsten Fall ist der Körper nach einer ersten Auseinandersetzung **immun**[1] gegen diesen speziellen Erreger, wie beispielsweise bei den Masern, wo ein erneuter Befall ohne erneute Erkrankung sofort abgewehrt werden kann. Wegen dieser auf Immunität hin zielenden Reaktionen wird das spezifische Abwehrsystem auch als **Immunsystem** bezeichnet. Man neigt heute zunehmend dazu, das gesamte Abwehrsystem als Immunsystem zu benennen. Schließlich macht uns schon die unspezifische Abwehr unempfänglich gegen viele Erregertypen (angeborene Immunität).

Nach den beteiligten Mechanismen lassen sich die Abwehrprozesse gliedern in eine **zelluläre Abwehr**, die mit verschiedenen spezialisierten Zellen wie Granulozyten und Lymphozyten verknüpft ist, und eine **humorale Abwehr**, die an spezielle Proteine des Blutplasmas (Immunglobuline, Komplementsystem) gebunden ist.

Spezifische und unspezifische Abwehrprozesse sind aufs engste miteinander verknüpft.

Spezielle Prozesse sorgen auch für **Ordnung im Inneren.** Dabei gilt es vor allem, entartete Zellen abzutöten und so eine Krebserkrankung zu verhindern.

Das Immunsystem ist nicht in einem abgegrenzten Organ zusammengefaßt, weil seine Aufgaben eine ständige Präsenz in allen Körperpartien erfordern. Die im Blut vorhandenen Teile des Immunsystems sind gewissermaßen nur die Spitze des Eisbergs. Bildungsstätte für die Leukozyten und die Vorläufer der Lymphozyten ist das Knochenmark. Bestimmte Lymphozyten werden im Thymus zu T-Zellen geprägt, andere im Knochenmark zu B-Zellen (B für bone marrow, Knochenmark). Über das Blut verteilen sich die Zellen im Körper und siedeln sich im lymphatischen Gewebe an (Lymphknoten, Milz, Tonsillen, lymphatisches Gewebe im Magen-Darm-Trakt), wo die Vermehrung erfolgt. Von dort aus treten Lymphozyten in die Lymphgefäße über und gelangen schließlich ins Blut. Mit dem Blut werden sie im Körper verteilt und können so ihre schützende Wirkung entfalten. Sie können auch wieder in

---

[1] lat. immunis: frei, unberührt

Lymphknoten gelangen, und der Kreislauf beginnt von neuem.

7.8.2 Entzündung und unspezifische Abwehr

Gelangen Krankheitserreger, **Pathogene**, ins Gewebe, so treffen sie auf die im Gewebe anwesenden Abwehrzellen (Leukozyten), und es beginnt eine Auseinandersetzung: Es läuft eine **Entzündungsreaktion** an. Die dabei entstehenden **Entzündungsstoffe** haben vielfältige lokale und generalisierte Signalwirkungen.

- Sie steigern die Durchblutung am Entzündungsort.
- Sie steigern die Kapillarpermeabilität und fördern so den Übertritt von Abwehrstoffen ins Gewebe.
- Daraus resultiert eine Rötung und eine Schwellung am Entzündungsort.
- Sie locken Leukozyten an (**Chemotaxis**).
- Über Fernwirkung stimulieren sie die Abwehrprozesse, fördern die Leukozytenbildung usw.

Vom Ort des Einfalls gelangen die Erreger über die Lymphgefäße zu den regionalen Lymphknoten, wo die Auseinandersetzung mit dem lymphatischen System beginnt, mit Einschaltung der spezifischen Abwehrmechanismen. Eine **Lymphknotenschwellung** gehört deshalb zu den charakteristischen Infektionszeichen.

Die verursachenden Faktoren sind zahlreich: Histamin, Bradykinin, Serotonin, Prostaglandine, Faktoren des Komplementsystems und des Gerinnungssystems, und schließlich verschiedene hormonähnliche Substanzen, die von Lymphozyten und Monozyten/Makrophagen freigesetzt und deshalb **Lymphokine** und **Monokine** genannt werden. Es hat sich aber zunehmend die Bezeichnung **Zytokine** als übergeordneter Begriff durchgesetzt, weil keiner der Stoffe nur von einem einzelnen Zelltyp produziert wird. In der Gruppe der Zytokine sind die **Interleukine** besonders wichtig, von denen man heute mehr als 10 Typen unterscheiden kann.

Die Entzündungsreaktionen sind teils Ausdruck der Schädigung des befallenen Gewebes, teils Ausdruck der ablaufenden Abwehrprozesse. Der Ablauf einer Entzündung, z. B. bei einer typischen eitrigen Entzündung bei Staphylokokken- oder Streptokokken-Infektion, läßt sich in verschiedene Phasen gliedern. Am Anfang steht die Reaktion derjenigen Makrophagen, die gerade in der befallenen Region anwesend sind. Durch die chemischen Signale dieser Reaktionen werden innerhalb weniger Stunden Granulozyten im Knochenmark mobilisiert und ins Blut abgegeben, ihre Konzentration im Blut kann auf 15 000 bis 25 000/µl ansteigen, und diese Zellen werden chemotaktisch in den Entzündungsbereich gelockt, sie heften sich an die Endothelwand im geschädigten Bezirk (Margination) und wandern aus den Blutgefäßen ins Gewebe (Emigration). Auch die Neubildung von Leukozyten wird dabei angeregt, vor allem durch Wachstumsfaktoren, die in den Makrophagen gebildet werden. Mit Verzögerung gegenüber der Mobilisation der neutrophilen Granulozyten folgt schließlich eine Mobilisation der Monozyten/Makrophagen, die bei länger anhaltenden, chronischen Entzündungen gegenüber den neutrophilen Granulozyten im Entzündungsbereich dominieren. Am Ende solcher Entzündungen steht üblicherweise die Eiterbildung (nekrotisches Gewebe und abgestorbene Blutzellen).

Der Verlauf einer Infektion hängt ganz von der Art der Erreger und von der Abwehrlage des Organismus ab. Im günstigsten Fall können die Mechanismen der unspezifischen Abwehr die Erreger durch **Phagozytose** beseitigen (Abb. 7-8). Die dafür verantwortlichen Zellen sind vor allem die **neutrophilen Granulozyten** sowie die **Makrophagen**[2], die sich aus den Monozyten nach deren Übertritt aus dem Blut ins Gewebe ableiten (mononukleäres phagozytotisches System), wie bereits in Kapitel 7.5 beschrieben. Im ersten Schritt kommt es zur **Opsonisierung**[3] des Bakteriums, die die Phagozytose begünstigt oder überhaupt erst ermöglicht: Es lagern sich Faktoren des Komplementsystems oder andere Stoffe an die Membran des Bakteriums. Das opsonisierte Bakterium wird vom Phagozyten als „Fremd" erkannt, der Phagozyt nimmt mit seinen Rezeptoren Kontakt zum Bakterium auf, umgreift es mit Pseudopodien und nimmt es mittels Endozytose auf, wobei ein Phagosom entsteht. Im nächsten Schritt verschmelzen enzymreiche Lysosomen mit dem Phagosom, es entsteht ein Phagolysosom, in dem der Erreger zerstört und abgebaut wird. Nach Ausstoßung der Reste ist der Phagozyt wieder für einen neuen Einsatz bereit.

Im Ablauf der Phagozytose gibt es, abhängig von der Art des Erregers, vielerlei Variationen. Bei der Opsonisierung mit Komplementfaktoren des Blutes läuft eine ganze Kaskade von Reaktionen ab.

---

[2] wörtlich: große Freßzellen
[3] Opsonium: Beilage

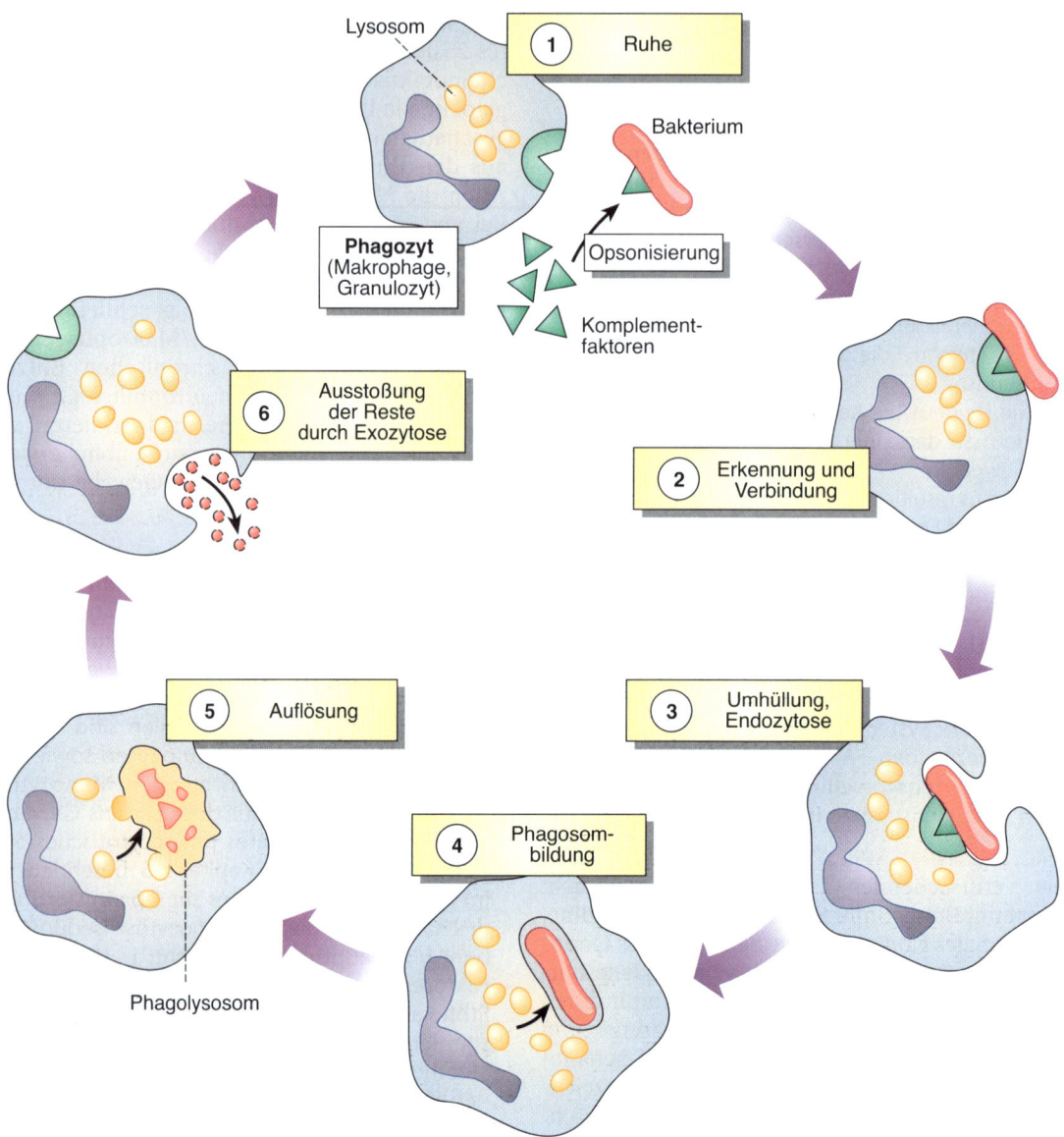

Abb. 7-8 Schema zur **Phagozytose**.

Opsonisierung kann auch mit spezifischen Antikörpern (Immunglobulin), also mit Faktoren der spezifischen humoralen Abwehr erfolgen, was ein Beispiel für die enge Verknüpfung der verschiedenen Abwehrprozesse ist. Für den Abbau von Fremdstoffen stehen den Phagozyten auch Wasserstoffperoxid (H_2O_2) und andere sauerstoffreiche, oxidierende Verbindungen zur Verfügung.

Manche Erreger können sich mit einer speziellen Hülle der normalen Opsonisierung entziehen. So besitzen die Pneumokokken (Erreger der Lun-

genentzündung) eine Kapsel aus Polysacchariden, an die sich kein Komplement anlagern kann. Makrophagen sind in der Lage, auch solche Bakterien zu erkennen. Sie bilden daraufhin einen Botenstoff (Interleukin-6), der die Leber zur Bildung eines mannosebindenden Proteins anregt (C-reaktives Protein), das sich mit Mannose-Einheiten der Kapsel verbinden kann. Nach dieser Anlagerung kann das Komplementsystem angreifen und eine Phagozytose nach dem Muster von Abbildung 7-8 veranlassen.

Das **Komplementsystem** (C-System; C für complement) ist der wichtigste Teil der unspezifischen humoralen Abwehr. Es handelt sich um eine Familie von etwa 20 Proteinen, die im Blutplasma vorkommen. Die einzelnen Faktoren können in festgelegter Reihenfolge kaskadenartig aktiviert und inaktiviert werden. Das Komplementsystem kann, wie bereits erwähnt, Phagozytose veranlassen. Es kann aber auch, allein oder in Verbindung mit spezifischen Antikörpern, die Membran attackieren und **Zellen durch Zytolyse** (Auflösung) **zerstören.**

Das Komplementsystem hat seinen Namen, weil es im Rahmen spezifischer Abwehrleistungen ergänzend (komplementär) zu den spezifischen Antikörpern wirkt. Es dient gleichermaßen den spezifischen wie den unspezifischen Abwehrprozessen, worin sich zeigt, daß eine strenge Trennung der beiden Systeme nicht möglich ist.

Zur unspezifischen humoralen Abwehr gehören noch eine Reihe weiterer Proteine, die normalerweise nur in sehr geringer Konzentration im Blut enthalten sind und erst bei Entzündungen und Infektionen vermehrt auftreten. Man faßt sie unter dem Begriff **Akute-Phase-Proteine** zusammen. Dazu gehört das C-reaktive Protein. Auch das im Plasma vorhandene **Lysozym,** das vor allem beim Zerfall von Phagozyten frei wird, kann man zur unspezifischen humoralen Abwehr zählen. Darüber hinaus gibt es die **Interferone** – Glykoproteine, die von virusbefallenen Zellen freigesetzt werden und anderen Zellen gegen Virusbefall helfen können.

Schließlich gibt es unter den Lymphozyten, die an sich zur spezifischen Abwehr zählen, einen Typ mit unspezifischen Abwehrleistungen: die **natürlichen Killerzellen,** die Fremdzellen angreifen und abtöten können, insbesondere auch Tumorzellen.

Über die Rolle der eosinophilen und basophilen Granulozyten sind die Vorstellungen weniger klar. Die Fähigkeit zur Phagozytose ist bei ihnen weniger ausgeprägt als bei den neutrophilen Granulozyten. Sie übernehmen bei der Abwehr gegen große Parasiten, die nicht phagozytiert werden können (z. B. Wurmlarven), wichtige Funktionen. Vor allem die Eosinophilen können zytotoxisch wirkende Substanzen freisetzen und damit Parasiten schädigen. Bei einer Wurminfektion steigt die Eosinophilenkonzentration im Blut stark an.

7.8.3 Spezifische Abwehr

Einfache Lebewesen verfügen nur über unspezifische Abwehrprozesse. Im Kampf ums Überleben war die Verbesserung der Abwehr im Verlauf der Evolution von großer Bedeutung. Auf der Seite der Pathogene wurden immer wieder neue Waffen entwickelt, um die vorhandenen Abwehrmechanismen zu überlisten. Manche Erreger haben gelernt, sich der Phagozytose zu entziehen. Andere (Streptokokken und Staphylokokken) können, nachdem sie phagozytiert sind, den Granulozyten töten. Mit der Evolution zu Höherem mußten deshalb auch die Abwehrprozesse verbessert und neueren Angriffsstrategien angepaßt werden. Daß dieser Wettlauf noch im Gang ist, zeigt das Auftreten von AIDS in unserem Jahrhundert.

Aus der Evolution heraus ist es verständlich, daß das spezifische Abwehrsystem nicht unabhängig neben dem unspezifischen System steht, sondern als stufenweise Verbesserung der Abwehr entstanden und deshalb aufs engste mit der unspezifischen Abwehr verzahnt ist.

Die spezifische Abwehr hat ihren Namen, weil es sich um Prozesse handelt, die nicht generell gegen „Fremd" reagieren, sondern ganz gezielt gegen spezielle Merkmale bestimmter Pathogene ausgerichtet sind, die man **Antigene** nennt. Da es eine nahezu unendliche Vielfalt von Fremd-Merkmalen gibt, können nicht alle denkbaren spezifischen Abwehrprozesse in voller Entfaltung im Körper präsent sein. Sie werden zunächst gewissermaßen als Keime angelegt und erst im Kontakt mit dem passenden Erreger zu voller Leistung erweckt. Einmal erweckt bleiben sie dann für lange Zeit, im besten Fall lebenslang voll funktionsfähig. Man spricht deshalb auch von **erworbener Immunität,** im Gegensatz zur angeborenen Immunität, die das unspezifische Abwehrsystem vermittelt.

Träger der spezifischen Abwehr sind die **Lymphozyten.** Sie entwickeln sich aus den gleichen Knochenmarkstammzellen wie die übrigen Blutzellen (Abb. 7-5). Die lymphatischen Stammzellen (Lymphozyten-Vorläuferzellen) siedeln sich zunächst im **primären lymphatischen Gewebe** an, wo sie ihre **spezifische Prägung** erfahren (Abb. 7-9). Ein Teil der Zellen wird im <u>T</u>hymus zu **T-Lymphozyten** geprägt, die die Träger der zellulären Abwehr sind (70–80 % der Lymphozyten im Blut). Ein anderer Teil wird in lymphatischen Anteilen des Knochenmarks (<u>b</u>one marrow) zu **B-Lymphozyten** geprägt, die die humorale Abwehr tragen: Sie

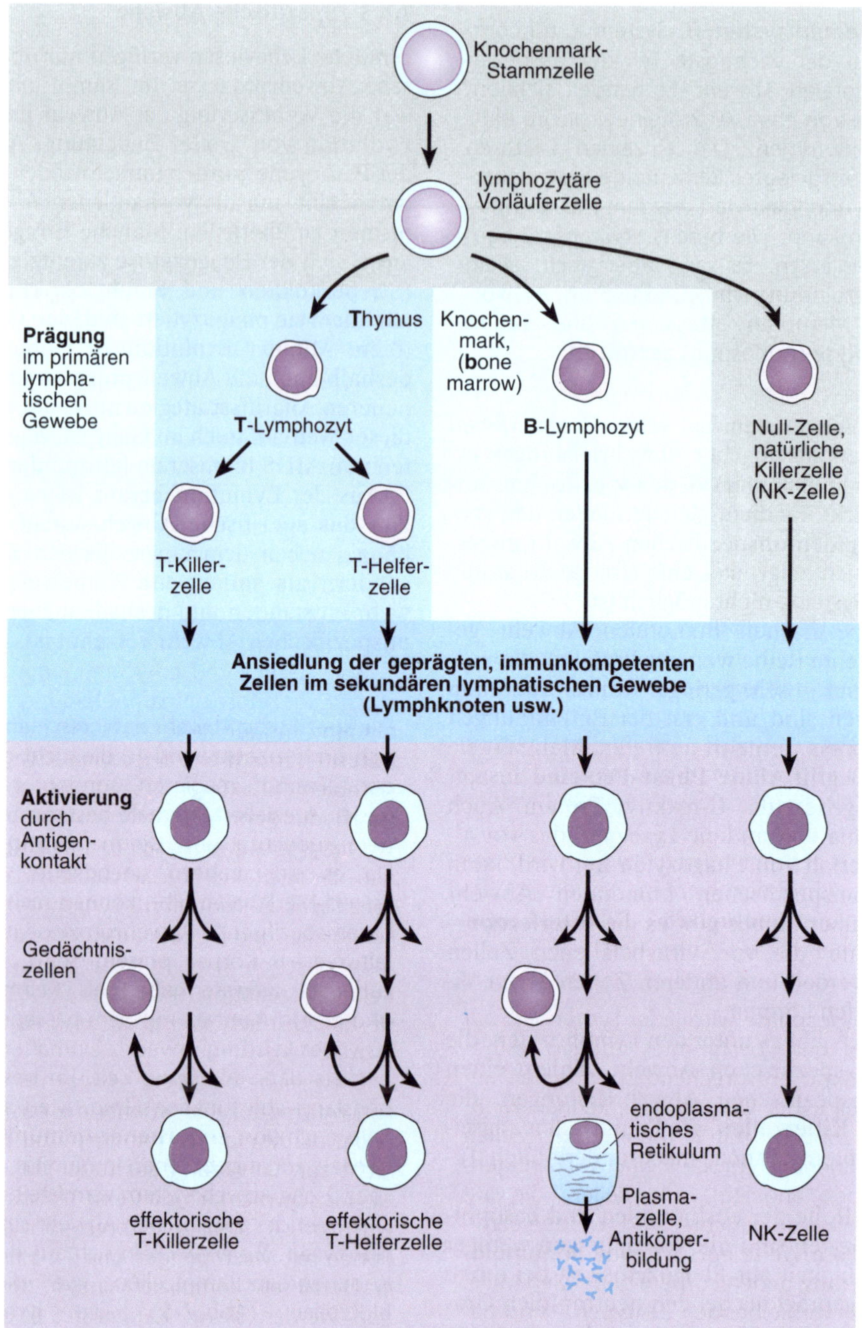

7

*Abb. 7-9 Schema zur Entwicklung und **Differenzierung der Lymphozyten**.*

bilden Antikörper, die als Immunglobuline in die Körperflüssigkeiten abgegeben werden.

Ein Teil der Lymphozyten erfährt keine so strenge Prägung und bleibt funktionell weniger streng festgelegt. Diese **Null-Zellen** werden im wesentlichen zu **natürlichen Killer-Zellen** (NK-

Zellen), die eine gewisse Mittelstellung zwischen unspezifischer und spezifischer Abwehr einnehmen.

Die **natürlichen Killer-Zellen (NK-Zellen)** sind einerseits nicht so streng spezialisiert wie die B-

und T-Lymphozyten, aber andererseits auch nicht so universell wie die Phagozyten. Sie bilden zytotoxische Stoffe, mit denen sie Fremd-Zellen angreifen und abtöten können, ohne strenge Festlegung auf ein bestimmtes Antigen. Man mißt ihnen eine wichtige Rolle im Kampf gegen Tumorzellen zu.

Die Prägung der Lymphozyten birgt noch immer viele Geheimnisse. Man hatte früher angenommen, daß die Festlegung auf Reaktionen mit einem einzigen spezifischen Antigen beim Erstkontakt mit diesem Antigen geschieht. Heute scheint klar, daß diese spezifische Prägung schon im Rahmen der ersten Prägung auf B- und T-Eigenschaften erfolgt, ehe also je ein Antigen gesehen worden ist. Auch die genetische Basis dieses erstaunlichen Prozesses ist in den Grundzügen aufgeklärt. Bei den Zellteilungen in dieser Prägungsphase kommt es zu zufälliger Mischung einer Vielzahl von Genen. Die so mögliche molekulare Vielfalt wird auf 10^{10}–10^{15} geschätzt. Nach dieser Prägung bleiben alle Nachkommen der einmal geprägten Zellen identisch, es entstehen viele **Klone jeweils gleich geprägter Zellen.** Für dieses Konzept spricht u. a., daß ein großer Anteil der in der fetalen Prägungsphase gebildeten Lymphozyten wieder abstirbt. Man nimmt an, daß dies diejenigen Zellen sind, die auf „Selbst"-Merkmale, also auf mögliche antigene Merkmale des eigenen Körpers geprägt wurden und durch besondere Prozesse eliminiert werden. Auf diese Weise entsteht die **immunologische Toleranz** gegenüber den körpereigenen Antigenen.

In der Prägungsphase wird jeder Lymphozyt auf ein einziges, ganz bestimmtes Antigen festgelegt, das er mit entsprechend spezifischen Rezeptoren auf seiner Oberfläche erkennen kann. Dabei wird zunächst mit Vermehrung der Zellen eine schier unendlich große Vielfalt von Antigen-Rezeptortypen angelegt. Alle Zellen, die auf „Selbst"-Merkmale gerichtet sind, werden eliminiert. Auf diese Weise entsteht eine **immunologische Toleranz** gegen körpereigene Merkmale. Die Zahl der verbleibenden Zelltypen – und damit die Zahl der Antikörpertypen – schätzt man auf über 100 Millionen. Die geprägten Zellen vermehren sich zunächst geringgradig durch identische Vervielfältigung, es entstehen **Klone identischer Zellen.**

Nach Abschluß der Prägung sind die Lymphozyten funktionsfähig, sie sind **immunkompetent.** Sie siedeln sich nun im **sekundären lymphatischen Gewebe** an, das für die Aktivierung und weitere Vermehrung im Bedarfsfall zu-

ständig ist (Lymphknoten, Milz, lymphatische Gewebe in Bronchien und im Gastrointestinaltrakt).

7.8.4 B-Lymphozyten und Antikörper

Dringt ein Pathogen in den Körper ein, so wird es – im einfachsten Fall – von demjenigen B-Lymphozyten-Klon erkannt, der spezifisch auf das Antigen dieses Pathogens geprägt ist (klonale Selektion). Die Interaktion von Antigen[4] und Rezeptor führt zur Aktivierung des Lymphozyten und veranlaßt eine Proliferation (klonale Expansion), und die Mehrzahl der entstehenden Zellen entwickelt sich zu Plasmazellen, die Antikörper (Immunglobuline) gegen das aktivierende Antigen bilden. Ein Teil der Zellen geht in einen Ruhezustand über und stellt das **immunologische Gedächtnis** dar (B-Gedächtniszellen).

Die produzierten Antikörper besetzen das Antigen am Erreger. Dieser Besatz entspricht einer Opsonisierung und erleichtert oder ermöglicht eine Phagozytose gemäß Abbildung 7-8 und damit eine endgültige Vernichtung des Pathogens. Mitunter erfolgt erst noch eine Anlagerung von Komplementfaktoren, ehe die Phagozytose stattfinden kann.

Nach Ablauf einer solchen Reaktion nach einem Erstkontakt **(Primärreaktion)** bleibt dieser spezifische Zellklon der B-Lymphozyten wesentlich stärker und ist für eine erneute Infektion mit dem gleichen Erreger besser vorbereitet. Eine **Sekundärreaktion** setzt deshalb schneller ein, sie fällt deutlich stärker aus und hält länger an (Abb. 7-10).

Die hier beschriebene „einfache" Aktivierung von B-Lymphozyten ist eher die Ausnahme. Oft reicht der Kontakt von Antigen und Zellrezeptor nicht zur Aktivierung aus (oder die Aktivierung ist nur schwach), so daß eine Unterstützung erwünscht ist. Zu diesem Zweck gibt es Kooperationen mit Makrophagen und T-Helferzellen, die im Detail sehr kompliziert sind. In den Grundzügen werden sie in Kapitel 7.8.6 beschrieben (Abb. 7-13).

Aus jedem einzelnen B-Lymphozyten entwickeln sich bei Aktivierung etwa 500 Plasmazellen, die jeweils rund 2 000 Antikörpermoleküle pro Se-

---

[4] Der Name leitet sich von der Funktion ab, die Erzeugung von Antikörpern zu induzieren: antibody generator.

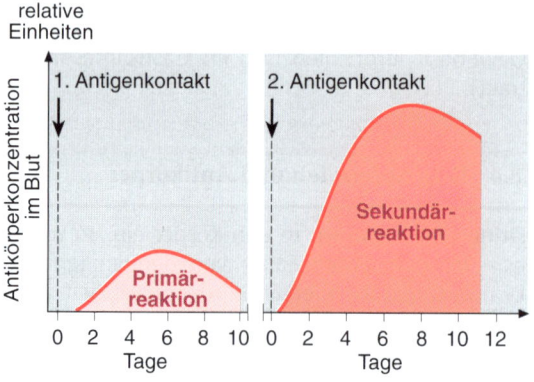

relative
Einheiten

Abb. 7-10 Antikörperbildung. *Bei einem Erstkontakt mit einem Antigen (Infektionskrankheit) kommt die Bildung von Antikörpern nur langsam in Gang und bleibt relativ schwach (Primärreaktion). Das spezifische Abwehrsystem gegen dieses Antigen bleibt anschließend verstärkt, so daß bei einem zweiten Kontakt mit demselben Antigen die Antikörperbildung sehr rasch und stark einsetzt (Sekundärreaktion).*

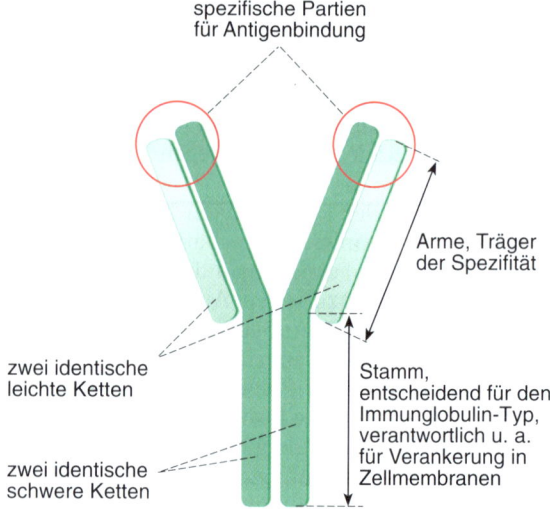

Abb. 7-11 *Grundstruktur eines Immunglobulin-Moleküls.*

kunde produzieren, und dies über einige Tage oder Wochen hinweg bis zu ihrem Absterben!

Bei den **Antigenen** handelt es sich um große Moleküle (über 10 000 Dalton), meist Proteine, deren spezifischer, für die Reaktion entscheidender Teil als **Determinante** bezeichnet wird. Der vom Trägermolekül losgelöste spezifische Teil heißt **Hapten.** Kleinmolekulare Stoffe, z. B. Arzneimittel, können als Haptene, nach Anlagerung an große Trägermoleküle, antigen wirksam werden. Das Hapten kann noch mit spezifischen Antikörpern reagieren, aber es kann allein keine Antikörperbildung mehr induzieren.

Die **Antikörper (Immunglobuline, Ig)** sind alle nach dem gleichen Grundmuster aufgebaut (Abb. 7-11). Sie bestehen aus 2 identischen schweren Ketten und 2 identischen leichten Ketten in ypsilonförmiger Struktur. Die vorderen Partien der beiden Arme des Ypsilons enthalten die variablen Bezirke, die für die Spezifität des Antikörpers verantwortlich sind (das Antigen wird „umarmt"). Die Zusammensetzung des Stammes des Ypsilons entscheidet darüber, welcher der 5 Klassen das Molekül zugehört: IgG, IgA, IgM, IgD oder IgE (in der Reihenfolge der Häufigkeit im Blutplasma aufgeführt). Monomere Ig (1 Ypsilon-Einheit) wie IgG haben eine Molekülmasse um 150 000 Dalton. Die IgM-Moleküle neigen besonders zur Zusammenlagerung, im Blutplasma kommen sie als Pentamere vor (5 Ypsilon-Einheiten, MG 950 kD) und können aus Blutkapillaren nur noch austreten, wenn die Permeabilität durch entzündliche Prozesse gesteigert ist. Ein und derselbe B-Lymphozyt kann An-

tikörper der verschiedenen Klassen produzieren (die sich in den Stämmen unterscheiden), die alle dieselbe Spezifität besitzen (im Aufbau der beiden Arme gleich sind). Die **Antigen-Rezeptoren** auf der Lymphozytenoberfläche sind Immunglobuline (meist monomere IgM-Moleküle), die mit dem Stamm in der Membran verankert sind und mit den Armen nach ihrem spezifischen Antigen Ausschau halten.

Der Hauptteil der Immunglobuline im Blutplasma gehört zur Klasse **IgG.** Sie aktivieren das Komplementsystem und verbinden sich mit Antigen an zellulären Oberflächen. Dabei besorgen sie beispielsweise die Opsonisierung, wodurch die Phagozytose der Erreger gefördert wird. Wegen ihrer relativ geringen Molekülgröße können IgG die Plazentaschranke passieren und so vom mütterlichen ins kindliche Plasma übergehen. Der von der Mutter auf das Neugeborene übertragene Immunschutz ist also an diese Ig-Klasse gebunden. **IgM** können mit ihren vielfachen Bindungsstellen besonders gut Zellen miteinander verbinden und so z. B. Blutkörperchen agglutinieren. Im Verlauf von Antigen-Antikörper-Reaktionen treten bei der Primärreaktion bevorzugt IgM auf, bei späteren Reaktionen überwiegend IgG. **IgA** dienen vor allem der Abwehr auf Schleimhäuten, sie werden von Plasmazellen der Schleimhäute und der exokrinen Drüsen gebildet. Man findet diese Antikörper dementsprechend auf den Schleimhäuten von Gastrointestinal-, Respirations- und Genitaltrakt. IgD und IgE sind von geringerer Bedeutung und liegen im Blutplasma nur in sehr niedriger Konzentration vor. Über diese Grobgliederung hinaus sind heute weitere Einzelheiten über die verschiedenen Untereinheiten im Molekülaufbau bekannt, großenteils schon bis zur Aminosäuresequenz (s. Lehrbücher der Biochemie).

Ein großer Fortschritt ist die Erzeugung sehr reiner, **monoklonaler Antikörper** im Labor. Man entnimmt dem Körper Plasmazellen nach Aktivierung mit dem gewünschten Antigen und läßt diese Zellen mit B-Lymphozyten-Tumorzellen (Myelom-Zellen) verschmelzen. Durch geeignete Selektionsschritte gelingt es schließlich, Zellen herauszuzüchten, die nur den gewünschten Antikörper produzieren. Züchtet man dann einen von einer Einzelzelle abstammenden Klon, so hat man eine kleine Fabrik für sehr reine und identische Antikörper. Diese Technik ist sowohl für die Forschung als auch für den klinischen Einsatz bedeutsam.

7.8.5 Spezifische zelluläre Abwehr, T-Lymphozyten

Die T-Lymphozyten erfahren in der Prägungsphase im Thymus eine stärkere Differenzierung als die B-Lymphozyten (Abb. 7-9). Nach Oberflächenmerkmalen lassen sich vor allem zwei Typen unterscheiden. Ein Typ spezialisiert sich auf Abtötung von Zellen, auf **zytotoxische Leistungen** und heißt deshalb **T-Killerzellen** (T8-Zellen). Eine andere Klasse ist ganz auf Kooperation mit anderen Abwehrprozessen angelegt und wird deshalb als **T-Helferzellen** (T4-Zellen) bezeichnet. Nach fertiger Prägung lassen sich die immunkompetenten Zellen im sekundären lymphatischen Gewebe nieder und warten auf ihre Aktivierung durch Antigene.

Nach Aktivierung kommt es zu starker Proliferation (Zellvermehrung). Der größere Teil der Zellen entwickelt sich weiter zur effektorischen Form. Ein Teil aber geht, wie bei den B-Lymphozyten, wieder in eine Ruheform über, es entwickeln sich **T-Gedächtniszellen.**

Eine Strategie der Pathogene, sich dem Zugriff der Abwehrzellen zu entziehen, besteht darin, möglichst rasch in Körperzellen einzudringen. Besonders Viren bedienen sich gern dieser Taktik. Der Kampf gegen derartige Angriffe gehört zu den wesentlichen Aufgaben der T-Killerzellen (Abb. 7-12). Eine **virusinfizierte Zelle** verändert sich in der Auseinandersetzung mit dem Virus. Virus-Antigene werden in Verbindung mit einem speziellen Protein, das zur Klasse der MHC-Proteine[5] gehört, auf der Oberfläche der infizierten Zelle präsentiert. Dieses Signal – Antigen plus MHC-Protein – wird von der Killerzelle erkannt, der Kontakt führt zur Aktivierung, und die Killerzelle gibt zytotoxische Stoffe ab, die zur Abtötung der Zelle führen.

---

[5] MHC: major histocompatibility complex; weil diese Proteine eine Aussage über die Verträglichkeit fremder Gewebe bei einer Organtransplantation erlauben.

7

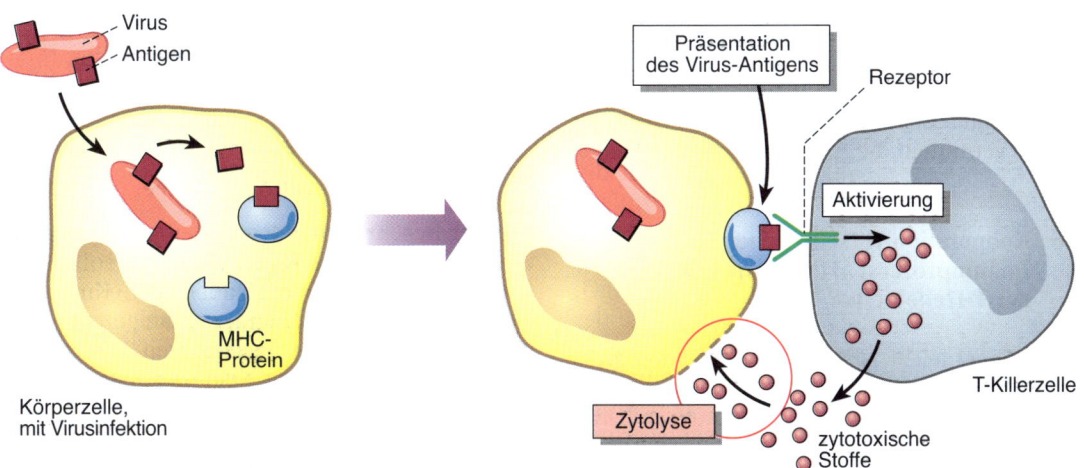

Abb. 7-12 Spezifische Abwehrreaktion bei einer Virusinfektion. *Die infizierte Zelle präsentiert mit Hilfe von MHC-Protein das Virus-Antigen auf ihrer Zelloberfläche. Dieses Signal kann eine spezifische T-Killerzelle erkennen. Die Interaktion ihres Rezeptors mit dem Antigenkomplex führt zur Aktivierung der Killerzelle. Die **Killerzelle** produziert daraufhin toxische Stoffe, die die infizierte Zelle attackieren und zerstören können.*

In ähnlicher Weise gehen T-Killerzellen gegen andere als Fremd erkannte Zellen vor: gegen körperfremde Zellen bei Organtransplantation oder auch gegen entartete Zellen (Tumorzellen) des eigenen Körpers.

Virusinfizierte Zellen bilden **Interferone,** die zu den wichtigen Signalstoffen im Abwehrsystem gehören. Sie verstärken Abwehrprozesse gegen Viren.

MHC-Proteine spielen bei den Abwehrprozessen eine wichtige Rolle. Sie markieren die Oberflächen aller Körperzellen und ermöglichen so eine Unterscheidung von Selbst und Fremd. Sie sind für jedes Individuum spezifisch, nur eineiige Zwillinge sind in ihren MHC-Proteinen identisch. So werden auch bei Organtransplantation die körperfremden Zellen an ihrem MHC-Muster als Fremd erkannt, was die Basis der Abstoßungsreaktion ist.

Die T-Killerzellen werden nur aktiviert, wenn ihnen das Virusantigen in Verbindung mit MHC-Protein von einer Zelle präsentiert wird.

Bei den zytotoxischen Prozessen unterscheidet man zwei Wege. Einmal können Zellen durch Perforine attackiert werden, die an der Membran angreifen und Löcher in die Zellmembran schlagen, was zu Schwellung und Auflösung der Zelle führt (Nekrose). Daneben gibt es eine **Apoptose,** bei der durch spezifische Signale eine Schrumpfung der Zelle mit Zerfall ausgelöst wird.

Es gibt „unkonventionelle Viren", die gar keine Abwehrreaktionen auslösen und langsam fortschreitende Schädigungen hervorrufen, z. B. im Zentralnervensystem.

Die MHC-Proteine können in verschiedene Klassen gegliedert werden. Bei der Aktivierung von T-Killerzellen durch Virusantigene wirken MHC-Proteine der Klasse I mit. Klasse-II-MHC-Proteine vermitteln die Aktivierung von T-Helferzellen.

7.8.6 Kooperation verschiedener Immunprozesse, Funktion der T-Helferzellen

In der Regel reicht eine einfache Reaktion zwischen Erreger und B-Lymphozyt, wie sie in Abschnitt 7.8.4 beschrieben ist, nicht aus, um eine Infektion zu überwinden. Dann kann der T-Helfer-Lymphozyt (T_H) weiterhelfen, wie in Abb. 7-13 gezeigt. Ein von einem B-Lymphozyten erkanntes und gebundenes Antigen wird nach innen verlagert, mit einem MHC-Protein verknüpft

und mit diesem gemeinsam auf der B-Zell-Oberfläche präsentiert. In dieser Form wird das Antigen von einer **T-Helferzelle** erkannt, und es wird eine Aktivierung dieser Zelle ausgelöst. Die Helferzelle produziert daraufhin Zytokine (vor allem Interleukin-2), die den B-Lymphozyten in seinem Abwehrkampf stärken und in die Lage versetzen, sich zu einer Plasmazelle mit kräftiger Bildung von spezifischen Antikörpern gegen das anstoßende Antigen weiterzuentwickeln.

In einer wichtigen Variante kommen auch die Makrophagen noch mit ins Spiel. Sie nehmen zunächst den Erreger auf, präsentieren das Antigen mit MHC-Protein auf ihrer Membran nach außen und sezernieren Zytokine (vor allem Interleukin-1). Darauf reagiert eine T-Helferzelle mit der Bildung von Signalstoffen (vor allem Interleukin-2), die auf B-Lymphozyten stimulierend einwirken. Die B-Zellen, die von demselben Antigen schon partiell aktiviert sind, werden durch das Zusatzsignal von der Helferzelle in Vollaktivierung versetzt, was schließlich zur Antikörperbildung führt.

So existieren etliche Varianten in der Kooperation der vielfältigen Immunprozesse.

Es gibt auch Prozesse, die in der Lage sind, Immunreaktionen abzuschwächen und so ein Überschießen zu verhindern. Es ist umstritten, wieweit dazu spezialisierte T-Suppressorzellen nötig sind.

Die Bedeutung der T-Helferzellen wird uns durch die neue Seuche **AIDS** deutlich demonstriert. Das AIDS-Virus befällt bevorzugt diesen Zelltyp, die Konzentration der Helferzellen geht mehr und mehr zurück, und die Abwehrkräfte der Erkrankten werden dadurch so schwach, daß sonst harmlose Infektionen zum Tode führen können.

7.8.7 Allgemeinreaktionen: Fieber

Bei der Beschreibung der vielseitigen Spezialprozesse, die bei Infektionen ablaufen, sollte nicht übersehen werden, daß auch der Körper als Ganzes vielfältig in Mitleidenschaft gezogen wird. Übelkeit, Schlappheit, Schmerzen u. a. m. können sich einstellen. Ein besonders charakteristisches Zeichen ist das **Fieber,** das durch einen Schlüsselstoff bei den Abwehr- und Entzündungsprozessen, das **Interleukin-1,** vermittelt wird. Abbildung 7-14 gibt anhand von Interleukin-1 ein Beispiel für die vielfältige Verknüpfung vieler Prozesse beim Abwehrkampf. Interleukin-1 wird von den Monozyten/Makropha-

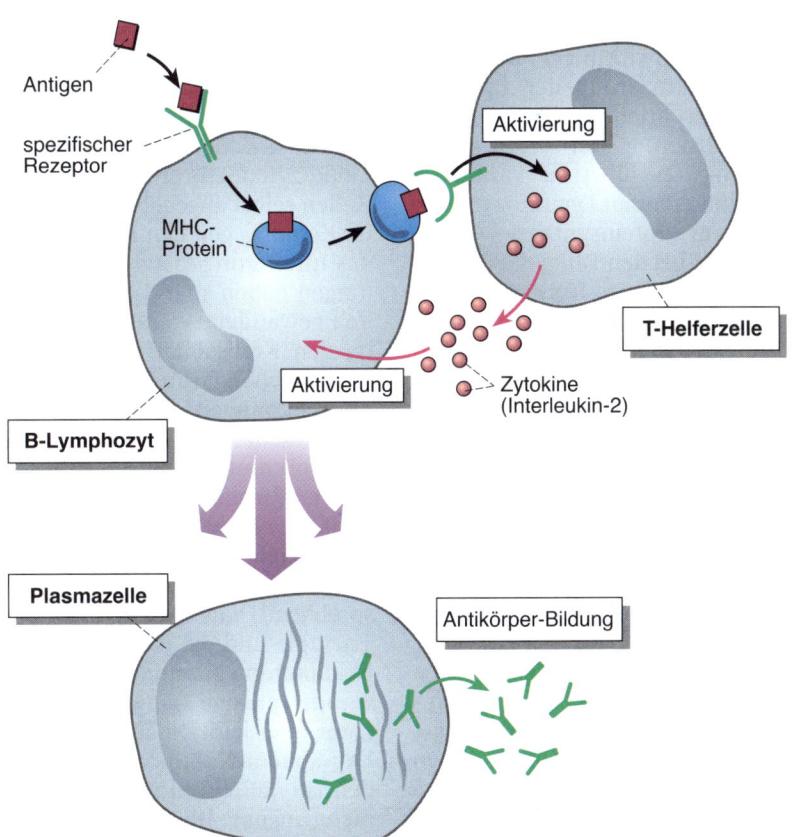

Abb. 7-13 Spezifische Abwehrreaktion durch Kooperation von B-Lymphozyten und T-Helferzellen. *Der B-Lymphozyt erkennt mit einem spezifischen Rezeptor „sein" Antigen und präsentiert es mit Hilfe von MHC-Protein auf seiner Oberfläche. Dieses Signal aktiviert eine T-Helferzelle, die daraufhin* Zytokine produziert. Die Zytokine fördern die Aktivierung des B-Lymphozyten erheblich, so daß dieser proliferiert und viele Plasmazellen bildet, die spezifische Antikörper gegen das Antigen erzeugen.

7

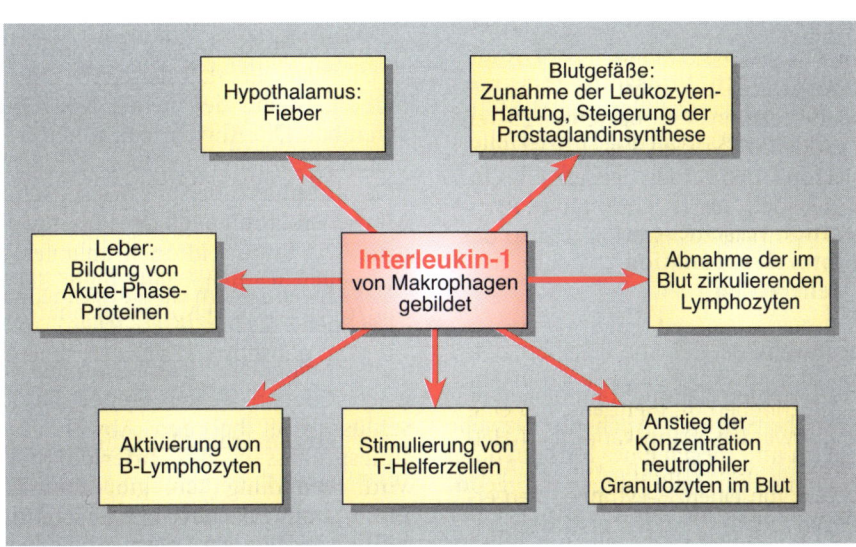

Abb. 7-14 *Vielfalt der Wirkungen von Interleukin-1 bei Abwehrprozessen.*

gen bei ihrer Aktivierung freigesetzt und löst eine Reihe von Nah- und Fernwirkungen aus. Seine Mitwirkung bei der Aktivierung der Lymphozyten wurde bereits beschrieben. Es ist darüber hinaus an der Mobilisierung der neutrophilen Granulozyten beteiligt, es führt zu Verminderung der im Blut zirkulierenden Lymphozyten, es stimuliert die Leber zur Proteinsynthese (Akute-Phase-Proteine), es löst bei den Blutgefäßen Entzündungserscheinungen aus, es fördert dort die Margination der Leukozyten und steigert die Prostaglandinsynthese u. a. m. Schließlich wirkt es fiebererzeugend: **pyrogen.** Es wird als **endogenes Pyrogen** bezeichnet, weil es bei Einwirkung exogener Pyrogene (Bakterientoxine) durch körpereigene Prozesse gebildet wird. Durch Einwirkung von Interleukin-1 auf den Hypothalamus wird schließlich das Fieber ausgelöst. Wieweit das Fieber selbst ein positives Hilfsmittel im Abwehrkampf oder eine eher schädliche Begleiterscheinung ist, ist noch umstritten. Natürlich bringt es neue Risiken und Gefahren mit sich, die der Arzt bei Überreaktionen bekämpfen muß. Es gibt aber auch viele Hinweise auf positive Effekte. So gibt es beispielsweise gut belegte Fälle in der Weltliteratur, bei denen im Rahmen hochfieberhafter Erkrankungen bösartige Tumore geheilt wurden. Dabei mag mitwirken, daß Krebszellen empfindlicher gegen Hitze sind als normale Zellen. Bei Ärzten, die künstliches Fieber durch Injektionen von Bakterientoxinen therapeutisch einsetzen, herrscht die Vorstellung vor, daß auf diese Weise unspezifisch die körpereigenen Abwehrkräfte mobilisiert würden und so auch die körpereigene Tumorabwehr gestärkt werden könnte.

> Regelmäßige Begleiterscheinung bei Entzündungs- und Abwehrreaktionen ist das **Fieber.** In der Auseinandersetzung von Bakterien (deren Toxine als exogenes Pyrogen bezeichnet werden) und Makrophagen wird in den letzteren **Interleukin-1** gebildet, das als **endogenes Pyrogen** auf den Hypothalamus einwirkt und so das Fieber auslöst.

7.8.8 Tumorabwehr

Abwehrprozesse richten sich nicht nur gegen eindringende Krankheitserreger. Auch die Gewebe des Körpers selbst unterliegen einer fortlaufenden Kontrolle. Kommt es bei Zellteilungen zu irgendwelchen Entgleisungen, die zur Entartung einer Zelle in Richtung auf eine Krebszelle hin führen, so verliert die Zelle auch die normalen Identitäts-

zeichen. Im Idealfall wird eine solche Zelle als Fremd erkannt und vom Abwehrsystem eliminiert. Besonders wichtig für diese Funktion sind die **natürlichen Killer-Zellen** (NK-Zellen). Diese werden u. a. durch Interferon aktiviert, das von Leukozyten, Fibroblasten und auch von den NK-Zellen selbst abgegeben wird. Deshalb hatte man im Kampf gegen den Krebs auch Hoffnungen auf das Interferon gesetzt. Mit diesen neuen Vorstellungen haben sich die Krebstheorien grundsätzlich gewandelt. Während man früher dazu neigte, den Krebsablauf selbst, nachdem es aus irgendwelchen Gründen zu einer zellulären Entartung gekommen ist, als unentrinnbares Schicksal zu betrachten, ist heute die Manifestation einer Krebserkrankung eine Insuffizienz der körpereigenen Abwehrkräfte. Dafür spricht unter anderem, daß bei Patienten mit Immunsuppression (z. B. nach Nierentransplantation) gehäuft bösartige Tumorerkrankungen auftreten. Dementsprechend haben sich auch die Strategien zur Therapie und die Hoffnungen auf erfolgreichere Bekämpfung gewandelt. Eine impfähnliche aktive oder passive Immunisierung ist in Tierversuchen, aber leider nicht beim Menschen möglich. Experimentell können Tiere immunisiert werden, so daß eine Implantation von Tumorzellen nicht angeht. Beim Menschen ist eine Impfung z. B. gegen Lungenkrebs leider nicht möglich, weil ein entstehender Lungenkrebs bei jedem Menschen immunologisch anders ist. Immunologische Maßnahmen müssen also gegen den individuellen Tumor gerichtet sein. Auch solche Ansätze sind experimentell schon weit gediehen. So kann man T-Lymphozyten aus dem Körper entnehmen und mit geeigneten Wachstumsfaktoren in Kulturen vermehren, um sie dann wieder zurückzugeben.

Die Tatsache, daß der Krebs eine Alterskrankheit ist, ist mit den neuen Konzepten durchaus vereinbar. Die Abwehrreaktionen werden mit zunehmendem Alter deutlich schwächer. Der Thymus atrophiert beispielsweise sehr früh, beim Menschen schon nach der Pubertät sehr deutlich.

> Das Abwehrsystem ist in der Lage, entartete körpereigene Zellen (Krebszellen) zu bekämpfen und im günstigsten Fall zu eliminieren.

7.8.9 Organ-Transplantation

Wird einem Patienten eine fremde Niere übertragen, so kommt es nach einiger Zeit zur Abstoßung des körperfremden Gewebes. Es laufen Abwehrprozesse ab, die vor allem an das T-Lymphozytensystem gebunden sind. Sowohl Killer- als auch Helferzellen sind daran beteiligt. Zur Unterscheidung zwischen Selbst und Fremd dienen die an die Zelloberfläche gebundenen MHC-Proteine. Nur bei eineiigen Zwillingen sind diese identisch, so daß es keine Abstoßungsreaktion gibt. Da auch Leukozyten diese Merkmale tragen, kann man den Grad der Unterschiedlichkeit und damit die Intensität der zu erwartenden Abstoßungsreaktion vor einer Transplantation testen und so die Abstoßungsreaktion möglichst schwach halten – aber sie ist bislang nicht zu vermeiden. Man ist deshalb bei solchen Transplantationen auf **Immunsuppression** beim Empfänger angewiesen. Die Möglichkeiten dazu verbessern sich, die Mittel zur Unterdrückung der T-Zellen werden immer spezifischer. So hat man in Cyclosporin A ein Mittel, das nicht die B-, sondern selektiv die T-Lymphozyten im Wachstum hemmt. Aber die Abschwächung aller erwünschten T-Zellfunktionen bei der Infektabwehr muß man dabei in Kauf nehmen. Möglicherweise ist hier eine grundsätzliche Grenze erreicht, es sei denn, man würde mit immer weiterer Differenzierung eine bevorzugt für die Gewebsabstoßung zuständige Subpopulation der T-Zellen herausfinden können, die man dann auch noch selektiver angehen könnte. Die Gabe von **Glucocorticoiden,** die immunsuppressiv sehr wirksam sind, ist unspezifisch und hat viele Nebenwirkungen.

Wird einem Patienten ein Organ eines anderen Menschen übertragen, z.B. bei Vorliegen einer Niereninsuffizienz eine gesunde Niere, so werden die transplantierten Zellen als Fremd erkannt und vom Abwehrsystem angegriffen, was zur Abstoßung des transplantierten Organs führen kann. Durch Bestimmung der MHC-Proteine kann man Gewebe aussuchen, die möglichst gut verträglich sind. Durch immer besser werdende Möglichkeiten der **Immunsuppression** versucht man, die Abstoßungsreaktionen möglichst zu unterdrücken.

7.8.10 Aktive und passive Immunisierung

Hat der Körper im Abwehrkampf gegen einen Erreger gesiegt, so bleibt er – im günstigsten Fall wie bei Masern und Pocken lebenslang – für neue Auseinandersetzungen mit demselben Antigen gerüstet, weil in B- und T-Gedächtniszellen die spezifischen Abwehrmaßnahmen einprogrammiert und rasch mobilisierbar sind. Im besten Fall bleibt man also gegen eine erneute Erkrankung immun. Den Vorgang, so Immunität zu erwerben,

nennt man **aktive Immunisierung.** Mit **Impfungen** nutzt man diese Möglichkeit, indem man durch Applikation von Antigen abgetöteter Erreger spezifische Immunreaktionen induzieren und so auch auf aktivem Weg Immunität produzieren kann (z.B. gegen Tetanus, Diphtherie und verschiedene andere bakterielle Infektionen). Nicht immer gelingt es, nach Abtötung der Erreger noch wirksames Antigen zu erhalten. So führt man beispielsweise gegen Pocken Impfungen mit lebenden, aber abgeschwächten Erregern durch. Das Impfungs-Risiko ist dabei naturgemäß größer. Schließlich kann man eine **passive Immunisierung** vornehmen, indem man fertige Antikörper einem Patienten überträgt. Dieser Schutz ist allerdings nur kurzfristig und wird vor allem dann vorgenommen, wenn beispielsweise bei Verletzung mit Gefahr einer Tetanusinfizierung (Wundstarrkrampf) eine aktive Immunisierung zu lange dauern und damit zu spät kommen würde. Appliziert man zu diesem Zweck von Tieren gewonnenes Antikörper-Serum, so kommt es dabei zur Sensibilisierung gegen das tierische Serumeiweiß, so daß solche Maßnahmen nicht beliebig wiederholbar sind.

Zum Schutz gegen Infektionskrankheiten kann man einem Menschen Antigene abgetöteter Erreger injizieren. Daraufhin werden die Abwehrkräfte gegen dieses spezifische Antigen mobilisiert, so daß es im Falle einer Infektion mit diesem Erreger nicht (oder nur abgeschwächt) zur Erkrankung kommt. Dieser von den eigenen Abwehrkräften geleistete Prozeß heißt **aktive Immunisierung.** Man kann auch fertige Antikörper zum Schutz gegen eine Infektionskrankheit verabreichen: **passive Immunisierung.**

7.8.11 Fehler im Abwehrsystem

Bei einem so komplizierten System gibt es verständlicherweise vielfältige Störungen. So gibt es genetisch bedingte Ausfälle einzelner Komponenten des Abwehrsystems: angeborene Fehler des Thymus, selektiver Ausfall von B- oder T-Lymphozyten oder beider Komponenten gleichzeitig, usw. Diese seltenen Störungen haben zum Verständnis der Abwehrprozesse wesentlich beigetragen.

Klinisch wichtiger sind unerwünschte, zu starke Reaktionen, die sich bei wiederholten Expositionen entwickeln, sogenannte **Allergien.** (Vom direkten Wortsinn her bedeutet Allergie eigentlich nur ein anderes Reagieren, allos = anders, ergon = Verrichtung, aber es hat sich eingebürgert, diesen

7

Ausdruck für Überreaktionen = Hyperergie zu verwenden.) Diese lassen sich sowohl nach dem Zeitverlauf als auch nach dem beteiligten Mechanismus gliedern. Der Typ der **anaphylaktischen Reaktion** entwickelt sich vor allem gegen solche Stoffe, die nicht krankheitserregend und bei den meisten Menschen nicht antigen sind, wie Pollen und Schimmelpilze sowie kleinmolekulare Stoffe wie Arzneimittel, Kosmetika usw., die als **Haptene** nach Anlagerung an große Trägermoleküle antigen wirksam werden können. Bei genetisch zu solchen Allergien disponierten Personen findet man besonders viel IgE im Plasma, das eine große Affinität zu basophilen Granulozyten und Mastzellen besitzt. Die Symptome dieser Allergien sind deshalb vor allem durch Wirkstoffe aus diesen Zellen ausgelöst, wie **Histamin** und noch eine Reihe anderer Wirkstoffe. Solche Reaktionen können innerhalb weniger Minuten zu dramatischen Symptomen führen, bis hin zum **anaphylaktischen Schock** mit Versagen des Blutkreislaufs, was rasch zum Tode führen kann. Lebensbedrohlich sind dabei vor allem Bronchialspasmen. Applikation von Glucocorticoiden kann lebensrettend wirken. Gegen die durch Histamin ausgelösten Symptome (Heuschnupfen, Gefäßdilatation, Hautrötung) gibt es spezifische Arzneimittel, sogenannte Antihistaminika. Nach dem Zeitverlauf gehören die anaphylaktischen Reaktionen zum **Sofort-Typ.** Zum Soforttyp gehören auch andere Allergien auf der Basis klassischer Antigen-Antikörper-Reaktionen, mit Aktivierung des Komplementsystems usw., die auch schnell ablaufen, z. B. bei Blutgruppenunverträglichkeit oder bei Serumkrankheit (Sensibilisierung gegen fremdes Eiweiß, bei passiver Immunisierung). Davon abgrenzen lassen sich sehr langsame **Reaktionen vom verzögerten Typ,** die an den Einsatz des spezifischen zellulären Abwehrsystems gebunden sind, z. B. die Abstoßungsreaktion bei Organtransplantation.

Das Abwehrsystem kann unerwünschte, überschießende Reaktionen gegen an sich harmlose Stoffe produzieren, die man als **Allergien** bezeichnet: Heuschnupfen oder Asthma bei Pollenkontakt, Hautausschläge bei Aufnahme bestimmter Nahrungsmittel usw.

Klinisch zunehmende Bedeutung erlangen die **Autoimmunerkrankungen.** Darunter versteht man Erkrankungen, bei denen sich durch irgendwelche Fehlentwicklungen die Abwehrmechanismen gegen körpereigene Gewebe richten und diese schädigen oder zerstören können.

Für viele lange bekannte Krankheiten hat sich herausgestellt, daß sie auf derartigen Autoimmunprozessen beruhen. So kommt der jugendliche Diabetes (Diabetes Typ 1) dadurch zustande, daß fehlgelenkte Abwehrprozesse die insulinproduzierenden Inselzellen im Pankreas attackieren und zunehmend zerstören. Bei der multiplen Sklerose werden die Markscheiden der Nerven angegriffen. Bei einem Typ von Glomerulonephritis richtet sich die Immunreaktion gegen die Basalmembran der Nierenglomeruli. Bei einer seltenen Muskelschwäche (Myasthenia gravis) werden Antikörper gegen die Acetylcholinrezeptoren in der Muskelendplatte gebildet, die die Rezeptoren funktionsunfähig machen. Bei der Basedow-Krankheit entstehen Antikörper gegen die aktivierenden Rezeptoren der Schilddrüse. Diese Antikörper wirken aber stimulierend auf die Drüsenzellen und führen so zu einer Schilddrüsenüberfunktion. Insgesamt ergibt sich ein vielfältiges und buntes Bild bei dieser Krankheitsklasse.

Die Ursachen für solche Fehlentwicklungen sind noch keineswegs befriedigend aufgeklärt. Fehler bei der Ausbildung der Immuntoleranz werden diskutiert. Auslösend wirken oft Infektionskrankheiten, besonders Virusinfektionen. Möglicherweise kommt es im Rahmen solcher Erkrankungen zu leichten Veränderungen bei bestimmten Geweben, die dann vom Immunsystem als Fremd erkannt und bekämpft werden. Es können aber bei entzündlichen Zellschäden auch Stoffe aus dem Zellinneren austreten, die normalerweise dem Immunsystem nie begegnen, und die deshalb das Abwehrsystem mobilisieren.

Kleine Irrtümer im hochempfindlichen Abwehrsystem können dazu führen, daß sich die Abwehrkräfte gegen körpereigenes Gewebe richten und so eine **Autoimmunkrankheit** auslösen. Dazu gehören der jugendliche Diabetes, die Basedow-Krankheit, die multiple Sklerose und viele andere Krankheiten.

7.8.12 Ausblick

Aids. Im ständigen Kampf der Medizin gegen Infektionskrankheiten hat die Wissenschaft viele Schlachten gewonnen – mit Impfungen, Entwicklung der Antibiotika u. v. a. m. In jüngster Zeit hat die Natur mit dem HI-Virus (Human-Immunschwäche-Virus) eine neue Strategie entwickelt, der die Medizin noch weitgehend machtlos gegenübersteht. Dieses Virus befällt bevorzugt die Makrophagen und die T-Helferzellen. Die Konzentration der Helferzellen geht immer weiter zurück. Damit werden zentrale Instanzen des Abwehrsystems geschädigt, und es kommt zu fortschreitendem Verlust der Immunfunktionen. Schließlich manifestiert sich das Krankheitsbild AIDS (acquired immune deficiency syndrome). Die Patienten versterben an banalen, sonst harmlosen Infekten. Die Tatsache, daß das seltene Kaposi-Sarkom (ein bösartiger Tumor) bei diesen Patienten gehäuft auftritt, ist ein weiterer Hinweis darauf, daß das Abwehrsystem im Kampf gegen eine Krebserkrankung eine große Rolle spielt. Mit dem Krankheitsbild AIDS werden uns nicht nur die Grenzen der Medizin wieder verdeutlicht; es zeigt auch, wie wichtig das Immunsystem für die tägliche Auseinandersetzung des Organismus mit den verschiedensten Erregern in den Atemwegen, im Verdauungstrakt usw. ist.

Klinisches Beispiel. 27jähriger Patient mit bekannter HIV-Infektion. Seit dem positiven Testergebnis vor drei Jahren sei er nicht mehr beim Arzt gewesen. Bis vor zwei Monaten habe er sich recht gut gefühlt, seitdem leide er jedoch unter einem zunehmenden trockenen Husten und seit drei Wochen unter Luftnot schon bei geringer körperlicher Belastung sowie Fieber bis 38,2°C. Die Auskultation ergibt einen unauffälligen Befund. Leukopenie (Leukozyten 2500/µl), T-Helferzellen 74/µl (normal 1000 bis 1500/µl). Röntgen-Thorax: deutliche interstitielle Zeichnungsvermehrung, vor allem im Hilusbereich. Arterielle Blutgasanalyse: P_{O_2} in Ruhe 62 mmHg. Die Bronchoskopie erbringt den Nachweis von Pneumocystis carinii in der Biopsie und der Lavage. Diagnose: Pneumocystis-carinii-Pneumonie, AIDS. Verlauf: erfolgreiche Therapie mit hohen Dosen von Antibiotika. Nach nunmehr 14 Monaten unter ständiger medikamentöser Behandlung Gewichtsabnahme um 10 kg, ansonsten beschwerdefrei (nach [6]).

Anmerkung: Pneumocystis carinii ist ein weit verbreiteter Erreger, der bei intaktem Immunsystem nicht zu einer manifesten Erkrankung führt. Etwa 80 % der AIDS-Patienten erkranken an Pneumocystis-carinii-Pneumonie, bei etwa 60 % ist es die erste subjektive Krankheitsmanifestation.

Pflege des Immunsystems. Wie bei jedem anderen System des Körpers ist auch die gesunde Funktion des Immunsystems vom richtigen Umgang mit diesem System abhängig: Es kann durch Training gestärkt, durch Überbelastung geschwächt werden und bei Nichtbenutzung verkümmern. Über die Spielregeln für eine optimale Pflege dieses wichtigen Systems wissen wir noch viel zu wenig. Was bedeutet es für die langfristige Gesundheit eines Kindes, wenn wir ihm mit der Bekämpfung der Kinderkrankheiten auch das Training des Immunsystems nehmen? Wäre eine kräftige fieberhafte Erkrankung von Zeit zu Zeit für uns alle vielleicht die beste Prophylaxe gegen eine Krebserkrankung? Beruht die Zunahme von Allergien und Autoimmunerkrankungen vielleicht darauf, daß wir dem Immunsystem die nötigen Trainingsreize zu stark vorenthalten? Diese Fragen sind im Prinzip prüfbar, allerdings mit sehr großem Aufwand. Vieles spricht für die Heilsamkeit vernünftiger Trainingsreize. Manche Volksweisheiten deuten darauf hin, etwa die Aussage: „Ein Imker erkrankt nicht an Rheuma", weil wohldosierte Bienenstiche ihn dagegen schützen. Auf die Hinweise, daß fieberhafte Erkrankungen Krebs heilen bzw. gegen Krebs schützen könnten, wurde oben schon hingewiesen. Man wird an Aldous Huxleys „Brave New World" erinnert, wo längst schon die Frauen von Schwangerschaften befreit sind und die Menschen im Labor gezüchtet werden. Zum Ausgleich wird den Frauen ab und zu ein Schwangerschaftsersatz verordnet. Vielleicht verordnen wir uns auch in naher Zukunft, wenn die Infektionskrankheiten überwunden sind, ab und zu einen kräftigen Fieberstoß.

7.9 Blutgruppen

Als man versuchte, Blut von einem Menschen auf einen anderen zu übertragen, stellte man fest, daß dies manchmal gut vertragen wurde, häufig aber zu erheblichen Schäden mit Auflösung der Erythrozyten führte. So stellte sich heraus, daß es bei bestimmten Konstellationen Unverträglichkeiten gibt, die nach dem Muster von Antigen-Antikörper-Reaktionen ablaufen. 1900 entdeckte Landsteiner das **AB0-Blutgruppensystem.**

7.9.1 Das AB0-System

Basis für die Gliederung der Blutgruppen im AB0-System sind Unterschiede in der Erythrozytenoberfläche. Es gibt zwei verschiedene, voneinander unabhängige Merkmale, die man A und B nennt. Diese Merkmale haben antigene Eigenschaften. Somit gibt es vier Kombinationsmöglichkeiten, und damit auch vier Blutgruppen (Abb. 7-15). Zur Bestimmung der Blutgruppe beim Menschen gibt man das zu testende Blut (bzw. nur Erythrozyten) in Testserum mit bekanntem Antikörpergehalt. Serum mit Antikörper gegen die Eigenschaft A bringt diejenigen Erythrozyten zur Agglutination (Verklumpung), die das Antigen A auf ihrer Oberfläche haben. Gibt man auf das Testglas die drei verschiedenen Antiseren und in jedes Serum einen Tropfen des Testblutes, so kann man die Blutgruppe der Testperson unmittelbar ablesen, wie in Abbildung 7-15 für die vier verschiedenen Blutgruppen dargestellt. Da die Antigen-Antikörper-Reaktion

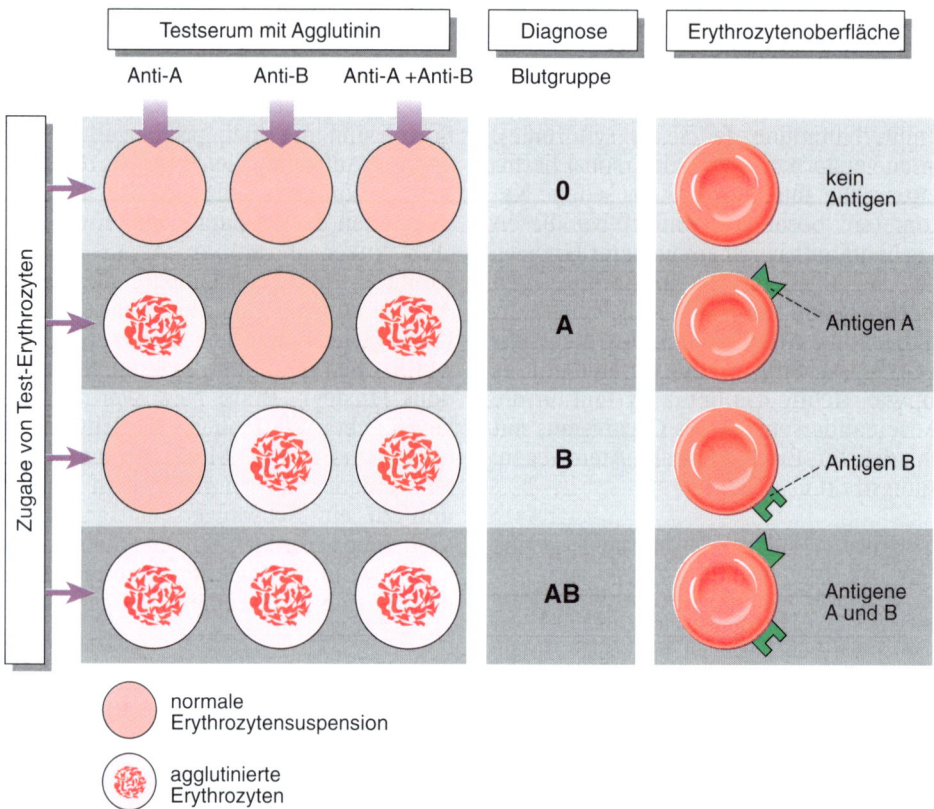

Abb. 7-15 *Schema zur* **Ermittlung der Blutgruppe im AB0-System.** *Auf ein Glas werden drei Testseren aufgebracht. In jedes Serum wird eine Probe des zu testenden Blutes gege-* *ben. Aus dem Agglutinationsverhalten der Erythrozyten kann man auf die Blutgruppe schließen.*

zu einer Agglutination der Erythrozyten führt, nennt man die beteiligten Antikörper **Agglutinine** (oder Isohämagglutinine) und die antigenen Oberflächenmerkmale A und B **Agglutinogene** (Hämagglutinogene). Gegen die körpereigenen Blutgruppenmerkmale entwickelt der Mensch in der fetalen Prägungsphase des Immunsystems eine **Immuntoleranz**, d. h. er bildet nur Agglutinine gegen körperfremde Merkmale.

Da die Merkmale A und B auf vielerlei Zellen vorkommen, z. B. auch bei Darmbakterien, kommt der Mensch nach der Geburt automatisch mit diesen Antigenen in Kontakt. Er bildet, sofern er diese Merkmale nicht auf den eigenen Erythrozyten besitzt, Agglutinine gegen die fremden Merkmale, ohne daß der Körper je mit fremden Blutkörperchen in Berührung gekommen ist. Deshalb kommt es schon bei der ersten Übertragung unpassender Erythrozyten zu Abwehrreaktionen mit Agglutination und nachfolgender Auflösung (Hämolyse) der fremden Erythrozyten.

Die Agglutinine gehören überwiegend zur Klasse IgM der Immunglobuline, die im Blut in pentamerer Form vorliegen und deshalb ein besonders großes Molekulargewicht besitzen (über 900 kD), so daß sie praktisch nicht durch die Plazenta vom mütterlichen aufs kindliche Blut übergehen können. Es gibt also keine Komplikationen, wenn kindliches und mütterliches Blut nach dem AB0-System nicht zusammenpassen. Das große IgM-Molekül besitzt auch eine besonders hohe Zahl von Antigen-Bindungsplätzen und ist deshalb besonders geeignet, mehrere Blutkörperchen miteinander zu verknüpfen und so zur Verklumpung zu führen. Kommt es im Organismus zu einer solchen Agglutination, so wird auch das Komplementsystem des Blutes aktiviert, und es tritt schließlich eine **Hämolyse** ein (Auflösung der Erythrozytenmembran mit Austritt von Hämoglobin ins Blut).

Die **Vererbung der Blutgruppenmerkmale** A und B erfolgt kodominant. Bei Blutgruppe 0 ist somit klar, daß ein Genotyp 00 vorliegt, und bei AB ist klar, daß A von einem und B vom anderen

Elternteil kommt. Phänotypische Personen A und B können homozygot AA bzw. BB oder auch heterozygot A0 bzw. B0 sein. So können durchaus Kinder der Blutgruppe 0 geboren werden, wenn ein Elternteil die Gruppe A und der andere die Gruppe B besitzt. In Mitteleuropa überwiegen die Blutgruppen A und 0 mit je etwa 40 % der Menschen, B findet man bei etwa 10 % und AB bei 5 %. Bei anderen Bevölkerungsgruppen sind die Anteile anders. Blutgruppe A läßt sich in die Untergruppe A_1 (besonders starke Reaktionen der Erythrozyten mit Anti-A) und A_2 (schwächere Reaktionen) unterteilen, was aber klinisch keine große Rolle spielt.

7.9.2 Das Rhesus-System

Gibt man in Blutserum vom Kaninchen, das gegen Erythrozyten vom Rhesus-Affen sensibilisiert ist, menschliches Blut, so kommt es in der Mehrzahl der Fälle zu einer Agglutination der Erythrozyten. Man bezeichnet dieses Blut als Rhesuspositiv. Es gibt mehrere Oberflächenmerkmale (C, D, E u.a.), die an den Rhesus-Reaktionen beteiligt sind. Bei den üblichen klinischen Bestimmungen orientiert man sich nach dem Merkmal D.

Personen mit dem Merkmal D an Erythrozyten werden als **Rh-positiv (Rh)** bezeichnet, diejenigen ohne D als **Rh-negativ (rh)**. In Europa sind 85 % der Menschen Rh-positiv, 15 % Rh-negativ. Im Gegensatz zum AB0-System gibt es bei Rh-negativen Personen nicht automatisch Antikörper gegen D im Blutplasma. Diese werden erst durch Sensibilisierung gebildet, wenn Rh-positive Erythrozyten in das Blut von Rh-negativen Menschen gelangen, sei es bei einer falschen Bluttransfusion oder bei Schwangerschaft bzw. Geburt vom kindlichen in den mütterlichen Kreislauf.

Rh-Inkompatibilität und Schwangerschaft. Auch die Eigenschaft D wird dominant vererbt, so daß ein Kind einer Rh-negativen Mutter und eines Rh-positiven Vaters Rh-positiv sein kann (es kann auch, wenn der Vater heterozygot Rh-positiv ist, also Dd, Rh-negativ sein). Gelangen dabei Rh-Blutkörperchen in den mütterlichen Kreislauf, so wird bei der Rh-negativen Mutter die Bildung von Anti-D-Antikörpern induziert (Abb. 7-16). Da diese überwiegend zur kleinmolekularen Klasse IgG gehören, können sie relativ leicht die Plazentaschranke passieren und kindliche

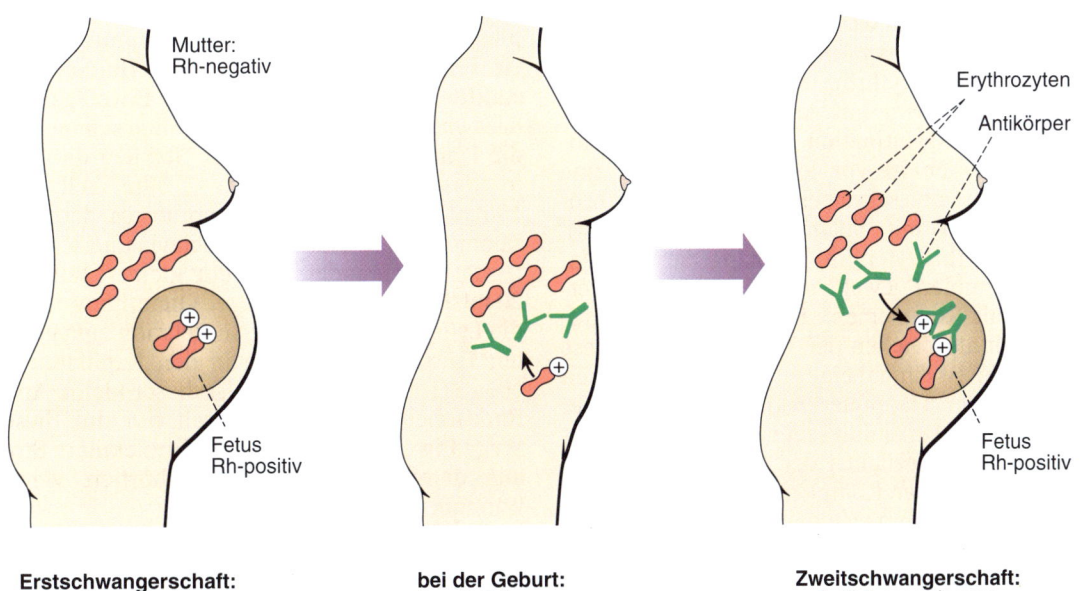

Erstschwangerschaft:
ohne Komplikationen

bei der Geburt:
Sensibilisierung,
Bildung von Antikörpern
gegen Rh-positiv bei der Mutter

Zweitschwangerschaft:
Antikörper gelangen
in den fetalen Kreislauf,
Reaktion mit den fetalen Erythrozyten

Abb. 7-16 *Schema zu **Problemen der Rh-Inkompatibilität bei der Schwangerschaft**. Ist das Kind einer Rh-negativen Mutter Rh-positiv, so gibt es in der ersten Schwangerschaft in der Regel keine Probleme. Bei der Geburt gelangen aber Rh-positive Erythrozyten des Kindes in den mütterlichen Kreislauf* *und lösen dort eine Antikörperbildung aus. Diese Antikörper können bei einer Zweitschwangerschaft durch die Plazentaschranke in den fetalen Kreislauf übertreten und Reaktionen gegen die Rh-positiven Erythrozyten des Feten auslösen.*

7

Erythrozyten zerstören. Die erste Schwangerschaft verläuft in der Regel ohne ernstere Störungen, weil der Erythrozytenübertritt vom Kind zur Mutter während der Schwangerschaft gering ist und die Reaktionen langsam verlaufen. Erst bei der Geburt treten größere Mengen von Erythrozyten in den mütterlichen Kreislauf über und lösen eine nennenswerte Antikörperbildung aus. Man versucht deshalb, **Anti-D-Prophylaxe** zu betreiben, indem man der Mutter nach der Geburt Anti-D-Immunglobulin injiziert, was die Rh-positiven Erythrozyten des Kindes abfangen und zerstören kann. Ohne wirksamen Schutz kann es bei wiederholten Schwangerschaften zu sehr starken Schäden des Kindes (Morbus hämolyticus neonatorum, Erythroblastosis fetalis) oder gar zum intrauterinen Tod kommen.

Die übrigen Erythrozytenmerkmale – man kennt heute etwa 400 – spielen vor allem bei **Vaterschaftsprozessen** eine Rolle.

7.9.3 Bluttransfusion

Für Blutübertragungen gibt es strenge Vorschriften. Es darf nur gruppengleiches Blut bezüglich AB0- und Rh-System übertragen werden. Sowohl die Erythrozytenmerkmale müssen gemäß Abbildung 7-15 bestimmt werden als auch die Serumeigenschaften in entsprechender Weise mit Hilfe bekannter Test-Erythrozyten. Bezüglich der Rh-Eigenschaften wird mit Anti-D-Testserum getestet, ob eine Agglutination der Erythrozyten eintritt. Zusätzlich ist vor jeder Transfusion eine **Kreuzprobe** vorgeschrieben: Empfänger-Erythrozyten werden mit Spenderserum (Minortest), Spender-Erythrozyten mit Empfängerserum (Majortest) inkubiert, jeweils mit Zusatz von Rinderalbumin als Komplement. Eine fehlende Agglutination gilt als Zeichen der Verträglichkeit. Diese Kreuzprobe ist einmal eine zusätzliche Sicherheit bezüglich der Hauptmerkmale, vor allem aber dient sie dem Ausschluß seltener Formen der Unverträglichkeit bezüglich der verschiedenen Nebenmerkmale. Der Komplementzusatz dient der Erfassung sogenannter inkompletter Antikörper.

Der Begriff des „Universalspenderblutes" für Blut der Gruppe 0 gehört der Vergangenheit an. Zwar können die Erythrozyten der Gruppe 0 vom gruppenungleichen Blut nicht wesentlich angegriffen werden, aber die mit Blut der Gruppe 0 übertragenen Agglutinine sind doch trotz Verdünnung nicht unbedenklich für gruppenfremde Empfänger-Erythrozyten. Neben den Blutgruppenmerkmalen sind natürlich Krankheiten zu be-

achten, neuerdings vor allem Aids. Besonders günstig ist eine „Spende" von eigenem Blut. Ist eine Operation mit Blutungsrisiko geplant, die nicht besonders dringlich ist, so kann der Patient (bei gutem Allgemeinzustand) im Verlauf einiger Monate einige Male Blut spenden, das dann im Bedarfsfall eingesetzt werden kann.

Für Bluttransfusionen gibt es strenge Sicherheitsvorschriften. Es darf nur gruppengleiches Blut übertragen werden, eine direkte Kreuzprobe zwischen Spender- und Empfängerblut ist erforderlich, Infektionen wie Aids müssen beim Spender ausgeschlossen werden, usw.

7.10 Lymphe

Aufs engste mit dem Blutkreislauf verknüpft ist das Lymphsystem, dessen Dynamik, Gefäßfunktion usw. im Rahmen des Blutkreislaufes behandelt werden. Als Lymphe bezeichnet man die Flüssigkeit, die vom interstitiellen Raum in die Lymphgefäße übertritt. Die Zusammensetzung der Lymphflüssigkeit entspricht also der der interstitiellen Flüssigkeit. Der Eiweißgehalt ist von Region zu Region verschieden, er liegt meist bei 10–20 g/l und bleibt damit weit unter den Blutplasmawerten von 70 g/l, er kann aber in der Leber bis auf 50 g/l ansteigen. Die Lymphe fließt von den peripheren Lymphgefäßen durch Lymphknoten, wo ein Flüssigkeitsaustausch mit den Blutkapillaren stattfindet. Dabei erhöht sich der Eiweißgehalt in der Lymphe meist etwas. Schließlich sammelt sich die Lymphe in den größeren Gefäßen und fließt in das Venensystem; der größte Teil, etwa 100 ml/h, über den Ductus thoracicus, der im Zusammenfluß von linker V. subclavia und V. jugularis interna mündet, und ein kleiner Teil, etwa 20 ml/h, über andere Wege. Quantitativ ist also die Lymphbildung gering, in Relation zum gesamten Flüssigkeitsaustausch in den Kapillaren nur etwa 1/100 000. Dennoch ist dieser kleine Anteil funktionell sehr wichtig, weil nur auf diesem Wege Eiweiße und andere großmolekulare Stoffe aus dem Interstitium abtransportiert werden können.

Schließlich ist die Lymphe noch als Zirkulationsweg für Lymphozyten und andere Elemente der Abwehr von Bedeutung. Die in den Lymphknoten gebildeten Lymphozyten gelangen über die Lymphgefäße ins Blut. Teilweise rezirkulieren sie wieder durch Austritt aus den Kapillaren ins Interstitium und Wiedereintritt in die Lymphgefäße.

Ein geringer Teil der Gewebsflüssigkeit fließt über Lymphgefäße ab und gelangt größtenteils über den Ductus thoracicus wieder ins Blut. Dieser quantitativ geringe Lymphfluß (weniger als 1 Promill des Herzminutenvolumens, pro Tag 2–3 l) ist funktionell sehr wichtig, da ohne Lymphabfluß der Eiweißgehalt im Interstitium ansteigt, was mit starker Ödemneigung verbunden ist.

FRAGEN

7.1 Welches Blutvolumen erwarten Sie etwa bei einer Frau mit einem Körpergewicht von 65 kg? Wie kann man das Blutvolumen bestimmen?

7.2 Wie groß ist der Zellanteil im Blut? Wie bestimmt man ihn? Welche Zelltypen sind in welcher Konzentration enthalten?

7.3 Zum Grundprogramm medizinischer Diagnostik gehört die Blutkörperchen-Senkungsgeschwindigkeit. Wie bestimmt man diese, und was sagt sie aus?

7.4 Eine Blutuntersuchung führt zur Feststellung einer Anämie. Worauf stützt sich diese Feststellung? Wie kann man eine Anämie weiter differenzieren?

7.5 Bei einem Patienten wird eine Hämoglobinkonzentration von 100 g/l und eine Erythrozytenkonzentration von $2{,}5 \cdot 10^{12}$/l gefunden. Welche Störung liegt hier vor?

7.6 Wie kommt es zur Entstehung einer „perniziösen Anämie" (makrozytäre Anämie)?

7.7 Die Hämoglobinkonzentration im Blut ist dem Bedarf angepaßt. Wie funktioniert diese Regulation? Wie kann man die Bildungsgeschwindigkeit der Erythrozyten feststellen?

7.8 Bei Niereninsuffizienz tritt eine Anämie auf. Wie ist das zu erklären?

7.9 Wie ist die Leukozytenkonzentration im Blut, und welche Zelltypen lassen sich unterscheiden (Differentialblutbild)?

7.10 Welches sind die wichtigsten Bestandteile des Blutplasmas (Elektrolyte, osmotische Konzentration, Eiweißgehalt, kolloidosmotischer Druck)?

7.11 Wieviel Blutplättchen gibt es im Blut? Welche Funktionen haben sie? Was versteht man unter Thrombozytopenie und Thrombozytopathie?

7.12 Beschreiben Sie die „primäre Hämostase". Wie groß ist die Blutungszeit beim Menschen?

7.13 Welche Phasen der Blutgerinnung lassen sich unterscheiden?

7.14 Es gibt Situationen, bei denen der Arzt die Blutgerinnung hemmen will. Was sind das für Bedingungen, und wie kann man das erreichen?

7.15 Es gibt angeborene Störungen im Gerinnungssystem. Was wissen Sie über die häufigste Form?

7.16 Es gibt körpereigene Prozesse, die der Blutgerinnung entgegenwirken. Welche sind das, und was ist ihre Bedeutung?

7.17 Bei einer Verletzung der Haut gelangen Bakterien ins Gewebe. Was passiert daraufhin?

7.18 Eine Möglichkeit, eingedrungene Krankheitserreger zu bekämpfen, ist die Phagozytose. Beschreiben Sie diesen Vorgang.

7.19 Erläutern Sie die Begriffe „unspezifische Abwehr" und „spezifische Abwehr".

7.20 Welche Typen von Lymphozyten lassen sich unterscheiden? Wie kommt es zu dieser Differenzierung?

7.21 Viren können sich den unspezifischen Abwehrvorgängen oft entziehen. Wie machen sie das, und wie kann der Organismus dieser Strategie begegnen?

7.22 Wird ein Kind erstmals mit Masern infiziert, so läuft eine heftige Infektionskrankheit ab, die der Körper in den meisten Fällen innerhalb einiger Tage überwindet. Danach bleibt man meist lebenslang „immun" gegen eine erneute Masern-Erkrankung. Wie ist das zu erklären?

7.23 Beschreiben Sie an einem Beispiel die Funktion der T-Helfer-Lymphozyten.

7

7.24 Kann sich der Körper auch gegen Entartung körpereigener Zellen zu Krebszellen zur Wehr setzen?

7.25 Transplantiert man einem Patienten eine fremde Niere, so besteht die Gefahr, daß die fremde Niere vom Empfänger abgestoßen wird. Was läuft dabei ab? Kann man sich dagegen schützen? Kann man vor der Organtransplantation testen, wie es mit der Verträglichkeit bestellt ist?

7.26 Gegen Wundstarrkrampf (Tetanus) kann man sich impfen lassen. Was läuft dabei ab? Welche Art der Impfung liegt da vor?

7.27 Was versteht man unter einer Autoimmunkrankheit? Können Sie ein Beispiel nennen?

7.28 Warum kann der Körper mit der neuen Seuche AIDS nicht fertig werden? Was läuft dabei ab?

7.29 Beschreiben Sie die Bestimmung der Blutgruppe im AB0-System.

7.30 Wenn eine Rh-negative Frau ein Rh-positives Kind bekommt, können in der Schwangerschaft Komplikationen auftreten. Was wissen Sie darüber?

7 ANTWORTEN

7.1 Das Blutvolumen beträgt normalerweise 1/13 des Körpergewichtes. Bei 65 kg also 5 l (spezifisches Gewicht annähernd 1). Zur Bestimmung s. Abschnitt 7.2.

7.2 Den Zellanteil (Hämatokrit) kann man durch Zentrifugieren einer Blutprobe ermitteln, deren Gerinnung gehemmt ist. Der Normalwert ist 0,45 (45 %). Die Zellmasse besteht ganz überwiegend aus Erythrozyten, nur knapp 1 % besteht aus Leukozyten. Zahlenwerte s. Abschnitt 7.3.

7.3 Zur Bestimmungstechnik s. Abschnitt 7.3. Die Bedeutung der Blutkörperchensenkungsgeschwindigkeit (BKS) liegt darin, daß sie ein außerordentlich empfindlicher, wenn auch unspezifischer Indikator für eine Störung ist. Sowohl Entzündungen als auch viele chronische Erkrankungen oder bösartige Tumoren führen zu einer starken Erhöhung der BKS. Eine Erhöhung der BKS zeigt also an, daß eine stärkere Störung vorliegt, nach der man dann suchen muß.

7.4 Die Anämie ist als Hämoglobinmangel definiert (wobei der Hämatokritwert etwa gleichartig reduziert ist), vgl. Abschnitt 7.4. Zur weiteren Differenzierung dient vor allem der Färbekoeffizient, der eine Unterscheidung von hyper-, hypo- und normochromer Anämie erlaubt.

7.5 Aus den Meßdaten läßt sich ein Färbekoeffizient von 40 pg ermitteln, s. Abschnitt 7.4. Es liegt also eine hyperchrome Anämie vor.

7.6 Eine makrozytäre „perniziöse" Anämie tritt bei Mangel an Vitamin B_{12} (Cobalamin) auf. Dieses Vitamin ist zwar in der Nahrung üblicherweise reichlich vorhanden, aber seine Resorption ist kompliziert, s. Abschnitt 7.4. Bei Schädigung der Magenschleimhaut kann kein „Intrinsic factor" mehr gebildet werden, der für die Resorption nötig ist, und es kann so zu einer Anämie kommen. Diese Anämie wird erst Jahre nach Beginn der Magenstörung manifest, da die Leber einen Cobalaminvorrat für einige Jahre speichern kann.

7.7 Regelgröße ist der Sauerstoffgehalt des arteriellen Blutes, der bei normaler Atmung im Flachland der Hämoglobinkonzentration proportional ist. Sinkt dieser Wert ab, so wird in der Niere die Bildung von Erythropoietin gesteigert, was zu einem Anstieg der Erythrozyten- und Hämoglobinkonzentration führt. (Näheres im Kapitel Atmung.) Einen Einblick in die Produktionsgeschwindigkeit von Erythrozyten gewinnt man durch Bestimmung der Konzentration der „neugeborenen" Erythrozyten (Retikulozyten) im peripheren Blut, vgl. Abschnitt 7.4.

7.8 Bei starken Störungen der Nierenfunktion ist auch die Bildung von Erythropoietin in der Niere gestört, was eine Reduktion der Erythrozytenbildung und damit eine Anämie zur Folge hat.

7.9 S. Abschnitt 7.5.

7.10 Vgl. Abschnitt 7.6. Die Summe aller im Plasma gelösten Teile führt zu einer osmotischen Konzentration von 290 mosmol/kg H_2O. Daran sind die großmolekularen Proteine nur mit knapp 0,5 % beteiligt. Dieser quantitativ geringe Anteil, der sogenannte kolloidosmotische Druck (onkotische Druck) von 3,3 kPa (25 mmHg), ist aber von großer Bedeutung, weil er beim Flüssigkeitsaustausch im Gewebe und bei der Filtration in der Niere dem hydrostatischen Filtrationsdruck entgegenwirkt und so für ein Gleichgewicht sorgt.

7.11 Die normale Thrombozytenkonzentration beträgt 300 000/µl. Sinkt dieser Wert stark ab, unter 50 000/µl (Thrombozytopenie), so sind sowohl die erste Blutstillung (primäre Hämostase) als auch die Blutgerinnung gestört, es kommt zu Blutungsneigung. Gleiche Störungen findet man, wenn die Funktion der Blutplättchen krankhaft verändert ist: Thrombozytopathie. Vgl. Abschnitt 7.7.5.

7.12 Vgl. Abschnitt 7.7.1.

7.13 Den komplexen Prozeß der Blutgerinnung, bei dem eine Vielzahl von Faktoren zusammenwirkt, kann man zunächst großzügig in drei Phasen untergliedern, vgl. Abb. 7.7 und Abschnitt 7.7.2.

7.14 Das Gerinnungssystem ist so empfindlich, daß es schon bei geringen Störungen in Gang gesetzt werden und dabei zu gefährlichen Folgeerscheinungen führen kann. Beispielsweise kann es bei längerer Bettruhe nach einer Operation zur Bildung von Gerinnseln (Thromben) in schlecht durchströmten Blutgefäßen (Beinvenen) kommen. Lösen sich solche Thromben los, so können sie durch Verstopfung wichtiger Arterien (Embolie) zu tödlichen Folgen führen, z. B. Lungenembolie. Ein anderes Risiko sind die Koronargefäße, die durch thrombotische Prozesse eingeengt werden können, was zu einem Herzinfarkt führen kann. Bei solchen Situationen ver-

sucht man deshalb, Thrombozytenaggregation oder Gerinnung zu dämpfen, wozu es verschiedene Möglichkeiten gibt, vgl. Abschnitt 7.7.4 und Abb. 7.7.

7.15 Die häufigste genetisch bedingte Gerinnungsstörung ist die Hämophilie A (Bluterkrankheit), die auf einem Fehlen des Gerinnungsfaktors VIII beruht, vgl. Abschnitte 7.7.2 und 7.7.5.

7.16 Wegen der Gefahr von Thrombose und Embolie bei überschießenden Gerinnungsprozessen ist es außerordentlich wichtig, daß der Körper über Mechanismen verfügt, die der Blutgerinnung entgegenwirken – wie Antithrombin III und Heparin – oder bereits entstandene Gerinnsel auflösen können – wie das Fibrinolyse-System. Vgl. Abschnitt 7.7.3.

7.17 Im Gewebe sind immer einige Leukozyten, die als „Polizisten" ständig kontrollieren, ob alles in Ordnung ist. Wenn sie Erreger entdecken, beginnt sofort die Auseinandersetzung, der Versuch zur Phagozytose usw. Dabei wird eine Vielzahl von Stoffen freigesetzt, die einmal lokale Entzündungsreaktionen vermitteln, und zum anderen „Nachschub" für den Kampf gegen die Erreger anfordern: Anlockung weiterer Leukozyten durch Chemotaxis, Stimulierung des Knochenmarks zur Steigerung der Leukozytenbildung usw. Vgl. Abschnitt 7.8.2.

7.18 Vgl. Abb. 7.8 und Abschnitt 7.8.2.

7.19 Theoretisch lassen sich die Abwehrprozesse gut in unspezifische und spezifische gliedern, vgl. Abschnitt 7.8.1. In Wirklichkeit besteht aber eine ganz enge Kooperation. Die enge Verknüpfung wird aus der Evolution verständlich. Die unspezifischen Prozesse wie die Phagozytose sind die phylogenetisch ältesten Prozesse. Die Natur hat dann immer neue Wege gesucht, diese Prozesse zu verbessern. Die Funktion der T-Helferzellen demonstriert deutlich, wie eng die beiden Systeme verbunden sind. Vgl. Abschnitte 7.8.3 und 7.8.6. Als Beispiel sollte man die Reaktionen gemäß Abb. 7.13 beschreiben können.

7.20 Zunächst lassen sich T-Lymphozyten, B-Lymphozyten und Null-Zellen unterscheiden, vgl. Abschnitt 7.8.3. Die T-Lymphozyten lassen sich weiter gliedern, vgl. Abschnitt 7.8.5.

7

7.21 Viren dringen im allgemeinen schnell in Körperzellen ein und entziehen sich so dem unmittelbaren Zugriff der Phagozyten. Mit Hilfe der T-Killerzellen können die virusinfizierten Zellen attackiert werden, vgl. Abb. 7.12.

7.22 Beim Erstkontakt werden spezifische Abwehrprozesse entwickelt, insbesondere die Bildung spezifischer Antikörper gegen das Masern-Antigen mit Hilfe der B-Lymphozyten. Langlebige Gedächtniszellen speichern die beim Erstkontakt erworbenen Fähigkeiten und sorgen dafür, daß beim Zweitkontakt sehr rasch eine sehr viel stärkere Abwehrreaktion ablaufen kann. Vgl. Sekundärreaktion in Abb. 7.10.

7.23 Vgl. Abschnitt 7.8.6 und Abb. 7.13.

7.24 Das Abwehrsystem kann auch eine Entartung körpereigener Zellen erkennen. Solche Zellen werden als „fremd" erkannt und attackiert, wobei vor allem den natürlichen Killerzellen eine große Bedeutung zugemessen wird. Vgl. Abschnitt 7.8.8.

7.25 Ein transplantiertes Organ wird als körperfremd erkannt (sofern es sich nicht um eine Übertragung bei eineiigen Zwillingen handelt). Dabei spielen vor allem die MHC-Proteine auf der Zelloberfläche eine wichtige Rolle. Mit Hilfe dieser Zellmerkmale kann man schon vor einer Transplantation die Verträglichkeit testen. Man sucht also ein Organ aus, das möglichst gut zum Empfänger paßt. Mittels Immunsuppression kann man die Abstoßungsreaktion weiter unterdrücken, so daß heute erfolgreiche Übertragungen über viele Jahre hinweg möglich sind. Vgl. Abschnitt 7.8.9.

7.26 Der beste Schutz ist eine vorbeugende Impfung durch aktive Immunisierung. Man injiziert Antigen abgetöteter Erreger und veranlaßt so den Körper, Abwehrprozesse zu mobilisieren, so, als hätte eine Infektion stattgefunden. Der Körper ist dann immun gegen eine Infektion. Besteht bei einer Verletzung Verdacht auf eine Tetanus-Infektion, so muß man, wenn kein aktiver Impfschutz vorliegt, mit Antiserum (Serum mit Tetanus-Antikörpern) eine passive Immunisierung vornehmen, weil die körpereigene Abwehr bei diesem Infektionstyp nicht schnell genug anspringt. Vgl. Abschnitt 7.8.10.

7.27 Das Abwehrsystem ist so empfindlich, daß es leicht zu „Irrtümern" kommen kann: körpereigenes Gewebe kann als „fremd" fehlinterpretiert und dann attackiert werden. Eine der häufigsten Autoimmunkrankheiten ist der Diabetes Typ 1 (jugendlicher Diabetes, „insulinabhängiger" Diabetes). Dabei werden die insulinproduzierenden Zellen im Pankreas durch Immunreaktionen zunehmend zerstört.

7.28 Das Tückische bei dieser neuesten Viruserkrankung liegt darin, daß die HI-Viren die zentral wichtigen Zellen des Abwehrsystems befallen, nämlich die Makrophagen und die T-Helferzellen. Dadurch wird der Körper zunehmend hilflos im Abwehrkampf gegen Erreger, aber auch in der Tumorabwehr. Vgl. Abschnitt 7.8.12.

7.29 Vgl. Abb. 7.15 und Abschnitt 7.9.1.

7.30 Vgl. Abb. 7.16 und Abschnitt 7.9.2.

Herz

8.1 Allgemeines zum Blutkreislauf

In einer langen Evolution hat sich beim Säuge-
tier schließlich ein hochkomplizierter Blutkreislauf entwickelt, der durch eine **Zweigliederung
in ein Hochdrucksystem und ein Niederdrucksystem** (vgl. Abb. 9-1) gekennzeichnet ist, mit
jeweils gesonderter Pumpe. Beide Pumpen sind
zu einem einheitlichen Herzen zusammenge-
baut und in den Erregungsprozessen so miteinander gekoppelt, daß rechte und linke Herzkammern synchron arbeiten (Abb. 8-1). Das rechte
Herz pumpt das Blut zum Gasaustausch durch
die Lunge, wozu ein relativ niedriger Druck um
20 mmHg ausreicht. Das linke Herz pumpt das
mit Sauerstoff beladene Blut durch den großen
Körperkreislauf, wobei es das Blut zunächst auf
ein mittleres Druckniveau um 100 mmHg in der
Aorta (Hochdrucksystem) anhebt. Vom Hochdrucksystem werden alle Organe außer der Lunge versorgt. Jeder Herzkammer ist ein Vorhof
vorgeschaltet, der sich kurz vor der Kammer
kontrahiert und so die Kammerfüllung verstärkt.
So ist das menschliche Herz insgesamt ein vier-
kammeriges Hohlorgan.

Wir haben weiter vorn bereits erörtert (Kap. 2.4),
daß der Blutkreislauf mit Größerwerden der
Organismen nötig wurde, um die Transportprobleme zu lösen. Ein langer Evolutionsweg mußte
zurückgelegt werden, bis schließlich das komplizierte Kreislaufsystem der Säugetiere entstand. In
frühesten Entwicklungsstufen gibt es ein herzlo-
ses Gefäßsystem, bei dem peristaltische Kontraktionen der Gefäße für den Blutfluß sorgen. Mit
der Entstehung von Klappen kommt es zum Fest-
legen der Strömungsrichtung. **Die Urformen des
Blutkreislaufs sind durch die allgemeine Potenz
der Blutgefäße zu spontan-rhythmischen
Kontraktionen gekennzeichnet.** An vielen Stellen blieben diese Urstrukturen bis zu den höchsten Lebewesen erhalten: am reinsten in den

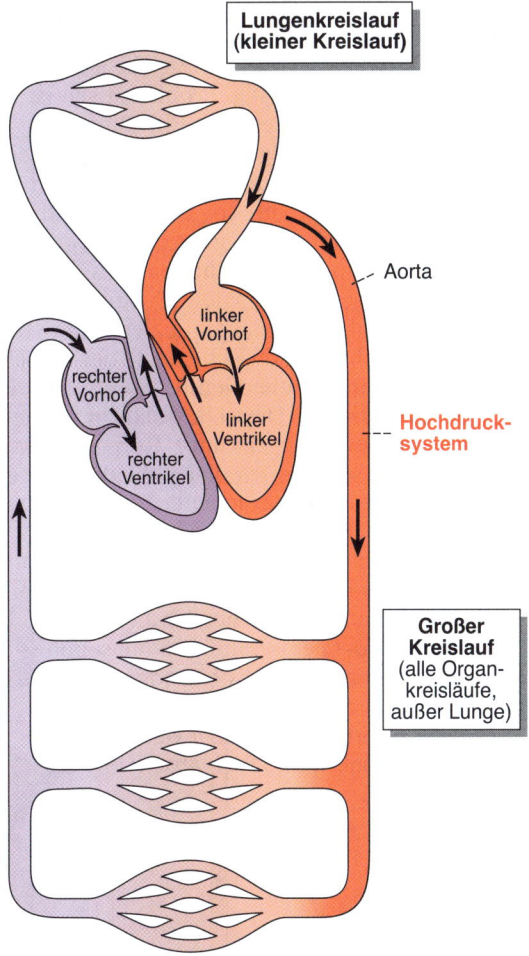

**Lungenkreislauf
(kleiner Kreislauf)**

Aorta

linker
Vorhof

rechter
Vorhof

**Hochdruck-
system**

linker
Ventrikel

rechter
Ventrikel

**Großer
Kreislauf**
(alle Organ-
kreisläufe,
außer Lunge)

Abb. 8-1 Das menschliche Herz-Kreislauf-System. *Aufgliederung des Herzens in ein doppeltes Pumpsystem für den kleinen
Lungenkreislauf und den großen Körperkreislauf. Das Hochdrucksystem (Aorta und große Arterien) ist stark hellrot hervorgehoben.*
**Das mit Sauerstoff voll beladene Blut wird hellrot, das sau-
erstoffärmere violett-blau dargestellt.**

Lymphgefäßen, aber auch in den Venen und den terminalen Gefäßen vieler Organstrombahnen.

Die stärksten Veränderungen haben sich auf der arteriellen Seite vollzogen. Dort kam es zu **fortschreitender Zentralisation der Pumpfunktion,** so daß schließlich bei den einfachen Wirbeltieren ein Blutkreislauf mit einem einzigen Pumporgan, dem Herzen, entstanden ist, wobei die nachgeschalteten großen Arterien weitgehend passive Leitungssysteme wurden. Bei den Fischen (Abb. 8-2 A) haben wir ein fertiges Kreislaufsystem dieser Art, bei dem das Blut zunächst durch die Kiemen zum Gasaustausch und anschließend durch die übrigen Organe gepumpt wird. Alle Organe erhalten auf diese Weise voll mit Sauerstoff beladenes Blut. Unter diesem Aspekt ist das System also durchaus günstig. Problematisch ist allerdings die Druckverteilung. Ein Blutdruck in der Aorta um 100 mmHg wäre mit einem solchen System beim Menschen nicht realisierbar, weil die Lungenkapillaren einen so hohen Blutdruck nicht vertragen können – es gäbe eine starke Flüssigkeitsfiltration mit Lungenödem. Es beginnt deshalb in dieser sehr späten Evolutionsphase eine ganz neuartige und komplizierte Entwicklung, die man über die Zwischenstufe des Froschkreislaufs besser verstehen kann (Abb. 8-2 B). Es entsteht zunächst ein Doppelkreislauf mit einem einzigen Herzen. Lungen- und Körperkreislauf sind mehr oder weniger parallel geschaltet, mit einem gemeinsamen arteriellen Austritt aus dem Herzen. Das mit O_2 beladene Blut von der Lunge mischt sich im Herzen mehr oder weniger mit dem O_2-armen Blut aus dem Körperkreislauf, so daß im arteriellen System hinter dem Herzen nie eine volle O_2-Sättigung erreicht werden kann, was natürlich unökonomisch ist. Die arteriellen Drücke sind dabei im Lungen- und Körperkreislauf gleich.

Man hat zwar herausgefunden, daß es im Froschherzen nicht zu einer vollständigen Blutdurchmischung kommt. Durch trickreiche Anordnungen resultiert eine Strömungsverteilung, bei der das venöse Blut vom Körperkreislauf doch bevorzugt in die A. pulmonalis, und das O_2-beladene Blut bevorzugt in den Körperkreislauf gelenkt wird, aber befriedigend ist diese Situation keineswegs. Man diskutiert, ob dies vielleicht der Grund dafür ist, daß die in früheren Epochen sehr zahlreichen Amphibienarten in großem Umfang ausgestorben sind.

In einem letzten Schritt kommt es schließlich zu einer totalen Teilung des Herzens in zwei Vorhöfe und zwei Kammern, mit der Abgliederung des Lungenkreislaufs vom übrigen **großen Kreislauf** (Abb. 8-2 C). Damit war der Weg frei für die Entwicklung eines speziellen **Hochdrucksystems** für den Körperkreislauf. Der Mitteldruck in der Aorta konnte auf rund 100 mmHg eingestellt werden. Das sind Werte, die für die meisten Organe für den größten Teil der Zeit nicht nötig sind und

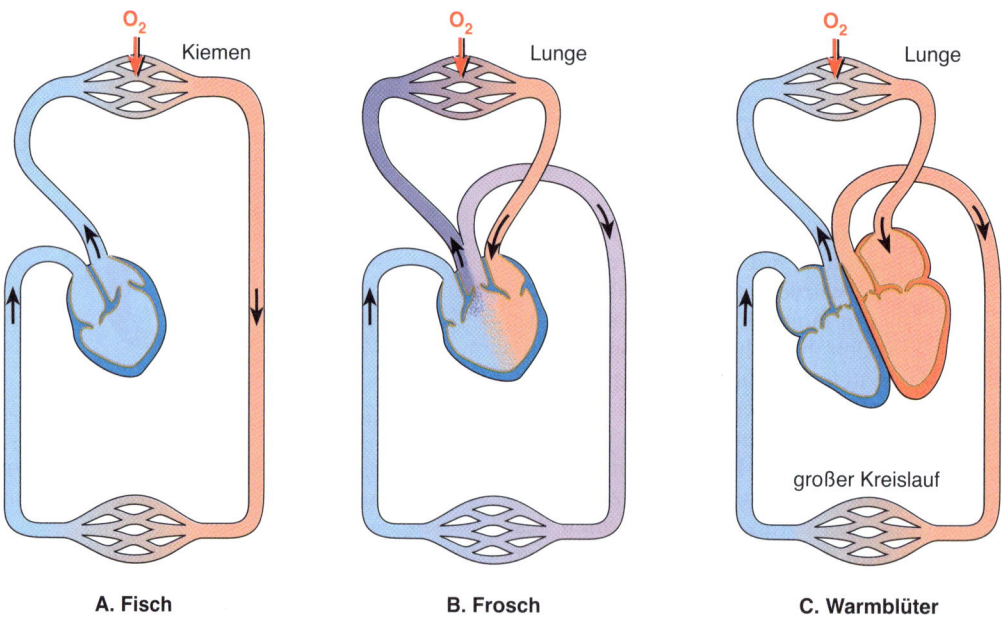

A. Fisch   **B. Frosch**   **C. Warmblüter**

Abb. 8-2 *Stufen der* **Evolution von Herz und Blutkreislauf.** *A: Fisch; B: Frosch; C: Warmblüter. Sauerstoffbeladung des Blutes farblich abgestuft, zwischen hellrot und blau.*

nicht genutzt werden. **Das Hochdrucksystem ist also eine Luxusentwicklung.** Auf der anderen Seite bietet es aber auch viele Vorteile. Wie mit dem Wasserturm in modernen Wasserversorgungssystemen wird hier ständig ein hoher Durchströmungsdruck zur Verfügung gestellt, der eine ständige Optimalversorgung aller Verbraucher ermöglicht. Bei Nichtbedarf dreht man den Wasserhahn zu. Die Widerstandsgefäße von jedem Organ sind in diesem Sinne die Wasserhähne. Werden die „Wasserhähne" überall aufgedreht, so kann die Gesamtdurchblutung gegenüber den Ruhebedingungen um den Faktor 4 bis 6 bei gleichem Blutdruck gesteigert werden, das Herz pumpt dann automatisch so viel Blut mehr. In den meisten Organen wird unter den üblichen Bedingungen der Druck des Hochdrucksystems auf etwa 1/3 zurückgedrosselt, ehe das Blut in das terminale Austauschsystem eintritt. Da die mechanische Herzleistung dem erzeugten Druck proportional ist, ist also meist die Hälfte oder 2/3 der Leistung des linken Herzens „umsonst".

Unter solchen Überlegungen könnte man sich durchaus ökonomischere Lösungen für den Blutkreislauf vorstellen. Wenn man bedenkt, daß am Anfang der Kreislaufentwicklung eine universelle Pumpaktivität aller Blutgefäße stand, so wäre es gut möglich gewesen, mehrere Pumpen an verschiedenen Stellen des Kreislaufs zu entwickeln, die sich dann den Organbesonderheiten anpassen könnten – ähnlich wie im Verdauungstrakt, wo jeder Abschnitt seine eigene autonome Motorik besitzt. Im Kreislauf der Säuger gibt es stellenweise solche Ansätze. So sind die Portalvenen kleinerer Säuger (Mäuse, Ratten) stark spontan-rhythmisch tätig, und man spricht vom „Hilfsherzen" im Portalkreislauf. So ein gesondertes Hilfsherz wäre beispielsweise auch für die Niere sehr nützlich, da diese für ihre Filtrationsleistungen auf einen besonders hohen arteriellen Blutdruck angewiesen ist. Für die übrigen Organe könnte dann die Pumparbeit deutlich reduziert werden.

> Wenn man bedenkt, daß das **Hochdrucksystem** besonders störanfällig ist und das System darstellt, das in der Regel unser Leben begrenzt, so darf man durchaus bezweifeln, ob der Natur in diesem jüngsten Produkt der Evolution die beste der möglichen Lösungen gelungen ist. Der Arzt ist jedenfalls gezwungen, diesem empfindlichen und hochkomplizierten System seine besondere Aufmerksamkeit zuzuwenden.

Manche Defekte des Herzens erinnern an die komplizierte Phylo- und Ontogenese. So kann die Trennung von rechtem und linkem Ventrikel durch das Kammerseptum ausbleiben, und es entsteht eine dem Froschkreislauf vergleichbare Situation (z. B. Fallot-Tetralogie, wobei der Abgang der A. pulmonalis noch stark stenosiert ist). Bei derartig gestörten „Blue Babies" ist die Sauerstoffbeladung des Blutes in der Aorta so gering, daß nur eine schnelle Operation helfen kann.

Auch die **Ontogenese des Herzens** ist kompliziert. Der nicht benötigte Lungenkreislauf ist beim Feten weitgehend ausgeschaltet, einmal durch einen Kurzschluß vom rechten zum linken Vorhof (Foramen ovale), und zum anderen durch eine Verbindung von der A. pulmonalis zur Aorta (Ductus arteriosus Botalli). Nach der Geburt verschließen sich beide Kurzschlußwege, wobei es wieder zu Störungen kommen kann (vgl. Kap. 9.9).

Historisches. Über die Funktion des Blutkreislaufs herrschten in der antiken Medizin, wo auch der tote menschliche Körper noch tabu war, abenteuerliche Vorstellungen. Nach der Lehre des hellenistisch-römischen Arztes **Galen** (2. Jhd. n. Chr.) wird das Blut neben den anderen drei Säften schwarze Galle, gelbe Galle und Schleim in der Leber aus den Nahrungsstoffen gebildet und über die Venen teils in die Peripherie geleitet, wo es in den Organen verbraucht wird, und teils in das rechte Herz. Von dort gelangt es durch Poren in der Herzscheidewand in das linke Herz, dem Sitz der Lebenskräfte, des Spiritus vitalis. Hier wird das Blut unter Ansaugen von Pneuma aus den Lungen unter Wärmebildung aufbereitet und über die Arterien in die Organe geleitet. Der Rauch der Wärmebildungsprozesse wird über die Lungenvenen zur Lunge hin abgeführt. Erst der englische Arzt **William Harvey** (1578–1657) widerlegte die Galenschen Vorstellungen endgültig und begründete mit seiner 1628 veröffentlichten berühmten Schrift „De motu cordis et sanguinis in animalibus" die moderne Lehre vom Blutkreislauf. Er lehrte die Zirkulation des Blutes in einem geschlossenen Gefäßsystem und erbrachte dafür wichtige experimentelle Beweise (Venenklappen als Beweis, daß das Blut in den Venen zum Herzen hin strömt; Fehlen von Poren in der Herzscheidewand). Die Entdeckung des Blutkreislaufs durch Harvey gehört zu den Meilensteinen, die den Beginn der modernen naturwissenschaftlichen Medizin markieren.

8.2 Erregungsprozesse beim Herzen

8.2.1 Funktionelle Differenzierung im Herzen

Das Herz kontrahiert sich in regelmäßigen Abständen, mit einer Grundfrequenz um 70/min. Die Erregungen für diese Kontraktionen werden im Herzen selber gebildet, und zwar in einem dafür spezialisierten Muskelbezirk, dem **Herzschrittmacher** (Sinusknoten), der im rechten Vorhof, an der Einmündung der oberen großen Hohlvene liegt (Abb. 8-3). **Das Herz ist myogen-automatisch tätig.** Die im Schrittmacher gebildete elektrische Erregung breitet sich zunächst über die beiden Vorhöfe aus und wird dann mit gewisser Verzögerung durch den Atrioventrikularknoten (AV-Knoten) auf die Herzkammern übergeleitet, wo ein spezialisiertes Erregungsleitungssystem für eine besonders schnelle Erregungsausbreitung sorgt (His-Bündel mit rechtem und linkem Kammerschenkel und deren Aufzweigungen). Der Herzmuskel läßt sich also gliedern in **Erregungsbildungssystem, Erregungsverzögerungssystem, Erregungsleitungssystem** und **Arbeitsmuskulatur**. Die Fasern für Erregungsbildung und -ausbreitung werden auch als spezifische Muskulatur zusammengefaßt.

Wird das Herz aus dem Organismus herausgenommen, so schlägt es auch als isoliertes Organ regelmäßig weiter, was die Automatie dieses Organs unmittelbar belegt. Beim isolierten Warmblüterherzen ist für ein längeres Weiterschlagen allerdings eine Perfusion über die Koronararterien erforderlich.

Das isolierte Froschherz schlägt auch ohne besondere Maßnahmen bei Zimmertemperatur lange weiter, so daß jeder Student im Praktikum diese wichtigen Grundphänomene selbst studieren kann. Am isolierten, zusammen mit dem Zusammenfluß der Venen (Sinus venosus) herausgenommenen Froschherzen sieht man schon unmittelbar, daß sich nicht alle Bezirke gleichzeitig kontrahieren. Man erkennt die Vorhofkontraktion, und mit etwas Ver-

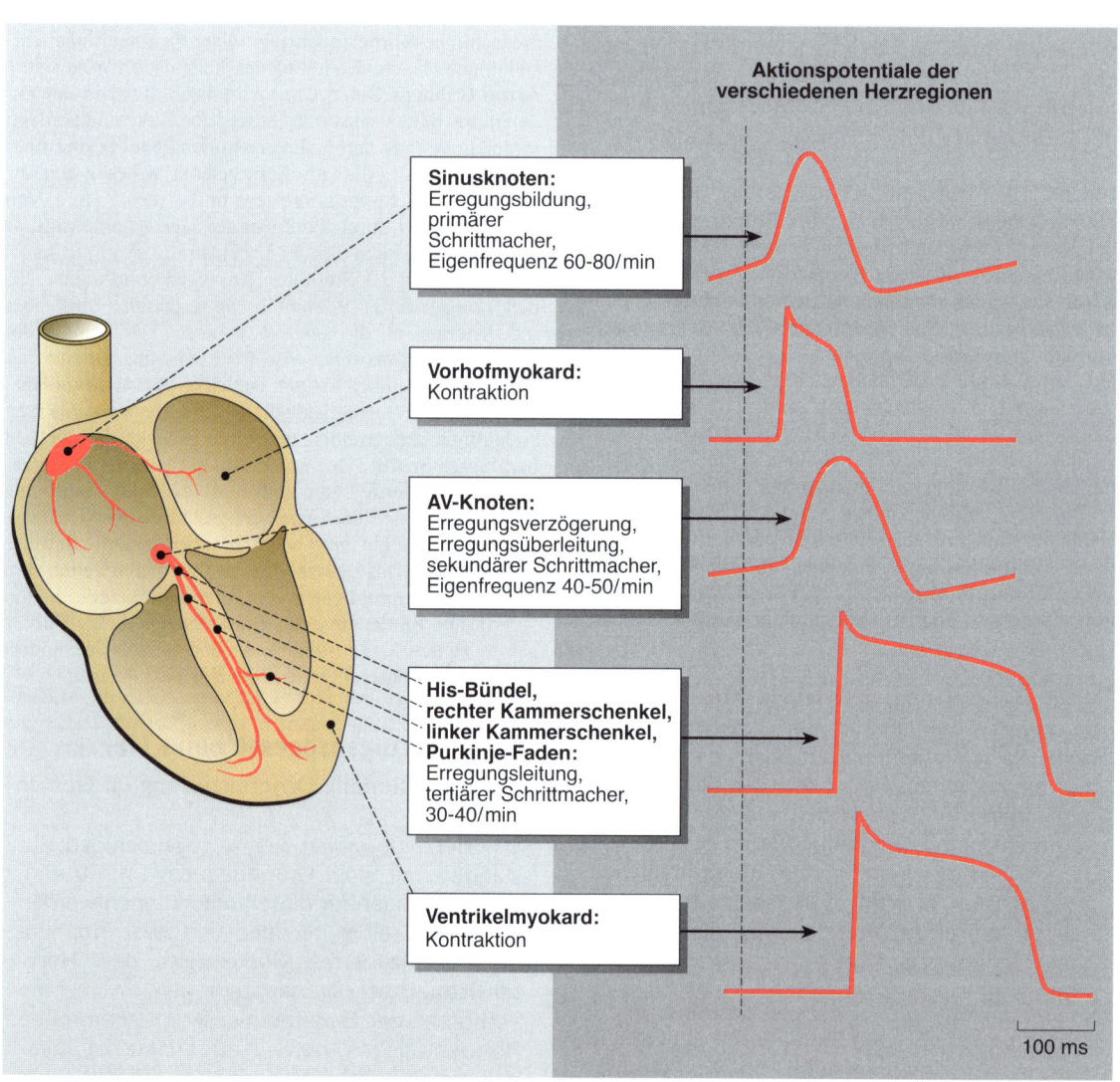

Abb. 8-3 *Erregungsbildung und -ausbreitung im Herzen. Im rechten Bildteil: elektrische Erregung in den verschiedenen Typen der Herzmuskulatur.*

zögerung die Ventrikelkontraktion. Umschlingt man das Präparat im Bereich des Überganges vom Venensinus zu den Vorhöfen und zieht die Schlinge fest zu (1. **Stannius-Ligatur),** so schlägt der Venensinus im alten Rhythmus weiter, während Vorhof und Kammer stehen bleiben. In der Regel setzt im Herzen nach einiger Zeit wieder Spontanaktivität ein, die dann regelmäßig, aber mit deutlich reduzierter Frequenz weiterläuft. Mitunter muß man mit leichten mechanischen Reizen etwas nachhelfen, z. B. mit einer 2. Schlinge im Übergangsbereich Vorhof zu Kammer, die man nur leicht anzieht (2. Stannius-Ligatur). Dieser Reiz stimuliert den Atrioventrikularknoten zur Erregungsbildung. Schnürt man mit einem 3. Faden (3. Stannius-Ligatur) die Herzspitze ab, so schlägt nur noch die Herzbasis weiter. In der Herzspitze erwacht keine Automatie mehr. Diese Gesetzmäßigkeiten sind auch für das Warmblüterherz gültig.

Der primäre Schrittmacherbezirk liegt beim Warmblüterherzen im rechten Herzvorhof, bei der Einmündung der oberen großen Hohlvene. Wegen seiner Lage im Venensinus beim Frosch wird er auch beim Warmblüter als **Sinusknoten** bezeichnet. Vom primären Schrittmacher geht die Erregung auf die Muskulatur beider Vorhöfe über und löst die Vorhofkontraktion aus. Es gibt einige Muskelbündel, die die Erregungsausbreitung zum linken Vorhof und zum AV-Knoten fördern, was aber keine größere Bedeutung hat. Zwischen Vorhöfen und Ventrikeln befindet sich eine bindegewebige Abgrenzung, die einen direkten Erregungsübergang verhindert. Die einzige Verbindung ist der Atrioventrikularknoten mit dem His-Bündel. Der Sinn dieser Konstruktion ist eine Kontraktionsverzögerung zwischen Vorhöfen und Ventrikeln (um 0,1–0,2 s). Die Vorhofkontraktion soll ja die Ventrikelfüllung fördern, erst dann sollen sich die Kammern kontrahieren. Der AV-Knoten hat also die Aufgabe, die Erregung mit gewisser Verzögerung überzuleiten, er ist auf **Erregungsverzögerung** spezialisiert. Ist die Erregung vom AV-Knoten auf die Ventrikel übergetreten, so soll die Kontraktion der Kammermuskulatur möglichst gleichzeitig erfolgen. Deshalb findet sich in den Ventrikeln ein **Erregungsleitungssystem,** bestehend aus dem His-Bündel, das sich zunächst in einen rechten und linken Schenkel aufgliedert und weiterhin in Purkinje-Fäden verzweigt, die schließlich in die Arbeitsmuskulatur des Herzens übergehen.

Die **Erregungsleitungsgeschwindigkeit** beträgt im normalen Kammermyokard rund 1 m/s (Merkhilfe: derselbe Wert wie bei marklosen Nervenfasern, Gruppe C). Im Erregungsverzögerungssystem des AV-Knotens ist sie auf etwa 1/10, also rund 0,1 m/s, herabgesetzt, im Erregungsleitungssystem dagegen auf 2–4 m/s gesteigert.

Die auf Erregungsbildung und -ausbreitung spezialisierten Muskelpartien des Herzens werden zusammenfassend als spezifische Muskulatur der normalen Arbeitsmuskulatur gegenübergestellt, weil sie einige gemeinsame strukturelle Merkmale besitzen, die man mikroskopisch erkennen kann: Sie sind ärmer an kontraktilen Fibrillen und Mitochondrien und reicher an Sarkoplasma und Glykogen. Funktionell ist dem spezifischen Gewebe auch eine durchweg größere Potenz zur Erregungsbildung eigen. Bezüglich dieser Potenz besteht eine hierarchische Abstufung.

Fällt der **primäre Schrittmacher** (Sinusknoten im rechten Vorhof) aus, so springt (im günstigen Fall) ersatzweise der AV-Knoten mit deutlich langsamerer Frequenz ein (40–50/min, Abb. 8-3). Er heißt deshalb **sekundärer Schrittmacher.** Fällt auch diese Partie aus, so kann ein Bezirk des ventrikulären Erregungsleitungssystems als **tertiärer Schrittmacher** einspringen. Man spricht dann von einem **Kammereigenrhythmus.** Da man sich auf das Anspringen solcher Ersatzschrittmacher nicht verlassen kann, wird heute bei Störungen der Erregungsbildung häufig ein **künstlicher Schrittmacher** implantiert, der das Herz durch regelmäßige elektrische Reizung in Aktion hält.

Für die Erregungsausbreitungsgeschwindigkeit im Herzen divergieren die Angaben, und auch innerhalb des Arbeitsmyokards gibt es noch systematische Unterschiede, zwischen inneren und äußeren Schichten usw. Die o. a. Zahlenwerte sind deshalb großzügige Angaben, die der Verdeutlichung des funktionellen Prinzips dienen. Die myogene Erregungsausbreitung vom primären Schrittmacher aus über das gesamte Herz setzt voraus, daß die Muskelzellen gut leitend miteinander verknüpft sind. Dafür sorgen die in den Glanzstreifen des Herzens – den Kontaktzonen zwischen den Muskelfasern – vorhandenen Bezirke eines besonders engen Membrankontaktes: sogenannte Gap junctions oder Nexus, die als elektrische Synapsen dienen. Sie ermöglichen die direkte elektrotonische Erregungsübertragung von einer Zelle zur anderen (vgl. Kap. 6.3 und Abb. 6-24).

8.2.2 Elektrische Erregung in den verschiedenen Herzregionen

Das Aktionspotential des Herzmuskels ist grundsätzlich durch eine langanhaltende Plateauphase gekennzeichnet, wie in Kapitel 4.8.3 beschrieben. Im Detail bestehen allerdings erhebliche Unterschiede zwischen den verschiedenen Herzpartien, die mit der beschriebenen funktionellen Differenzierung verknüpft sind. Mit feinen Glasmikroelektroden kann man heute die Aktionspotentiale in Muskelzellen aller Regionen genau messen, wozu allerdings kleine Gewebsbezirke herauspräpariert und in spezielle Meßkammern eingebracht werden müssen. Auch am menschlichen Herzgewebe werden diese Phänomene heute studiert.

Bei einem Vergleich der **elektrischen Aktivität in den verschiedenen Herzregionen** (Abb. 8-3) erkennt man deutliche Unterschiede a) im diastolischen Potentialverlauf, b) in der Anstiegssteilheit des Aktionspotentials und c) in der Dauer der Plateauphase des Aktionspotentials. Die allmähliche Depolarisation während der Diastole ist Ausdruck der spontanen Erregungsbildung; sie ist dementsprechend besonders deutlich im Sinusknoten ausgeprägt und etwas schwächer im sekundären Schrittmacher, dem AV-Knoten. Die relativ langsame Depolarisation zu Beginn des Aktionspotentials von Sinus- und AV-Knoten läßt erkennen, daß hier die langsamen Erregungsprozesse überwiegen (gebunden an die Calcium-Kanäle). Hierin zeigt sich u. a. die Spezialisierung des AV-Knotens auf Erregungsverzögerung. Im spezifischen Erregungsleitungsgewebe und in der Arbeitsmuskulatur von Vorhof und Ventrikel dominieren die „schnellen" Erregungsprozesse mit rascher initialer Depolarisation (gebunden an das Natrium-System). Die Plateauphase ist der Kontraktionsdauer angepaßt – die Vorhofkontraktion ist deutlich kürzer als die Kammerkontraktion.

8.2.3 Mechanismen der elektrischen Erregung

Die Prozesse der elektrischen Membranerregung sind in Kapitel 4 ausführlich behandelt. Darauf wird hier aufgebaut. Eventuell sollten die grün unterlegten Absätze von Kapitel 4 vor dem Weiterlesen rekapituliert werden.

Das Ruhemembranpotential des **Arbeitsmyokards** liegt mit –85 bis –90 mV dicht am K^+-Gleichgewichtspotential von etwa –95 mV. Das typische **Plateau-Aktionspotential** ist in Abbildung 8-4 dargestellt, mit den verantwortlichen Leitfähigkeitsänderungen. Wird eine Herzmuskelfaser durch Weiterleitung der elektrischen Erregung von benachbarten Zellen erregt, so springt zunächst das Natrium-System der Zell-

membran an. Dieses Na^+-System ist dem des Nerven sehr ähnlich, es wird rasch aktiviert und rasch wieder inaktiviert, die Na^+-Leitfähigkeit (g_{Na}) wird also nur kurzfristig gesteigert. Langsamer und langanhaltend folgt die Aktivierung eines „langsamen Kanalsystems", das bevorzugt Ca^{2+}-Ionen einströmen läßt und deshalb als Calcium-System bezeichnet wird (g_{Ca} in den Bildern). Die K^+-Leitfähigkeit nimmt mit Beginn des Aktionspotentials zunächst ab und steigt erst gegen Ende der Plateauphase deutlich an, um dann für die Repolarisation zu sorgen. **Das langsame Ca^{2+}-System und die besonderen Eigenschaften des K^+-Systems sind die wichtigsten Voraussetzungen dafür, daß eine lange Plateau-Depolarisation** in der Arbeitsmuskulatur der Herzkammern **zustande kommt.**

Die Beschreibung des Herzaktionspotentials als Zusammenspiel von drei Kanalsystemen gemäß Abbildung 4-43 ist eine starke Vereinfachung. Experten unterscheiden heute mehr als zehn Ionenkanaltypen beim Herzmuskel. In Abbildung 8-4 sind fünf Kanaltypen berücksichtigt, die für das Verständnis der regionalen Differenzierung beim Herzen ausreichen.

Für die **Einstellung des Ruhepotentials** ist vor allem ein K^+-Kanalsystem verantwortlich, das seine Leitfähigkeit bei Depolarisation vermindert (und bei Hyperpolarisation steigert) und deshalb als **Einwärts-Gleichrichter,** K_{ir} bezeichnet wird (ir für inward rectification, vgl. Kap. 4.9). Diese Kanäle wirken also nicht, wie die klassischen K^+-Kanäle, regelnd auf das Membranpotential, indem sie sich bei Depolarisation öffnen und so für Repolarisation sorgen – im Gegenteil: Sie verringern ihre Durchlässigkeit bei Depolarisation und begünstigen somit die beim Herzen angestrebte langanhaltende Plateau-Depolarisation. In Abbildung 8-4 ist die Leitfähigkeit dieses Systems als g_{Kir} eingetragen.

Darüber hinaus gibt es für die Einstellung des Ruhepotentials ein gesondertes Kanalsystem, das weitgehend zeit- und potentialunabhängig ist. Man spricht deshalb auch von der Hintergrundleitfähigkeit, in Abbildung 8-4 als g_H eingetragen. Diese Kanäle sind vor allem für Na^+-Ionen durchlässig. Das Ausmaß dieser **Na^+-Hintergrundleitfähigkeit** bestimmt insbesondere, wieweit das Ruhepotential vom K^+-Gleichgewichtspotential entfernt ist. Beim Arbeitsmyokard beträgt dieser Abstand nur 5–10 mV. Im Verlauf des Aktionspotentials bleibt g_H praktisch unverändert (Abb. 8-4).

Daneben gibt es auch beim Herzen ein klassisches K^+-System, das bei Depolarisation verzögert

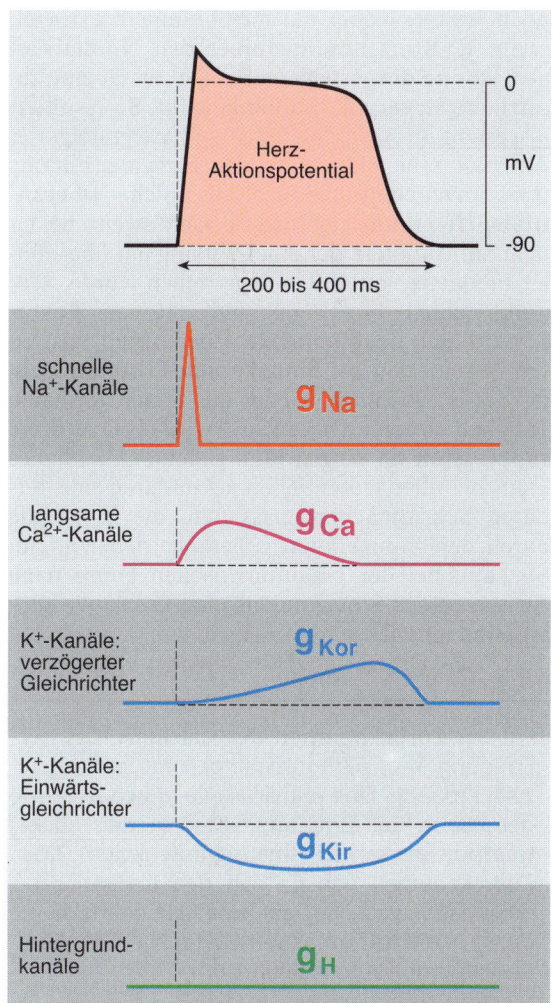

Abb. 8-4 *Aktionspotential der Arbeitsmuskulatur im Bereich der Herzkammern (Kammermyokard) mit Verlauf der Membranleitfähigkeiten für die fünf wichtigsten Ionenkanaltypen. or bei der Kaliumleitfähigkeit: outward rectification = Auswärtsgleichrichtung; ir: inward rectification = Einwärtsgleichrichtung.*

Die **primären Schrittmacherzellen** im Sinusknoten sind generell weniger polarisiert als das Arbeitsmyokard, nach einem Aktionspotential wird eine maximale Polarisation von –60 bis –70 mV erreicht, worauf unmittelbar die **spontane diastolische Depolarisation** als Ausdruck der Automatie beginnt (Abb. 8-5). Ein schnelles Na^+-System fehlt bei diesen Zellen praktisch vollständig. Die diastolische Depolarisation ist an eine langsame Abnahme der K^+-Leitfähigkeit gebunden sowie an eine mit zunehmender Depolarisation wachsende Aktivierung des Ca^{2+}-Systems. Das Aktionspotential wird ganz überwiegend durch das Ca^{2+}-System getragen. Das Verhalten der verschiedenen K^+-Kanäle begünstigt – ähnlich wie für das Kammermyokard beschrieben – die lange Dauer des Aktionspotentials, wenngleich das Plateau in dieser Herzregion nicht so ausgedehnt ist wie im Kammermyokard.

Die tiefgreifenden Unterschiede zwischen Schrittmacher- und Arbeitsmyokard basieren auf Unterschieden in der Ausprägung der verschiedenen Ionenkanäle. Die besonders schwache Polarisation beruht einmal darauf, daß das K^+-System vom Typ K_{or} im Schrittmachergewebe nur sehr schwach ausgebildet ist. Zum anderen ist die Hintergrundleitfähigkeit g_H relativ stark. Der langsame Verlauf der Depolarisationsphase des Aktionspotentials beruht darauf, daß das schnelle Na^+-System fehlt. Es würde auch, wenn es vorhanden wäre, kaum zum Tragen kommen, da es bei den bestehenden Potentialen weitgehend in-

seine Leitfähigkeit steigert, in Abbildung 8-4 als g_{Kor} eingetragen (or für outward rectification). Im Vergleich zu dem entsprechenden K^+-System des Nerven verläuft die Aktivierung beim Herzen viel langsamer, was gleichfalls dafür günstig ist, daß sich zunächst eine lange Plateau-Depolarisation ausbilden kann. Die langsame Aktivierung dieses K^+-Systems fördert dann die späte Repolarisation. Der Verlauf von g_K in Abbildung 4-43 ist also eine Überlagerung der Reaktionen von K_{ir} und K_{or}.

Die Verläufe von g_{Na} und g_{Ca} sind in Abbildung 8-4 wie in Abbildung 4-43 eingetragen.

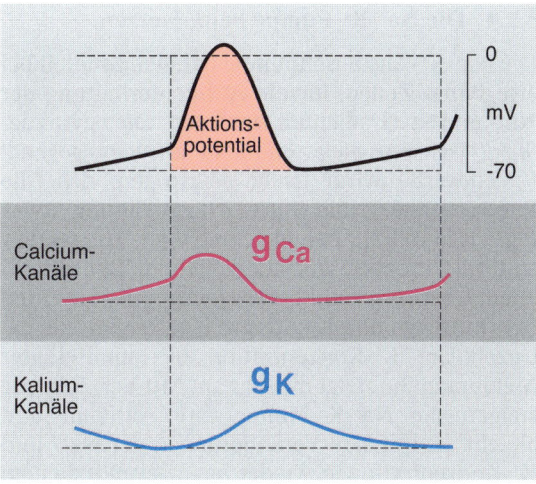

Abb. 8-5 *Erregungszyklus einer **primären Schrittmacherzelle**, mit Verlauf der Ca^{2+}- und K^+-Leitfähigkeiten.*

aktiviert wäre. Bei dem Schwellenpotential für die Entstehung des Aktionspotentials wäre es in jedem Falle inaktiviert.

Die Schwankungen der K^+-Leitfähigkeit in Abbildung 8-5 spiegeln vor allem das Verhalten des klassischen K^+-Systems, des verzögerten Gleichrichters (K_{or}). Dieses System neigt durchaus zu **Oszillationen** und zu **Repetitivität**, wie in Kapitel 4.7.2 für den Nerven beschrieben (Abb. 4-35 und 4–36). Beim Herzen verläuft alles viel langsamer, und statt des Na^+-Systems wirkt das Ca^{2+}-System mit. Während des Aktionspotentials steigert sich die K^+-Leitfähigkeit nur sehr langsam und erreicht am Ende des Aktionspotentials ihr Maximum. Nach Abschalten des Ca^{2+}-Systems tritt deshalb zunächst eine relativ starke Polarisation ein, vergleichbar der Nachhyperpolarisation beim Nerven, die wiederum sehr langsam abklingt und so die diastolische Depolarisation hervorruft. Die diastolische Depolarisation schließlich startet den nächsten Erregungszyklus des Ca^{2+}-Systems. Es sind also vor allem Mechanismen der Repetitivität, die die regelmäßige, rhythmische Aktivität des Herzens aufrechterhalten. Die Entstehung einer ersten Erregung aus einer Ruhesituation heraus ist viel schwieriger als das Weiterlaufen einer einmal erzeugten Erregung. Dies zeigt sich, wenn beispielsweise der primäre Schrittmacher aussetzt (oder im Experiment bei der 1. Stannius-Ligatur abgeschaltet wird). Dann gibt es zunächst eine längere Pause **(präautomatische Pause),** oder das Herz springt gar nicht mehr an. Kommt es in den sekundären oder tertiären Schrittmacherbezirken zu einer ersten Erregung, so ist das Weiterlaufen regelmäßiger Erregungen weitgehend gesichert, weil die einmal angestoßenen Oszillationen sich leicht im Sinne repetitiver Erregungen fortsetzen.

8.2.4 Die Na^+-K^+-Pumpe beim Herzen

Die Na^+-K^+-Austauschpumpe hat, wie generell bei erregbaren Zellen, für die Aufrechterhaltung der Na^+- und K^+-Gradienten zu sorgen. Die bevorzugte 3:2-Transport-Relation (3 Na^+ auswärts gegen 2 K^+ einwärts) wirkt leicht elektrogen, d.h. die Pumpe verstärkt die innere Negativierung etwas (vgl. Kap. 3.3.2). Bei gleichmäßiger Herzaktion sind alle Prozesse gut ausgeglichen. Bei plötzlichem Übergang zu höherer Herzfrequenz werden Na^+-Einstrom und K^+-Ausstrom gesteigert, die extrazelluläre K^+-Konzentration in unmittelbarer Membrannähe steigt meßbar an. Mit Verzögerung steigert die Na^+-K^+-Pumpe ihre Aktivität und gleicht die initialen Veränderungen der Na^+- und K^+-Konzentrationen wieder aus. Bei plötzlichem Rückgang des verstärkten Herzantriebes läuft die gesteigerte Aktivität der Na^+-K^+-Pumpe zunächst

noch weiter, wobei die membrannahe extrazelluläre K^+-Konzentration unter den Normalwert absinkt und die gesteigerte Pumpaktivität eine zusätzliche Hyperpolarisation bewirkt. So resultiert insgesamt im Anschluß an eine Phase gesteigerter Aktivität eine Hemmung der Erregungsbildung (Overdrive suppression). Eine solche **Überantriebs-Hemmung** sieht man beispielsweise bei einem Sinusknoten, der eine Zeitlang mit überhöhter Frequenz von außen angetrieben wurde, z.B. durch einen hochfrequenten ektopen Fokus. Setzt dieser hochfrequente Überantrieb aus, so vergeht eine gewisse **Sinusknoten-Erholungszeit,** bis der Sinusknoten wieder mit seiner normalen Tätigkeit einsetzt. Diese Pause wird als **Overdrive suppression** im obigen Sinn gedeutet. Ähnliches kann bei allen potentiellen sekundären und tertiären Schrittmachern passieren, die ja ständig durch den Sinusknoten „überangetrieben" sind. So kann bei der präautomatischen Pause nach Aussetzen des Sinusknotens eine Overdrive suppression mitwirken.

8.2.5 Calcium-Pumpen

> Für das **Zurückpumpen des Calciums,** das bei Erregung in das Zytoplasma gelangt ist, sorgen zwei Prozesse. Eine primär-aktive, durch ATP angetriebene Calciumpumpe besorgt den Rücktransport ins sarkoplasmatische Retikulum. Das Zurückpumpen von Ca^{2+} in den Extrazellulärraum wird vor allem auf eine sekundär-aktive, durch Na^+-Einstrom angetriebene Na^+-Ca^{2+}-Austauschpumpe zurückgeführt.

Das während eines Aktionspotentials in die Zelle eingeströmte Calcium muß während der Diastole wieder herausbefördert werden, weil nur so ein langfristiges Gleichgewicht möglich ist. Dafür gibt es zwei Prozesse:
– eine primär-aktive Pumpe, die durch ATP-Spaltung angetrieben wird und so Ca^{2+} herauspumpen kann,
– eine sekundär-aktive Pumpe, die durch den Na^+-Gradienten angetrieben wird: eine Na^+-Ca^{2+}-Austauschpumpe, für die eine Austauschrate von 1 Ca^{2+} gegen 3 Na^+ angenommen wird, was mit einer gewissen Depolarisation verbunden ist.

Beide Pumpen sind für die Membran der Herzmuskelzelle nachgewiesen. Bezüglich der Gewichtung beider Prozesse bei der Herzfunktion besteht noch keine Klarheit. Im allgemeinen wird angenommen, daß der Ca^{2+}-Transport in den Extrazellulärraum vor allem über Na^+-Ca^{2+}-Austausch erfolgt, während der Ca^{2+}-Transport in das

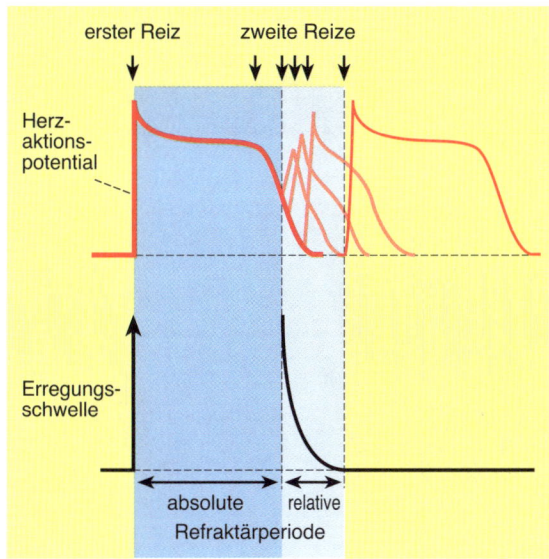

erster Reiz   zweite Reize

Herz-
aktions-
potential

Erregungs-
schwelle

absolute   relative
Refraktärperiode

Abb. 8-6 Refraktärperiode beim Herzmuskel.
*Oben: Normales Aktionspotential beim Arbeitsmyokard nach
einem ersten Reiz, mit den Effekten einer zweiten Reizung in
unterschiedlichem Abstand vom ersten Reiz (vgl. Abb. 4.25).
Unten: Verlauf der Erregungsschwelle im Ablauf des ersten,
normalen Aktionspotentials. Die Auswirkungen der zweiten
Reizungen auf die Erregungsschwelle sind nicht berücksichtigt.*

sarkoplasmatische Retikulum durch ATP angetrieben wird. Der Na$^+$-Ca^{2+}-Austausch ist kritisch
vom Na$^+$-Gradienten abhängig. Schon leichte Anstiege der intrazellulären Na$^+$-Konzentration, z. B.
unter Einwirkung von Herzglykosiden, beein-
trächtigen die Pumpfunktion und führen zu einer
intrazellulären Ca^{2+}-Anreicherung, was unter anderem die Kraft der Kontraktion steigert (positiv
inotrope Wirkung, vgl. Abschn. 8.3).

8.2.6 Refraktärperiode

Während der Plateauphase eines Aktionspotentials läßt sich mittels elektrischer Reizung keine
neue Erregung auslösen, die Herzmuskelfaser ist
absolut refraktär. Erst im Verlauf der Repolarisation kehrt die Erregbarkeit allmählich zurück, wobei sich zunächst – etwa ab Halb-Repolarisation
– nur mit sehr starken Reizen (hohe Erregungsschwelle) kleinere, abortive Aktionspotentiale
auslösen lassen (Abb. 8-6), die auch von reduzierten Kontraktionen begleitet sind (Abb. 8-7).
Erst nach Wiederherstellung des normalen Po-
tentialwertes wird auch die volle Erregbarkeit
wieder erreicht. Die der **absoluten Refraktärperiode** folgende Zeit der eingeschränkten Erregbarkeit wird **relative Refraktärperiode** ge-

nannt: Die Erregungsschwelle ist erhöht, und
das auslösbare Aktionspotential ist deutlich kleiner als das normale.

**Die lange Refraktärzeit erschwert die Teta-
nisierbarkeit des Herzmuskels.** Ein unvollkommener Tetanus ist aber auslösbar, wenn unmittelbar nach der absoluten Refraktärperiode
immer wieder eine neue Erregung erfolgt
(Abb. 8-7).

Die Refraktärperiode läßt sich noch etwas aufgliedern.
Die ersten, sehr schwachen Aktionspotentiale, die sich
gegen Ende der absoluten Refraktärperiode auslösen lassen, reichen nicht zur Fortleitung der Erregung aus. Man
bezeichnet deshalb die Zeit, die vergeht, bis sich wieder
ein vollwertiges Aktionspotential, das zur Weiterleitung
der Erregung ausreicht, auslösen läßt, auch als effektive
Refraktärperiode. Bei genauer Messung kann man auch
feststellen, daß unmittelbar nach dem Ende der relativen
Refraktärperiode die Muskelfaser für eine kurze Zeit
leichter erregbar ist als normal.

Die Deutung der Refraktär-Phänomene ergibt
sich aus den allgemeinen Erregungsgesetzen
(Kap. 4.5.4 und Abb. 4-25). Das schnelle Na$^+$-Sy-
stem geht unmittelbar nach Beginn der Erregung
in den Zustand der Inaktivierung über, und erst
bei Repolarisation über –60 mV hinaus wird es
wieder erregbar. Das langsamere Ca^{2+}-System
bleibt während der Plateauphase ebenfalls völlig
unerregbar. Es unterscheidet sich aber im Inakti-
vierungsverhalten deutlich vom Na$^+$-System, indem es erst bei stärkerer Depolarisation inaktiviert und dementsprechend bei Repolarisation
schon früher wieder aktivierbar wird. Deshalb
gibt es auch qualitative Veränderungen des Aktionspotentials während der relativen Refraktär-
riode. Die ersten, unmittelbar nach der absoluten
Refraktärperiode auslösbaren Aktionspotentiale
sind ganz überwiegend vom Calcium-System getragen, und erst mit zunehmender Repolarisation
wird der Anteil des Natrium-Systems immer
größer.

Abbildung 8-7 zeigt zu einer Serie möglichst
rasch aufeinander folgender Aktionspotentiale
auch den Kontraktionsverlauf einer Herzmuskelfaser. Zum Zeitpunkt der frühesten Wiederauslö-
sung eines effektiven Aktionspotentials ist die
Muskelfaser noch nicht voll erschlafft. Es kommt
also zu einer Überlagerung der aufeinanderfolgenden Kontraktionskurven, was nach den beim
Skelettmuskel erörterten Gesetzmäßigkeiten eine
**Superposition zu einem unvollkommenen Teta-
nus** darstellt. Ein vollkommener Tetanus wie
beim Skelettmuskel (in Abb. 8-7 vergleichend dargestellt) läßt sich beim Herzmuskel nicht auslö-

8

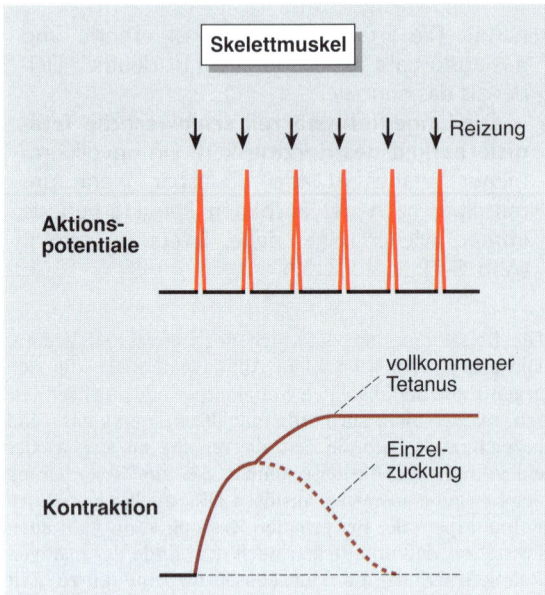

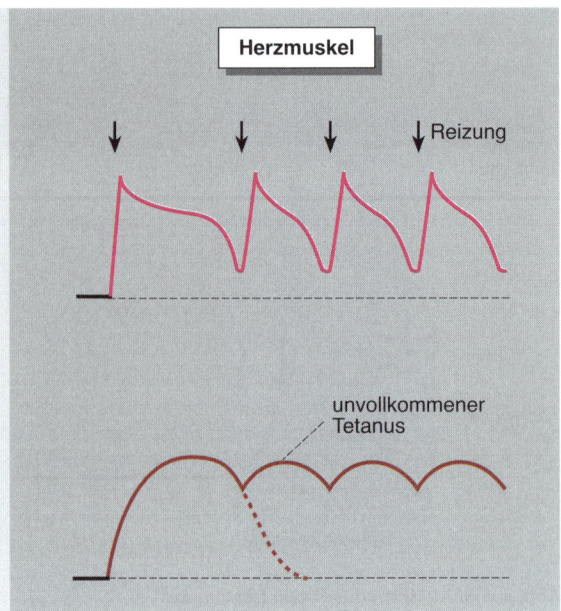

Abb. 8-7 Effekte einer Mehrfachreizung bei Skelett- und Herzmuskel. *Die kurze Aktionspotentialdauer beim Skelettmuskel erlaubt wiederholte neue Erregungen während einer Einzelzuckung, so daß sich die Kontraktionen leicht zu einem* *vollkommenen Tetanus überlagern können. Beim Herzmuskel ist die Tetanisierbarkeit durch das lange Plateau-Aktionspotential erschwert, es kann nur ein unvollkommener Tetanus ausgelöst werden.*

sen. Das lange Plateau-Aktionspotential mit einer entsprechend langen absoluten Refraktärperiode erschwert beim Herzen eine Tetanisierbarkeit, es läßt sich bei maximaler Stimulationsfrequenz bestenfalls ein unvollkommener Tetanus erreichen. Der in diesem Zusammenhang häufig verwendete Begriff der Nicht-Tetanisierbarkeit des Herzens führt zu Mißverständnissen und sollte vermieden werden.

8.2.7 Ektope Erregungsbildung

Jede Erregungsbildung außerhalb des normalen (nomotopen) Schrittmacherbezirks wird in weiterem Sinne als **ektope Erregungsbildung** bezeichnet, auch das Anspringen einer Erregungsbildung in den sekundären oder tertiären Schrittmacherbezirken. Im engeren Sinn spricht man von einem ektopen Schrittmacher, wenn Bezirke außerhalb des spezifischen Erregungsbildungs- und Leitungssystems zur Quelle von Erregungsbildung werden. Ursache dafür sind in der Regel Stoffwechselstörungen auf dem Boden einer insuffizienten Blutversorgung.

Grundsätzlich kann sich in jedem Myokardbezirk ein ektoper Erregungsfokus etablieren. Zum Mechanismus ektoper Erregungsbildung ist zu bedenken, daß die Automatie ein relativ „primitives" Phänomen ist, das sich bei vielen einfachen Muskelgeweben wie beispielsweise beim glatten Muskel findet. Auch beim embryonalen Herzen sind zunächst alle Zellen noch spontan aktiv. Die Unterdrückung dieser fundamentalen Automatie ist also der Zustand höherer Spezialisierung, den das Kammermyokard später erlangt. Entwicklung ektoper Automatie ist insofern ein Rückfall in phylo- und ontogenetisch alte Funktionen, der sich bei verschiedenen Störungen einstellen kann. In der Regel ist es eine insuffiziente Stoffwechselversorgung des Myokards auf dem Boden einer Durchblutungsinsuffizienz, die mit Depolarisation und vielen anderen Folgeprozessen die Basis einer ektopen Automatie bildet. Die ionale Basis solcher pathologischer Prozesse ist noch komplizierter als die der Normalsituation. So gibt es Hinweise darauf, daß die Calcium-Überladung bei solchen gestörten Zellen Ströme aktivieren kann, die unter Normalbedingungen gar nicht zum Tragen kommen.

8.2.8 Künstliche Schrittmacher

Wenn die Schrittmacherprozesse im Herzen gestört sind und die Herzfrequenz zu stark absinkt, oder die Herzerregung phasenweise ganz aussetzt, so läßt sich das heute relativ leicht korrigieren, wenn man die Gefahr rechtzeitig erkennt. Man kann dem Patienten ein kleines, batteriegetriebenes Reizgerät subkutan implantieren, das die gewünschten elektrischen Reizimpulse liefert und über Kabel zum Herzen führt.

Diese Technik ist heute sehr weit entwickelt. So gibt es Reizgeräte mit automatischer Anpassung an den Bedarf (Demand-Schrittmacher), die beispielsweise erst anspringen, wenn die elektrokardiographisch kontrollierte Herzaktion zu langsam wird.

8.2.9 Einflüsse verschiedener Ionenkonzentrationen

Vor allem der **extrazellulären K⁺-Konzentration** kommt praktische Bedeutung zu. Erhöhung der K^+-Konzentration von normalerweise 4–5 mmol/l auf 7–8 mmol/l führt zu leichter Depolarisation infolge der Verschiebung des K^+-Gleichgewichtspotentials, verbunden mit leichter Steigerung von Erregbarkeit und Leitungsgeschwindigkeit. Die Depolarisation steigert aber auch die K^+-Leitfähigkeit, was den Schrittmacherprozessen entgegenwirkt und auch die Neigung zu heterotoper Erregungsbildung dämpft. Starke K^+-Erhöhung, über 10 mmol/l, beeinträchtigt zunehmend die Erregungsleitung und führt schließlich zur Lähmung des Sinusknotens, es kommt zu einem Depolarisationsblock – ein Effekt, den man früher zur Ruhigstellung des Herzens nutzte. Heute werden für diesen Zweck **kardioplege Lösungen** nach anderen Prinzipien zusammengestellt (Na^+- und Ca^{2+}-Entzug, Zugabe von Anästhetika, Calcium-Antagonisten u.a.). Bei Abnahme der K^+-Konzentration dominiert der stimulierende Effekt auf die Automatieprozesse, was zu Herzrhythmusstörungen führen kann (ektope Erregungsbildung). Ca^{2+}-Ionen wirken vor allem auf die Kraftentwicklung, aber auch auf die Erregungsprozesse entfalten sie vielfältige Effekte, mit regionaler Differenzierung. So können beispielsweise erhöhte Ca^{2+}-Konzentrationen in Verbindung mit Digitalisbehandlung die Neigung zu repetitiven Entladungen fördern.

8.3 Elektromechanische Kopplung und Kontraktion

Bezüglich der auf die elektrische Erregung folgenden Prozesse der elektromechanischen Kopplung gibt es beim Herzen viele Gemeinsamkeiten mit dem Skelettmuskel, aber auch wichtige Besonderheiten (vgl. Kap. 6.3).

Der Herzmuskel verfügt, wie der Skelettmuskel, über ein transversal-tubuläres System, so daß bezüglich der Ausbreitung der elektrischen Erregung über die Muskelfaser die in Abbildung 6-10 beschriebenen Gesetzmäßigkeiten gelten: Die Erregung wird über die transversalen Tubuli in die Tiefe der Muskelfaser hineingeleitet und auf das longitudinale Tubulussystem, auf das sarkoplasmatische Retikulum übertragen (vgl. Kap. 6.2.5).

Schlüsselstoff für die Umsetzung der Membranerregung in Kontraktion (Erregungs-Kontraktions-Kopplung oder elektromechanische Kopplung) ist beim Herzen – wie auch bei den anderen Muskelgeweben – das **Ca^{2+}-Ion**. Der größte Teil dieses Calciums kommt – wie beim Skelettmuskel – aus dem sarkoplasmatischen Retikulum (SR). Im Unterschied zum Skelettmuskel strömt aber beim Herzmuskel noch Ca^{2+} während des Aktionspotentials durch Ca^{2+}-Kanäle aus dem Extrazellulärraum ins Zellinnere und trägt zur elektromechanischen Kopplung bei, wie das in Abbildung 6-26 dargestellt ist. Auch Freisetzung von Ca^{2+} aus membrannahen Speicherplätzen (Membran-Calcium) wirkt mit. Die Ca^{2+}-Freisetzung aus dem SR wird einmal durch die Depolarisation angestoßen, die sich bei Erregung in die transversalen Tubuli hinein fortsetzt, und zum anderen durch das bei Erregung über das Sarkolemm einströmende Ca^{2+} (Calcium-induzierte Ca^{2+}-Freisetzung). Der erregungsbedingte Ca^{2+}-Einstrom hat also eine Doppelfunktion: Einmal löst er Ca^{2+}-Freisetzung aus dem SR aus **(Trigger-Effekt)**, zum anderen steigert er die intrazellulär verfügbare Menge des **Aktivierungs-Calciums (Auffüll-Effekt)**. Die Summe aller Ca^{2+}-Freisetzungsprozesse führt dazu, daß die zytosolische Ca^{2+}-Konzentration von etwa 10^{-8} mol/l in Ruhe auf 10^{-6}–10^{-5} mol/l bei Erregung ansteigt.

Nach neueren Auffassungen erfolgt beim Herzmuskel die Ca^{2+}-Freisetzung aus dem SR ganz überwiegend oder ausschließlich über Calcium-induzierte Ca^{2+}-Freisetzung, und beim Skelettmuskel ganz überwiegend durch Depolarisation in der Kontaktzone zwischen transversalen Tubuli und SR.

Es ist schwer, die niedrigen Ca^{2+}-Konzentrationen im Zytosol genau zu messen, was einer der Gründe für unterschiedliche Angaben ist. Ferner wurden die Techniken zur Bestimmung der Ca^{2+}-Schwellen an isolierten kontraktilen Proteinen bzw. „gehäuteten" Muskelfasern immer besser, wobei sich die Schwellen zu niedrigeren Ca^{2+}-Konzentrationen hin verschoben haben.

Bei genauer Betrachtung findet man in Ausmaß und Verteilung der tubulären Strukturen und in anderen strukturellen Feinheiten viele Unterschiede zwischen Herz und Skelettmuskel. So sind beispielsweise die T-Tubuli beim Herzmuskel wesentlich größer als beim Skelettmuskel (ungefähr 5facher Durchmesser), was im Hinblick auf die Ca^{2+}-Transporte an der Membran auch funktionell von Bedeutung ist.

Ebenso wichtig wie die rasche Freisetzung von Calcium bei Aktivierung ist der schnelle Abtransport aus dem Zytoplasma am Ende des Aktionspotentials. Dazu dienen der Na^+-Ca^{2+}-Austausch durch das Sarkolemm ebenso wie die durch ATP angetriebene Ca^{2+}-Pumpe in der Membran des sarkoplasmatischen Retikulums (vgl. Abschn. 8.2.5).

Inotrope Effekte: Kontraktilität. In situ wird die Herzleistung den jeweiligen Erfordernissen angepaßt. Da jede Erregung des Herzens eine Vollerregung jeder einzelnen Muskelfaser bedeutet, muß die Anpassung der Kontraktionskraft an die Erfordernisse durch Eingriffe in die nachgeschalteten Prozesse erfolgen, d. h. vor allem durch Eingriffe in die Ca^{2+}-Prozesse. Dies bedeutet zugleich, daß bei normaler Herztätigkeit unter Ruhebedingungen die Ca^{2+}-Prozesse nicht auf maximaler sondern auf reduzierter Stufe ablaufen und im Dienste gesteigerter Herzleistung intensiviert werden können.

Eine Steigerung der Kontraktionskraft (der Kontraktilität) bezeichnet man als **positiv inotropen Effekt,** eine Senkung entsprechend als negativ inotropen Effekt. Der wichtigste positiv inotrope Effekt wird über den **Sympathikus-Transmitter Noradrenalin** (über adrenerge β-Rezeptoren) vermittelt (vgl. Abschn. 8.6.2). Dabei wird vor allem der systolische Ca^{2+}-Einstrom gesteigert, was dazu führt, daß von Herzschlag zu Herzschlag die Menge des gesamten intrazellulären Aktivierungs-Calciums ansteigt und damit auch die systolische Kontraktion stärker wird, bis sich wieder ein neuer Gleichgewichtszustand zwischen systolischem Einwärts- und diastolischem Auswärtstransport eingestellt hat.

Digitalis-Glykoside wirken dadurch positiv inotrop, daß sie den Ca^{2+}-Auswärtstransport hemmen (als Folge der hemmenden Wirkung auf die Na^+-K^+-Austauschpumpe).

Mit jeder Frequenzsteigerung ist automatisch ein positiv-inotroper Effekt verbunden **(Frequenz-Inotropie).** Auch eine **Dehnungs-Inotropie** wird diskutiert.

Calciumkanal-Blocker (Calcium-Antagonisten) vom Nifedipin-Typ hemmen den Ca^{2+}-Einstrom und wirken so negativ inotrop.

Digitalis-Glykoside wirken primär hemmend auf die Na^+-K^+-Austauschpumpe, was zu einem Anstieg der intrazellulären Na^+-Konzentration führt. Damit wird der Antrieb für den Ca^{2+}-Auswärtstransport durch Na^+-Ca^{2+}-Austausch schwächer, und es resultiert am Ende eine Steigerung des intrazellulären Ca^{2+}-Gehaltes mit positiv inotroper Wirkung. Ob Digitalis auch direkt den Ca^{2+}-Einstrom während des Aktionspotentials fördert, ist umstritten.

Bei der Empfindlichkeit und Komplexität der Calcium-Regulation ist es verständlich, daß auch viele andere Einflüsse mit inotropen Effekten verbunden sind. Wichtig ist der mit Frequenzanstieg automatisch verbundene Kraftanstieg **(Frequenz-Inotropie).** Erhöht man bei einem isolierten Herzmuskel die Erregungsfrequenz, so verschiebt sich die Relation Erregungs- zu Ruhezeit zugunsten der Erregungszeit, was im Calcium-Gleichgewicht eine Verschiebung zugunsten des Ca^{2+}-Einstroms zur Folge hat. Das stufenweise Ansteigen der Kontraktionskraft bei Frequenzanstieg wird auch als Treppen-Phänomen (Herztreppe) bezeichnet.

Bei einer solchen Frequenzsteigerung erkennt man einen neuen Effekt: Die erste nach kürzerem Ruheintervall ausgelöste Kontraktion ist kleiner, und erst in der Folgezeit manifestiert sich die positive Frequenz-Inotropie. Die Kraftabnahme bei einer einzelnen vorzeitigen Reizung führt man darauf zurück, daß das gesamte Calcium-Aktivierungssystem nach einem Kontraktionszyklus eine gewisse Zeit benötigt, bis es für eine neue Aktivierung wieder voll verfügbar ist (vergleichbar einer relativen Refraktärperiode für das Calcium-System). Diese Gesetzmäßigkeiten führen in situ zum Phänomen der **postextrasystolischen Potenzierung:** Eine zu früh einfallende Extrasystole löst nur eine schwache Kontraktion aus, während die dann nach einem verlängerten Intervall (kompensatorische Pause) folgende systolische Kontraktion deutlich verstärkt ist.

Bei der Einwirkung von **Noradrenalin auf das Herz in situ** wirken viele Effekte zusammen: Ein direkter Effekt auf die Ca^{2+}-Kanäle steigert den systolischen Ca^{2+}-Einstrom; die durch Noradrenalin ausgelöste Frequenzsteigerung produziert zusätzlich noch eine positive Frequenz-Inotropie, und der durch die gesteigerte Frequenz erhöhte Na^+-Einstrom kann auch noch einen hemmenden Einfluß auf den Na^+-Ca^{2+}-Austausch entfalten. Ferner gibt es Hinweise darauf, daß Noradrenalin über Einflüsse auf den Cyclo-AMP-Spiegel intrazelluläre Effekte entfaltet, die noch auf anderem Wege eine positive Inotropie zur Folge haben.

Komplizierte Effekte auf die Kontraktionskraft gibt es auch bei **Dehnung** des Herzmuskels. Dabei gilt grundsätzlich dieselbe Längenabhängigkeit wie beim Skelettmuskel: die Abhängigkeit vom Überlappungsgrad der dicken und dünnen Filamente (Abb. 6-8). Im Gegensatz zum Skelettmuskel ist aber beim Herzmuskel die passive Dehnbarkeit durch die Bindegewebsanordnung so beschaffen, daß der Herzmuskel selbst bei stärksten physiologischen Dehnungen nicht in den abfallenden Teil der Längen-Kraft-Beziehung hineinkommt, d.h. zunehmende Vordehnung des Herzmuskels ist normalerweise mit Zunahme der Kontraktionskraft verbunden. Die Kraftänderung, die sich dabei automatisch aus der Filamentüberlappung ergibt, wird nicht als inotroper Effekt bezeichnet. Es gibt aber Hinweise darauf, daß zunehmende Dehnung beim Herzmuskel auch eine gesteigerte Ca^{2+}-Aktivierung nach sich zieht, d.h. daß es auch eine echte positive **Dehnungs-Inotropie** gibt. Die Dehnungseffekte spielen bei der Herzregulation in situ eine besonders wichtige Rolle (Frank-Starling-Mechanismus, Abschn. 8.6.1).

8.4 Elektrophysiologie am ganzen Herzen: Elektrokardiographie

8.4.1 Vektortheorie des Elektrokardiogramms (EKG)

Bei Erregung des Herzens in situ summieren sich die elektrischen Ereignisse, die bei jeder einzelnen Muskelfaser im Erregungszyklus auftreten. Die integrale elektrische Aktivität des Gesamtherzens erzeugt ein elektrisches Feld, das sich im ganzen Körper ausbreitet.

Mit Elektroden auf der Körperoberfläche läßt sich ein Bild der integralen elektrischen Aktivität des gesamten Herzens gewinnen: **Elektrokardiographie.** Jede einzelne Herzmuskelfaser erzeugt bei Erregungsausbreitung sowie bei

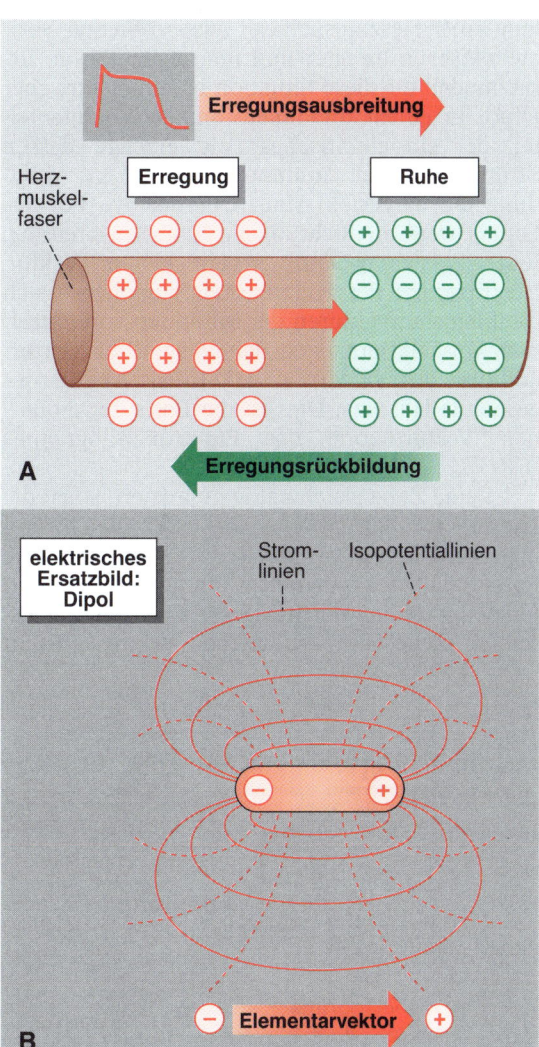

Abb. 8-8 *Ausbildung eines elektrischen Feldes um eine Muskelfaser bei Fortleitung der elektrischen Erregung, vergleichbar einem elektrischen Dipol in einem Volumenleiter. Jede Faser erzeugt einen* **Elementar-Vektor.** *Der unten eingezeichnete Elementarvektor gilt sowohl für eine Erregungsausbreitung von links nach rechts als auch für eine Erregungsrückbildung von rechts nach links.*

Erregungsrückbildung einen kleinen elektrischen Vektor (Elementar-Vektor, Abb. 8-8). Durch Summation aller Elementarvektoren kommt der integrale Vektor des Gesamtherzens zustande, der sich auf die Körperoberfläche projiziert.

Zum Verständnis ist es nützlich, vom Elementarereignis an der einzelnen Muskelfaser auszugehen. Breitet sich eine elektrische Erregung entlang einer Herzmuskelfaser aus, so fließen Ströme zwischen erregter und unerregter Partie. Ersatzmodell für diese Situation ist ein elektrischer Dipol in einem dreidimensionalen Volumenleiter, der ein elektrisches Feld erzeugt, dessen Stromlinien und Äquipotentiallinien in Abbildung 8-8 dargestellt sind. Der positive Pol des Dipols weist in Richtung Erregungsausbreitung. Jeder Elementar-Dipol ist ein kleiner Vektor. Bei Erregung des Herzmuskels summieren sich die Elementarvektoren der Millionen von einzelnen Muskelfasern nach den Regeln der Vektoraddition und bilden so den Integralvektor des gesamten Herzens. Dies ist die Basis der modernen Vektortheorie des Elektrokardiogramms (EKG).

Ist eine Zelle gleichmäßig polarisiert, so ist die Ladung an allen Oberflächenstellen gleich, und man wird mit extrazellulären Elektroden keine Potentialdifferenz abgreifen können. Gleiches gilt für den Zustand gleichmäßiger Erregung der gesamten Zelle. Ein elektrischer Vektor entsteht

also immer nur dann, wenn die Oberflächenladung ungleich ist, d.h. bei Erregungsausbreitung oder -rückbildung, bzw. bei anders verursachten Asymmetrien. Man kann sich den Integralvektor im Zentrum des Herzens lokalisiert denken, wobei Größe und Richtung die elektrische Gesamtsituation anzeigen, die Pfeilspitze bedeutet den positiven Pol. In Abbildung 8-9 ist beispielhaft der maximale Vektor bei Erregungsausbreitung im Ventrikel (maximaler R-Vektor) dargestellt, der etwa in Richtung der anatomischen Herzachse verläuft und dessen positiver Pol zur Spitze weist. Dies zeigt an, daß in diesem Augenblick insgesamt die Erregungsausbreitung von der Basis zur Spitze hin dominiert. Mit adäquat angebrachten Elektroden und geeigneten Meßgeräten kann man den Verlauf des integralen Herzvektors zweidimensional oder auch dreidimensional unmittelbar sichtbar machen (Vektorkardiographie). Man erhält dann eine charakteristische Vektorschleife, die den Verlauf aller Vektor-Spitzenwerte um den Basispunkt des Vektors darstellt, wie in Abbildung 8-10 für eine zweidimensionale Projektion auf die Thoraxvorderwand (Frontalebene) dargestellt. Für die ärztliche Diagnostik hat dieses Verfahren aber keine Bedeutung erlangt. Vielmehr bevorzugt man verschiedene bipolare Ableitungen, die in ihrer Kombination alle Informationen über Größe und Richtung des Vektorverlaufs enthalten.

8.4.2 Standard-Ableitungen des EKG

Basis für die klinische Diagnostik sind die **Standard-Extremitätenableitungen nach Einthoven.** Man unterscheidet drei verschiedene bipolare Ableitungen (Abb. 8-9):

Ableitung I: rechter zu linkem Arm
Ableitung II: rechter Arm zu linkem Bein
Ableitung III: linker Arm zu linkem Bein.

Mit einer Elektrode am rechten Bein wird der Körper geerdet. Die Verbindungslinien zwischen den Ableitpunkten markieren jeweils die Ableitungsebene, auf die sich der Integralvektor nach den Regeln der Vektorrechnung projiziert. Da die Extremitäten selbst nur Fortleitungsfunktion haben, kann man die beiden Oberarmansätze und einen Punkt im Becken als Ableitpunkte betrachten und die Ableitungssituation vereinfacht mit einem gleichschenkligen **Einthoven-Dreieck** darstellen. Dann projiziert sich der maximale R-Vektor wie in Abbildung 8-10 auf die drei Standard-Ableitebenen. Umgekehrt kann man bei Registrierung der EKG-Kurven von den drei Standard-Ableitebenen den maximalen Gesamt-R-Vektor konstruieren.

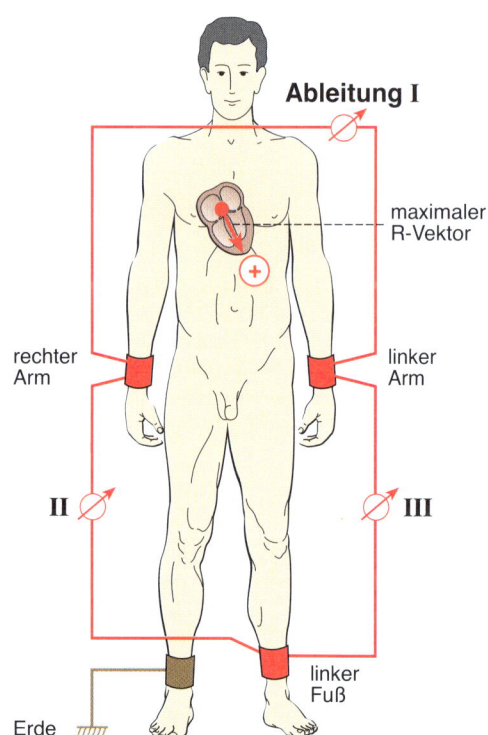

Standard-EKG-Ableitung nach Einthoven

Ableitung I

maximaler
R-Vektor

rechter
Arm

linker
Arm

II   III

linker
Fuß

Erde

*Abb. 8-9 Schema für die drei **Standard-Ableitungen des EKG** nach Einthoven (Ableitungen I, II und III), mit Einzeichnung des maximalen R-Vektors bei Herzerregung.*

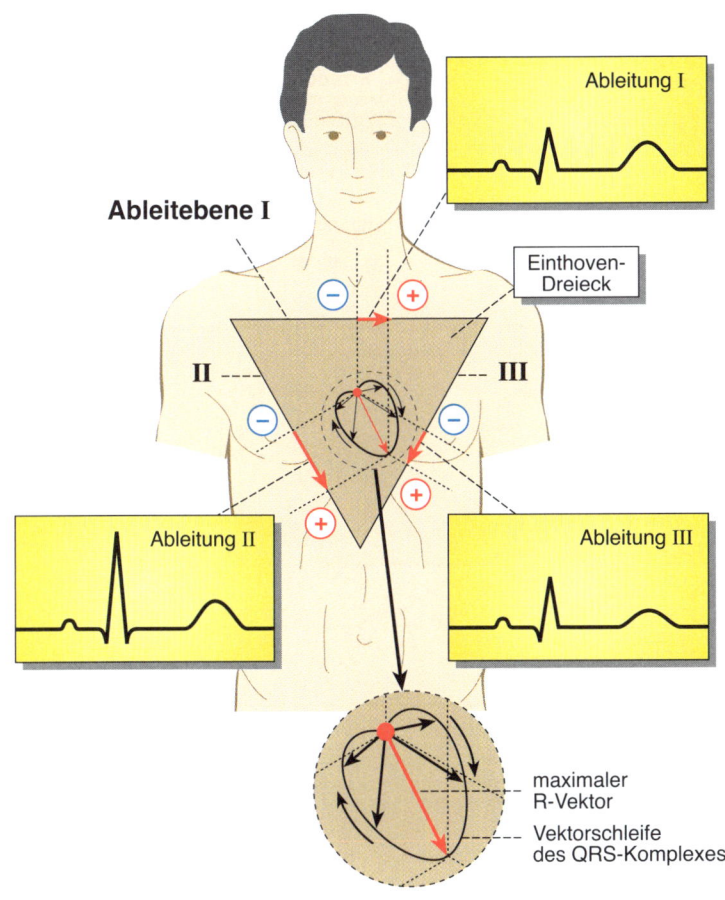

Ableitebene I

Ableitung I

Einthoven-Dreieck

II III

Ableitung II Ableitung III

maximaler R-Vektor

Vektorschleife des QRS-Komplexes

8

Abb. 8-10 Einthoven-Dreieck mit den drei Standard-Extremitätenableitungen und den Projektionen des maximalen R-Vektors auf die drei Ableitungsebenen I, II und III. Der Mittelpunkt des gleichseitigen Dreiecks wird als Quellpunkt des jeweiligen Erregungsvektors angenommen. Die Spitze des QRS-Vektors durchläuft die markierte Vektorschleife (Projektion auf die Frontalebene). Der maximale R-Vektor ist rot eingezeichnet, ebenso seine Projektionen auf die drei Ableitebenen.

Die jeweiligen Ableitungen erfolgen bipolar nach dem Prinzip der Differentialverstärkung. Dieses Prinzip besteht darin, daß zwei Verstärkerkanäle mit gemeinsamem Null-Eingang (geerdet) gegeneinandergeschaltet sind. Jedes der beiden Meßsignale vom rechten und linken Arm wird gegen Erde abgeleitet. Auf diese Weise werden beispielsweise die 50 Hz-Störsignale, die von beiden Ableitpunkten weitgehend identisch erfaßt werden, automatisch eliminiert, und es werden nur die Unterschiede zwischen den beiden differenten Ableitpunkten erfaßt. Nur so ist es möglich, am Menschen ohne große Abschirmungsmaßnahmen gegen Störungen vom Netzstrom relativ schwache Potentialdifferenzen zu messen – der maximale Ausschlag bei der Standardableitung beträgt etwa 1 mV. Meßtechnisch ist weiterhin wichtig, daß man einen AC-Vorverstärker wählt (AC = alternating current = Wechselstrom), der Spannungsänderungen mit einer Zeitkonstanten von 1–2 s mißt, d. h. eine konstante Spannung klingt innerhalb von wenigen Sekunden ab. Auf diese Weise werden schwache Gleichströme, wie sie bei Elektrodenkontakten mit der Haut über salzhaltige Lösungen immer auftreten, automatisch eliminiert, und die schnellen EKG-Ausschläge können bei konstanter Grundlinie unverfälscht aufgezeichnet werden.

Im normalen EKG (Abb. 8-11, Standardableitung II) tritt zunächst eine P-Welle auf, die die Erregungsausbreitung in den Vorhöfen anzeigt. Nach Überleitung der Erregung auf die Herzkammern (Überleitungszeit, PQ-Intervall normalerweise kürzer als 0,2 s) tritt die QRS-Gruppe auf, die die Erregungsausbreitung in der Kammermuskulatur anzeigt (QRS-Dauer etwa 0,1 s). Während der isoelektrischen ST-Strecke ist die gesamte Kammermuskulatur gleichmäßig erregt. Die Erregungsrückbildung erzeugt die T-Welle, eventuell noch eine kleine U-Welle.

In Abbildung 8-11 ist ein normales EKG, wie man es mit Standardableitung II erhält, dargestellt. Schematisch ist dazu die jeweilige Erregungssituation des Herzens miteingetragen, von oben nach unten in räumlicher Fortschreitung, nach rechts die Erregungsdauer der verschiedenen Partien. Die Erregung des Sinusknotens ist im Standard-EKG nicht erkennbar, weil die Gewebsmasse zu klein ist. Erst das Übergreifen der Erregung

8

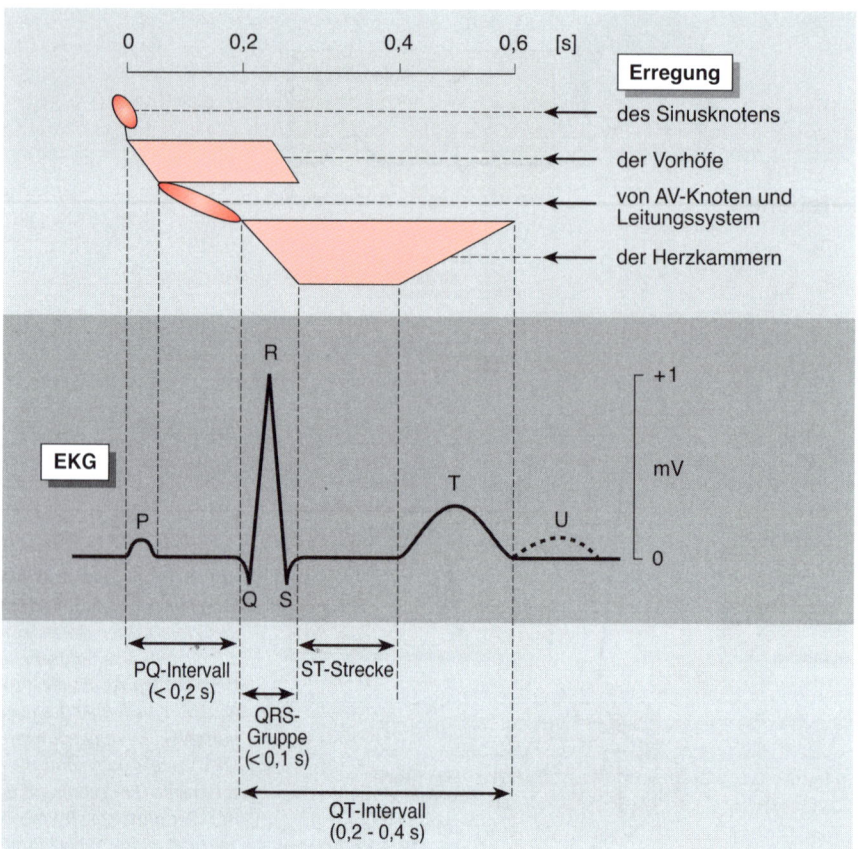

Abb. 8-11 Normales EKG. *Dargestellt sind die verschiedenen Wellen, Zacken, Strecken und Intervalle (unterer Teil, Standardableitung II nach Einthoven).* **Oberer Bildteil:** *Erregungssituation der verschiedenen Herzpartien. Nach unten ist das Fortschreiten der Erregung über Vorhöfe und Ventrikel mit der typischen zeitlichen Verzögerung dargestellt. Nach rechts ist für die Vorhof- und Ventrikelmuskulatur die Erregungsdauer des jeweiligen Ortes eingezeichnet: In den Kammern setzt an den Orten, die zuletzt von der Erregung ergriffen werden, die Erregungsrückbildung zuerst ein.*

auf die Vorhöfe erzeugt einen meßbaren elektrischen Vektor, der als **P-Welle** im EKG zu erkennen ist. Sobald beide Vorhöfe voll von der Erregung ergriffen sind, klingt die P-Welle ab, es wird wieder eine Potentialdifferenz von Null registriert. Die Erregungsrückbildung in den Vorhöfen ergibt ein schwächeres Signal, das sich zudem mit den Kammererregungen überlagert und deshalb im EKG üblicherweise nicht zu erkennen ist. Die Erregung im AV-Knoten und im His-Bündel mit dessen Verzweigungen bleibt wieder, wegen geringer Gewebsmasse, elektrisch stumm.

Erst mit Erregungsbeginn im Kammermyokard beginnt ein neuer Ausschlag, die **QRS-Gruppe.** Die Q-, R- und S-Zacken bilden eine funktionelle Einheit, sie kennzeichnen insgesamt die Erregungsausbreitung in beiden Herzkammern. Der maximale Vektor während dieses Komplexes (maximaler R-Vektor) verläuft praktisch in Richtung der anatomischen Herzachse, weil trotz vielfacher Verzweigungen und Variationen im Verlauf der Muskelfasern die baso-apikale Verlaufsform doch deutlich dominiert. Als erstes werden Partien des Kammerseptums erregt, wobei für einen Moment die Erregungsausbreitung nach links oben dominiert (negative Q-Zacke), ehe sich die baso-apikale Erregungsausbreitung durchsetzt. Auch am Ende der Erregungsausbreitung ändert sich noch einmal die Vektorrichtung, wenn die letzten Bezirke der Ventrikel um die Herzklappen erregt werden. Man nimmt an, daß sich der größte Teil der Elementarvektoren gegenseitig aufhebt, da in dem nahezu kugeligen Herzorgan viele Muskelfasern zirkulär verlaufen, und da darüber hinaus über das Erregungsleitungssystem schon manche spitzennahen Bezirke früh von der Erregung ergriffen werden, von wo aus auch wieder apiko-basale Erregungsverläufe stattfinden. (Bis zu 90 % Auslöschung der Einzelvektoren wird geschätzt.) Dieser Prozeß der Erregungsausbreitung ist in rund 100 ms abgeschlossen (Dauer der QRS-Gruppe über 0,12 s gilt als krankhaft).

Es folgt dann die **ST-Strecke** auf Nullpotential, die die gleichmäßige Erregung der gesamten Ventrikelmuskulatur anzeigt. Würde die anschließende Rückbildung der Erregung ebenso verlaufen wie die Erregungsausbreitung, d. h. in Geschwindigkeit und räumlichem Muster gleich, so würde man im EKG einen der QRS-Gruppe entsprechenden, richtungsmäßig genau umgekehrten Verlauf erwarten. In Wirklichkeit findet man aber eine **T-Welle,** die in die gleiche Richtung weist wie die R-Zacke, nur ist sie kleiner und breiter. Dies bedeutet, daß die Erregungsrückbildung langsamer und in der Summe aller Einzelvektoren in umgekehrter Richtung verläuft wie die Erregungsausbreitung, woraus ein Integralvektor in gleicher Richtung wie bei Erregungsausbreitung resultiert (vgl. Abb. 8-8). Mitunter, aber nicht regelmäßig, folgt der T-Welle noch eine kleine U-Welle, die man auf verzögerte Erregungsrückbildung in einigen Partien, wahrscheinlich in den Endverzweigungen des Erregungsleitungssystems, zurückführt.

Als Strecken bezeichnet man die zwischen zwei Zacken oder Wellen gelegenen Abschnitte, also PQ-Strecke (Ende P bis Anfang Q) und ST-Strecke (Ende S bis Anfang T). Intervalle heißen dagegen die Abschnitte, die sowohl Zacken oder Wellen als auch Strecken umfassen, also das **PQ-Intervall,** die **Überleitungszeit** (Beginn P bis Beginn Q, < 0,2 s) und das **QT-Intervall** (Beginn Q bis Ende T), die elektrische **Systolendauer** (vgl. Abb. 8-11).

8.4.3 Lagetypen des Herzens

Die Richtung des maximalen R-Vektors nennt man **elektrische Herzachse.** Sie stimmt etwa mit der anatomischen Herzachse überein. Mit der Konstruktion des R-Vektors aus den Standardableitungen kann man deshalb Informationen über die Lage des Herzens gewinnen (Abb. 8-10). Man mißt dazu den Winkel α, den der maximale R-Vektor mit der Horizontalen bildet. Normal ist ein Winkel von +30° bis +60° (**Normaltyp = Indifferenztyp**). Bei Hypertrophie des linken Ventrikels beispielsweise drehen sich Herzspitze und Herzachse mehr nach links, es resultiert ein **Horizontaltyp** (α zwischen 0° und +30°) oder ein **Linkstyp** (α zwischen 0° und −30°) (Abb. 8-12). Bei Hypertrophie des rechten Herzens kann es andererseits zu einem **Steiltyp** (α zwischen 60° und 90°) oder **Rechtstyp** (α zwischen 90° und 120°) kommen.

Extremabweichungen bezeichnet man als überdrehten Linkstyp (α < −30°) oder überdrehten Rechtstyp (α > 120°). In Abbildung 8-12 sind beispielhaft die maximalen R-Vektoren für einen Links- und einen Rechtstyp im Vergleich zum Normaltyp dargestellt, mit der Projektion dieser Vektoren auf die drei Standardableitungen. Man erkennt, daß beim Linkstyp das maximale R in Ableitung III deutlich negativ wird, beim Rechtstyp dagegen in Ableitung I.

Eine andere häufig geübte Technik sind die sogenannten **unipolaren Extremitätenableitungen**

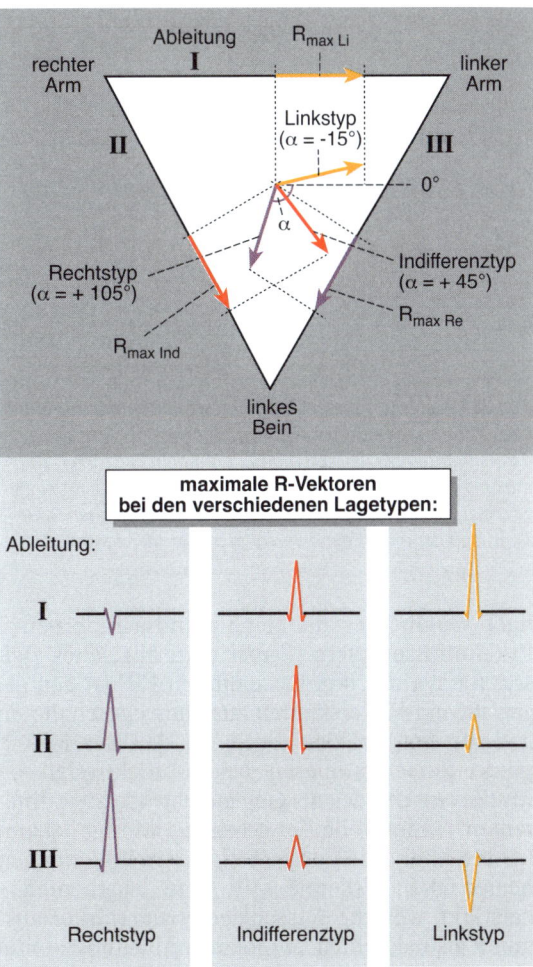

Abb. 8-12 Lagetypen des Herzens. *Beispiele für verschiedene Lagetypen, bestimmt nach der Richtung des maximalen R-Vektors im Einthoven-Dreieck. Die Beispiele für einen Linkstyp, einen Normaltyp (Indifferenztyp) und einen Rechtstyp sind farblich unterschiedlich eingezeichnet. Die 0°-Bezugslinie für den Lagewinkel α verläuft horizontal. Für jeden Lagetyp ist oben die Projektion des maximalen R-Vektors eingetragen, die den größten Wert ergibt. Unten sind für jeden Lagetyp die R-Zacken in den drei Standardableitungen dargestellt.*

8

entsprechend den oben beschriebenen Gesetzmäßigkeiten projiziert (Abb. 8-13). Der Ausdruck unipolar soll heißen, daß Ereignisse zwischen einer differenten Elektrode, im Falle von aVL also der linke Arm, gegen eine möglichst indifferente Elektrode abgeleitet werden, was bei den Goldberger-Ableitungen nicht voll zutrifft, weil die Zusammenschaltung von zwei Extremitäten-Elektroden keine völlig indifferente Elektrode ergibt. Außerdem ist im Auge zu behalten, daß meßtechnisch eine solche Ableitung immer noch eine bipolare ist, mit Gegeneinanderschaltung am Meßverstärker. Bei einer echten unipolaren Ableitung, etwa linker Arm gegen Erde, wären die 50-Hz-Störsignale zu groß. Bei den Goldberger-Ableitungen wird die differente Elektrode jeweils mit dem positiven Verstärkereingang verbunden, wie in Abbildung 8-13 markiert.

Wichtige zusätzliche Informationen für die Diagnostik liefern die **unipolaren Brustwandableitungen** nach Wilson. Die dafür verwendeten sechs an der Brustwand angelegten Elektroden (Abb. 8-14) erfassen bevorzugt die in ihrer unmittelbaren Nähe gelegenen Herzbezirke und erlauben deshalb gute Rückschlüsse auf die Lokalisation von Störungen, z. B. beim Herzinfarkt.

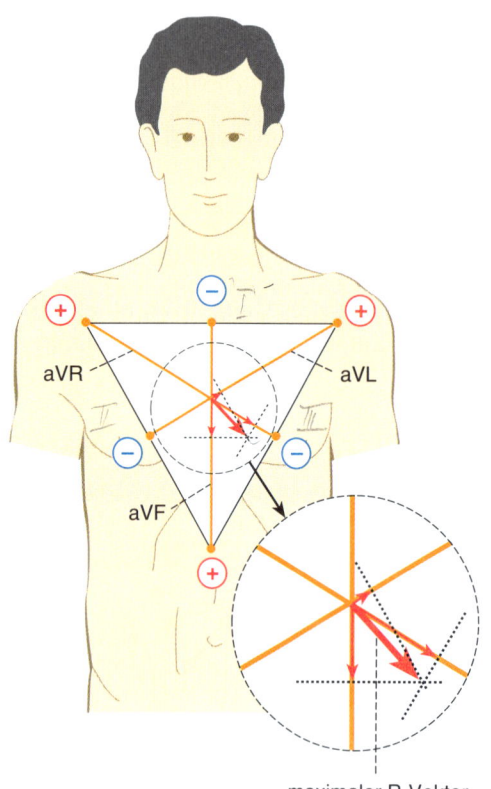

maximaler R-Vektor

*Abb. 8-13 Ableitungsebenen bei den sogenannten **unipolaren Extremitätenableitungen nach Goldberger**, mit Markierung der Polaritäten bei der Verschaltung mit dem Verstärker. Der maximale R-Vektor eines normalen Lagetyps ist dick rot eingezeichnet, seine Projektionen sind dünn rot eingetragen. Man sieht, daß der maximale R-Vektor in aVR stark negativ ist.*

Die Brustwandelektroden werden jeweils als differente Elektroden verwendet, als indifferente Elektrode dient eine Zusammenschaltung aller drei Extremitäten-Elektroden. Dabei handelt es sich biologisch um echte unipolare Registrierungen, weil die Zusammenschaltung der Extremitätenelektroden annähernd Null ergibt. (Im meßtechnischen Sinn sind auch dies bipolare Messungen, vgl. obige Beschreibung der Goldberger-Ableitungen.) V_1 wird dabei vorwiegend vom negativen Pol des elektrischen Feldes um den QRS-Vektor erfaßt, zu den weiteren Ableitungen hin dominieren zunehmend die positiven Ausschläge (Abb. 8-14).

Bei den Ableitungen nach Nehb werden bipolare Messungen mittels drei Brustwandelektroden vorgenommen, was ebenfalls gute Informationen über die Lokalisation von Störungen ergibt.

Für eine sehr differenzierte kardiologische Diagnostik werden noch weitere Ableittechniken eingesetzt. So werden beispielsweise invasive Verfahren durchgeführt, bei denen mittels Katheter eine oder auch mehrere Elektroden über die Blutbahn ins Herz eingeführt werden, so daß unipola-

nach Goldberger, die keine grundsätzlich neuen Erkenntnisse liefern. Dabei wird abgeleitet zwischen einer der drei Extremitäten-Elektroden gegen die mit Widerständen zusammengeschalteten anderen beiden Elektroden, so daß der Mittelpunkt zwischen diesen beiden Elektroden im Einthoven-Dreieck als Gegenelektrode zur „differenten" Elektrode angesehen werden kann (Abb. 8-13). Die drei Goldberger-Ableitungen heißen aVL, aVR und aVF (a für augmented = verstärkt, weil die Ausschläge etwas stärker ausfallen als bei echten unipolaren Ableitungen von einer Extremität gegen eine weitgehend indifferente Elektrode; V als Symbol für unipolare Ableitung; L = linker Arm; R = rechter Arm; F = linker Fuß). aVL ist also gewissermaßen eine Ableitung vom linken Arm gegen die Mitte zwischen rechtem Arm und linkem Bein, so daß die Ableitebene für aVL die Winkelhalbierende zwischen den Ableitungslinien I und III nach Einthoven darstellt, auf die sich dann auch der maximale R-Vektor

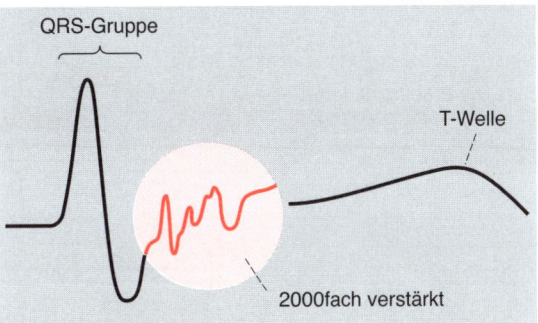

Abb. 8-15 *Erfassung von **Spätpotentialen** nach dem QRS-Komplex mit hochverstärktem EKG, mit Oberflächenelektroden abgeleitet. Im roten Bereich ist das EKG um den Faktor 2000 mehr verstärkt als bei normaler Messung, bei gleichzeitiger Mittelung über viele EKG-Ableitungen, so daß kleine Spätpotentiale (in der μV-Größenordnung) erkennbar werden. (Nach [18].)*

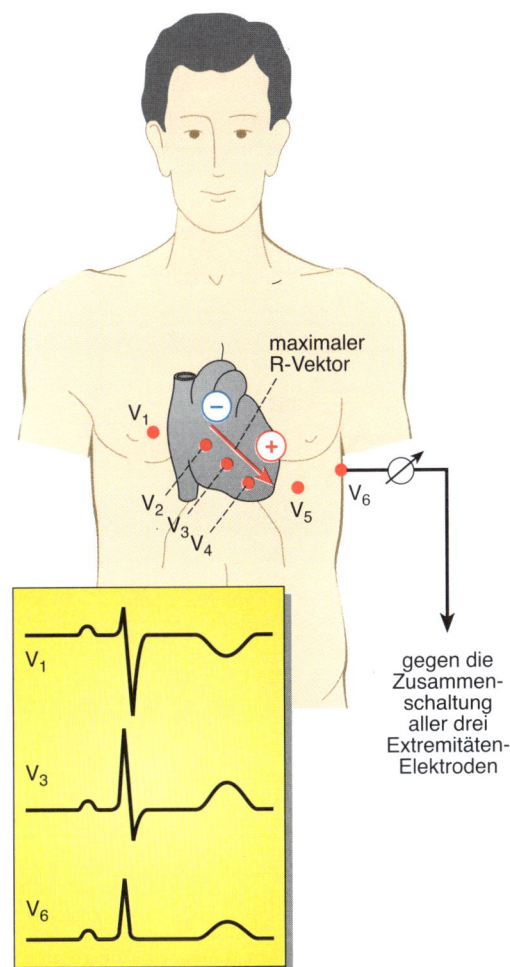

Abb. 8-14 Brustwandableitungen nach Wilson. *Elektrodenpositionen für die unipolaren Brustwandableitungen nach Wilson, mit Eintragung eines normalen maximalen R-Vektors. Unten sind beispielhaft normale EKG-Kurven für die Ableitungen V_1, V_3 und V_6 dargestellt. Die differenten Brustwandelektroden werden jeweils mit dem positiven Verstärkereingang verbunden. Als Gegenelektrode dient eine Zusammenschaltung der drei Standard-Extremitätenelektroden.*

re oder bipolare Ableitungen unmittelbar von verschiedenen Orten im Herzinneren möglich sind. Interessante Aufschlüsse über Feinheiten der Erregungsausbreitung erlaubt beispielsweise das **His-Bündel-Elektrogramm,** das mittels Katheter-Elektroden in der Nähe des His-Bündels gewonnen werden kann. Man kann auf diese Weise die Überleitungszeit differenzieren in den Anteil, der für die Leitung im AV-Knoten gebraucht wird, und den Anteil für die Leitung im anschließenden Erregungsleitungssystem (His-Bündel mit Aufzweigungen).

Eine andere Spezialtechnik ist die Ableitung von **Spätpotentialen** nach dem QRS-Komplex (Abb. 8-15). Dies sind schwache Potentialschwankungen, die beispielsweise in Randbezirken von Infarkten als Ausdruck verzögerter Erregungsausbreitung in diesen Zonen auftreten können. Solche schwachen Spätpotentiale können nur im hochverstärkten EKG nachgewiesen werden, wobei gleichzeitig eine Mittelung vieler EKG-Aufzeichnungen (bis zu 100) vorgenommen werden muß, wodurch alle kleinen Störsignale wie Rauschen, Signale durch Muskelzittern usw. eliminiert werden. Die in den Spätpotentialen erkennbaren verzögerten Erregungen können Quellpunkte für ventrikuläre Erregungsstörungen bis hin zum Kammerflimmern werden. Die Erfassung solcher Risikofaktoren ist deshalb klinisch bedeutsam.

8.4.4 Störungen im Herzrhythmus

Das EKG ist ein hervorragendes Mittel, Störungen in Erregungsbildung und -ausbreitung am Herzen zu erfassen. Kritisch ist die Erregungsüberleitung von den Vorhöfen auf die Ventrikel, weil im AV-Knoten die Leitungsprozesse zum Zwecke einer Erregungsverzögerung gebremst sind, so daß zusätzliche hemmende Einflüsse leicht zu einem Aussetzen der Überleitung führen können.

Hemmende Einflüsse auf Erregungsbildung und -weiterleitung manifestieren sich bevorzugt in der Funktion des AV-Knotens. Störungen der atrio-ventrikulären Überleitung werden nach dem Schweregrad gegliedert (Abb. 8-16):

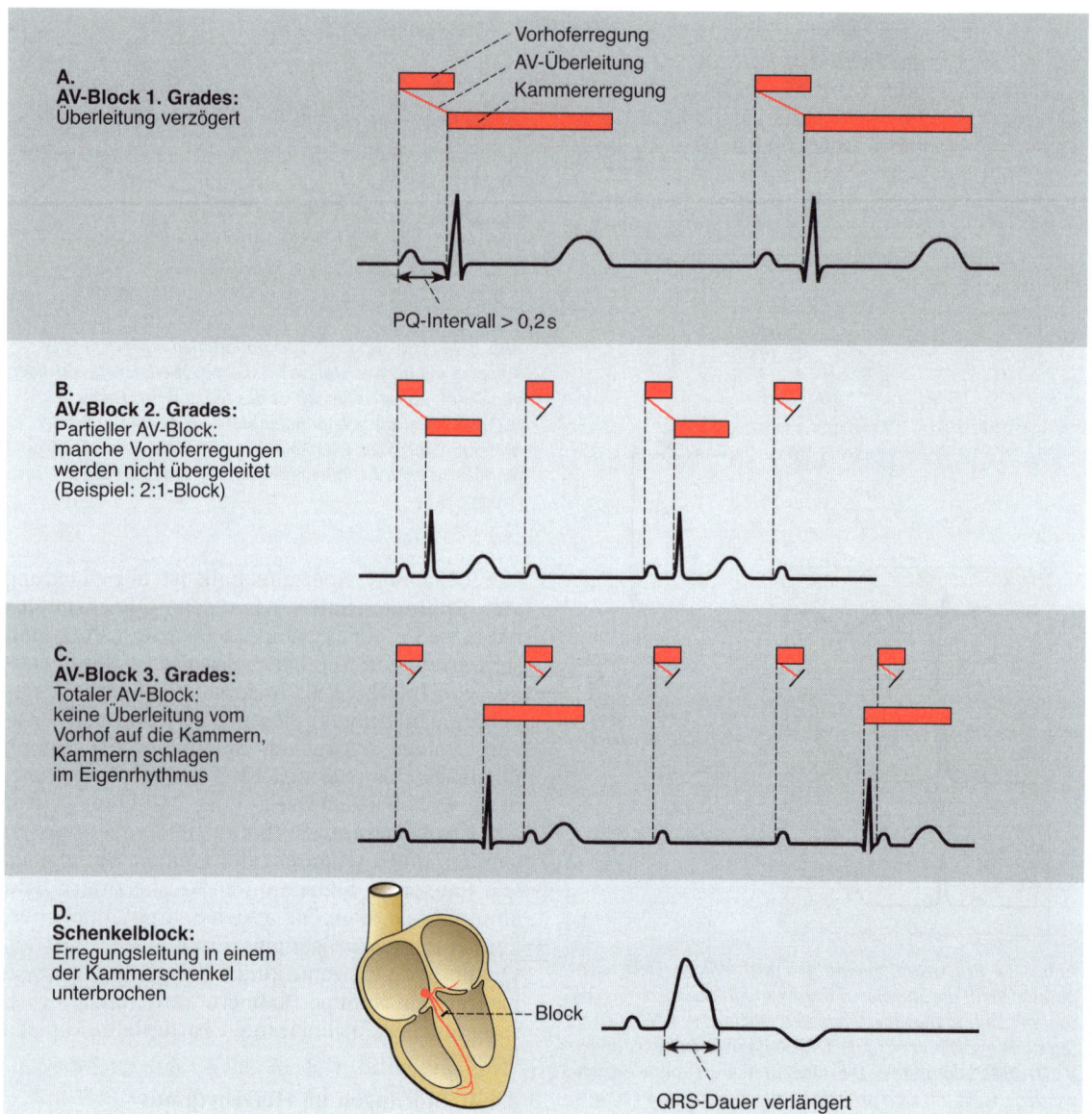

Abb. 8-16 *Störungen der atrio-ventrikulären Erregungsüberleitung (**AV-Block**) und der ventrikulären Erregungsausbreitung (**Schenkelblock**). Erläuterung der Beispiele im Text.*

1. Verlängerung der Überleitungszeit (AV-Block 1. Grades): PQ-Intervall im EKG größer als 0,2 s (Abb. 8-16 A).

2. Partieller AV-Block (AV-Block 2. Grades): Die Überleitung setzt teilweise aus, wobei verschiedene Muster entstehen können (2:1-Block, 3:2-Block usw.) (Abb. 8-16 B).

3. Totaler AV-Block (AV-Block 3. Grades): Es findet keine Erregungsüberleitung mehr statt, die Ventrikel arbeiten im Kammereigenrhythmus (Abb. 8-16 C).

Beim partiellen AV-Block werden manche Erregungen noch übergeleitet, manche aber völlig unterbrochen, was im EKG dazu führt, daß auf manche P-Wellen kein Kammerkomplex folgt. In Abbildung 8-16 B ist als Beispiel ein 2:1-Block dargestellt: Jede 2. Erregung wird übergeleitet. Es gibt auch stärkere (3:1-Block) oder schwächere Formen (4:3- oder 3:2-Block), die auch nicht immer ganz regelmäßig ablaufen. Bei einem schwachen AV-Block 2. Grades (z. B. 4:3-Block) sieht man häufig eine von Schlag zu Schlag zunehmende Überleitungszeit, bis schließlich ein Schlag ausfällt und bei der nächsten Vorhoferregung eine relativ normale Überleitung erfolgt. Hier „ermüdet" gleichsam das Überleitungssystem zunehmend, bis es schließlich einmal aussetzt und sich dabei etwas erholen kann. Bei regelmäßiger Abfolge solcher Ereignisse spricht man von **Wenckebach-Perioden.**

Bei einem totalen AV-Block (Abb. 8-16 C) schlagen die Vorhöfe im Sinusrhythmus weiter, im EKG sieht man normale P-Wellen, und die Kammern schlagen in einem langsameren Rhythmus. Sitzt der sekundäre oder tertiäre Schrittmacher, der die Herzkammern antreibt, im AV-Knoten oder His-Bündel, also vor der Aufzweigung des Erregungsleitungssystems in einen rechten und linken Kammerschenkel, so bleibt der Kammerkomplex im EKG völlig normal, weil vom Schrittmacher aus die weitere Erregungsausbreitung normal abläuft (wie im Beispiel der Abb. 8-16 C). Die Frequenz der Kammern hängt dabei vom Ort des Blocks und der Lokalisation des Schrittmachers ab. Bei einem Block im AV-Knoten selbst (nodaler Block; AV-Knoten = AV node) können distale Partien des AV-Knotens die Schrittmacherfunktion übernehmen, mit einer für den AV-Knoten typischen Frequenz von 40–50/min, was eine befriedigende Kreislauffunktion ermöglicht. Bei einem infranodalen Block (z. B. bei einem Infarkt im Bereich des Kammerseptums) etabliert sich ein tertiärer Schrittmacher mit einem **Kammereigenrhythmus,** wobei sich im günstigsten Fall eine gleichmäßige Frequenz von 30–40/min einstellen kann. Die Frequenz kann aber auch unter 20/min absinken, oder der Herzschlag kann für eine oder wenige Minuten ganz aussetzen (Adams-Stokes-Syndrom), was dann eine Indikation für das Einsetzen eines künstlichen Schrittmachers ist.

Ist die Erregungsleitung in einem der beiden Kammerschenkel des Leitungssystems unterbrochen **(Schenkelblock,** Abb. 8-16 D), so ist bei normaler AV-Kopplung nur die Erregungsausbreitung in den Ventrikeln gestört, was sich im EKG in einer Verbreiterung des QRS-Komplexes (über 0,2 s) und veränderter Richtung des QRS-Vektors anzeigt, weil ein Teil der Ventrikelmuskulatur nur verzögert, über Umwege erregt wird.

Ein typischer Linksschenkelblock führt zu einem extremen Linkstyp, mit stark negativer maximaler R-Zacke in den Ableitungen II und III. Dabei wird naturgemäß auch die Erregungsrückbildung verändert, der T-Vektor wird sich ändern, die T-Welle kann sich in manchen Ableitungen umkehren.

Eine weitere Form von Rhythmusstörungen besteht darin, daß einzelne Zusatzerregungen, die man **Extrasystolen** (ES) nennt, in die normale Herzaktion einfallen, wobei die Quellpunkte ganz unterschiedlich sind. So lassen sich **supraventrikuläre Extrasystolen,** die im EKG als normale Kammerkomplexe erscheinen, von **ventrikulären Extrasystolen** unterscheiden, die durch verformte Kammerkomplexe gekennzeichnet sind (Abb. 8-17).

Die Ursache für die Verformung des Kammerkomplexes ist bei der ventrikulären ES ähnlich wie bereits für den Schenkelblock beschrieben: Die Erregungsausbreitung erfolgt weitgehend über langsam leitendes Myokard. Eine ventrikuläre ES kann als **interponierte ES** zwischen zwei Systolen einfallen (Abb. 8-17 A), ohne Auswirkungen auf den normalen Erregungsablauf (die Pumpfunktion des Herzens wird natürlich durch Behinderung der Herzfüllung beeinträchtigt). Solche interponierten ES kommen vor allem bei niedriger Grundfrequenz vor. Ist die Grundfrequenz höher oder der Abstand der ES von der vorangegangenen Systole etwas größer, so trifft die folgende normale Sinuserregung auf die bereits erregten, aber refraktären Ventrikel und wird so geblockt (Abb. 8-17 B). Der Sinusrhythmus läuft unverändert weiter, und die Pause zwischen ES und dem folgenden Normalschlag wird genau um den Betrag verlängert, um den die vorausgegangene Diastole durch die ES verkürzt worden war. Man spricht deshalb von einer kompensatorischen Pause. Eine **ES mit kompensatorischer Pause** ist also insgesamt kein Extra-Herzschlag, sondern nur ein durch einen ektopen Fokus vorzeitig ausgelöster Herzschlag (der die Pumpleistung des Herzens nicht so stark beeinträchtigt wie eine interponierte ES).

Eine ES – vor allem eine solche, die im Vorhof oder AV-Knoten entspringt – kann bis zum Sinusknoten zurücklaufen und diesen vorzeitig miterregen, wodurch der basale Sinusrhythmus verschoben wird. Eine solche **ES mit Phasenverschiebung im Sinusrhythmus** gibt es vor allem bei supraventrikulärer Entstehung (Abb. 8-17 C), während ventrikuläre ES nur selten bis zum Sinusknoten zurückgeleitet werden. Im Beispiel der Abbildung 8-17 C liegt der Quellpunkt der ES wahrscheinlich im proximalen AV-Knoten, erkennbar an einer frühen negativen P-Welle. Bei weiter distaler Entstehung einer supraventrikulären ES, also im distalen AV-Knoten oder im His-Bündel, kann die negative P-Welle unmittelbar nach der QRS-Gruppe sichtbar werden oder auch in dieser

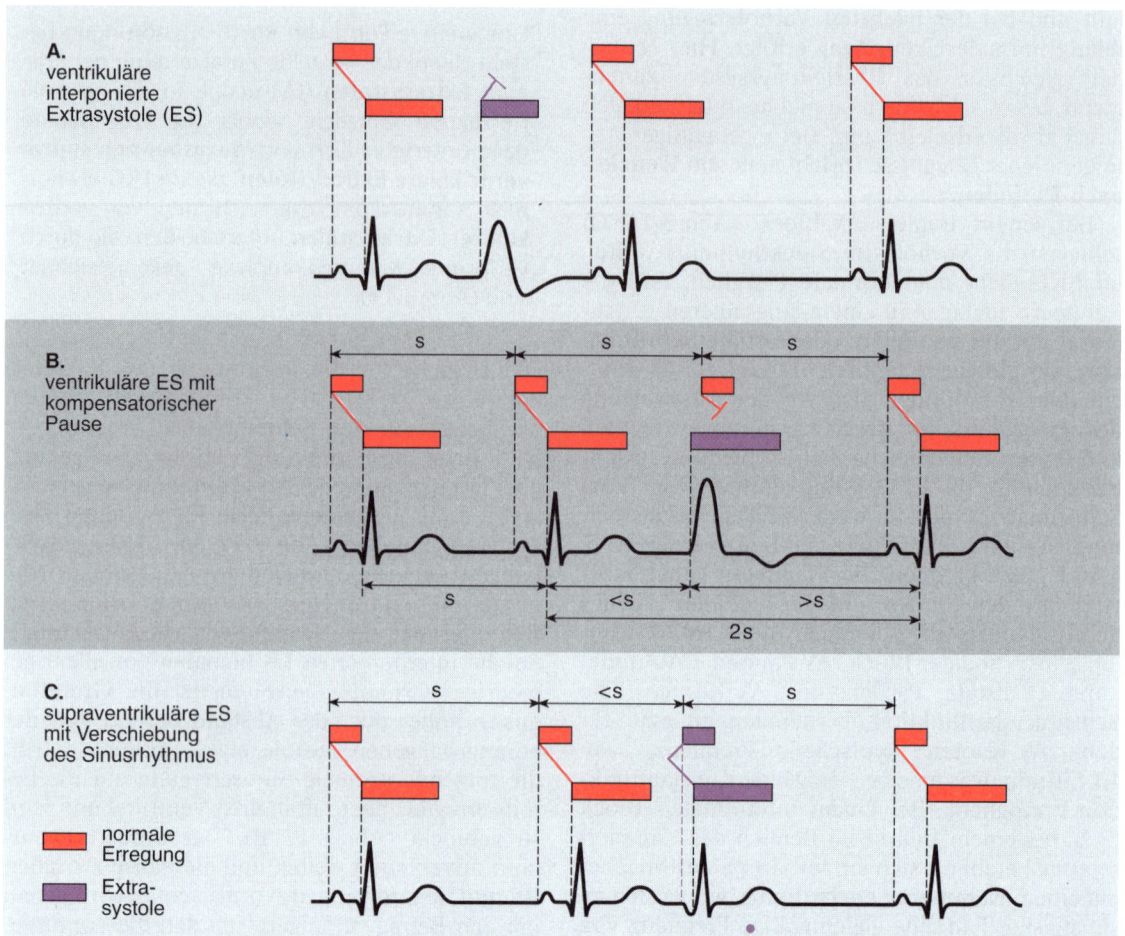

A.
ventrikuläre
interponierte
Extrasystole (ES)

B.
ventrikuläre ES mit
kompensatorischer
Pause

C.
supraventrikuläre ES
mit Verschiebung
des Sinusrhythmus

normale
Erregung

Extra-
systole

8

Abb. 8-17 *Beispiele für verschiedene Formen von* **Extrasystolen** *(ES) im EKG. Über den EKG-Kurven jeweils ein Erregungsschema, entsprechend Abbildung 8-16.*

untergehen. Jeder Muskelbezirk kann bei Störungen zum Quellpunkt von ES werden.

Auf den ersten Blick erscheint eine ES als eine grobe Entgleisung der normalen Herzfunktion. Seitdem man **langfristige EKG-Aufzeichnungen** vornimmt, z. B. über einen ganzen Tag hinweg mit anschließender automatischer Auswertung, weiß man, daß auch bei völlig beschwerdefreien Menschen ab und zu ES auftreten, so daß erst von einer bestimmten Häufigkeit an das Auftreten von ES als pathologisch gewertet wird.

Eine andere Form von Herzrhythmusstörungen besteht in **abnormen Steigerungen** (Tachykardie) oder **abnormen Abnahmen der Herzfrequenz** (Bradykardie), mit einer Vielzahl verschiedener Ursachen. Eine stark überhöhte Vorhoffrequenz bezeichnet man als **Vorhofflattern**

(200–300/min) oder als **Vorhofflimmern** (über 300/min). Dabei kann (zum Glück!) das Erregungsleitungssystem nicht folgen, es kommt zur **absoluten Arrhythmie:** Die Kammererregungen erfolgen deutlich langsamer und sehr unregelmäßig (Abb. 8-18 A).

Bei hochfrequentem Flattern oder bei Flimmern kontrahieren sich nicht mehr die ganzen Vorhöfe synchron, sondern die einzelnen Bezirke alternierend, es können sich **kreisende Erregungen** bilden. Schlimmer als im Vorhof sind solche hochfrequenten Entartungen verständlicherweise in der Kammermuskulatur.

Es gibt Anfälle hochfrequenter Ventrikelkontraktionen **(paroxysmale Tachykardie),** die plötzlich einsetzen und im günstigen Fall ebenso plötzlich wieder enden, im ungünstigen Fall aber in tödliches Kammerflimmern übergehen können (Abb. 8-18 B und C).

Im Beispiel der Abbildung 8-18 B startet der tachykarde Anfall offensichtlich von einem ektopen ventrikulären Fokus (Verlauf zunächst ganz typisch für eine ventrikuläre ES), nur bleibt es hier nicht bei einer Einzelerregung, sondern im Fokus entstehen repetitive Oszillationen mit einer Frequenz von etwa 150/min, die in diesem Fall spontan wieder endeten und in normale Aktivität übergingen.

Die Neigung zu repetitiven Erregungen nach elektrischer Stimulation wurde an isolierten Purkinje-Fasern untersucht. Es zeigte sich, daß sowohl unter Digitalis-Behandlung als auch bei erhöhter extrazellulärer Ca^{2+}-Konzentration, also bei Maßnahmen, die die intrazelluläre Ca^{2+}-Konzentration steigern, nach einem Aktionspotential eine Depolarisation auftreten kann, die die Schwelle für eine neue Erregung erreicht, so daß unter geeigneten Bedingungen ganze Serien repetitiver Erregungen ablaufen, die einer paroxysmalen Tachykardie in situ sehr ähnlich sind.

Die schlimmste Form hochfrequenter Entartung ist das **Kammerflimmern** (Abb. 8-18 C), bei dem es zu völlig unkoordinierten, hochfrequenten, in den verschiedenen Partien alternierend auftretenden Kammerkontraktionen kommt, die hämodynamisch eine Dauerkontraktion ohne

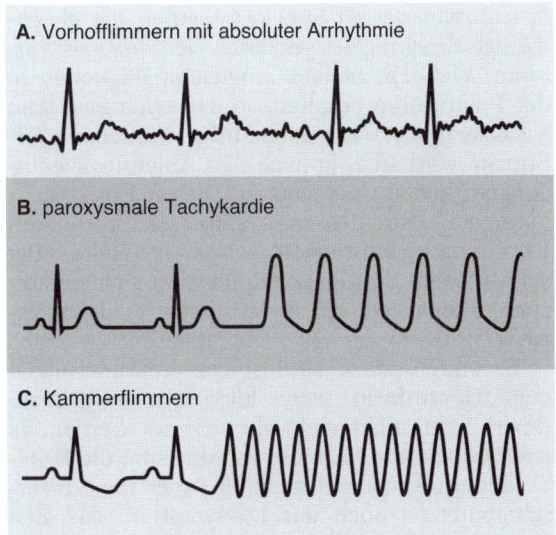

A. Vorhofflimmern mit absoluter Arrhythmie

B. paroxysmale Tachykardie

C. Kammerflimmern

Abb. 8-18 Hochfrequente Entartungen der Herztätigkeit (Beispiel B nach [32]. Beispiel C nach [11]).

Pumpleistung darstellen. Dies bedeutet den Tod, wenn nicht innerhalb weniger Minuten eine elektrische Defibrillation möglich ist.

Beim gesunden Herzen läßt sich Kammerflimmern auslösen, wenn ein hinreichend starker elektrischer Reiz während der **vulnerablen Periode** (T-Welle im EKG) das Herz trifft. Das Kammerflimmern wird dann durch **kreisende Erregungen** aufrechterhalten (Abb. 8-19). Mit **elektrischer Defibrillation** können kreisende Erregungen unterbrochen werden.

Für das Verständnis des Herzflimmerns ist die Auslösung mit einem elektrischen Schlag (wie beim elektrischen Unfall) nützlich. Stimuliert man ein Herz mit hinreichend starken Stromstößen, so stellt man fest, daß Herzflimmern nur dann auftritt, wenn der Reiz in den aufsteigenden bis mittleren Abschnitt der T-Welle fällt. Diesen Zeitabschnitt bezeichnet man deshalb als **vulnerable Periode**. Davor, während der ST-Strecke, ist das Herz absolut refraktär. Danach löst der Reiz eine Zusatzerregung aus, wie eine interponierte Extrasystole, und die Herzerregung läuft anschließend wieder normal weiter. Während der vulnerablen Periode aber ist ein Teil der Muskelfasern noch refraktär, ein anderer Teil ist schon wieder erregbar (wobei es nicht so wichtig ist, ob diese Fasern noch relativ refraktär oder schon wieder normal erregbar sind). Der Reiz kann also, wie im Modell der Abbildung 8-19 dargestellt, zunächst nur einen Teil des Gewebes erregen. Mit fortschreitender Normalisierung im zunächst refraktären Teil kann die Erregung in diese Bezirke weiter fortschreiten. Inzwischen klingt die Erregung im primär erregten Teil wieder ab, und es kann zum Wiedereintreten (engl. reentry) der Erregung in die ersterregten Bezirke, und in der Folgezeit zu ständig weiterlaufenden **kreisenden Erregungen** kommen, die das Flimmern unterhalten.

Im Beispiel der Abbildung 8-18 C fiel bei einem Patienten mit Herzinfarkt eine ventrikuläre Extrasystole genau in die vulnerable Periode eines normalen Herzschlags und wurde so zum Startsignal für Herzflimmern. In diesem Fall war eine sofortige Defibrillation möglich, und der Patient überlebte dieses Ereignis und erholte sich in der Folgezeit auch von seinem Herzinfarkt, ohne erneutes Flimmerereignis. Da es in solchen Situationen auf ganz schnelles Handeln ankommt, wurden Mini-Defibrillatoren entwickelt, die man bei Patienten implantiert, die ein ständig erhöhtes Flimmerrisiko haben.

Das Flimmern selbst ist nicht unmittelbar schädlich für den Herzmuskel. Löst man bei-

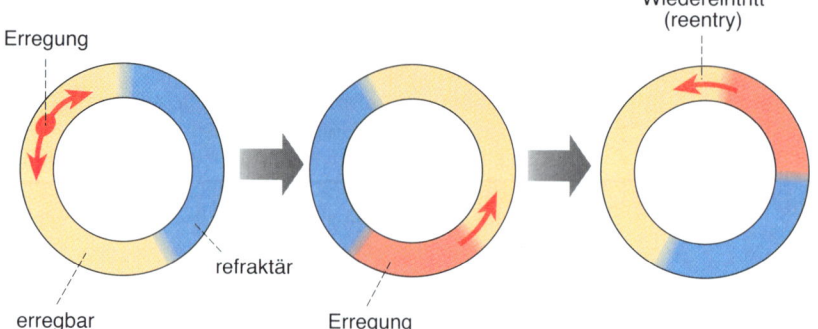

Abb. 8-19 *Modell für das Entstehen **kreisender Erregungen im Herzen**, die zu Kammerflimmern führen.*

spielsweise beim Hundeherzen mit elektrischer Reizung Flimmern aus und sorgt durch koronare Perfusion für eine hinreichende Durchblutung, so kann man das Herz ruhig eine Stunde flimmern lassen, und nach Defibrillation setzt es unverzüglich seine normale Tätigkeit fort.

Für die **elektrische Defibrillation** sind sehr starke Stromstöße nötig, wesentlich stärkere als zur Stimulation erregbarer Fasern. Derart starke Stromstöße können auch in erregten Bezirken die Erregung unterbrechen, so daß das gesamte Herz in eine Ruhephase versetzt wird, mit der Chance eines erneuten Erregungsbeginns im normalen Schrittmacher.

Bei stillstehendem bzw. flimmerndem Herzen kann man mit äußerer **Herzmassage** eine Minimalzirkulation aufrechterhalten: Mit beiden übereinandergelegten Händen drückt man rhythmisch sehr kräftig auf das untere Sternum (etwa 4–5 cm tiefes Eindrücken).

Viele Erkrankungen des Herzens sind mit Rhythmusstörungen verbunden. Tachykarde Störungen entstehen häufig im Zusammenhang mit Vergrößerungen des Herzens und Überdehnung der Muskulatur, wie man sie bei Herzinsuffizienz findet.

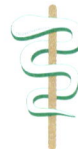

Klinisches Beispiel. Bei einem 56 jährigen Patienten kam es in den letzten vier Monaten zu einer zunehmenden Einschränkung seiner körperlichen Leistungsfähigkeit, wobei zunächst bei stärkeren körperlichen Anstrengungen, später bei relativ geringer körperlicher Betätigung Luftnot auftrat. Seit drei Wochen Auftreten von nächtlichen Anfällen von Atemnot. In den letzten zwei Wochen zunehmende Unruhe, Schlaflosigkeit und Schweißausbrüche. Drei Tage vor Einlieferung ins Krankenhaus rasch zunehmende Atemnot, schweres Krankheitsgefühl. Befunde bei Aufnahme: Nach links unten verlagerter, verbreiterter Herzspitzenstoß, Herzfrequenz 144/min bei absoluter Arrhythmie, Pulsdefizit (manche Herzschläge nicht im Puls fühlbar), dritter Herzton und leises hochfrequentes systolisches Geräusch über der Herzspitze. Über beiden Lungen mittelblasige Rasselgeräusche als Zeichen

einer Lungenstauung. EKG: Tachyarrhythmia absoluta bei Vorhofflimmern mit einer Kammerfrequenz von 148/min, kompletter Linksschenkelblock. Röntgenbefund vom Thorax: links dilatiertes Herz mit deutlichen Zeichen der Lungenstauung, kleiner Pleuraerguß rechts. Echokardiogramm: erheblich vergrößerter linker Ventrikel mit deutlich reduzierter Funktion, vergrößerter linker Vorhof. Verlauf: Nach diuretischer Therapie und Digitalisbehandlung (Verstärkung der Herzkraft) rasche Besserung der akuten Linksherzinsuffizienz. Behandlung mit gefäßerweiternden Mitteln. Nach Rekompensation stellt sich wieder ein Sinusrhythmus ein. Die Herzkatheteruntersuchung ergab eine freie Zirkulation in den Koronararterien. (Nach [6].)

8.4.5 EKG bei Mangeldurchblutung und Herzinfarkt

Werden Partien des Herzmuskels nicht hinreichend versorgt (d.h. nicht ausreichend durchblutet), so geht dort das Ruhepotential zurück, das Aktionspotential wird schwächer usw. Auf diese Weise geht die Vorbedingung für das Nullpotential während der ST-Strecke, nämlich die gleichmäßige Erregung des gesamten Herzmuskels, verloren. Vielmehr bleiben Ungleichmäßigkeiten in der Polarisation erhalten, so daß auch zwischen S-Zacke und T-Welle noch Ströme fließen, die ST-Strecke wird sich, je nach den Ableitungsbedingungen, heben oder senken. Diesen Effekt sieht man bei Patienten mit stärkeren koronaren Durchblutungsstörungen schon in Ruhe. Bei schwächeren Störungen manifestiert sich ein solcher Effekt erst bei Belastungen (Belastungs-EKG).

Besonders stark sind solche Veränderungen beim **Herzinfarkt,** wenn kleinere oder größere Bezirke gar nicht mehr durchblutet werden. Je nach Größe und Lage des Infarkts sind die EKG-Veränderungen recht vielfältig, aber die ST-Verschiebung ist doch das Leitsymptom, das sich nach einem Infarkt rasch entwickelt und Stunden bis Tage anhält (Abb. 8-20). Im weiteren Verlauf eines abheilenden Infarkts verschwinden die aku-

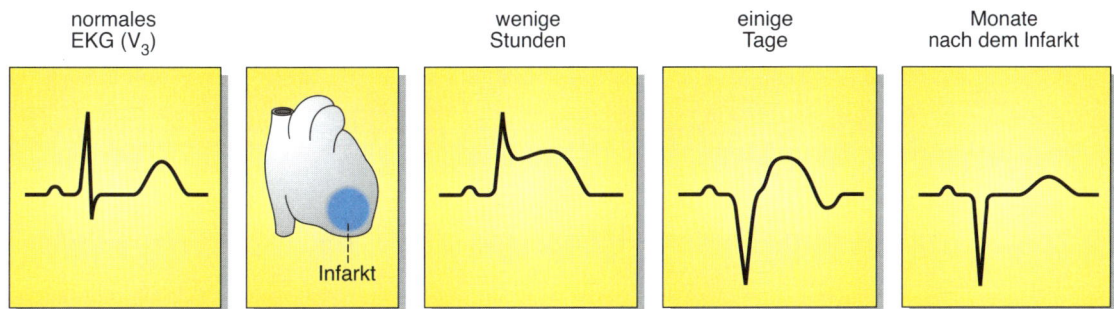

| normales EKG (V$_3$) | | wenige Stunden | einige Tage | Monate nach dem Infarkt |

*Abb. 8-20 Beispiel für EKG-Veränderungen beim **Herzinfarkt** (Brustwandableitung V₃, Infarkt der Herzvorderwand).*

ten Symptome allmählich, das tote Gewebe vernarbt, die überlebenden Zellen normalisieren sich, so daß nach Monaten im wesentlichen nur noch Veränderungen in der Richtung der R- und T-Vektoren übrigbleiben, die sich je nach Lage des störenden, vernarbten Bezirkes in den verschiedenen Ableitungen unterschiedlich darstellen (Beispiel in Abb. 8-20).

Bei Mangeldurchblutung in Teilen des Herzmuskels kommt es im EKG zu Hebung oder Senkung der ST-Strecke, besonders deutlich beim **Herzinfarkt** (Abb. 8-20).

8.5 Mechanische Leistungen des Herzens

Die ganze Vielfalt der bislang erörterten elektrischen Prozesse dient allein der Aufgabe, die Pumpleistung des Herzens auszulösen und zu kontrollieren.

8.5.1 Phasen der Herzaktion

Die Pumpleistung für die Zirkulation des Blutes wird von den Herzkammern, vom rechten und linken Ventrikel, erbracht. Die Vorhofkontraktionen fördern lediglich die Füllung der Herzkammern. Bezüglich der Kontraktion stellt das Herz eine funktionelle Einheit dar: Es gibt ein gemeinsames System für die Erregungsbildung, und auch ein gemeinsames Überleitungssystem, das die Erregung von den Vorhöfen aufnimmt und gleichzeitig beiden Kammern zuleitet, so daß sich diese simultan kontrahieren. Die geringen zeitlichen Verschiebungen, die für einige Größen bestehen, können vernachlässigt werden. Der Ablauf der wichtigsten Ereignisse in ei-

nem Herzzyklus ist in Abbildung 8-21 zusammengestellt, und zwar in zeitlicher Beziehung zu dem bereits besprochenen Elektrokardiogramm (EKG, oben). Drücke und Volumina sind für das linke und rechte Herz vergleichend dargestellt, und zwar für Ruhebedingungen eines liegenden Erwachsenen.

Mit leichter Verzögerung gegenüber dem Beginn der elektrischen Kammererregung (Q-Zacke im EKG) beginnt die Kontraktion der Kammermuskulatur und damit die **Ventrikel-Systole** (Abb. 8-21): Der Innendruck im linken Ventrikel steigt an, was zum sofortigen Verschluß der Atrioventrikularklappen (Mitralklappen) führt. Damit beginnt der erste Teil der Systole, die **Anspannungsphase**: Alle Klappen sind verschlossen, die Kontraktion verläuft **isovolumetrisch**, d. h. ohne Veränderung des Kammervolumens. Dies bedeutet eine annähernd isometrische Kontraktion für die einzelne Faser, aber doch keine ganz strenge Isometrie, weil sich das Herz etwas umformt und der Kugelform nähert, so daß sich manche Fasern durchaus etwas verkürzen können.

Sobald der Kammerinnendruck den Aortendruck überschreitet, öffnen sich die Aortenklappen, und es beginnt die **Austreibungsphase**, in der etwa die Hälfte des im Ventrikel enthaltenen Blutes in die Aorta gepumpt wird: Das **Schlagvolumen beträgt etwa 70 ml**, und etwa **70 ml** verbleiben im Ventrikel (**Restvolumen**). Die **Auswurffraktion (Ejektionsfraktion)**, der Anteil des Schlagvolumens vom gesamten enddiastolischen Ventrikelvolumen, liegt also bei 50 % (0,5). Mit nachlassender Ventrikelkontraktion fällt der Kammerinnendruck langsam etwas ab, und die Aortenklappen verschließen sich, sobald der Ventrikeldruck unter den Aortendruck absinkt.

8

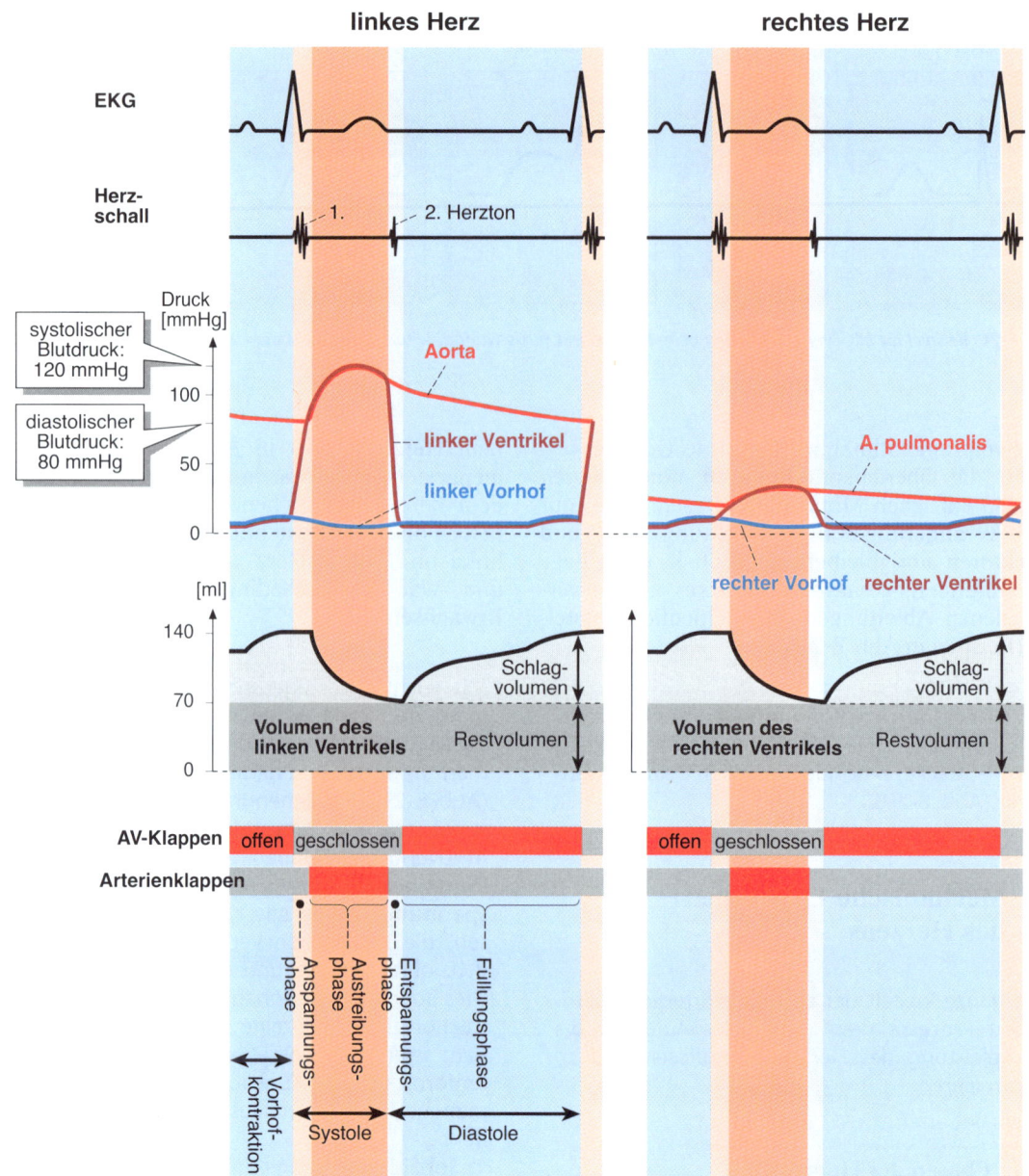

linkes Herz **rechtes Herz**

EKG

Herz-schall

1. 2. Herzton

Druck [mmHg]

systolischer Blutdruck: 120 mmHg

diastolischer Blutdruck: 80 mmHg

100

50

0

Aorta

linker Ventrikel

linker Vorhof

A. pulmonalis

rechter Vorhof rechter Ventrikel

[ml]

140

70

0

Schlag-volumen

Volumen des linken Ventrikels Restvolumen

Schlag-volumen

Volumen des rechten Ventrikels Restvolumen

AV-Klappen offen geschlossen

Arterienklappen

offen geschlossen

Anspannungs-phase

Austreibungs-phase

Entspannungs-phase

Füllungsphase

Vorhof-kontraktion

Systole Diastole

Abb. 8-21 Phasen der Herzaktion. *Zeitliche Zuordnung der wichtigsten Ereignisse bei der Herzaktion. Das EKG dient als Leitgröße. 1. und 2. Herzton markieren Beginn und Ende der Kammersystole. In das Ende der Kammerdiastole fällt die Vorhofsystole. Weitere Erläuterungen im Text.*

Unter Ruhebedingungen, bei einer Frequenz um 70/min, fördert das Herz etwa 5 l/min (Herzminutenvolumen).
Man merke sich zur Herzaktion: **70 – 70 – 70!**
Herzfrequenz 70/min; Schlagvolumen 70 ml; Restvolumen 70 ml.
Das Zuschlagen der Aortenklappen verursacht den **2. Herzton.** Der Verschluß der Klappen markiert zugleich das Ende der Systole und den **Beginn der Diastole,** was sich im EKG etwa mit dem Ende der T-Welle deckt. Im ersten Teil der Diastole, in der **Entspannungsphase,** sinkt der Ventrikelinnendruck rasch ab, so daß sich bald die AV-Klappen öffnen können (wenn der Ventrikeldruck unter den Vorhofdruck absinkt), und es beginnt die **Füllungsphase.**

Gegen Ende der Füllungsphase wird durch die Vorhofkontraktion **(Vorhofsystole)**, die kurz nach Beginn der P-Welle einsetzt, der Vorhofdruck etwas gesteigert, was die Ventrikelfüllung fördert, ehe die nächste Ventrikelsystole beginnt.

Während die **elektrische Systole**, die Kammererregung, vom Beginn der Q-Zacke bis zum Ende der T-Welle reicht, wird die **mechanische Ventrikelsystole** durch den Beginn von 1. und 2. Herzton begrenzt, was im EKG etwa der Strecke vom Maximum der R-Zacke bis zum Ende der T-Welle entspricht.

Der **Aortendruck** beträgt bei Öffnung der Aortenklappen etwa 80 mmHg (diastolischer arterieller Blutdruck) und steigt während der Austreibungsphase auf ein Maximum von etwa 120 mmHg (systolischer Blutdruck). Bei Verschluß der Aortenklappen liegt er schon wieder etwas unter dem Maximum.

Der Vorhofdruck zeigt nur relativ geringe Schwankungen. Im linken Herzen liegt er mit 5–10 mmHg etwas höher als rechts (0–5 mmHg beim liegenden Menschen). Die Vorhofkontraktion erhöht den Druck um einige mmHg und fördert so die Ventrikelfüllung, obwohl der größte Teil der Füllung schon vorher abläuft. Während der Anspannungsphase steigt der Vorhofdruck durch die Vorwölbung der Segelklappen kurzfristig noch etwas an, fällt aber dann während der starken initialen Austreibung deutlich ab.

Durch die Kontraktion der Herzkammern wird der Vorhofdruck deutlich gesenkt, weil sich mit der Ventrikelkontraktion die Ebene der Atrioventrikularklappen zur Kammerspitze hin verschiebt **(Ventilebeneneffekt)**. Der venöse Rückstrom zum Herzen wird dadurch gefördert.

Im **rechten Herzen** laufen die Ereignisse grundsätzlich gleich ab wie im linken, nur auf wesentlich niedrigerem arteriellen Druckniveau, da der Strömungswiderstand im Lungenkreislauf gering ist und deshalb auch nur geringe Drücke notwendig sind (Abb. 8-21, rechts). So öffnen sich die Pulmonalklappen schon, wenn der Druck im rechten Ventrikel von enddiastolisch rund 5 mmHg auf 10 mmHg angestiegen ist, und der Ventrikeldruck sowie der Druck in der A. pulmonalis steigen nur bis zu einem Maximum von etwa 25 mmHg an. Systolischer/diastolischer Druck der A. pulmonalis betragen also 25/10 mmHg. Das Schlagvolumen muß natürlich im rechten und linken Herzen im Mittel gleich sein.

8.5.2 Leistung des Herzens

Die Arbeit des einzelnen Herzschlages errechnet sich aus Druck mal Volumen **(Volumenarbeit)**. Die **Beschleunigungsarbeit** ist vernachlässigbar. Die Leistung des ganzen Herzens unter Ruhebedingungen beträgt etwa 1,3 W, was bei einem Wirkungsgrad von 20 % einen Energieumsatz von rund 6,5 W erfordert, d. h. etwa 10 % des Ruheumsatzes werden für die Herztätigkeit benötigt. Etwa 85 % davon entfallen auf das linke Herz, entsprechend der sehr viel größeren Druckerzeugung.

Die pro Herzschlag erbrachte Arbeit besteht aus der **Druck-Volumen-Arbeit** und aus der Beschleunigungs-Arbeit. Vereinfacht kann man für den linken Ventrikel den arteriellen Mitteldruck mit 100 mmHg = 13 300 N/m² = 13,3 kPa ansetzen. Bei einem Schlagvolumen von 70 ml = $70 \cdot 10^{-6}$ m³ ergibt sich als Arbeit pro Herzschlag $13,3 \cdot 10^{3}$ N/m² $\cdot$ $70 \cdot 10^{-6}$ m³ = 0,931 Nm = 0,931 J. Man sieht, daß das Produkt aus Volumen und Druck die Dimension der mechanischen Arbeit, nämlich Kraft mal Weg (Nm) besitzt.

Für den rechten Ventrikel beträgt die Volumenarbeit bei einem Mitteldruck von 17 mmHg = 2 261 N/m²:

$2,261 \cdot 10^{3}$ N/m² $\cdot$ $70 \cdot 10^{-6}$ m³ = 0,16 Nm = 0,16 J.

Die Beschleunigungsarbeit ($1/2 \ m \cdot v^2$) ist bei einer mittleren Auswurfgeschwindigkeit von 0,5 m/s (für beide Ventrikel ähnlich):

$$70 \cdot 10^{-3} \, kg \cdot \frac{1}{2} \cdot (0,5 \, m/s)^2 =$$

$$\frac{70 \cdot 0,25}{2} \cdot 10^{-3} \, kg \, \frac{m^2}{s^2} = 9 \cdot 10^{-3} \, kg \, \frac{m^2}{s^2} =$$

$$0,009 \, Nm = 0,009 \, J$$

Die **Beschleunigungsarbeit** des linken Ventrikels beträgt also unter normalen Bedingungen nur rund 1 % der Volumenarbeit und kann somit vernachlässigt werden. Die Arbeit des gesamten Herzens pro Herzschlag beträgt 1,1 J, wovon rund 6/7 auf das linke Herz entfallen. Bei einer Frequenz von 70/min = 1,17/s errechnet sich daraus eine Leistung von 1,1 J $\cdot$ 1,17 $\cdot$ s^{-1} = 1,29 J $\cdot$ s^{-1} = 1,29 W.

Bei einem Wirkungsgrad um 20 % ist dazu ein Energieumsatz von rund 6,5 W erforderlich, d. h. unter Ruhebedingungen verbraucht das Herz nahezu 10 % des Ruheumsatzes. Die Relation von 1:6 in der Leistung vom rechten zum linken Herzen spiegelt sich auch in der Struktur der Ventrikel, der linke Ventrikel hat eine entsprechend größere Muskelmasse.

Für einen Vergleich mit technischen Pumpen ist das **Leistungsgewicht** interessant, das beim ruhenden Herzen 3 N/1,3 W ≈ 2300 N/kW beträgt, bei stärkerer Leistung aber auf 1000 N/kW absinken kann. Im Vergleich zu einem Automotor (40–70 N/kW) ist das deutlich ungünstiger, und man sieht daraus, daß unter diesem Aspekt ein Ersatz des Herzens durch eine technische Pumpe durchaus möglich wäre. Die Probleme beim „Kunstherzen" liegen aber in ganz anderen Bereichen (Vermeidung von Blutgerinnung, Hämolyse usw.).

8.5.3 Verschiedene diagnostische Verfahren

Bei der Herzaktion treten Schwingungen auf, deren Frequenz im Bereich des Hörbaren liegt (Abb. 8-21 und 8–22). Sie können mit dem Stethoskop als **Herztöne** unmittelbar abgehört oder auch registriert werden (**Phonokardiogramm**). Der **1. Herzton** entspricht der Anspannung der Kammermuskulatur und dem Verschluß der Segelklappen (Atrioventrikularklappen). Der **2. Herzton** wird durch den Verschluß der Taschenklappen (Aorten- und Pulmonalklappen) ausgelöst.

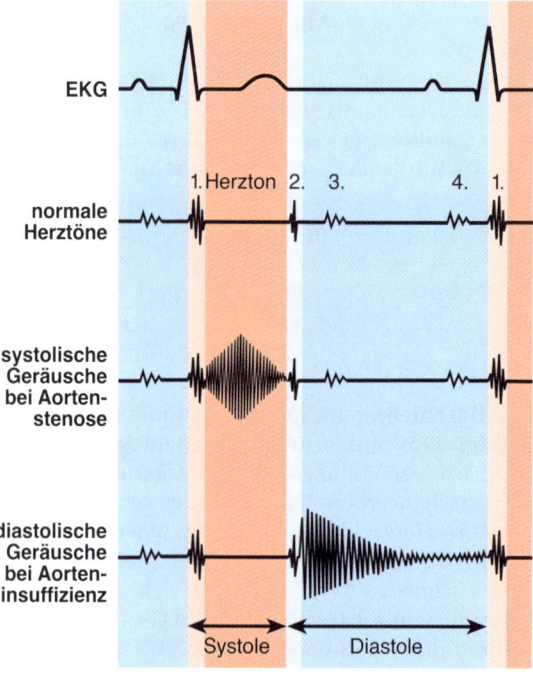

EKG

normale
Herztöne

1. Herzton 2.   3.   4.   1.

systolische
Geräusche
bei Aorten-
stenose

diastolische
Geräusche
bei Aorten-
insuffizienz

Systole   Diastole

Abb. 8-22 Schallereignisse bei der Herzaktion, in Zuordnung zum EKG. Normale Herztöne (oben) und Beispiele für pathologische systolische Herzgeräusche bei Aortenstenose sowie diastolische Geräusche bei Aorteninsuffizienz. Auch der 3. und 4. Ton sind eingezeichnet, die man meist nur im Phonokardiogramm erkennt und nur schwach oder gar nicht hört.

Alle am Herzen hörbaren Ereignisse beruhen auf Schwingungen des Herzens oder seiner Teile, deren Frequenzen vor allem im niedrigen Bereich des Hörbaren liegen. Physikalisch handelt es sich dabei durchweg um Geräusche, d. h. um Frequenzgemische ohne markante Frequenzbevorzugung wie bei Tönen. Es hat sich aber eingebürgert, die normalen Herzgeräusche als **Herztöne** und nur die pathologischen Ereignisse als **Herzgeräusche** zu bezeichnen. (Merkhilfe: Die normalen Geräusche sind Musik im Ohr des Arztes.) Das Registrieren der Schallereignisse hat den Vorteil, daß auch die niedrigen Frequenzen gut erfaßt werden können, die man beim unmittelbaren Abhören wegen der hohen Schwelle in diesem Bereich nur sehr schwach wahrnimmt. In Abbildung 8-22 sind die Herztöne, die in Abbildung 8-21 miteingetragen sind, etwas genauer dargestellt. Der 1. Herzton hat eine Frequenz von 25–50 Hz und beginnt mit dem Vorsegment unmittelbar mit Beginn der Ventrikelanspannung und dem Verschluß der Segelklappen, das Hauptsegment entspricht dem steilen Druckanstieg in der Anspannungsphase, und das Nachsegment ragt noch in die Austreibungsphase hinein. Der 2. Ton ist etwas höher (50 Hz), kürzer und schärfer und wird durch den Verschluß der Taschenklappen verursacht. Mitunter kann man eine Spaltung des 2. Tones hören, wenn Aorten- und Pulmonalklappen nicht ganz synchron schließen. Wenn man den 1. Ton als **Muskelton** dem 2. Ton als **Klappenton** gegenüberstellt, so soll darin zum Ausdruck kommen, daß bei der Auslösung des 1. Tones die schnelle Muskelanspannung besonders wichtig ist. In Schwingung geraten in beiden Fällen größere Partien, Teile der Blutsäule usw.

Neben dem 1. und 2. Herzton gibt es noch schwächere Signale, die man im Phonokardiogramm erkennt, aber kaum hört. Dies ist einmal der 3. Ton am Anfang der Diastole; er entspricht der Phase der schnellen Ventrikelfüllung, die zu Schwingungen führen kann. Darüber hinaus tritt ein schwacher 4. Herzton während der Vorhofkontraktion auf.

Pathologische **systolische Herzgeräusche** treten auf bei Stenose der Taschenklappen und bei Insuffizienz der Segelklappen, **diastolische Geräusche** bei Stenose der Segelklappen und bei Insuffizienz der Taschenklappen (Abb. 8-22).

Die pathologischen **Herzgeräusche** beruhen hauptsächlich auf Turbulenzen der Blutströmung, die bei Verengung oder Insuffizienz von Herzklappen auftreten. Eine normale laminare Strö-

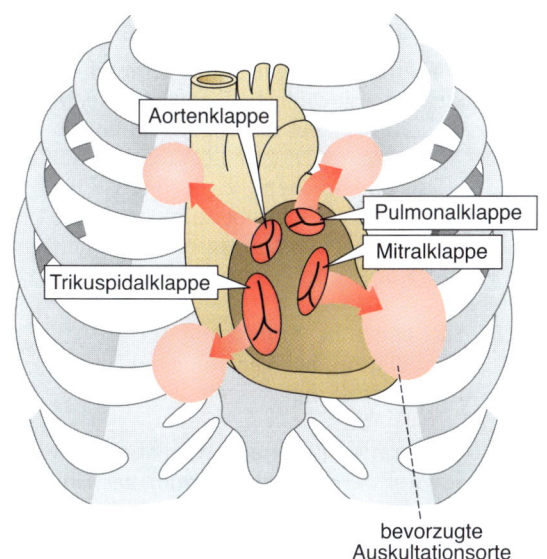

Aortenklappe

Pulmonalklappe

Mitralklappe

Trikuspidalklappe

bevorzugte
Auskultationsorte

Abb. 8-23 *Schematische Darstellung des Herzens mit seinen vier Klappen. Dazu sind die bevorzugten **Abhörorte für die Töne und Geräusche** von diesen Klappen auf der Thoraxwand markiert: diejenigen Orte, an denen man die Schallereignisse von der zugehörigen Klappe am stärksten hört (Punctum maximum). Die Töne pflanzen sich von der Klappe aus bevorzugt in Blutströmungsrichtung fort.*

mung erzeugt keine Geräusche. Die pathologischen Geräusche sind durchweg von höherer Frequenz (800 Hz) als die normalen Herztöne. Für die Diagnostik sind Zeitpunkt und Charakter der Geräusche sowie der Ort maximaler Stärke (Punctum maximum) von Bedeutung. Die Geräusche werden bevorzugt in Strömungsrichtung des Blutes fortgeleitet. Bei einer Stenose der Aortenklappen (Aortenstenose in Abb. 8-22) beispielsweise ist der Auswurf des Blutes erschwert, man hört ein systolisches Geräusch, mit Punctum maximum über dem 2. Interkostalraum (ICR) rechts vom Sternum (Abb. 8-23). Gleichfalls systolisch treten Geräusche bei Insuffizienz der Mitralklappe auf, die ihr Punctum maximum über der Herzspitze haben (4. bis 5. ICR links, Abb. 8-23). Auch Pulmonal- und Trikuspidalklappen haben ihre bevorzugten Auskultationsorte (Abb. 8-23). Diastolische Geräusche entstehen bei Stenose der Segelklappen oder bei Insuffizienz der Taschenklappen (Beispiel für die Insuffizienz der Aortenklappen in Abb. 8-22). Pathologische Geräusche treten auch bei Defekten im Kammerseptum (systolisches Geräusch), bei offenem Ductus arteriosus Botalli oder bei Aortenisthmusstenose auf, weniger bei Defekten im Vorhofseptum. Starke Anämie kann dazu führen, daß infolge reduzierter Blutviskosität hörbare Turbulenzen im Blutstrom

schon bei intakten Herzklappen auftreten (systolische Geräusche).

Echokardiographie. Moderne Ultraschalltechniken haben auch das diagnostische Spektrum für das Herz erweitert, mit dem besonderen Vorteil, daß man nichtinvasiv (ohne Eingriff in den Körper) wichtige Aufschlüsse über die Herzfunktion gewinnen kann, und daß diese Verfahren im Gegensatz zur Röntgentechnik von der Strahlenbelastung her unbedenklich sind. Ein Meßkopf wird über dem Herzen aufgesetzt, der Ultraschallsignale aussendet und deren Reflexionen wieder aufnimmt. Da an Grenzflächen Partialreflexionen auftreten, kann man Bewegungen von Herzwänden und -klappen im Herzzyklus verfolgen.

Die klassischen Verfahren der Perkussion (Beklopfen des Thorax zur Orientierung über Lage und Größe des Herzens) und der Röntgenuntersuchung (Bestimmung der Herzgröße) sind nach wie vor von Bedeutung. Auch die Registrierung von Pulskurven (Karotispuls, Venenpuls) kann wichtige Aufschlüsse geben.

Invasive Verfahren. Für eine genauere kardiologische Diagnostik sind die invasiven Techniken unentbehrlich. **Herzkatheter** können über eine periphere Vene in den rechten Vorhof, den rechten Ventrikel und in die A. pulmonalis vorgeschoben werden, und es können Druckmessungen vorgenommen, Blutproben entnommen, Testsubstanzen injiziert oder intrakardiale elektrische Ableitungen (His-Bündel-EKG) vorgenommen werden. Von einer peripheren Arterie aus kann das linke Herz katheterisiert werden, und vor allem sind die Koronararterien von der arteriellen Seite her zugänglich: für eine Kontrastdarstellung der koronaren Gefäßversorgung (Koronar-Angiographie, vgl. Abschn. 8.8) oder auch für therapeutische Eingriffe (Ballondilatation im Bereich verengter Koronarien, Injektion von fibrinolytischen Wirkstoffen bei Herzinfarkt).

Bestimmung des Herzzeitvolumens. Die Pumpleistung des Herzens läßt sich mittels Indikatortechnik ermitteln. Bei der Messung nach dem **Fickschen Prinzip** wird Sauerstoff als natürlicher Indikator verwendet. Wenn man die Sauerstoffaufnahme $\dot{V}O_2$ in der Lunge und die O_2-Konzentrationsdifferenz zwischen dem venösen Blut vor der Lunge und dem arterialisierten Blut hinter der Lunge (C_{aO_2}-C_{vO_2}) bestimmt, kann man den Blutfluß durch die Lunge berechnen, der mit der Größe des Herzzeitvolumens (HZV) übereinstimmt.

8

$$HZV = \frac{\dot{V}_{O_2}}{C_{aO_2} - C_{vO_2}}$$

Da noch unmittelbar vor dem rechten Herzen venöses Blut aus den Koronarvenen in das Venensystem fließt, muß die Blutprobe zur Bestimmung der venösen Konzentration mittels Herzkatheter aus dem rechten Ventrikel oder aus der Pulmonalarterie entnommen werden. Für die Bestimmung der arteriellen O_2-Konzentration genügt die Entnahme aus einer peripheren Arterie (A. brachialis oder A. femoralis). Der O_2-Verbrauch wird spirometrisch ermittelt. Beispiel für einen gesunden Probanden in Ruhe:

O_2-Aufnahme $\dot{V}O_2$: 250 ml/min
O_2-Konzentration im venösen Mischblut: 150 ml/l
O_2-Konzentration im arteriellen Blut: 200 ml/l

Unter diesen Bedingungen nimmt jeder Liter Blut beim Durchfluß durch die Lungen 50 ml Sauerstoff auf. Die O_2-Aufnahme von 250 ml/min erfordert somit einen Blutdurchfluß von 5 l/min, was dem Herzminutenvolumen entspricht.

$$HZV = \frac{250 \ ml/min}{50 \ ml/l} = 5 \ l/min$$

Das Herzzeitvolumen läßt sich auch mittels **Indikatorverdünnungsverfahren** ermitteln. Man injiziert rasch eine bestimmte Indikatormenge ins venöse Blut (der Indikator soll die Blutbahn im Meßzeitraum nicht verlassen) und verfolgt den Konzentrationsverlauf in einer Arterie, woraus sich das Herzzeitvolumen errechnen läßt. Unter geeigneten Bedingungen kann auch Wärme als Indikator verwendet werden: Man injiziert einen Bolus kalter Lösung und mißt etwas stromabwärts den Temperaturverlauf (**Thermodilutionsverfahren**).

Das **Herzzeitvolumen** läßt sich nach dem **Fickschen Prinzip** ermitteln. Man verwendet dazu Sauerstoff als natürlichen Indikator und bestimmt die Sauerstoffaufnahme der Lunge sowie die O_2-Konzentrationen im venösen Mischblut (Entnahme einer Blutprobe mittels Herzkatheter aus dem rechten Herzventrikel oder aus der A. pulmonalis) und im arteriellen Blut (Blutprobe aus einer peripheren Arterie). Daraus läßt sich der Blutfluß durch die Lunge errechnen, der mit dem Herzzeitvolumen übereinstimmt.

8.6 Regulation der Herztätigkeit

Die Ökonomie des Organismus gebietet es, die Herzleistung den jeweiligen Erfordernissen anzupassen, d. h. in Ruhe im Schongang zu fahren und nur bei Forderung stärkerer Leistungen auch die Herzleistung entsprechend zu steigern. Die Leistung des Herzens kann dabei ohne weiteres verdreifacht, bei Hochleistungssportlern auch um den Faktor 5 oder noch mehr gesteigert werden.

8.6.1 Automatische Anpassung der Herzleistung bei Veränderung der Herzfüllung

Das Herz kann von sich aus, also ohne Mitwirkung äußerer nervaler oder hormonaler Einflüsse, seine Leistung an veränderte Bedürfnisse anpassen (**Frank-Starling-Mechanismus**): Bei Zunahme des venösen Füllungsdruckes (Anstieg der Vorlast) werden die Herzkammern diastolisch stärker gefüllt, die Muskulatur wird dabei stärker gedehnt, was zu einer Verstärkung der Kontraktion mit Zunahme des Schlagvolumens führt (Abb. 8-24 A). Das endsystolische Restvolumen wird dabei größer. Bei Anstieg des Auswurfwiderstandes (Erhöhung des Aortendruckes, Steigerung der Nachlast) erzeugt der Ventrikel automatisch einen höheren Druck, wobei allerdings das Schlagvolumen erheblich kleiner wird, verbunden mit einer deutlichen Zunahme des Restvolumens (Abb. 8-24 B).

Die beschriebenen Anpassungen beruhen auf Grundprozessen, die denen des Skelettmuskels in vieler Hinsicht ähnlich sind. Auch beim Herzmuskel hängt die aktive Kraftentwicklung vom Überlappungsgrad der kontraktilen Filamente ab (Abb. 6-8). Werden die Sarkomere über das Optimum hinaus gedehnt, so geht mit abnehmendem Überlappungsgrad von Actin- und Myosin-Filamenten die Kraftentwicklung zurück. Beim Herzen ist durch bindegewebige Strukturen dafür gesorgt, daß unter normalen Bedingungen der rechte, abfallende Teil der Sakomerlängen-Kraft-Beziehung nicht erreicht wird. Jenseits der maxima-

Abb. 8-24 Frank-Starling-Mechanismus beim isolierten   ▷
Herzen.
A: Anpassung der Herztätigkeit bei steigendem Füllungsdruck (Vorlast, Preload).
B: Anpassung bei erhöhtem Aortendruck (Nachlast, Afterload). Während in Abbildung 8-21 Druck und Volumen als Funktion der Zeit aufgetragen sind, ist hier die Beziehung zwischen Druck und Volumen für den Arbeitszyklus des linken Ventrikels, ohne Zeitachse, dargestellt. Erläuterungen im Text.

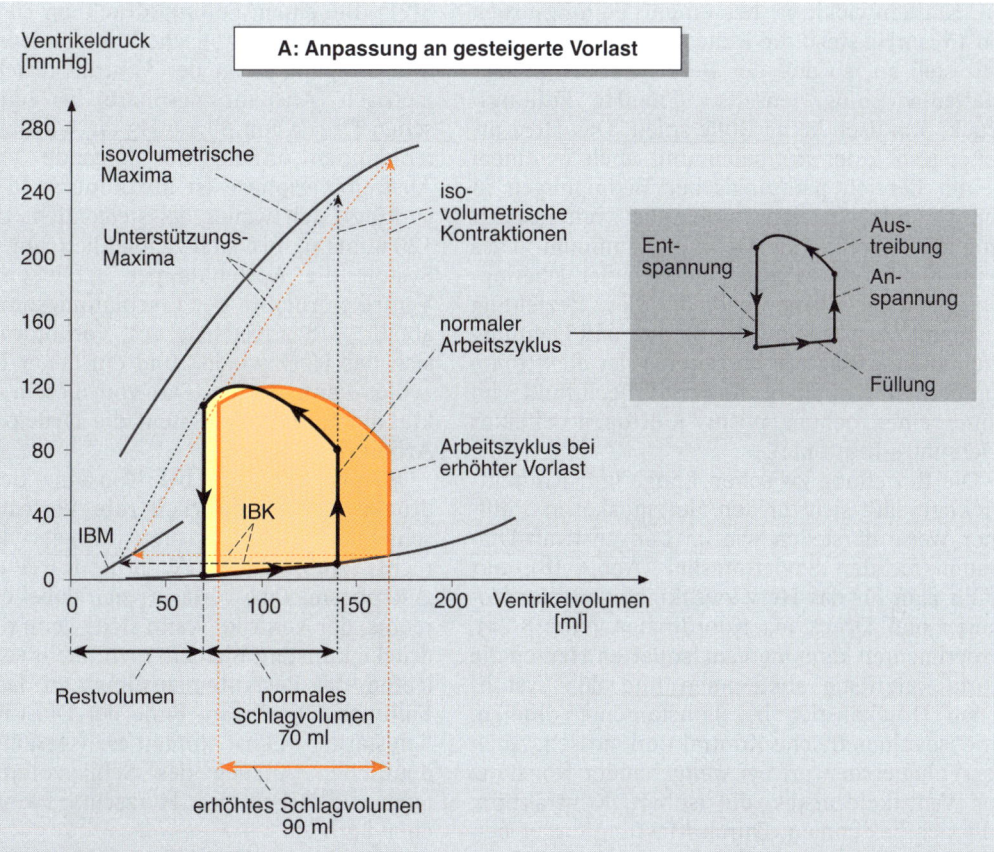

A: Anpassung an gesteigerte Vorlast

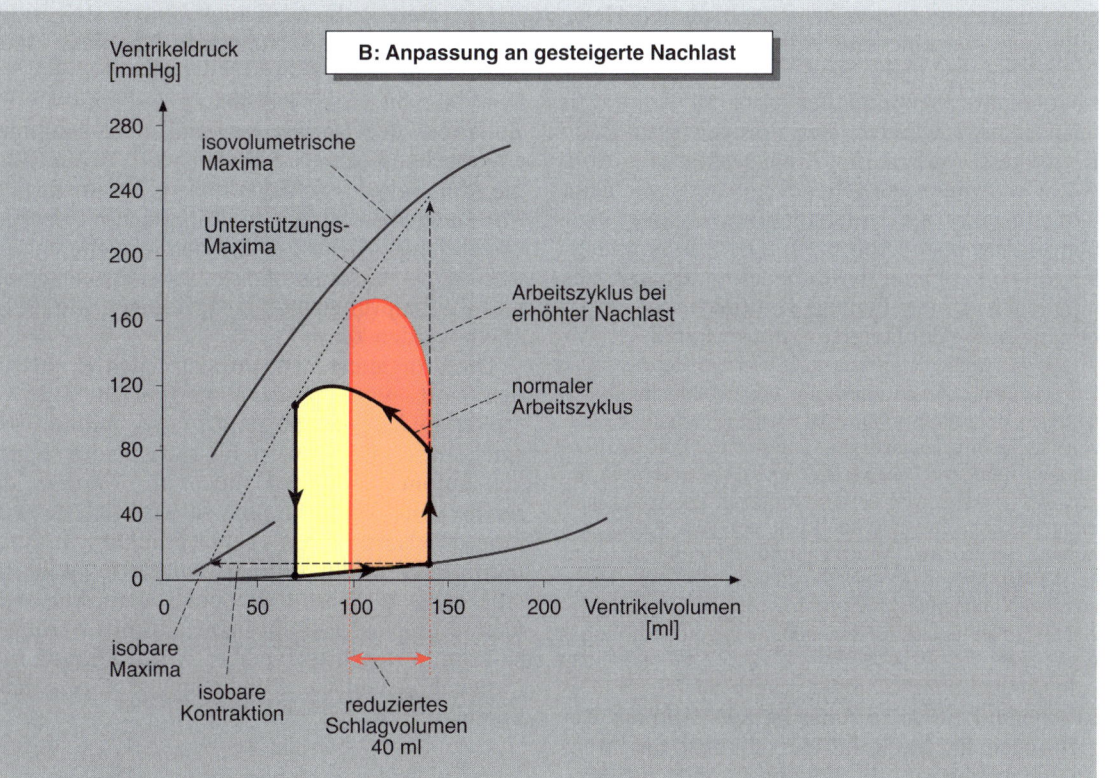

B: Anpassung an gesteigerte Nachlast

len Kraftentwicklung bei einem Füllungsdruck um 15 mmHg steigt die Ruhedehnungskurve bald sehr steil an, so daß der Bereich abnehmender Kraftentwicklung, jenseits 30 mmHg Füllungsdruck, praktisch keine Rolle spielt. Das Herz arbeitet also unter normalen und auch in einem weiten Bereich pathologischer Bedingungen in dem Dehnungsbereich, in dem die Kraftentwicklung mit wachsender Dehnung zunimmt. Dies heißt nicht, daß es ausschließlich der Überlappungsgrad der Filamente ist, der diese Beziehung bestimmt. Es gibt Hinweise darauf, daß Dehnung auch andere Prozesse im Bereich der elektromechanischen Kopplung fördernd beeinflußt, im Sinne eines echten positiv-inotropen Effektes (Dehnungs-Inotropie).

Die Beziehung zwischen Länge und Kraftentwicklung läßt sich für den Herzmuskel in ähnlicher Weise darstellen wie im Längen-Kraft-Diagramm für den Skelettmuskel (Abb. 6-18), nur wählt man für das Herz zweckmäßigerweise Volumen und Druck als Koordinaten (Abb. 8-24). Experimentell kann man am isolierten Herzen die Aorta kurzfristig abklemmen und den systolischen Druckanstieg bei konstantem Volumen, eine isovolumetrische Kontraktion messen. Auch der Volumenauswurf bei weitgehender Konstanz des Ventrikeldruckes, die isobare Kontraktion, läßt sich bestimmen. Durch Messung dieser beiden Kontraktionstypen bei verschiedenen Herzfüllungen (verschiedene Ausgangslagen auf der Ruhedehnungskurve) kann man die Kurven der isovolumetrischen und der isobaren Kontraktionsmaxima gewinnen. Der normale systolische Kontraktionsverlauf (im Arbeitszyklus der Abb. 8-24) entspricht weitgehend dem, was wir beim Skelettmuskel als Unterstützungszuckung kennengelernt haben (Abb. 6-19). Die Endpunkte aller von einem Punkt der Ruhedehnungskurve aus möglichen Unterstützungs-Kontraktionen ergeben die Kurve der Unterstützungsmaxima.

Die isovolumetrische Kontraktion verläuft annähernd isometrisch, durch Verformung des Herzens verändern manche Fasern ihre Länge etwas. Die Kontraktion bei konstantem Innendruck kann aber nicht als isotonisch bezeichnet werden, weil bei Hohlorganen die Wandspannung bei konstantem Innendruck mit dem Radius zunimmt. Bei isobarer Ventrikelkontraktion nimmt demgemäß die Spannung der Wandmuskulatur mit abnehmendem Volumen deutlich ab. Auf die Faserspannung bezogen handelt es sich hierbei um eine meiotone Kontraktion.

In Abbildung 8-24 sind die **Druck-Volumen-Beziehungen** für die linke Herzkammer des Menschen dargestellt (Bedingungen wie in Abb.

8-21). Bei einem Füllungsdruck um 10 mmHg erreicht das enddiastolische Volumen etwa 140 ml. Mit Erregung steigt der Ventrikeldruck isovolumetrisch (Anspannungsphase) bis zum diastolischen Druck von 80 mmHg an, wo sich die Aortenklappen öffnen. Der folgende Verlauf der Austreibungsphase ist auxotonisch, der Muskel verkürzt sich weiter bei steigendem Druck (bis 120 mmHg), bis sich schließlich am Ende der Systole die Aortenklappen schließen und der Ventrikeldruck in der Erschlaffungsphase wieder abfällt. Mit Erreichen des Vorhofdruckes füllt sich das Herz wieder, und ein neuer Erregungszyklus kann starten. Das von diesem Arbeitszyklus umfahrene Feld stellt die **Druck-Volumen-Arbeit** dar.

Erhöht sich nun bei Konstanz der Aortendrücke der **Vorhofdruck (die Vorlast),** so verschiebt sich der gesamte Arbeitszyklus nach rechts (Abb. 8-24 A). Auch die Kurve der Unterstützungsmaxima verlagert sich dabei etwas nach rechts, der Ventrikel kann sich, wenn die Aortendrücke konstant bleiben, nicht mehr so stark entleeren, das Restvolumen nimmt zu. Da aber das Füllungsvolumen am Ende der Diastole wesentlich stärker wächst, kommt es insgesamt zu einem deutlichen Anstieg des Schlagvolumens, und auch die Arbeit pro Herzschlag wird entsprechend größer.

Das Herz paßt sich auch einem **steigenden Auswurfwiderstand (steigende Nachlast)** automatisch an (Abb. 8-24 B), wobei allerdings das Restvolumen sehr viel stärker zunimmt als bei Zunahme der Vorlast und das Schlagvolumen entsprechend sehr viel kleiner wird. In situ führt die Abnahme des Schlagvolumens bei Anstieg des Aortendruckes zu einem Rückstau mit Anstieg des Füllungsdruckes, so daß sich im weiteren Verlauf das Arbeitsdiagramm nach rechts verschiebt und das ursprüngliche Schlagvolumen wieder erreicht werden kann.

Diese organeigenen, intrakardialen Regulationen sind auch für die Funktion in situ von großer Bedeutung. So passen sich dadurch beispielsweise die Auswurfvolumina beider Ventrikel automatisch aneinander an. Fördert der rechte Ventrikel mehr Blut, so wird sich der Füllungsdruck im linken Vorhof erhöhen, wodurch der linke Ventrikel seine Auswurfleistung gleichfalls steigert. Würde der linke Ventrikel nicht über diesen Anpassungsmechanismus verfügen, so könnte es sehr schnell zu einem Rückstau im Lungenkreislauf mit Gefahr eines Lungenödems kommen.

8.6.2 Nerval-hormonale Regulationen der Herzleistung

Auf der Basis der organeigenen Regulationen können sich die höheren Regulationsprozesse entfalten, die das Herz über nervale und hormonale Befehle in den Gesamtzusammenhang der Kreislaufregulation einbinden. Der wichtigste Einfluß ist der des N. sympathicus, der einen positiv-inotropen Effekt am Herzmuskel ausübt, indem er vor allem in die Prozesse der elektromechanischen Kopplung fördernd eingreift (vgl. Abschn. 8.3).

Der N. sympathicus löst über seinen Transmitter Noradrenalin einen **positiv inotropen Effekt** aus: Bei unveränderter Herzfüllung wird die Kraft der Kontraktion gesteigert, im Druck-Volumen-Diagramm verlagert sich die Kurve der isovolumetrischen Maxima nach oben. In situ kann das Herz dadurch bei konstanter Füllung das Schlagvolumen steigern, verbunden mit einer Abnahme des Restvolumens, oder es kann dasselbe Schlagvolumen gegen einen höheren Aortendruck auswerfen (Abb. 8-25). Es kann auch bei reduziertem Füllungsdruck mit Linksverschiebung des Arbeitszyklus mit Hilfe des Sympathikus immer noch ein normales Schlagvolumen auswerfen. Dies ist beispielsweise bei der orthostatischen Regulation von Bedeutung. So gibt es eine Vielzahl von Umstellungen, von denen in Abbildung 8-25 nur zwei experimentell gut definierbare Situationen dargestellt sind.

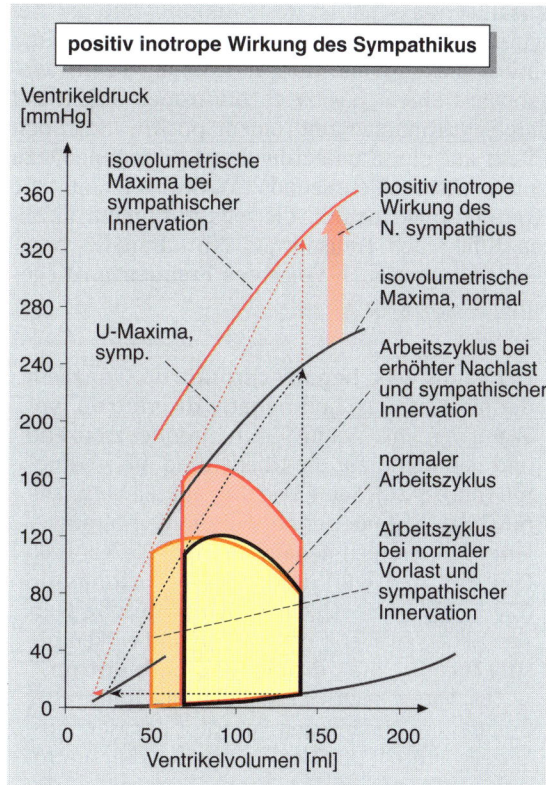

Abb. 8-25 *Umstellungen der Herztätigkeit bei **positiv-inotroper Einwirkung des N. sympathicus**. Gleiche Darstellungsweise wie in Abbildung 8-24.*

Die **erhöhte Kontraktilität** (positiv inotrope Wirkung) kommt unter experimentellen Bedingungen, wo man den Blutauswurf stoppen und eine isovolumetrische Kontraktion ablaufen lassen kann, in einer deutlichen Verschiebung der Kurve der isovolumetrischen Maxima nach oben zum Ausdruck (in Abb. 8-25 markiert). Beim intakten menschlichen Kreislauf ist eine solche Bestimmung nicht möglich. Man nimmt deshalb die **maximale Druckanstiegsgeschwindigkeit** in der Anspannungsphase (dP/dt max) als Maß für die Kontraktilität. Es ist unmittelbar einsichtig, daß bei einer stärkeren Kontraktion, was ja schließlich den Einsatz einer höheren Zahl von Querbrücken bedeutet, mit Kontraktionsbeginn mehr Querbrücken sofort anspringen, was auch die Druckanstiegsgeschwindigkeit steigern muß. Andererseits ist zu berücksichtigen, daß die Kontraktionsgeschwindigkeit auch unabhängig von der Kontraktionskraft verändert werden kann, was gerade für den Sympathikuseffekt zutrifft.

Noradrenalin führt neben der Steigerung der Kontraktionskraft noch zu einer Beschleunigung der gesamten Kontraktionsdynamik. Diese Wirkung ist für die Funktion in situ wichtig, weil der Sympathikus mit der Kontraktionskraft zugleich die Frequenz steigert. Der beschleunigende Effekt auf die Dynamik bewirkt dabei eine Verkürzung der Systolendauer, so daß auch bei erhöhter Frequenz noch eine hinreichend lange Diastole zur Herzfüllung erhalten bleibt.

Für den **Mechanismus der Noradrenalinwirkung** besteht heute folgendes Konzept (vgl. Kap. 4.11): Die Aktivierung der adrenergen β-Rezeptoren führt über Aktivierung von Adenylatcyclase zu einem intrazellulären Konzentrationsanstieg des Second messengers cAMP (zyklisches Adenosinmonophosphat); dieses löst über Aktivierung von Proteinkinase A eine Phosphorylierung an den potentialabhängigen Calcium-Kanälen aus, was eine Steigerung der Offen-Wahrscheinlichkeit dieser Kanäle zur Folge hat und damit den Ca^{2+}-Einstrom während des Aktionspotentials steigert. Außerdem verstärkt cAMP auch den aktiven Ca^{2+}-Transport, was die Erschlaffung beschleunigt und so die Systolendauer verkürzt.

8

Zusammenfassend ist festzuhalten, daß es bei sympathisch-adrenergen Einflüssen auf das Herz zu komplexen Umstellungen kommt, die vorwiegend aus einem positiv chronotropen Effekt auf den Schrittmacher und einem positiv inotropen Effekt auf das Kammermyokard bestehen. Dazu kommen beschleunigende Wirkungen auf die Kontraktionsdynamik, die teils auf einem direkten Effekt des Transmitters Noradrenalin beruhen, teils aber auch Folge des Frequenzanstieges sind.

Der **Vagus** wirkt **negativ chronotrop** (vor allem der rechte Vagus) und **negativ dromotrop** (vor allem der linke Vagus), d. h. frequenzsenkend und hemmend auf die Überleitung am AV-Knoten (Abb. 8-26). Seine Wirkung auf die Ventrikelmuskulatur ist nur gering. Auf die Vorhofmuskulatur wirkt er auch negativ inotrop (die Kontraktionskraft senkend) und negativ bathmotrop (die Erregbarkeit senkend). **Sympathische Nerven** ziehen zu allen Herzbezirken und wirken **positiv chrono-, ino-, dromo- und bathmotrop.**
Der Vagus setzt Acetylcholin als Transmitter frei, das am cholinergen Rezeptor der Herzmuskelzelle angreift und dort kompetitiv durch Atropin gehemmt werden kann. Transmitter des

Sympathikus ist Noradrenalin, das über adrenerge β-Rezeptoren (β$_1$-Rezeptoren) seine Wirkung entfaltet und durch β-Blocker vom Rezeptor verdrängt werden kann. Als im Blut zirkulierende Hormone greifen Adrenalin und Noradrenalin an denselben Rezeptoren an und entfalten dementsprechend auch die gleichen Wirkungen wie eine sympathische Innervation.

Andere hormonale Einflüsse (z. B. von Corticosteroiden und Thyroxin) sind von untergeordneter Bedeutung für die normale Regulation. Dehnungs- und Chemorezeptoren des Herzens werden im Rahmen der reflektorischen Umstellungen des Gesamtkreislaufes behandelt. Auch das im Herzen gebildete atriale natriuretische Peptid (ANP) wird später, bei der Regulation von Blutvolumen und Wasserhaushalt erörtert.

8.7 Langfristige Anpassungen

Bislang wurden kurzfristige Umstellungen der Herzleistung erörtert. Daneben gibt es aber auch langfristige Anpassungen, entweder an ständig erhöhte Leistungsforderungen, die mit Vergrößerung des Herzens und gesteigerter Leistung einhergehen, oder an ständige Minderbeanspru-

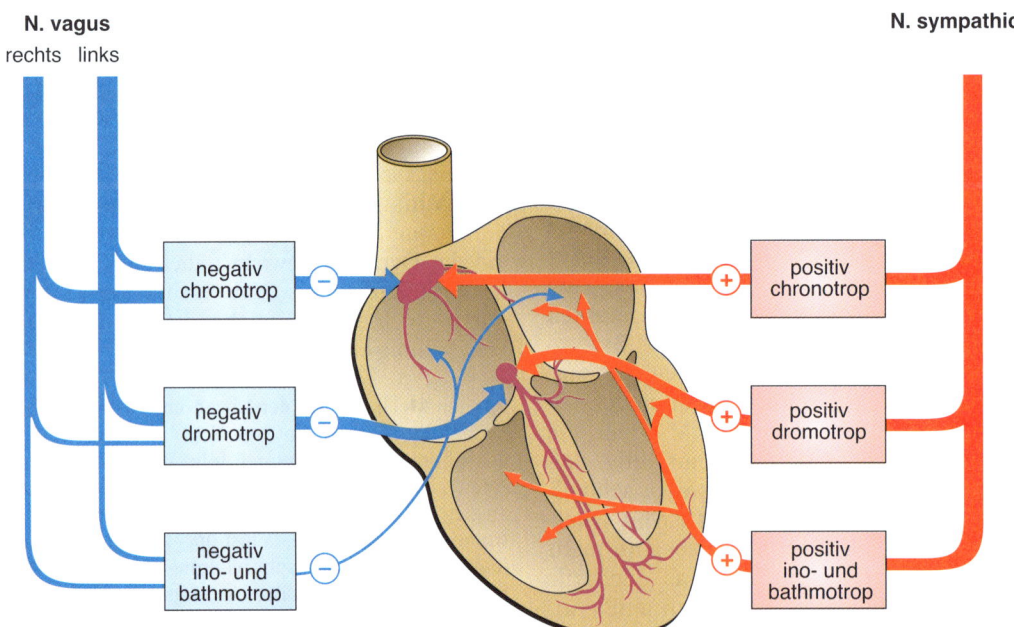

N. vagus
rechts links

N. sympathicus

negativ chronotrop −   + positiv chronotrop

negativ dromotrop −   + positiv dromotrop

negativ ino- und bathmotrop −   + positiv ino- und bathmotrop

Abb. 8-26 *Wirkungen von **Sympathikus und Parasympathikus** auf das Herz.*

Wirkungen auf Herzfrequenz (chronotrop), atrio-ventrikuläre Überleitungszeit (dromotrop), Kontraktionskraft (inotrop) und Erregbarkeit der Muskulatur (bathmotrop).

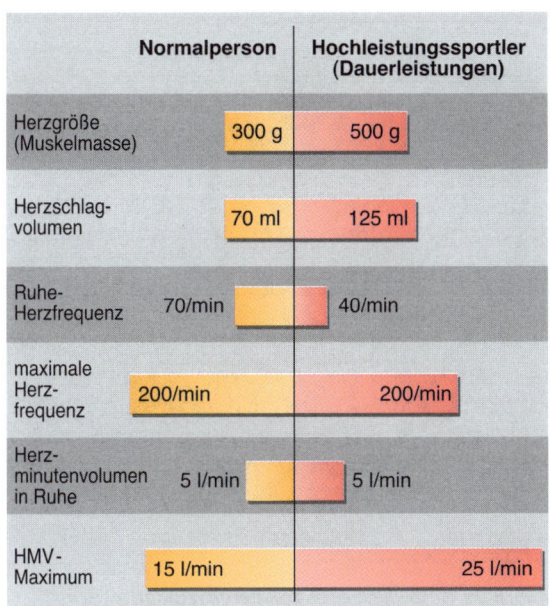

	Normalperson	Hochleistungssportler (Dauerleistungen)
Herzgröße (Muskelmasse)	300 g	500 g
Herzschlag-volumen	70 ml	125 ml
Ruhe-Herzfrequenz	70/min	40/min
maximale Herz-frequenz	200/min	200/min
Herz-minutenvolumen in Ruhe	5 l/min	5 l/min
HMV-Maximum	15 l/min	25 l/min

Abb. 8-27 *Veränderungen verschiedener Herzparameter bei* **Anpassung an starke körperliche Leistungen (Ausdauertraining)**. *Gegenüberstellung der Werte bei einem auf Dauerleistung trainierten Hochleistungssportler mit denen einer Normalperson.*

chung, die zur Verkleinerung und Leistungsminderung des Herzens führen (Faulenzerherz). Musterbeispiel für Leistungssteigerung sind Anpassungen beim Training für sportliche Dauerleistungen (Abb. 8-27).

Bei sportlichem Ausdauertraining (Marathonlauf, Radfahren, Skilanglauf u. ä.) paßt sich das Herz allmählich den erhöhten Anforderungen durch **Hypertrophie** an. Die wichtigsten Veränderungen sind in Abbildung 8-27 zusammengestellt. Die Herzmuskelfasern wachsen in Länge und Dicke ohne Zunahme der Zahl, so daß sowohl die Wanddicke als auch das Volumen zunehmen, wobei sich das Herzschlagvolumen in Ruhe bei maximal trainierten Athleten verdoppeln kann. Das Herzgewicht (Muskelmasse) steigt dabei von 300 g auf 500 g an. Beim trainierten Herzen sinkt die Ruhefrequenz bis auf etwa 40/min ab, so daß das Ruhe-Herzminutenvolumen bei erhöhtem Schlagvolumen etwa gleich bleibt. Bei Leistung kann der Sportler die Herzfrequenz gleichfalls bis auf 200/min steigern, so daß er insgesamt ein wesentlich größeres maximales Herzminutenvolumen erreichen kann (25–30 l/min).

Bei der Hypertrophie der Herzmuskelfasern gibt es eine kritische Grenze. Wachsen die Fasern zu stark, so werden die Diffusionswege in der Zelle zu groß und die O_2-Versorgung wird gefährdet.

Bei Teilbelastungen des Herzens kommt es auch zu entsprechenden Teil-Anpassungen. So kommt es beispielsweise bei Hypertonie im großen Kreislauf nur zu einer Hypertrophie des linken Ventrikels, und zwar in Anpassung an die geforderte Druckleistung zur Verstärkung der Wand ohne Zunahme des Füllungsvolumens. Werden unter pathologischen Bedingungen die Anpassungsgrenzen überschritten, so kommt es zum Herzversagen (Herzinsuffizienz).

8.8 Energetik und Blutversorgung

Für das Herz gibt es keine Ruhepause. Auch wenn der Gesamtorganismus im Ruhezustand ist und sich andere Funktionssyteme im Schlaf erholen, hat das Herz ständig zu arbeiten und wird dementsprechend intensiv durchblutet.

Das Herz, dessen Gewicht nur knapp 0,5 % des Körpergewichtes ausmacht, erhält in Ruhe etwa **5 % des Herzminutenvolumens**, es ist also weit überdurchschnittlich durchblutet.

Herzdurchblutung in Ruhe: 250 ml/min
Spezifische Durchblutung in Ruhe: 80 ml $\cdot$ min^{-1} $\cdot$ 100 g^{-1}
Steigerung möglich bis 400 ml $\cdot$ min^{-1} $\cdot$ 100 g^{-1}
Sauerstoffausschöpfung: 2/3 bis 3/4
O_2-Verbrauch in Ruhe: 10 % des Gesamtverbrauchs

Die Einstellung der Durchblutungsgröße erfolgt überwiegend durch lokal-metabolische Regulation. Störungen der Blutversorgung beruhen meist auf Verengungen (Stenosen) der Koronararterien durch krankhafte Wandveränderungen, teils aber auch auf pathologischen Kontraktionen (Spasmen), was im Extremfall zum Herzinfarkt führt.

Die aufgeführten Zahlenangaben sind natürlich nur Anhaltswerte für die Durchschnittssituation. Bei den großen Variationen im Herzgewicht ändern sich naturgemäß alle diese Größen entsprechend. Steigert das Herz seine Leistung, so kann es den steigenden O_2-Bedarf nicht durch Steigerung der O_2-Ausschöpfung aus dem Blut decken, da die Ausschöpfung unter Ruhebedingungen mit 3/4 des Sauerstoffes schon nahe dem Maximum ist. Die Durchblutung wird deshalb durch lokal-metabolische Regulation dem Bedarf angepaßt. Die

8

Natur dieser Regulationsprozesse wird im Rahmen der Kreislaufregulation noch näher erörtert.

Das Herz ist erstaunlich vielseitig in der Verwendung verschiedener Substrate zur Gewinnung seines Energiebedarfs, es ist gewissermaßen ein Allesfresser. Neben Glucose entnimmt das Herz dem Blut auch Milchsäure (Lactat) und freie Fettsäuren. Unter Ruhebedingungen tragen diese drei Komponenten etwa gleichmäßig zum Energieumsatz bei, bei schwerer körperlicher Leistung, wenn der Lactatspiegel im Blut ansteigt, kann der Lactatanteil 2/3 erreichen. Auf diese Weise trägt das Herz nicht unwesentlich zur Regulation des Säure-Basen-Haushaltes bei Arbeit bei.

Eine rechte und eine linke Koronararterie, die dicht hinter den Aortenklappen von der Aorta abgehen, übernehmen die Blutversorgung (Abb. 8-28). Die rechte A. coronaria versorgt den größten Teil des rechten Ventrikels, Teile des Kammerseptums und der Hinterwand des linken Ventrikels. Die linke Arterie, die sich bald in einen Ramus circumflexus und einen Ramus interventricularis anterior (Ramus descendens anterior) aufteilt, versorgt den größten Teil des linken Ventrikels. Der venöse Rückfluß läuft beim Menschen zum größten Teil über den Sinus coronarius. Es gibt aber auch direkte venöse Verbindungen zu den Vorhöfen und Ventrikeln.

Die Koronararterien sind im funktionellen Sinn Endarterien, d. h. es gibt keine größeren arterio-arteriellen Querverbindungen, so daß bei plötzlichem Verschluß einer Arterie das Gewebe im zugehörigen Versorgungsgebiet zugrunde geht **(Herzinfarkt).** Bei genauer Untersuchung der terminalen Gefäßstrukturen erkennt man zwar auf

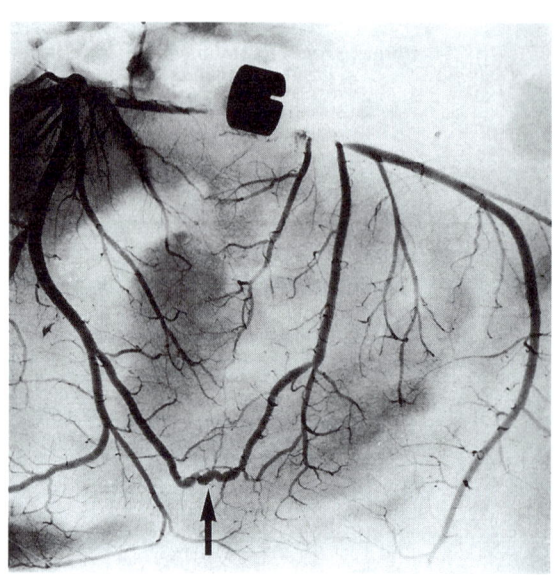

Abb. 8-29 Ausbildung eines **Kollateralkreislaufs** zwischen Ramus interventricularis und R. circumflexus der linken Koronararterie, 8 Wochen nach Anlegen eines Konstriktors (schwarzer Ring) um den Stamm des R. circumflexus, der zu einem allmählichen Gefäßverschluß an dieser Stelle geführt hat. Die mit einem Pfeil markierte große Kollateralarterie verbindet einen Seitenast des R. interventricularis mit einem Seitenast des R. circumflexus. In letzterem fließt das arterielle Blut entgegen der normalen Strömungsrichtung zum Stamm des R. circumflexus und kann so in dessen Versorgungsgebiet den Blutbedarf weitgehend normal decken. Röntgenaufnahme nach Kontrastmittelfüllung der Gefäße beim Hundeherzen. (Aus [37].)

der Ebene der kleinsten Arterien bzw. Arteriolen arterio-arterielle Querverbindungen. Diese arterio-arteriellen Anastomosen reichen aber nicht aus, um bei plötzlichem Verschluß eines Hauptgefäßes dessen Versorgungsgebiet über eine andere Arterie zu versorgen. Nimmt man aber beispielsweise beim Hund eine allmähliche Abklemmung des R. circumflexus vor, die in 2–3 Wochen zu einem völligen Verschluß führt, so überlebt die Mehrzahl der Tiere diesen Eingriff, und man findet einige Wochen später gut entwickelte arterielle Kollateralen (bis zu 1 mm Durchmesser) zu den benachbarten Versorgungsgebieten (Abb. 8-29), so daß am Ende eine völlig ausreichende Durchblutung im Versorgungsgebiet des R. circumflexus resultiert. Die **Ausbildung arterieller Kollateralen** verläuft offenbar beim Menschen nach dem gleichen Muster, denn man hat Menschen mit totalem Verschluß einer der großen Arterien gefunden, die keine wesentlichen Beschwerden am Herzen gehabt haben. Die Förderung der Kollateralbildung ist also ein ganz wichtiger Angriffs-

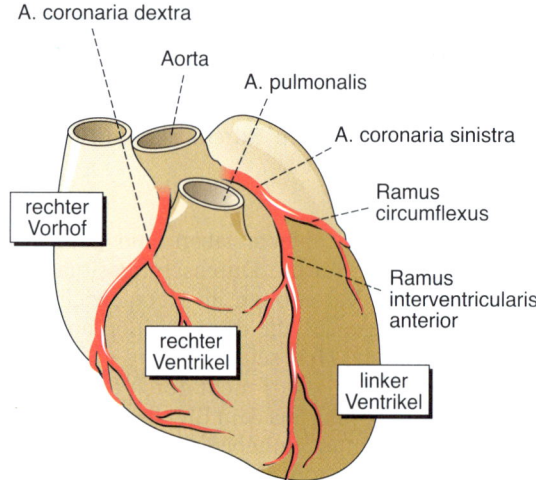

A. coronaria dextra

Aorta

A. pulmonalis

A. coronaria sinistra

Ramus circumflexus

rechter Vorhof

Ramus interventricularis anterior

rechter Ventrikel

linker Ventrikel

Abb. 8-28 Blutversorgung des menschlichen Herzens. Verlauf der großen Koronararterien.

punkt für ärztliche Bemühungen, nur sind die Kenntnisse darüber leider sehr lückenhaft.

Störungen der koronaren Zirkulation sind in der Regel mit strukturellen Veränderungen der Koronararterien verbunden (arteriosklerotische Veränderungen, Schädigungen der Intima mit entzündlichen Reaktionen), wobei thrombotische Ablagerungen an geschädigte Wandpartien das Lumen weiter einengen oder ganz verschließen können. Das Schicksal des Versorgungsgebietes hängt dann davon ab, wieweit eine Versorgung über Kollateralen möglich ist. Da der endgültige Gefäßverschluß meist relativ schnell verläuft, kommt es in der Regel zum Untergang mehr oder weniger großer Gewebsbezirke (Herzinfarkt).

Die Feststellung, daß bei manifesten Durchblutungsstörungen in der Regel strukturelle Veränderungen vorliegen, die nur noch vom Chirurgen repariert werden können, schließt nicht aus, daß funktionelle Störungen der Wegbereiter zu solchen Entgleisungen sind. In Einzelfällen kommt es auch bei jungen Menschen zum Herzinfarkt, ohne daß entsprechende strukturelle Veränderungen nachzuweisen sind. In solchen Fällen werden Gefäßspasmen, also Kontraktionen der Gefäßmuskulatur, als Ursachen der Gefäßverschlüsse angesehen. Neigung zu Spasmen kann sich auch mit Wandveränderungen kombinieren, so daß auf dem Boden einer strukturellen Gefäßverengung durchaus ein Spasmus zum letzten Verschluß eines Gefäßes führen kann. Insofern spielen gefäßrelaxierende Pharmaka bei der Behandlung koronarer Durchblutungsstörungen auch eine wichtige Rolle.

Da der **Herzinfarkt** zu den häufigsten Todesursachen zählt, verdient die koronare Zirkulation die besondere Beachtung des Arztes. Von dem Ziel, durch richtigen Umgang mit den koronaren Regulationsprozessen die Gefäße gesund erhalten zu können, sind wir weit entfernt. Deshalb ist es wichtig, daß die Techniken zur Beseitigung manifester Erkrankungen zu hoher Perfektion entwickelt wurden: instrumentelle Dilatation verengter Gefäße, Auflösung von Thromben oder schließlich Ersatz erkrankter Koronararterien durch venöse Gefäße vom selben Patienten (Bypass-Operation).

Klinisches Beispiel. Ein 46jähriger Patient verspürt in den Morgenstunden bei der Arbeit plötzlich heftigste retrosternale Schmerzen, verbunden mit Angstgefühl und Schweißausbruch. Der infarktverdächtige Patient wird vom Notarzt sofort in die Klinik eingewiesen. Während des Transports kommt es zu einer ventrikulären Tachykardie mit Bewußtseinsverlust, die durch Kardioversion (Elektroschock) aufgehoben werden kann. Bei der Klinikaufnahme ist der Patient hypoton, kaltschweißig, unruhig, und er klagt über heftigste Beschwerden. Im EKG zeigen sich monophasische ST-Anhebungen in den Brustwandableitungen. Es wird eine intravenöse thrombolytische Therapie eingeleitet, die nach 20 min zur Schmerzfreiheit und Normalisierung des EKG führt. Unter intravenöser Heparin- und Nitrattherapie kommt es immer wieder zu retrosternalen Schmerzen und ST-Anhebungen im EKG, so daß eine sofortige Koronarangiographie durchgeführt wird. Es findet sich eine proximale subtotale Stenose des Ramus interventricularis anterior (R. descendens anterior) bei großem poststenotisch unterversorgtem Muskelbezirk. Die Stenose wird erfolgreich mittels Ballondilatation erweitert. Während der Rückverlegung auf die Intensivstation kommt es erneut zu heftigsten pektanginösen Beschwerden. Die unverzügliche Reangiographie zeigt einen proximalen Verschluß des R. descendens anterior, der mit erneuter Ballondilatation wieder rekanalisiert werden kann. Nach einer Stunde treten erneut retrosternale Schmerzen und ST-Anhebung auf. Man entschließt sich deshalb zu einer notfallmäßigen aortokoronaren Bypass-Operation, die erfolgreich verläuft. Der Patient erholt sich rasch. Laboruntersuchungen und EKG-Kontrollen zeigen, daß die Ausbildung eines Infarktes verhindert werden konnte. (Nach [6].)

8

FRAGEN

8.1 Bei niederen Tieren findet man einfache Herzen mit nur einer Kammer. Beim Menschen haben wir zwei Herzen mit zwei getrennten Kreisläufen. Warum? Bietet das wesentliche Vorteile?

8.2 Im Herzen gibt es eine starke funktionelle Differenzierung, mit verschiedenartigen Zelltypen. Was wissen Sie darüber?

8.3 Die verschiedenen Zelltypen im Herzen unterscheiden sich auch in ihrer elektrischen Aktivität. Zeichnen Sie die Aktionspotentiale für Zellen vom primären Schrittmacher, vom AV-Knoten und vom Arbeitsmyokard der Herzkammern auf und erläutern Sie die Unterschiede.

8.4 Zeichnen Sie ein Aktionspotential einer Herzmuskelzelle aus dem Bereich der Herzkammern auf, mit Eichung von Potential- und Zeitachse. Erläutern Sie die wichtigsten dabei beteiligten Ionenprozesse, am besten mit einer Zeichnung der Ionenleitfähigkeiten, zeitgerecht zum Aktionspotential.

8.5 Erläutern Sie die elektromechanische Kopplung beim Herzmuskel, mit Vergleich zum Skelettmuskel.

8.6 Zeichnen Sie zum Herz-Aktionspotential den Verlauf der Erregbarkeit und der Refraktärität des Herzens. Ist der Herzmuskel tetanisierbar?

8.7 Der Herzmuskel ist myogen-automatisch tätig. Was passiert, wenn der primäre Schrittmacherbezirk ausfällt?

8.8 Viele Patienten tragen heute einen „künstlichen Schrittmacher". Wie funktioniert dieser, und wann wird er eingesetzt?

8.9 Digitalis-Extrakte sind ein altbewährtes Mittel zur Stärkung des Herzens. Wie erklärt man ihre Wirkung?

8.10 Der Sympathikus kann die Kraft einer Herzkontraktion steigern. Wie kommt das zustande?

8.11 Das EKG gehört zu den wichtigsten diagnostischen Maßnahmen. Beschreiben Sie die Standard-Ableitung eines EKG und zeichnen Sie eine normale Kurve auf, mit Benennung der wichtigsten Ereignisse.

8.12 Mittels EKG lassen sich verschiedene Lagetypen des Herzens unterscheiden. Erläutern Sie die Unterschiede zwischen Normaltyp, Linkstyp und Rechtstyp.

8.13 Die Erregungsüberleitung zwischen den Herzvorhöfen und den Herzkammern kann gestört sein. Erläutern Sie die verschiedenen Grade einer solchen Störung, und zeichnen Sie für ein typisches Beispiel die charakteristische EKG-Kurve auf.

8.14 Zeichnen Sie das EKG für eine supraventrikuläre und eine ventrikuläre Extrasystole auf, und erläutern Sie die charakteristischen Merkmale.

8.15 Was versteht man unter Kammerflimmern beim Herzen? Wie kann es zustande kommen? Was kann man dagegen tun?

8.16 Welche Veränderung im EKG weist am ehesten auf einen Herzinfarkt hin?

8.17 Erläutern Sie die verschiedenen Phasen der Herzaktion. Zeichnen Sie in richtiger zeitlicher Zuordnung zum EKG die Herztöne und die Verläufe von Druck und Volumen im linken Ventrikel auf. Wann schließen und öffnen sich die verschiedenen Herzklappen?

8.18 Wieviel Blut fördert ein Herzventrikel unter Ruhebedingungen pro Herzschlag, wieviel pro Minute? Wie läßt sich die Herzleistung berechnen? Wie groß ist der Anteil des Herzens am Gesamtenergieumsatz unter Ruhebedingungen?

8.19 Wann treten krankhafte systolische oder diastolische Herzgeräusche auf?

8.20 Erläutern Sie die Bestimmung des Herzzeitvolumens nach dem Fickschen Prinzip. Führen Sie eine Berechnung durch, mit Zahlen, wie man sie bei einem gesunden Menschen finden kann.

8.21 Das Herz kann seine Förderleistung aufgrund eigener Gesetze, ohne Einwirkung nervaler oder hormonaler Einflüsse, an verschiedene Bedingungen anpassen: Frank-Starling-Mechanismus. Erläutern Sie dies mit einem Druck-Volumen-Diagramm.

8.22 Erläutern Sie mit einem Druck-Volumen-Diagramm die positiv-inotrope Wirkung des Sympathikus auf das Herz.

8.23 Welche Wirkungen entfalten Sympathikus und Vagus am Herzen?

8.24 Durch Ausdauertraining läßt sich die Leistungsfähigkeit des Herzens erheblich steigern. Beschreiben Sie die charakteristischen Umstellungen bei einem Hochleistungssportler im Vergleich zu einer Normalperson.

8.25 Wie paßt das Herz seine Durchblutung dem Bedarf an?

8.26 Wie kommt es zu einem Herzinfarkt? Wie geht man vorbeugend oder therapeutisch vor?

ANTWORTEN

8.1 Die Doppelung von Herz und Kreislauf ist eine Voraussetzung für die Schaffung eines Hochdrucksystems. Der Lungenkreislauf verträgt keinen hohen Druck. Wenn der Kapillardruck über den kolloidosmotischen Druck von 25 mmHg ansteigt, kommt es zu Flüssigkeitsfiltration in den Alveolarraum hinein (Lungenödem) und schließlich zu Erstickung. Insofern ist es die beste und ökonomischste Lösung, einen eigenen Niederdruckkreislauf für die Lunge einzurichten. Dann kann im arteriellen Teil des großen Kreislaufs der Druck stark angehoben werden (Hochdrucksystem), was für viele Organfunktionen vorteilhaft ist. Vor allem die Niere benötigt für die Filtrationsfunktion einen besonders hohen arteriellen Druck. Darüber hinaus ist die Verdoppelung des Herzens für den Sauerstofftransport günstig. Im Vergleich zum Frosch, wo sich im einkammerigen Herzen Lungenvenenblut und Körpervenenblut immer wieder mischen, kann bei einem doppelten Kreislauf das voll mit Sauerstoff beladene Blut den Organen zugeführt werden (vgl. Abb. 8-2).

8.2 Manche Partien des Herzens sind für Erregungsbildung spezialisiert, andere für Erregungsweiterleitung, und der ganz überwiegende Teil der Muskelmasse schließlich hat die grobe Kontraktionsarbeit zu vollbringen. Beschreibung der spezialisierten Regionen gemäß Abbildung 8-3. Sekundäre und tertiäre Schrittmacherfunktionen bei Ausfall des primären Schrittmachers, Eigenfrequenzen der verschiedenen Partien (Abschn. 8.2.1).

8.3 Das Wichtigste über die Unterschiede der in Abbildung 8-3 dargestellten Aktionspotentiale sollte man mit einer Skizze erläutern können; am besten mit einer Gegenüberstellung der elektrischen Aktivität einer Schrittmacherzelle (Sinusknoten) mit dem Aktionspotential einer Kammermyokardzelle. Die diastolische Depolarisation der Schrittmacherzelle ist Ausdruck der spontanen Erregungsbildung – sie fehlt im Arbeitsmyokard. Die initiale Depolarisationsphase des Aktionspotentials verläuft im Schrittmacher langsamer als im Arbeitsmyokard (und im Erregungsleitungssystem, z. B. His-Bündel). Dies liegt daran, daß das schnelle Natrium-System im Schrittmacher fehlt (oder sehr schwach ist). Der Schrittmacher hat vor allem langsame Calcium-Kanäle für die Erzeugung seines Aktionspotentials. Schließlich ist das Aktionspotential von Sinusknoten und Vorhof viel kürzer als im Kammermyokard. (Vgl. Abschn. 8.2.2.)

8.4 Zeichnung eines Herzaktionspotentials gemäß Abbildung 8-4, mit den zugehörigen Verläufen der Ionenleitfähigkeiten. Die verschiedenen Kalium-Systeme kann man auch vereinfachend zusammenfassen gemäß Abbildung 4-43. Die Besonderheiten des Kalium-Systems sind in Verbindung mit dem Calcium-System für die lange Plateau-Depolarisation verantwortlich (Erläuterungen gemäß Abschn. 8.2.3).

8.5 Zunächst gibt es viele Gemeinsamkeiten mit dem Skelettmuskel: Auch beim Herzmuskel wird die Erregung über das Sarkolemm hinweg weitergeleitet, und über ein transversales Tubulussystem dringt sie in die Tiefe der Zelle ein, wo die elektrische Erregung umgesetzt wird in Ca^{2+}-Freisetzung aus dem longitudinalen tubulären System, dem sarkoplasmatischen Retikulum. Der wesentliche Unterschied beim Herzmuskel besteht darin, daß bei Erregung (während des Aktionspotentials) noch in erheblichem Umfang Calcium aus dem Extrazellulärraum ins Zellinnere einströmt und zur Aktivierung der kontraktilen Proteine beiträgt. Dieser Ca^{2+}-Einstrom ist modifizierbar. Er wird vor allem durch den Sympathikustransmitter Noradrenalin verstärkt. Damit wird auch der Gesamtbestand des intrazellulären Aktivierungs-Calciums erhöht, was dazu führt, daß bei Erregung auch mehr Ca^{2+} freigesetzt wird, und dies hat eine Verstärkung der Kontraktion zur Folge (positiv inotrope Wirkung). (Vgl. Abschn. 8.3 und Abb. 6-26.)

8.6 Skizze gemäß Abbildung 8-6. Solange die Plateau-Depolarisation besteht, ist der Herzmuskel völlig unerregbar (absolute Refraktärperiode). Erst mit Repolarisation kehrt die Erregbarkeit allmählich zurück.

Wie bei Nerv und Skelettmuskel gibt es nach der absoluten Refraktärperiode eine Phase reduzierter Erregbarkeit (relative Refraktärperiode), ehe die Erregbarkeit wieder normal wird. Die im Vergleich zum Skelettmuskel sehr lange Refraktärzeit bedeutet, daß sich beim Herzmuskel nur sehr viel schlechter ein Tetanus auslösen läßt. Aber ein unvollkommener Tetanus ist doch auch am Herzen hervorzurufen (Abb. 8-7).

8.7   Die myogene Erregungsbildung ist beim Herzen zum Glück mehrfach abgesichert. Fällt der primäre Schrittmacher bei Erkrankung aus, so springen in der Regel andere Partien mit potentieller Schrittmacherfunktion ersatzweise ein. Nach dem Ausmaß der Schrittmacherpotenz unterscheidet man sekundäre und tertiäre Schrittmacher, wobei auch die Eigenfrequenz mit abnehmender Schrittmacherpotenz niedriger wird (Abb. 8-3 und Abschn. 8.2.1).

8.8   Bei tiefergreifenden Störungen der Schrittmacherfunktion sinkt die Ruhefrequenz mehr und mehr ab, die Herzaktion kann über viele Sekunden ganz aussetzen, und es besteht die Gefahr des völligen Herzstillstandes. Für solche Situationen gibt es heute „künstliche Schrittmacher": kleine elektrische Reizgeräte, die die Erzeugung elektrischer Reizimpulse übernehmen und diese über geeignete Elektroden dem Herzen zuführen.

8.9   Digitalis-Glykoside hemmen primär die Na^+-K^+-Austauschpumpe in der Zellmembran, was zu einem Anstieg der intrazellulären Na^+-Konzentration führt. Dadurch wird der Natrium-Gradient über die Zellmembran, der die sekundär-aktive Na^+-Ca^{2+}-Austauschpumpe antreibt, reduziert, Ca^{2+}-Ionen können schlechter nach außen gepumpt werden, das intrazelluläre Aktivierungscalcium nimmt zu, und damit auch die Kraft der Kontraktion. (Abschn. 8.3.)

8.10   Der Sympathikus-Transmitter Noradrenalin steigert die Aktivierbarkeit der Ca^{2+}-Kanäle der Zellmembran. Dadurch strömt während des Aktionspotentials mehr Calcium in die Zelle, das intrazellulär verfügbare Aktivierungscalcium steigt an, und damit auch die Kraft der Herzkontraktion. (Vgl. Abschn. 8.3 und Abb. 6-26.)

8.11   S. Abschnitt 8.4.2 sowie Abbildungen 8-9 und 8-11.

8.12   Lagetypen des Herzens werden nach der Richtung, die der maximale R-Vektor aufweist (elektrische Herzachse), gegliedert. Aus den maximalen R-Ausschlägen in den Standardableitungen I, II und III läßt sich mit Hilfe des Einthoven-Dreiecks der maximale R-Vektor bestimmen. Vgl. Abschnitt 8.4.3 und Abbildung 8-12.

8.13   Ist die atrio-ventrikuläre Überleitung verzögert (PQ-Intervall über 0,2 s), so spricht man von einem AV-Block 1. Grades (eine etwas unglückliche Bezeichnung, weil ja noch gar kein Block vorliegt, sondern nur ein Vorstadium). Fällt die Überleitung zeitweilig ganz aus (partieller AV-Block), so heißt das AV-Block 2. Grades. Bei einem AV-Block 3. Grades findet gar keine Erregungsüberleitung mehr statt (totaler AV-Block), die Ventrikel schlagen im Kammereigenrhythmus. Beispiele in Abbildung 8-16.

8.14   Eine supraventrikuläre Extrasystole (ES) ist dadurch gekennzeichnet, daß der Kammerkomplex im EKG völlig normal ist. Der Quellpunkt der Extraerregung liegt dabei im Vorhof oder im Erregungsleitungssystem vor der Aufzweigung der beiden Kammerschenkel. Eine ventrikuläre Extrasystole ist durch starke Veränderungen der Erregungsausbreitung in den Ventrikeln gekennzeichnet, der QRS-Komplex ist deutlich verbreitert, und der ganze Ablauf des Kammerkomplexes ist gestört, vgl. Abbildung 8-17.

8.15   Unter Kammerflimmern versteht man hochfrequente und unkoordinierte elektrische Erregungen der Herzkammern (Abb. 8-18), die mit Dauerkontraktionen verbunden sind, was ein Aussetzen der Pumpfunktion bedeutet. Eine Modellvorstellung dafür sind „kreisende Erregungen" in der Ventrikelmuskulatur (Abb. 8-19). Mit einem starken Elektroschock kann man die gestörten Erregungsmuster unterbrechen (Defibrillation), und es besteht die Chance, daß sich danach wieder eine normale Erregung etabliert.

8.16   Beim Herzinfarkt ist ein Teil der Herzmuskulatur funktionsunfähig bzw. tiefgreifend gestört, bedingt durch Störungen der Blutversorgung. Dabei ist natürlich auch die elektrische Erregung stark gestört. Dementsprechend kommt es während der ST-Strecke im EKG nicht mehr zu einer gleichmäßigen Erregung aller Zellen, die die Voraussetzung dafür ist, daß normalerweise in dieser Zeit ein Nullpotential im EKG gemessen wird. Der Infarkt zeigt sich also in einer Verschiebung der ST-Strecke (Abb. 8-20). Dies gilt nur, solange im Infarktbezirk die Zellen noch eine gewisse elektrische Aktivität zeigen. Nach völliger Vernarbung im Infarktbezirk ändert sich das Bild wieder.

8.17 Skizze in Anlehnung an Abbildung 8-21, mit Erläuterungen gemäß Abschnitt 8.5.1.

8.18 Bei einem Herzschlagvolumen von 70 ml und einer Ruhefrequenz von 70/min ergibt sich ein Herzminutenvolumen von etwa 5 l/min. Rund 10 % des Gesamtenergieumsatzes werden dabei für die Herzleistung verbraucht! (Vgl. Abschn. 8.5.2.)

8.19 Das Auftreten von Herzgeräuschen ist an Turbulenzen in der Blutströmung gebunden. Solche abnormen Turbulenzen treten auf, wenn das Blut durch zu enge Öffnungen gedrückt wird: einmal bei Klappenstenosen, aber ebenso bei einer Klappeninsuffizienz, wo ja auch nur eine relativ kleine Öffnung besteht, durch die Blut entgegen der normalen Strömungsrichtung zurückgepreßt wird, z. B. bei Aorteninsuffizienz in der Diastole durch die defekten Aortenklappen in den linken Ventrikel. Vgl. Abbildung 8-22 und Abschnitt 8.5.3.

8.20 S. Beispiel in Abschnitt 8.5.3.

8.21 Der Herzventrikel kann bei Erhöhung des venösen Füllungsdruckes (Steigerung der Vorlast) sein Schlagvolumen bei Konstanz der arteriellen Druckwerte vergrößern. Er kann auch bei erhöhter Nachlast das Blut gegen einen höheren Aortendruck auswerfen, allerdings – solange der diastolische Füllungsdruck gleich bleibt – nur bei deutlicher Verminderung des Schlagvolumens. Erläuterung am besten mit einer Skizze gemäß Abbildung 8-24 .

8.22 Erläuterung mit einer Skizze gemäß Abbildung 8-25.

8.23 Erläuterungen in Anlehnung an Abbildung 8-26 und Abschnitt 8.6.2.

8.24 Wie jede Funktion, ist auch die Herzleistung abhängig von der ständigen Inanspruchnahme. Zu viel Schonung schwächt die Leistungsfähigkeit, kräftige Anforderungen stärken sie. Da die Maximalfrequenz anscheinend nicht wesentlich steigerungsfähig ist, läßt sich eine Zunahme des maximalen Herzminutenvolumens nur durch Steigerung des Schlagvolumens erzielen, was Wachstum und Vergrößerung des Herzens bedeutet. Die Zahlenwerte der Abbildung 8-27 sollte man wissen. Bei dem trainingsbedingt vergrößerten Schlagvolumen genügt eine niedrigere Ruhefrequenz für die Förderung des normalen Ruhe-Herzminutenvolumens.

8.25 Schon unter Ruhebedingungen wird der im Blut enthaltene Sauerstoff bei einer Herzpassage weitgehend ausgeschöpft, d. h. die Durchblutungsgröße ist dem Bedarf angepaßt. Der bei gesteigerter Herzleistung erhöhte O_2-Bedarf läßt sich also nicht durch Steigerung der O_2-Ausschöpfung decken; vielmehr muß die Durchblutungsgröße mit steigender Leistung vergrößert werden. Dies geschieht durch Prozesse der lokal-metabolischen Regulation, die im Kapitel 9 näher zu erörtern sind.

8.26 Herzinfarkt bedeutet, daß ein Teil des Herzmuskels wegen unzulänglicher Sauerstoffversorgung funktionsunfähig wird und schließlich zugrunde geht. Da normalerweise Gefäßweiten und Durchblutung dem Bedarf gut angepaßt sind, können solche Störungen nur auftreten, wenn die Blutgefäße erkranken. Häufigste Ursache sind Verengungen der Koronararterien auf dem Boden arteriosklerotischer Veränderungen. An kranken Wandstellen können sich leicht Thromben anlagern, die dann das Lumen ganz verschließen können, mit der Folge, daß der Versorgungsbezirk dieser Arterie zugrunde geht (Infarkt). Vorbeugend wirkt alles, was generell für den Kreislauf gesund ist: gesunde Ernährung, kein Rauchen, hinreichend Bewegung und Sport usw. Auch bestimmte Pharmaka, hohe Dosen antioxidantischer Vitamine usw. können vorbeugend wirken. Therapeutisch versucht man, beim Auftreten koronarer Durchblutungsstörungen mit entsprechenden Beschwerden (Angina pectoris) einzugreifen, ehe ein Infarkt eintritt: Ballondilatation über Herzkatheter oder aortokoronare Bypass-Operation (s. klinisches Beispiel am Ende von Abschn. 8.8).

Blutkreislauf

9.1 Gliederung des Blutkreislaufes und allgemeine Übersicht

Zu Beginn des Herz-Kapitels (Kap. 8.1) wurde dargelegt, wie sich im Verlauf der Evolution aus einem einfachen Blutgefäßsystem immer kompliziertere Systeme entwickelt haben, bis schließlich das doppelte Herz mit Niederdruck- und Hochdrucksystem entstanden ist (vgl. Abb. 8-2). Mit zunehmender Differenzierung wurden dabei für die einzelnen Aufgaben immer speziellere Strukturen entwickelt. Hier sollen zunächst die verschiedenen Funktionen des Blutkreislaufes in einer großzügigen Übersicht dargestellt werden, damit die großen Funktionsziele bei der Erörterung der vielen komplizierten Teilprozesse nicht aus dem Blickfeld geraten.

9.1.1 Gliederung des Blutkreislaufes

Das anschauliche Verständnis des Blutkreislaufes wird durch einen Vergleich mit einem Wasserversorgungssystem erleichtert. Aus einem großen Wasserspeicher, beispielsweise einem See in der Nähe einer Stadt, wird Wasser zunächst durch eine Aufbereitungsanlage und anschließend in einen Wasserturm gepumpt, von wo aus über ein Leitungssystem die Verteilung an die Verbraucher erfolgt. Man kann also einen **Volumenspeicher,** in dem die große Menge des Wasservorrats enthalten ist, von einem **Druckspeicher** unterscheiden, in dem nur eine geringe Wassermenge auf hohem Druck gehalten wird, der die Verteilung des Wassers an die Verbraucher sicherstellt. Jeder Verbraucher kann durch Ventile (Wasserhähne) Wasser seinem Bedarf entsprechend entnehmen. Das verbrauchte Wasser kann nach Aufbereitung in das große Reservoir zurückgelangen, womit sich der Kreislauf schließt. Normalerweise funktioniert dieses System reibungslos, wenn die Pumpen automatisch so viel Wasser in den Turm pumpen, daß dieser immer voll ist. Es gibt aber Kontrollanlagen, die im Bedarfsfall koordinierend eingreifen können; diese stellen beispielsweise bei Wassermangel weniger wichtige Verbraucher ab und können so die wichtigsten Versorgungen, z. B. für Krankenhäuser, sicherstellen.

Trotz vieler Übereinstimmungen mit technischen Wasserversorgungssystemen sind im Blutkreislauf viele der einzelnen Aufgaben ganz anders gelöst. So dient als **Hochdrucksystem** nicht ein Gefäß, das wir 1 m über unserem Kopf mit uns herumtragen, sondern ein elastisches Gefäß im Inneren unseres Körpers, die Aorta, die aufgrund ihrer Wandelastizität Flüssigkeit speichern kann, und die so weit aufgefüllt wird, daß die Wandspannung einen Druck erzeugt – im Mittel 100 mmHg = 13,3 kPa, der dem einer 1,30 m hohen Wassersäule entspricht. Dieses Druckspeichergefäß dient zugleich als Hauptleitung für die Verteilung an die Verbraucher. Der **Volumenspeicher** ist so gelöst, daß die Rückleitungen, die Venen, weit und gut dehnbar gestaltet sind und durch Kontraktion ihre Weite auch verändern können. Die Flüssigkeitsaufbereitung ist auf mehrere Organe wie Lunge, Niere, Leber u. a. verteilt. Die einzelnen Aufgaben sind also in der Regel nicht so sauber voneinander getrennt wie in technischen Systemen. Kreislaufzentren im Hirnstamm besorgen schließlich die Kontrolle, sie erhalten vielseitige Informationen und können die Pumpleistung des Herzens und den Blutfluß durch die verbrauchenden Organe den jeweiligen Erfordernissen anpassen.

Bei der funktionellen Gliederung des Blutkreislaufes orientiert man sich am besten nach den Merkmalen von Druck- und Volumenverteilung und kann so ein **Niederdrucksystem** und ein **Hochdrucksystem** unterscheiden (Abb. 9-1). Der größte Teil des Blutes (85 %) befindet sich im Niederdrucksystem, das zugleich das Blutreservoir (Volumenspeicher) darstellt. Die linke Herzkammer pumpt das Blut in das **Hochdrucksystem** (Aorta und große Arterien) und hebt dabei den Druck auf einen Wert um **100 mmHg** (= 13,3 kPa) an. Nur 15 % des Blutvolumens befinden sich im arteriellen System (Hochdruck- und Verteilungssystem). Von diesem Druckspeicher wird das Blut über das **Verteilungssystem** der Arterien an die verschiedenen Organe des

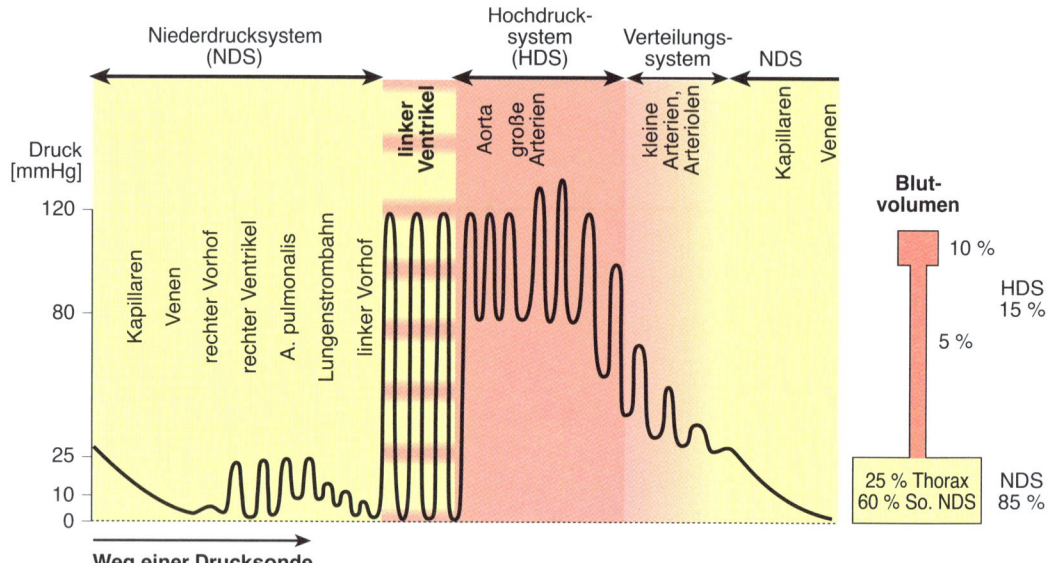

Abb. 9-1 Gliederung des Blutkreislaufes nach der Druckverteilung. *Differenzierung in ein Hochdruck- (rot) und ein Niederdruck-System (gelb). Der linke Ventrikel als Pumpe vom*

großen Kreislaufs geleitet, wo im **Austauschsystem** *der Kapillaren die Austauschfunktionen zwischen Blut und Organ ablaufen: Stoff-, Gas- und Wärmeaustausch.*

Niederdruck- zum Hochdrucksystem ist rot-gelb gestreift eingezeichnet. Rechts ist die Verteilung des Blutvolumens angegeben.

großen Kreislaufs geleitet, wo im **Austauschsystem** der Kapillaren die Austauschfunktionen zwischen Blut und Organ ablaufen: Stoff-, Gas- und Wärmeaustausch.

Die Größe des Blutflusses zu den einzelnen Organen wird durch die Weite der kleinen Arterien und Arteriolen des jeweiligen Organs eingestellt, die deshalb als arterielle **Widerstandsgefäße** bezeichnet werden. Von den terminalen Austauschgefäßen fließt das Blut über Venolen und Venen wieder zum Herzen zurück.

Für den Gasaustausch in der Lunge existiert ein eigener **kleiner Kreislauf.** Die rechte Herzkammer dient als Pumpe für diesen Kreislaufabschnitt, der insgesamt zum Niederdrucksystem gehört, mit Druckwerten um 20 mmHg im arteriellen Teil.

Zum **Niederdrucksystem** gehören also die terminalen Gefäße der Organstrombahnen, die Venen, das rechte Herz, die Lungenstrombahn und der linke Herzvorhof. Der linke Herzventrikel ist die Pumpe zwischen Niederdruck- und Hochdrucksystem. Die Übergänge sind nicht scharf, vor allem dort, wo zwei Kapillarsysteme hintereinander geschaltet sind, wie bei der Niere und beim Pfortaderkreislauf der Bauchorgane.

Manche Autoren ordnen die linke Herzkammer während der Systole dem Hochdruck- und während der Diastole dem Niederdrucksystem zu.

Aus der Tatsache, daß für die Durchblutung der Lunge, wo die Kapillaren ebenso eng sind wie in anderen Organen, ein arterieller Druck von 25/10 mmHg ausreicht, ist abzuleiten, daß der hohe Blutdruck im Hochdrucksystem für die Perfusion der normalen terminalen Blutgefäße nicht erforderlich ist. Das Hochdrucksystem ist also eine gewisse Luxusentwicklung (vgl. Kap. 8.1). Benötigt wird der hohe Druck vor allem für die Spezialfunktionen in der Niere (Filtration im Glomerulus).

Mit der Evolution des Hochdrucksystems verbunden ist die Entwicklung besonderer Regelungsprozesse, die für die Einhaltung des gewünschten Blutdruckwertes im Hochdrucksystem sorgen.

Von dem arteriellen Hauptgefäß, der Aorta, gehen die großen Arterien ab, die sich zur Peripherie hin immer weiter verzweigen, wobei der **Querschnitt des einzelnen Gefäßes,** ausgehend von 5 cm² (2,5 cm Durchmesser) in der Aorta immer kleiner wird und bei den Kapillaren mit 50 μm² Querschnitt bzw. 8 μm Durchmesser ein Minimum erreicht (Abb. 9-2), was eine Reduktion des Querschnittes um den Faktor 10^{-7} und des Durchmessers um $3 \cdot 10^{-4}$ bedeutet. Da aber in allen Organen des großen Kreislaufs etwa 10^{10} Kapillaren parallel geschaltet sind, ist der **Gesamtquerschnitt** aller Kapillaren fast

1000 mal größer als der der Aorta (Anstieg von 5 cm² auf 0,5 m²).

Da die Volumenstromstärke, gemessen in l/min, in jedem der hintereinander geschalteten Kreislaufabschnitte gleich groß ist, muß die **mittlere Strömungsgeschwindigkeit** (in cm/s) entsprechend der Zunahme des Gesamtquerschnittes immer weiter abnehmen: von etwa 20 cm/s = 200 mm/s in der Aorta auf etwa 0,3 mm/s in den Kapillaren (vom Geschwindigkeitsprofil innerhalb eines Gefäßes ist dabei abgesehen).

Über Venolen und Venen sammelt sich dann das Blut wieder in immer größer werdenden Gefäßen, um schließlich über die Venae cavae in den rechten Herzvorhof zurückzufließen. Die Gefäße auf der venösen Seite sind deutlich weiter als auf der arteriellen Seite, so daß auch der Gesamtquerschnitt (Abb. 9-2) auf der venösen Seite nur langsamer abnimmt und am Ende (Summe der Querschnitte beider V. cavae) etwa 3mal größer ist als in der Aorta. Diese Asymmetrie zwischen arteriellen und venösen Gefäßabschnitten wird in der **Blutvolumenverteilung** besonders deutlich (Abb. 9-3). Dies bedeutet einerseits, daß der Strömungswiderstand auf der venösen Seite sehr gering ist, und andererseits, daß die venösen Partien das Volumenreservoir des Kreislaufs darstellen.

Die Widerstandsverhältnisse in den einzelnen Kreislaufabschnitten spiegeln sich am deutlichsten im **Druckverlauf** (Abb. 9-1). In den großen Arterien fällt der arterielle Mitteldruck noch nicht nennenswert ab (beim liegenden Menschen, Blutgefäße alle in einer Ebene gedacht). Im Bereich der kleinen Arterien und Arteriolen findet sich der steilste Druckabfall, weshalb diese Gefäßabschnitte auch als **Widerstandsgefäße** bezeichnet werden. Bis zum Eingang in die Kapillaren (Druck um 30 mmHg) sind rund 2/3 des Durchströmungsdruckes „vernichtet". Auf der venösen Seite genügt ein Druckgefälle von etwa 10 mmHg (am Ausgang der Kapillaren) als Antrieb für die Beförderung des Blutes zurück zum Herzen – der Strömungswiderstand ist in diesem Abschnitt also sehr gering.

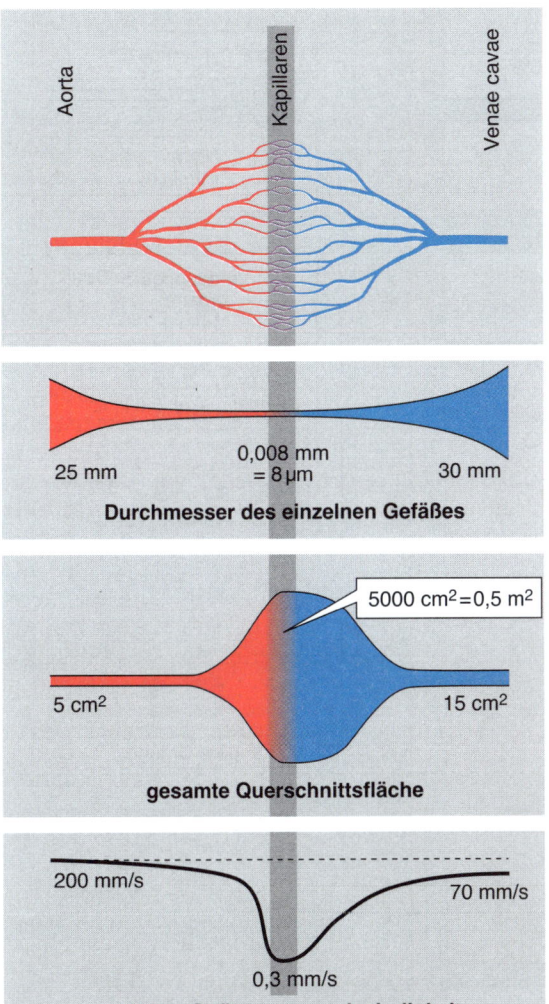

Abb. 9-2 Veränderungen der wichtigsten Gefäßparameter von der Aorta zu den terminalen Gefäßen und wieder zurück zu den großen Venen.

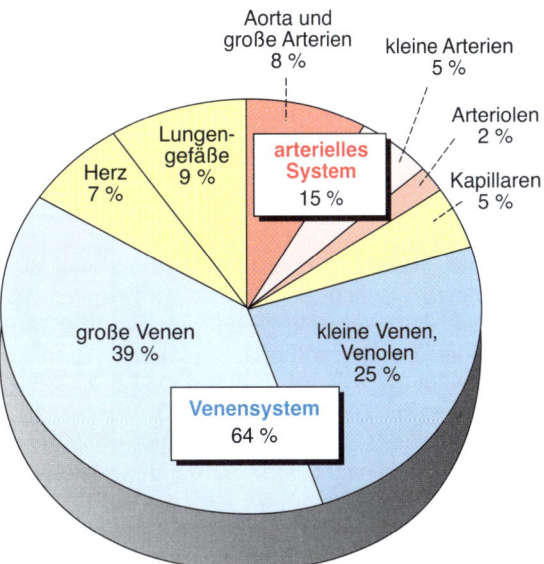

Abb. 9-3 Verteilung des Blutvolumens auf die verschiedenen Gefäßabschnitte.

9

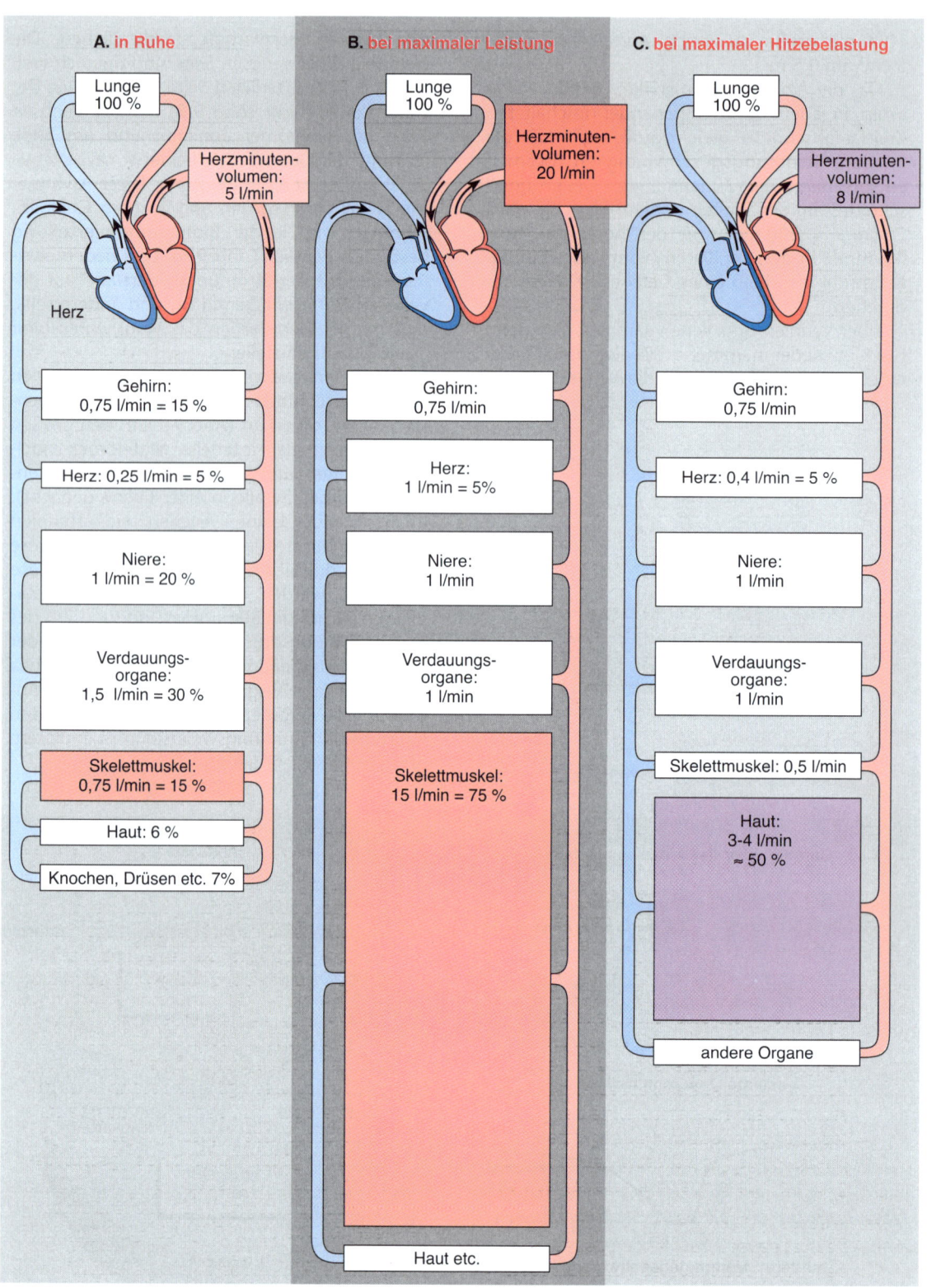

Abb. 9-4 *Verteilung des Herzminutenvolumens auf die verschiedenen Organkreisläufe. **A:** unter Ruhebedingungen. **B:** bei starker körperlicher Leistung. **C:** bei starker Hitzebelastung. Am gleichmäßigsten ist die Durchblutung von Gehirn und Nieren.*

Mit Kapillaren sind hier die üblichen Kapillargefäße der meisten Organe gemeint. Bei Hintereinanderschaltung von zwei Kapillarsystemen, insbesondere bei den Glomeruli der Niere, gelten besondere Bedingungen.

9.1.2 Verteilung der Durchblutung auf die verschiedenen Organe

Das **Ruhe-Herzminutenvolumen** von rund 5 l/min verteilt sich unter Ruhebedingungen etwa gemäß Abbildung 9-4 A auf die verschiedenen Organe des großen Kreislaufs. Diese Verteilung ist hochgradig variabel, im tiefen Nachtschlaf ist sie anders als am Vormittag, in der abendlichen Abheizungsphase beispielsweise ist die Hautdurchblutung deutlich größer als in der morgendlichen Phase der Körperaufheizung (tagesrhythmischer Anstieg der Körpertemperatur). Die gastrointestinale Durchblutung nimmt in Verdauungsphasen deutlich zu und kann andererseits zugunsten anderer Organe stark eingeschränkt werden, z.B. bei Arbeit.

Die stärksten Umstellungen finden sich bei **körperlicher Leistung** (Arbeit und Sport), wo bei einem nicht gerade unsportlichen jungen Mann das Herzminutenvolumen auf 15 bis 20 l/min ansteigen kann, wovon etwa 75 % auf die Durchblutung der Skelettmuskulatur entfallen (Abb. 9-4 B). Bei hochtrainierten Dauerleistungs-Sportlern liegen die Werte noch höher (25 bis 30 l/min).

Wesentliche Umverteilungen finden sich auch bei starker **Hitzebelastung,** wo sich das Herzminutenvolumen um 3 l/min steigern kann (Abb. 9-4 C). Unter Extremsituationen wurden auch Verdoppelungen des Herzminutenvolumens gemessen, was aber sicher nicht von jedem Menschen erreicht werden kann.

Am gleichmäßigsten ist die Durchblutung von Gehirn und Nieren.

Unter den „Kleinverbrauchern" rangiert das Knochensystem mit etwa 5 % des Herzminutenvolumens an erster Stelle, gefolgt von der Schilddrüse mit 1 % und den Nebennieren mit 0,5 %.

9.1.3 Grundzüge der Regulationen

Die beschriebene Einstellung des Herzminutenvolumens und dessen Verteilung auf die verschiedenen Organe ist das Ergebnis vieler Regulationsprozesse, die in komplizierter Weise ineinandergreifen. Details der einzelnen Regulationen werden in den folgenden Kapiteln näher erörtert.

Zunächst lassen sich **Organ-Regulationen,** die für die Einstellung der Durchblutung des jeweiligen Organs verantwortlich sind, von **System-Regulationen** unterscheiden. Letztere regulieren bestimmte Parameter des Gesamtsystems, vor allem den **arteriellen Blutdruck** und das **Blutvolumen.**

Die Organ-Regulation passiert im einfachsten Fall durch **lokale Regulation (Autoregulation)** im Organ selbst. Musterbeispiel dafür ist der Skelettmuskel, der durch eine lokale **metabolische Regulation** dafür sorgt, daß die Durchblutung dem jeweiligen Stoffwechselbedarf angepaßt wird. Bei Arbeit der Muskulatur werden im Rahmen der dafür erforderlichen Stoffwechselprozesse auch Wirkstoffe freigesetzt, die zu einer Weitstellung der Widerstandsgefäße des betreffenden Muskels führen und so die Durchblutung steigern. Es handelt sich also im wesentlichen um eine **lokal-chemische Regulation.**

Nicht immer steht die Organdurchblutung so einseitig im Dienst der Organfunktion wie beim Skelettmuskel. Die Hauptfunktion der Hautdurchblutung beispielsweise ist die Regulation der Wärmeabgabe. Zu diesem Zweck ist die Hautdurchblutung eingebunden in den Regelkreis der Körpertemperatur. Die Organregulation für die Hautdurchblutung erfolgt deshalb überwiegend durch Steuerung von den thermoregulatorischen Zentren aus über die Kreislaufzentren, die die Weite der Widerstandsgefäße einstellen. Dies ist ein Beispiel für **zentrale Organregulationen.** Daneben gibt es in der Haut auch noch lokale Regulationen, die beispielsweise dafür sorgen, daß es bei starker Kälteeinwirkung nicht zu Erfrierungen kommt (Kälte-Vasodilatation, s. Abb. 9-24).

Für die Aufrechterhaltung der wichtigsten Systemgrößen arterieller Blutdruck und Blutvolumen gibt es spezielle Regelkreise, die allerdings aufs engste miteinander verknüpft sind. Abbildung 9-5 gibt zunächst ein stark vereinfachtes Schema für die **Blutdruckregelung.** Der Druck im Hochdrucksystem, kurz arterieller Druck genannt, wird durch spezielle Meßfühler, die Pressorezeptoren im Aortenbogen und den beiden Karotissinus, gemessen und den Kreislaufzentren mitgeteilt. Druckabfall stimuliert die Kreislaufzentren und veranlaßt eine Steigerung des peripheren Strömungswiderstandes sowie eine Steigerung der Herzleistung, was dem Blutdruckabfall entgegenwirkt. Blutdruckanstieg führt entsprechend zu entgegengesetzten Reaktionen. Mit dieser negativen Rückkopplung ist der Regelkreis geschlossen und an sich auch komplett.

9

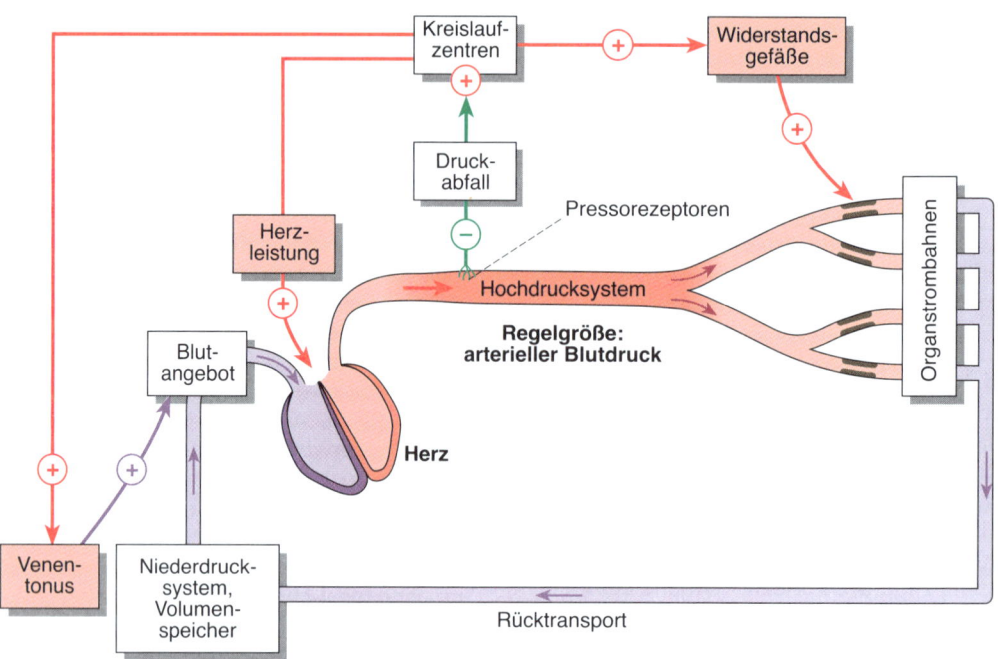

Abb. 9-5 Schema zur Regelung des arteriellen Blutdrucks (des Blutdrucks im Hochdrucksystem).

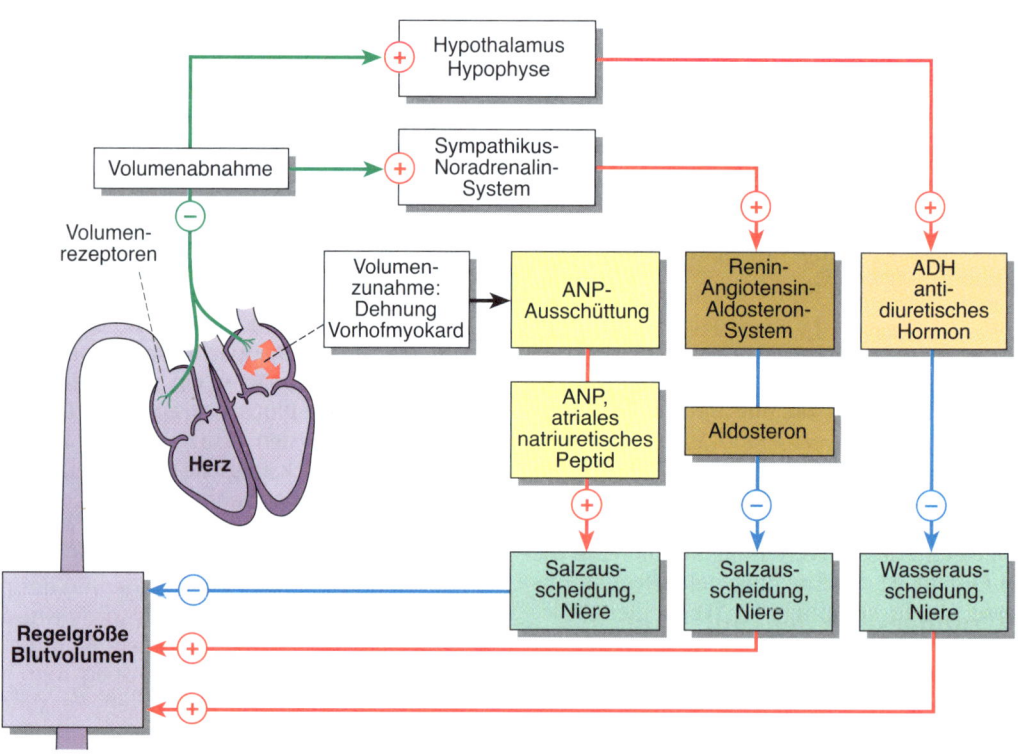

Abb. 9-6 Vereinfachtes Schema über die drei wichtigsten Wege bei der Regelung des Blutvolumens.

Da das Herz aber nur pumpen kann, wenn das Blutangebot ausreichend ist, wird zugleich auch der Venentonus gesteigert und damit der Blutrückfluß zum Herzen gefördert.

Weitere druckregulierende Prozesse, die vor allem für die langfristige Einstellung des richtigen Druckniveaus verantwortlich sind, werden später erörtert (Abschn. 9.7).

Das **Blutvolumen** wird durch Dehnungsrezeptoren im intrathorakalen Niederdrucksystem, vor allem im linken Vorhof, gemessen (Abb. 9-6). Volumenabnahme stimuliert einmal den Hypothalamus zu gesteigerter Freisetzung von **ADH (antidiuretischem Hormon)** aus der Hypophyse, was die Wasserausscheidung durch die Niere bremst und so das Blutvolumen steigern kann, wenn gleichzeitig gesteigert Salz zurückgehalten wird. Letzteres passiert über Stimulation des Sympathikus-Noradrenalin-Systems, das über Renin- und Angiotensin-Bildung eine Steigerung der Aldosteronausschüttung veranlaßt und so die Na$^+$-Rückresorption in der Niere fördert (die Ausscheidung vermindert). Schließlich wirkt **Vorhofdehnung noch unmittelbar über das ANP-System.** Die Vorhof-Myokardzellen enthalten **ANP (atriales natriuretisches Peptid)**, das bei Dehnung freigesetzt wird und die Salzausscheidung in der Niere fördert, was das Blutvolumen reduziert. Druck- und volumenregulierende Systeme sind durch mehrere Querbrücken miteinander verknüpft (Abschn. 9.7).

In der Wirklichkeit sind Organ- und System-Regulationen nicht so sauber getrennt, wie es hier aus didaktischen Gründen zunächst dargestellt wurde. So bleibt beispielsweise die Sicherstellung der Muskeldurchblutung nicht einfach dem Zusammenspiel von lokaler Durchblutungsregelung und zentraler Blutdruckregelung überlassen, was man schon daran erkennt, daß bei Muskelleistung in der Regel der arterielle Druck ansteigt. Der ganze Organismus wird auf Leistung eingestellt, durch Mitinnervation der Kreislaufzentren wird die Blutdruckregelung im Sinne einer Sollwertverstellung auf ein höheres Niveau eingestellt, und manche Kreislaufabschnitte werden zugunsten der Muskulatur kompensatorisch gedrosselt.

9.2 Grundgesetze der Blutzirkulation

9.2.1 Flüssigkeitsströmung in Röhren

Unter Stromzeitvolumen (Volumenstromstärke) $\dot{V}$ versteht man das in der Zeiteinheit durch einen Rohrquerschnitt fließende Flüssigkeitsvolumen:

$$\dot{V} = \frac{\Delta V}{\Delta t}$$

Im Falle einer **idealen Flüssigkeit,** die per Definition inkompressibel ist und bei Strömung keine Reibung erzeugt (was in der Realität nicht vorkommt), ist die lineare Strömungsgeschwindigkeit v, also die Fortbewegungsgeschwindigkeit jedes Flüssigkeitsteilchens, an allen Orten des Rohrquerschnittes gleich. Bei Veränderungen des Rohrdurchmessers muß nach dem Kontinuitätsgesetz die Stromstärke an jeder Stelle des Gefäßes gleich sein. Mit Halbierung der Querschnittsfläche A_1 zu A_2 muß sich deshalb die Strömungsgeschwindigkeit v_2 gegenüber v_1 verdoppeln:

$A_1 \cdot v_1 = A_2 \cdot v_2$

Beispiel: $2 \, cm^2 \cdot 2 \, cm/s = 1 \, cm^2 \cdot 4 \, cm/s = 4 \, cm^3/s$.

Bei Strömung realer Flüssigkeiten kommt es zu **Reibung,** wobei mechanische Energie in Wärme umgewandelt wird. Die mechanische Energie ist dabei im hydrostatischen Druck enthalten. Jede Strömung ist deshalb mit Druckabfall verbunden. Man unterscheidet zwischen laminarer (geschichteter) Strömung, die fast durchweg im Blutkreislauf vorliegt, und turbulenter (wirbelnder) Strömung. Bei **laminarer Strömung** bewegt sich jedes Flüssigkeitsteilchen geradlinig, und die Geschwindigkeit nimmt von der Gefäßwand zur Mitte hin immer weiter zu, wodurch ein parabelförmiges Geschwindigkeitsprofil entsteht (Abb. 9-7). Man kann sich also die fließende Blutsäule als eine Vielzahl konzentrischer Schichten vorstellen, wobei die Geschwindigkeit innerhalb einer Schicht gleich ist und nach innen immer weiter zunimmt, als Folge der zwischen den einzelnen Schichten auftretenden Reibung. Bei **turbulenter Strömung** führt eine Verwirbelung im Zentralstrom dazu, daß sich das Geschwindigkeitsprofil zum Gefäßzentrum hin abflacht (Abb. 9-7). Der Strömungswiderstand ist bei turbulenter Strömung deutlich größer als bei laminarer Strömung.

Der Strömungswiderstand R ist definiert als Druckdifferenz ΔP durch Volumenstromstärke $\dot{V}$:

$$R = \frac{\Delta P}{\dot{V}}$$

Den reziproken Wert des Widerstandes 1/R bezeichnet man als Leitwert L des Gefäßes. Mit wachsendem Durchströmungsdruck ΔP nimmt bei einem starren Rohr von kreisförmigem Querschnitt das Stromzeitvolumen $\dot{V}$ (und damit auch die mittlere Strömungsgeschwindigkeit $\bar{v}$) im Falle einer laminaren Strömung linear zu, d. h. der Strömungswiderstand R bleibt konstant. In diesem Falle spricht man von einer newtonschen

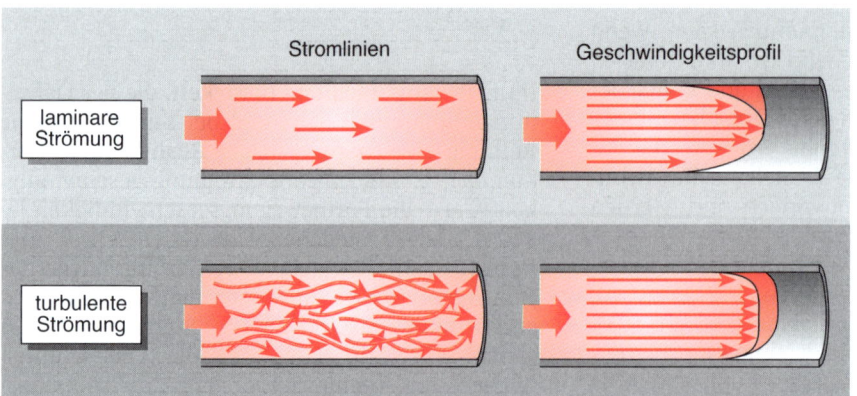

Abb. 9-7 Laminare und turbulente Strömung in Blutgefäßen. *Die Stromlinien beschreiben den Weg eines Flüssigkeitspartikels, z. B. eines Blutkörperchens. Das Geschwindigkeitsprofil gibt die Strömungsgeschwindigkeit in Richtung der Gefäßachse für die verschiedenen Stellen eines Gefäßdurchmessers an.*

Flüssigkeit. Bei turbulenter Strömung nimmt der Widerstand mit wachsender Stromstärke zu (nichtnewtonsches Verhalten), die Stromstärke steigt dann etwa mit der Wurzel aus dem Druckgefälle an.

Zur Abschätzung des Überganges von laminarer in turbulente Strömung dient die Reynold-Zahl:

$$\text{Re} = \frac{\varrho \cdot v \cdot D}{\eta}$$

wobei ϱ die Dichte, η die Viskosität der Flüssigkeit, v die Durchschnittsgeschwindigkeit und D den Gefäßdurchmesser darstellen. Bei Werten über 3000 herrscht turbulente Strömung, bei Werten zwischen 2000 und 3000 ist die Situation labil.

Im menschlichen Blutkreislauf kommt es normalerweise nur in der Aorta und der A. pulmonalis bei hohen Strömungsgeschwindigkeiten zu Turbulenzen, was mit Geräuschbildung verbunden sein kann. Bei abnehmendem Hämatokrit nimmt infolge der Abnahme der Blutviskosität die Neigung zu Turbulenzen zu.

Im Blutkreislauf haben wir es durchweg mit elastischen Röhren zu tun. Bei Perfusion eines elastischen Blutgefäßes (von der Kontraktilität sei hier abgesehen) wächst mit Zunahme des Durchströmungsdruckes auch der Gefäßdurchmesser, so daß die Volumenstromstärke überproportional ansteigt. Bei Durchströmung terminaler Blutgefäße geht die Durchblutung schon bei einem endlichen Durchströmungsdruck, dem kritischen Verschlußdruck, auf Null.

Für die Volumenstromstärke (Stromzeitvolumen) $\dot{V}$ durch ein Rohr mit kreisförmigem Querschnitt gilt bei gleichmäßiger laminarer Strömung das **Hagen-Poiseuille-Gesetz:**

$$\dot{V} = \frac{\pi \cdot r^4}{8\eta \cdot \Delta l} \cdot \Delta P,$$

wobei r der Gefäßradius, η die Viskosität, Δl die Länge des Gefäßes und ΔP der Druckabfall über die Gefäßlänge ist. Der Ausdruck

$$\frac{\pi \cdot r^4}{8\eta \cdot \Delta l}$$

ist der Strömungs-Leitwert L, der Kehrwert dieses Ausdruckes ist der Strömungswiderstand R:

$$R = \frac{1}{L}$$

Die Bedingung der **laminaren** (geschichteten) **Strömung** (Abb. 9-7) ist im menschlichen Blutkreislauf fast immer erfüllt. Zunehmender Gefäßradius, wachsende Strömungsgeschwindigkeit und abnehmende Blutviskosität begünstigen den Übergang in **turbulente Strömung,** was mit Zunahme des Strömungswiderstandes verbunden ist. Die wichtigste Aussage des Hagen-Poiseuille-Gesetzes ist, daß bei konstantem Durchströmungsdruck die **Volumenstromstärke mit der 4. Potenz des Gefäßradius zunimmt.** Aus diesem Grunde ist auch die Veränderung des Gefäßdurchmessers in den zu einem Organ führenden arteriellen Gefäßen (Widerstandsgefäßen) die ideale Maßnahme zur Einstellung der Durchblutung für dieses Organ.

9.2.2 Besonderheiten bei der Strömung von Blut durch kapilläre Gefäße

Bemerkenswerte Besonderheiten gibt es bei der Strömung des Blutes durch sehr enge terminale Blutgefäße, insbesondere bei der Perfusion von Kapillaren, wenn die Gefäßweite die Größenordnung des Erythrozytendurchmessers erreicht. Die normalerweise sehr flexiblen Erythrozyten verformen sich unter der Einwirkung der Scherkräfte deutlich, sie nehmen **Strömungsform** an, wobei der größte Durchmesser deutlich kleiner wird als der statische Durchmesser von 8 μm (vgl. Abb. 7-3), so daß die Zellen auch noch gut durch Kapillaren von 4–5 μm Durchmesser strömen können. Die Erythrozyten strömen dabei hintereinander im schnellen Axialstrom, während die Plasma-Randschichten nur relativ langsam fließen. Innerhalb des zentralen Erythrozytenstromes gibt es dabei naturgemäß keine großen Geschwindigkeitsgradienten. Die zunehmende Konzentrierung der Erythrozyten im Zentralstrom (Axialmigration) beginnt etwa bei Blutgefäßen mit einem Durchmesser unter 200 μm.

Gehen im Bereich kleiner Arterien mit deutlicher Konzentrierung der Erythrozyten im Zentralstrom kleine Gefäße rechtwinklig ab, so wird bevorzugt Blutplasma mit wenig Erythrozyten in die Abzweigungen fließen (plasma skimming).

9.2.3 Viskosität und Fließfähigkeit des Blutes

Mißt man die Zähigkeit (Viskosität) von Blutplasma bzw. Vollblut in klassischer Weise, indem man z. B. die Fallgeschwindigkeit einer Kugel in der Flüssigkeit bestimmt (Kugelfall-Viskosimeter), so stellt man fest, daß bei Körpertemperatur die Viskosität von Blutplasma (relativ zu Wasser = 1) 1,5 bis 2 beträgt. Mit Zugabe von Blutkörperchen steigt die Viskosität deutlich an, bei einem normalen Hämatokritwert von 45 % beträgt sie 3–4 (Viskosität von Wasser bei 37 °C : $0,7 \cdot 10^{-3}$ Pa · s). Steigt der Hämatokrit auf 70 %, was bei Höhenakklimatisation vorkommen kann, so erhöht sich die Viskosität auf 8. Für einen gewissen Bereich der Strömungsbedingungen in größeren Blutgefäßen ist der Viskositätswert η konstant. Da η im Wert des Strömungswiderstandes enthalten ist, ist die Konstanz von η auch ein Merkmal des newtonschen Strömungsverhaltens.

Genauere Untersuchungen haben ergeben, daß die Blutviskosität stark von den bei Strömung auftretenden Scherkräften abhängig ist, was vor allem bei Durchströmung kleiner Blutgefäße (Durchmesser unter 300 μm) wichtig wird. Mit speziellen Viskosimetern kann man die Strömungsbedingungen durch kapilläre Gefäße direkt erfassen. Vollblut ist also, genau genommen, eine nichtnewtonsche Flüssigkeit, und man spricht deshalb besser von **effektiver Viskosität,** da man je nach Strömungsbedingungen ganz unterschiedliche Werte findet. So nimmt die effektive Viskosität des Blutes beim normalen Fließen durch die terminalen Blutgefäße immer weiter ab und erreicht in den Kapillaren schließlich Werte, die dicht bei denjenigen des Blutplasmas liegen **(Fahraeus-Lindqvist-Effekt).** Bei Konstanz des Gefäßdurchmessers nimmt die effektive Viskosität mit zunehmender Strömungsgeschwindigkeit (mit zunehmender Schubspannung und zunehmenden Scherkräften) ab.

Bei sehr langsamer Strömung in kleinen Gefäßen kann die Viskosität andererseits sehr stark ansteigen, bis auf vielfache Werte im Vergleich zum „Normalwert", was pathophysiologisch von großer Bedeutung ist: Es kann dann leicht zum Durchblutungsstillstand (Stase) kommen.

Die innere Reibung, Zähigkeit oder **Viskosität** des Blutplasmas ist etwa doppelt so groß wie die von Wasser. Mit Zugabe von Blutkörperchen steigt die Viskosität weiter an und beträgt bei einem normalen Hämatokrit etwa 4 (relativ zu Wasser = 1), wenn man die Strömungsbedingungen für größere Blutgefäße zugrunde legt. Dort, wo der Strömungswiderstand funktionell wichtig ist, nämlich in den terminalen Blutgefäßen, ist die **effektive Viskosität** allerdings höchst variabel. Sie kann bei rascher Strömung durch sehr enge Gefäße (Kapillaren) bis nahe an den Viskositätswert des Blutplasmas absinken **(Fahraeus-Lindqvist-Effekt),** und kann andererseits bei sehr langsamer Strömung auf ein Vielfaches von 4 ansteigen, was die Gefahr eines Blutstillstandes (Stase) mit sich bringt.

Schnell fließendes Blut verhält sich in den kleinsten Blutgefäßen extrem dünnflüssig, langsam fließendes Blut wie eine zähe, vernetzbare Suspension.

Die Abnahme der effektiven Viskosität in den kleinen Blutgefäßen (Fahraeus-Lindqvist-Effekt) beruht einerseits auf der Konzentrierung der Erythrozyten im raschen Axialstrom. Andererseits spielt die Verformbarkeit, die Flexibilität der Erythrozyten eine große Rolle. Gesunde Erythrozyten sind infolge ihrer Membran- und Füllungsmerkmale leicht verformbar und können sich den Strömungsbedingungen bestens anpassen (vgl. Abb. 7-3). Verstärkte Füllung der Erythrozyten in hypoosmolarer Lösung oder Übergang in Stechapfelform vermindern die Flexibilität und erhöhen die effektive Viskosität. Die Membraneigenschaften verändern sich offenbar leicht unter verschiedensten Einflüssen, wobei die Flexibilität abnehmen kann. In der Pathophysiologie der Mikrozirkulation wird solchen Faktoren heute eine große Bedeutung zugeschrieben. Mit **Alterung der Erythrozyten** geht auch die Flexibilität zurück, und es gibt gute Gründe für die Annahme, daß dieser Flexibilitätsverlust den Altersabbau einleitet, z. B. bei Passage des Blutes durch die Milz, wenn sich die Erythrozyten durch feine Poren zwängen müssen.

Die Steigerung der Blutviskosität bei sehr langsamer Strömung wird vor allem darauf zurückgeführt, daß die Erythrozyten dazu neigen, sich zu geldrollenartigen Aggregaten zusammenzulagern, die in Gegenwart von Fibrinogen vernetzen können; auch neigen sie dazu, sich an die Gefäßwände anzulagern.

9.3 Hochdrucksystem und Arterien

Das Hochdrucksystem soll den Organstrombahnen des großen Kreislaufs ständig Blut hohen Druckes für eine ausreichende Blutversorgung zur Verfügung stellen. Hochdrucksystem im engeren Sinn sind Aorta und große Arterien als die Behälter für das Hochdruck-Blut (Abb. 9-1). Im weiteren Sinn gehören zum Hochdrucksystem alle für die Druckregulation wichtigen Organe und Funktionen des Blutdruck-Regelkreises, also die Pressorezeptoren als Fühler, Herz und Widerstandsgefäße als Stellglieder und die regulierenden Zentren. Zunächst sind die physikalischen Eigenschaften der großen arteriellen Gefäße zu erörtern.

9.3.1 Windkesselfunktion der Aorta und Gefäßelastizität

Die Hochdruckgefäße (Aorta und große Arterien) sind elastisch und können deshalb mit wachsendem Innendruck ihr Volumen steigern, d. h. Blut aufnehmen. Dadurch wird es möglich, daß ein Teil des systolisch vom Herzen ausgeworfenen Blutes gespeichert und in der Diastole wieder ab-

gegeben wird. Diese Umwandlung der intermittierenden Pumpleistung des Herzens in einen kontinuierlichen Blutfluß nennt man **Windkessel-Funktion.**

Der Ausdruck „Windkessel" kommt aus den Anfängen der Feuerwehr. Mit einer einfachen Kolbenpumpe wurde Wasser in ein Ausgleichsystem befördert, das zwischen Pumpe und Spritze einen großen luftgefüllten Behälter, den sogenannten Windkessel enthielt. Während des Pumpaktes nahm dieser Kessel unter Kompression der Luft Wasser auf, das während des Ansaugaktes der Pumpe zum Spritzen zur Verfügung stand.

Die **Windkesselfunktion** der Aorta sorgt dafür, daß die diskontinuierliche Pumpleistung des Herzens in eine kontinuierliche Strömung in den Arterien umgeformt wird. Die pulsatorischen Druckschwankungen in der Aorta werden dabei stark gedämpft. Von den 70 ml Blut, die der linke Ventrikel systolisch in die Aorta pumpt, wird etwa die Hälfte im Windkessel, vor allem durch Dehnung der Aorta gespeichert, die andere Hälfte fließt schon systolisch in die Arterien weiter (Abb. 9-8). Während der Diastole fließt dann das systolisch gespeicherte Blut in die Arterien ab.

Ein Maß für die Windkesselfunktion ist die Volumendehnbarkeit oder **Compliance**, die das Verhältnis aus Volumendifferenz ΔV und Druckzuwachs ΔP darstellt.

$$\text{Compliance:} \quad \frac{\Delta V}{\Delta P} = \frac{35 \; ml}{40 \; mmHg} \approx \frac{1 \; ml}{1 \; mmHg}$$

Pro mmHg Druckanstieg wird also im Hochdrucksystem rund 1 ml Blut gespeichert – bei Jugendlichen und Erwachsenen mittleren Alters. Mit zunehmendem Alter läßt die Wanddehnbar-

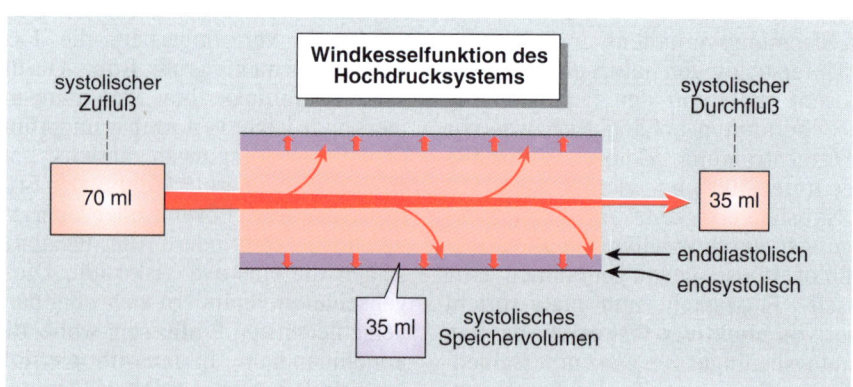

Abb. 9-8 *Schema zur **Windkesselfunktion des Hochdrucksystems**. Der systolische Blutzufluß wird zur Hälfte zunächst im Windkessel gespeichert, und in der Diastole fließt das gespeicherte Blut weiter in die Peripherie.*

keit im arteriellen System nach, die Gefäßwände werden steifer (Arteriosklerose), wobei auch die Windkesselfunktion schlechter wird (Abb. 9-9). Die altersbedingte Volumenzunahme der Aorta begünstigt andererseits die Windkesselfunktion und kompensiert deshalb teilweise die Effekte der Wandversteifung.

Als Maß für die Volumendehnbarkeit des Windkessels wird häufig noch der Volumenelastizitätskoeffizient

$$E' = \frac{\Delta P}{\Delta V},$$

also der reziproke Wert der Compliance, angegeben. Aus Gründen der Vereinheitlichung mit entsprechenden Angaben für die Atmung verdient die Dimension der Compliance den Vorzug.

Abbildung 9-9 gibt die Altersveränderungen der Aorta wieder. Die Druck-Volumen-Kurven der Aorta verlagern sich mit zunehmendem Alter zu größeren Volumina hin und werden zugleich steiler. Bei gleicher Wanddehnbarkeit würde eine Rechtsverschiebung zu einer Abflachung der Kurven führen: Bei einem Aortendurchmesser von 25 mm würde ein 10 cm langes Aortensegment ein Volumen von rund 50 ml enthalten. Mit Dehnung um 20 % (auf 30 mm) würde das Volumen auf rund 70 ml ansteigen, das Gefäßstück könnte bei dieser Dehnung 20 ml speichern. Ein auf 40 mm Durchmesser dilatiertes Aortenstück (Volumen rund 125 ml) erfährt dagegen bei einer Zufuhr von 20 ml nur eine Dehnung von etwa 7 %

(42,8 mm Durchmesser, Volumen 144 ml), der Innendruck würde entsprechend weniger ansteigen. Wenn also trotz Rechtsverschiebung die Druck-Volumen-Beziehung noch steiler wird, muß die Steifheit der Wand erheblich zugenommen haben.

Ein direkteres Maß für die Dehnbarkeit der Gefäßwand ist der **Volumenelastizitätsmodul k**, bei dem der Volumenzuwachs ΔV zum Gesamtvolumen in Beziehung gesetzt wird:

$$k = \frac{\Delta P}{\frac{\Delta V}{V}} = \frac{\Delta P \cdot V}{\Delta V}$$

Anschaulich formuliert gibt k denjenigen Druck an, der zur Verdoppelung des Volumens führen würde, wenn die Druck-Volumen-Kurve über den gesamten Bereich linear verliefe. Der Volumenelastizitätsmodul k kann durch Messung der Pulswellengeschwindigkeit c bestimmt werden:

$$c = \sqrt{\frac{k}{\varrho}}$$

ϱ = Dichte des Blutes (1,06 g/cm³).

Die Pulswellengeschwindigkeit beträgt beim Jugendlichen in der Aorta etwa 4 m/s und nimmt zur Peripherie hin zu, in der A. radialis beträgt sie 10–12 m/s. Mit zunehmendem Alter steigt vor allem die zentrale Pulswellengeschwindigkeit mit Abnahme der Wanddehnbarkeit (Zunahme des

9

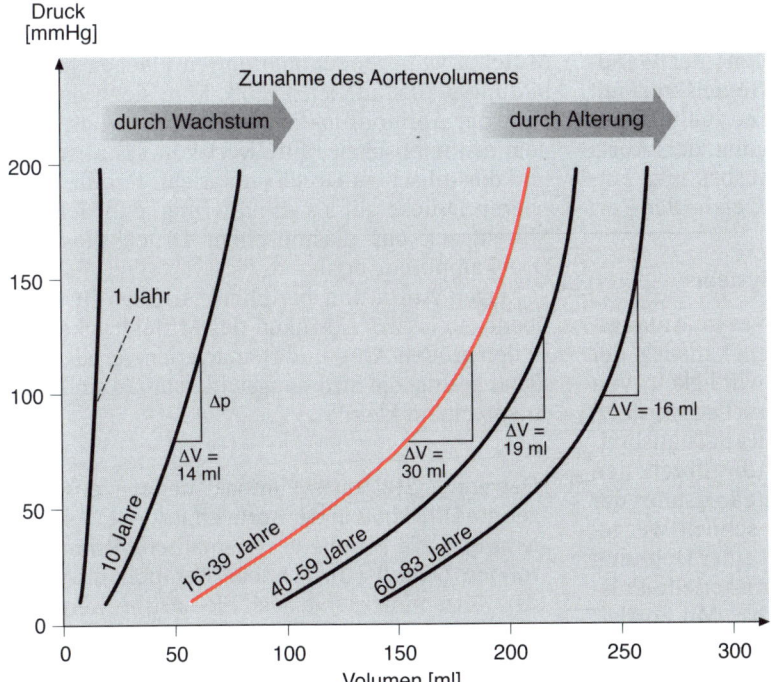

Druck [mmHg]

Zunahme des Aortenvolumens

durch Wachstum   durch Alterung

1 Jahr

Δp

ΔV = 14 ml   ΔV = 30 ml   ΔV = 19 ml   ΔV = 16 ml

10 Jahre   16-39 Jahre   40-59 Jahre   60-83 Jahre

Volumen [ml]

Abb. 9-9 *Druck-Volumen-Diagramm der Aorta für verschiedene Altersklassen. (Nach [42].)*

Volumenelastizitätsmoduls) stark an und kann Werte wie für periphere Arterien erreichen. Aus der Verspätung des Femoralispulses gegenüber dem Karotispuls kann die zentrale Pulswellengeschwindigkeit leicht errechnet werden.

> Die Ausbreitungsgeschwindigkeit der Pulswelle hängt von der Wanddehnbarkeit (vom Volumenelastizitätsmodul) ab. Sie beträgt beim Jugendlichen in der gut dehnbaren Aorta 4 m/s und in den weniger dehnbaren peripheren Arterien 8–10 m/s. Mit abnehmender Wanddehnbarkeit im Alter steigt die zentrale Pulswellengeschwindigkeit deutlich an.

Der Innendruck der Gefäße muß von der Gefäßwand getragen werden. Die dabei auftretenden Kräfte und Spannungen können nach dem Gesetz von Laplace kalkuliert werden. Für die tangentiale Gefäßwandspannung (σ_T) gilt

$$\sigma_T = \frac{p \cdot r}{d}$$

Diese Beziehung macht deutlich, daß mit Kleinerwerden der Blutgefäße zur Peripherie hin (abnehmender Gefäßradius) die zur Aufnahme der tangentialen Wandspannung erforderliche Wanddicke immer kleiner wird und in den Kapillaren schließlich nur noch eine dünne Wand notwendig ist, so daß die Austauschprozesse zwischen Blut und Gewebe leicht ablaufen können. Gleichfalls wird deutlich, daß mit Dilatation eines Gefäßes die Wandspannung in doppelter Weise ansteigt, durch Radiuszunahme und Abnahme der Wanddicke, so daß sich hier leicht ein Teufelskreis mit immer weiterer Dilatation bis zur Zerreißung entwickeln kann. Bei Wandschädigung der Aorta beispielsweise kann sich eine Ausbeulung entwickeln, ein Aneurysma, mit der Gefahr der Zerreißung (Ruptur).

9.3.2 Dynamik des arteriellen Systems

Mit jeder Herzkontraktion kommt es im Anfangsteil der Aorta zu einem raschen Druckanstieg, der sich zunächst mit einer Geschwindigkeit von 5 m/s und zur Peripherie hin schneller werdend über das arterielle System als Druckpuls ausbreitet. Schnelle Komponenten wie die durch den Schluß der Aortenklappen bedingte Inzisur in der Aortendruckkurve werden dabei schnell weggedämpft. Da jeder Druckanstieg mit einer Dehnung des Gefäßes verbunden ist, ist der arterielle Pulsschlag gut fühlbar oder auch sichtbar. Mit Fortleitung in die Peripherie erfährt die Pulskurve Veränderungen in Form und Größe, wie in Abbildung

9-10 dargestellt. In einer homogenen Röhre würde die Pulswelle durch Reibung fortschreitend gedämpft werden. Im Arteriensystem hingegen kommt es zunächst zu einer deutlichen Zunahme der Druckamplitude, bedingt durch fortschreitende Zunahme des Wellenwiderstandes ($Z = (\varrho \cdot c)/Q$; ϱ = Dichte des Blutes; c = Pulswellengeschwindigkeit; Q = Gefäßquerschnitt), in den die Wandelastizität und der Gefäßquerschnitt eingehen. Dabei kommt es unter anderem zu Partialreflexionen, die sich der fortschreitenden Druckwelle überlagern. Aus der Summe der Partialreflexionen resultiert schließlich eine Druckwelle, die zum Herzen zurückläuft, dort erneut reflektiert wird und wieder in die Peripherie läuft, was zu einer zweiten Erhebung in den peripheren Pulskurven, zur sogenannten **dikroten Welle** führt, die vor allem in den Beinarterien gut ausgeprägt ist (Abb. 9-10). Die Periodendauer der Grundschwingung (T in Abb. 9-10) entspricht also dem Zeitbedarf für den Lauf der Pulswelle vom Herzen zum mittleren Reflexionsort in der Peripherie (Wadenregion) und zurück (bzw. entsprechend für die anderen Meßorte). Die Dauer der arteriellen Grundschwingung beträgt etwa die Hälfte der normalen Pulsperiodendauer und ist insofern auf die Zeitordnung der Herztätigkeit abgestimmt. Bis zu den Fußarterien kann sich die Pulsamplitude annähernd verdoppeln. Zu den kleinen Arterien hin wird sie dann rasch weggedämpft, so daß in der terminalen Strombahn eine weitgehend gleichmäßige Durchblutung resultiert.

Der mittlere Blutdruck ergibt sich durch Integration der Druckkurve, die über und unter der Mittelkurve liegenden markierten Flächen in Abbildung 9-10 sind gleich groß. Man sieht, daß im Falle der Aortendruckkurve der Mitteldruck etwa dem arithmetischen Mittelwert von systolischem und diastolischem Druck entspricht. Für die peripheren Drücke gilt als Annäherung, daß sich der Mitteldruck aus diastolischem Druck plus 1/3 Druckamplitude ergibt.

Liegen Aorta und periphere Arterien in einer Ebene, so ist das Absinken des Mitteldruckes bis zu den großen Arm- und Beinarterien vernachlässigbar gering, die Strömungswiderstände sind also entsprechend klein.

> Der vom systolischen Pumpakt des Herzens erzeugte Druckpuls in der Aorta erfährt mit Weiterleitung in die Peripherie systematische Veränderungen (Abb. 9-10). Schnelle Komponenten in der Aortendruckkurve wie die Inzisur werden rasch weggedämpft. Die Druckamplitude von 40 mmHg in der Aorta wird zunächst deutlich

arterieller
Blutdruck
[mmHg]

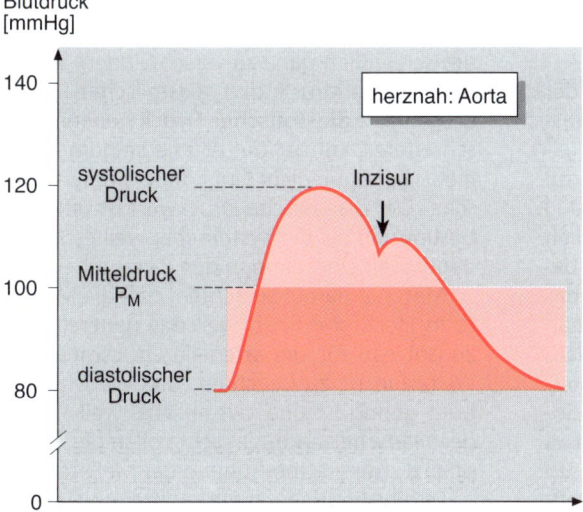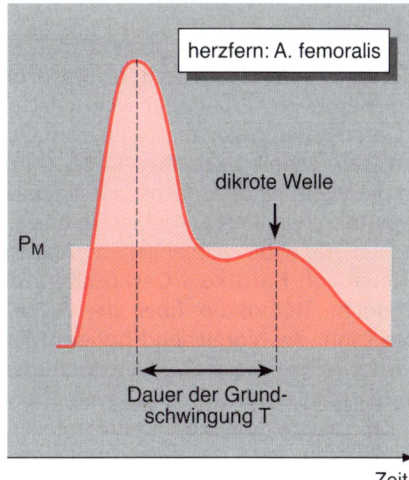

Abb. 9-10 *Verlauf des Blutdrucks (Pulskurve) in der Aorta und in der A. femoralis.*

9

überhöht, bis zu einer Verdoppelung in den Beinarterien, und erst im Bereich der kleinen Arterien zunehmend gedämpft. Durch Reflexionen in der Peripherie und am Herzen bilden sich stehende Wellen aus, mit einer Nachwelle (Dikrotie) in den Beinarterien. Der mittlere arterielle Druck sinkt bis zu den großen Arm- und Beinarterien nicht wesentlich ab.

Die Ausbreitung der Druckwelle erfolgt wesentlich schneller als die Strömung des Blutes. Der Druck wird also im wesentlichen durch Anstoß benachbarter Teilchen weitergeleitet, ähnlich wie bei den Schallwellen in der Luft und den Wasserwellen auf dem Meer. Die durch die Druckwelle erzeugten Druckgradienten sind aber zugleich treibende Kräfte für Volumenverschiebungen. Mit Hilfe der Ultraschall-Doppler-Technik kann man heute Strömungsgeschwindigkeiten recht genau messen und kann so auch den Verlauf der Strömungsgeschwindigkeit an einem Arterienort bestimmen (Strompulskurve). Erwartungsgemäß findet man während der steilen Druckanstiegsphase am Meßort einen besonders starken Blutzustrom, der bald zurückgeht und in der Aorta auch kurzfristig negative Werte (Rückstrom) erreichen kann. Im Anfang der Aorta kann die Strömungsgeschwindigkeit kurzfristig Werte von 1 m/s überschreiten. Im Durchschnitt über die gesamte Pulsperiode liegen die Werte in der Aorta bei 20–30 cm/s und fallen zur Peripherie hin rasch ab (Abb. 9-2).

Das Tasten des Pulses erlaubt mancherlei Rückschlüsse auf die Funktion von Herz und Kreislauf, was heute allerdings an Bedeutung verloren hat. Neben Frequenz und Regelmäßigkeit des Herzschlages kann man beurteilen: die Kraft des Pulses (harter oder weicher Puls; Pulsus durus oder P. mollis), die Größe (Amplitude) des Pulses (großer oder kleiner Puls; P. magnus oder P. parvus) und seine Steilheit (Schnelligkeit des Anstiegs; P. celer oder P. tardus).

9.3.3 Der normale arterielle Blutdruck

Blutdruckmessung. Der arterielle Druck kann entweder direkt, mit Punktion einer Arterie (blutige Methode), oder indirekt, von außen, ohne Eröffnung eines Gefäßes (unblutige Methode) bestimmt werden. Bei der **direkten Methode** wird eine Kanüle oder ein Katheter in die Arterie eingeführt und mit einem Druckwandler (mechanoelektrischer Wandler, Transducer) verbunden, der das mechanische Drucksignal in ein elektrisches Signal umwandelt, das dann verstärkt und registriert werden kann. Für die Wandlung stehen verschiedene Prinzipien zur Verfügung: Dehnungsmeßstreifen, induktive oder kapazitive Verfahren. Es kommt darauf an, daß die Volumendehnbarkeit von Zuleitung und Meßkopf möglichst gering ist, damit auch die schnellsten Druckkomponenten noch ohne wesentliche Dämpfung erfaßt werden können, was heute technisch gut gelöst ist. Es gibt heute auch Miniatur-Druckwandler, die man an eine Katheterspitze montiert und direkt in das Blutgefäß einführen kann, so daß die Dämpfung durch Zuleitungen ganz entfällt.

Für den klinischen Alltag bedient man sich der **indirekten, auskultatorischen Blutdruckmessung** mittels pneumatischer Manschette an einer Extremitätenstelle, im Regelfall am Oberarm. Bei dieser Technik nach **Riva-Rocci** (Abb. 9-11) wird die Manschette zunächst auf einen deutlich übersystolischen Wert aufgeblasen, und man beobachtet dann bei allmählichem Ablassen das Auftreten von **Korotkow-Geräuschen**, die man mit einem Stethoskop über der A. brachialis hören kann. Bei hinreichend hohem Manschettendruck ist die Arterie völlig verschlossen. Sobald der Manschettendruck so weit abgesunken ist, daß die systolischen Druckspitzen diesen überschreiten, wird die Arterie unter der Manschette kurzfristig eröffnet, und es zwängt sich ein kurzer Blutstoß durch das Gefäß, was infolge von Turbulenzen ein hörbares Geräusch erzeugt. Der dabei in der Manschette herrschende Druck wird auf dem Manometer abgelesen, er entspricht dem systolischen Druckmaximum, kurz **systolischer Druck** genannt. Mit weiterem

Druckablassen werden die Geräusche zunächst lauter und lassen dann in der Intensität nach, um schließlich ganz zu verschwinden, wenn der Manschettendruck den diastolischen Minimaldruck, kurz **diastolischer Druck** genannt, unterschreitet. Dann ist die Arterie ständig offen, es fließt kontinuierlich Blut, ohne hörbare Geräusche. Der diastolische Druckwert ist schwerer zu bestimmen als der systolische, weil es keinen so deutlichen Übergang in den Geräuschen gibt.

Man hat darauf zu achten, daß die Manschette in Herzhöhe liegt, weil das generell das Bezugsniveau für die arterielle Druckmessung ist. Weiterhin ist zu beachten, daß die Manschette breit genug ist und gut anliegt, weil sich sonst der Manschettendruck nicht voll in die Tiefe fortpflanzt, was zu Überhöhung der Meßwerte führt.

Es gibt heute auch automatisierte Geräte, die Manschettendruck und akustische Signale verarbeiten und die systolischen und diastolischen Druckwerte sowie die Pulsfrequenz anzeigen. Diese Geräte eignen sich gut für die Selbstmessung durch den Patienten.

Mißt man fortlaufend den Blutdruck mittels direkter Technik in einer Arterie, so erkennt man

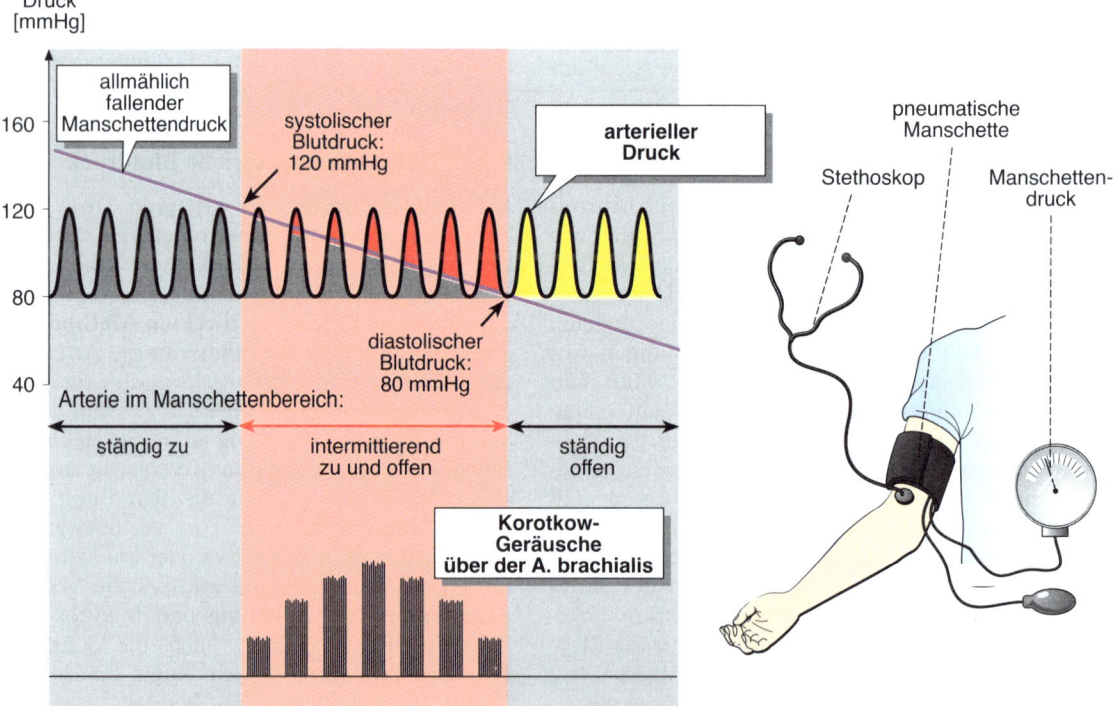

Abb. 9-11 *Schema zur indirekten, unblutigen **Messung des arteriellen Blutdrucks nach Riva-Rocci**. Links oben sind der arterielle Blutdruck und der allmählich sinkende Manschetten-* *druck dargestellt, darunter die im roten Bereich über der A. brachialis hörbaren Korotkow-Geräusche. Rechts Skizze zur Meßanordnung.*

neben den pulsatorischen Druckschwankungen **(Blutdruckwellen 1. Ordnung)** langsamere Schwankungen des gesamten Druckniveaus, die atemsynchron verlaufen: **respiratorische Blutdruckwellen** oder **Blutdruckwellen 2. Ordnung** (Abb. 9-12). Diese sind teils durch Mitinnervation der Kreislaufzentren vom Atemzentrum bedingt, teils beruhen sie auf den durch die Atmung hervorgerufenen intrathorakalen Druckschwankungen und den dadurch ausgelösten Reflexen. Aber auch die Gipfel- und Fußpunkte der respiratorischen Wellen liegen nicht auf einer Linie, sondern unterliegen noch einmal langsameren Schwankungen mit einer bevorzugten Periodendauer um 10 s, die man als **Blutdruckwellen 3. Ordnung** bezeichnet, oder nach ihren Entdeckern als Traube-Hering-Mayer-Wellen (THM-Wellen). Hierbei handelt es sich um einen Blutdruck-Eigenrhythmus, der auch mit Schwingungseigenschaften druckregulierender Systeme verbunden ist. Auch dabei bestehen Kopplungen zwischen Kreislauf- und Atemzentrum.

Die Amplitude der respiratorischen und langsameren Blutdruckwellen beträgt bei gesunden Menschen meist nicht mehr als 5 mmHg. Im Stehen nimmt sie in der Regel zu und kann Werte bis 20 mmHg erreichen. Sehr große Blutdruckwellen 3. Ordnung werden als Ausdruck einer labilen Blutdruckregulation gedeutet (dynamische Labilität, vgl. Abb. 9-29).

Schwankungen des Blutdrucks finden sich auch im Zusammenhang mit dem Tagesrhythmus, mit einem nächtlichen Minimum (Tagesamplitude im systolischen Druck: 10–20 mmHg).

Aus den obigen Beschreibungen des Blutdruckverlaufes wird klar, daß bei der indirekten Blutdruckmessung nach Riva-Rocci viele Informationen verlorengehen. Bei raschem Ablassen des Manschettendrucks kann man einmal die Spitzen, ein anderes Mal die Täler der Blutdruckwellen erwischen, was Abweichungen von 5–10 mmHg bedeuten kann. Bei starken Blutdruckwellen im Stehen gibt die indirekte Methode ein verzerrtes Bild, wenn man nicht besonders auf das Wellenspiel achtet. Dennoch bildet diese Methode wegen ihrer Einfachheit die Basis jeder Kreislaufuntersuchung, und alle üblichen Blutdruckangaben beziehen sich auf diese Technik.

Der **normale arterielle Blutdruck** – immer auf Herzhöhe bezogen – weist eine deutliche Altersabhängigkeit auf (Abb. 9-13). Der bei Geburt zunächst niedrige Wert von 90/60 mmHg (jeweils systolisches Maximum zu diastolischem Minimum) steigt bis zum 20. Lebensjahr auf den **Normalwert von 120/80 mmHg** an, der sich bis zum 60. Lebensjahr nur unwesentlich verändert, um mit weiterem Alter allmählich anzusteigen. Faustformel für die obere Grenze des Normalbereiches für den systolischen Druck: (100 + Alter) mmHg. Der diastolische Druck sollte den Wert 100 mmHg nicht überschreiten.

Es ist schwer zu entscheiden, wieweit der statistische Blutdruckanstieg im Alter als „normal" anzusehen oder Ausdruck gehäufter krankhafter

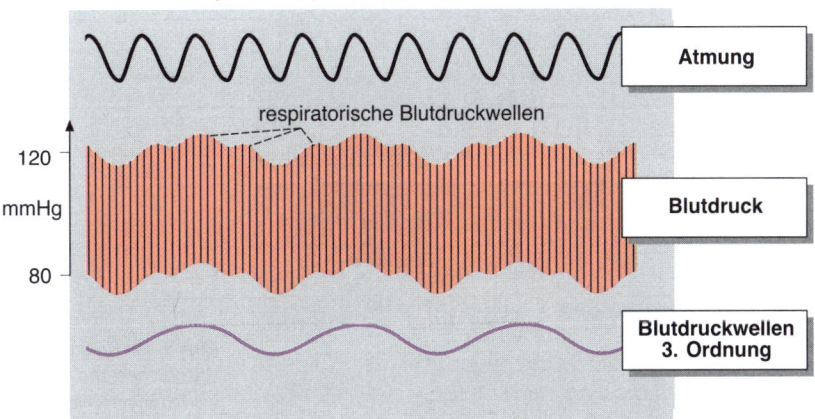

Abb. 9-12 *Die verschiedenen Typen von **Blutdruckwellen**, bei direkter Blutdruckmessung. Die pulsatorischen Druckschwankungen (senkrechte Striche im roten Blutdruckband) sind die Blutdruckwellen 1. Ordnung. Die mit der Atmung synchronen Schwankungen sind die Wellen 2. Ordnung. Noch langsamere Schwankungen (Blutdruckwellen 3. Ordnung, gesondert herausgezeichnet) erkennt man, wenn man die Tiefpunkte der respiratorischen Wellen verbindet.*

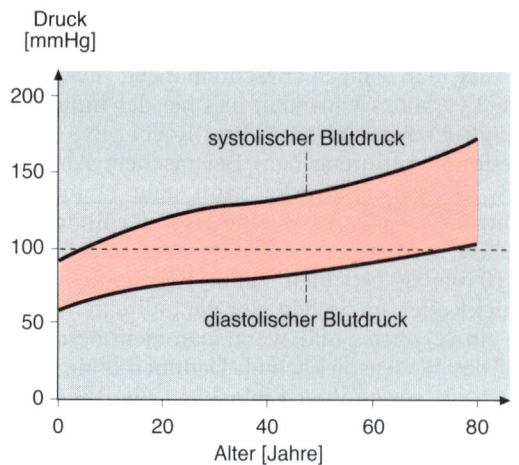

Abb. 9-13 *Systolischer und diastolischer arterieller Blutdruck des Menschen in Abhängigkeit vom Alter.*

Veränderungen ist. Stellt man nämlich die Häufigkeitsverteilungen der Blutdruckwerte für verschiedene Altersgruppen dar (Abb. 9-14), so fällt auf, daß die Verteilungen mit zunehmendem Alter

breiter werden. Ein relativ großer Anteil der Menschen behält also bis ins hohe Alter „normale" Druckwerte. Andererseits ist zu bedenken, daß eine gewisse Drucksteigerung mit dem Alter durchaus sinnvoll sein kann, z.B. für die Aufrechterhaltung einer guten Gehirndurchblutung trotz zunehmender Arteriosklerose. Bei der Erörterung der Hypertonie kommen wir auf diese Probleme zurück (Abschn. 9.8.1).

9.4 Niederdrucksystem und Venen

Wichtige Aspekte des Niederdrucksystems wurden schon in der allgemeinen Übersicht angesprochen (Abschn. 9.1).

Das **Niederdrucksystem** (Abb. 9-1) enthält den größten Teil des Blutvolumens, nämlich 85 % (genauere Gliederung der Anteile in Abb. 9-3). Es dient also als Blutreservoir, aus dem das linke Herz das Blut zu schöpfen und in das Hochdrucksystem zu pumpen hat. Wichtigste Aufga-

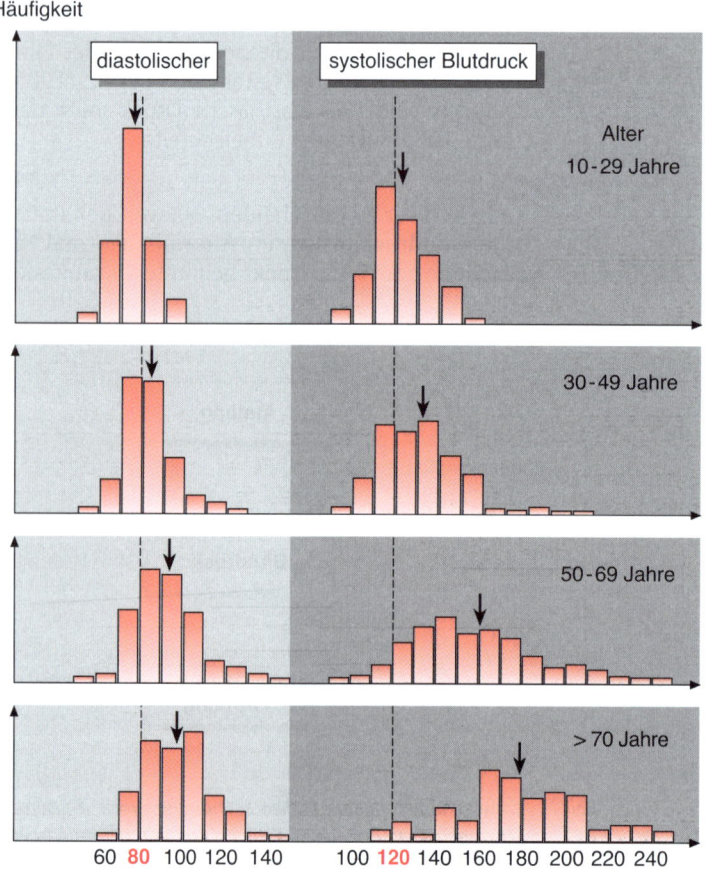

Abb. 9-14 *Häufigkeitsverteilungen der systolischen und diastolischen Blutdruckwerte für verschiedene Altersklassen. Meßwerte von 1204 Frauen. Die Pfeile markieren die jeweiligen Mittelwerte. (Nach [33].)*

be des Niederdrucksystems ist es also, ein hinreichendes Blutangebot für das Herz, d.h. einen hinreichenden Füllungsdruck in den Herzvorhöfen zur Verfügung zu stellen. Schnelle Regulationen dieser Größe sind über Verstellung des Venentonus möglich. Die langfristige Anpassung erfolgt über die Regulation des Blutvolumens, die mit der Regulation des gesamten Wasserhaushaltes verknüpft ist.

Beim ruhig liegenden Menschen schwankt der **zentrale Venendruck**, der Druck in den großen Hohlvenen und im rechten Herzvorhof, um einen Mittelwert von 4–5 mmHg, moduliert von herz- und atemsynchronen Schwankungen (Maximum während der Vorhofkontraktion und Minimum während der Ventrikelsystole, Abb. 9-15). Der für den Rückfluß des Blutes aus den Organen erforderliche Druckgradient (Druck am Ende der Kapillaren etwa 15 mmHg) ist also mit rund 10 mmHg recht gering.

Der Druck im linken Herzvorhof ist mit rund 8 mmHg nur wenig höher als auf der rechten Seite.

Bei plötzlicher Veränderung des Blutvolumens verändert sich der zentrale Venendruck um etwa 1 mmHg pro 100 ml Blut, die Compliance (Volumendehnbarkeit) $\Delta V/\Delta P$ des Gesamtkreislaufs, praktisch identisch mit der des Niederdrucksystems, beträgt demnach beim Menschen rund 100 ml/mmHg, also etwa das hundertfache des Wertes für das Hochdrucksystem (vgl. Abschn. 9.3.1).

Man findet für die Compliance des Niederdrucksystems auch höhere Werte, bis 200 ml/mmHg bei Gauer [46]. Dies liegt vielleicht daran, daß bei Blutzufuhr innerhalb von 5–10 min schon ein Teil des Flüssigkeitsvolumens in den extravasalen Raum übertritt. Teils wird als Maß für die Volumendehnbarkeit auch der Volumenelastizitätskoeffizient $E' = \Delta P/\Delta V$ angegeben, vgl. Abschnitt 9.3.1.

Der zentrale Venendruck (Abb. 9-15) steigt während der Vorhofkontraktion (PQ-Strecke im EKG) an und erreicht einen ersten Gipfel (a-Welle). Mit Beginn der Ventrikelsystole gibt es zunächst noch eine kleine positive Zacke (c-Welle), die man auf das Vorwölben der Atrioventrikularklappen in den Vorhof zurückführt. Darauf folgt ein starker Druckabfall (x-Welle), der mit der Verschiebung der atrioventrikulären Ventilebene während der Austreibungsphase zusammenhängt **(Ventilebenen-Effekt)**. Auch die Erschlaffung des Vorhofs in dieser Zeit trägt zur Drucksenkung bei, und auch die Tatsache, daß mit der Systole Blut aus dem Thoraxraum herausgepumpt wird.

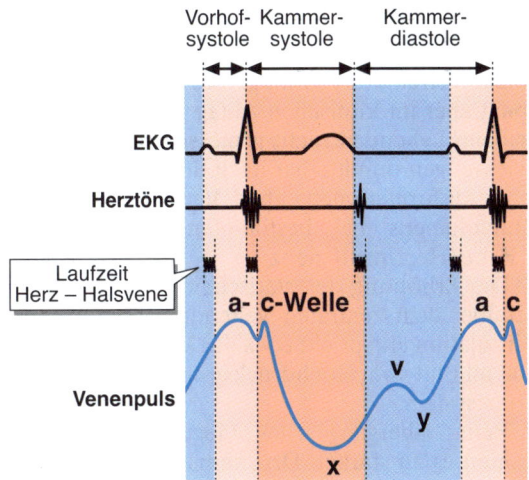

Abb. 9-15 Verlauf des **zentralen Venendrucks** (V. jugularis), in Beziehung zum EKG und zu den Herztönen. Die Venenpulswellen werden durch die Herzaktion im rechten Vorhof erzeugt und treten im Jugularispuls mit einer gewissen Verspätung auf, bedingt durch die Fortleitung der Druckwelle vom Herzen zum Hals, als „Laufzeit Herz-Halsvene" markiert.

Jedenfalls bedeutet diese systolische Drucksenkung eine deutliche Förderung des venösen Rückflusses zum Herzen. Mit der Erschlaffung des Ventrikels steigt der Druck wieder etwas an (v-Welle), um dann als Folge des Blutflusses vom Vorhof in den Ventrikel erneut abzufallen (y).

Der zentrale Venendruck kann beispielsweise bei Herzinsuffizienz auf 20–30 mmHg ansteigen. Er kann direkt intravasal gemessen werden, aber auch die Beobachtung der Halsvenen gibt schon wichtige Informationen. Im Sitzen sind die Halsvenen normalerweise nicht gefüllt. Bei einem zentralen Venendruck über 10 mmHg beginnen sie hervorzutreten, bei 15 mmHg sind sie im gesamten Halsbereich deutlich gefüllt. Auch durch Beobachtungen am Arm kann man den zentralen Venendruck ungefähr bestimmen. Man beobachtet bei Anheben des Arms, wann die Venen kollabieren. Bei gerade eintretendem Kollaps ist der Venendruck an dieser Stelle nahe Null, und aus dem Höhenunterschied zum Herzvorhof kann man den zentralen Venendruck abschätzen.

Wird die Blutzirkulation plötzlich angehalten, so gleichen sich die Druckgradienten innerhalb weniger Sekunden aus, und der zentrale Venendruck steigt von 4–5 mmHg auf 6–7 mm Hg an. Dieser in allen Kreislaufabschnitten (in Herzhöhe) dann gleich große Druck heißt **statischer Blutdruck**.

Der statische Blutdruck ist ein Maß für die Blutfüllung des Gesamtsystems (von Guyton deshalb „mean circulatory filling pressure" genannt), spielt aber im klinischen Alltag keine Rolle, weil er beim Lebenden nicht gemessen werden kann. (Messungen unmittelbar nach dem Tod geben gewisse Informationen über Veränderungen des Blutvolumens bei bestimmten Erkrankungen, z. B. bei Herzinsuffizienz.)

Die Erhöhung des statischen Blutdruckes gegenüber dem zentralen Venendruck bei intakter Zirkulation entspricht etwa der Verschiebung von 200 ml Blut vom Hochdrucksystem in das Niederdrucksystem.

Beim Übergang vom Liegen zum Stehen kommt es zu starken Druckumstellungen im Gefäßsystem, die sich zwangsläufig aufgrund der hydrostatischen Gesetze einstellen. In Abbildung 9-16 sind diese für die arterielle und venöse Seite des Kreislaufes dargestellt. Sieht man einmal von der Strömung des Blutes ab, so muß in der Blutsäule wie in jeder Wassersäule der Druck nach unten entsprechend dem zunehmenden Druck der Blutsäule zunehmen. Da die Dichte des Blutes nahezu 1 ist, ist der Schwerkraft-bedingte Druck einer Blutsäule praktisch gleich dem einer gleich hohen Wassersäule:

1 m Blutsäule ≈ 1 m Wassersäule = 100 cm H_2O ≈ 75 mmHg ≈ 10 kPa.

Da sich beim Aufstehen etwa 0,5 l Blut in die unteren Körperpartien verlagert, sinkt der Venendruck in Herzhöhe auf etwa Null ab, nach unten wächst er mit dem Druck der Blutsäule bis auf etwa +90 mmHg in den Fußrückenvenen. Bei der Einmündung in den rechten Vorhof ist er leicht negativ, was aber nicht zum Kollaps führt, da der intrathorakale Umgebungsdruck gleichfalls negativ ist, so daß der transmurale Druck meist leicht positiv bleibt. Lediglich in den obersten Partien des Intrathorakalraumes kann es zum Kollaps der Venen kommen. Im Halsbereich sind die Venen kollabiert. Im kollabierten Bereich kann sich der Druck nach oben hin nicht zu negativen Werten fortsetzen, er beträgt hier durchweg 0 mmHg. Erst mit Beginn der starrwandigen Venensinus im Kopfbereich kann sich ein negativer Druck entwickeln, im Sinus sagittalis beträgt er etwa –10 mmHg. Eröffnung eines Gehirn-Sinus kann zum Ansaugen von Luft und damit zu Luftembolie führen. Die Ebene, in der der Venendruck bei Lagewechsel unverändert bleibt, nennt man **hydrostatische Indifferenzebene;** sie liegt 5–10 cm unterhalb des Zwerchfells, Venendruck um 5 mmHg (Abb. 9-16).

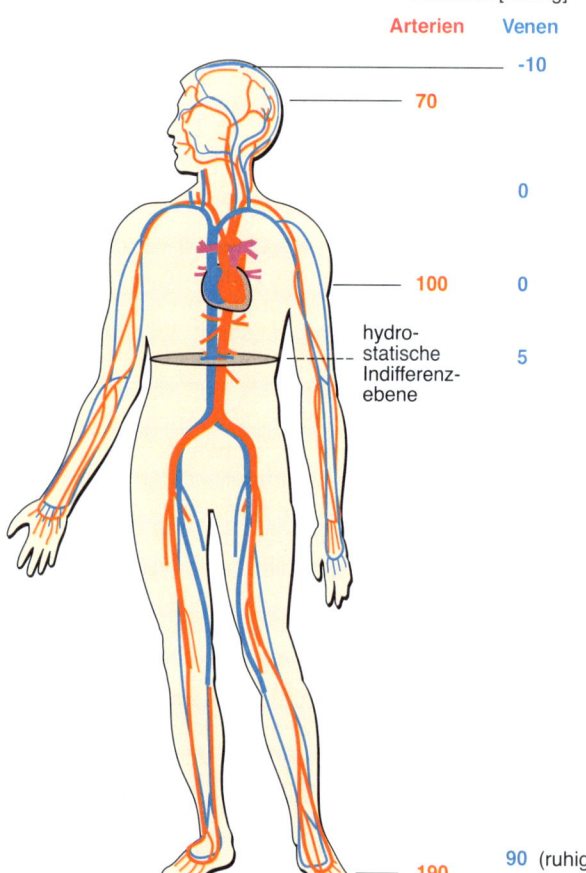

Blutdruck [mmHg]

Arterien   Venen

-10

70

0

100   0

hydro-
statische
Indifferenz-
ebene   5

190

90 (ruhiges Stehen)

20-30 (Gehen)

Beim Übergang vom Liegen zum Stehen verlagern sich etwa 0,5 l Blut vom Oberkörper in die unteren Partien, was zu einem Anstieg des Venendruckes in der unteren Körperhälfte führt. In der **hydrostatischen Indifferenzebene** (dicht unter dem Zwerchfell) bleibt der Venendruck unverändert, nach unten nimmt er entsprechend der Höhe der Blutsäule zu, bis zu 90 mmHg in der Fußrückenvene bei ruhigem Stehen. Nach oben hin nimmt er ab, auf 0 mmHg in Herzhöhe und –10 mmHg im Sinus sagittalis (Abb. 9-16). Der Blutrückfluß zum Herzen wird gefördert durch
- die rhythmischen Herzkontraktionen,
- die respiratorischen Druckschwankungen im Thorax- und Bauchraum,
- die Muskelpumpe, die beim Gehen auch den Druck in den Fußvenen deutlich reduziert.

Abb. 9-16 *Blutdrücke im arteriellen und venösen System des Menschen beim Stehen.*

Auf der arteriellen Seite bleibt bei Lagewechsel der Mitteldruck in Herzhöhe beim Gesunden weitgehend unverändert bei 100 mmHg. Nach oben und unten finden sich Veränderungen entsprechend den hydrostatischen Gesetzen, also in gleicher Weise wie auf der venösen Seite.

Die Drucksituation im Venensystem gemäß Abbildung 9-16 wäre für den Rückstrom des Blutes zum Herzen sehr ungünstig, wenn die Drücke nicht durch die rhythmischen Tätigkeiten von **Herz** und **Atmung** sowie durch die **Muskelpumpe** moduliert würden. Jede Herzkontraktion führt zu einer Druckabnahme in den Vorhöfen und fördert so den Blutrückfluß (Ventilebenen-Effekt). Jede Inspiration senkt den intrathorakalen Druck und steigert den Druck im Bauchraum, was gleichfalls den Blutstrom in den Thorax fördert. Äußerst wichtig ist auch die Muskelpumpe. Läßt man einen Menschen nach ruhigem Stehen auf dem Laufband gehen, so geht der Druck in der Fußrückenvene nach wenigen Schritten von 90 auf etwa 30 mmHg zurück. Jede Muskelkontraktion pumpt durch Kompression der Blutgefäße Blut herzwärts, wobei die Venenklappen den Rückfluß verhindern. Mangelhafte Funktion der Venenklappen bei Krampfadern beeinträchtigt den Effekt der Muskelpumpe, der periphere Venendruck steigt an. Dies fördert die Ödembildung im Bein, reduziert die Durchblutung und begünstigt Gewebsschäden (Geschwüre am Bein, offenes Bein).

Druckerhöhung im Thorax durch Überdruck-Beatmung kann den Blutrückfluß erheblich behindern. Durch maximale Exspirationsbemühung bei geschlossener Stimmritze (**Valsalva-Versuch**, Preßdruck-Versuch) kann der intrathorakale Druck bis zu 100 mmHg gesteigert werden, was den venösen Rückstrom in den Thorax weitgehend aufhebt. Das Auspressen der Lungengefäße führt dabei zunächst zu Füllungssteigerung im linken Herzen mit Blutdruckanstieg, dann aber bald zu starkem Absinken des arteriellen Druckes.

9.5 Regulation der Organkreisläufe

9.5.1 Die terminale Strombahn

Die Blutgefäße der Organe sind in Struktur und Funktion in hohem Maße den besonderen Erfordernissen des jeweiligen Organs angepaßt. Hier soll versucht werden, zunächst die wichtigsten allgemeinen Gesetzmäßigkeiten darzustellen, ehe in den folgenden Abschnitten die Besonderheiten der einzelnen Organe beschrieben werden.

Abbildung 9-17 gibt schematisch eine einfache nutritive Strombahn wieder, wie man sie beim Skelettmuskel findet. Die Arterien verzweigen sich in immer enger werdende kleine Arterien und Arteriolen, die noch eine kräftige Muskelwand besitzen und durch ihre Kontraktilität den Strömungswiderstand und damit die Durchblutung bestimmen. Schließlich gehen die kleinsten Arteriolen in Kapillaren über, die keine glatte Wandmuskulatur mehr besitzen und extrem dünnwandig sind (1 µm Wanddicke, einschichtiges Endothel), so daß sie für Austauschprozesse zwischen Blut und Gewebe bestens geeignet sind. Die kleinsten Arterien und Arteriolen haben eine sehr kräftige Muskelwand, teils dicker als der innere Durchmesser, und sind reich innerviert, mit abnehmender Tendenz zur Peripherie hin. Am Ende der Arteriolen können die Nerven ganz fehlen. Diese distalsten Muskelabschnitte haben dafür eine besonders starke Neigung zur spontanen Erregungsbildung und stehen besonders stark unter der Kontrolle von lokal-regulierenden Faktoren (Abb. 9-17). Die Kapillaren vereinigen sich dann zu Venolen und Venen, deren Muskelschicht deutlich dünner ist als bei arteriellen Gefäßen gleichen Durchmessers, entsprechend dem geringeren Innendruck. Die kleinsten Venolen sind anfangs noch muskelfrei und beteiligen sich an den Austauschfunktionen.

In den Organen verzweigen sich die zuführenden Arterien zu immer enger werdenden kleinen Arterien und Arteriolen (**Widerstandsgefäße**), die mit ihrer muskelstarken Wand den Strömungswiderstand und damit die Durchblutungsgröße einstellen. Von den Arteriolen gehen enge (unter 10 µm Durchmesser), muskelfreie **Kapillaren** ab, die, zusammen mit den anfangs noch nicht muskularisierten kleinen Venolen, die Austauschfunktionen mit dem Gewebe besorgen, und die sich dann zu Venolen und Venen für den Blutrückfluß vereinigen (Abb. 9-17). Daneben gibt es je nach Organ vielfältige Sonderstrukturen wie Metarteriolen, präkapilläre Sphinkter, arteriovenöse Anastomosen und arterio-arterielle Kollateralgefäße.

In manchen Strombahnen entspringen aus den Arteriolen dünne Gefäße, die eine Übergangsstufe zwischen Arteriolen und Kapillaren darstellen und als **Metarteriolen** bezeichnet werden: Sie besitzen zunächst noch eine diskontinuierliche Muskelschicht, die allmählich verloren geht. Aus diesen Metarteriolen entspringen auch weitere **echte Kapillaren.** Da die Metarteriolen und ihre kapillären Verlängerungen besonders stark durchströmt werden, nennt man sie auch Vor-

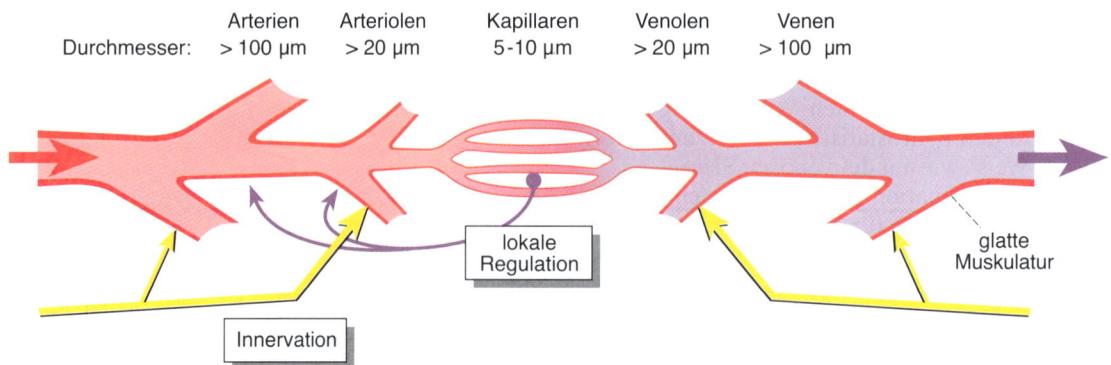

Abb. 9-17 *Schema zum Aufbau einer nutritiven Strombahn, wie sie zum Beispiel beim Skelettmuskel zu finden ist.*

zugskanäle (preferential channels). Derartige Strukturen findet man vor allem im Mesenterium, das besonders gut untersucht ist, weil es sich mikroskopisch so gut beobachten läßt (obwohl es nicht zu den wichtigsten terminalen Strombahnen gehört). Mitunter findet man die Wandmuskulatur an der Ursprungsstelle einer Kapillare etwas verdickt und spricht deshalb von einem **präkapillären Sphinkter** (Verschlußmuskel). Funktionell ist die Differenzierung von Metarteriolen und Sphinktern wenig ergiebig. Die terminalen Arteriolen gemäß Abbildung 9-17 erfüllen dieselben Funktionen.

Wichtige Spezialstrukturen der terminalen Strombahn sind die **arteriovenösen Anastomosen (AVA),** die beim Menschen vor allem in der Haut der Akren (Finger, Fuß usw.) vorkommen und dort dem Wärmetransport dienen. Sie stellen relativ weite, nichtkapilläre (wandstarke) Direktverbindungen zwischen einem arteriellen und einem venösen Gefäß dar und sind stark innerviert. Es ist nicht zweckmäßig, solche AVA generell als „Kurzschlußgefäße" zu bezeichnen, da sie in der Haut bezüglich des Wärmetransportes vollwertige Austauschgefäße sind. Lediglich im Hinblick auf die nutritiven Funktionen (Gas- und Stoffaustausch) stellen sie einen Kurzschluß dar, und in der nutritiven Strombahn des Muskels kommen solche AVA nicht vor.

Eine andere Spezialstruktur sind **arterio-arterielle Verbindungsgefäße (Kollateralen),** die vor allem von Bedeutung werden, wenn eine Arterie krankhaft verschlossen wird. Dann können Kollateralen die Versorgung eines benachbarten Gewebsbezirks übernehmen und so beispielsweise einen Herzinfarkt verhindern oder erleichtern (vgl. Kap. 8.8 und Abb. 8-29).

In der terminalen Strombahn herrscht rege Dynamik **(Vasomotion),** die zu einem guten Teil auf der Neigung der dort vorhandenen glatten Muskulatur zu spontan-rhythmischer Tätigkeit beruht. Die einzelnen Kapillaren öffnen und schließen sich, teils asynchron, teils aber auch synchron, was dann zu entsprechenden Schwankungen der Gesamtdurchblutung führt. Neben der spontanen Aktivität bestimmen lokal-regulatorische Faktoren, Hormone und die Innervation das Gefäßspiel.

Bei direkter mikroskopischer Beobachtung einer terminalen Strombahn findet man in den meisten Organen eine rege Dynamik. Die pulsatorischen arteriellen Druckschwankungen werden in den Widerstandsgefäßen nahezu vollständig weggedämpft und spielen deshalb in der Mikrozirkulation keine Rolle. Dafür findet man ein reges Spiel langsamerer Rhythmen, das unter dem Begriff **Vasomotion** zusammengefaßt wird. Die einzelnen Kapillaren sind nicht immer gleichmäßig durchblutet. Sie können zeitweilig völlig verschlossen sein und sich rhythmisch öffnen und schließen, wobei sich benachbarte Kapillaren alternierend oder auch mehr oder weniger synchronisiert verhalten können. Letzteres führt dazu, daß die Gesamtdurchblutung eines größeren Bezirks oder auch eines ganzen Organs rhythmisch schwankt. Eine konstante Gesamtdurchblutung schließt nicht aus, daß eine rege, nicht synchronisierte Dynamik in den terminalen Gefäßen herrscht. Die Periodendauer terminaler Gefäßrhythmen beträgt mehrere Sekunden bis wenige Minuten (vor allem Bereich der Minuten-Rhythmik). Die rhythmischen Durchblutungsschwankungen beruhen im wesentlichen auf Grundeigenschaften des Gefäßmuskels selbst und finden sich deshalb auch an denervierten Strombahnen. Aber auch die Innervation der Gefäße kann rhythmisch schwanken, z. B. im Atemrhythmus, im Rhythmus der langsameren Blutdruckwellen und im Minuten-Rhythmus.

Es wird diskutiert, wieweit aktive Veränderungen im Widerstand der terminalen Gefäße allein durch die Muskelzellen der Gefäßwand oder auch noch durch andere Elemente bewirkt werden. Actin und Myosin gibt es auch in Endothelzellen und anderen Zellen wie Perizyten, die sich um Kapillaren herum finden, und es gibt Hinweise darauf, daß solche Elemente mindestens an manchen Stellen und unter bestimmten Bedingungen aktiv die Kapillarweite verändern können. Wir können aber davon ausgehen, daß die aktiven Widerstandsveränderungen unter normalen Bedingungen ganz überwiegend von den glatten Muskelzellen besorgt werden. Das schließt nicht aus, daß bei Störungen wie beispielsweise beim Schock andere Mechanismen erheblich an Bedeutung gewinnen können. Allein Schwellungen, zu denen jede Zelle fähig ist, können den Strömungswiderstand steigern.

Bei Schwankungen der Durchblutungsgröße in einem Organ ändert sich auch der Grad der Kapillarisierung – die Relation von geöffneten zu geschlossenen Kapillaren. Bei einem Skelettmuskel beispielsweise ist unter Ruhebedingungen die Mehrzahl der Kapillaren zu, und mit steigender Durchblutung bei Arbeit werden auch immer mehr Kapillaren eingeschaltet. Eine rasche Durchströmung weniger Kapillaren ist dabei nutritiv weniger ergiebig als eine langsame Perfusion vieler Kapillaren. Bei nutritiv wenig effektiver Durchblutung wird gern von Kurzschluß-Durchblutung (Shunt-Durchblutung) gesprochen, was man eigentlich erst tun sollte, wenn echte Kurzschlußgefäße (arteriovenöse Anastomosen wie oben beschrieben) vorhanden sind.

Für langfristige Regulationen ist zu berücksichtigen, daß sich Gefäße in Durchmesser und Wandstärke verändern und daß neue Gefäße wachsen können. Man kennt heute eine Vielzahl von Wachstumsfaktoren, die diese Prozesse steuern. Da beispielsweise das Tumorwachstum daran gebunden ist, daß die versorgenden Blutgefäße mitwachsen, liegt hier auch ein interessantes Feld der Tumorforschung vor. Man versucht, Substanzen zu entwickeln, die die Angiogenese und damit das Tumorwachstum hemmen.

9.5.2 Der glatte Gefäßmuskel

Erregungs- und Kontraktionsprozesse der glatten Muskulatur sind in Kapitel 6.4 ausführlicher dargestellt. Hier sind die wichtigsten Gesichtspunkte zusammengefaßt und ergänzt.

In der **glatten Muskulatur der Blutgefäße** finden wir das gesamte Spektrum glattmuskulärer Möglichkeiten wieder. Es finden sich Muskeln mit starker spontaner Aktivität und solche, bei denen die Spontanaktivität völlig fehlt. Neben ausgeprägt tonischen Gefäßtypen gibt es solche mit starker phasisch-rhythmischer Aktivität. Bei den großen Arterien dominiert die tonische Aktivität, mit Kleinerwerden der Gefäße treten die phasisch-rhythmischen Kontraktionsprozesse zunehmend in den Vordergrund. Auf der venösen Seite sind die phasischen Prozesse generell stärker ausgeprägt als bei gleich großen Arterien. Die phasisch-rhythmischen Kontraktionen sind an Spike-Entladungen der Zellmembran gebunden, die durch Ca^{2+}-Einstrom durch spannungskontrollierte Calcium-Kanäle vom L-Typ ausgelöst werden. Calciumkanal-Blocker vom Nifedipin-Typ blockieren diese Kanäle und unterdrücken die phasischen Kontraktionen (vgl. Abb. 6-31). Die tonischen Kontraktionen der großen Arterien werden dagegen von solchen Antagonisten wenig oder gar nicht beeinflußt (ähnlich wie beim Magenfundus, vgl. Abb. 6-34). Neben Unterschieden zwischen großen und kleinen Gefäßen gibt es auch organspezifische Variationen bei arteriellen Gefäßen gleicher Größe, z. B. in der Intensität des basalen Gefäßtonus sowie in Ausmaß und Qualität der Innervation.

9.5.3 Austauschprozesse im Kapillarsystem

In Kapitel 3.3 wurden die Grundlagen der Transportprozesse bereits erörtert, woran hier angeknüpft wird.

Der **transkapilläre Austausch** zwischen Blut und Gewebe erfolgt **passiv**, überwiegend durch **Diffusion**, zu einem geringen Anteil auch über **Filtration**. Für gut permeable kleine Moleküle kommt es unter üblichen Bedingungen zu einem völligen Konzentrationsausgleich zwischen Blut und Gewebe.

Der Ausdruck Kapillare steht hier für **Austauschgefäß,** wozu neben der Kapillare auch die postkapilläre Venole gehört. Nur weniger als 1 % des in eine Kapillare eintretenden Plasmawassers gelangt über Filtration ins Gewebe, während die über Diffusion ausgetauschte Wassermenge 40mal größer ist als die durchfließende Wassermenge. Im Mittel tritt also jedes Wassermolekül während einer Kapillarpassage 40mal durch die Kapillarwand und wieder zurück. Der dominierende Transportmechanismus ist somit die Diffusion, und die Transportrate wird demnach durch das Fick-Gesetz bestimmt (Kapitel 3.3.1). Die gesamte Diffusionsrate für Wasser ist mit rund 60 l/min gut 10mal so groß wie das Herzminutenvolumen.

Für lipidlösliche Stoffe wie die Blutgase O_2 und CO_2 ist die Permeabilität am größten. Sie können an allen Stellen leicht durch die Kapillarwand (teils sogar durch präkapilläre Gefäßwände) treten, so daß es schon im Anfangsteil der Kapillaren zu einem völligen Konzentrationsausgleich mit der Umgebung kommt. Die Diffusion wasserlöslicher Stoffe erfolgt durch die Poren in den dünnen Endothelzellen und den interzellulären Spalten. Die geringe Porenfläche von nur 0,02 % der Kapillarfläche reicht aus, um für kleinmolekulare Stoffe innerhalb der Verweilzeit von rund 1 s einen völligen Konzentrationsausgleich herbeizuführen.

Die Transportrate für diese Stoffe wird also, ebenso wie für die lipidlöslichen Stoffe, nicht durch die Diffusion begrenzt, sondern durch den Blutfluß (sie ist **Fluß-limitiert**). Erst mit wachsender Molekülgröße wird die Diffusion zum limitierenden Faktor (die Transporte werden **Diffusionslimitiert**), und bei einer Molekülgröße von 50 000 liegt etwa die Grenze für die Diffusion. Immerhin treten von den durchweg größeren Eiweißmolekülen noch so viel in die interstitielle Flüssigkeit über, daß die Eiweißkonzentration dort 10–20 g/l beträgt, in der Leber noch deutlich mehr, gegenüber 70 g/l im Blutplasma. Der Abtransport dieser Eiweiße über das Lymphsystem ist wichtig, um einen hinreichenden kolloidosmotischen Druckgradienten über die Kapillarwand zu erhalten.

Für Wärme sind die Austauschbedingungen noch sehr viel besser als für alle Stoffe.

Zum austauschenden System gehören auch die Anfangsteile der Venolen, wo die Porendichte so-gar noch größer ist als in den Kapillaren. In Anpassung an besondere Organfunktionen gibt es auch Differenzierungen der Kapillarstruktur, z.B. reichhaltige Fenestrationen in den Endothelzellen der Kapillaren in den Glomeruli der Niere für eine starke Filtration; sehr enge interzelluläre Spalten in den Gehirnkapillaren, die für die Blut-Hirn-Schranke verantwortlich sind; weite interzelluläre Spalten in den Leberkapillaren mit relativ hoher Eiweißpermeabilität.

Beim Wassertransport ist der Übergang von Diffusion zu Filtration fließend. Eigentlich versteht man unter Filtration den Massenfluß von Wasser mit den darin gelösten Substanzen durch einen Filter, angetrieben durch eine hydrostatische Druckdifferenz. Bei der Kapillare besteht aber schon ohne Druckgradient eine starke Hin- und Her-Diffusion über die Wandschicht, die bei Auftreten hydrostatischer oder osmotischer Druckdifferenzen etwas asymmetrisch wird, so daß sich die beiden unidirektionalen Flüsse nicht ganz aufheben, sondern ein Nettofluß in eine Richtung entsteht. Es hat sich eingebürgert, den Netto-Wasserfluß als Filtration zu bezeichnen, auch wenn es sich bei den üblichen Kapillaren eher um asymmetrische Diffusionsprozesse handelt. Der Auswärtswasserfluß im Anfangsteil der Kapillare ist nur knapp 1/1000 größer als der Einwärtsfluß. Echte Filtration besteht vor allem in den Glomeruli der Niere.

In Abbildung 9-18 sind die wirksamen Kräfte für den Flüssigkeitsaustausch in den Kapillaren dargestellt. Der hydrostatische Blutdruck in der Kapillare P_K, der unter Durchschnittsbedingungen von 30 mmHg am arteriellen Eingang auf

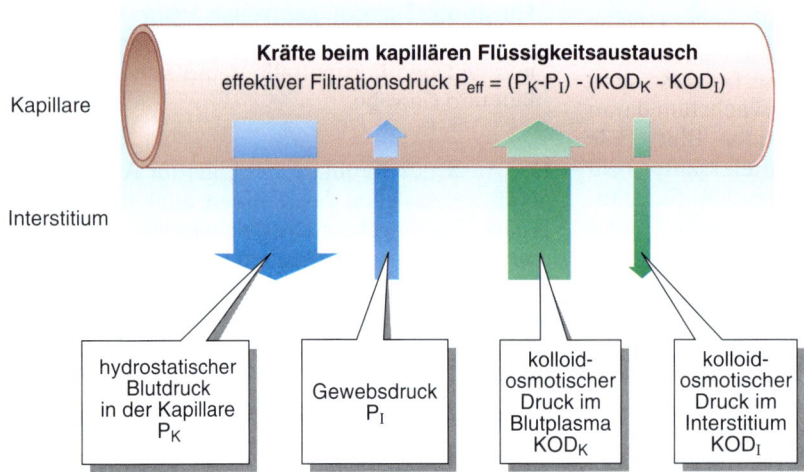

Kräfte beim kapillären Flüssigkeitsaustausch
effektiver Filtrationsdruck $P_{eff} = (P_K - P_I) - (KOD_K - KOD_I)$

Kapillare

Interstitium

| hydrostatischer Blutdruck in der Kapillare P_K | Gewebsdruck P_I | kolloid-osmotischer Druck im Blutplasma KOD_K | kolloid-osmotischer Druck im Interstitium KOD_I |

Abb. 9-18 Schema zum Zusammenspiel verschiedener Kräfte, die den effektiven Filtrationsdruck beim Flüssigkeitsaustausch in den „Austauschgefäßen" (Kapillaren und postkapilläre Venolen) bilden.

15 mmHg am Ausgang abfällt, drückt Wasser nach außen. In Gegenrichtung wirkt der hydrostatische Druck im Interstitium P_I, der nahe Null liegt. Der kolloidosmotische Druck der Plasmaeiweiße (KOD_K), der rund 25 mmHg beträgt, zieht nach den osmotischen Gesetzen Wasser vom Gewebe in die Kapillare hinein. Der niedrige KOD im Interstitium (KOD_I, etwa 5 mmHg) wirkt wieder entgegen. Daraus resultiert als wirksame Kraft für die Auswärtsfiltration der **effektive Filtrationsdruck** $P_{eff} = (P_K - P_I) - (KOD_K - KOD_I)$.

In Abbildung 9-19 ist der Verlauf von P_{eff} über die Kapillarlänge hinweg aufgetragen. Am An-

fangsteil der Kapillare ist P_{eff} positiv, es wird Wasser ins Interstitium transportiert, und am Kapillarende wird der Druck zunehmend negativ, Wasser wird wieder in die Kapillare zurückbefördert. Etwa 90 % des anfangs abfiltrierten Wassers werden wieder reabsorbiert, die restlichen 10 % fließen über die Lymphgefäße ab. Für den Gesamtkörper wird der Lymphfluß auf 2 ml/min (rund 3 l/Tag) geschätzt.

Die idealisierte Kapillare der Abbildung 9-19 kommt in der Wirklichkeit kaum vor. Einmal gibt es sehr starke Unterschiede von Gewebe zu Ge-

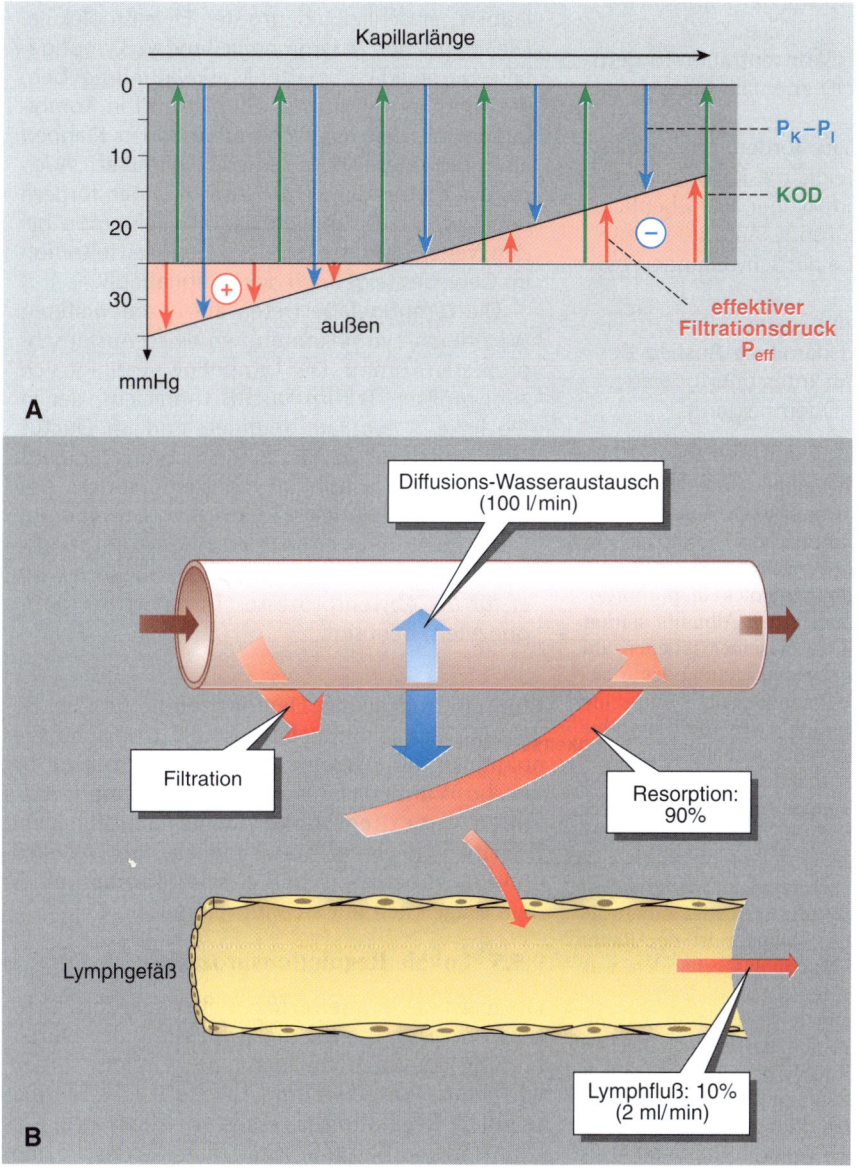

Abb. 9-19 A: *Starling-Modell für den Verlauf der Filtrations- und Absorptionskräfte beim Blutfluß durch ein idealisiertes Austauschgefäß (Kapillare und postkapilläre Venole). Der nach außen gerichtete hydrostatische Druckgradient P_K -P_I nimmt ab, der nach innen gerichtete kolloidosmotische Gradient KOD bleibt unverändert. Der zunächst nach außen gerichtete effektive Filtrationsdruck (mit „+" markiert) kehrt sich zum Kapillarende hin um („ – ").*
B: *Die am Kapillaranfang nach außen filtrierte Flüssigkeit wird zu 90 % wieder nach innen befördert; 10 % fließen über Lymphgefäße ab. Die angegebenen Zahlenwerte für den Diffusions-Wasseraustausch und für den Lymphfluß sind geschätzte Werte für den Gesamtorganismus.*

webe. Darüber hinaus verändert sich die Situation in einem Gewebe ständig, mit Veränderung der Körperhaltung, bei Durchblutungsänderungen usw. Und schließlich ändern sich wegen der Dynamik in der peripheren Strombahn die Bedingungen in ein- und derselben Kapillare ständig; eine Kapillare kann einmal über die ganze Länge filtrieren und anschließend, bei Verschluß am arteriellen Ende, über die ganze Länge absorbieren.

Das Flüssigkeitsgleichgewicht im Gewebe reagiert empfindlich auf krankhafte Veränderungen:
- Rückstau des venösen Blutes führt mit Anstieg des Kapillardruckes zu verstärkter Filtration mit **Ödembildung.**
- Abnahme der Bluteiweißkonzentration fördert durch Absinken des KOD ebenfalls die Ödembildung.
- Schädigung der Kapillare fördert die Eiweiß-Diffusion, der KOD_I steigt, die kolloidosmotische Druckdifferenz wird kleiner, was ebenfalls die Ödembildung begünstigt. Auf diese Weise entstehen beispielsweise die Schwellungen bei Entzündungen.
- Behinderung des Lymphflusses führt zu Eiweißanreicherung und damit zu Anstieg des onkotischen Druckes im Interstitium, wiederum mit Steigerung der Ödemneigung.

Die genauere physikalische Behandlung der Austauschprozesse ist recht schwierig. Das beginnt schon bei der Bestimmung des kolloidosmotischen (onkotischen) Druckes. Vereinfacht ist dieser der gelösten Teilchenzahl, also vor allem der Zahl der Albuminmoleküle, proportional. Man hat aber herausgefunden, daß Albumin stärker kolloidosmotisch wirksam ist als es seiner Teilchenzahl entspricht – was man auf die negative Ladung des Albumins zurückführt, die positive Ionen anzieht – , auf seine Tendenz, Chlorid-Ionen zu binden – was diese negative Ladung steigert – , und andere, noch weniger abgeklärte Faktoren. Daran mag es liegen, daß der onkotische Effekt von Albumin in Blutersatzlösungen nicht ohne weiteres durch andere hochmolekulare Stoffe wie Dextran zu ersetzen ist.

Noch schwieriger wird die Situation im interstitiellen Raum, der nach modernen Erkenntnissen alles andere als ein freier Flüssigkeitsraum ist. Vielmehr ist der Raum durchsetzt von Kollagen und Mucopolysacchariden, was die Wasserbeweglichkeit einschränkt, so daß die interstitielle Substanz als Gel zu betrachten ist. In diesem Zusammenhang wird auch die Messung des hydrostatischen Druckes im Interstitium zum Problem, und bis heute gibt es darüber kontroverse Diskussionen und erhebliche Unterschiede in den Meßresultaten. Es mehren sich die Hinweise darauf, daß die normalen Werte in Haut und Mus-

kel unter Standardbedingungen leicht negativ sind (-2 bis –5 mmHg, s.[17]). Der Grund für die früher zu hohen Meßwerte liegt wohl darin, daß man zur Messung eine Kanüle ins Gewebe einführte und zunächst einen Flüssigkeitsbolus injizierte, der eine Gewebsdehnung und damit einen Überdruck erzeugte.

9.5.4 Lymphsystem

Der Lymphfluß ist quantitativ gering – das gesamte Plasmavolumen passiert im Mittel einmal pro Tag die Lymphbahn (etwa 3 l/d). Dennoch ist diese Komponente von eminenter Bedeutung.

Zwischen den Endothelzellen der terminalen Lymphkapillaren sind große Spalten, die ohne weiteres den Eintritt von Gewebsflüssigkeit erlauben, einschließlich größter Eiweißmoleküle. Die Wand der zusammenfließenden Lymphgefäße wird bald von glatter Muskulatur umgeben, die spontan-rhythmisch tätig ist und in Kombination mit den reichlich vorhandenen Klappen eine gerichtete Pumpaktivität entfaltet. Auch passive rhythmische Druckeinwirkungen fördern den Lymphfluß, ähnlich der Muskelpumpe bei den Venen. Mit steigender Flüssigkeitsfiltration im Gewebe steigt auch der Lymphabfluß.

Die Lymphgefäße treten auf ihrem weiteren Weg durch Lymphknoten, wo es zu Austauschprozessen kommt. Der Lymphfluß vereinigt sich zum größten Teil im Ductus thoracicus, der in die linke V. jugularis mündet, und im Ductus lymphaticus dexter, der in die rechte V. jugularis mündet. Der Lymphfluß dient einmal dem Abtransport der Bluteiweiße aus dem Gewebe. Im Darm übernimmt er noch wichtige Resorptionsfunktionen (Fett-Transport), und schließlich wird er für die Abwehrprozesse (Transport der Lymphozyten) benötigt.

Eine eindrucksvolle Demonstration für die Bedeutung der Lymphgefäße ist die tropische Elephantiasis, eine Wurmerkrankung (Filariose), bei der die Würmer zur Verlegung der Lymphgefäße führen, was extrem starke Ödeme nach sich zieht. Es wird von einem Mann mit so starkem Skrotum-Ödem berichtet, daß er sein Skrotum mit einem Wägelchen mit sich führen mußte [11].

9.5.5 Lokale Regulationsprozesse

Die meisten Organe verfügen über ausgeprägte lokale Prozesse, die für die Anpassung der Durchblutung an die Bedürfnisse des Organs sorgen, wie bereits vorn erwähnt (Abschn. 9.1.3). Für diese lokale Regulation kommen vor allem zwei Mechanismen in Betracht: eine lokal-chemische, metabolische Regulation und eine lokal-mechanische, myogene Regulation (Bayliss-Effekt).

Die **lokal-chemische, metabolische Regulation** läßt sich als Regelung der Konzentration eines Faktors x beschreiben, der im Organstoffwechsel bei O_2-Mangel zunehmend entsteht, und der zugleich gefäßdilatierend wirkt (Abb. 9-20). Ein Anstieg von x bei Steigerung des Muskelstoffwechsels beispielsweise führt zu Gefäßdilatation und Durchblutungssteigerung, wodurch mehr x abtransportiert und die Konzentration von x in Richtung auf den Sollwert zurückgeführt wird. Auf erhöhtem Durchblutungsniveau wird ein neues Gleichgewicht erreicht. Wird andererseits bei Konstanz des Stoffwechsels die Durchblutung druckpassiv gesteigert, so kommt es zu einer vermehrten Ausspülung von x, die durch x induzierte Gefäßerschlaffung wird reduziert, der Gefäßtonus steigt, und die Durchblutung wird in Richtung Ausgangswert zurückgestellt.

Ein einzelner Schlüsselstoff, der an die Stelle von x treten könnte, wurde bislang für die nutritive Regulation des Skelettmuskels nicht gefunden. Viele Kandidaten wurden diskutiert, zunächst die unmittelbaren Stoffwechselprodukte wie CO_2, Milchsäure oder H^+-Ionen. Die normalen Regulationen sind aber so empfindlich, daß es zu einem Anstieg dieser Faktoren gar nicht kommt. Auch ein Anstieg von K^+-Ionen, von anorganischem Phosphat, in der Osmolarität des Gewebes oder ein Abfall des O_2-Druckes, die alle gewisse Dilatationen auslösen, können für sich allein die Regulationen nicht erklären. Bei der metabolischen Regulation der Herzdurchblutung spielt Adenosin eine große Rolle. Insgesamt ist die Situation noch nicht befriedigend geklärt. Es ist zu vermuten, daß mehrere Faktoren bei der Regulation zusammenwirken.

Untersucht man an einem isolierten Organ, z. B. Muskel oder Niere, die Durchblutung in Abhängigkeit des Durchströmungsdruckes, so stellt man fest, daß in einem bestimmten Bereich (Regulationsbereich) die Durchblutung nahezu konstant gehalten wird (wenn man von den Initialreaktionen bei Druckänderung absieht). An dieser **lokalen Regulation (Autoregulation)** ist einmal eine **lokal-chemische, metabolische Regulation** beteiligt, die als Regelung der Konzentration bestimmter Stoffwechselfaktoren, die dilatierend wirken, aufgefaßt werden kann (Abb. 9-20). Die Natur dieser Mechanismen ist noch nicht abgeklärt. O_2- und CO_2-Partialdruck, pH-Wert, Adenosin u. a. können mitwirken, mit ausgeprägten Unterschieden von Organ zu Organ.

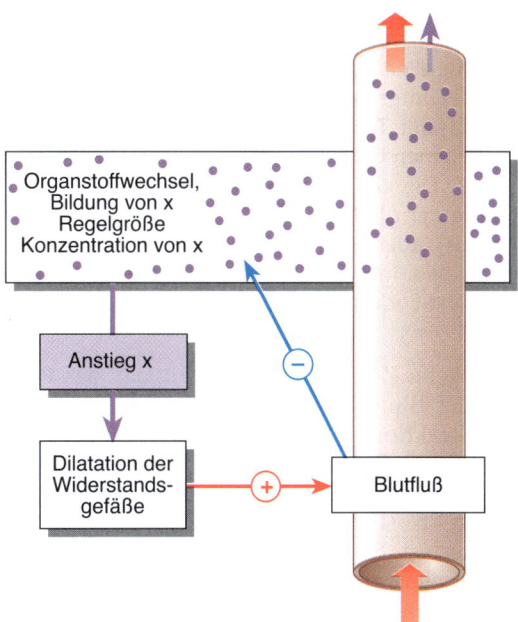

Abb. 9-20 *Schema zur lokal-chemischen, metabolischen Regulation der Organdurchblutung. Die Konzentration von Stoffwechselfaktoren x ist als Regelgröße zu betrachten.*

Die lokale, metabolische Regulation sorgt auch dafür, daß bei steigendem Stoffwechsel (z. B. Muskelarbeit) die Durchblutung automatisch zunimmt und sich so dem erhöhten Bedarf anpaßt.

Darüber hinaus gibt es **lokal-mechanische Regulationen**, die auf die Regelung der Gefäßwandspannung abzielen und in der Gefäßmuskulatur selbst ablaufen (**myogene Reaktion, Bayliss-Effekt**): Die glatte Gefäßmuskulatur reagiert auf Dehnung mit Steigerung der Aktivität, ein Dehnungsreiz löst also eine Gefäßkonstriktion aus.

Die Existenz einer solchen **myogenen Reaktion** ist gut belegt. Bei der Erklärung der lokalen Regulation mit diesem Mechanismus ergibt sich allerdings die Schwierigkeit, daß die Gefäße nach einer Druckerhöhung enger werden müssen als zuvor, um die Durchblutung auf den Ausgangswert zurückzustellen, so daß kein Dehnungsreiz mehr da ist, der diese Konstriktion unterhält. Formal läßt sich das Problem lösen, wenn man die tangentiale Gefäßwandspannung $\sigma_T = (p \cdot r)/d$ (vgl. Abschn. 9.3.1) als Regelgröße ansetzt. Dann muß bei Anstieg des Gefäßinnendruckes p der Radius r kleiner als zuvor werden, um σ_T konstant zu halten.

Der Tonus der Blutgefäße, der sich nach Wegnahme aller äußeren Einflüsse (Nerven und Hormone) unter Normalbedingungen einstellt, wird als **basaler Tonus** bezeichnet. Er ist bei den verschiedenen Organen sehr unterschiedlich ausgeprägt. Dieser Tonus beruht teils auf einer Automatie der glatten Gefäßmuskulatur (**myogener Tonus**), aber auch lokal-chemische Faktoren, die druckbedingte Gefäßdehnung (myogene Reaktion) und Endothel-Faktoren wirken mit.

In jüngerer Zeit hat man erkannt, daß das **Endothel** der Blutgefäße in vielfältiger Weise an den Gefäßreaktionen beteiligt ist. Per Zufall wurde entdeckt, daß Acetylcholin an isolierten Aorten-Gefäßstreifen bei intaktem Endothel eine Dilatation, bei zerstörtem Endothel aber eine Konstriktion auslöst. So wurde festgestellt, daß das Endothel einen **relaxierenden Faktor** produziert, EDRF genannt (endothelium-derived relaxing factor), von dem man heute weiß, daß es sich um **Stickoxid, NO** handelt. Andererseits kann das Endothel auch einen der potentesten konstriktorischen Stoffe produzieren, das **Endothelin.** Sowohl an lokalen als auch an nerval und hormonal induzierten Reaktionen sind die Endothelfaktoren beteiligt, wobei viele Einzelheiten noch unklar sind.

NO wird in verschiedenen Geweben gebildet. Es wird unter anderem auch von Nerven als Transmitter freigesetzt. Die NO-Wirkung war lange als pharmakologisches Prinzip bekannt. Potente Vasodilatatoren wie Nitroglycerin und andere Nitrokörper sowie Natrium-Nitroprussid entfalten ihre Wirkung über Freisetzung von NO. Die NO-Bildung im Gewebe als physiologisches Prinzip wurde dagegen erst vor wenigen Jahren herausgefunden.

Eine wichtige Rolle bei den verschiedenen lokalen Regulationen spielt das Gefäßendothel, das sowohl einen dilatierenden Wirkstoff, **EDRF,** als **NO (Stickoxid)** identifiziert, produziert, als auch einen hochpotenten Vasokonstriktor, das **Endothelin.**

9.5.6 Zentrale Steuerungen: Innervation und Hormone

Nervale und hormonale Einflüsse auf den glatten Muskel wurden schon in Kapitel 6.4 behandelt, und sie werden im Rahmen des vegetativen Nervensystems noch systematisch beschrieben.

Der wichtigste Mechanismus für steuernde Eingriffe von außen auf die Durchblutung eines Organs ist die **sympathische, konstriktorische Innervation.** Praktisch alle Strombahnen werden sowohl auf der arteriellen als auch auf der venösen Seite von sympathischen Nerven versorgt, die bei Erregung Noradrenalin freisetzen, das über adrenerge α-Rezeptoren die Gefäßmuskulatur aktiviert und so den Strömungswiderstand auf der arteriellen Seite steigert und auf der venösen Seite vor allem die Kapazität reduziert und so den Blutrückstrom fördert. Die pressorische Zone der Medulla oblongata, von der die Impulse für dieses System ausgehen, weist auch unter Ruhebedingungen eine ständige, tonische Aktivität auf. Manche Strombahnen mit ganz schwachem basalen Tonus, wie die meisten Bezirke der Haut, werden ausschließlich von solchen sympathischen Nerven versorgt.

Bei einigen Organen gibt es noch **dilatatorische Nerven,** die einen Transmitter freisetzen, der zur Erschlaffung der Gefäßmuskulatur führt. Dies sind einmal sympathische Nerven zu den Widerstandsgefäßen des Skelettmuskels, für die die Natur des Transmitters noch nicht abgeklärt ist. Die für Hund und Katze beschriebene cholinerge Natur dieser Nerven dürfte für die Primaten nicht zutreffen. Diese Nerven fördern im Rahmen emotionaler Kreislaufumstellungen die Muskeldurchblutung (vgl. Abschn. 9.6.5). Parasympathische Nerven ziehen schließlich zu den Genitalorganen und lösen dort eine Dilatation aus (Transmitter Acetylcholin und NO?). Cholinerg-dilatatorische Einflüsse auf Drüsen und Haut sind keine unmittelbaren Gefäßdilatationen, sondern indirekte Effekte: Im Rahmen der Drüsenstimulation werden Kinine (Bradykinin) freigesetzt, die die Gefäße erweitern. Bei der Hautdurchblutung läuft dieser Effekt über die Schweißdrüsen.

Ein nervaler Mechanismus, der mehr zur lokalen Regulation gehört, ist der sogenannte **Axon-Reflex,** der wahrscheinlich nur bei der Haut eine Rolle spielt (vgl. Abschn. 9.6.4). Bei Erregung afferenter nozizeptiver Fasern soll die Erregung über Abzweigungen, also ohne Zwischenschaltung einer Synapse, wieder peripherwärts laufen und eine Dilatation auslösen (wahrscheinlich ATP und Substanz P als Transmitter).

Bei der **hormonalen Steuerung** der Blutgefäße sind die Hormone des Nebennierenmarks, Adrenalin und Noradrenalin, am wichtigsten. **Noradrenalin** wirkt überwiegend konstriktorisch, und zwar über α-Rezeptoren; daneben über β-Rezeptoren auch dilatatorisch auf die Koronararterien des Herzens. **Adrenalin** wirkt **in** physiologischen Konzentrationen, d.h. in Konzentrationen, wie sie bei Emotion im Blut vorkommen, **dilatierend auf die Skelettmuskelgefäße** (über β-Rezeptoren) und **konstriktorisch** (über α-Rezeptoren) **auf die meisten übrigen Gefäßgebiete.** Erst in hohen, unphysiologischen Konzentrationen vermindert Adrenalin auch die Muskeldurchblutung (über α-Rezeptoren). **Adrenalin führt also zu einer Blutumverteilung zugunsten des Muskels im Sinne einer ergotropen Reaktion, während Noradrenalin den peripheren Widerstand insgesamt und damit den Blutdruck steigert.**

Ein hochpotentes vasokonstriktorisches Hormon ist **Angiotensin II**, dessen Wirkungsschwerpunkt in der Regulation des Wasser- und Elektrolythaushaltes liegt, das aber doch bei der Blutdruckregulation auch als Vasokonstriktor wichtig ist.

Auch das **Vasopressin**, identisch mit ADH (antidiuretisches Hormon), hat seinen Schwerpunkt in der Regulation des Wasserhaushaltes und gewinnt nur unter gewissen Bedingungen und in speziellen Gefäßbezirken Bedeutung für die Regulation der Gefäßweite. Ähnliches dürfte für ANP (atriales natriuretisches Peptid) gelten.

Der Endothelfaktor **Endothelin** wurde im Rahmen der lokalen Regulation schon erwähnt (Abschn. 9.5.5).

Andere potente gefäßaktive Stoffe wie Serotonin, Histamin, Bradykinin und Prostaglandine sind überwiegend als lokale Wirkstoffe bedeutsam, und nur selten steigt ihre Blutkonzentration so weit an, daß sie hormonale Fernwirkungen entfalten.

9.5.7 Durchblutungsmessung

Die Fortschritte der Kreislaufforschung sind eng mit der Weiterentwicklung der Meßtechniken verknüpft. Die älteste und einfachste Methode für die Bestimmung eines Volumenflusses sind Stoppuhr und Meßzylinder. Ähnliches leisten automatisierte Tropfenzähler. Die Begrenzung solcher Techniken ist unmittelbar einsichtig. Die Entwicklung der **Thermostromuhr** durch Hermann Rein (um 1930) war eine wesentliche Wende: Für ihn war die Intaktheit und Unversehrtheit des Kreislaufs das erste Gebot. Er legte deshalb an das intakte Blutgefäß ein Heizelement an und benutzte den Wärmeabtransport durch das Blut als Indikator für die Durchblutungsgröße. Inzwischen gibt es viele Meßverfahren, die man auch unmittelbar am Menschen unter normalen Kreislaufbedingungen anwenden kann.

Eine einfache, auch am Menschen zuverlässig anwendbare Methode zur Durchblutungsmessung ist die **Venenverschluß-Plethysmographie.** Ein Körperteil, z.B. die Hand, wird in ein wassergefülltes Gefäß eingebracht, und die Volumenänderungen werden fortlaufend registriert. Man erkennt leichte pulsatorische Schwankungen. Wird der venöse Rückstrom für einige Sekunden durch leichtes Aufblasen einer pneumatischen Manschette unterbrochen (der Druck darf den arteriellen Einstrom nicht behindern), so steigt die Kurve an, und der Volumenzuwachs ΔV pro Stauungszeit Δt gibt das Stromzeitvolumen an. Es gibt Modifikationen, bei denen das wassergefüllte Gefäß durch einfachere Meßelemente ersetzt wird, mit denen man den Extremitätenumfang, z.B. am Unterarm, messen kann.

Thermische Methoden. Bringt man in ein Gewebe eine Wärmequelle ein, die gleichmäßig Wärme produziert (konstante elektrische Heizung), so wird die Wärme durch Wärmeleitung kontinuierlich abtransportiert, und die Temperaturdifferenz zwischen Heizort und einer Vergleichsstelle stellt sich auf einen stationären Wert ein, der von der Wärmeleitfähigkeit des Gewebes abhängt. Fließt nun Blut durch das Gewebe, so wird zusätzlich Wärme abgeführt, und die Temperaturdifferenz stellt sich auf einen geringeren Wert ein. Diese Steigerung der Wärmetransportzahl ist ein Maß für die Gewebsdurchblutung. Durch Bau geeigneter Elemente zum Anlegen an Oberflächen (Haut, Schleimhäute) oder zum Einführen in Gewebe oder Hohlorgane ist diese **Wärmeleitmessung** bei verschiedenen Organen des Menschen anzuwenden (Beispiel in Abb. 9-23 und 9–26).

Sehr wichtig sind die verschiedenen **Indikator-Verfahren** geworden, die sich mit der Wahl des geeigneten Indikators den speziellen Bedingungen des Organs anpassen lassen. Dazu gehört die Bestimmung des Herzminutenvolumens nach dem Fick-Prinzip (Kap. 8.5), aber auch verschiedene Verfahren zur Bestimmung der Organdurchblutung: z.B. Stickoxydul-Methode zur Bestimmung der Gehirndurchblutung; Nierendurchblutung mittels PAH-Clearance; Leberdurchblutung mittels Bromsulfalein-Test (Behandlung bei den jeweiligen Organen). Auch die Gewebsclearance radioaktiv markierter Stoffe ist ein geeignetes Maß für die Durchblutung. Man kann ein Depot des Indikators entweder direkt in ein Gewebe injizieren, oder auch durch intraarterielle Stoßinjektion. Die Abklingrate des Indikators wird dann mit einem radioaktiven Strahlungsmesser verfolgt.

Eine sehr präzise quantitative Durchblutungsmessung ist mit einer **elektromagnetischen**

Stromuhr möglich, die nach dem induktiven Prinzip arbeitet. Ein Blutgefäß wird in ein starkes Magnetfeld eingebracht. Die strömende Elektrolytflüssigkeit des Blutes wirkt wie ein bewegter elektrischer Leiter, in dem bei Bewegung durch das Magnetfeld eine elektrische Spannung erzeugt wird, die am Blutgefäß abgeleitet werden kann, und die der Strömungsgeschwindigkeit präzise proportional ist. Der besondere Vorteil dieses Verfahrens ist das hohe zeitliche Auflösungsvermögen. So lassen sich auch pulsatorische Schwankungen der Durchblutung, wie sie im Koronarkreislauf besonders wichtig sind, präzise erfassen. Die Anwendung ist allerdings auf das Tierexperiment begrenzt.

Eine moderne Technik schließlich ist das **Ultraschall-Doppler-Verfahren,** das sich auch beim Menschen, z. B. an der Haut, anwenden läßt. Man mißt die Rückstreuung des Ultraschalls von Erythrozyten. Je nach Bewegungsgeschwindigkeit der Erythrozyten stellt man am Meßort Veränderungen der Frequenz fest, entsprechend dem bekannten Doppler-Effekt bei Schallphänomenen: Der Hupton eines heranfahrenden Autos erscheint höher als der eines wegfahrenden Autos.

9.6 Spezielle Physiologie der Organkreisläufe

9.6.1 Vergleich der Organstrombahnen

In Abbildung 9-4 ist bereits dargestellt, daß sich die Gesamtdurchblutung sehr unterschiedlich auf die verschiedenen Organe verteilt. Dies wird noch deutlicher, wenn man die Gesamtdurchblutung eines Organs zum Organgewicht in Beziehung setzt und so die **spezifische Durchblutung** errechnet, in ml/min · 100 g. Da das spezifische Gewicht der meisten Gewebe nahe bei 1 liegt, kann man die Werte auch in ml/min · 100 ml angeben. Dann könnte man an sich die ml kürzen und zur Einheit ($0{,}01 \cdot min^{-1}$) gelangen, was aber nicht üblich ist.

Würde sich ein Herzminutenvolumen von 5 l/min gleichmäßig auf alle Organe verteilen, so ergäbe sich eine **spezifische Durchblutung** (Durchblutung pro Gewebsvolumen) von 7 ml $\cdot$ min^{-1} $\cdot$ dl^{-1} (7 % des Gewebsvolumens pro Minute). In Wirklichkeit ist aber die Verteilung sehr ungleich, wie Abbildung 9-21 in einem Vergleich der wichtigsten großen Organe zeigt. Die **Niere** ist mit 400 ml $\cdot$ min^{-1} $\cdot$ dl^{-1} besonders intensiv durchblutet, während der **Skelettmuskel**

mit 2–3 ml $\cdot$ min^{-1} $\cdot$ dl^{-1} unter Ruhebedingungen sowie die **Haut** bei Engstellung (bei 1 ml $\cdot$ min^{-1} $\cdot$ dl^{-1}) am untersten Teil der Skala liegen. Die zeitlichen Schwankungen sind bei der Niere unter normalen Bedingungen sehr gering, wobei wieder Haut und Skelettmuskel das andere Extrem bilden. Die Hautdurchblutung verändert sich in den Akren zwischen 1 und 100 ml $\cdot$ min^{-1} $\cdot$ dl^{-1}, also im Verhältnis 1:100, die Muskeldurchblutung im Verhältnis 1:30, zwischen 2–3 in Ruhe bis zu 50 ml $\cdot$ min^{-1} $\cdot$ dl^{-1} unter maximalen Leistungsanforderungen.

Gleichmäßig und relativ stark durchblutet wird auch das **Gehirn** mit 50–60 ml $\cdot$ min^{-1} $\cdot$ dl^{-1}. Da die Nerventätigkeit relativ wenig Energie erfordert, ist es verständlich, daß sich Änderungen der Gehirnleistung, z. B. zwischen Schlaf- und Wachzustand, nicht so stark in Veränderungen von O_2-Bedarf und Durchblutung manifestieren wie beispielsweise im Muskel.

Das **Herz** ist einem arbeitenden Muskel vergleichbar und benötigt deshalb auch bei Ruhe des Gesamtorganismus ständig schon eine intensive Durchblutung, die mit 60–80 ml $\cdot$ min^{-1} $\cdot$ dl^{-1} sogar noch etwas größer ist als beim maximal durchbluteten Skelettmuskel. Bei maximaler Herzleistung nähert sich die spezifische Durchblutung des Herzens mit 300 ml $\cdot$ min^{-1} $\cdot$ dl^{-1} sogar den Werten der Niere.

Für die Verdauungsorgane lassen sich schlecht allgemeingültige Aussagen machen. Deshalb sind in Abbildung 9-21 die Werte für die **Leber** eingetragen, die mit etwa 100 ml $\cdot$ min^{-1} $\cdot$ dl^{-1} zu den spezifisch stark durchbluteten Organen gehört.

Die Gesamtdurchblutung eines Organs errechnet sich aus spezifischer Durchblutung mal Organgewicht. So kommt es, daß der Skelettmuskel, der rund 40 % der Körpermasse ausmacht, trotz einer relativ niedrigen spezifischen Durchblutung zum Haupt-Blutverbraucher werden kann (vgl. auch Abb. 9-4).

Der große Regulationsbereich im Kreislauf ist praktisch nur nötig, weil der Durchblutungsbedarf von Haut und Skelettmuskel so starken Schwankungen unterliegt.

Ein wichtiger Parameter im Organvergleich ist auch die **Sauerstoffausschöpfung** bei Passage des Blutes durch das Organ (Abb. 9-21). Bei strenger Anpassung der Durchblutung an den Energiebedarf des Organs – wie bei Herz und Skelettmuskel – werden 2/3–3/4 des Sauerstofes ausgeschöpft, der Rest ist wegen der Transportbedingungen für O_2 nicht verfügbar. Das Gehirn beansprucht eine gewisse Luxusversor-

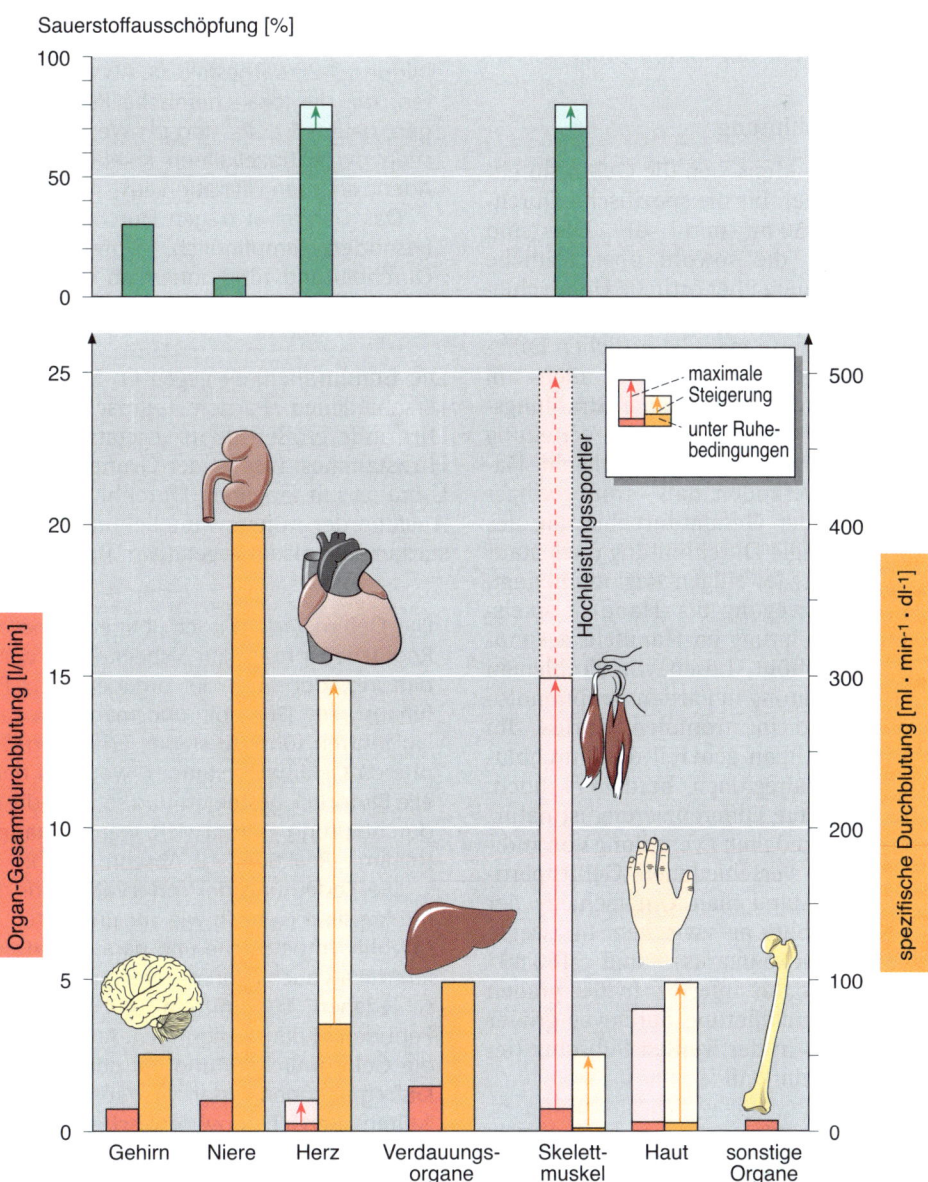

Abb. 9-21 Vergleich der wichtigsten Organstrombahnen bezüglich der Gesamtdurchblutung und der spezifischen Durchblutung, mit Angabe der Sauerstoffausschöpfung (oben). Neben den Werten für Ruhebedingungen sind mit Pfeilen noch die maximalen Steigerungen eingetragen, und zwar für die Organe, die die stärksten Durchblutungsänderungen aufweisen (Herz, Skelettmuskel, Haut).

gung, es entnimmt nur etwa 30 % des Sauerstoffes. Bei der Niere wird die hohe Durchblutung für die Reinigungsfunktion des Blutes benötigt, vom O_2-Bedarf her gesehen ist die Durchblutung weit überdimensioniert (Sauerstoffausschöpfung unter 10 %). Ähnliches gilt für die Haut bei starker Durchblutung zum Zweck der

Wärmeabgabe. Bei den Verdauungsorganen sind die Bedingungen für die verschiedenen Teilkreisläufe wieder sehr unterschiedlich.

Die Unterschiede in Gesamtdurchblutung und spezifischer Durchblutung zeigen schon, daß die Bedeutung der Durchblutung für die verschiedenen Organe sehr unterschiedlich ist, womit auch große Unterschiede der Regulationsprozesse verbunden sind.

9.6.2 Gehirndurchblutung

Bestimmt man beim Menschen die Gehirndurchblutung, so erhält man für die spezifische Durchblutung Werte um $50 \, ml \cdot min^{-1} \cdot dl^{-1}$. Dies sind Durchschnittswerte, die sowohl über zeitliche Schwankungen als auch über örtliche Unterschiede hinweg mitteln. Mit Injektion radioaktiv markierter Substanzen kann man die örtlichen Differenzierungen genauer untersuchen, auch am Menschen, indem man viele kleine Strahlungsempfänger am Kopf anbringt und die Verteilung über den verschiedenen Regionen vergleicht. Dabei hat man herausgefunden, daß – trotz geringer Schwankungen in der Gesamtdurchblutung des Gehirns – die regionale Durchblutung doch stark von der Aktivität der jeweiligen Region abhängt. Während Willkürbewegung der Hand beispielsweise ist die Durchblutung im Handfeld des motorischen Kortex erhöht, Lösen von Problemen steigert die Durchblutung in Partien des prämotorischen Kortex und im frontalen Kortex. Im Wachzustand findet man generell die Durchblutung in den Frontalregionen besonders hoch. Eine besonders genaue Differenzierung ist natürlich im Tierversuch möglich (Verteilung von Indikatorsubstanzen in verschiedenen Gehirnpartien). Bei der Katze fand man Unterschiede der spezifischen Durchblutung zwischen 14 (weiße Substanz des Rückenmarks) und $180 \, ml \cdot min^{-1} \cdot dl^{-1}$ im Colliculus inferior. In der grauen Substanz ist die Durchblutung durchweg größer (Kortex um 130) als in der weißen Substanz (im Gehirn um $25 \, ml \cdot min^{-1} \cdot dl^{-1}$).

Das Gehirn wird durchschnittlich mit 50 ml pro Minute und 100 ml Gewebe durchblutet, woraus sich eine Gesamtdurchblutung von rund $0,75 \, l \cdot min^{-1} = 15\%$ des Herzminutenvolumens ergibt (vgl. Abb. 9-4 und 9–21). Allerdings gibt es erhebliche Unterschiede in der Dichte der Durchblutung in den verschiedenen Regionen, die graue Substanz ist rund 5mal stärker durchblutet als die weiße, und die lokale Durchblutung der zellhaltigen Bezirke steigt deutlich mit zunehmender Aktivität der jeweiligen Areale.

Trotz der relativen Konstanz der Gehirndurchblutung gibt es kräftige lokale Regulationsprozesse (Autoregulation), die die erforderliche Durchblutung sicherstellen. Diese Prozesse sorgen für weitgehende Konstanz der Gesamtdurchblutung bei Veränderungen des arteriellen Durchströmungsdruckes, ähnlich wie das in Abbildung 9-20 dargestellt ist. Als wichtigste Faktoren, die die lokal-chemische Regulation besorgen, gelten P_{CO_2}, P_{O_2} und pH-Wert, aber auch Anstieg der extrazellulären K^+-Konzentration und Adenosin lösen Dilatation aus.

Das Gehirn ist gegen Durchblutungsmangel besonders empfindlich. Unterbrechung der Durchblutung führt innerhalb von 10 s zu Bewußtlosigkeit.

Die Empfindlichkeit gegen O_2-Mangel ist in den verschiedenen Partien unterschiedlich, in der Hirnrinde größer als in vegetativen Zentren des Hirnstammes. Das ist der Grund dafür, daß nach Unfällen mit längerem Durchblutungsmangel die Ausfälle der höheren intellektuellen Funktionen stärker sind als im vegetativen Bereich.

Das Gehirn verfügt noch über einen besonderen Regulationsprozeß zur Sicherstellung der Durchblutung, der über die organeigenen Prozesse hinausgreift. Durchblutungsmangel in den Kreislaufzentren führt zu starker Erhöhung des peripheren Gefäßwiderstandes, wodurch der arterielle Blutdruck gesteigert und so auch die Gehirndurchblutung normalisiert werden kann (ZNS-Ischämie-Reaktion, vgl. Abschn. 9.7.3).

Die Bedeutung der **Innervation** für den Gehirnkreislauf ist nach wie vor umstritten. Es gibt sowohl sympathische und parasympathische efferente als auch afferente Nerven, mit vielen verschiedenen Transmittern und regulatorischen Peptiden in den Endigungen. Andererseits bleibt die Gehirndurchblutung bei den meisten Kreislaufregulationen erstaunlich konstant. In einem weiten Bereich physiologischer Bedingungen sieht man also für die Innervation keine wesentliche Aufgabe.

Von besonderer Bedeutung für die Gehirndurchblutung ist die Tatsache, daß das Gehirn in einer knöchernen Hülle fest eingeschlossen ist. Es kann also keine wesentlichen Volumenveränderungen vollziehen (wenn man von gewissen Verschiebungen der zerebrospinalen Flüssigkeit absieht) und wird deshalb stark von den intrakraniellen Drücken abhängig.

Die Einbettung in eine feste knöcherne Hülle macht das Gehirn besonders empfindlich gegen jede Art von **Zellschwellung**. Eine durch irgendeine Störung einmal induzierte Zellschwellung komprimiert die Gefäße und reduziert die Durchblutung, wobei die Anoxie die Zellschwellung verstärkt, was sich im Sinne eines Circulus vitiosus leicht bis zum irreversiblen Versagen aufschaukeln kann.

Für die Austauschprozesse Blut - Gewebe ist wichtig, daß besonders enge Verknüpfungen der Endothelzellen (Tight junctions) die Kapillarpermeabilität sehr erschweren, so daß viele Substanzen, die in anderen Organen leicht vom Blut ins Gewebe übergehen können, nur sehr schwer oder gar nicht ins Gehirngewebe übertreten können. Man spricht von einer **Blut-Hirn-Schranke.**

9.6.3 Nierendurchblutung

Die Nieren weisen mit 400 ml · min^{-1} · dl^{-1} die höchste spezifische Durchblutung auf und erhalten mit 1 l/min (= 20 % des Herzminutenvolumens) einen hohen Anteil der Gesamtdurchblutung (vgl. Abb. 9-4 und 9–21). Mit dem Gehirn gehören die Nieren zu den gleichmäßig durchbluteten Organen, und auch hier dominieren die lokalen Regulationsprozesse. Über sympathische Nerven können die Nierengefäße verengt werden, was zur Einschränkung der Durchblutung führt; z. B. bei orthostatischer Regulation oder auch bei stärkerer Muskelarbeit und Hitzebelastung, im Sinne einer kompensatorischen Vasokonstriktion. In einem weiten Bereich physiologischer Bedingungen spielt dies aber keine wesentliche Rolle.

Auch bei der Niere verbirgt sich hinter der hohen und gleichmäßigen Gesamtdurchblutung eine starke regionale Differenzierung mit sehr spezialisierten lokalen Regulationsprozessen, die so stark mit den speziellen Aufgaben der Niere verknüpft sind, daß sie im Zusammenhang mit der Organfunktion behandelt werden (Kap. 14.5).

Die Niere besitzt – auch da wieder vergleichbar mit dem Gehirn – mit dem **Renin-Mechanismus** einen Prozeß, der einmal der Blutdruckregulation dient, der aber auch als ein den Gesamtkreislauf ergreifender Prozeß zur Regulation der Organdurchblutung aufgefaßt werden kann.

9.6.4 Hautdurchblutung

Die Hautdurchblutung dient in erster Linie der Wärmeabgabe im Rahmen der Thermoregulation und wird in diesem Zusammenhang noch weiter erörtert (Kap. 11.13). Die Stoffwechselbedürfnisse des Organs werden normalerweise automatisch mitbefriedigt, und nur für den Notfall gibt es lokale Regulationsprozesse, die die Organversorgung sicherstellen. Daneben ist die Haut in viele Systemregulationen des Kreislaufs einbezogen: Im Dienste der Blutdruckregelung, bei Arbeit und bei emotionalen Reaktionen werden die Hautgefäße kompensatorisch eingesetzt. Schließlich sind die Venenplexus der Haut ein wichtiger Blutspeicher, aus dem im Bedarfsfall bis zu 500 ml Blut mobilisiert werden können.

Die Haut hat beim Menschen eine so spezielle Differenzierung erfahren, daß es im Tierreich kaum ein geeignetes Modell dafür gibt. Dieser Nachteil wird dadurch ausgeglichen, daß die Haut wegen ihrer guten Zugänglichkeit am Menschen selbst besonders gut untersucht werden kann. So läßt sich an den Akren die Venenverschlußplethysmographie gut anwenden. Auch die thermischen Methoden in Form geeigneter Wärmeleitelemente sind gut verwendbar. Darüber hinaus wird die lokale Radioisotopen-Clearance eingesetzt. Sie erfaßt fast ausschließlich die kapilläre Durchblutung, weil nur über die Kapillarwand hinweg der Austausch des Indikators mit dem Blut möglich ist. Der Blutfluß durch die arteriovenösen Anastomosen, der beispielsweise in den Akren bei starker Durchblutung den Hauptanteil ausmachen kann, wird durch die Venenverschluß-Plethysmographie und auch durch die Wärmeleitmessung mit erfaßt, weil die Wärme im Gewebe so gut transportiert wird, daß es auch bei dem relativ schnellen Blutfluß durch die dickwandigen arteriovenösen Anastomosen zu einem vollen Temperaturangleich zwischen Blut und Gewebe kommt.

Die enge Verknüpfung der Hautdurchblutung mit der Thermoregulation hat zur Folge, daß die Durchblutungsgröße starken Schwankungen unterliegt. Feste Normalwerte sind deshalb kaum anzugeben. Für eine Ruhesituation bei thermischer Indifferenz kann man Werte um 0,3 l/min = 6 % des Herzminutenvolumens für die gesamte Haut ansetzen. Bei maximaler thermischer Belastung können die Werte bis auf 3 l/min steigen (Abb. 9-4 und 9–21). (Man findet auch Angaben bis zu 7 l/min unter Extrembedingungen.) Das entspricht einer durchschnittlichen spezifischen Durchblutung von 5–50 ml · min^{-1} · dl^{-1}. Die Durchblutung ist aber sehr ungleichmäßig verteilt (Abb. 9-22). In den Akren (Hände, Füße, Ohren, Nase, Lippen) werden Durchblutungswerte bis zu 100 ml · min^{-1} · dl^{-1} und mehr erreicht, was durch besonders dichtes Vorkommen von **arteriovenösen Anastomosen (AVA)** ermöglicht wird. In den muskelreichen, gut mit sympathischen, vasokonstriktorischen Nerven versorg-

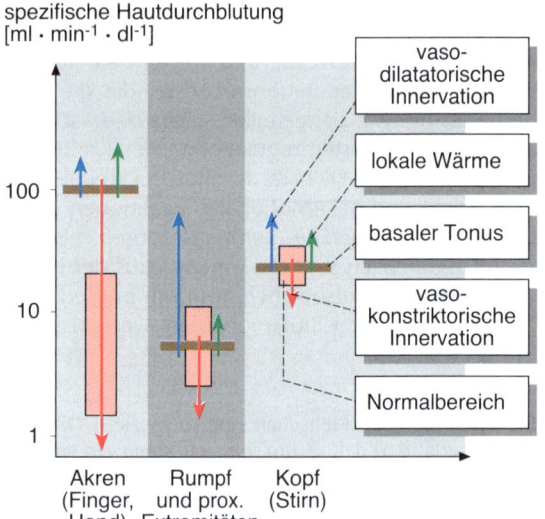

spezifische Hautdurchblutung
[ml · min⁻¹ · dl⁻¹]

Abb. 9-22 Schema über Durchblutungsgröße und Regulationsprozesse in verschiedenen Regionen der Haut. Der normale Schwankungsbereich ist als rotes Feld dargestellt. Die Balken markieren die Durchblutungsgröße, die sich bei basalem Tonus der Gefäße einstellt. Die Pfeile geben die durch verschiedene Einflüsse auslösbaren maximalen Durchblutungsänderungen an. (Nach[14].)

ten AVA kann die Durchblutung praktisch auf Null gedrosselt werden, so daß in den Akren auch besonders niedrige Durchblutungswerte eingestellt werden können (bis herunter zu 1 ml · min⁻¹ · dl⁻¹ oder noch weniger).

Entsprechend der thermoregulatorischen Funktion der Hautdurchblutung dominieren bei der Einstellung der Durchblutungsgröße die **zentralen Steuerungen** gegenüber den lokalen Regulationen, mit weitgehender Monopolstellung des Sympathikus. Die akralen Hautgefäße, vor allem auch die AVA, werden ausschließlich von **sympathischen, vasokonstriktorischen Nerven** versorgt, die Noradrenalin als Transmitter freisetzen. Noradrenalin veranlaßt über adrenerge α-Rezeptoren eine Kontraktion der Gefäßmuskulatur. Der basale Tonus dieser Gefäße ist nahe Null, ohne Innervation stellt sich eine annähernd maximale Gefäßweite ein. Nur bei Basaltonus Null ist es möglich, daß die konstriktorischen Nerven allein den Gefäßtonus zwischen Null und Maximum verstellen können. Der für die mäßige Ruhedurchblutung verantwortliche Gefäßtonus wird also durch eine ständige sympathische Innervation aufrecht erhalten.

Im **Bereich des Körperstammes** (Rumpf und proximale Extremitäten) besteht eine gleichartige konstriktorische Innervation, aber sonst gibt es

erhebliche Unterschiede. AVA sind dort so gut wie gar nicht vorhanden. Die Widerstandsgefäße dieser Partien besitzen einen starken basalen Tonus, die Durchblutung steigt bei Ausschaltung der vasokonstriktorischen Nerven nur relativ wenig an (Abb. 9-22). Die Maximaldurchblutung wird nur bei thermischer Belastung im Zusammenhang mit der Stimulierung der Schweißdrüsen erreicht. Diese **aktive Dilatation** wird überwiegend darauf zurückgeführt, daß ein im Schweiß enthaltenes Enzym im Gewebe Kinine freisetzt, vor allem **Bradykinin,** die eine Dilatation der Blutgefäße bewirken. Diese Dilatation ist also kein direkter Innervationseffekt an den Hautgefäßen, sondern ein indirekter, über die cholinerge Innervation der Schweißdrüsen vermittelter Effekt.

Das Vorhandensein adrenerger α-Rezeptoren ist die Grundlage dafür, daß die Hautgefäße auch sehr empfindlich – mit ähnlicher regionaler Differenzierung wie bezüglich der sympathischen Innervation – auf **Adrenalin und Noradrenalin** im Blut reagieren, also bei Hormonausschüttung durch das Nebennierenmark, z. B. bei Emotion. Die Reaktionen sind dabei rein konstriktorische (adrenerge β-Rezeptoren, über die Adrenalin die Gefäße des Skelettmuskels dilatiert, gibt es in den Hautgefäßen nicht).

Zwischen den äußersten akralen Partien und den Stammregionen gibt es gleitende Übergänge. Daneben gibt es noch mancherlei Besonderheiten spezieller Regionen, z. B. an der **Stirn,** die unter üblichen Bedingungen besonders stark und gleichmäßig durchblutet ist und sich an den konstriktorischen Reaktionen so gut wie gar nicht beteiligt (Abb. 9-22). Dies ist der Grund dafür, daß man bei Stirn-zu-Stirn-Berührung das Fieber eines Kindes relativ gut erkennen kann.

Die Vielfalt der regionalen Differenzierung manifestiert sich deutlich in den Ausdrucks-Reaktionen (Erblassen und Erröten des Gesichts), und noch stärker in den topographischen Gesetzmäßigkeiten von krankhaften Hauterscheinungen.

Die **Farbe der Haut** wird einmal durch den Blutgehalt der Haut (in Kapillaren und vor allem Venen) und zum anderen durch den Oxygenierungsgrad des Blutes bestimmt. Rasche Durchblutung bei geringer O_2-Ausschöpfung führt zu roter Färbung, mit stärkerer O_2-Ausschöpfung bei geringer Durchblutung wird die Haut zunehmend blau. Geringere Durchblutung kann dabei durchaus mit starkem Blutgehalt (in den Venen) kombiniert sein.

In der menschlichen Hautdurchblutung erkennt man unter normalen, indifferenten Bedingungen **spontane Schwankungen im Minuten-Rhythmus,** die vor allem in der Hand sehr ausgeprägt sind (Abb. 9-23). Sie verlaufen an den verschiedenen Hautpartien synchronisiert-gleichsinnig und gegensinnig zu entsprechenden Fluktuationen der Muskeldurchblutung. Denervierung hebt diese Rhythmen auf. Sie sind also Ausdruck entsprechender Rhythmen in der vasomotorischen Innervation. Bei stark konstriktorischer Einstellung der Gefäße verschwinden diese Rhythmen ebenso wie bei starker Weitstellung der Gefäße. Die Minuten-Rhythmik ist ein Kennzeichen normaler, gesunder peripherer Gefäßfunktionen, nicht nur in der Haut.

In den **Tagesrhythmus** ist die Haut entsprechend ihrer thermoregulatorischen Funktion eingegliedert: Im Rahmen der morgendlichen Aufheizung des Körpers werden die Hautgefäße enger gestellt, in der abendlichen Abheizung nimmt die Durchblutung wieder zu.

Eine Besonderheit der akralen Hautregionen ist die **Kälte-Vasodilatation (Lewis Reaktion),** die diese von Auskühlung besonders gefährdeten Partien gegen Kälteschäden schützen soll (Abb. 9-24). Taucht man eine Hand in Eiswasser, so kommt es zunächst zu der typischen, durch die Kälte induzierten maximalen Vasokonstriktion. Diese wird dann im weiteren Verlauf in regelmäßigen Abständen von Phasen annähernd maximaler Dilatation unterbrochen. Diese Kälte-Vasodilatation ist durch komplexe lokale Prozesse ausgelöst, wobei nozizeptive Mechanismen eine besondere Rolle spielen dürften: In der Phase der Minimaldurchblutung, vor der Dilatationsphase, treten in der Regel Schmerzen auf.

Die Kälte-Vasodilatation läuft auch an der akut denervierten Hand noch ähnlich ab, was auf die lokale Natur hinweist. Folgende Mechanismen werden dafür verantwortlich gemacht: Starke Kühlung führt schließlich zur Lähmung der Gefäßmuskulatur mit Dilatation, bis die dadurch ausgelöste Erwärmung wieder eine Konstriktion erlaubt. Auch die konstriktorischen Nerven werden durch Kälte gelähmt, was in ähnlicher Weise periodische Dilatationen auslösen kann. Mit beginnender Gewebsschädigung werden Stoffe freigesetzt, die sowohl die Schmerzfasern stimulieren als auch eine Gefäßdilatation auslösen können, teils direkt, teils über Axonreflexe. Bei langfristiger Adaptation an Kältebelastungen verändert sich auch die Kälte-Vasodilatation im Sinne eines Trainings: Sie setzt früher ein und kann intensiver werden. Bei sehr langen Gewöhnungen entwickelt sich allerdings eine zunehmende Kälteresistenz des Gewebes, mit Abschwächung der Kältedilatation.

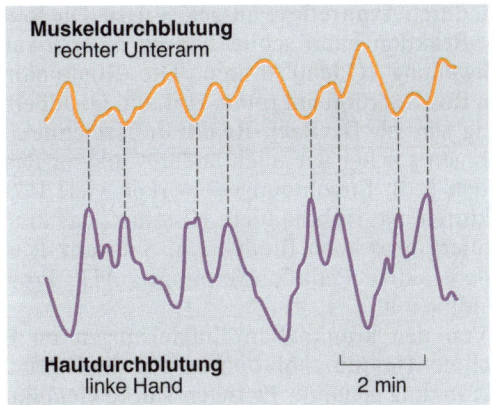

Abb. 9-23 *Spontane Schwankungen von Muskel- und Hautdurchblutung des Menschen im Minuten-Rhythmus, mittels Wärmeleitelementen am ruhenden Menschen bei thermischer Indifferenz gemessen. (Nach [13].)*

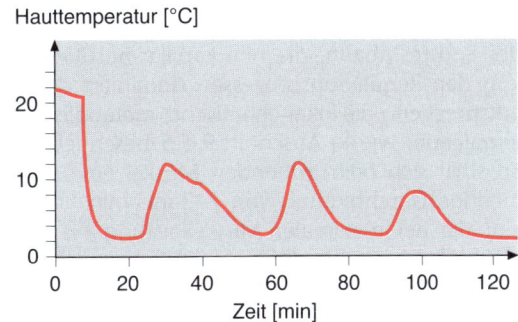

Abb. 9-24 *Verlauf der Hauttemperatur am Zeigefinger nach Eintauchen in Eiswasser (in der 8. Minute). (Nach [28].)*

Die Haut reagiert empfindlich auf **lokale mechanische Reize.** Streicht man mit einem spitzen Gegenstand über die Haut, so kommt es zu lokalen Reaktionen, die bei schwachem Reiz darin bestehen, daß es im gereizten Bezirk für einige Minuten zu einem Abblassen der Haut kommt, also zu einem weißen Strich, bedingt durch Konstriktion der für die Hautfarbe verantwortlichen oberflächlichen Gefäße **(Weiß-Reaktion).** Bei stärkerer Reizung oder besonders empfindlicher Haut tritt ein roter Strich auf **(Rot-Reaktion),** von dem aus sich bei sehr starker Reizung bzw. besonders großer Empfindlichkeit eine hellere Rötung bis zu 2–3 cm nach beiden Seiten ausbreiten kann (roter Hof, red flare). Während die Reaktionen auf der Reizlinie selbst von der Innervation unabhängig sind, tritt die flammige Rötung des Hofes zwar nach akuter Denervierung noch auf, aber nicht mehr nach Degeneration der peripheren sensorischen Nerven. Daraus wird gefolgert, daß der rote

Hof durch **Axonreflexe** ausgelöst wird. Die lokale Rot-Reaktion kann schließlich zu einer lokalen Schwellung (Ödem) führen. Die Kombination von Rot-Reaktion mit rotem Hof und Quaddelbildung wird als **Dreifach-Reaktion** bezeichnet. Im Rahmen solcher wie auch anderer lokaler Reaktionen (z. B. Entzündungen) wirken viele lokale Faktoren mit, insbesondere Histamin, das kräftig dilatiert, aber auch Bradykinin, Substanz P und andere aktive Peptide, Serotonin, ATP, Prostaglandine u. a.

Von den krankhaften Entgleisungen im Bereich der Hautdurchblutung sei nur die Raynaud-Erkrankung genannt. Es treten starke Gefäßkonstriktionen, vor allem in den Händen auf, bei denen Gefäßspasmen mitwirken.

9.6.5 Durchblutung der Skelettmuskulatur

Die Durchblutung des Skelettmuskels steht ganz im Dienste der Energieversorgung dieses Organs. Das zeigt sich schon in der Struktur der Endstrombahn, die rein kapillär-nutritiv ist. Von den Regulationsprozessen dominiert dementsprechend die lokal-chemische, metabolische Regulation, wie in Abschnitt 9.5.5 beschrieben. So stellt sich beim ruhenden Muskel eine sehr niedrige Durchblutung von 2–3 ml · min^{-1} · dl^{-1} ein, die bei maximaler Muskelleistung bis auf rund 50 ml · min^{-1} · dl^{-1} ansteigen kann (Abb. 9-21 und 9–25). Da der Muskel etwa 40 % der Körpermasse ausmacht, bedeutet die geringe Ruhedurchblutung immerhin schon 0,75 l/ min, was einem Anteil von 15 % am Herzminutenvolumen entspricht. Bei Maximaleinsatz großer Muskelpartien steigt die gesamte Muskeldurchblutung bis auf 15 l/min an, bei hochtrainierten Ausdauersportlern sogar noch mehr (Abb. 9-4 und 9–21).

Bei den quantitativen Angaben ist zu berücksichtigen, daß es erhebliche Variationen zwischen verschiedenen Muskeltypen und verschiedenen Spezies gibt. So wurden bei der Katze im langsamen „roten" Muskel (z. B. M. soleus) Ruhedurchblutungswerte von 30–60 ml · min^{-1} · dl^{-1} gefunden, und nur im schnellen „weißen" Muskel niedrige Werte um 5 ml · min^{-1} · dl^{-1}. Beim Menschen liegen in den Extremitäten überwiegend gemischte Muskeln vor, und eine Vielzahl von Studien hat recht einheitliche Werte von 2–3 ml · min^{-1} · dl^{-1} für die Ruhesituation ergeben. Bei manchen Haltemuskeln mag es deutliche Abweichungen geben. Für die Maximaldurchblutung findet man auch Angaben über 100 ml · min^{-1} · dl^{-1}.

Die Muskelgefäße sind auch von **konstriktorischen, noradrenergen Nerven** innerviert, die in typischer Weise über Noradrenalin-Freisetzung und Angriff an α-Rezeptoren ihre Wirkung entfalten. Im Bedarfsfall, z. B. im Rahmen eines Pressorezeptoren-Reflexes, kann auf diese Weise die Durchblutung des ruhenden Muskels weiter eingeschränkt werden (Abb. 9-25). Gegen die lokal-metabolische Regulation beim arbeitenden Muskel können sich solche Einflüsse nur schwer durchsetzen.

Beim liegenden Menschen unter Ruhebedingungen ist die Aktivität des konstriktorischen Systems gering, bei Denervierung verändert sich die mittlere Durchblutung nicht oder steigt nur leicht an. Die Ruheeinstellung ist also weitgehend durch den sehr starken **basalen Tonus** der Widerstandsgefäße bestimmt.

Sehr wichtig für den Muskel ist die **vasodilatatorische Innervation,** die bei Anspannung und Emotion die Durchblutung auf das Drei- bis Fünffache des Ausgangswertes steigern kann (Abb. 9-26). Diese Dilatation ist als Teil einer allgemeinen Alarmreaktion aufzufassen, die der Steigerung der Einsatzbereitschaft dient.

Daß es sich dabei um eine nerval vermittelte Dilatation der Muskelgefäße handelt, geht daraus hervor, daß nach Blockade der Innervation des

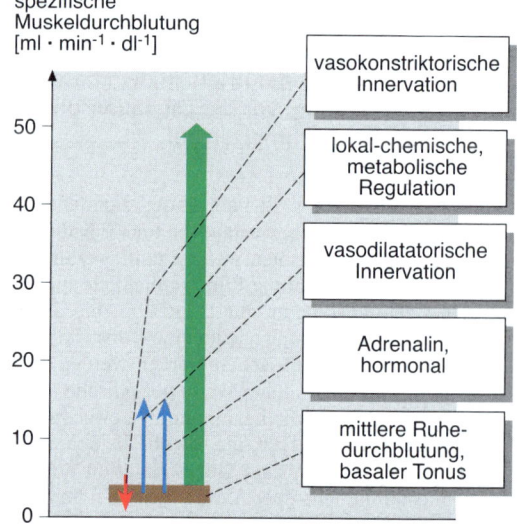

spezifische
Muskeldurchblutung
[ml · min^{-1} · dl^{-1}]

vasokonstriktorische Innervation

lokal-chemische, metabolische Regulation

vasodilatatorische Innervation

Adrenalin, hormonal

mittlere Ruhe-durchblutung, basaler Tonus

Abb. 9-25. *Schema zur **Durchblutungsregulation beim Skelettmuskel.** Mittlere Ruhedurchblutung (bei basalem Tonus) und die wichtigsten Mechanismen, die die Durchblutung verändern können, wobei die Pfeile den möglichen Verstellungsbereich markieren.*

versorgten Muskelbezirkes diese Dilatation aufgehoben ist, sofern sie nicht von einem hormonalen Adrenalin-Effekt überlagert ist. Da die Durchblutungssteigerung weit über das Niveau hinausgeht, das sich nach Nervenblockade (Ausschaltung der vasomotorischen Innervation) einstellt, muß es sich um eine **aktive Vasodilatation** handeln, d.h. um eine Aktivierung von Nervenfasern, die eine Erschlaffung der Gefäßmuskulatur veranlassen. Da die Reaktionen auch nach Ausschalten der motorischen Innervation (durch neuromuskuläre Blockade) nicht nennenswert verändert sind, ist zu folgern, daß es sich um einen direkten vasomotorischen Effekt auf die Muskelgefäße handelt.

Die Natur des Transmitters für diese dilatatorische Innervation ist noch nicht abgeklärt. Das auf Versuchen an Hund und Katze basierende Konzept, diese Nerven seien cholinerg, trifft für den Menschen und andere Primaten offenbar nicht zu. Mit Atropin konnten die emotionalen Durchblutungssteigerungen jedenfalls nicht blockiert werden.

Im Rahmen von **Alarmreaktionen** kommt es auch zur Ausschüttung von **Adrenalin und Noradrenalin aus dem Nebennierenmark.** Bei den üblicherweise ausgeschütteten Hormonmengen dominiert im Muskel die von Adrenalin über adrenerge β-Rezeptoren ausgelöste Dilatation,

es kommt zu deutlicher Mehrdurchblutung, die initial das Drei- bis Fünffache, anhaltend meist nicht mehr als das Doppelte der Ruhedurchblutung erreicht.

Bei starker Dauerkontraktion kann der Muskel seine eigene Durchblutung durch die Kontraktion total unterdrücken. Nur bei phasisch-rhythmischer Tätigkeit kann der Muskel sein Durchblutungsmaximum erreichen.

Über die **aktive Dilatation** der Muskelgefäße bei Alarm-Reaktionen findet man trotz der sehr klaren, oben gezeigten Befunde nach wie vor widersprüchliche Angaben. Zunächst waren diese dilatatorischen Nerven im Tierexperiment bei Hund und Katze gefunden worden. Reizt man beim narkotisierten Tier nach Blockade der adrenergen Rezeptoren die sympathischen Nerven, so läßt sich eine Muskelmehrdurchblutung auslösen, die sich durch Atropin (Blockade der Acetylcholin-Rezeptoren) aufheben läßt. Daraus schloß man, daß es sich um sympathische, cholinerge Nerven handelt. Dieses System läßt sich auch durch elektrische Reizung einer Hypothalamusregion aktivieren, von dem aus beim wachen Tier Flucht- und Kampfverhalten ausgelöst wird. Daraus wurde gefolgert, daß diese aktive Dilatation die Einsatzbereitschaft des Muskels bei Alarmsituationen (Emotion) fördern soll. Damit hatte man ein befriedigendes, geschlossenes Bild von der vasomotorischen Steuerung des Skelettmuskels, das gut in das allgemeine Konzept der vegetativen Innervation paßte: Bei vegetativer Doppelinnervation gibt es, wie beim Herzen, adrenerge und cholinerge Nerven mit antagonistischer Wirkung.

9

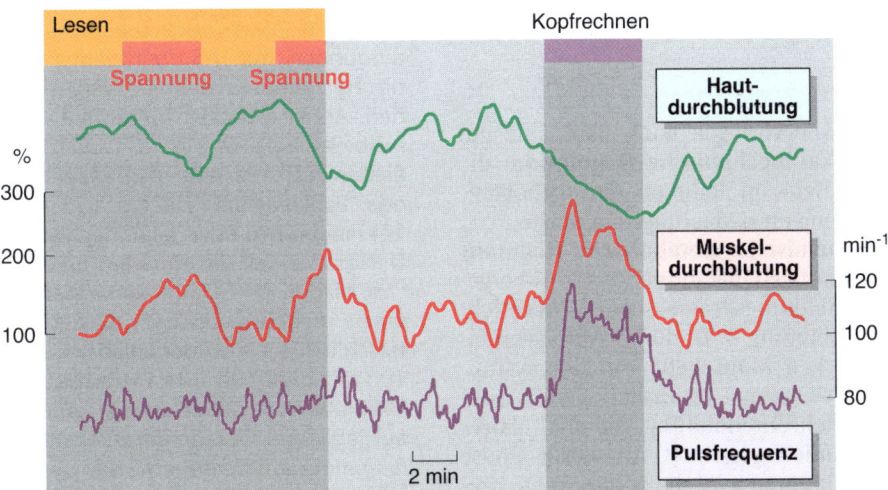

*Abb. 9-26 Kreislaufumstellungen bei **Emotion (psychischer Anspannung).** Die Hautdurchblutung (am rechten Fuß gemessen) nimmt ab, während die Muskeldurchblutung (linke Wade) zunimmt. Die ruhig liegende Versuchsperson las zunächst ein Buch. An den rot mit „Spannung" markierten Stellen war eine* „tolle Schlägerei". Bei dem später durchgeführten Kopfrechentest traten stärkere Durchblutungsreaktionen auf, die auch von einem deutlichen Anstieg der Pulsfrequenz (in min⁻¹) begleitet waren. (Nach [16].)

Von den vielen Typen inhibitorischer Nerven mit verschiedenen Transmittern hatte man in den fünfziger Jahren noch keine Ahnung. „There is no space left for another type of nerve" sagte mir damals ein berühmter Kreislaufforscher, als ich ihm berichtete, daß die dilatatorische Innervation der Muskelgefäße beim Menschen nicht durch Atropin zu blockieren sei. Der Befund paßte nicht ins Bild und wurde verdrängt. Inzwischen wurde nachgewiesen, daß auch beim Affen die dilatatorische Innervation der Muskelgefäße nicht cholinerg ist.

Man muß einräumen, daß die Beweisführung beim Menschen nicht ganz einfach ist (vgl. [13]). Eine emotionale Reaktion läßt sich nicht so leicht reproduzieren wie die Wirkung eines Pharmakons. Man muß deshalb, wenn man den Mechanismus an einem Arm analysieren will, die Reaktion zur Kontrolle am anderen Arm gleichzeitig mitmessen. Es mußte weiterhin am Testarm eine intraarterielle Infusion angelegt werden, da eine Atropin-Blokkade oder eine Blockade der neuromuskulären Erregungsübertragung mit Succinylcholin natürlich nicht im ganzen Organismus, sondern nur an einem Arm durchgeführt werden kann. Und schließlich mußte dann noch der N. medianus mit Novocain umspritzt werden. Kommt es vor dem letzten Test zu Unruhe und Bewegungen, so kann sich die Sondenlage verändern, und ein ganzer Tageseinsatz ist umsonst. Versuchspersonen für solche Programme sind schwer zu gewinnen, und wir mußten uns sehr stark auf gegenseitige Selbstversuche innerhalb der Arbeitsgruppe stützen. Daran mag es liegen, daß diese Experimente noch von keiner anderen Arbeitsgruppe reproduziert wurden, und daß sich diese Resultate nicht so leicht durchsetzen. Für mich ist diese Situation ein Beispiel für die Überbewertung des Tierversuchs, oder allgemeiner gesagt, für die Überbewertung der im vereinfachten Modell möglichen größeren Präzision der Meßdaten im Vergleich zu direkten Studien am Menschen; ein Beispiel also für die Polarität Qualität – Quantität im wissenschaftlichen Experiment, wie in Kapitel 1.3 (Abb. 1-2) angesprochen.

Die Muskelgefäße verfügen auch über eine gut ausgeprägte **lokal-mechanische Regulation,** die besonders im Bein im Rahmen der orthostatischen Regulation von Bedeutung sein dürfte.

Die **lokal-chemische, metabolische Regulation** veranlaßt kräftige Dilatationen bei vorübergehender Durchblutungsdrosselung. Unterbricht man die Durchblutung, z. B. durch Aufblasen einer pneumatischen Manschette mit übersystolischem Druck, so kommt es anschließend zu einer kräftigen Mehrdurchblutung, die man als **reaktive Hyperämie** bezeichnet. In dieser Phase der Mehrdurchblutung wird die während Drosselung eingegangene Blutschuld wieder ausgeglichen.

Langfristige Umstellungen von Kreislauf und Muskulatur kommen vor allem bei sportlichem Training vor. Mit zunehmender muskulärer Lei-

stungsfähigkeit erhöht sich auch das mögliche Maximum der Muskeldurchblutung. Wahrscheinlich ändert sich dabei das Maximum der spezifischen Durchblutung nicht wesentlich. Das Maximum der Gesamtdurchblutung wächst vor allem entsprechend der Zunahme der Muskelmasse. Da mag es aber, je nach Situation und Trainingsart, erhebliche Unterschiede geben.

9.6.6 Durchblutung der Abdominalorgane

Die Zirkulation der Abdominalorgane wird gern unter dem Begriff **Splanchnikus-Kreislauf** zusammengefaßt (wegen der Innervation über die sympathischen Nn. splanchnici). Man versteht darunter die Blutversorgung von Gastrointestinaltrakt, Leber, Milz und Pankreas. Diese Organe sind vor allem dadurch miteinander verknüpft, daß das Blut aus Magen, Darm, Milz und Pankreas in die Portalvene zusammenfließt, ehe es in die Leber eintritt und noch einmal ein zweites Kapillarsystem durchströmt.

Zur **Durchblutungsmessung** kann das Indikator-Verdünnungsverfahren mittels **Bromsulfalein,** das nur durch die Leber ausgeschieden wird, angewendet werden. Man infundiert den Teststoff intravenös mit konstanter Geschwindigkeit und bestimmt nach Erreichen einer konstanten Blutkonzentration die systemische Blutkonzentration und mittels Katheter die Konzentration im Lebervenenblut. Die Infusionsrate ist dann gleich der Ausscheidungsrate, und mit Hilfe der Konzentrationsabnahme bei Leberdurchfluß läßt sich so die Durchblutung berechnen.

Die Verdauungsorgane erhalten unter Ruhebedingungen mit 1,5 l/min, entsprechend 30 % des Herzminutenvolumens, einen besonders hohen Anteil von der gesamten Durchblutung (Abb. 9-4 und 9–21). 3/4 dieses Blutstromes fließen nach Passage von Magen, Darm, Milz oder Pankreas über die Portalvene in die Leber, 1/4 fließt direkt über die A. hepatica in die Leber. Der größte Teil des portalen Blutflusses kommt von Magen und Darm (etwa 4/5). Die spezifische Durchblutung ist von Ort zu Ort recht unterschiedlich, in der Leber liegt sie bei $100 \, ml \cdot min^{-1} \cdot dl^{-1}$. In Extremsituationen (starker Blutverlust, starke Arbeit) kann über die gut ausgebildete noradrenerg-konstriktorische Innervation vorübergehend die Gesamtdurchblutung des Splanchnikussystems auf 1/4 reduziert werden. Langfristig wird eine solche Einschränkung schon kritisch (Schockgefahr). Die Hälfte der normalen Durchblutung reicht für den O_2-Bedarf noch aus.

Das Splanchnikussystem ist ein wichtiges **Blutreservoir.** Es enthält 20–40 % des Blutvolumens, von dem im Bedarfsfall erhebliche Mengen durch Vasokonstriktion mobilisiert und dem Gesamtkreislauf zur Verfügung gestellt werden können (bis zu 1 l). Die beim Hund sehr ausgeprägte Blutreservoir-Funktion der Milz spielt beim Menschen keine große Rolle.

In den **Verdauungsphasen** steigt die Durchblutung deutlich an, und zwar jeweils in den gerade aktiven Partien, wobei die Einstellung vor allem über lokal-metabolische Prozesse erfolgt. Es gibt auch eine gewisse nerval vermittelte Voraus-Dilatation. Die Mehrdurchblutung betrifft vor allem den Schleimhautanteil der Durchblutung. Dort kann sich die Durchblutung bei voller Aktivität vervielfachen, die gesamte intestinale Durchblutung kann sich verdoppeln. Die Leberdurchblutung nimmt über den Anstieg der gesamten Portalvenendurchströmung an der Verdauungs-Mehrdurchblutung teil, ohne wesentliche Veränderung des A.-hepatica-Anteils. Die Verdauungs-Hyperämie stellt also insgesamt für den Blutkreislauf kein Problem dar. Sie erfordert eine Mehrleistung des Herzens von höchstens 1 l/min, was im Vergleich zu Umstellungen in Haut und Skelettmuskel wenig ist und ohne wesentliche kompensatorische Konstriktionen in anderen Organstrombahnen erreicht werden kann.

Von den hormonalen Mechanismen wirken vor allem die Katecholamine und Angiotensin II bei konstriktorischen Reaktionen mit. Einige der gastrointestinalen Hormone wirken dilatatorisch, aber nur wenige (Cholecystokinin und Neurotensin) erreichen in Verdauungsphasen hinreichend hohe Blutspiegel, daß sie effektiv werden. Viele regulatorische Peptide dürften bei lokalen Regulationen mitwirken.

Die **Autoregulation** ist in der intestinalen Strombahn sehr ausgeprägt, was bei der Dominanz der lokal-regulatorischen Prozesse durchaus zu erwarten ist. Im portalen Anteil des Leberkreislaufs fehlt dagegen die Autoregulation, was funktionell sehr sinnvoll ist. Der Druck in den Portalvenen ist mit 10–15 mmHg sehr niedrig, so daß jeder präkapilläre zusätzliche Widerstand unnötig ist. Mit Druckanstieg in der V. portae steigt der Durchfluß ohne Widerstandszunahme.

Pathophysiologisch spielt die intestinale Durchblutung beim **Schock** eine zentrale Rolle. Langfristige Minderdurchblutung führt zu Epithelschäden, wobei Stoffe entstehen, die für den Gesamtkreislauf toxisch sind.

Eine andere pathophysiologisch wichtige Situation ist die **portale Hypertension.** Steigt der Strömungswiderstand in der Leber bei Leberschrumpfung (Leberzirrhose) an, so erhöht sich mit Anstieg des Portalvenendruckes auch der Kapillardruck im ganzen Splanchnikusbereich, mit der Folge der Ödembildung, wobei sich mehrere Liter Flüssigkeit im freien Abdominalraum ansammeln können (Aszites = Bauchwassersucht).

Gewebsschäden im Darm bei Minderdurchblutung werden durch die speziellen Gefäßstrukturen in den Zotten begünstigt. In jede Zotte führt eine zentrale Arteriole, die sich in ein kapilläres Netzwerk verzweigt. Von diesem Netzwerk aus sammelt sich das Blut in Venolen, die neben der Arteriole zurücklaufen. Dieser Gegenstrom kann dazu führen, daß es für besonders gut diffusible Stoffe wie Sauerstoff zu einem gewissen arteriovenösen Kurzschluß kommt, der sich um so stärker auswirkt, je geringer die Durchblutung ist. So erklärt man sich die Tatsache, daß es bevorzugt in den Zottenspitzen zu Epithelschäden kommt. Nach den heutigen Vorstellungen gelangt aus den geschädigten Zellen ein nicht bekannter Stoff in das Blut, der für Herz und Gefäße toxisch ist und das Auftreten eines **Kreislaufschocks** veranlassen bzw. unterstützen kann. Ein einmal eingetretener Schock ist schwer oder gar nicht reversibel.

9.7 Übergreifende Regulationen

9.7.1 Regulation des arteriellen Blutdruckes und des Blutvolumens

Unter den übergreifenden Regulationen im Gesamtkreislauf kommt der Regulation des Druckes im Hochdrucksystem, kurz arterieller Druck genannt, und den Regulationen des Blutvolumens der höchste Rang zu, weil dies die Voraussetzungen für das Funktionieren des Kreislaufs überhaupt sind. In den Grundzügen wurden diese Regulationen vorn schon beschrieben (Abschn. 9.1.3).

Der Druck im Hochdrucksystem ist das Resultat aus der Pumpleistung des Herzens einerseits und dem Blutabfluß in die Organe, also dem peripheren Widerstand andererseits (Abb. 9-5). Insofern gehören zum Blutdruck-Regelkreis im engeren Sinn nichts anderes als Meßfühler für den Druck, die Presso- oder Barorezeptoren, und ein Zentrum, das auf diese Signale reagiert und die beiden Stellglieder Herzleistung und peripherer Widerstand so einstellt, daß der gewünschte Blutdruck resultiert. In Wirklichkeit werden aber unter den meisten Bedingungen mit einer Konstriktion der Widerstandsgefäße auch die Venen konstringiert, was das Blutangebot zum Herzen steigert. Ein hinreichendes Blutangebot für das Herz ist ja eine unbedingte Voraussetzung für das Funktionieren des ganzen Systems. Gerade an dieser Stelle setzen viele Störungen an, z.B. bei Blutverlust oder auch beim Aufstehen, so daß die Volumenregulation aufs engste mit der Blutdruckregelung verknüpft ist. Insofern ist der Venentonus auch zu den Stellgliedern des Blutdruck-Regelkreises zu zählen. Bei der langfristigen Einstellung des Blutdruckniveaus wird die Verknüpfung mit den Regulationen von Wasserhaushalt und Blutvolumen besonders deutlich.

Neben dem Pressorezeptoren-Regelkreis gibt es noch andere wichtige Prozesse zur Regelung des Blutdruckes, die in Abbildung 9-27 zusammengestellt sind. Diese Prozesse sind komplexerer Natur und zielen nicht so isoliert auf den Blutdruck ab, sondern sind eng mit der Regulation von Gehirn- und Nierenfunktion verknüpft. Auch gibt es Unterschiede in der Empfindlichkeit und in der Geschwindigkeit des Ansprechens. So

greift die **ZNS-Ischämie-Reaktion** erst ein, wenn bei stärkerem Blutdruckabfall die Gehirndurchblutung unzureichend wird. Die Kreislaufzentren reagieren auf den Durchblutungsmangel mit Stimulation der Blutgefäße zur Erhöhung des peripheren Widerstandes und damit des Blutdruckes. Hier handelt es sich also zugleich um einen Schutzmechanismus des Gehirns zur Aufrechterhaltung der eigenen Funktion. Ähnliches gilt für den **Renin-Angiotensin-Mechanismus der Niere.** Die Mitwirkung der Chemorezeptoren bei der Blutdruckregelung kann man der ZNS-Ischämie-Reaktion zurechnen.

9.7.2 Blutdruckregelung über Pressorezeptoren

Unter den verschiedenen Mechanismen, die bei der Einstellung des arteriellen Druckes (im Hochdrucksystem) mitwirken, gebührt dem **Pressorezeptoren-Regelkreis** der erste Rang (Abb. 9-5 und 9–27), weil er besonders schnell und besonders empfindlich ist, und zudem ganz speziell diesem Funktionsziel dient.

Die arteriellen Pressorezeptoren wurden schon 1866 von Cyon und Ludwig entdeckt. Bei elektrischer Reizung des N. depressor, eines Vagusastes, der von Rezeptoren im Aortenbogen ausgeht, fanden die Autoren beim Kaninchen eine Herzhemmung mit Blutdruckabfall. Ein gleichartiges Rezeptorfeld wurde 1924 von H.E. Hering an der Verzweigung der A. carotis communis (Karotissinus) gefunden. In den Folgejahren begann dann die genauere elektrophysiologische Analyse der Pressorezeptoren.

In Abbildung 9-28 sind die Aktionspotential-Entladungen einer einzelnen Nervenfaser von einem Pressorezeptor in Beziehung zur Druckkurve in der Aorta dargestellt. Man erkennt zunächst, daß bei hohem mittleren Blutdruck eine viel stärkere Entladungssalve pro Herzschlag auftritt als bei niedrigem Mitteldruck. Die Rezeptoren können also Veränderungen des Mitteldruckes signalisieren. Darüber hinaus sieht man, daß die Entladung vor allem während des Druckanstieges stattfindet. Die Rezeptoren reagieren nicht nur auf den absoluten Druckwert (P-Komponente), sondern auch auf die Geschwindigkeit des Druckanstieges (D-Komponente). Es handelt sich somit um PD-Rezeptoren (Proportional-Differential-Rezeptoren). Bettet man einen Karotissinus in Gips ein, so reagieren die Rezeptoren nicht mehr auf Druckerhöhung. Es sind also letztlich die durch den Druck ausgelösten Wanddehnungen, die die Rezeptoren stimulieren.

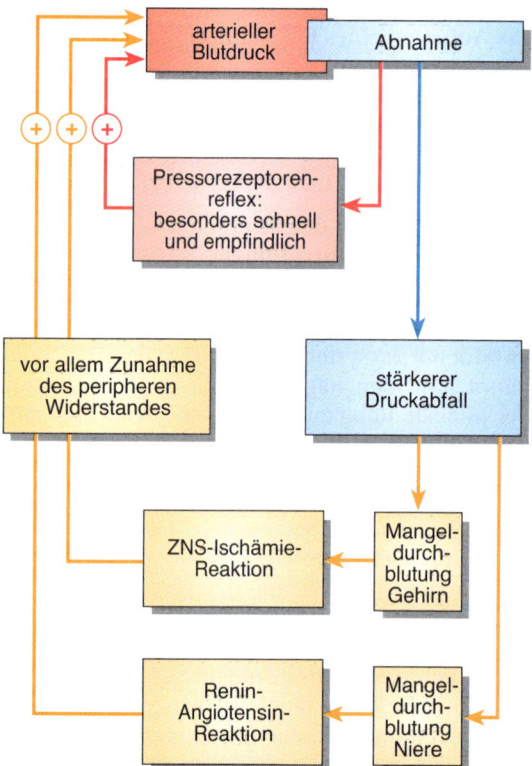

Abb. 9-27 *Zusammenstellung der wichtigsten blutdruckregulierenden Prozesse. Der besonders schnelle und empfindliche Pressorezeptoren-Reflex ist rot hervorgehoben.*

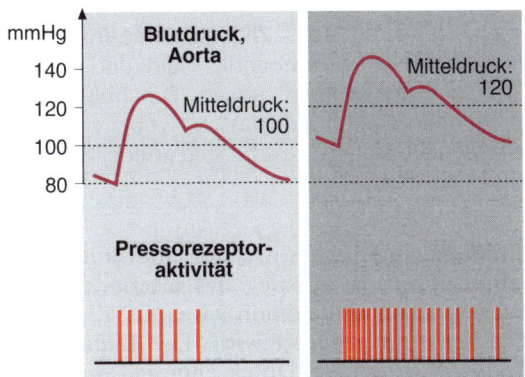

Abb. 9-28 *Aktionspotential-Entladungen von einer afferenten Nervenfaser von einem Pressorezeptor bei pulsatorischen Druckschwankungen um verschiedene Blutdruck-Mittelwerte.*

In der Wand von Aortenbogen und Karotissinus befinden sich spezifische **Pressorezeptoren**, die auf Blutdruckerhöhung reagieren (Abb. 9-28) und über den N. vagus (vom Aortenbogen) bzw. N. glossopharyngeus (vom Karotissinus) Aktionspotentiale in die Kreislaufzentren senden, worauf die Zentren über nervale Einflüsse auf Herz und Blutgefäße die Blutdruckerhöhung wieder zurückstellen. Es besteht also von den Pressorezeptoren ausgehend ein geschlossener Regelkreis für den arteriellen Blutdruck (Abb. 9-5). Die Rezeptoren reagieren sowohl auf den Absolutdruck als auch auf die Druck-Änderungsgeschwindigkeit, es handelt sich um PD-Rezeptoren (Proportional-Differential-Rezeptoren). Der Empfindlichkeitsbereich der Rezeptoren liegt so, daß sie bei normalen Druckwerten aktiv sind. Sie melden also sowohl eine Zunahme (durch Steigerung der Entladungsfrequenz) als auch eine Abnahme des Blutdruckes (durch Abnahme der Entladungsfrequenz). Unlinearitäten im Rezeptorsystem führen dazu, daß pulsatorische Druckschwankungen um einen Mitteldruck eine stärkere Erregung und entsprechend stärkere Reaktionen produzieren als ein gleicher Mitteldruck ohne Pulsationen. Die Blutdruckregelung über die Pressorezeptoren ist also keine reine Regelung des arteriellen Mitteldruckes.

Der besondere Wert des Pressorezeptoren-Reflexes liegt in der hohen Empfindlichkeit und in der Schnelligkeit des Ansprechens. Bei schnellem Absinken des Blutdruckes setzt von einem Pulsschlag zum anderen, also innerhalb 1 s, die Gegenregulation ein. Die Hauptbedeutung dieses Mechanismus liegt also bei den schnellen Umstellungen, beispielsweise beim Aufstehen.

Die langfristige Einstellung des Blutdruckniveaus ist stark an die Regulationen von Blutvolumen und Wasserhaushalt gebunden. Die Pressorezeptoren adaptieren nämlich bei langfristigen Umstellungen, und ein bei Durchtrennung der afferenten Nerven von den Pressorezeptoren zunächst auftretender Hochdruck **(Entzügelungshochdruck)** klingt innerhalb von Tagen und Wochen wieder weitgehend ab.

Interessant ist die Eigenwirkung der Pulsationsamplitude auf die Rezeptoren. Mit Hilfe eines in den Zufluß zu einem isolierten Karotissinus eingeschalteten Windkessels lassen sich die pulsatorischen Druckschwankungen bei Konstanz des Mitteldruckes wegdämpfen. Stellt man den Mitteldruck so ein, daß ohne Pulsationen gerade keine Entladungen mehr in einer Pressorezeptorenfaser auftreten, so führt Wegnahme der Dämpfung zu pulssynchronen Entladungen – eine Meldung, die das Zentrum als „Blutdrucksteigerung" interpretiert. Einschaltung der Dämpfung wird umgekehrt als „Blutdrucksenkung" aufgefaßt und mit Steigerung des Systemdruckes beantwortet. Diese funktionelle Asymmetrie wird auch als „Gleichrichtereffekt" bezeichnet, weil hier die eine Komponente der Druckschwankung, nämlich die positive, bevorzugt zur Auswirkung kommt. Insgesamt ergibt sich daraus, daß die Pressorezeptoren keine reine Information über den Mitteldruck den Zentren zuleiten, sondern eine Information, in die noch Druckamplitude, Pulsform und Pulsfrequenz eingehen.

Die Pressorezeptoren unterliegen auch einer efferenten Kontrolle. Stimulation der zu den pressorezeptorischen Arealen ziehenden sympathischen Nerven führt, wohl über eine Tonussteigerung der Gefäßmuskulatur, zu einer Zunahme der Pressorezeptoren-Aktivität.

Für die langfristige Einstellung des richtigen Blutdruckniveaus sind die Pressorezeptoren anscheinend weniger wichtig als ursprünglich angenommen. Nach der Entdeckung dieses Mechanismus wurde seine Bedeutung zunächst überbewertet, wie das oft in der Wissenschaft geschieht, und man hoffte, alle Probleme der Blutdruckregulation einschließlich der Hypertonie damit lösen zu können. Die Tatsache, daß nach Ausschaltung der Pressorezeptor-Afferenzen eine Hypertonie auftritt **(Entzügelungs-Hochdruck)**, nährte solche Hoffnungen. Inzwischen hat sich herausgestellt, daß ein Entzügelungshochdruck innerhalb einiger Wochen meist weitgehend abklingt. Bei Auslösung eines experimentellen Hochdrucks auf anderem Wege (renaler Hochdruck nach Einschränkung der Nierendurchblutung) fand man beim Hund, daß nach wenigen Wochen die Schwelle für die Pressorezeptoren-Erregung deutlich nach oben verschoben war, die Pressorezeptoren hatten sich dem erhöhten Druckniveau angepaßt.

Veränderungen in der Empfindlichkeit des Pressorezeptoren-Reflexes können auch durch Eingriffe an anderen Stellen des Regelkreises ausgelöst werden, insbesondere auf der Ebene der regulierenden Zentren. Einflüsse dieser Art können den Charakter von Sollwert-Verstellungen im Blutdruck-Regelkreis haben. So wird beispielsweise die Blutdruckzunahme bei körperlicher Leistung so erklärt, daß eine Abschwächung der pressorezeptorischen Reflexe im Sinne einer Verstellung des Blutdruck-Sollwertes nach oben abläuft.

Pressorezeptoren gibt es auch im Herzen (sowohl in den Vorhöfen als auch in den Herzkammern) und in der A. pulmonalis. Die Vorhofrezeptoren spielen bei der Regulation des Blutvolumens eine Rolle und werden dort behandelt. Für die kardiopulmonalen Rezeptoren (in den Herzkammern und in der A. pulmonalis) konnten im Tierversuch regulatorische Effekte auf den peripheren Widerstand gezeigt werden. Über ihre Bedeutung beim Menschen besteht keine Einigkeit. Beim Hund führt ein Druckanstieg in den Herzvorhöfen, vor allem im linken, zu einer Steigerung der Herzfrequenz, was als Bainbridge-Reflex beschrieben wird. Beim Menschen sind derartige Effekte gering. Schließlich gibt es in den Herzkammern noch Chemorezeptoren, die durch Veratridin und andere Wirkstoffe stimuliert werden, was zu Bradykardie und Vasodilatation führt (Bezold-Jarisch-Reflex). Auch dafür ist die Bedeutung nicht klar.

9.7.3 ZNS-Ischämie-Reaktion

Gelingt aus irgendeinem Grunde die Regelung des arteriellen Blutdruckes nicht, so entwickelt sich im Zentralnervensystem (ZNS) mit Absinken des Mitteldruckes unter 50–60 mmHg ein zunehmender Durchblutungsmangel (Ischämie, gesprochen: Is-chämie), der unter anderem im Kreislaufzentrum zu starker Zunahme der efferent-sympathischen Innervation zu den peripheren Widerstandsgefäßen führt, und damit zu einer Steigerung des arteriellen Blutdruckes. Man nimmt an, daß es vorwiegend der CO_2-Anstieg im Gehirngewebe ist, der direkt die Neurone des Kreislaufzentrums stimuliert. Starker Durchblutungsmangel führt zu maximaler Steigerung des peripheren Widerstandes, mit Durchblutungsstillstand in manchen Organen, ehe schließlich die Gehirnfunktion bei zu geringer Blutversorgung zusammenbricht.

Stärkerer Abfall des arteriellen Blutdrucks (unter 60 mmHg) führt im Gehirn (ZNS) zu Mangeldurchblutung (Ischämie), wobei die vasomotorischen Neurone im Kreislaufzentrum zunehmend erregt werden, was zu einem Anstieg des peripheren Widerstandes und damit zu Blutdruckanstieg führt. Diese **ZNS-Ischämie-Reaktion** (Abb. 9-27) ist außerordentlich stark und primär als Schutzmaßnahme gegen Durchblutungsmangel im Gehirn aufzufassen, wobei zugleich ein regulatorischer Effekt für den arteriellen Blutdruck entsteht.

Erhöhung des Druckes in den Liquorräumen des Gehirns führt zu Anstieg des arteriellen Blutdruckes (Cushing-Reaktion), was als ZNS-Ischämie-Reaktion gedeutet wird. Der Liquordruck wirkt dem arteriellen Druck entgegen und reduziert so die Gehirndurchblutung.

Auch über die primär für die Atmungsregulation verantwortlichen Chemorezeptoren (in den Glomera carotica u. aortica sowie in der Medulla oblongata) kann bei sinkendem Blutdruck ein Anstieg der vasomotorischen Innervation und damit des Blutdruckes ausgelöst werden. Dieser Chemorezeptoren-Reflex kann schon etwas früher anspringen als die ZNS-Ischämie-Reaktion, ist aber insgesamt diesem Reaktionstyp zuzuordnen.

9.7.4 Renale Regulation des Blutdrucks

Minderdurchblutung der Niere, sei es durch starken Blutdruckabfall oder durch partielle Abklemmung einer Nierenarterie, führt zu gesteigerter Freisetzung von **Renin** aus der Niere (Bildung im juxtaglomerulären Apparat der Niere). Renin ist ein Enzym, das im Blut die Umwandlung von Angiotensinogen in Angiotensin I fördert. Angiotensin I wird durch das Converting Enzym in Angiotensin II umgewandelt (vorwiegend in der Lunge). **Angiotensin II** gehört zu den potentesten Vasokonstriktoren und führt über eine Widerstandszunahme zu Blutdruckanstieg.

Der Renin-Angiotensin-Mechanismus ist aufs engste mit der Regulation des Wasserhaushalts verbunden, da Angiotensin II zugleich die Aldosteronproduktion in der Nebennierenrinde fördert.

Durch experimentelle Drosselung der Nierendurchblutung (Drosselung der A. renalis) läßt sich eine renale Hypertonie erzeugen.

Der Renin-Angiotensin-Mechanismus wird bei der hormonalen Regulation des Wasserhaushalts näher behandelt (Kap. 15.10).

9.7.5 Langfristige Effekte auf den Blutdruck im Zusammenhang mit den Regulationen von Blutvolumen und Wasserhaushalt

Es gibt vielfache Hinweise dafür, daß die langfristige Einstellung des Blutdruckniveaus sehr stark von Wasserhaushalt und Blutvolumen bestimmt wird. Als Hauptgrund dafür wird angesehen, daß die Pressorezeptoren stark zu Adaptation neigen. Eine akute Steigerung des Blutvolumens wird über Steigerung der Herzfüllung das Herzschlagvolumen und somit den Blutdruck erhöhen, was aber sofort von den Pressorezeptoren gemeldet und über das Kreislaufzentrum ausreguliert wird. Bei anhaltenden Einflüssen dieser Art jedoch passen sich die Pressorezeptoren an und verändern langfristig ihre Empfindlichkeit, so daß sie nach einigen Wochen auf erhöhtem Blutdruckniveau ein gleichartiges Entladungsmuster zeigen können wie vorher bei normalem Druck. Vom Pressorezeptoren-Regelkreis aus betrachtet erscheint eine solche Umstellung wie eine Verstellung des Blutdruck-Sollwertes. Umgekehrt kann der Pressorezeptoren-Reflex einen anhaltenden Blutdruckabfall nicht langfristig kompensieren, wenn nicht über den Blutvolumen-Regler ein ausreichendes Blutangebot für das Herz zur Verfügung gestellt wird.

Für das Flüssigkeitsvolumen, und damit zugleich für das Blutvolumen, gibt es drei große Regulationsprozesse (Abb. 9-6).

- **ADH-Mechanismus:** Wassermangel (= Erhöhung des osmotischen Drucks im Blutplasma) führt über Osmorezeptoren im Hypothalamus zu gesteigerter Ausschüttung von ADH (antidiuretisches Hormon = Vasopressin), was die Wasserrückresorption in der Niere steigert und so das Flüssigkeitsvolumen erhöht. Regelgröße für dieses System ist der osmotische Druck des Blutplasmas (vgl. Kap. 15.10 und Abb. 15-9). Ferner führt Blutvolumenverlust über Hemmung der Volumenrezeptoren in den Herzvorhöfen zu einer Steigerung der ADH-Ausschüttung.
- **Renin-Angiotensin-Aldosteron-System:** Die Bedeutung des Renin-Angiotensin-Mechanismus für die Blutdruckregelung wurde bereits erörtert (Abb. 9-27). Angiotensin II fördert aber auch die Aldosteron-Ausschüttung in der Nebennierenrinde und ist damit zugleich ein wichtiges Glied in der Regulation des Flüssigkeitsvolumens, da Aldosteron die Natrium-Rückresorption in der Niere und damit zu-

gleich das Flüssigkeitsvolumen steigert (vgl. Kap. 15.10 und Abb. 15-10).
- **ANP-Mechanismus:** Dehnung der Herzvorhöfe (Erhöhung des Blutvolumens) fördert die Ausschüttung von ANP (atriales natriuretisches Peptid) aus Vorhof-Myokardzellen. Wohl die wichtigste Wirkung von ANP ist die Förderung der Natriumausscheidung in der Niere (gewissermaßen als Gegenspieler zum Aldosteron), was eine Reduktion des Flüssigkeitsvolumens nach sich zieht (vgl. Abb. 15-9).

Diese drei Regelmechanismen regulieren die wichtigste Voraussetzung für die Herzfunktion, das Blutangebot zum Herzen, und sind insofern schon engstens mit der Blutdruckregelung verbunden. Es gibt aber auch direkte Verbindungen der beiden Regelsysteme. Einmal wirkt ADH (identisch mit Vasopressin, das zu den potentesten Vasokonstriktoren zählt), steigernd auf den peripheren Widerstand. Gleiches gilt für Angiotensin II. Auch ANP wirkt, zumindest in einigen Gefäßbezirken, auf den Gefäßtonus (dilatierend).

9.7.6 Orthostatische Regulation

Beim Übergang vom Liegen zum Stehen kommt es in den unteren Körperpartien zu einem Druckanstieg auf der arteriellen und venösen Seite des Kreislaufs und zu einem Druckabfall in den oberen Partien, mit **Verlagerung von ca. 0,5 l Blut ins Becken** und in die unteren Extremitäten (Abschn. 9.4, Abb. 9-16). Der Karotissinus liegt im Bereich des Druckabfalls, so daß die dort gelegenen Pressorezeptoren gehemmt werden und den **Pressorezeptoren-Regelkreis** zu Gegenmaßnahmen anregen, wie oben beschrieben. Die Laufzeit Pressorezeptoren – Herz liegt bei 1 s, so daß bei Druckabfall schon das nächste Herzintervall verkürzt werden kann. Die konstriktorischen Reaktionen der Blutgefäße setzen langsamer ein. Im Normalfall einer stabilen Regelung (Abb. 9-29 A) stellt sich innerhalb einer halben Minute wieder der normale mittlere Blutdruck ein.

Der Füllungsdruck des Herzens bleibt trotz Tonisierung des Venensystems erniedrigt, und das Herzschlagvolumen muß nach den Frank-Starling-Gesetzen abnehmen; zunächst im rechten Herzen, worauf das Blutvolumen im Lungenkreislauf abnimmt und auch der Füllungsdruck für das linke Herz sinkt, so daß auch dort das Schlagvolumen kleiner wird. Die sympathische Innervation des Herzens wirkt diesen Effekten zwar entgegen, aber ein voller Ausgleich gelingt

9

nicht. So bleiben nach 10–20 s die in Abbildung 9-30 dargestellten Veränderungen bei senkrechter Haltung längerfristig bestehen: Das Herzschlagvolumen bleibt stark reduziert, so daß trotz Anstieg der Herzfrequenz das Herzminutenvolumen etwas abnimmt. Mit gleichzeitiger leichter Steigerung des Gesamtwiderstandes im großen Kreislauf gelingt es dem Gesunden, den arteriellen Mitteldruck in Herzhöhe in etwa auf den Ausgangswert zurückzuführen und dort zu halten. Der diastolische Druck steigt dabei leicht an, und die Druckamplitude wird kleiner.

Die Variabilität dieser Regulation ist schon beim Gesunden erheblich, und Störungen werden in dieser empfindlichen Reaktion leicht erkennbar. So ist es verständlich, daß man auf dieser Basis funktionelle Tests entwickelt hat. Man mißt dabei Herzfrequenz und Blutdruck (unblutig) mindestens 10 min lang nach dem Aufstehen (Schellong-Test).

Gelingt die orthostatische Regulation nicht, so kommt es zum **orthostatischen Kollaps:** Mit sinkendem arteriellen Druck nimmt die Gehirndurchblutung mehr und mehr ab; schließlich verliert man das Bewußtsein und fällt um.

Die Bedeutung des Gefäßtonus für die orthostatische Regulation wird deutlich erkennbar, wenn man die sympathische vasokonstriktorische Innervation durch α-adrenerge Blockade ausschaltet. Der Blutdruck im Liegen bleibt dabei nahezu unverändert. Nach Aufstehen kommt es aber selbst beim Gesündesten in wenigen Minuten zum Kreislaufkollaps.

Einen besonders genauen Einblick in die orthostatische Regulation erhält man, wenn man den arteriellen Blutdruck direkt intraarteriell fortlaufend registriert, wie in den Beispielen der Abbildung 9-29 (zur Vereinfachung ist nur der mittlere Blutdruck dargestellt). Teil A gibt ein Beispiel für eine stabile Regulation, die durch einen raschen, aperiodisch gedämpften Rückgang des Blutdrucks auf den Normalwert gekennzeichnet ist. Die Regulation kann auch initial überschießend erfolgen, was zu Nachschwingungen und periodisch gedämpftem Übergang zum Normalwert führt, wie im Beispiel der Abbildung 9-29 C. Auch dies ist noch eine stabile Regulation. Wenn die Schwingungen, die mit einer Vorzugsfrequenz um 6/min ablaufen, ständig erhalten bleiben wie im Beispiel D der Abbildung 9-29, spricht man von dynamisch-labiler Regulation. Dabei ist allerdings zu berücksichtigen, daß gewisse langsame Schwankungen des Blutdrucks als Blutdruckwellen 3. Ordnung zum Normalbild des

mittlerer arterieller Blutdruck [mmHg]

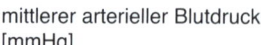
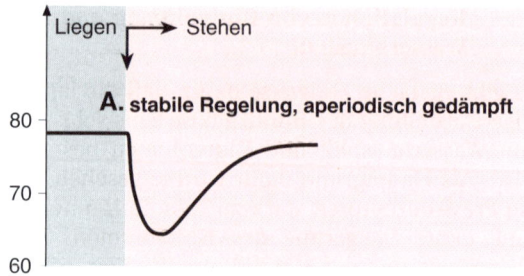
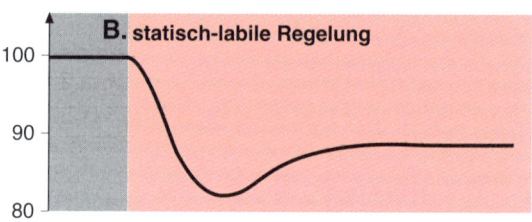
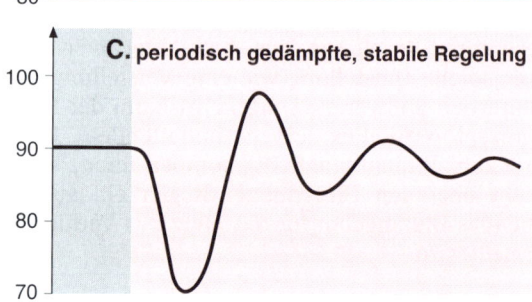
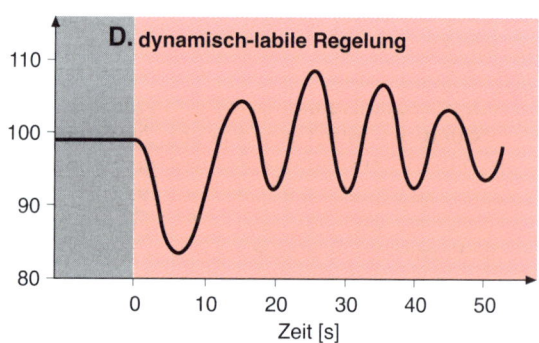

Zeit [s]

Abb. 9-29 Verlauf des arteriellen Mitteldrucks beim Übergang vom Liegen zum Stehen. *Nach direkten Messungen des arteriellen Blutdrucks in Herzhöhe (in der A. brachialis) beim Aufrichten von Versuchspersonen mittels Kipptisch (nur der Mitteldruck ist dargestellt). A: stabile Regelung, mit aperiodisch gedämpfter Rückstellung des Blutdrucks auf den Ausgangswert. B: statisch labile Regelung, der Blutdruck bleibt anhaltend unter dem Ausgangswert. C: stabile Regelung, mit periodisch gedämpfter Rückstellung des Blutdrucks auf den Ausgangswert. D: dynamisch labile Regelung. Es treten starke, ungedämpfte Schwankungen um einen normalen Mittelwert auf, die als Blutdruckwellen 3. Ordnung einzustufen sind. (Nach [9].)*

Blutdrucks gehören (Abb. 9-12). Eine anhaltende und stärkere Absenkung des arteriellen Drucks im Stehen, wie im Beispiel B von Abbildung 9-29, nennt man statische Labilität.

9.7.7 Emotionale Reaktionen

Emotionale Reaktionen sind Ausdrucks-Reaktionen, die die verschiedenen Gefühle und Stimmungen begleiten. Entsprechend der qualitativen Vielfalt im Gefühlsleben selbst – Freude oder Trauer, Schreck, Angst oder Wut – findet sich auch in den körperlichen Begleitreaktionen eine große Mannigfaltigkeit. Im Blutkreislauf findet man die deutlichsten Reaktionen im Zusammenhang mit Einstellungen auf gesteigerte Leistungs- und Abwehrbereitschaft, wie sie in Verbindung mit Schreck und Angst oder verschiedenen Formen psychischer Anspannung und Streß auftreten. Eine treffende Beschreibung dafür ist der Begriff **Alarmreaktion.** Es handelt sich also bei diesen Reaktionen um eine Einstellung des Körpers auf gesteigerte Wachheit, Einsatzbereitschaft und Leistungsfähigkeit. Es sind nicht so sehr die Reaktionen, die die Leistung selbst begleiten, wie

etwa die Umstellungen bei körperlicher Leistung, sondern mehr die Vorausreaktionen, die die Leistungen begünstigen sollen – wenngleich da die Übergänge fließend sind.

Die wichtigsten emotionalen Reaktionen im Blutkreislauf sind diejenigen, die im Sinne von Angst- und Abwehrreaktionen den Körper auf eine gesteigerte Wachheit und Leistungsbereitschaft einstellen. Man spricht treffend von einer **Alarmreaktion.** Längerfristige Einstellungen dieser Art werden auch als **ergotrope Einstellung, psychische Anspannung** oder **emotionaler Streß** bezeichnet.

Unter dem Gesichtspunkt einer leistungsbegünstigenden Einstellung sind die Kreislaufumstellungen bei einer Alarmreaktion unmittelbar verständlich. Man findet eine ergotrope Reaktion, d.h. im wesentlichen eine gesteigerte Sympathikus-Aktivität, mit folgenden Veränderungen im Blutkreislauf:
● Steigerung der Herzfrequenz,
● Steigerung der Skelettmuskeldurchblutung, über vasodilatatorische Innervation,
● kompensatorische Vasokonstriktion in den meisten übrigen Organstrombahnen, vor allem in der Haut und im Intestinaltrakt,
● gesteigerte Ausschüttung von Adrenalin (und Noradrenalin) aus dem Nebennierenmark, wodurch die erstgenannten, durch sympathische Innervation ausgelösten Veränderungen weiter verstärkt werden,
● Erhöhung des arteriellen Blutdrucks.
Der Blutkreislauf spricht außerordentlich empfindlich auf Emotionen an. Schon eine leichte Anspannung führt zu einer Konstriktion der Hautgefäße und zu einer Zunahme der Muskeldurchblutung, wie im Beispiel der Abbildung 9-26 erkennbar. Pulsfrequenz und Blutdruck sprechen erst bei etwas stärkeren Anspannungen an, z.B. Blutdruckanstieg bei einer Prüfungssituation in Abbildung 9-31.

Auch das Nebennierenmark reagiert erst bei etwas stärkeren Emotionen. Das dabei bevorzugt ausgeschüttete Adrenalin führt zu einer Umverteilung im Kreislauf: Die Skelettmuskulatur wird mehr durchblutet, in der Haut und in den Verdauungsorganen wird die Durchblutung kompensatorisch eingeschränkt.

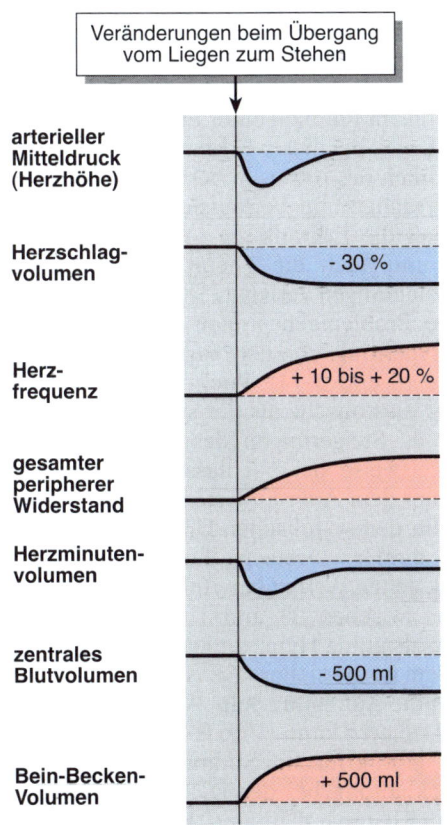

Veränderungen beim Übergang vom Liegen zum Stehen

arterieller Mitteldruck (Herzhöhe)

Herzschlagvolumen — - 30 %

Herzfrequenz — + 10 bis + 20 %

gesamter peripherer Widerstand

Herzminutenvolumen

zentrales Blutvolumen — - 500 ml

Bein-Becken-Volumen — + 500 ml

Abb. 9-30 *Veränderungen der wichtigsten Kreislaufgrößen beim Übergang vom Liegen zum Stehen.*

9

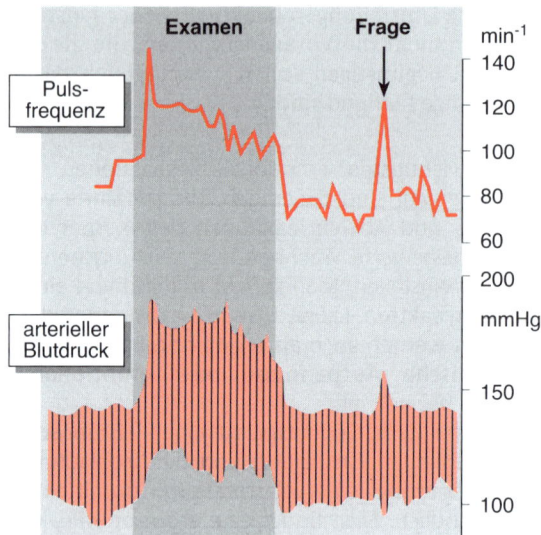

Abb. 9-31 *Kreislaufumstellungen bei* **psychischer Anspannung.** *Fortlaufende Messung des arteriellen Blutdrucks (unblutig) und der Pulsfrequenz bei einem medizinischen Examenskandidaten. In der Prüfungssituation stiegen Pulsfrequenz und Blutdruck deutlich an. (Nach [48].)*

9.7.8 Kreislaufzentren

Für die Koordination des Blutkreislaufs ist ein hierarchisch gegliedertes System im Zentralnervensystem verantwortlich. **Kreislaufzentrum im engeren Sinn sind Areale in der Medulla oblongata,** die für den Grundtonus und die wichtigsten Regulationen wie die Blutdruckregelung über die Pressorezeptoren zuständig sind.

Eine übergeordnete Instanz liegt im **Hypothalamus.** Von hier aus werden in Kooperation mit dem limbischen System gezielte Veränderungen im Kreislauf gesteuert, wie Umstellungen im Rahmen der Thermoregulation und emotionale Reaktionen.

Höhere Kontrollinstanzen finden sich auch im **Neokortex,** vor allem in den motorischen und prämotorischen Rindenfeldern. Von dort aus werden die Mitinnervationen bei motorischen Leistungen gesteuert.

Bei der allgemeinen Erörterung des vegetativen Nervensystems werden wir auf diese Funktionen zurückkommen.

9.8 Pathophysiologie des Kreislaufs

Beispiele für krankhafte Abweichungen vom Normalen wurden schon in den einzelnen Abschnitten immer wieder genannt. Hier sollen zwei be-

sonders wichtige Störungen noch etwas näher erörtert werden: die Hypertonie und der Kreislaufschock.

9.8.1 Hypertonie und Hypotonie

Eine anhaltende Steigerung des arteriellen Blutdrucks über den Normalbereich hinaus, die **arterielle Hypertonie,** oder kurz **Hypertonie** genannt, gehört zu den wichtigsten Diagnosen in der ärztlichen Praxis. Einmal, weil sie häufig vorkommt, und zum anderen, weil sie zu den **Risikofaktoren** für tödliches Herz-Kreislauf-Versagen zählt. Hypertonie beschleunigt die Alterungsprozesse an den Arterien (Arteriosklerose) und steigert so das Risiko des Auftretens eines Schlaganfalls (Ausfälle des Gehirns aufgrund von Blutungen durch Platzen eines Blutgefäßes) oder eines Herzinfarkts (Ausfall eines Herzmuskelbezirks durch Verschluß einer Herzkranzarterie).

Erhöhter Blutdruck bedeutet eine der Druckerhöhung proportionale ständige Mehrbelastung des Herzens (Herzleistung = Druck mal Herzzeitvolumen), was eine **Hypertrophie des Herzens** nach sich zieht. Der ständig erhöhte O_2-Verbrauch des Herzens bedeutet allein schon ein gesteigertes Infarktrisiko. Schließlich kann, bei zu starker Belastung, der Herzmuskel selbst versagen (Herzinsuffizienz).

Eine relativ ausführliche Erörterung der Hypertonie im Rahmen einer Physiologie ist gerechtfertigt, weil bei dieser Erkrankung das funktionelle Denken des Arztes in besonderer Weise gefragt ist. Ursachen und Verlaufsformen sind so vielfältig, daß die Erkrankung sehr individuelle Züge trägt und auch die Therapie ganz individuelle Entscheidungen verlangt.

Die Probleme beginnen bei der Abgrenzung der Hypertonie von der Norm (vgl. Abschn. 9.3.3, Abb. 9-13 und 9–14). Wichtiger für die Diagnose ist der diastolische als der systolische Blutdruckwert, da Steigerungen des systolischen Drucks beispielsweise bei nachlassender Arterienelastizität mit dem Alter auftreten können. Als Grenzwert für den systolischen Druck kann man (100 + Alter) mmHg ansetzen. Für den diastolischen Druck gelten Werte über 100 mmHg als überhöht, Werte zwischen 90 und 100 mmHg werden oft schon als milde Hypertonie gewertet. Das Hauptproblem ist die sichere Erfassung dieser Werte, da schon die Aufregung beim Arztbesuch die Druckwerte steigern kann **(Praxis-Hochdruck).**

Es gibt kritische Stimmen, die für stärkere Zurückhaltung bei der Diagnose und vor allem bei der Therapie plädieren. Man muß berücksichtigen, daß das Senken eines erhöhten Blutdrucks mit kritischen Durchblutungsminderungen ver-

9

bunden sein kann, wenn beispielsweise bei einem älteren Patienten die Blutgefäße schon stark sklerosiert sind und nicht mehr genügend dilatieren können. Man spricht deshalb auch von einem **Erfordernis-Hochdruck,** was heißen soll, daß unter bestimmten Bedingungen einfach ein hoher Blutdruck notwendig ist, damit in kritischen Gefäßgebieten noch eine für die Organfunktion ausreichende Durchblutung stattfinden kann. Besonders gefährdet ist in dieser Hinsicht das Gehirn bei älteren Menschen. Oft sind Sehstörungen das erste Signal einer Gehirn-Mangeldurchblutung, weil der Augeninnendruck einen Gegendruck für die Gefäße der Retina darstellt, so daß hier bei sinkendem arteriellen Druck besonders schnell eine kritische Grenze erreicht wird.

Es gibt sogenannte **sekundäre Hypertonien,** bei denen der Blutdruckanstieg Folge einer deutlich faßbaren anderen Organerkrankung ist, z.B. einer Nierenerkrankung oder einer endokrinen Störung.

Der größte Teil der Hypertonien, etwa 90 %, gehört zur **essentiellen Hypertonie,** die sich nicht als Folge einer anderen Erkrankung deuten läßt und insofern eine Eigenerkrankung des Hochdrucksystems darstellt. In der Regel liegt eine Steigerung des peripheren Widerstandes bei normalem Herzminutenvolumen vor. Die Ursachen sind so komplex wie die Mechanismen der vielen an der Druckregelung beteiligten Prozesse, es liegt also kein einheitliches Krankheitsbild vor. Gut gesichert ist eine genetische Disposition sowie die Beteiligung folgender Faktoren bei der Manifestation: psychosoziale Faktoren, bestimmte Streßbelastungen, Übergewicht sowie hoher Kochsalzkonsum bei salzempfindlichen Personen. Die Manifestation der Hypertonie ist häufig an eine gesteigerte Sympathikusaktivität gebunden. Sympathikus-Antagonisten, sowohl α- als auch β-Blocker, gehören deshalb zum therapeutischen Rüstzeug bei der Hypertonie. Aus der Tatsache, daß ACE-Hemmer (Hemmer des Angiotensin-Converting-Enzyms, das Angiotensin I in das aktive Angiotensin II umwandelt) bei manchen Hypertonikern den Blutdruck deutlich senken, kann man schließen, daß auch das Renin-Angiotensin-System beteiligt ist. Es gibt viele Hinweise darauf, daß Veränderungen in den renalen volumenregulierenden Prozessen bei der Aufrechterhaltung einer Hypertonie entscheidend mitwirken (s. [17]).

Langfristige Einnahme oraler Kontrazeptiva führt bei manchen Frauen zu Hypertonie. Mindestens eine Teilursache dabei ist wohl eine durch Östrogen ausgelöste Erhöhung des Angiotensinogenspiegels im Blut. Anscheinend kommt ein solcher **Pillen-Hochdruck** nur zustande, wenn eine Disposition zum Hochdruck vorliegt.

Die vielfältigen Ursachen, die zu einer Hypertonie führen können, werden auch in verschiedenen Formen tierexperimenteller Hypertonien sowie tumorinduzierter Hypertonien beim Menschen deutlich. So gibt es verschiedene Rattenstämme mit **genetisch determiniertem Hochdruck,** was ein Modell für die genetische Komponente bei der essentiellen Hypertonie des Menschen sein kann. Anhaltende Streßbelastung (z.B. durch Lärmbelastung) führt bei Ratten zu Hypertonie. Reduktion der Nierendurchblutung löst über den Renin-Mechanismus Hypertonie aus (**renale Hypertonie,** Goldblatt-Hypertonie). Durchtrennung der afferenten Nerven von den Pressorezeptoren löst eine, allerdings nur vorübergehende Hypertonie aus (**Entzügelungs-Hochdruck).** Tumoren der Nebennierenrinde mit hoher Aldosteron-Sekretion produzieren beim Menschen Hypertonie. Ein Tumor im Nebennierenmark mit starker Ausschüttung von Adrenalin und Noradrenalin (Phäochromozytom) zieht ebenfalls eine Hypertonie nach sich.

Die meisten der an der Entwicklung einer essentiellen Hypertonie beteiligten Faktoren sind alltägliche Belastungen, die normalerweise ausreguliert werden. Die Hypertonie kann also insgesamt als eine Regulationsstörung aufgefaßt werden. Bemerkenswert ist, daß bei ständiger Wiederholung drucksteigernder Reaktionen eine Tendenz zur Fixierung eines Hochdrucks besteht, mindestens bei disponierten Personen.

Bemerkenswert ist auch die psychosomatische Deutung einer Hypertonie. Th. v. Uexküll spricht in diesem Zusammenhang von einer „Bereitstellungs-Erkrankung" und schildert dafür ein eindrucksvolles Beispiel.

Klinisches Beispiel (nach [47]). K. ist Besitzer einer Gärtnerei, die er von seinem Vater geerbt hat. Er ist 61 Jahre alt und kam vor drei Jahren zum erstenmal in die Sprechstunde. Der Grund, weshalb er mich aufsuchte, war ein seit Jahren erhöhter Blutdruck, der ihn zunächst nicht wesentlich gestört hätte. Vor einem halben Jahr hatte er aber einen Schlaganfall erlitten, bei dem die Sprache und die rechte Seite gelähmt wurden. Die Lähmungen bildeten sich im Lauf der nächsten Monate zurück . . . . Der Patient hatte drei Brüder, die alle einen hohen Blutdruck hatten . . . . Merkwürdig war, daß zwar die Geschwister einen hohen Blutdruck hatten, daß die Eltern aber offenbar nicht von dieser Krankheit betroffen waren. Der Vater war mit 86 Jahren an Altersschwäche gestorben. Sein Blutdruck war immer normal gewesen . . . . Der Patient berichtet, daß sein Vater ein sehr jähzorniger Mann gewesen sei. Seine Wutausbrüche waren so furchtbar, daß die ganze Familie vor ihm gezittert hätte. Er hat bei solchen Wutanfällen die Kinder so geschlagen, daß nur das Dazwi-

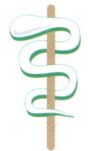

schentreten der Mutter das Schlimmste verhindern konnte. Von den späteren Jahren berichtet er, daß der Vater bei seinen Wutausbrüchen die Angestellten der Gärtnerei so beschimpft und bedroht habe, daß keiner lange blieb. Die Brüder hätten dann versuchen müssen, auszugleichen oder die Angestellten mit dem Hinweis zu versöhnen, daß der Vater es ja nicht so meine . . . . Er sei das Gegenteil seines Vaters. Er habe keine Launen und komme mit allen Menschen gut aus . . . . Seine Gärtnerei ist musterhaft geführt. Auch in seiner Familie geht alles nach Wunsch. Nur die Kinder seien manchmal ungezogen. Das ärgere ihn . . . . Er würde sich aber dadurch nicht aus der Ruhe bringen lassen. Zank und Streit könne er nicht vertragen. – Bei der Untersuchung findet sich im körperlichen Bereich keine Ursache, die den erhöhten Blutdruck erklärt . . . . Trotzdem liegt sein Blutdruck ständig bei 240/140 mmHg und sinkt auch nach einigen Tagen Bettruhe nicht ab . . . . Als wir die Werte in Abständen von wenigen Minuten über längere Zeit automatisch registrierten, stellte sich heraus, daß die Werte zeitweise viel höher lagen. Diese krisenhaften, zusätzlichen Blutdrucksteigerungen ereigneten sich, wenn das Gespräch bestimmte Situationen berührte. Ein Thema, das ihn sichtlich erregte, war die Kindererziehung. Er meinte, daß Kinder streng und hart erzogen werden müßten. Die heutigen Erziehungsmethoden seien schlecht. Die Kinder wären laut und ungehorsam. Das käme nur daher, daß sie nicht genug geprügelt würden. Es sei ganz falsch, den Lehrern die körperliche Züchtigung der Schüler zu verbieten . . . . Wenn das Gespräch dieses Thema anschnitt, stieg sein Blutdruck auf Werte, die 290/160 erreichten. – **Dieser Patient hatte offenbar nicht gelernt, Motive zu finden, um aggressive Stimmungen in Handlungen umzusetzen, die sozial akzeptiert oder doch toleriert sind.** In seiner Kindheit konnten Motive der Auflehnung oder des Kampfes gegen den jähzornigen Vater nicht aufkommen oder wurden, wenn sie sich regten, sofort verdrängt. – Hier drängt sich die Deutung auf, daß der hohe Blutdruck des Patienten mit der aggressiven Stimmung zu tun hat, die aus der Umgebung ständig neue Nahrung erhielt, aber keine Motive fand, die ihr Abfluß verschafften. Damit wäre sein **erhöhter Blutdruck Teil einer Bereitstellung zu Abwehr und Kampf,** die zu einem Dauerzustand geworden ist.

Der **Blutdruckanstieg bei Emotion** ist ja an sich eine ganz normale und sinnvolle **Bereitstellungs-Reaktion,** die den Einsatz des Körpers für Kampf oder Flucht vorbereitet und die Einsatzbereitschaft steigert. Bei der emotionalen Blutdrucksteigerung des Gärtners läuft die Bereitstellungs-Reaktion ins Leere, und die immer wiederholten Bereitstellungen ohne die normale Reaktion führen, so v. Uexküll, letztlich zur Fixierung einer Hypertonie. Mit dieser Deutung steht in Einklang, daß sportliche Aktivitäten einen guten Ausgleich für den zivilisierten Menschen darstellen und zu den besten Vorbeugungsmaßnahmen gegen Hypertonie gehören. Hier kann der Streß des Alltags am besten ausgelebt und adäquat in Motorik umgesetzt werden. Die vielen neuen

Möglichkeiten der pharmako-therapeutischen Eingriffe sind gleichfalls wertvolle Instrumente, gerade auch im Hinblick auf die Fixierung von entgleisten Reaktionen, bei denen ein Circulus vitiosus unterbrochen werden kann.

Ein arterieller Hochdruck, kurz **Hypertonie** genannt, liegt vor, wenn der systolische Druck ständig über 140 mmHg bzw. (100 + Alter) mmHg und der diastolische Druck über 100 mmHg liegt. Diastolische Werte über 90 mmHg gelten bereits als milde Hypertonie. Die Hypertonie kann Folge einer Organerkrankung sein (sekundäre Hypertonie, z. B. Nierenerkrankung oder endokriner Tumor). Meist (in 90 % der Fälle) liegt eine primäre oder **essentielle Hypertonie** vor, eine nicht auf andere Erkrankungen zurückzuführende Erkrankung des Hochdrucksystems. Die Ursachen sind vielfältig, eine genetische Disposition spielt eine große Rolle. Unter den Umweltfaktoren, die die Manifestation begünstigen, sind Streßbelastung, Übergewicht und Kochsalzaufnahme besonders wichtig. Sport und körperliche Betätigung wirken der hypertonen Entgleisung entgegen.

Vom Pressorezeptoren-Regelkreis aus betrachtet liegt bei der Hypertonie meist eine Sollwertverstellung vor: Der gesamte Empfindlichkeitsbereich der Pressorezeptoren ist nach oben verstellt, so daß jetzt die Pressorezeptoren den Blutdruck auf erhöhtem Niveau regelnd festhalten.

Zu niedrige Blutdruckwerte (systolischer Blutdruck unter 100 mmHg) werden als **Hypotonie** bezeichnet, wobei man wieder eine primäre, essentielle Form von einer sekundären Form unterscheiden kann.

9.8.2 Kreislaufschock

Unter Schock versteht man lebensbedrohliche Formen des Kreislaufversagens. Eine typische Form, der kardiogene Schock, tritt bei Herzversagen auf. Eine andere typische Form ist der hypovolämische Schock, der sich nach starken Blutverlusten entwickelt.

Verliert ein Mensch plötzlich viel Blut (mehr als 30 % seines Blutvolumens), z. B. bei starken Verletzungen, so kommt es mit sinkendem arteriellen Druck zu einer Durchblutungsabnahme. Über Blutdruckregelmechanismen wird der Sympathikus aktiviert, die Widerstandsgefäße werden konstringiert, was die Durchblutung weiter einschränkt, zumal die Blutdruckstabilisierung nicht gelingt, und es entwickelt sich ein **Kreis-laufschock.** Im Anfangsstadium ist der Schock noch reversibel: Kann man durch Blut- oder Blut-ersatz-Infusion das Blutvolumen rasch ausglei-chen, so normalisieren sich Blutdruck und Or-gandurchblutung wieder. Hält die Mangeldurch-blutung länger an, so kommt es durch Hypoxie und Azidose zu zunehmenden Organ- und Ge-fäßschäden (Kapillarwandschäden, Ödem, intra-vasale Blutgerinnung usw.), die schließlich irre-versibel werden und zum Tode führen.

9.9 Fetaler Kreislauf

Im intrauterinen Leben ist die Lunge ohne Funk-tion. Es ist deshalb ökonomisch, daß rechtes und linkes Herz durch kräftige Kurzschlüsse weitge-

hend parallel geschaltet sind, wie in Abbildung 9-32 zu erkennen. Ein großer Teil des Blutes fließt vom rechten Herzvorhof durch das Foramen ova-le in den linken Vorhof. Von der A. pulmonalis fließt der größere Teil des Blutes über den Ductus arteriosus Botalli in die Aorta, und nur ein kleiner Teil in die noch nicht entfaltete Lunge, in der der Strömungswiderstand hoch ist. Vom Blutfluß der Aorta geht der größere Teil (60 %) über die Aa. umbilicales zum Stoff- und Gasaustausch über die Nabelschnur zur Plazenta. Das zu etwa 60 % mit Sauerstoff gesättigte Blut der Umbilikalarterien wird in der Plazenta wieder weiter mit O_2 bela-den, wobei aber nur eine Sättigung von 80 % er-reicht wird. Der Fetus lebt also im relativen Sau-erstoffmangel, was aber durch erhöhten Hämo-globingehalt kompensiert wird (vgl. Kap. 10.3.2).

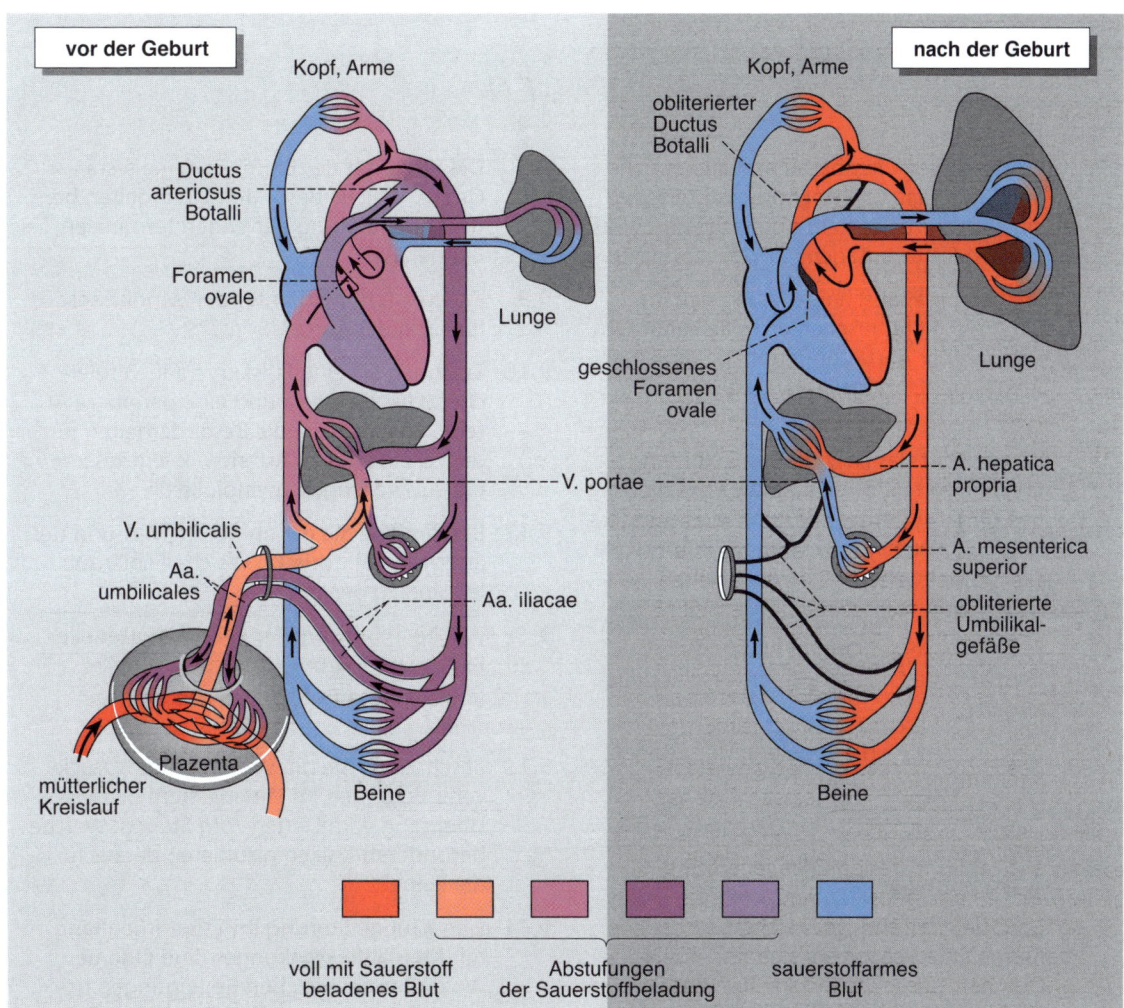

Abb. 9-32 *Fetaler Blutkreislauf, links, und Umstellungen nach der Geburt, rechts. Die Unterschiede in der Sauerstoffsättigung des Blutes sind durch Abstufungen zwischen hellrot und blau dargestellt.*

Das Blut der Nabelschnurvene fließt zum größten Teil in die untere Hohlvene und vom rechten Herzvorhof in den linken Vorhof, während das Blut von der oberen Hohlvene bevorzugt in den rechten Ventrikel gelangt. Dadurch wird das Gehirn des Feten mit besonders sauerstoffreichem Blut versorgt (vgl. Abb. 9-32).

Beim Feten hat die Lunge noch keine Aufgabe und wird deshalb nur schwach durchblutet. Rechtes und linkes Herz sind durch Kurzschlüsse (Foramen ovale zwischen den Vorhöfen, Ductus arteriosus Botalli von der A. pulmonalis zur Aorta) weitgehend parallel geschaltet (Abb. 9-32).

Nach der Geburt entfaltet sich die Lunge, der Strömungswiderstand sinkt dort ab, während der Widerstand im großen Kreislauf durch Unterbrechung der Nabelschnur ansteigt. Die Strömungsverhältnisse ändern sich, das Foramen ovale schließt sich rasch, der Ductus arteriosus verschließt sich in den ersten Lebenstagen. So kommt es zur Differenzierung von Niederdrucksystem im Lungenkreislauf und Hochdrucksystem im großen Körperkreislauf (beim Feten besteht ein einheitlicher arterieller Druck von etwa 50 mmHg, die Herzfrequenz bei der Geburt beträgt 150/min).

FRAGEN

9.1 Vom Blutdruck her betrachtet lassen sich im Blutkreislauf ein Hochdrucksystem und ein Niederdrucksystem unterscheiden. Was können Sie dazu sagen?

9.2 Welche Gefäßabschnitte lassen sich im Blutkreislauf unterscheiden? Wie verändern sich von der Aorta zur Peripherie hin Querschnitt des Einzelgefäßes, Gesamtquerschnitt und Strömungsgeschwindigkeit?

9.3 Wie groß ist das Herzminutenvolumen, und wie verteilt es sich auf die verschiedenen Organsysteme? Für Ruhebedingungen und bei maximaler Steigerung (körperliche Leistung und thermische Belastung)?

9.4 Wie wird die Organdurchblutung an die Erfordernisse des Organs angepaßt? Beispielhafte Erläuterung für verschiedene Organe.

9.5 Beschreiben Sie die Regelung des arteriellen Blutdrucks.

9.6 Das Blutvolumen ist eine geregelte Größe. Welches sind die wichtigsten daran beteiligten Prozesse?

9.7 Bei Durchblutung eines kleinen arteriellen Blutgefäßes verdoppelt sich der innere Durchmesser, bei Konstanz der übrigen Größen. Wie verändert sich die Durchblutung?

9.8 Die Viskosität des Blutes ist keine feste Größe. Welche Besonderheiten gelten bei der Durchblutung der engen terminalen Blutgefäße?

9.9 Was versteht man unter der Windkesselfunktion der Aorta?

9.10 Zeichnen Sie eine Pulskurve auf, vergleichend für die Aorta und eine periphere Arterie. Erläutern Sie die Besonderheiten für die verschiedenen Arterien. Wie groß ist die Pulswellengeschwindigkeit?

9.11 Beschreiben Sie die unblutige Messung des arteriellen Blutdrucks. Welche Fehlerquellen sind zu beachten?

9.12 Wie hoch ist normalerweise der arterielle Blutdruck? Warum spielt der arterielle Blutdruck in der Medizin eine so große Rolle?

9.13 Beschreiben Sie die Volumen- und Druckveränderungen im Venensystem beim Übergang vom Liegen zum Stehen. Welche besonderen Risiken resultieren daraus für die Beine?

9.14 Eine häufige Störung im Zusammenhang mit Kreislauferkrankungen sind Ödeme. Wo und unter welchen Bedingungen treten sie bevorzugt auf? Welche Gesetzmäßigkeiten gelten dabei?

9.15 Es gibt zwei Prozesse, die bei der lokalen Durchblutungsregulation mitwirken. Erläutern Sie diese anhand von Beispielen.

9.16 Bei den lokalen Regulationsprozessen der Durchblutung wirkt auch das Gefäßendothel mit. In welcher Weise?

9.17 Die Weite der Blutgefäße wird auch zentral kontrolliert. Beschreiben Sie die wichtigsten Prozesse.

9.18 Bezüglich der Durchblutung gibt es große Unterschiede zwischen den verschiedenen Organen. Erläutern Sie dies für einige Organe (Größe der absoluten und der spezifischen Durchblutung, Ausmaß der Veränderungen).

9.19 Es gibt Organe, deren Durchblutung relativ konstant bleibt, und andere mit extrem starken Veränderungen. Nennen Sie die wichtigsten Beispiele.

9.20 Beschreiben Sie die wichtigsten Regulationsprozesse für die Hautdurchblutung.

9.21 Beschreiben Sie die wichtigsten Regulationsprozesse für die Durchblutung des Skelettmuskels.

9.22 Neben dem Pressorezeptoren-Reflex gibt es noch andere Mechanismen, die den arteriellen Blutdruck regeln. Beschreiben Sie diese und deren Bedeutung.

9.23 Beschreiben Sie die Regelung des arteriellen Drucks beim Aufstehen (orthostatische Regulation). Was ist ein orthostatischer Kollaps?

9.24 Sie befinden sich in einer Prüfung. Welche Veränderungen finden sich wahrscheinlich in Ihrem Blutkreislauf?

9.25 Zu den wichtigsten krankhaften Veränderungen im Blutkreislauf gehört die arterielle Hypertonie. Warum gilt sie als so gefährlich? Welche Ursachen kennen Sie?

9.26 Wenn man bei einem Unfall plötzlich viel Blut verliert, kann es zu einem Kreislaufschock kommen. Was passiert dabei? Was muß man besonders schnell versuchen, dagegen zu unternehmen?

9.27 Bei der Geburt kommt es zu dramatischen Umstellungen im Blutkreislauf. Beschreiben Sie diese, besonders im Hinblick auf die Sauerstoffversorgung vor und nach der Geburt.

9

ANTWORTEN

9.1 Das Hochdrucksystem ist entwicklungsgeschichtlich eine sehr moderne Spezialeinrichtung, die sich nur bei den höchsten Lebewesen findet. Voraussetzung dafür ist die Entwicklung eines Doppelherzens. Weitere Besonderheiten des Hochdrucksystems sind der Windkessel von Aorta und großen Arterien sowie die vielfachen Regelungsprozesse, die für die Aufrechterhaltung des arteriellen Druckes sorgen. So gibt es eine Vielzahl von Merkmalen, die die Abgrenzung des Hochdrucksystems vom übrigen Kreislauf als Niederdrucksystem erlauben, vgl. Abschnitt 9.1.1. Medizinisch wird das Hochdrucksystem besonders wichtig, weil es in seiner Kompliziertheit auch viele Ansätze für mögliche Störungen bietet. Es wird mehr und mehr zum lebensbegrenzenden Faktor: arterieller Hochdruck, Schlaganfall, Herzinfarkt.

9.2 Beschreibung der in Abbildung 9-2 dargestellten Situation.

9.3 Beschreibung der in Abschnitt 9.1.2 und Abbildung 9-4 erörterten Situationen.

9.4 Es gibt einmal die organeigenen Regulationsprozesse, die gern auch mit dem Begriff Autoregulation beschrieben werden. Dabei gibt es eine lokal-chemische, metabolische Regulation, die beispielsweise bei Herz und Skelettmuskel dafür sorgt, daß bei Anstieg des Energieumsatzes automatisch die Durchblutung – und damit die Sauerstoffzufuhr – angepaßt wird, vgl. Abschnitt 9.5.5. Wichtig ist aber auch die lokal-mechanische Regulation (myogene Reaktion, Bayliss-Effekt), die darauf beruht, daß die glatte Gefäßmuskulatur einen Dehnungsreiz mit zunehmender Aktivität beantwortet, vgl. Abschnitt 9.5.5. Es gibt aber auch organbezogene Regulationsprozesse, die ganz von den koordinierenden Zentren gesteuert werden, z. B. die Anpassung der Hautdurchblutung an die Erfordernisse der Thermoregulation (vgl. Abschn. 9.1.3 und 9.6.4).

9.5 Zunächst Hinweis, daß verschiedene Prozesse an der Blutdruckregelung mitwirken, vgl. Abbildung 9-27. Dann genauere Beschreibung des Pressorezeptoren-Regelkreises, gemäß Abbildung 9-5. Genauere Beschreibung der Pressorezeptoren-Funktion gemäß Abschnitt 9.7.2.

9.6 Bei der Regulation des Blutvolumens wirken vor allem drei Systeme zusammen, wie in Abbildung 9-6 dargestellt. Genauere Beschreibung gemäß Abschnitt 9.7.5.

9.7 Bei Durchströmung einer Kapillare kann man davon ausgehen, daß die Strömung laminar ist. Dafür gilt das Hagen-Poiseuille-Gesetz, wonach die Durchströmung mit der vierten Potenz des Radius wächst. Verdoppelt sich der Radius, so nimmt die Durchblutung um den Faktor $2^4 = 16$ zu.

9.8 Bei normaler Durchströmung sehr enger terminaler Blutgefäße (Arteriolen und Kapillaren), nimmt die Fließfähigkeit des Blutes, im Vergleich zu den Bedingungen bei der Blutströmung in größeren Gefäßen, deutlich zu, die effektive Viskosität nimmt ab (Fahraeus-Lindqvist-Effekt). Bei sehr langsamer Strömung kann andererseits die Neigung der Erythrozyten zur Aggregation dazu führen, daß die Viskosität stark ansteigt. Zur Erläuterung vgl. Abschnitt 9.2.3.

9.9 Die Windkesselfunktion der Aorta hat dafür zu sorgen, daß der intermittierende Blutauswurf aus dem Herzen in eine kontinuierliche Strömung umgeformt wird. Zu diesem Zweck wird etwa die Hälfte des systolischen Blutauswurfs während der Systole zunächst im elastischen Windkessel gespeichert. In der Diastole fließt dieses Speicherblut dann weiter in die Peripherie. Vgl. Abbildung 9-8 und Abschnitt 9.3.1.

9.10 Skizze gemäß Abbildung 9-10. Der Aortenpuls ist durch eine Inzisur charakterisiert, die vom Schließen der Aortenklappen am Ende der Systole herrührt. Zur Peripherie hin wird die Amplitude der Pulswelle zunächst größer, und es taucht eine dikrote Nachwelle auf (stehende Wellen im arteriellen System). Vgl. Abschnitt 9.3.2.

9.11 Beschreibung der unblutigen Blutdruckmessung nach Riva-Rocci gemäß Abbildung 9-11. Man muß darauf achten, daß die Druckmanschette in Herzhöhe liegt, weil das das Bezugsniveau für die Blutdruckmessung ist. Fehlmessungen kann es geben, wenn die Manschette nicht gut genug anliegt, oder wenn sie in Relation zum Armumfang nicht breit genug ist. Dann kann sich der Manschettendruck nicht voll bis in die Tiefe hinein fortpflanzen. Man mißt dann in der Manschette einen höheren Druck, als er in der Umgebung der Armarterie besteht, d. h. man mißt höhere Druckwerte als sie in Wirklichkeit in der Arterie bestehen.

9.12 Als Normalwert für den jungen Erwachsenen gilt 120/80 mmHg (systolische Druckspitze/diastolischem Minimum). Mit zunehmendem Alter steigt der arterielle Druck in der Regel etwas an, vgl. Abbildung 9-13 und 9-14, wobei allerdings die Streuung größer wird. D. h. daß viele Menschen bis ins hohe Alter hinein einen normalen Blutdruck von 120/80 behalten. Eine Erhöhung des Blutdrucks gilt als Risikofaktor, d. h. sie ist gehäuft mit krankhaften Störungen verbunden: Arteriosklerose, Herzinfarkt, Schlaganfall. Vgl. Abschnitt 9.3.3, und zur Hypertonie Abschnitt 9.8.1.

9.13 Beim Aufstehen kommt es zu starken Druckveränderungen im Gefäßsystem, die sich zwangsläufig aus den physikalischen Gesetzen ergeben, Darstellung in Abbildung 9-16. Da die Venen relativ gut dehnbar sind, ergibt sich daraus eine Verschiebung des Blutvolumens zu den unteren Körperpartien hin (etwa 0,5 l). Die venöse Druckerhöhung in den Beinen setzt sich naturgemäß in die Kapillaren hinein fort, was die Neigung zu Ödembildung steigert, s. Frage 9.14.

9.14 Die Neigung zur Ödembildung steigt mit Zunahme des effektiven Filtrationsdruckes in den Kapillaren. Die darin enthaltenen Komponenten und ihr Zusammenwirken sollte man mit Skizzen erläutern können, gemäß Abbildung 9-18 und 9-19. Daraus ergibt sich, daß ein Anstieg des hydrostatischen Druckes in den Kapillaren eine Ödembildung begünstigt: Ödeme in den Beinen bei langem Stehen oder Sitzen, vgl. Frage 9.13. Eine andere mögliche Ursache für gesteigerte Ödemneigung ist eine Abnahme des kolloidosmotischen Druckes im Blutplasma bei Abnahme der Bluteiweißkonzentration. Eine weitere Ursache ist eine gesteigerte Eiweißpermeabilität in den Kapillaren, wie sie bei vielen Schädigungen auftritt, auch bei jeder Entzündung. Dann steigt der kolloidosmotische Druck im Interstitium, und der kolloidosmotische Druckgradient wird bei normaler Bluteiweißkonzentration kleiner, was eine Ödembildung begünstigt.

9.15 Der wichtigste Mechanismus ist die lokalchemische Regulation, auch als metabolische Regulation bezeichnet. Im Stoffwechsel des Organs entstehen Stoffe, die regelnd auf die Gefäßweite, und damit auf die Durchblutung zurückwirken, wie das in Abbildung 9-20 dargestellt ist. Von Organ zu Organ gibt es dabei große Unterschiede. Beim Herzen ist wahrscheinlich Adenosin der wichtigste Wirkstoff, der die Anpassung der Durchblutung an gesteigerte Stoffwechselbedürfnisse besorgt. Der zweite lokal-regulatorische Mechanismus ist die lokal-mechanische Regulation (myogene Reaktion, Bayliss-Effekt), die als Regelung der tangentialen Gefäßwandspannung aufgefaßt werden kann. Eine Dehnung der Gefäßmuskulatur in den Widerstandsgefäßen, z. B. bei Anstieg des arteriellen Blutdrucks, löst eine Aktivitätszunahme im Gefäßmuskel aus, und damit eine Konstriktion, die der druckpassiven Gefäßdehnung entgegenwirkt. Ein solcher Mechanismus ist also in der Lage, ein Organ vor druckpassiver Überperfusion zu schützen. Vgl. Abschnitt 9.5.5.

9.16 Die Rolle des Endothels bei den lokal-regulatorischen Prozessen ist noch nicht genau bekannt, weil diese Mechanismen erst in jüngerer Zeit entdeckt worden sind. Das Endothel produziert viele Stoffe, die sowohl auf den Tonus der Gefäßmuskulatur als auch auf Gerinnungsprozesse u. a. einwirken. Für den Gefäßtonus am wichtigsten sind Stickoxid (NO) und Endothelin. NO (zunächst als EDRF – endothelium-de-

rived relaxing factor – bezeichnet, als man die chemische Natur noch nicht kannte) löst eine starke Gefäßerschlaffung aus. Endothelin ist ein sehr kräftiger gefäßverengender Wirkstoff. Im Rahmen der lokalmetabolischen Regulation kommt dem NO wahrscheinlich eine große Bedeutung zu. Vgl. Ende von Abschnitt 9.5.5.

9.17 Erörterung der in Abschnitt 9.5.6 beschriebenen Prozesse.

9.18 Die wichtigsten Unterschiede zwischen verschiedenen Organen im Hinblick auf die spezifische Durchblutung und auf die Gesamtdurchblutung, wie sie in Abbildung 9-21 dargestellt sind, sollte man kennen. Dazu muß man nicht alle Zahlenwerte auswendig wissen, aber man sollte die Abstufung der Organe kennen, beispielsweise bezüglich der spezifischen Durchblutung in Ruhe: am höchsten in der Niere, in abnehmender Reihenfolge Leber, Herz, Gehirn, am Ende Haut und Skelettmuskel. Wichtig sind auch die Unterschiede in der Veränderbarkeit der Durchblutung. Vgl. Abschnitt 9.6.1.

9.19 Die relativ konstant durchbluteten Organe sind Niere und Gehirn. Das andere Extrem sind Haut und Skelettmuskel, auch das Herz. Erläuterungen gemäß Abbildung 9-21 und Abschnitt 9.6.1.

9.20 Die Hautdurchblutung dient vor allem der Wärmeabgabe im Rahmen der Thermoregulation. Die Einstellung der Hautdurchblutung muß deshalb den thermoregulatorischen Zentren unterliegen. Den Hautgefäßen werden die Befehle durch sympathische, vasokonstriktorische Nerven mitgeteilt (Transmitter Noradrenalin, Wirkung über adrenerge α-Rezeptoren). Diese Aussagen gelten vor allem für die akrale Hautdurchblutung. In den Stammregionen ist die an die Schweißdrüsenaktivität gekoppelte Vasodilatation von Bedeutung. Eine Sonderstellung nimmt die Stirndurchblutung ein, die nur sehr geringen Schwankungen unterliegt. Wichtig ist darüber hinaus die Kälte-Vasodilatation, die die Haut der Akren vor Erfrierung schützt. Vgl. Abschnitt 9.6.4 und Abbildung 9-22 bis 9-24.

9.21 Die Widerstandsgefäße des Skelettmuskels besitzen einen sehr starken basalen Tonus, d. h. ohne nervale und hormonale Einflüsse

9

sind die Gefäße eng und die Durchblutung niedrig, angepaßt an den geringen Stoffwechsel des ruhenden Muskels. Der wichtigste Prozeß bei der Einstellung der Muskeldurchblutung ist die lokal-chemische Regulation, die bei Muskelarbeit eine Durchblutungssteigerung um den Faktor 30 ermöglicht, vgl. Abbildung 9-25. Wichtig ist darüber hinaus die emotionale Durchblutungssteigerung (Alarmreaktion, Abb. 9-26), die über vasodilatatorische Nerven und hormonal über Adrenalin vermittelt wird. Vgl. Abschnitt 9.6.5.

9.22 Beschreiben Sie die ZNS-Ischämie-Reaktion (Abschn. 9.7.3) und die renale Regulation des Blutdrucks über Renin-Angiotensin (Abschn. 9.7.4 und Kapitel Niere). Zusätzlich ist die Blutdruckregulation aufs engste mit der Regulation von Blutvolumen und Wasserhaushalt verknüpft, vgl. Abschnitt 9.7.5.

9.23 Beim Aufstehen kommt es darauf an, daß die Folgen der Blutverschiebung in die unteren Körperpartien sehr rasch ausgeglichen werden. Innerhalb weniger Sekunden müssen die Gegenregulationen anspringen. Dies vermag nur der Pressorezeptoren-Regelkreis, vgl. Abschnitt 9.7.6 sowie Abbildungen 9-29 und 9-30.

9.24 Eine Prüfungssituation ist ein typischer emotionaler Streß, der mit Alarmreaktio-nen beantwortet wird, wie in den Abbildungen 9-26 und 9-31 sowie in Abschnitt 9.7.7 dargestellt.

9.25 Eine Überhöhung des arteriellen Blutdrucks ist eine zusätzliche Belastung für das Herz-Kreislauf-System, was einen stärkeren Verschleiß dieses Systems bedeutet. Im Gefäßsystem zeigt sich dies in verstärkter und verfrüht einsetzender Arteriosklerose, was Verengungen der arteriellen Gefäße nach sich zieht, bis hin zum Gefäßverschluß mit Zugrundegehen des versorgten Organbezirks (z. B. Herzinfarkt oder Hirninfarkt). Bei hohem Blutdruck und geschädigter Gefäßwand besteht auch eine erhöhte Gefahr, daß ein Gefäß platzt (Schlaganfall bei einer Hirnblutung). Eine Hypertonie kann als Folge einer Organerkrankung auftreten, z. B. die renale Hypertonie. In den meisten Fällen liegt aber eine sogenannte essentielle Hypertonie vor, vgl. Abschnitt 9.8.1.

9.26 Bei Blutverlust kommt es darauf an, möglichst rasch den Volumenverlust durch Infusion einer Blutersatzlösung auszugleichen, damit es in den minderdurchbluteten Organen nicht zu irreversiblen Schädigungen kommt, vgl. Abschnitt 9.8.2.

9.27 Beschreibung gemäß Abbildung 9-32 und Abschnitt 9.9.

Atmung und Säure-Basen-Haushalt

D ie Atmung dient dem Gasaustausch zwischen Körper und Umgebung. Der für die Verbrennungsprozesse im Organismus notwendige Sauerstoff muß aufgenommen, und das Abgas CO_2 muß abgegeben werden. Zu diesem Zweck müssen große Austauschflächen bei möglichst dünner Grenzschicht zwischen Blut und Luft geschaffen werden: die Lunge. Die Austauschfläche der Alveolen beträgt insgesamt 80 m², der durch Diffusion zu überwindende Weg knapp 1 μm.

Der Gesamtprozeß der Atmung läßt sich untergliedern in
- den Gasaustausch zwischen Umgebung und Lungeninnerem, die **Mechanik der Lungenatmung,**
- den **Gasaustausch zwischen Lunge und Blut,**
- den **Gastransport im Blut** und
- die **Gewebsatmung,** den Gasaustausch zwischen Blut und Gewebe **(innere Atmung).**

Die ersten beiden Teilprozesse werden als **Lungenatmung (äußere Atmung)** zusammengefaßt.

Zum Verständnis der Atmung ist es erforderlich, sich die wichtigsten Grundlagen zur Physik der Gase ins Gedächtnis zurückzurufen. Die Fragen 10.1–10.4 sollen dabei helfen.

10.1 Mechanik der Lungenatmung

10.1.1 Atembewegungen

Die Lunge ist ein elastisches Gebilde, dessen Volumen passiv den Veränderungen des Thoraxvolumens folgt (Abb. 10-1). Zu diesem Zweck ist die Lunge gegenüber der Thoraxwand frei beweglich, ein kapillärer Spaltraum (Interpleuralspalt) liegt zwischen den beiden Pleurablättern (Brustfell), die die innere Brustkorbwandung als

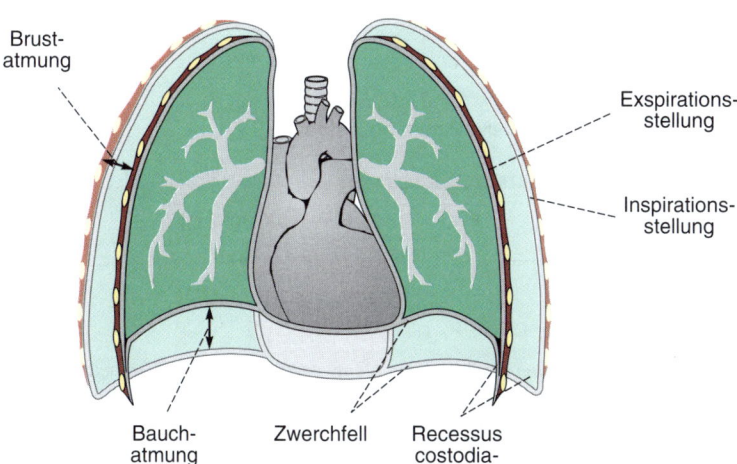

Brust-
atmung

Exspirations-
stellung

Inspirations-
stellung

Bauch-
atmung   Zwerchfell   Recessus
costodia-
phragmaticus

Abb. 10-1 Verlagerungen von Thorax-
wand und Zwerchfell bei der Atmung.
Lunge, Luft und Sauerstoff werden be-
vorzugt grün dargestellt. *(Modifiziert*
nach [8].)

Rippenfell und die Lungenoberfläche als Lungenfell auskleiden.

Die Einatmung (**Inspiration**) erfolgt dadurch, daß die Rippen durch Kontraktion der äußeren interkostalen Muskeln (Mm. intercostales externi) und anderer Atemhilfsmuskeln angehoben werden und zum anderen das Zwerchfell durch Kontraktion nach unten verlagert wird. Die Ausatmung (**Exspiration**) verläuft bei ruhiger Atmung überwiegend passiv, indem die durch die aktive Inspiration verursachte Volumenzunahme durch elastische Kräfte wieder zurückgestellt wird. Die inneren Interkostalmuskeln und die Bauchdeckenmuskulatur können die Ausatmung aktiv unterstützen. Überwiegt bei Einatmung die Rippenhebung, so spricht man von **kostaler oder thorakaler Atmung (Brustatmung)**, bei Überwiegen der Zwerchfellkontraktion von **abdominaler Atmung (Bauchatmung)**.

Die regelmäßig-rhythmischen Atembewegungen werden durch das Atemzentrum gesteuert.

Die Atembewegungen erzeugen den Druckgradienten zwischen dem Innenraum der Lungen und dem atmosphärischen Druck in der Umgebung. Diesen Druckgradienten bezeichnet man als **intrapulmonalen Druck.** Er ist die treibende Kraft für die Luftströmung.

10.1.2 Compliance von Lunge und Thorax

Sowohl der Thorax als auch die Lunge sind elastische Systeme, die nach aktiver Auslenkung wieder in ihre Ausgangslage zurückstreben.

In Abbildung 10-2 ist die statische Druck-Volumen-Beziehung für den gesamten Atemapparat, d.h. Thorax und Lunge zusammen, dargestellt. Die passive Druck-Volumen-Kurve (Ruhedehnungskurve in Abb. 10-2) gilt für völlige Relaxation der Atmungsmuskulatur. Man kann sie gewinnen, indem man eine Testperson an ein Beatmungsgerät anschließt (vgl. Abschn. 10.1.10), die Muskulatur durch Muskelrelaxanzien völlig lähmt und durch passives Aufblasen bzw. Absaugen die Druck- und Volumendaten gewinnt (bei offenen Atemwegen). Man kann aber auch so vorgehen, daß man eine Versuchsperson über ein Mundstück mit einem Spirometer zur Bestimmung des Volumens verbindet (vgl. Abb. 10-5) und die gewünschte Atemlage aktiv durch die

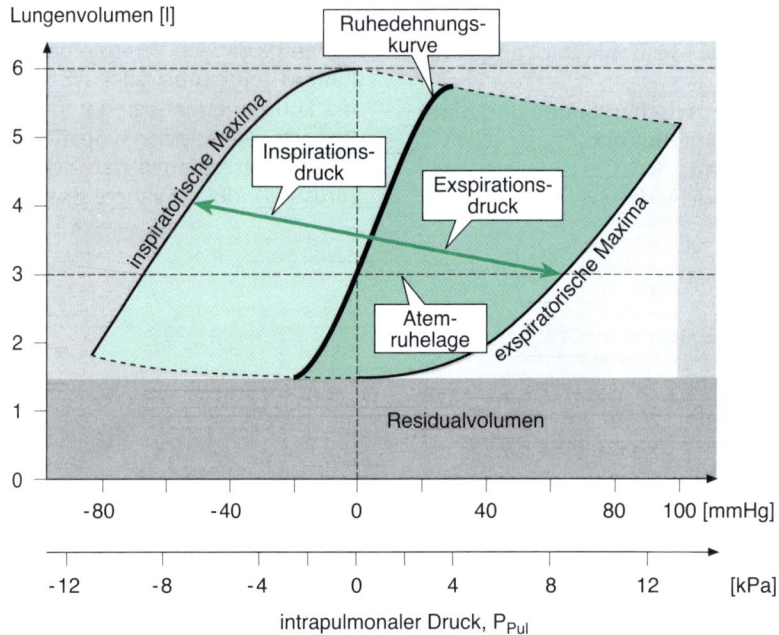

Abb. 10-2 Statische Druck-Volumen-Beziehung für den Atemapparat (Lunge und Thorax zusammen), bei völlig erschlaffter Atemmuskulatur (Ruhedehnungskurve). Nach links und rechts: Veränderungen des intrapulmonalen Druckes bei maximaler Inspirationskraft bzw. maximaler Exspirationskraft *(bei geschlossenen Atemwegen). Die Pfeile geben beispielhaft den Druckverlauf von einer Volumen-Ausgangslage aus an. Das Volumen verändert sich dabei wegen der Kompressibilität der Luft.*

Versuchsperson einstellen läßt. Man unterbricht dann die Verbindung zum Spirometer und fordert die Versuchsperson auf, die Atmungsmuskulatur völlig zu entspannen, was bei etwas Übung recht gut gelingt. Der dann bei offenen Atemwegen am Mund herrschende Druck ist mit dem intrapulmonalen Druck (im Alveolarraum) identisch.

Ein Maß für die Dehnbarkeit des Atemapparates ist die **Compliance** (Volumendehnbarkeit), die als Verhältnis von Volumenzunahme zu Druckzunahme definiert ist.
Compliance: $\Delta V/\Delta P$
Zur passiven Dehnung des völlig relaxierten Gesamtsystems (Lunge + Thorax) um 1 l über die Ruhelage genügt ein Druck von 1 kPa = 7,5 mmHg (Ruhedehnungskurve in Abb. 10-2 und Kurve „Thorax und Lunge" in Abb. 10-3). Die Compliance beträgt im Bereich der Atemmittellage also 1 l/kPa, zur maximalen Inspirationsstellung hin geht sie auf die Hälfte zurück.

Man kann bei jeder Atemlage die Versuchsperson auffordern, bei verschlossenem Atemweg eine maximale Exspirations- bzw. Inspirationskraft zu entwickeln (Abb. 10-2, mit zwei Pfeilen als Beispiel). Der intrapulmonale Druck (P_{Pul}) kann dabei bis auf +100 mmHg gesteigert bzw. bis auf –80 mmHg gesenkt werden. (Merkhilfe: Zahlenwerte etwa wie systolischer und diastolischer Blutdruck).

Dies bedeutet beispielsweise, daß man beim Tauchen im Wasser mittels Schnorchel über der Wasseroberfläche in Tiefen über 1,10 m nicht mehr einatmen kann (Umgebungsdruck 110 cm Wassersäule = 80 mmHg). Diese Maximaltiefe kann man allerdings beim Schnorcheln nicht ausnutzen, vgl. Abschnitt 10.4.7.

10.1.3 Intrathorakaler und intrapulmonaler Druck

Mißt man bei den Bestimmungen der Druck-Volumen-Beziehungen gleichzeitig noch den intra-

10

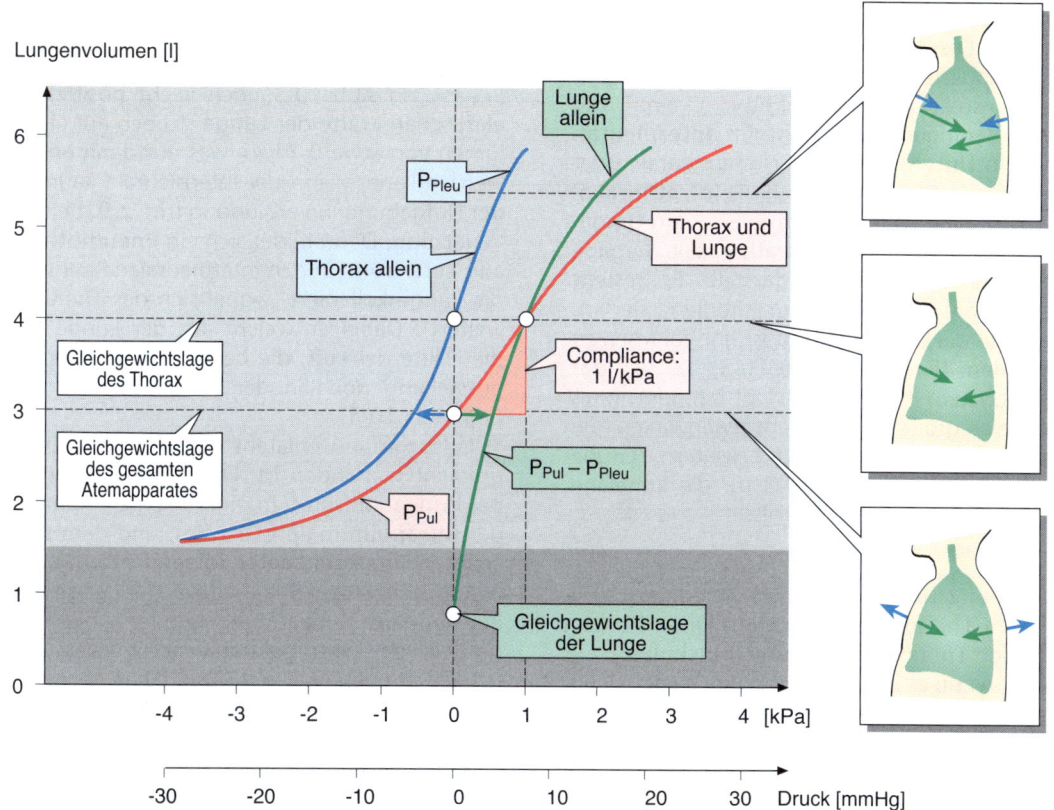

Abb. 10-3 Druck-Volumen-Beziehung für den gesamten Atemapparat (Thorax und Lunge), wie in Abbildung 10-2, sowie für Thorax und Lunge getrennt. Rechts sind für drei verschiedene Stellungen die passiven Bewegungstendenzen für Thorax (blau) und Lunge (grün) dargestellt.

thorakalen Druck (Pleuradruck P_{Pleu}), den man mit einer Drucksonde im schlaffen, mittleren Teil des Ösophagus erfassen kann (auch wieder als Druckdifferenz zum atmosphärischen Druck), so kann man die Compliance des Gesamtsystems differenzieren in die beiden Komponenten: Compliance für Thorax allein und Compliance für Lunge allein (Abb. 10-3). P_{Pleu} ergibt die dehnende Kraft für den Thorax allein (blaue Kurve), und die Differenz zwischen P_{Pul} und P_{Pleu} ist der transpulmonale Druckgradient, also die dehnende Kraft für die Lunge allein (grüne Kurve). Im Bereich der Atemmittellage sind Compliance$_{Th}$ und Compliance$_{Lu}$ etwa gleich groß (2 l/kPa, die beiden Dehnungskurven verlaufen nahezu parallel), und die Compliance des Gesamtsystems (rote Kurve) ist halb so groß wie jede Teilkomponente. (Denkt man sich zwei Gummiballons ineinandergestülpt, so benötigt man für das Aufblasen des Doppelballons natürlich die doppelte Kraft $\Delta P/\Delta V$, die Compliance $\Delta V/\Delta P$ des Doppelballons ist halb so groß wie die jedes einzelnen.)

Bei normaler Ruheatmung stellt sich zum Ende der Exspiration die **Ruhelage (Gleichgewichtslage) des Atemapparates** gemäß Abbildung 10-3 ein: Die Atmungsmuskulatur ist erschlafft, der intrapulmonale Druck ist Null. Das Lungenvolumen stellt sich dabei auf etwa 3 l ein. Unter diesen Bedingungen besteht im **Interpleuralspalt ein Unterdruck.** Dieser interpleurale oder intrapleurale Druck wird auch als **intrathorakaler Druck** bezeichnet, da er zugleich den Umgebungsdruck für andere intrathorakale Organe wie Ösophagus und Herz darstellt. Es besteht also ein transpulmonaler Druckgradient, der anzeigt, daß die Lunge bestrebt ist, ihr Volumen zu vermindern (P_{Pul}–P_{Pleu} in Abb. 10-3). Da sich das Gesamtsystem im Gleichgewicht befindet, muß eine gleich große Kraft P_{Pleu} entgegenwirken, die versucht, den Thoraxraum zu erweitern. (Grüne und blaue Pfeile in Abb. 10-3 für die Ruhelage des Atemapparates gleich groß.)

In Abbildung 10-3 ist auch die Gleichgewichtslage für den Thorax allein markiert. Diese Position würde der Thorax bei schlaffer Muskulatur einnehmen, wenn es innen keine Lungen gäbe, wenn der intrathorakale Druck P_{Pleu} Null wäre. Real kann das passieren, wenn bei einer Verletzung des Thorax Luft in den Pleuralspalt gelangt und die Lunge kollabiert (Pneumothorax). Bei Schäden der Lunge kann sich der Pleuralraum auch von innen her mit Luft füllen und so einen Pneumothorax entstehen lassen.

Klinisches Beispiel. Eine 35jährige Patientin, bei der anamnestisch vor 5 Jahren ein Spontanpneumothorax rechts aufgetreten war, kam wegen erneut aufgetretener Belastungsdyspnoe zur stationären Aufnahme. Bei der körperlichen Untersuchung fielen ein hypersonorer Klopfschall und ein abgeschwächtes Atemgeräusch über der rechten Lunge auf. Die Thorax-Röntgenaufnahme zeigte einen **Pneumothorax** rechts mit Totalkollaps des rechten Unter- und Mittellappens. Das Mediastinum war nach links gedrängt, das rechte Zwerchfell abgeflacht und nach kaudal verdrängt. Thorakoskopisch fanden sich multiple Emphysemblasen. Es wurde nach einer Fibrinklebung eine Pleura-Saugdrainage gelegt und hierüber acht Tage lang mit einem Sog von bis zu 1 m Wassersäule gesaugt, ohne daß sich die rechte Lunge vollständig ausdehnte. Erst nach einer Thorakotomie mit Abtragung bzw. Übernähung der Emphysemblasen und Anrauhen der Pleura gelang es, den Pneumothorax zu beheben. Die Patientin ist bisher, zwei Jahre nach der Operation, rezidivfrei geblieben. (Nach [6].)

Der **intrathorakale Druck (intrapleurale Druck)** beträgt bei normaler Exspirationsstellung etwa –0,5 kPa und sinkt während Ruheatmung bei Inspiration auf etwa –0,7 kPa (Abb. 10-4), bei maximaler Inspiration bis auf –2,5 kPa ab. Selbst bei maximaler Exspirationsstellung ist der intrapleurale Druck noch leicht negativ (der transpulmonale Druckgradient P_{Pul}–P_{Pleu} in Abb. 10-3 noch leicht positiv). Die elastischen Kräfte der Lunge streben auf ein Volumen von etwa 0,7 l zu, was nur dann erreicht werden kann, wenn der interpleurale Raum mit der Umgebung in Verbindung tritt, z. B. bei einer Verletzung. Dann bildet sich ein **Pneumothorax** aus: Luft strömt in den interpleuralen Raum, und die Lunge kollabiert (wobei sich der Thorax erweitert). Dabei entweicht aus der Lunge etwa die Hälfte der Luft, die bei maximaler Exspirationsstellung noch in der Lunge vorhanden ist (vgl. Abb. 10-5).

Luftströmung entsteht nur, wenn ein Druckgradient vorhanden ist. Die Thoraxerweiterung bei Inspiration führt zu einer leichten Abnahme des **intrapulmonalen Druckes,** und dem so erzeugten Druckgradienten folgend strömt bei offenen Atemwegen Frischluft in die Lungen ein. Bei normaler Ruheatmung betragen die Änderungen des intrapulmonalen Druckes etwa 0,1 kPa um den Nullwert (Abb. 10-4).

Bei Messung des intrapleuralen Druckes im Verlauf eines Atemzyklus (Abb. 10-4) erfaßt man einmal den durch die Dehnung der Lunge bedingten transpulmonalen Druckgradienten, der ein genaues Abbild des Lungenvolumens ist. Man kann

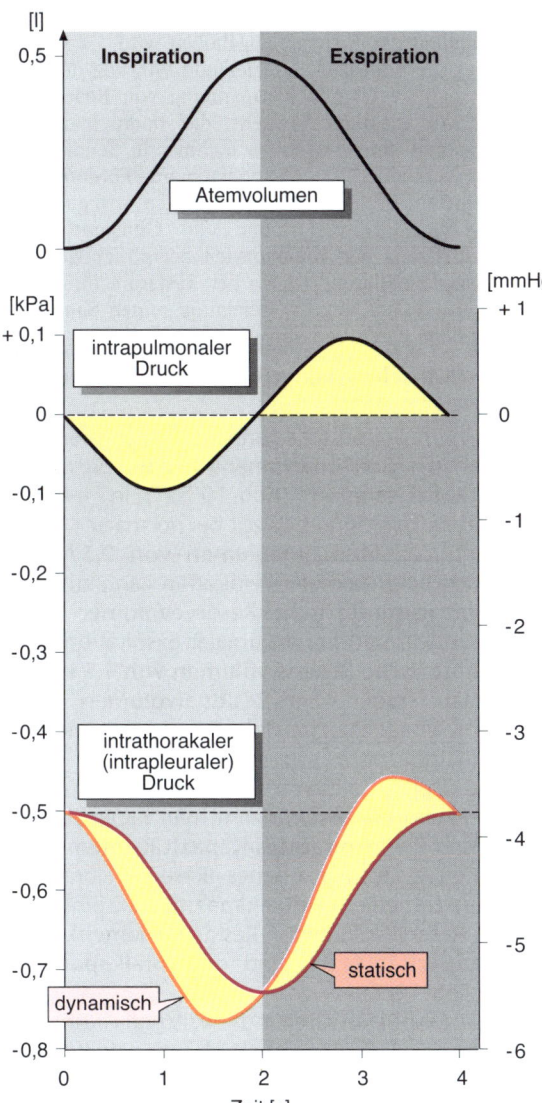

Abb. 10-4 *Veränderungen des intrapulmonalen Drucks und des intrapleuralen Drucks (relativ zum atmosphärischen Druck) im Verlauf eines Atemzuges (oben) unter normalen Ruhebedingungen. Die „statische" Kurve des intrapleuralen Drucks gibt die Druckwerte für die zugehörigen Stellungen des Atemapparates (oben) bei Atemstillstand an. Die „dynamische" Kurve des Pleuraldrucks entsteht durch Überlagerung des intrapulmonalen Drucks mit dem statischen Intrapleuraldruck.*

ihn als statischen intrapleuralen Druck bezeichnen, weil man ihn ermitteln kann, wenn man zu verschiedenen Zeitpunkten des Atemzyklus die Atmung bei offenen Atemwegen anhält, so daß sich der intrapulmonale Druck an den Umgebungsdruck angleicht. Während Ablauf der Atembewegungen addiert sich in der Messung des in-

trapleuralen Druckes zum statischen intrapleuralen Druck der jeweilige Wert des intrapulmonalen Druckes, und so ergibt sich der dynamische intrapleurale Druck (Abb. 10-4).

10.1.4 Atemwiderstand und Atemarbeit

Der für einen bestimmten Atemstrom erforderliche Druckgradient ist proportional dem **Widerstand der Atemwege.** Steigt dieser über den Normalwert hinaus an, so werden die Veränderungen des intrapulmonalen Druckes für gleiche Luftverschiebungen größer, und der Verlauf des dynamischen intrapleuralen Druckes ändert sich entsprechend.

Die **Arbeit** für einen einzelnen Atemzyklus errechnet sich als Druck mal Volumen (ebenso wie bei der Herzarbeit):

$$\frac{K}{cm^2} \cdot cm^3 = K \cdot cm = \text{Kraft mal Weg}$$

Die Arbeit besteht aus zwei Komponenten: der Arbeit, die gegen die elastischen Kräfte des Atmungsapparates verrichtet werden muß, und aus der für die Überwindung der Strömungswiderstände in den Atemwegen erforderlichen Arbeit. Trägheits- und andere nichtelastische Gewebewiderstände sind vernachlässigbar. Durch Multiplikation der Arbeit pro Atemzyklus mit der Atemfrequenz ergibt sich die für die Atmung erforderliche Leistung.

Die Atemarbeit beträgt unter Ruhebedingungen etwa 2 % des Energieumsatzes, bei schwerer körperlicher Leistung kann sie bis auf 20 % des jeweiligen Umsatzes ansteigen.

Für die Atemstromstärke $\dot{V}$ (in l/s) gilt in guter Näherung (wenn man von Turbulenzen im Luftstrom absieht), ähnlich wie für den Blutkreislauf, $\dot{V} = \Delta P/R$. Die Druckdifferenz ΔP entspricht dem intrapulmonalen Druck P_{Pul}, R ist der **Atemwegswiderstand,** auch als **Resistance** bezeichnet. Wie in Abbildung 10-4 zu erkennen, ist der für die maximale Atemstromstärke bei Ruheatmung von 0,5 l/s erforderliche intrapulmonale Druck etwa 0,1 kPa, der Atemwegswiderstand beträgt also etwa $0,2 \text{ kPa} \cdot s \cdot l^{-1}$. Im Vergleich zum Blutkreislauf liegen hier somit sehr geringe Widerstandswerte vor, was vor allem an der geringen Viskosität der Luft liegt. Neben diesem Strömungswiderstand der Atemwege sind am nichtelastischen Atmungswiderstand noch visköse Gewebskomponenten beteiligt (Gewebsreibung und Verformung von Gewebe im Brust- und Bauchraum). Diese betragen aber nur etwa 10 % des Atemwegswiderstandes und spielen deshalb praktisch keine Rolle.

Der Atemwegswiderstand ist keine konstante Größe. Er kann durch eine über den Parasympathikus vermittelte Bronchokonstriktion erhöht

10

oder durch eine über den Sympathikus vermittelte Bronchodilatation vermindert werden.

10.1.5 Elastizität der Lunge und Oberflächenspannung der Alveolen

Wenn man großzügig von der Elastizität der Lunge spricht, meint man die Tatsache, daß sich dieses Organ etwa wie ein Gummiballon verhält, der sich nach Aufblasen aufgrund der Wandelastizität wieder zusammenziehen kann. In der Lunge beruht aber die Tendenz zum Zusammenziehen auf zwei ganz verschiedenen Komponenten. Einmal auf einer echten Wandelastizität des Organs, und zum anderen darauf, daß die kleinen Lungenalveolen aufgrund der Oberflächenspannung die Tendenz haben, ihre innere Oberfläche zu verkleinern, d. h. sich zusammenzuziehen. Beide Komponenten sind etwa zu gleichen Anteilen an der Gesamtelastizität des Organs beteiligt.

Von den Epithelien (Typ II), die das Innere der Alveolen auskleiden, werden **oberflächenaktive Substanzen**, sogenannte **Surfactants** (surface active agents) gebildet, die dem Flüssigkeitsfilm der alveolären Oberfläche beigemischt sind und die Oberflächenspannung reduzieren. Ohne diese Surfactants wäre die Oberflächenspannung etwa um den Faktor 10 größer, und die Entfaltung der Alveolen wäre stark erschwert. Bei krankhaftem Fehlen dieser Stoffe können Lungenabschnitte kollabieren (Atelektase).

Wenn bei Frühgeborenen das Surfactant-System noch nicht ausgereift ist, gibt es Probleme mit der Entfaltung der Lunge.

Die Oberflächenspannung T eines mit wäßriger Lösung beschichteten Bläschens hat die Tendenz, das Bläschen weiter zusammenzuziehen. Der dabei entstehende Innendruck P wird mit abnehmendem Radius R größer ($T = 2P/R$). Bei einer Serie zusammenhängender Bläschen wie in der Lunge würde dies dazu führen, daß die Luft aus kleinen Bläschen in größere fließen würde, bis die kleinen schließlich kollabieren, wenn die Oberflächenspannung des Wassers nicht reduziert wäre. Die Surfactants sind ein Gemisch von Lipiden und Proteinen, wobei Phospholipide von größter Bedeutung sind. Diese bestehen, wie die Phospholipide der Zellmembran, aus einem hydrophilen Kopf und zwei parallelen hydrophoben Fettsäureketten als Schwänzen. Diese Moleküle sammeln sich in der zum Lumen gerichteten Oberfläche des Wasserfilms, mit den Schwänzen zum Lumen gerichtet, und reduzieren, proportional ihrer Konzentration, die Oberflächenspannung. Da mit Kleinerwerden der Alveolen die Oberflächenkonzentration ansteigt, wird der Oberflächenspannungs-senkende Effekt mit abnehmen-

dem Alveolenradius stärker, so daß die oben beschriebene Instabilität des Systems aufgehoben wird. Es ist also nicht nur die insgesamt reduzierende Wirkung der Surfactants auf die Oberflächenspannung von Bedeutung, sondern vor allem die Tatsache, daß dadurch die mit Verkleinerung einer Alveole zunehmende Tendenz zu weiterer Verkleinerung aufgehoben wird. Fördernd auf die Surfactant-Bildung der Pneumozyten wirken unter anderem Schilddrüsenhormone und Glucocorticoide. Jede Schädigung der Pneumozyten beeinträchtigt auch die Surfactant-Bildung, z. B. bei Unterbrechung der Durchblutung, bei längerer Inhalation reinen Sauerstoffes oder beim Zigarettenrauchen.

10.1.6 Statische Atemgrößen: Atemvolumina

Mit einem Spirometer kann man die Veränderungen des Lungenvolumens bei der Atmung quantitativ erfassen (Abb. 10-5). Ein mittelgroßer junger Mann bewegt bei normaler Ruheatmung das **Atemzugvolumen von 0,5 l** hin und her. Bei maximaler Inspiration kann zusätzlich das **inspiratorische Reservevolumen von 2,5 l** eingeatmet, bei maximaler Exspiration das **exspiratorische Reservevolumen von 1,5 l** ausgeatmet werden. Ein **Residualvolumen von 1,5 l** bleibt auch bei maximaler Ausatmung noch in der Lunge.

Die Größen, die zwei oder mehr dieser Volumina zusammenfassen, nennt man Kapazitäten. Dies sind die **Inspirations-Kapazität** (Atemzugvolumen + inspiratorisches Reservevolumen), die **funktionelle Residualkapazität** (exspiratorisches Reservevolumen + Residualvolumen), die **Vitalkapazität** (4,5 l) und die **Totalkapazität** (6 l) (Abb. 10-5).

Bei Exspirationsstellung während Ruheatmung ist die Lunge gerade zur Hälfte gefüllt (3 l).

Bei Eröffnung des Thorax zieht sich die Lunge aufgrund ihrer Elastizität noch über die maximale Exspirationsstellung hinaus zusammen, es entweicht das **Kollapsvolumen** (rund die Hälfte des Residualvolumens), und in der Lunge verbleibt das **Minimalvolumen**. Diesen Zustand bezeichnet man als **Pneumothorax**.

Alle diese Volumengrößen werden als **statische Atemgrößen** bezeichnet und den **dynamischen Atemgrößen** gegenübergestellt, die die Dimension der Zeit enthalten und etwas über die Geschwindigkeit der Luftbewegungen aussagen.

Die Atemvolumina sind außerordentlich variabel, sie sind abhängig von Körpergröße, Geschlecht und Alter, und darüber hinaus vom Trainingszustand (Abb. 10-6). Die hier angegebenen Werte sind deshalb nur eine großzügige Leitlinie.

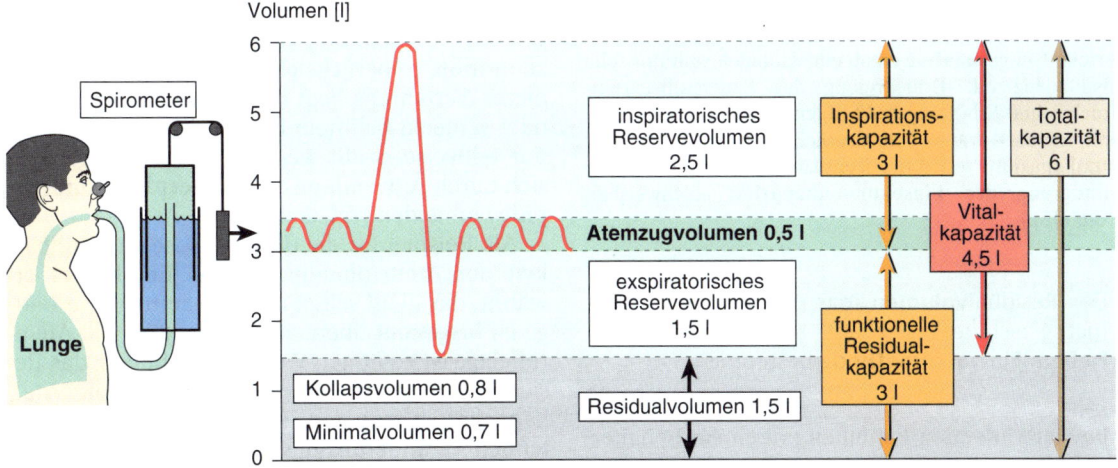

Abb. 10-5 Bestimmung der Atemvolumina (**statische Atemgrößen**) mit einem Spirometer.

Die **Ruhe-Atemfrequenz** liegt bei **12–20/min**. Bei einer mittleren Frequenz von 16/min beträgt das **Atemminutenvolumen in Ruhe rund 8 l/min**.

Wegen der großen Variabilität muß der Arzt die individuellen Normwerte aus Tabellen entnehmen, ehe er diagnostische Rückschlüsse ziehen kann. Bei der Frau ist die Vitalkapazität rund 25 % kleiner als beim Mann. Die Altersveränderungen beruhen auf einem Elastizitätsverlust der Lunge und zunehmender Einschränkung der Thoraxbeweglichkeit: Total- und Vitalkapazität nehmen ab, das Residualvolumen wird größer (Abb. 10-6).

Diagnostisch ist vor allem die Bestimmung der Vitalkapazität von Bedeutung. Eine krankhafte Verminderung dieser Größe (Einschränkung der Thoraxbeweglichkeit) heißt **restriktive Ventilationsstörung**.

Als Regel für den Normalwert der Vitalkapazität (VK) bei einem jüngeren Mann gilt: VK (in Liter) = 2,5 mal Körpergröße (in Meter). Für einen 1,80 m großen Mann ergibt sich so ein Normwert von 4,5 l. Für eine Frau wäre dieser Wert um etwa 25 % zu reduzieren. Bei Hochleistungssportlern wie Schwimmern oder Ruderern findet man Werte bis zu 8 l. Die obigen Angaben sind also nur großzügige Merkwerte. Stärkere Altersveränderungen setzen jenseits des 40. Lebensjahres ein. Darin manifestiert sich vor allem das Nachlassen der Elastizität, das man auch in anderen Funkti-

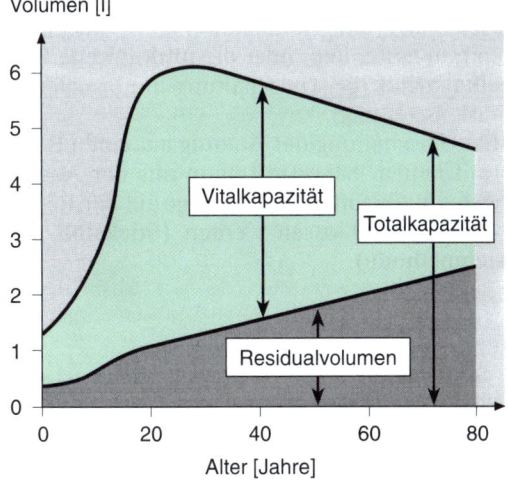

Abb. 10-6 Altersabhängigkeit von Vitalkapazität, Totalkapazität und Residualvolumen.

onssystemen findet: bei der Linse des Auges und bei den Blutgefäßen.

Klinisches Beispiel. Ein 32 Jahre alter Mann hatte ab der Pubertät eine progressive, thorakal betonte rechtskonvexe Skoliose mit Rippenbuckel entwickelt. Bis in die dritte Lebensdekade hinein war er trotz der schweren Thoraxdeformität beschwerdefrei und führte ein normales Leben. Ab dem 30. Lebensjahr bemerkte er aber zunehmende Atemnot bei leichten Belastungen sowie abendliche Knöchelödeme und konsultierte einen Pneumologen. Die körperliche Untersuchung zeigte eine Tachypnoe, eine vorwiegend abdominale flache Atmung und den Einsatz der Atemhilfsmuskulatur. Die Thoraxverformung war be-

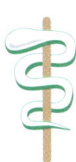

trächtlich. Über der linken Lunge war leichtes Rasseln auskultierbar. Der Jugularvenendruck war erhöht. Die **arterielle Blutgasanalyse** ergab eine globale respiratorische Insuffizienz mit Erniedrigung des Sauerstoff-Partialdruckes und Erhöhung des Kohlendioxid-Partialdruckes. Spirometrisch waren eine deutliche **Einschränkung der Vitalkapazität** (restriktive Ventilationsstörung) und eine **Minderung der Einsekundenkapazität** nachweisbar. (Nach [6].)

> Das **Residualvolumen**, das sich mit der Spirometrie nicht erfassen läßt, kann man mit der **Helium-Einwaschmethode** bestimmen.

Man verbindet den Patienten mit einem Behälter, der Luft mit etwas Helium enthält, und läßt mehrfach hin und her atmen. Nach gleichmäßiger Heliumverteilung läßt sich aus der Abnahme der Heliumkonzentration das Lungenvolumen berechnen, entweder das **Residualvolumen** (bei Umschaltung auf Heliumatmung in maximaler Exspirationsstellung) oder die **funktionelle Residualkapazität** (bei Umschaltung in normaler Exspirationsstellung).

Bei Umschaltung der Atmung auf einen Behälter mit reinem Sauerstoff kann aus der Ausspülung des Stickstoffs aus der Lunge auf das Residualvolumen geschlossen werden **(Stickstoff-Auswaschmethode).**

Für genauere Bestimmungen sind Veränderungen von Temperatur, Feuchte, O_2- und CO_2-Konzentration zu berücksichtigen. Der Hauptmangel dieses Verfahrens liegt darin, daß nicht belüftete oder schlecht belüftete Lungenpartien nicht oder nur teilweise erfaßt werden. Dieser Mangel läßt sich durch Anwendung der **Körperplethysmographie** vermeiden (vgl. Abb. 10-8).

Als Beispiel für die diagnostische Anwendbarkeit der Atemvolumina sei das **Emphysem** erwähnt, das nicht selten im Alter auftritt. Die Lunge ist insgesamt übermäßig aufgebläht, die Atemruhelage ist zu hohen Werten verschoben, das Residualvolumen ist stark vergrößert, und die Vitalkapazität ist reduziert. Die mit dem Alter auftretenden Veränderungen sind dabei gewissermaßen verstärkt und verfrüht.

10.1.7 Dynamische Atemgrößen

Die dynamischen Atemgrößen sagen etwas über die Geschwindigkeit der Luftbewegungen aus und geben vor allem Aufschluß über die Atemwegswiderstände; in ihrer Dimension ist immer die Zeit enthalten. Diagnostisch interessieren vor allem die erreichbaren Maxima.

Der **Atemgrenzwert** gibt das Maximum des Atemminutenvolumens an, das eine Testperson willkürlich erreichen kann, wobei Frequenz und

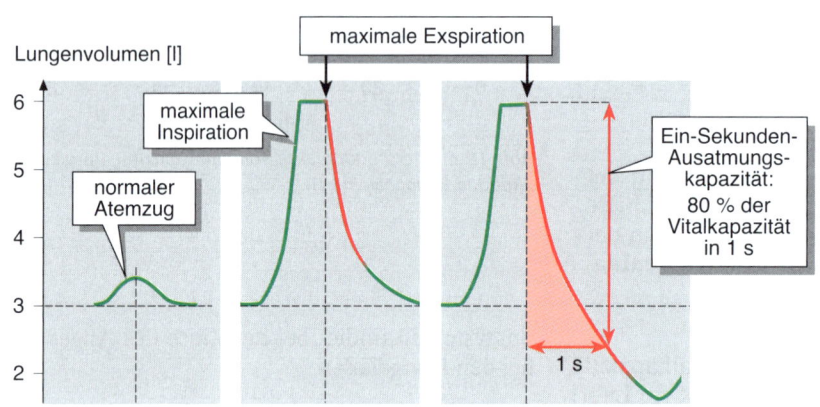

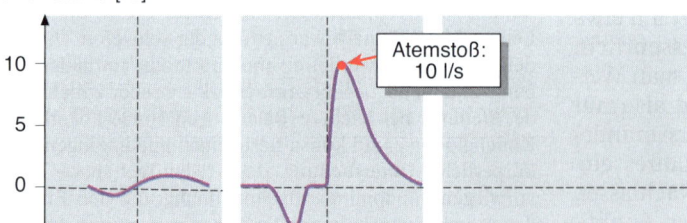

*Abb. 10-7 Schema zur Bestimmung der **dynamischen Atemgrößen**. Erläuterungen im Text.*

Atemtiefe frei gewählt werden können. Er liegt **über 100 l/min** (120–160 l/min bei einem jungen Normalmann). Das Ruhe-Atemminutenvolumen (8 l/min) kann also etwa um den Faktor 20 gesteigert werden.

Als Test für die Atemdynamik eignet sich darüber hinaus der **Atemstoß**: die maximal erreichbare Exspirations-Stromstärke (Abb. 10-7). Man gibt dazu der Testperson die Anweisung, maximal einzuatmen und aus dieser Position heraus kurzfristig so stark wie möglich auszuatmen. Über ein Mundstück, das keinen wesentlichen Widerstand bieten darf, ist die Versuchsperson mit einem geeigneten Gerät verbunden, das den Maximalwert der Ausatemstromstärke festhält. Der Wert beträgt etwa **10 l/s** (wieder rund das 20fache des Wertes bei Ruheatmung).

Man kann der Testperson auch die Anweisung geben, aus maximaler Inspirationsstellung heraus möglichst rasch die gesamte Luft aus der Lunge auszuatmen, also bis zu maximaler Exspirationsstellung. Das Volumen, das so in 1 s ausgeatmet werden kann – in Prozent der Vitalkapazität bestimmt – ist die **Ein-Sekunden-Ausatmungskapazität**, oder kurz **Einsekundenkapazität** genannt (Tiffeneau-Test). Sie beträgt bis zum mittleren Alter **70–80 %** (Abb. 10-7).

Da statische und dynamische Atemgrößen aufeinander abgestimmt sind, läßt sich aus Verrechnung von Vitalkapazität (VK) und Atemstoß (AS) eine Größe gewinnen, die bei allen Gesunden etwa gleich groß ist: die **VK-Zeit** (VK/AS), rund 0,5 s. Es ist diejenige Zeit, die man benötigen würde, um die gesamte VK auszuatmen, wenn man die maximale Exspirationsstromstärke während der ganzen Exspiration beibehalten könnte: 5 l/10 l/s.

Einschränkungen der dynamischen Atemgrößen, die sich bei erhöhtem Atmungswiderstand finden, z. B. beim **Asthma bronchiale**, bezeichnet man als **obstruktive Ventilationsstörungen**. Der Atemgrenzwert ist auch bei restriktiven Ventilationsstörungen reduziert.

Die einfach durchzuführenden Bestimmungen der Vitalkapazität sowie der Einsekundenkapazität oder des Atemstoßes bilden nach wie vor die Basis der Atmungsdiagnostik. Für eine genauere Diagnostik ist heute die Ganzkörperplethysmographie unentbehrlich.

Die Ursachen für eine Erhöhung des Atemwegswiderstandes (obstruktive Ventilationsstörung) sind vielfältig. Die Atemwege können durch Fremdkörper, Tumorwachstum oder Schleim eingeengt sein. Stauungen der Durchblutung oder Entzündungen können zur Schwellung der Bronchialschleimhaut führen und so den Strömungswiderstand steigern. Der wichtigste Faktor jedoch ist eine Erhöhung des Tonus der Bronchialmuskulatur, die bevorzugt anfallsweise auftritt (**Bronchialasthma**). Dies beruht meist auf einer Hyperreaktivität des Bronchialsystems. Den Boden dafür bildet meist eine anhaltende Schädigung der Bronchialschleimhaut (chronische Bronchitis), sei es durch äußere Schadstoffe (Luftverschmutzung, Rauchen) oder durch bakterielle und virale Entzündungen. Bei solchen Schädigungen können Fremdstoffe in die Schleimhaut eindringen und direkt oder reflektorisch über Rezeptoren in der Bronchialwand eine Bronchokonstriktion auslösen (über parasympathische, cholinerge Nerven). Dadurch wird auch die Entwicklung von Allergien begünstigt, die das Krankheitsbild besonders schwer gestalten. Eine bronchiale Hyperreaktivität, die sich einmal entwickelt hat, ist nur schwer wieder auszuheilen.

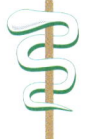

Klinisches Beispiel. Eine 26jährige Patientin wird wegen schwerer Dyspnoe stationär aufgenommen. In den letzten Tagen waren Hustenanfälle und zunehmende Atemnot aufgetreten. Die Patientin gibt an, seit dem dritten Lebensjahr unter Anfällen von Atemnot zu leiden. Von der Pubertät bis zum 24. Lebensjahr war sie beschwerdefrei. – Es besteht schwerste Atemnot mit einer Atemfrequenz von 28/min. Maximaler Zwerchfelltiefstand beidseits mit aufgehobener Atemverschieblichkeit; Einsatz der Atemhilfsmuskulatur. Das Atemgeräusch ist abgeschwächt, das Exspirium deutlich verlängert. **Blutgasanalytisch** (arteriell) besteht eine respiratorische Partialinsuffizienz mit **Erniedrigung des P_{O_2}** auf 58 mmHg bei deutlicher **Hyperventilation** (P_{CO_2} 30 mmHg – Reaktion auf den reduzierten P_{O_2}?) Der **Peak Flow** (Atemstoß) ist auf 3,7 l/s **erniedrigt**. Im EKG finden sich Zeichen der akuten Rechtsherzbelastung. – Die Notfallsituation läßt sich mit einer entsprechenden **antiobstruktiven Therapie** einschließlich hochdosierter Gabe von Glucocorticoiden rasch beherrschen. Die Patientin wird auf eine inhalative (mit adrenergen β_2- Agonisten und Glucocorticoiden) und orale Dauertherapie eingestellt. Nach drei Tagen sind Peak Flow (8,3 l/s) und Blutgaswerte wieder normal. (Nach [6].)

Beim **Lungenemphysem** liegen schwere Strukturveränderungen der Lunge vor, mit Überdehnung und Erweiterung der Lufträume, wobei der Abbau von Alveolarwänden sowohl die gasaustauschende Oberfläche als auch das terminale Gefäßbett reduziert, so daß auch der Strömungswiderstand für die Durchblutung ansteigt. Neben den typischen Veränderungen der statischen Atemgrößen kommt es dabei auch zu Steigerungen der Atemwegswiderstände.

Reine **restriktive Ventilationsstörungen** kommen dann zustande, wenn die Ausdehnungsfähigkeit von Thorax oder Lunge eingeschränkt ist, z. B. durch Schädigungen des thorakalen Atemapparates (vgl. klinisches Beispiel in Abschn. 10.1.6), durch Pleuraverwachsungen oder durch Lungenfibrose (Einlagerung von Bindegewebe in das Lungenparenchym, auf dem Boden von chronischen Reizeinwirkungen oder Allergien).

10.1.8 Diagnostik mittels Ganzkörperplethysmographie

Die Ganzkörperplethysmographie (Abb. 10-8) erlaubt, über die Bestimmung der üblichen statischen und dynamischen Atemgrößen hinaus, bei Atembewegung gegen das geschlossene Ventil die Bestimmung des in der Lunge befindlichen Volumens, oder, bei Atmung im geschlossenen System, die fortlaufende Aufzeichnung von Atemstromstärke und Atemwegswiderstand (Abb. 10-9). Dies gibt wichtige differentialdiagnostische Aufschlüsse, vor allem bei obstruktiven Ventilationsstörungen.

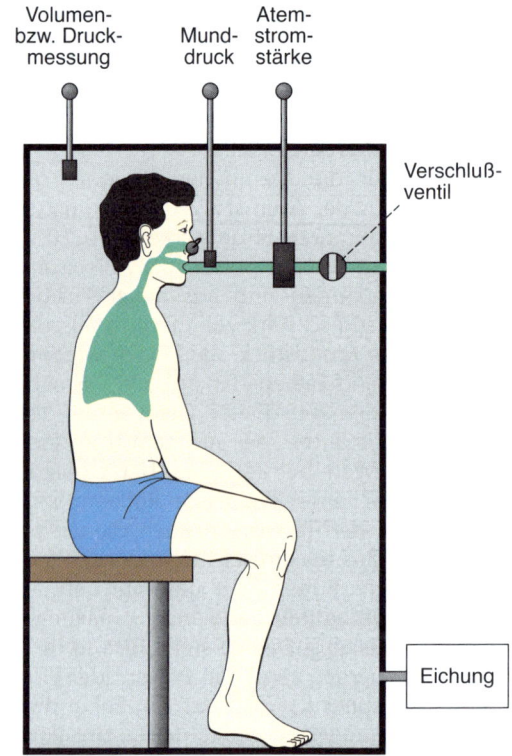

Abb. 10-8 *Schema zur Ganzkörper-Plethysmographie.*

Die Testperson sitzt in einer geschlossenen Kammer (Abb. 10-8), und die Veränderungen des in der Kammer befindlichen Luftvolumens (ΔV) werden mit einem empfindlichen Spirometer aufgezeichnet (bzw. aus Druckmessungen berechnet). Macht die Versuchsperson eine Inspirationsbewegung gegen das verschlossene Ventil, so entsteht in der Lunge durch die Thoraxerweiterung ein leichter Unterdruck, der gemessen wird; zugleich gibt es eine kleine Volumenverschiebung in der Kammer, die der Plethysmograph anzeigt, und die mit der Zunahme des intrathorakalen Volumens identisch ist. Aus Druck- und Volumenänderung läßt sich nach dem Boyle-Mariotte-Gesetz das in der Lunge befindliche Volumen bestimmen. Bei Testung in normaler Exspirationslage entspricht dies beim Gesunden der funktionellen Residualkapazität. Bei Störungen gibt es allerdings Abweichungen gegenüber den Messungen mit der Helium-Einwaschtechnik, weil die Plethysmographie auch Gasräume erfaßt, die sich an der Ventilation nicht beteiligen.

Bei normaler Atmung (Ventil offen) wird fortlaufend mit einem Pneumotachographen die Atemstromstärke gemessen, und durch Verrech-

nung mit den Volumenverschiebungen wird fortlaufend der intrapulmonale Druck kalkuliert (nach dem oben beschriebenen Prinzip), so daß intrapulmonaler Druck und Stromstärke fortlaufend aufgezeichnet und auch unmittelbar als Atemschleife dargestellt werden können. Beim Gesunden (Abb. 10-9 A) verläuft die Kurve steil und geradlinig, der Widerstand ist gleichmäßig niedrig. In Teil B ist der Widerstand deutlich, aber gleichmäßig gesteigert. Bei stärkeren Störungen jedoch (Beispiel C) kommt es zu deutlicher Schleifenbildung, was Inhomogenitäten im Widerstand anzeigt. So kommt es beispielsweise bei manchen Störungen während Exspiration durch die Steigerung des intrathorakalen Druckes zu Einengung bzw. Verschluß einzelner Bronchien, was zu solchen Abweichungen zwischen inspiratorischem und exspiratorischem Kurvenverlauf führt.

10.1.9 Funktion der Atemwege

Über Nase und Mund gelangt die Luft in die Trachea, die sich zu einem immer feiner werdenden Bronchialbaum aufzweigt, bis hin zu den terminalen Bronchiolen, die mit Alveolen besetzt sind, wo sich der Gasaustausch vollzieht.

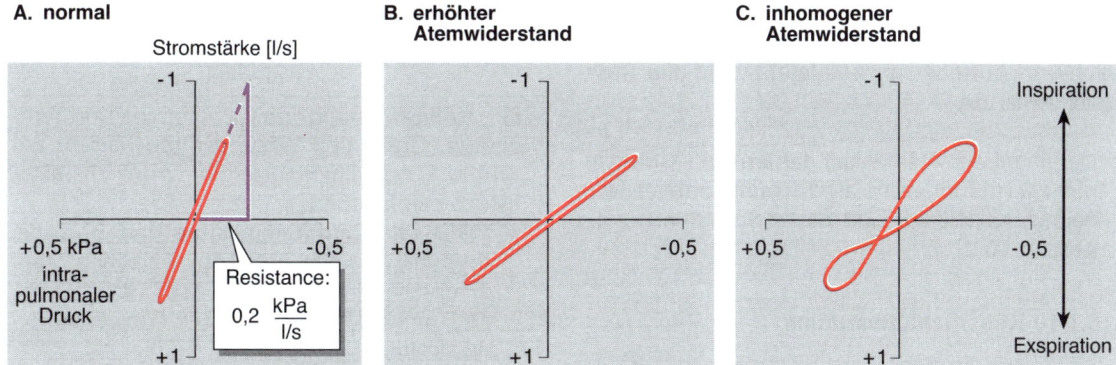

A. normal

Stromstärke [l/s]

+0,5 kPa intrapulmonaler Druck

Resistance: 0,2 $\frac{kPa}{l/s}$

B. erhöhter Atemwiderstand

C. inhomogener Atemwiderstand

Inspiration

Exspiration

Abb. 10-9 *Mit Ganzkörperplethysmograph aufgenommene Druck-Stromstärke-Kurven, bei einem Gesunden (A), bei stark und gleichmäßig erhöhtem Atemwiderstand (B) sowie bei stär-* *keren Störungen mit Inhomogenitäten im Strömungswiderstand (C).*

Die Atemwege dienen auch der Reinigung, Erwärmung und Befeuchtung der Luft.

Schon in der Nase werden Staub und Bakterien abgefangen. Tiefer gelangende Partikel lagern sich auf der Schleimschicht von Trachea und Bronchien ab. Ständige rhythmische Bewegungen der Zilien des Respirationsepithels befördern Schleim und Fremdstoffe Richtung Rachen, wo der Schleim in der Regel verschluckt wird. Schädigung der Schleimhaut beeinträchtigt auch die Flimmerbewegungen und damit die Reinigungsfunktion, z. B. bei chronischer Bronchitis.

Der Reinigung dient auch der **Hustenreflex.** Von Rezeptoren der Atemwege laufen afferente Impulse über den N. vagus zur Medulla oblongata, wo ein ganz spezifisches Muster efferenter Ereignisse ausgelöst wird. Nach einer tiefen Einatmung werden Epiglottis und Stimmritze fest geschlossen; Ausatmungs- und Bauchmuskeln kontrahieren sich kräftig, so daß der intrapulmonale Druck bis auf 100 mmHg ansteigen kann. Daraufhin öffnen sich Stimmbänder und Epiglottis plötzlich, so daß Luft mit hoher Geschwindigkeit ausströmt und Fremdkörper oder Schleim mit sich reißt.

Der **Niesreflex** ist auf die Reinigung der Atemwege im Nasenraum angelegt. Der auslösende Reiz ist eine Reizung in den Nasenwegen. Dann wird, ähnlich wie beim Husten, ein starker Exspirationsdruck erzeugt, aber der Verschluß der Atemwege erfolgt im Rachen (Zunge und Gaumensegel), und durch plötzliche Öffnung wird Luft rasch durch Mund und Nase gepreßt.

Die Luft wird auf dem Weg in die Alveolen zunehmend erwärmt und befeuchtet, so daß die Alveolarluft die volle Körpertemperatur hat und voll mit Wasserdampf gesättigt ist. Wärme und Wasserdampf, die bei Einatmung an die Luft abgegeben werden, werden bei Ausatmung zu einem guten Teil wieder an die zuvor gekühlten und getrockneten Partien der Atemwege zurückgegeben, was eine wesentliche Einsparung von Wasser und Wärme bedeutet.

Die Weite der Bronchien kann durch die glatte Muskulatur in der Wand der Bronchien verstellt werden, wobei die Innervation vor allem über parasympathische Nerven (N. vagus) erfolgt, die Acetylcholin als Transmitter freisetzen. Acetylcholin veranlaßt über muskarinische Rezeptoren eine Aktivierung der glatten Muskeln, also eine Bronchokonstriktion.

Über adrenerge β-Rezeptoren (β$_2$-Rezeptoren) wird eine Dilatation der Bronchien ausgelöst. β-Agonisten wie Isoproterenol werden deshalb häufig bei Asthmaanfällen (Inhalation) eingesetzt.

Ein potenter Bronchokonstriktor ist Histamin, das vor allem bei allergischen Reaktionen von den Mastzellen des Gewebes freigesetzt wird.

Es wird bezweifelt, ob eine wesentliche sympathisch-adrenerge Innervation vorliegt, so daß die β-Rezeptoren im Rahmen der physiologischen Regulationen vor allem auf Adrenalin und Noradrenalin im Blut reagieren dürften, z. B. bei Alarm-Reaktionen und bei körperlicher Leistung. Es gibt aber eine nicht-adrenerge, nicht-cholinerge dilatatorische Innervation der Bronchien über einen

10

noch nicht genau bekannten Transmitter. Darüber hinaus wirken neben Histamin noch andere Gewebswirkstoffe wie Prostaglandine auf den Bronchialtonus ein.

Der Raum der Atemwege, der am Gasaustausch nicht teilnimmt, wird als **Totraum** bezeichnet. Beim Erwachsenen sind das etwa 150 ml (vgl. Abschn. 10.2.1).

10.1.10 Künstliche Beatmung

Setzt die spontane Atmung aus (durch Schädigung des Atemzentrums, das die Innervation der Atemmuskulatur besorgt), so kann die Atmungsmotorik in verschiedener Weise ersetzt werden. Für den langfristigen klinischen Einsatz bei Atmungslähmung steht der **Tankrespirator (eiserne Lunge)** zur Verfügung. Der Körper des Patienten wird in einen festen Behälter eingebracht, mit dichtem Abschluß am Hals, der Kopf guckt aus dem Gerät heraus. Mit rhythmischem Wechsel von negativem und positivem Druck im Respirator können die für die Atmung erforderlichen intrapulmonalen Druckschwankungen gut imitiert werden.

Zur kurzfristigen Beatmung, z. B. bei Narkose, wenn die Muskelbewegungen durch Muskelrelaxanzien pharmakologisch ausgeschaltet sind, wird ein **Tubus in die Trachea** eingeführt und die Ventilation mit einer Maschine gesteuert, entweder als Überdruckbeatmung (Inspiration durch äußeren Überdruck, Exspiration passiv) oder als Wechseldruckbeatmung (Exspiration mit Unterdruck), wobei letzteres für den venösen Rückfluß zum Herzen günstiger ist. Für Notfälle gibt es einfache Geräte, z. B. eine **Atemmaske**, die auf das Gesicht aufgesetzt wird, mit einem Beutel, der zur Inspiration manuell komprimiert wird.

Schließlich kann bei Unfällen mit Atemstillstand auch ohne jede Hilfsmittel eine **Mund-zu-Mund-** oder **Mund-zu-Nase-Beatmung** vorgenommen werden, indem der Beatmende seinen Mund über den Mund oder über die Nase des Patienten aufsetzt und seine Exspirationsluft dem Patienten einbläst. Der O_2-Gehalt der Exspirationsluft liegt noch bei 15%, was zur Sauerstoffversorgung ausreicht. Bei Unfällen ist darauf zu achten, daß die Atemwege frei sind. Man kontrolliert die Effektivität der Beatmung durch Beobachtung der Thoraxbewegungen.

Beim Aussetzen der Atmung muß innerhalb von 5–10 min Hilfe einsetzen, weil sonst der O_2-Mangel irreversible Schädigungen im Gehirn verursacht.

10.2 Gasaustausch in der Lunge

10.2.1 Frischluft und Alveolarluft

Bei der Bestimmung von Gasvolumina sind Temperatur, Druck und Wasserdampfgehalt zu beachten. Für die Physiologie gibt es drei charakteristische Situationen:
- **STPD** (**s**tandard **t**emperature and **p**ressure, **d**ry): Gasvolumen unter physikalischen Standardbedingungen: 0 °C (273 K), Druck 760 mmHg (101 kPa), trocken (Wasserdampfdruck Null).
- **BTPS** (**b**ody **t**emperature, atmospheric **p**ressure, water **s**aturated). 37 °C (310 K), aktueller Luftdruck, volle Wasserdampfsättigung. Bedingungen im Alveolarraum.
- **ATPS** (**a**mbient **t**emperature, atmospheric **p**ressure, water **s**aturated): Umgebungstemperatur, aktueller Luftdruck, volle Wasserdampfsättigung. Bedingungen, wie sie annähernd für die gesammelte Exspirationsluft gelten.

Bei der Erörterung des Gasaustausches in der Lunge bleibt man zweckmäßigerweise bei BTPS-Bedingungen, weil es hier auf die im Alveolarraum wirklich herrschenden Partialdrücke ankommt und der Wasserdampfanteil wichtig ist. Will man aber beispielsweise die Sauerstoffaufnahme kalkulieren, so kommt es auf die Stoffmenge an, und zu diesem Zweck ist die Umrechnung in STPD erforderlich.

Umrechnungsbeispiel:
5 l Exspirationsluft werden gesammelt, bei einer Temperatur t=20 °C und einem Luftdruck p=750 mmHg, wasserdampfgesättigt (ATPS). Der Wasserdampfdruck beträgt bei 20 °C 18 mmHg. Die trockene Luft hätte bei konstantem Volumen dann einen Druck von 732 mmHg. Das Normalvolumen V_0 (STPD) errechnet sich nach der Formel

$$V_0 = V_t \cdot \frac{p}{760} \cdot \frac{273}{273+t}$$

$$V_0 = 5\,l \cdot \frac{732\,mmHg}{760\,mmHg} \cdot \frac{273}{273+20} = 5\,l \cdot 0,963 \cdot 0,932 = 4,49\,l$$

Bei einem normalen Atemzug in Ruhe atmet der Mensch etwa 500 ml Luft ein (V_I). Davon bleiben 150 ml im **Totraum** (V_{TR}), d.h. in den Atemwegen, die am Gasaustausch mit dem Blut nicht teilnehmen (Abb. 10-10). 350 ml gelangen in den Alveolarraum und mischen sich dort mit den 3 l Alveolarluft (V_A), die am Ende der Exspiration noch im Atmungssystem waren (150 ml im Totraum, 2,85 l im Alveolarraum).

Der **Ventilationskoeffizient** ist ein Maß für den Gasaustausch zwischen Alveolar- und Frischluft; er gibt an, welcher Anteil des Alveolargases pro Atemzug durch Frischluft erneuert wird:

Ventilationskoeffizient =

$$\frac{V_I - V_{TR}}{V_A} = \frac{500\,ml - 150\,ml}{3000\,ml} = 0,12\ (12\%)$$

Bei tiefer Atmung (Atemzugvolumen 3–4 l, Exspirationslage bei 1,5–2 l) kann der Ventilationskoeffizient auf 1–2 ansteigen.

Bei Ruheatmung werden pro Atemzug nur rund 10 % der Alveolarluft durch Frischluft erneuert (Ventilationskoeffizient). Unter Ruhebedingungen unterliegt also die Zusammensetzung des alveolären Gasgemisches nur relativ geringen Schwankungen. Besonders konstant ist der CO_2-Partialdruck (P_{CO_2}) in den Alveolen, weil dieser durch die Atemzentren sehr präzise reguliert wird: **40 mmHg = 5,3 kPa** (Volumenanteil rund 5 %). Streng konstant ist auch der Wasserdampf-Partialdruck (P_{H_2O}), weil sich die Luft in den Atemwegen voll mit Wasser sättigt und der P_{H_2O} bei 37 °C eine physikalische Konstante ist: **47 mmHg = 6,2 kPa** (6,2 % Volumenanteil). **Der P_{O_2} beträgt im Alveolarraum etwa 100 mmHg = 13,3 kPa** (13,3 % Volumenanteil).

Frischluft enthält, je nach Temperatur und Wasserdampfgehalt, 20–21 % Sauerstoff.

Der **O_2-Gehalt der trockenen Frischluft von 21 %** (20,9 %), entsprechend einem P_{O_2} von 160 mmHg = 21 kPa, reduziert sich bei einem Wasserdampfgehalt bei 20 °C von gut 2 % bei Sättigung (ATPS) auf 20,5 % (P_{O_2} = 155 mmHg = 20,5 kPa).

Die Zusammensetzung der gemischten Exspirationsluft ergibt sich, wenn man zu 2 Teilen Alveolarluft 1 Teil Frischluft (Totraumluft) gibt (Abb. 10-10).

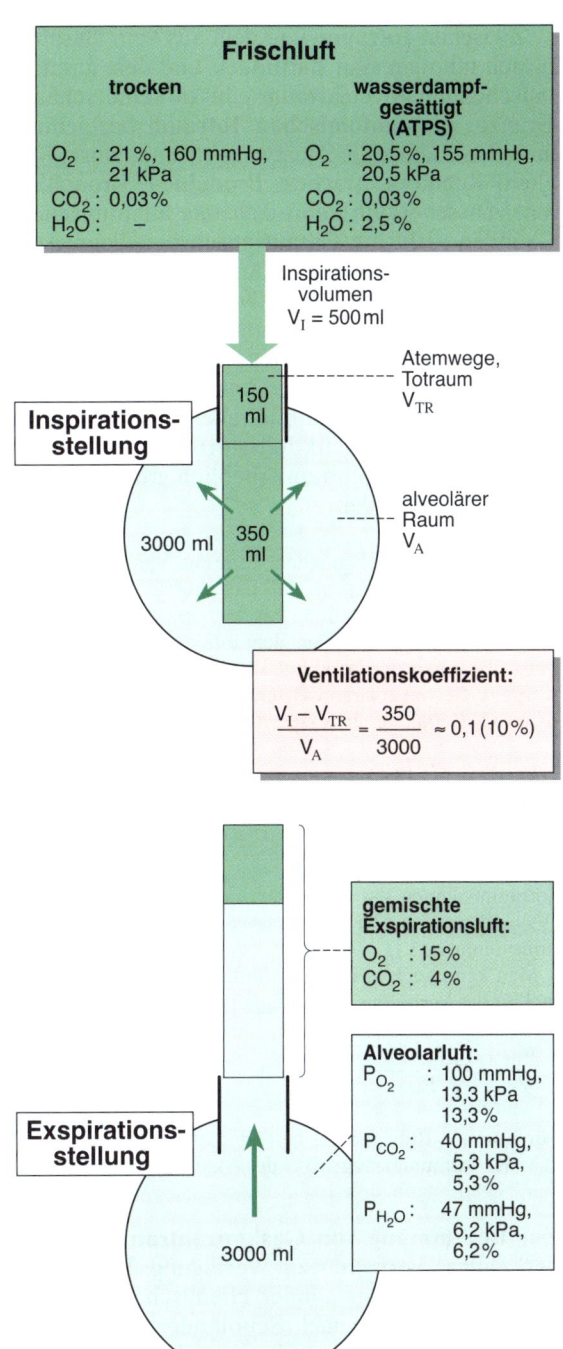

Abb. 10-10 *Zusammensetzung von Frischluft, Alveolarluft und gemischter Exspirationsluft bei normaler Ruheatmung. Abstufung der Grüntönung entsprechend dem Sauerstoffgehalt.*

Manche Autoren sprechen von „alveolärem Gasgemisch" oder „Alveolengas" und behalten den Begriff „Luft" dem typischen Gasgemisch in der Atmosphäre vor. Der Begriff „Alveolarluft" ist aber ebenfalls eindeutig.

Zwischen **Totraum,** von dem aus kein Gasaustausch mit dem Blut stattfindet, und dem gasaustauschenden Alveolarraum gibt es keine scharfe Grenze. Als **anatomischen Totraum** bezeichnet man den Raum aller Atemwege (Mund, Nase, Rachen, Kehlkopf, Trachea, Bronchien, Bronchiolen). Dieser Raum kann sich aus anatomischen Gründen nicht am Gasaustausch beteiligen: Die Wandungen sind zu dick. Zum **funktionellen Totraum** werden noch jene Alveolarräume gezählt, die nicht durchblutet sind und sich deshalb nicht am Gasaustausch beteiligen können. Unter Normalbedingungen ist dieser Anteil äußerst gering, anatomischer und funktioneller Totraum sind gleich. Bei Lungenfunktionsstörungen kann aber der funktionelle Totraum erheblich größer als der anatomische werden.

Man kann den funktionellen Totraum V_{TR} bestimmen, wenn man davon ausgeht, daß das gesamte CO_2 der gemischten Exspirationsluft V_E aus dem intakten gasaustauschenden Raum kommt (aus dem intakten Alveolarraum; der CO_2-Gehalt der Frischluft kann dabei vernachlässigt werden). Den alveolären CO_2-Gehalt F_A gewinnt man aus dem CO_2-Gehalt der endexspiratorischen Luft.

$$V_E \cdot F_E = V_A \cdot F_A$$

$$V_A = \frac{V_E \cdot F_E}{F_A}$$

Totraumvolumen $V_{TR} = V_E - V_A$
(V_A = der aus den Alveolen kommende Anteil des Exspirationsvolumens V_E).

Man kann auch aus einem ähnlichen Ansatz eine Formel für das Verhältnis V_{TR}/V_E ableiten (Bohr-Formel):

$$\frac{V_{TR}}{V_E} = \frac{F_{ACO_2} - F_{ECO_2}}{F_{ACO_2}}.$$

Für normale Ruheatmung beträgt dieses Verhältnis 0,3, d. h. der Totraum beträgt 30 % des Atemzugvolumens.

Zur **Bestimmung von Gaskonzentrationen** stehen einmal Verfahren zur Verfügung, bei denen O_2 und CO_2 nacheinander chemisch absorbiert werden (Verfahren nach Scholander). Die Volumenabnahme zeigt dann den Anteil des betreffenden Gases an. Für die moderne Gasanalyse bevorzugt man schnell anzeigende Methoden, die für die CO_2-Analyse nach dem Prinzip der Infrarotabsorption arbeiten und bei der O_2-Analyse auf paramagnetischen Effekten des Sauerstoffes beruhen. Auch ein Massenspektrometer kann zur Gasanalyse eingesetzt werden. Mit solchen modernen Geräten können die Gaskonzentrationen im Ablauf eines Atemzuges fortlaufend gemessen werden. So mißt man, wenn man aus dem Atem-

weg kontinuierlich etwas Gas zur Analyse absaugt (in der Nähe des Mundstückes bei den verschiedenen spirographischen Verfahren), zu Beginn der Exspiration noch den CO_2-Gehalt der Frischluft (praktisch Null), solange das Totraumvolumen ausgeatmet wird. Am Ende der Exspiration dagegen wird reine Alveolarluft ausgeatmet. So ist es möglich, mit der endexspiratorischen Gasanalyse die Zusammensetzung der Alveolarluft zu erfassen, was u. a. auch die Basis für die Totraumbestimmung ist.

10.2.2 Veränderungen der alveolären Gaskonzentrationen unter verschiedenen Ventilationsbedingungen.

Die Konstanz in der Zusammensetzung der Alveolarluft unter normalen Bedingungen liegt vor allem daran, daß der arterielle CO_2-Partialdruck, der dem alveolären CO_2-Partialdruck praktisch gleich ist, einer sehr präzisen Regulation unterliegt. Atemumstellungen verändern sofort auch die alveoläre Gaszusammensetzung, worauf wir vielfach zurückkommen werden.

Bei der Benennung verschiedener Umstellungen der Atmung geht man gern von dem präzise regulierten CO_2-Partialdruck (P_{CO_2}) aus. Eine mit Abnahme des P_{CO_2} verbundene Steigerung der Ventilation bezeichnet man als **Hyperventilation**, eine mit Anstieg des P_{CO_2} verbundene Abnahme der Ventilation als **Hypoventilation**. Beispielsweise kann man willkürlich für begrenzte Zeit solche Umstellungen erzeugen. Dabei verändern sich mit steigender Ventilation die O_2- und CO_2-Partialdrücke in den Alveolen in Richtung Frischluft, während mit zunehmender Hypoventilation entgegengesetzte Veränderungen auftreten.

Zur Problematik der Begriffe Hyper- und Hypoventilation vgl. Abschnitt 10.4.5.

10.2.3 Räumliche Variationen in der Zusammensetzung der Alveolarluft: Ventilations-Perfusions-Verhältnis

Wenn von der Alveolarluft in den letzten Abschnitten die Rede war, war die gemischte Alveolarluft gemeint, wie man sie als endexspiratorische Luft sammeln kann. Von Ort zu Ort gibt es aber erhebliche Unterschiede. Dies liegt einmal daran, daß die Ventilation der verschiedenen Lungenpartien nicht ganz gleichmäßig ist, und zum anderen daran, daß die Durchblutung (Perfusion), und damit der An- und Abtransport der Gase mit dem Blut, örtliche Unterschiede aufweist. Ventilation und Perfusion müssen richtig aufeinander abgestimmt sein. Für die Gesamtlunge beträgt das **Ventilations-Perfusions-Verhältnis** (V/P) unter Ruhebedingungen ungefähr 1. Etwa 5–6 l Blut fließen pro Minute durch die Lunge, und die alveoläre Ventilation ist von ähnlicher Größe. Unterschiede von Ort zu Ort werden vor allem durch Unterschiede der Durchblutung hervorgerufen. Da der Blutdruck in der A. pulmonalis mit 25/10 mmHg relativ niedrig ist, hat die Höhendifferenz zwischen Lungenspitze und -basis bei aufrechter Haltung relativ starke Auswirkungen auf den regionalen arteriellen Druck (hydrostatische Druckdifferenz zwischen Spitze und Basis rund 20 mmHg). Deshalb werden die **basalen Lungenpartien bei aufrechter Haltung sehr viel stärker durchblutet als die apikalen.** Das regionale Ventilations-Perfusions-Verhältnis kann dabei durchaus zwischen 0,5 in der Basis und 3,0 in der Spitze variieren. Ein hohes V/P bedeutet dabei Veränderungen der Alveolarluft im Sinne einer Hyperventilation, ein niedriges V/P Veränderungen in entgegengesetzter Richtung.

In den verschiedenen Lungenpartien gibt es erhebliche Unterschiede in den Gasaustauschbedingungen: Das **Ventilations-Perfusions-Verhältnis** variiert stark. Ein Regulationsmechanismus wirkt solchen Inhomogenitäten entgegen: die **hypoxische Vasokonstriktion.** Wird ein Lungenabschnitt zu schwach ventiliert bzw. relativ zur Ventilation zu stark perfundiert (V/P niedrig), so löst der dabei sinkende P_{O_2} eine Vasokonstriktion aus, was das V/P wieder der Norm nähert.

Inhomogenitäten von Ventilation und Perfusion werden vor allem unter krankhaften Bedingungen bedeutsam.

10.3 Gastransport zwischen Lunge und Gewebe

10.3.1 Diffusion zwischen Lunge und Blut

Die **Grundgesetze der Diffusion** wurden bereits in Kapitel 3.3 erörtert. Zur Auffrischung dient Frage 10.27.

Aus der Alveolarluft gelangt der Sauerstoff per Diffusion ins Blut, dem Partialdruckgradienten folgend. Die schlechte Löslichkeit des Sauerstoffes führt dazu, daß nach Ausgleich der Partialdrücke die Sauerstoffkonzentration im Blutplasma nur 1/40 derjenigen in der Alveolarluft beträgt (Abb. 10-11). Im Erythrozyten ist dann der Sauerstoff dreimal dichter als in der Alveolarluft,

und **im Gesamtblut** resultiert daraus ein **O_2-Gehalt von 20 Volumenprozent** – derselbe Wert wie in der Frischluft (zum besseren Merken!).

Sauerstoff-Partialdruck und Sauerstoff-Konzentration. Nachdem der Sauerstoff per Konvektion (Strömung der Luft) von der Umgebung in die Lunge befördert worden ist, erfolgt der Weitertransport ins Blut per Diffusion. Treibende Kraft für die Diffusion sind Unterschiede im Partialdruck des Sauerstoffes. Während bei einem Vergleich zwischen Gasräumen Gleichheit des Partialdrucks immer auch Gleichheit der Massenkonzentration und damit Gleichheit der Moleküldichte bedeutet, ist das beim Übergang von einem Gasraum zu einem wäßrigen Lösungsmittel (Blutplasma) nicht mehr der Fall, wie in Abbildung 10-11 veranschaulicht. Der Unterschied wird durch den Löslichkeitskoeffizienten charakterisiert, der für Sauerstoff im Blutplasma bei 37 °C 0,024 beträgt, d.h. bei Gleichheit der Partialdrücke befindet sich im Blutplasma nur die 0,024fache Menge O_2 wie in einem gleichen Volumen Alveolarluft, also rund 1/40. Im Erythrozyten kann dagegen infolge der Bindungsfähigkeit des Hämoglobins besonders viel O_2 aufgenommen werden. Bei einem Partialdruck von 100 mmHg ist die Dichte der O_2-Moleküle im Erythrozyten rund 3mal so groß wie in der Alveolarluft (rund 0,4 ml O_2 in 1 ml Erythrozytenvolumen). Für das normale Blutplasma-Erythrozyten-Gemisch ergibt sich so ein durchschnittlicher O_2-Gehalt von rund 0,2 ml pro 1 ml Blut, also derselbe Wert wie für Frischluft (Abb. 10-11).

Bezüglich der im Blut enthaltenen O_2-Menge ist die physikalisch gelöste O_2-Fraktion also vernachlässigbar. Dennoch ist diese Fraktion für die Transportvorgänge höchst wichtig, weil jedes Sauerstoffmolekül nur über diese Fraktion in den Erythrozyten gelangen kann, und in dieser Form vollziehen sich auch die Transporte über die Grenzschicht zwischen Alveolarluft und Blut.

Für CO_2 beträgt der Löslichkeitskoeffizient im Blutplasma bei 37 °C 0,49, d.h. bei einem CO_2-Gehalt in der Alveolarluft von 5,3 % (0,053 ml/ml) enthält das Blutplasma bei Partialdruckgleichheit (40 mmHg) 0,0265 ml CO_2 pro ml Blutplasma physikalisch gelöst.

Für die Betrachtung der Gasaustauschprozesse zwischen Lungen und Blut wird in das Diffusionsgesetz (Kapitel 3.3.1) für die Konzentrationsdifferenz Δc die Partialdruckdifferenz ΔP eingesetzt. Dabei ändert sich auch der Proportionalitätsfaktor D; er wird als Krogh-Diffusionskoeffizient K, oder als Diffusionsleitfähigkeit bezeichnet. Mit Schaffung einer großen alveolären Ober-

10

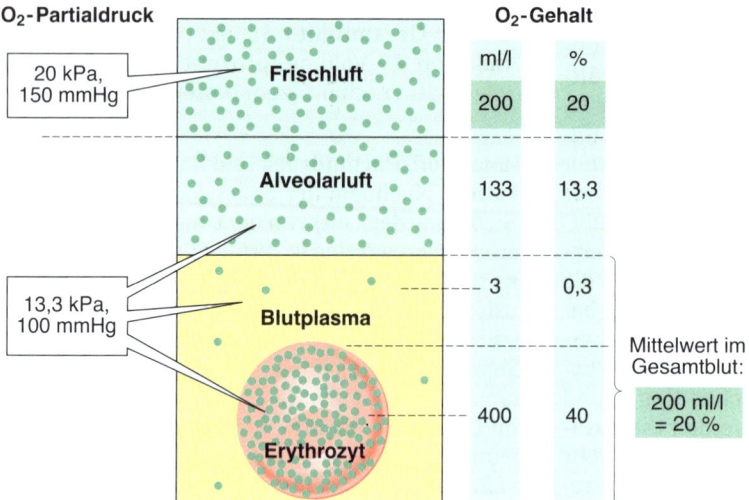

O₂-Partialdruck

O₂-Gehalt

Abb. 10-11 *Sauerstoff-Partialdruck und Sauerstoffgehalt in verschiedenen Kompartimenten von Gas- und Flüssigkeitsräumen. Die Dichte der grünen Punkte stellt die Dichte der O₂-Moleküle dar, und damit den O₂-Gehalt in ml/l bzw. Volumenprozent.*

10

fläche von etwa 80 m² und noch größeren Kapillaroberflächen bei kurzen Diffusionswegen sind in der Lunge günstige Voraussetzungen für den Gasaustausch geschaffen.

Die Grenzschicht zwischen Alveolarluft und Blut ist inhomogen, sie besteht aus dem Alveolarepithel, den Basalmembranen mit einem dünnen interstitiellen Raum und dem Kapillarendothel. Es sind also im Wechsel Lipid-Membranschichten und wäßrige Plasmaphasen zu überwinden. Für die Gesamtschicht ist der Diffusionskoeffizient K für CO_2 rund 20mal größer als für O_2. Diesem Umstand ist es zu verdanken, daß für den CO_2-Austausch wesentlich geringere Partialdruckdifferenzen genügen als für den O_2-Transport.

Für den Gasaustausch Lunge-Blut gilt das modifizierte **Diffusionsgesetz** nach Fick (vgl. Kapitel 3.3.1):

$$\dot{M} = K \cdot \frac{F}{d} \cdot \Delta P$$

$\dot{M}$: transportierte Stoffmenge pro Zeit; K: Diffusionskoeffizient; F: Größe der gasaustauschenden alveolären Oberfläche, ca. 80 m²; d: Dicke der Grenzschicht zwischen Alveolarluft und Blut, der alveolo-kapillären Membran, weniger als 1 μm; ΔP: Partialdruckdifferenz zwischen Alveolarluft und Blut.

Die Durchblutung der Alveolen ist so ausgelegt, daß es in der durchschnittlichen Verweildauer des Blutes in den Kapillaren (weniger als 1 s) zu einem vollständigen Angleich der Gaspartialdrücke zwischen Alveolarluft und Blut kommt.

Unter Ruhebedingungen wird der Ausgleich sogar schon nach dem ersten Drittel der Kontaktzeit erreicht, so daß auch bei Verkürzung der Kontaktzeit auf die Hälfte oder ein Drittel (z. B. bei starker körperlicher Leistung) noch ein völliger Druckausgleich eintreten kann. Erst bei gröberen Störungen, wenn etwa bei Lungenfibrose die alveolo-kapilläre Grenzschicht durch Bindegewebseinlagerungen in das Interstitium erheblich verdickt ist, oder wenn im Rahmen eines Altersemphysems die Austauschflächen reduziert sind und in den noch vorhandenen Partien die Strömungsgeschwindigkeit des Blutes wesentlich erhöht ist, wird ein voller Druckangleich nicht mehr erreicht. Das venöse Blut fließt mit einem P_{O_2} von etwa 40 mmHg in die Lungenkapillare hinein, und in Bruchteilen einer Sekunde gleicht sich der P_{O_2} dem alveolären Wert von etwa 100 mmHg an. Für den P_{CO_2} ist der Gradient geringer, aber der Zeitverlauf des Angleichs ist dem für Sauerstoff sehr ähnlich.

Solange es bei der Durchblutung der Alveole zu einem vollen Partialdruckausgleich zwischen Alveole und Blut kommt, wird die Menge des Gasaustausches nicht durch die Diffusionsprozesse sondern durch den Blutfluß begrenzt, der **Gasaustausch ist Fluß-limitiert.** Dies gilt unter normalen Bedingungen sowohl für den O_2- als auch für den CO_2-Transport. Wegen der vorhandenen Sicherheitsfaktoren gilt dies auch noch für einen relativ weiten Bereich der Abweichungen von der normalen Situation. Wird beispielsweise bei Lungenfibrose der Diffusionswiderstand der alveolo-kapillären Membran so stark erhöht, daß der Partialdruckangleich die doppelte Zeit erfordert wie normal, so wird unter normalen Durchblutungsbedingungen immer noch der volle Ausgleich erreicht, der O_2-Transport bleibt flußlimitiert. Erst bei schwerer Lungenfibrose sind die Diffusionsprozesse so erschwert, daß ein Druckausgleich nicht mehr möglich ist, der O_2-Transport wird dann Diffusions-limitiert. Wird aber bei leichter Fibrose die Durchblutung gesteigert (z. B. bei Arbeit), so kann jetzt schon eine Diffusions-Limitierung des O_2-Transportes wirksam werden; unter Bedingungen also, die beim Gesunden noch keine Diffusions-Begrenzung hervorrufen würden.

Die **Diffusionskapazität** der Lunge gibt an, welche Gasmenge pro mmHg Partialdruckgradient durch die Lungen diffundiert. Unter Ruhebedingungen diffundieren 250–300 ml · min^{-1} · $mmHg^{-1}$. Bei Diffusionsstörungen ist dieser Wert reduziert. Bei körperlicher Leistung kann er sich verdreifachen, durch Zunahme der Zahl aktiver Kapillaren und durch Dilatation der Kapillaren. Für CO_2 ist die Diffusionskapazität wesentlich größer als für O_2 (aber wegen der niedrigen Partialdruckgradienten nicht so genau zu messen).

Obwohl bei Passage der Kapillaren im Idealfall ein voller Angleich der Gaspartialdrücke im Blut an die Gaspartialdrücke in den Alveolen stattfindet, liegt am Ende der arterielle P_{O_2} doch 5–10 mmHg unter dem alveolären Wert von 100 mmHg, was aber für den arteriellen O_2-Gehalt praktisch belanglos ist. Die normale, leichte Absenkung des arteriellen P_{O_2} liegt einmal daran, daß eine gewisse Inhomogenität im Ventilations-Perfusions-Verhältnis besteht, zum anderen daran, daß ein kleiner Teil des Blutes (etwa 2%) an den gasaustauschenden Gebieten vorbeifließt: **physiologischer Kurzschluß** oder **Shunt-Durchblutung.**

Der physiologische Shunt besteht einmal aus Blut, das über die Bronchialarterien fließt, nutritive Aufgaben wahrnimmt und teilweise in die Lungenvenen fließt, teils aus Blut, das unbelüftete Alveolen passiert, und schließlich aus Blut vom koronaren Kreislauf, das teilweise direkt in das linke Herz fließt.

Stärkere Abweichungen des arteriellen P_{O_2} vom Normalwert bezeichnet man als arterielle **Hypoxie.** Eine Hypoxie kann beruhen auf:
- einer alveolären Hypoxie, entweder durch Abnahme des P_{O_2} in der Einatmungsluft oder durch Hypoventilation;

- Diffusionsstörungen zwischen Alveolarluft und Blut;
- gesteigerter Shunt-Durchblutung, sei es innerhalb der Lunge selbst (Durchblutung größerer nicht belüfteter Partien), sei es infolge von Herzfehlern (Kammerseptumdefekt) oder Gefäßmißbildungen (offener Ductus Botalli);
- stärkeren Verteilungsstörungen von Ventilation und Perfusion (Störungen im Ventilations-Perfusions-Verhältnis).

10.3.2 Sauerstofftransport im Blut

Die Tatsache, daß sich der Sauerstoff im Wasser nur sehr schlecht löst – erythrozytenfreies Blutplasma könnte in der Lunge nur 3 ml Sauerstoff pro Liter aufnehmen (Abb. 10-11), machte es erforderlich, daß die Natur spezielle Transportmechanismen entwickelt: das Hämoglobin als Trägermolekül für O_2. Das beim Menschen vorkommende Hämoglobin, mit der dichten Verpackung in speziellen Zellen, den Erythrozyten, ist das Ergebnis eines langen Evolutionsweges. Zunächst gab es einfachere Proteine, die nur ein O_2-Molekül binden konnten, ähnlich dem Myoglobin im Muskel. Für ein solches Myoglobin ist eine hyperbelförmige Bindungskurve charakteristisch (Abb. 10-12), die für den O_2-Transport im Blut nicht günstig wäre. Durch Zusammenlagerung mehrerer Einheiten zu einem großen Hämoglobinmolekül gelang die Entwicklung günstigerer Bindungseigenschaften für den Sauerstoff.

Der Aufbau des Hämoglobinmoleküls ist heute bis zur Aminosäuresequenz der Peptidketten genau bekannt. Es handelt sich um ein Riesenmolekül mit einem Molekulargewicht von 64 500 Dalton mit 4 Peptidketten als Untereinheiten, die sich etwas voneinander unterscheiden (2 α-Ketten und 2 β-Ketten). Jede Untereinheit enthält eine als Häm bezeichnete Farbstoffkomponente, die in einem aus 4 Pyrrolringen bestehenden Ring ein zentrales zweiwertiges Eisenatom enthält. Jedes Häm kann, ohne Wertigkeitsänderung des Eisens, ein O_2-Molekül in lockerer Bindung anlagern. Das gesamte Hämoglobinmolekül (Hb) kann also 4 Moleküle O_2 aufnehmen. 1 g Hb kann 1,34 ml O_2 binden (Hüfner-Zahl). Die O_2-Anlagerung an das Hb bezeichnet man als **Oxygenation,** da es keine, mit Wertigkeitsänderung des Fe-Atoms verbundene Oxidation ist. Das mit O_2 beladene Hb ist oxygeniertes Hämoglobin, kurz auch **Oxyhämoglobin** genannt. Will man den O_2-freien Zustand des Hämoglobins betonen, so spricht man von desoxygeniertem Hämoglobin.

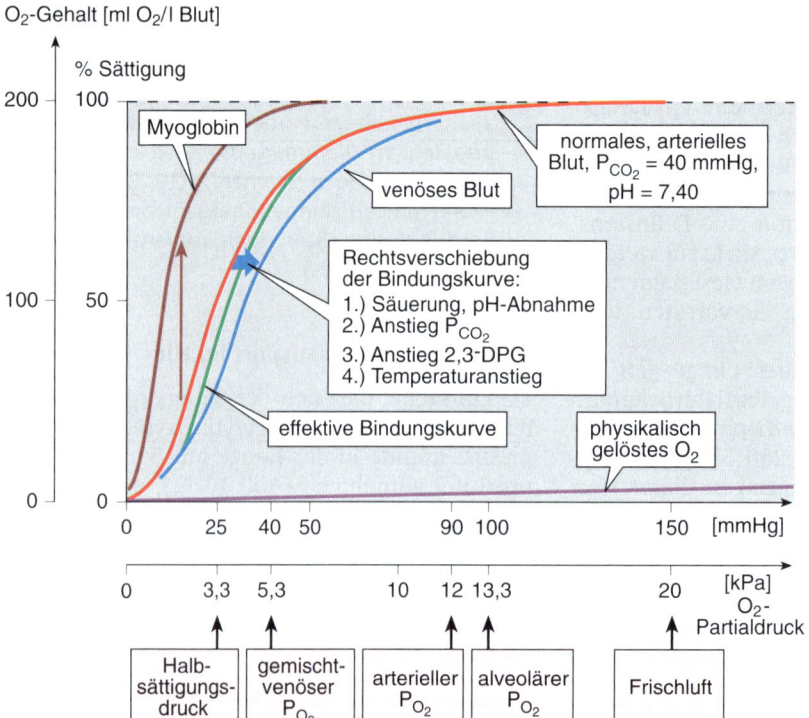

O$_2$-Gehalt [ml O$_2$/l Blut]

% Sättigung

Myoglobin

normales, arterielles Blut, P$_{CO_2}$ = 40 mmHg, pH = 7,40

venöses Blut

Rechtsverschiebung der Bindungskurve:
1.) Säuerung, pH-Abnahme
2.) Anstieg P$_{CO_2}$
3.) Anstieg 2,3-DPG
4.) Temperaturanstieg

effektive Bindungskurve

physikalisch gelöstes O$_2$

O$_2$-Partialdruck

Halbsättigungsdruck | gemischtvenöser P$_{O_2}$ | arterieller P$_{O_2}$ | alveolärer P$_{O_2}$ | Frischluft

Abb. 10-12 *Sauerstoff-Bindungskurven des Blutes, mit der O$_2$-Bindungskurve für Myoglobin, links.*

Die **Sauerstoffbindungskurve** (Abb. 10-12) veranschaulicht die Transporteigenschaften des Hämoglobins für Sauerstoff. Man sieht in dem Bild zunächst, daß die O$_2$-Menge, die sich physikalisch im Blut löst, linear mit dem O$_2$-Partialdruck (P$_{O_2}$) ansteigt, und daß dieser Anteil nur sehr gering ist. Praktisch der gesamte, für die Versorgung der Gewebe relevante Sauerstoff liegt im Blut als an Hb gebundener Sauerstoff vor.

Bei einem P$_{O_2}$ nahe Null verläuft die Bindungskurve zunächst sehr flach. Mit wachsendem P$_{O_2}$ nimmt die Steilheit zu und erreicht im Bereich 10–40 mmHg ihr Maximum. Im weiteren Verlauf wird die Kurve wieder flacher und strebt einem Sättigungswert zu, der dann erreicht ist, wenn alle Häm-Gruppen mit O$_2$ beladen sind. Beim normalen alveolären P$_{O_2}$ von 100 mmHg ist diese Bedingung weitgehend erfüllt (97 % Sättigung). Bei **25 mmHg** ist schon die Hälfte des Hb mit O$_2$ beladen **(Halbsättigungsdruck). Bei voller Sättigung und normalem Hämoglobingehalt des Blutes beträgt der O$_2$-Gehalt des Blutes 200 ml/l (20 Volumenprozent).**

Für die O$_2$-Aufnahme in der Lunge ist einerseits wichtig, daß die Affinität des Hämoglobins zum

Sauerstoff möglichst groß ist; daß sich das Hämoglobin schon bei möglichst niedrigem O$_2$-Druck möglichst voll mit O$_2$ beladen kann. Dadurch wird sichergestellt, daß auch bei erniedrigten O$_2$-Drücken, z. B. bei Aufenthalt in der Höhe oder bei leichten Störungen der Ventilation, immer noch eine gute O$_2$-Sättigung im arteriellen Blut möglich ist. Für die Gewebsversorgung ist es andererseits wichtig, daß mit sinkendem P$_{O_2}$ der Sauerstoff möglichst bald möglichst vollständig abgegeben werden kann, damit für den Weitertransport des Sauerstoffes im Gewebe noch ein hinreichender Druckgradient als treibende Kraft für die zurückzulegende Diffusionsstrecke vorhanden ist. Der Verbraucher selbst, das Mitochondrium, kann noch mit einem O$_2$-Druck von 1 mmHg voll arbeiten. Bis dahin sind aber vom Blut aus erhebliche Wege zurückzulegen – selbst in stark O$_2$-verbrauchenden Geweben 100 µm und mehr, die nur durch Diffusion überbrückt werden können (in der Lunge nur rund 1 µm!). Insofern ist der Natur mit dem anfangs sehr flachen und in der Mitte sehr steilen Kurvenverlauf ein guter Kompromiß gelungen.

Wegen des für die letzte Diffusionsstrecke erforderlichen P$_{O_2}$ kann niemals der gesamte Sauerstoff aus dem Blut ans Gewebe abgegeben werden. Unter Extrembedingungen, bei maximaler Ausnutzung des Blutes im arbeitenden Skelettmuskel, können bis zu 90 % des Sauerstoffes abgegeben werden (P_{O_2} dann bei 10 mmHg). Die meisten Organe können nicht mehr als 75 % des Sauerstoffs entnehmen. **Die letzten 10–20 % des im Blut gebundenen Sauerstoffes können im Gewebsstoffwechsel nicht mehr genutzt werden.** Für normale Ruhebedingungen liegt die O_2-Sättigung des gemischten venösen Blutes noch bei 75 % entsprechend einem P_{O_2} von 40 mmHg.

Eine einfachere O_2-Bindungscharakteristik weist das Myoglobin auf, das einer Hämoglobin-Untereinheit (einer β-Kette) sehr ähnlich ist und nur eine Häm-Gruppe, also nur einen O_2-Bindungsplatz besitzt. Die Bindungskurve verläuft hyperbelförmig, mit dem steilen Teil weit links (Halbsättigungsdruck bei 6 mmHg). Wenn das Hämoglobin bei 15 mmHg 3/4 des Sauerstoffes abgegeben hat, kann sich das Myoglobin immer noch zu 2/3 mit O_2 beladen (Pfeil in Abb. 10-12). Es kann also gut seine Funktion wahrnehmen, nämlich bei niedrigem O_2-Partialdruck noch möglichst viel O_2 im Muskel, also dicht am Verbrauchsort zu speichern und bei Bedarf sofort freizugeben.

In den Unterschieden zwischen Myoglobin und Hämoglobin bezüglich des Bindungsverhaltens für O_2 kommt deutlich zum Ausdruck, daß die O_2-Affinität nicht allein vom Häm, sondern entscheidend von den umgebenden Proteinkomponenten abhängt. So gibt es viele Einflüsse, die über leichte Konformationsänderungen im Hämoglobin die Lage der O_2-Bindungskurve verändern.

Die wichtigsten Einflüsse auf die Lage der O_2-Bindungskurve sind (Abb. 10-12):
- **Veränderungen des pH-Wertes.** Säuerung (pH-Abnahme) führt zu Rechtsverschiebung der Bindungskurve (= Abnahme der O_2-Affinität des Hämoglobins), Alkalisierung führt zu Linksverschiebung (= Zunahme der O_2-Affinität).
- **Veränderungen des P_{CO_2}.** Anstieg bewirkt Rechtsverschiebung, Abfall eine Linksverschiebung. (CO_2 wird im Globinanteil gebunden und entfaltet so einen von der pH-Änderung unabhängigen Eigeneffekt.)
- Konzentrationsänderungen von 2,3-DPG (Diphosphoglycerat). Anstieg führt zu Rechtsverschiebung, Abfall zu Linksverschiebung.
- Temperatur. Anstieg führt zu Rechtsverschiebung, Abfall zu Linksverschiebung. (Merkhilfe: Temperaturanstieg verschlechtert generell die Lösung von Gasen im Wasser.)

Besonders wichtig sind die Einflüsse von pH und P_{CO_2}, weil sie die O_2-Abgabe im Gewebe begünstigen: Die CO_2-Abgabe vom Gewebe ins Blut führt zu Anstieg von P_{CO_2} und Abnahme von pH, beide Faktoren reduzieren die O_2-Affinität des Hämoglobins, es wird also bei gleichem P_{O_2} mehr O_2 abgegeben, was die O_2-Versorgung der Gewebe begünstigt. Diese pH- und P_{CO_2}-Effekte auf die O_2-Bindungskurve bezeichnet man als **Bohr-Effekt.**

Der Bohr-Effekt begünstigt in gleicher Weise den Gasaustausch in der Lunge. Die Abgabe von CO_2 führt zu einer Steigerung der O_2-Affinität des Hämoglobins, was die O_2-Aufnahme fördert.

Zum besseren Merken: **pH-Wert und P_{CO_2} beeinflussen die Lage der O_2-Bindungskurve in einer Weise, die sowohl die O_2-Abgabe im Gewebe als auch die O_2-Aufnahme in der Lunge begünstigt.**

Beim Fließen des Blutes durch das O_2-verbrauchende Gewebe erfolgt somit die O_2-Abgabe nicht entlang einer festen O_2-Bindungskurve, sondern entlang einer **effektiven Bindungskurve,** die durch kontinuierliche Rechtsverschiebung beim Absinken des pH-Wertes und Ansteigen des P_{CO_2} zustande kommt.

Der Temperatureffekt kann dazu führen, daß in ausgekühlten Geweben die O_2-Abgabe vom Hämoglobin erschwert wird, was im allgemeinen keine Probleme bereitet, da bei niedrigen Temperaturen der O_2-Bedarf reduziert ist.

Veränderungen der 2,3-DPG-Konzentration finden sich unter verschiedenen Bedingungen, bei Höhenaufenthalt z. B. steigt die Konzentration an. 2,3-DPG entsteht bei der Glykolyse im Erythrozyten. Es hat eine Neigung, sich mit der desoxygenierten Form der β-Ketten des Hämoglobins zu verbinden und so das O_2 aus der Bindung zu verdrängen. Verschiedene Hormone, wie Schilddrüsenhormone, Wachstumshormon und Androgene steigern die 2,3-DPG-Konzentration. Auch bei stärkerer Arbeit findet man einen Anstieg.

Trotz der vielseitigen Einflüsse auf die O_2-Bindungskurve sollte man im Auge behalten, daß es sich dabei häufig um Nebeneffekte handelt, die quantitativ von untergeordneter Bedeutung sind. Man sollte deshalb auch nicht versuchen, jedem Minieffekt einen physiologischen Sinn zu unterlegen. So steigert beispielsweise die Alkalose bei Höhenaufenthalt die O_2-Affinität des Hämoglobins (Linksverschiebung) und verbessert so die O_2-Aufnahme des Blutes in der Lunge, was in Anbetracht des reduzierten P_{O_2}-Wertes durchaus

10

sinnvoll sein könnte. Andererseits steigt auch die 2,3-DPG-Konzentration, was den pH-Effekt mehr oder weniger aufhebt.

Störungen in der O_2-Bindung am Hämoglobin. Bei der **Kohlenmonoxid-Vergiftung** wird die O_2-Transportkapazität des Blutes fortschreitend beeinträchtigt, weil das CO, bei grundsätzlich gleichartiger Bindung an Hb wie O_2, also ohne Wertigkeitsänderung des Fe^{2+}, eine sehr viel höhere Affinität zum Hämoglobin besitzt als das O_2 (etwa um den Faktor 250) und sich nur sehr langsam wieder vom Hb löst. Es besetzt deshalb die O_2-Bindungsplätze am Hb-Molekül und führt so schließlich zu Erstickung. Bei Entdeckung einer solchen Vergiftung sollte die Beatmung möglichst mit reinem Sauerstoff erfolgen, weil so das CO am schnellsten wieder aus der reversiblen Verbindung mit dem Hämoglobin zurückgedrängt werden kann.

Es gibt auch eine echte Oxidation des Häms, wobei das Eisen in die dreiwertige Form übergeht. Das so entstehende **Hämiglobin (Methämoglobin)** fällt ebenfalls für die Atmung aus. Es gibt eine Vielzahl von Giften, die die Bildung von Hämiglobin fördern.

Kohlenmonoxid wurde von Griechen und Römern zur Exekution Krimineller eingesetzt. Seither spielt es als Mord- und Selbstmordinstrument ebenso eine Rolle wie bei Vergiftungen im Rahmen von Unglücksfällen. Die CO-Vergiftungen im Haushalt sind zurückgegangen, weil das heute überwiegend verwendete Erdgas kein CO enthält, während das früher verwendete Kohlengas sehr reich an CO war. Bei allen Kohlenstoffverbrennungen bleibt aber ein gewisser Rückstand an CO, so daß durch Motorabgase im Straßenverkehr und an vielen Arbeitsplätzen kritische CO-Konzentrationen auftreten können. Bei der maximal zulässigen Arbeitsplatzkonzentration von 0,003 Volumenprozent ($3 \cdot 10^{-5}$) führt längerer Aufenthalt schon zu einem Hb-CO-Anteil von 5 % des gesamten Hämoglobins. Für die Atmung ist ein Ausfall von 5 % der O_2-Transportkapazität noch nicht kritisch. Ein Anteil von 1 % gilt für unsere zivilisatorische Umgebung als normal, bei Rauchern findet man einige Prozent (bis zu 20 %!). Die partielle Besetzung der O_2-Bindungsplätze durch CO führt außerdem dazu, daß die O_2-Bindungskurve für die Restkapazität deutlich nach links verschoben wird, was die Gewebsatmung durch Verschlechterung der O_2-Abgabe zusätzlich behindert. Ein Hb-CO-Anteil von 70–80 %, der schon bei einem CO-Partialdruck

unter 1 mmHg (etwa 0,1 % CO-Gehalt) erreicht wird, ist tödlich. Die Symptome einer CO-Vergiftung sind ähnlich wie bei anderen Formen des O_2-Mangels (Übelkeit, Kopfschmerzen), nur kommt es kaum zu einer Stimulation der Atmung, da der arterielle P_{O_2}-Wert normal bleibt und deshalb die Chemorezeptoren in den Glomera carotica keinen O_2-Mangel melden. Eine CO-Vergiftung kann man an der „kirschroten" Verfärbung des Blutes erkennen (gemeint ist eine leuchtend rote Kirschsorte!). Eine genauere Messung ist spektrophotometrisch möglich, da CO-Hämoglobin ein spezifisches Absorptionsspektrum besitzt.

Regelung der Hämoglobinkonzentration bzw. des Hämatokritwertes. Die Hämoglobinkonzentration, und damit die O_2-Transportkapazität des Blutes, ist eine geregelte Größe. Sinkt die Hb-Konzentration im Blut ab, z. B. bei **Blutverlust**, so wird die Bildung von **Erythropoietin** in der Niere stimuliert, das die Erythropoiese im Knochenmark steigert und so die Hb-Verluste wieder ausgleicht (vgl. Abb. 7-4). Daß dabei **nicht der Hb-Gehalt die geregelte Größe ist, sondern der O_2-Gehalt des Blutes**, erkennt man daran, daß auch bei langfristigem Höhenaufenthalt **(Höhenakklimatisation)** die Erythropoiese gefördert wird. Dabei ist der Hb-Gehalt zunächst normal, nur kann sich das arterielle Blut wegen des reduzierten P_{O_2} in der Umgebungsluft und in den Alveolen nicht voll mit Sauerstoff beladen; in 6000 m Höhe beispielsweise nur noch zu rund 2/3 (Abb. 10-13). Diese Situation führt ebenfalls zu einer Steigerung der Erythropoiese, die Hb-Konzentration wird stark erhöht (auf 200 g/l und mehr), nach Möglichkeit so weit, bis das arterielle Blut bei dem reduzierten P_{O_2}-Wert wieder die normale O_2-Menge von 200 ml/l aufnehmen kann.

Eine gleichartige Steigerung der O_2-Bindungskapazität läuft im intrauterinen Leben ab.

Die Möglichkeit zu solchen Anpassungsprozessen wird dadurch begrenzt, daß mit Steigerung der Hb-Konzentration auch der Hämatokritwert proportional ansteigt, und damit auch die Viskosität des Blutes, was den Strömungswiderstand im Kreislauf erhöht.

Der Hämatokritwert kann bei Höhenanpassung vom Normalwert 0,45 bis auf 0,7 ansteigen (bei einer Hb-Konzentration von 240 g/l), wobei sich die Viskosität annähernd verdoppelt.

Für die Stimulierung der Erythropoietinbildung in der Höhe könnte der Abfall des arteriel-

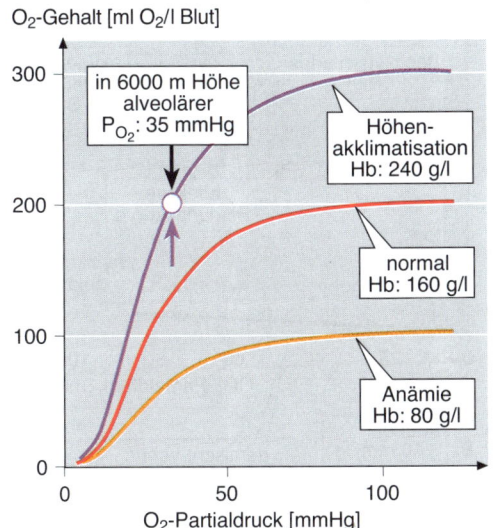

Abb. 10-13 *Sauerstoffgehalt des Blutes in Abhängigkeit vom O₂-Partialdruck, dargestellt für drei verschiedene Hämoglobin-Konzentrationen.*

len P_{O_2} der adäquate Reiz sein. Da dieser aber bei Blutverlust im Flachland normal bleibt und die Erythropoiese dennoch stimuliert wird, scheidet diese Möglichkeit aus. Man schließt daraus, daß der P_{O_2}-Abfall im O₂-verbrauchenden Gewebe der adäquate Reiz ist. Der reduzierte O₂-Gehalt bei Hb-Mangel führt nämlich dazu, daß bei O₂-Entnahme im Gewebe der P_{O_2} stärker abfällt als bei normalem O₂-Gehalt, so daß das Gewebe am reduzierten P_{O_2} nach O₂-Entnahme auch den Hb-Mangel „erkennen" kann.

Fetales Hämoglobin (Hb_F) weist im Vergleich zum Hämoglobin des Erwachsenen (Hb_A; A für adult, erwachsen) eine gewisse Linksverschiebung auf. Hb_F kann sich also schon bei niedrigerem P_{O_2} mit O₂ beladen, was für das intrauterine Leben günstig ist. Allerdings wird dieser Effekt dadurch wieder ausgeglichen, daß das fetale Blut einen niedrigeren pH-Wert besitzt, was zu Rechtsverschiebung führt. Wichtiger für die O₂-Versorgung des Feten ist deshalb, daß es zu einer Vermehrung von Hämatokrit und Hb-Gehalt kommt, wie das oben für die Höhenanpassung beschrieben ist (Abb. 10-13).

Zur **Messung des O₂-Partialdrucks** im Blut wird heute bevorzugt die polarographische Technik angewendet. An eine Platinelektrode wird eine schwache Gleichspannung angelegt. O₂-Moleküle, die auf die Elektrodenoberfläche treffen, werden reduziert. Der durch diese Ladungsverschiebung hervorgerufene Stromfluß ist dem P_{O_2} proportional. Diese Technik erfordert nur wenige Tropfen Blut. Es ist natürlich darauf zu achten, daß das Blut unter Luftabschluß entnommen und in die Meßanordnung überführt wird. Es gibt heute moderne Geräte, die mit kleinen Blutproben eine rasche Messung von P_{O_2}, P_{CO_2} und pH-Wert ermöglichen.

10.3.3 Kohlendioxidtransport im Blut

CO₂ ist nicht nur ein Abgas, das im Rahmen des Stoffwechsels anfällt. Es wird vom Organismus zugleich als wichtiges Puffersystem zur Regulation des Säure-Basen-Haushalts genutzt.

Die **CO₂-Bindungskurve** in Abbildung 10-14 läßt erkennen, daß im normalen arteriellen Blut, bei einem normalen P_{CO_2} von 40 mmHg (5,3 kPa), mit 500 ml CO₂ pro Liter Blut sehr viel mehr CO₂ als O₂ enthalten ist. Darüber hinaus ist die Kurvencharakteristik eine ganz andere. Der CO₂-Gehalt steigt mit zunehmendem CO₂-Partialdruck zunächst steil und weiterhin immer flacher werdend an, ohne aber einen für die O₂-Bindung charakteristischen Sättigungswert zu erreichen. Die physikalisch gelöste Menge ist beim CO₂ zwar größer als beim O₂ – die Löslichkeit des CO₂ im Blutplasma ist etwa 20mal besser als für O₂ – aber im Vergleich zum Gesamt-CO₂ ist auch hier der physikalisch gelöste Anteil nur gering (gut 5 %). Das CO₂ wird im Blutplasma zu Kohlensäure (H_2CO_3) hydratisiert, die zu einem guten Teil in Bicarbonat (HCO_3^-) und Protonen dissoziiert:

$$CO_2 + H_2O \leftrightarrow H_2CO_3 \leftrightarrow HCO_3^- + H^+$$
$$\uparrow$$
Carboanhydrase

Die sehr langsam verlaufende Hydratisierung wird durch Carboanhydrase (Carbonat-Dehydratase), die nur im Erythrozyten enthalten ist, stark beschleunigt.

Zusätzlich kann sich das CO₂ auch mit Aminogruppen von Eiweißen verbinden (Carbaminobindung), insbesondere auch mit denen in der Proteinkomponente des Hämoglobins, wobei Carbaminohämoglobin (Carbhämoglobin) entsteht:

$Hb\text{-}NH_2 + CO_2 \leftrightarrow Hb\text{-}NHCOO^- + H^+$

Nahezu 90 % des Gesamt-CO₂ liegt im Blut als Bicarbonat vor; physikalisch gelöst und in Carbaminobindung jeweils nur gut 5 %.

Unter normalen Ruhebedingungen steigt zum venösen Blut hin der P_{CO_2} auf 46 mmHg (6,1 kPa) an.

Das im Gewebe entstehende CO₂ gelangt physikalisch gelöst ins Blutplasma und diffundiert weiter in den Erythrozyten, da die Umsetzung in H_2CO_3 im Blutplasma nur sehr langsam abläuft.

10

Erst im Erythrozyten erfolgt eine rasche Umsetzung in Bicarbonat (HCO_3^-), das zum größten Teil ins Plasma zurückgeht, im Austausch gegen Cl^- (Anionenaustausch, Chlorid-Verschiebung, Hamburger-Shift). Mit jedem im Erythrozyten gebildeten HCO_3^--Ion nimmt die Zahl der osmotisch wirksamen Teilchen zu – die Diffusion von HCO_3^- ins Plasma ist ja ein osmotisch neutraler Austausch gegen Cl^-. Deshalb strömt mit CO_2-Aufnahme auch etwas Wasser in den Erythrozyten. Aus diesem Grund ist der Hämatokrit des venösen Blutes etwa 3 % größer als im arteriellen Blut. Vom intraerythrozytären HCO_3^- geht ein kleiner Teil ans Hämoglobin (Carbaminobindung). Der Anteil, der in Carbaminobindung an andere Eiweiße geht, ist vernachlässigbar. In der Lunge verlaufen diese Reaktionen entgegengesetzt.

Wichtig für den CO_2-Transport sind die Wechselwirkungen mit dem Hämoglobin. Die Eiweißkomponente des Hämoglobins hat zunächst dieselbe Fähigkeit, H^+-Ionen zu puffern wie jedes andere Eiweiß. Als Besonderheit kommt hinzu, daß die mit O_2-Abgabe verbundenen Konformationsänderungen des Hämoglobins die Dissoziation von H^+-Ionen reduzieren, desoxygeniertes Hämoglobin ist weniger sauer als Oxyhämoglobin, so daß die durch CO_2-Aufnahme im Gewebe bedingte Zunahme der H^+-Konzentration durch die O_2-Abgabe vom Hämoglobin zu einem guten Teil automatisch wieder ausgeglichen wird. Außerdem verbessert sich mit O_2-Abgabe auch die Fähigkeit des Hämoglobins, CO_2 in Carbaminobindung aufzunehmen.

Konformationsänderungen am Hämoglobinmolekül bei O_2-Abgabe führen dazu, daß das desoxygenierte Blut bei gleichem P_{CO_2} mehr CO_2 aufnehmen kann als oxygeniertes (desoxygeniertes Hämoglobin ist weniger sauer und kann mehr CO_2 in Carbaminobindung aufnehmen als oxygeniertes Blut). Die CO_2-Bindungskurve für desoxygeniertes Blut liegt deshalb deutlich höher als die für O_2-beladenes, arterielles Blut (Abb. 10-14). Diese Wechselwirkung zwischen O_2-Beladung und CO_2-Transportfähigkeit des Blutes wird als **Haldane-Effekt** bezeichnet. Dieser ist, ebenso wie der Bohr-Effekt beim O_2-Transport, funktionell sinnvoll. Er erleichtert die CO_2-Aufnahme im Gewebe und reduziert die dabei auftretenden Anstiege von P_{CO_2} und H^+-Konzentration; und in der Lunge fördert er umgekehrt die CO_2-Abgabe.

Es gibt also – wiederum ähnlich wie beim O_2-Transport – eine **effektive Bindungskurve** oder **physiologische Bindungskurve** für das CO_2, die

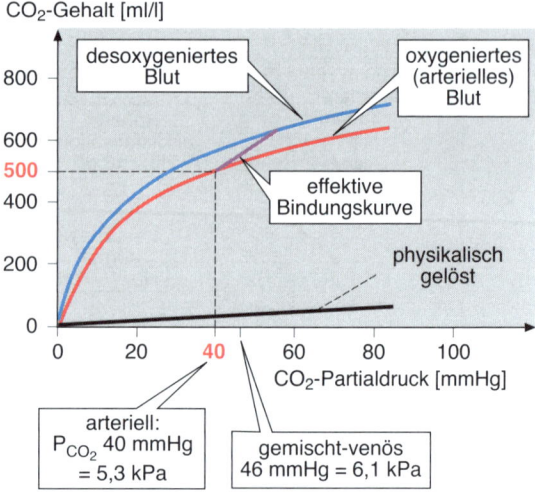

Abb. 10-14 *CO_2-Bindungskurven des Blutes.*

beim Gasaustausch durchlaufen wird (Abb. 10-14): Beim Gasaustausch findet ein allmählicher Übergang von der Bindungskurve des arteriellen Blutes in Richtung auf die des desoxygenierten Blutes statt; allerdings nur ein partieller Übergang, da ja das gemischte Venenblut im allgemeinen noch zu 75 % mit O_2 abgesättigt ist. Im arbeitenden Muskel, wo die O_2-Ausschöpfung 80–90 % erreichen kann, wird auch der Haldane-Effekt nahezu vollständig ausgenutzt.

Die **Pufferkapazität des Blutes** ist so ausgelegt, daß sich im arteriellen Blut bei einem P_{CO_2} von 40 mmHg ein pH-Wert von 7,40 einstellt. Die Zusammenhänge von Atmung und pH-Regulation werden im Rahmen der Atmungsregulation näher behandelt.

10.3.4 Gastransport zwischen Gewebe und Blut

Der Gasaustausch zwischen Blut und Gewebe erfolgt im wesentlichen per Diffusion, wie auch in der Lunge. Während in der Lunge der Diffusionsweg nur rund 1 μm beträgt, sind im Gewebe durchaus, mit großen Unterschieden zwischen den Geweben, 50–100 μm zurückzulegen. Für den peripheren Gasaustausch werden also viel größere Partialdruckgradienten benötigt als in der Lunge. Aus diesem Grunde ist die Charakteristik der O_2-Bindungskurve, mit der Rechtsverschiebung der steilen Partie im Vergleich zum Myoglobin, so wichtig. Da die Diffusionseigenschaften für CO_2 rund 20mal besser sind als für O_2, liegt die kritische Begrenzung für den Gewebs-Gasaustausch praktisch immer bei der O_2-Versorgung.

Die Versorgungsbedingungen sind im Gewebe allerdings recht inhomogen. In unmittelbarer Nähe einer Kapillare herrscht immer ein ausreichender P_{O_2}, auch noch am venösen Ende. In den am weitesten vom venösen Kapillarende entfernten Stellen sinkt die P_{O_2} bis nahe Null. Dort wird die Versorgungssituation am ehesten kritisch, wenn etwa der O_2-Bedarf des Gewebes steigt oder der O_2-Gehalt des Blutes sinkt. Man spricht von den „tödlichen Ecken" in einem Gewebe. Bei Geweben mit intermittierender Durchblutung wie bei Herz- und Skelettmuskel, wo jede Kontraktion die Durchblutung drosselt, kommt **intrazellulären O_2-Speichern** wie dem **Myoglobin** besondere Bedeutung zu. Der Herzmuskel wird in der Diastole stark durchblutet, das Myoglobin kann sich voll mit O_2 aufladen und diesen in der Systole, wenn die Durchblutung sinkt und der O_2-Bedarf steigt, wieder freisetzen.

Wenn die O_2-Versorgung für die Deckung des Bedarfs im Gewebe nicht ausreicht, liegt eine **Gewebshypoxie**, oder im schlimmsten Fall eine **Gewebsanoxie** vor. Folgende Formen lassen sich unterscheiden:
- **Arterielle Hypoxie:** Der arterielle P_{O_2} ist deutlich reduziert (auf etwa 50 mmHg), so daß – bei normalem Hb-Gehalt – auch der O_2-Gehalt des in die Gewebskapillaren einströmenden Blutes reduziert ist (Hypoxämie).
- **Anämische Hypoxie:** Der arterielle P_{O_2} ist zwar normal, aber infolge Hb-Mangel (Absinken unter 100 g/l) ist der O_2-Gehalt des Blutes reduziert (Hypoxämie), so daß in der Gewebskapillare mit O_2-Entnahme der P_{O_2} rascher abfällt, was im distalen Teil des Versorgungszylinders einer Kapillare zu O_2-Mangel führt.
- **Ischämische Hypoxie:** Die Durchblutung ist eingeschränkt, bei normalen Blutwerten. Ursachen: Blutdruckabfall, Verengungen oder Verschluß von Blutgefäßen, bei Arteriosklerose oder Embolie.

Bei Ausfall der O_2-Versorgung durchschreiten die Zellen verschiedene Stadien der Funktionsstörung, bis schließlich eine irreversible Zellschädigung und damit der Zelltod eintritt. Für die gegenüber O_2-Mangel besonders empfindliche Großhirnrinde gelten etwa folgen Zeiten: Bei völligem Aussetzen der O_2-Zufuhr (Anoxie) treten schon nach wenigen Sekunden die ersten Störungen auf, nach 10 s Funktionsausfall mit Bewußtlosigkeit, was bis zu 3–5 min Anoxiedauer voll reversibel bleibt (**Wiederbelebungszeit**), danach zunehmend irreversible Schäden, nach 7 min Anoxiedauer ist der Ausfall irreversibel. Für weniger empfindliche Gewebe kann die Wiederbelebungszeit Stunden betragen.

10.4 Regulation der Atmung

Mit der Regulation der Atmung werden zwei große Ziele verfolgt:
- die Versorgung des Organismus mit Sauerstoff sicherzustellen,
- den Säure-Basen-Haushalt des Körpers zu regulieren.

Im Dienste der zweiten Aufgabe werden der arterielle pH-Wert auf 7,40 und der arterielle CO_2-Partialdruck (P_{CO_2}) auf 40 mmHg (5,3 kPa) geregelt. Unter normalen Bedingungen ist mit diesen beiden Regelungen auch die O_2-Versorgung sichergestellt. Zur Absicherung dieses Zieles gibt es noch Prozesse, die bei Abfall von P_{O_2} und O_2-Gehalt im Blut entsprechende Gegenregulationen veranlassen.
- Darüber hinaus hat die Atmung Dienstleistungen zum Sprechen und Singen zu erbringen.

10.4.1 Organisation der Atemzentren

Im Gegensatz zum Herzen, bei dem auch die Erregungsbildung im Organ selbst abläuft und die Tätigkeit durch nervale Einflüsse nur moduliert wird, ist der Atemapparat komplizierter organisiert und viel stärker in zentral-nervöse Kontrollen eingebunden. Die Atemmuskulatur selbst besitzt keine Automatie mehr, sie ist organisiert wie die übrige quergestreifte Skelettmuskulatur: Sie kontrahiert sich nur, wenn vom Motoneuron der Befehl dazu kommt. Auch der Mechanismus der neuromuskulären Erregungsübertragung entspricht dem des Skelettmuskels.

Die Atemmotorik hat eine Zwitterstellung. Die meisten Regulationen gehören eindeutig zum autonom-vegetativen System, wie die Regulationen von Herz und Kreislauf. Andererseits unterliegt sie der Willkür, was für die Sprechfunktion wichtig ist. Auch in den Mechanismen der Innervation entspricht sie weitgehend dem willkürlichen Skelettmuskel.

Für die Suche nach dem Atemzentrum bzw. den Atemzentren gibt es vor allem drei methodische Wege:
- Durchschneidungs- und Ausschaltungsexperimente, die vor allem der groben Lokalisation dienen,

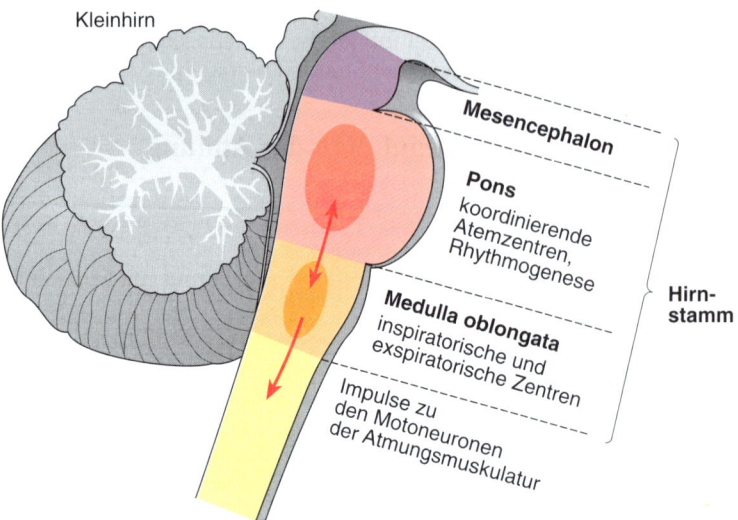

Abb. 10-15 *Schematische Darstellung zur Lage der Atemzentren im Hirnstamm.*

10

- Versuche mit elektrischen Reizungen und
- Ableitungen der elektrischen Aktivität.

Die beiden letzteren Methoden haben mit fortschreitender Verfeinerung der Elektroden immer genauere Analysen ermöglicht, bis hin zur Ableitung von einzelnen Neuronen. Dabei hat sich eine solche Fülle von Fakten ergeben, daß hier eine großzügige Darstellung erforderlich und auch ausreichend ist.

Durchschneidungsversuche haben ergeben, daß Abtrennung höherer Zentren bis zu einem Schnitt oberhalb des Brückenhirns die Atmung grundsätzlich intakt läßt. Bei Schnittführung zwischen Medulla oblongata und Rückenmark, oberhalb der obersten Zervikalwurzeln, kommt die Atmung völlig zum Stillstand.

Die für die Aufrechterhaltung der Atmung unentbehrlichen Strukturen, die man **Atemzentren** nennen kann, **liegen im unteren Hirnstamm** (Pons und Medulla oblongata, Abb. 10-15). Viele Unterzentren wirken dabei in komplizierter Weise zusammen. In der Medulla oblongata lassen sich mehrere Areale mit inspiratorisch tätigen Neuronen und mehrere mit exspiratorisch tätigen Neuronen abgrenzen (Abb. 10-16). Von diesen Zentren gehen die Impulse zu den Motoneuronen der Atmungsmuskulatur. Für einen wohlkoordinierten Atmungsablauf sind aber höhere Zentren im pontinen Teil notwendig, die man auch als **pneumotaktisches Zentrum** bezeichnet. Es gibt Hinweise darauf, daß spezielle Areale für die zentrale Rhythmogenese verantwortlich sind. Die Versuche, das Wechselspiel von Inspiration und Exspi-

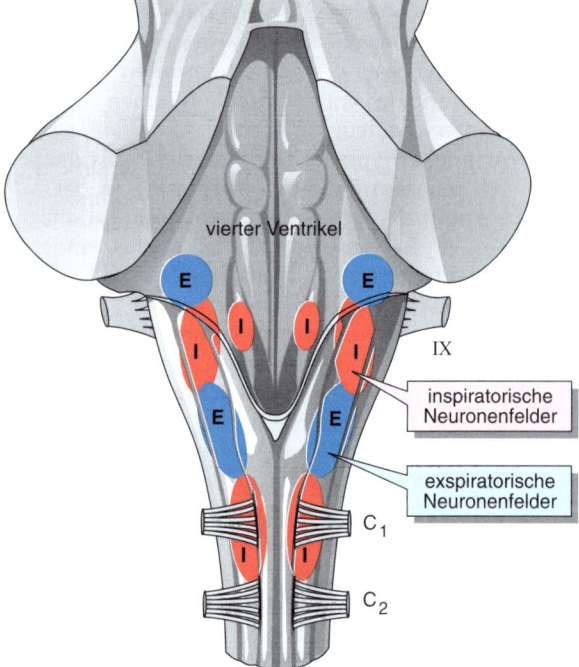

Abb. 10-16 *Dorsale Aufsicht von Rautengrube und Medulla oblongata. Lage inspiratorischer (I, rot) und exspiratorischer Neuronengruppen (E, blau). C_1 und C_2: Nervenwurzeln der ersten Zervikalsegmente. (Nach [8].)*

ration nur auf reflektorische Rückkopplungen zurückzuführen, sind unbefriedigend.

Vereinfachend, wie in Abbildung 10-15 dargestellt, kann man sagen, daß im pontinen Bereich höhere Atemzentren liegen, die für die Rhythmogenese und die Koordination der Atmung verantwortlich sind, und in der Medulla oblongata inspiratorische und exspiratorische Zentren, die das genauere Programm für die Motoneurone der Atmungsmuskulatur ausarbeiten. Für die meisten Regulationsprozesse können diese zentralen Strukturen als funktionelle Einheit betrachtet und als Atemzentrum bezeichnet werden.

10.4.2 Mechanisch-reflektorische Kontrolle der Atmung

Die Lunge enthält **Dehnungsrezeptoren** (in Bronchien und Bronchiolen), die bei Volumenzunahme der Lungen stimuliert werden (Abb. 10-17). Über afferente Nerven im N. vagus werden die Impulse den Atemzentren zugeleitet und führen dort zu einer Hemmung der Inspiration **(Hering-Breuer-Reflex)**. Dieser wichtige und sehr empfindliche Reflex springt bei jeder Inspiration an und begrenzt die Tiefe des Atemzuges, er reguliert also Atemtiefe und Atemfrequenz. Durchtrennung beider Vagusnerven führt zu starker Verlangsamung und Vertiefung der Atmung (Abb. 10-17).

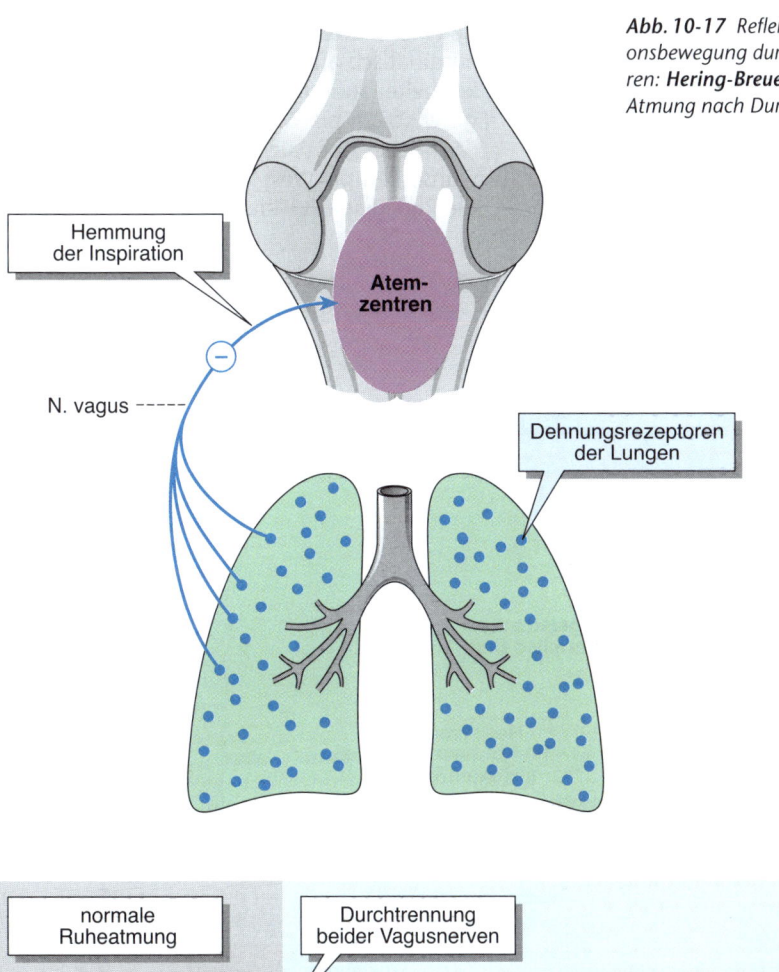

Abb. 10-17 *Reflektorische Hemmung der Inspirationsbewegung durch die Lungendehnungsrezeptoren:* **Hering-Breuer-Reflex.** *Unten: Veränderung der Atmung nach Durchtrennung beider Vagusnerven.*

10

Hemmung der Inspiration

Atem-zentren

N. vagus

Dehnungsrezeptoren der Lungen

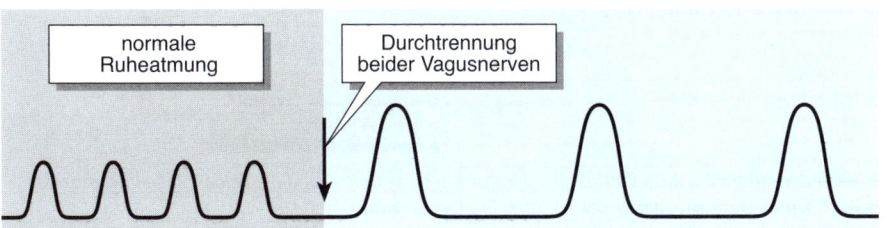

normale Ruheatmung

Durchtrennung beider Vagusnerven

10

Die Effekte der Vagotomie zeigen, daß die Atemzentren nicht allein den normalen rhythmischen Ablauf der Atmung bestimmen, sondern Rückkopplungen vom Atemapparat ständig daran beteiligt sind. Andererseits zeigt die Tatsache, daß auch nach Ausschaltung der Dehnungsrezeptoren noch eine gleichmäßig-rhythmische, wenn auch verlangsamte Atmung erhalten bleibt, daß die Rückmeldungen von der Lunge keine notwendige Vorbedingung für das regelmäßige Umschalten von Inspiration auf Exspiration sind.

Beim Menschen sind die Bedingungen grundsätzlich gleich wie bei den experimentell meist verwendeten Säugetieren. Es gibt allerdings Hinweise darauf, daß bei der geringen Atemtiefe unter Ruhebedingungen die Dehnungsrezeptoren zwar regelmäßig inspiratorisch tätig werden, ihre hemmenden Wirkungen aber noch keine wesentliche Rolle spielen.

Die Interkostalmuskulatur verfügt, wie generell der Skelettmuskel, auch über Muskelspindeln mit motorischer γ-Innervation. Spinale Eigenreflexe wirken beispielsweise bei der automatischen Verstärkung der Inspiration bei verstärkten Atemwiderständen mit, und das Prinzip der α-γ-Koaktivierung ist auch für diese Muskeln gültig. Bei der

Zwerchfellmuskulatur dagegen spielen diese Mechanismen keine wesentliche Rolle, Muskelspindeln finden sich nur spärlich.

10.4.3 Regulation von pH und P_{CO_2}

Für die Aufrechterhaltung des inneren Milieus (Homöostase) sind die Regelungen von H^+-Ionenkonzentration (pH-Wert) und CO_2-Partialdruck im arteriellen Blut von zentraler Bedeutung (Abb. 10-18). Für die Regelung des P_{CO_2} steht dem Organismus nur die Atmung zur Verfügung. Steigt der arterielle P_{CO_2} über seine Regelgröße von 40 mmHg (=5,3 kPa; Normalbereich 35–45 mmHg) an, so werden über Chemorezeptoren die Atemzentren stimuliert, die eine Steigerung des Atemzeitvolumens (der alveolären Ventilation) veranlassen, wodurch CO_2 vermehrt abgeatmet und der P_{CO_2} wieder auf den Normalwert zurückgeführt wird. Damit wird automatisch auch die mit dem CO_2-Anstieg gekoppelte Erhöhung der H^+-Konzentration wieder gesenkt, der pH-Wert erhöht.

Um bei normalem P_{CO_2} gleichzeitig den gewünschten pH-Wert von 7,4 zu erreichen, muß die Pufferkapazität des Blutes entsprechend ein-

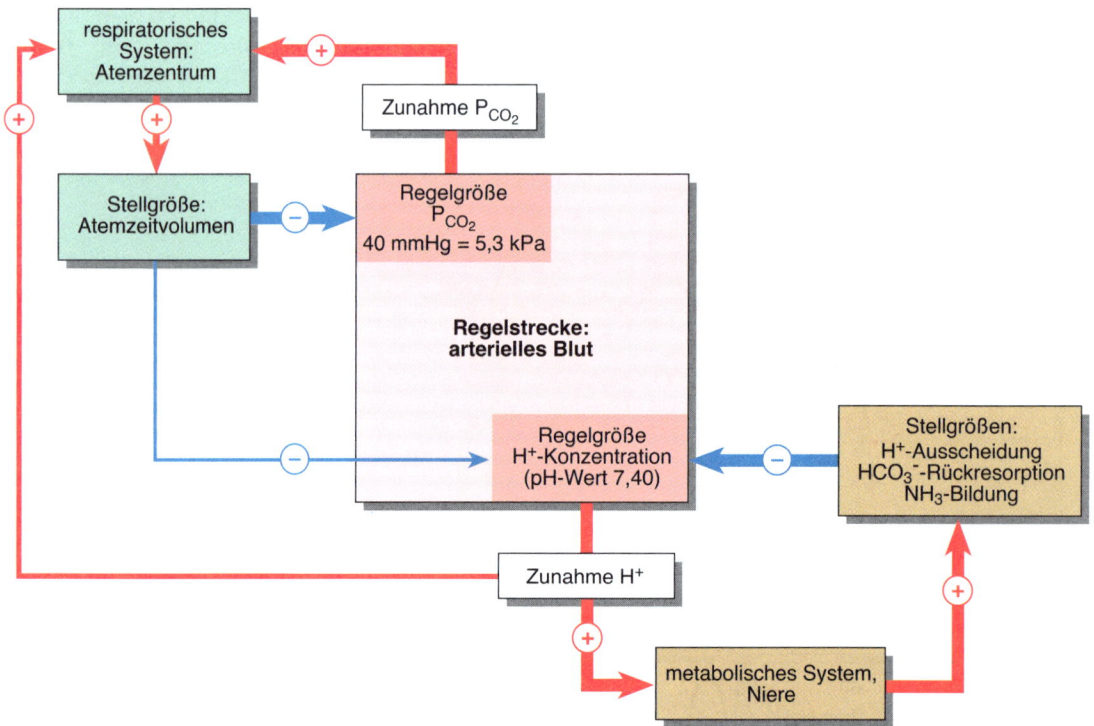

Abb. 10-18 *Regelungsprozesse für den arteriellen CO_2-Partialdruck und den arteriellen pH-Wert. Durch Doppelregelung des pH-Wertes – durch das metabolische System der Niere und das respiratorische System – sind die beiden Regelungsprozesse miteinander verknüpft.*

gestellt werden, also insbesondere die Bicarbonat-Konzentration. Dies kann nur das **metabolische System** leisten, insbesondere die Niere. Dazu stehen der Niere vor allem drei Stellgrößen zur Verfügung: die **HCO_3^--Rückresorption**, die **H^+-Ausscheidung** und die **NH_3-Bildung**. Zunehmende Säuerung des Blutes (Anstieg der H^+-Konzentration im Schema der Abb. 10-18) stimuliert die Niere zur Steigerung dieser drei Stellgrößen, jeder Einzeleffekt trägt zur Rückführung der H^+-Konzentration bei. Es liegt hier also ein geschlossener Regelkreis für den arteriellen pH-Wert vor.

Respiratorische Regelung des arteriellen P_{CO_2}-Wertes und metabolische Regelung des arteriellen pH-Wertes führen in Kooperation dazu, daß im arteriellen Blut in einem weiten Bereich physiologischer Bedingungen zugleich der gewünschte P_{CO_2}-Wert von 40 mmHg (5,3 kPa) und auch der gewünschte pH-Wert von 7,4 eingestellt und festgehalten werden.

Der pH-Wert wird außerdem noch über das respiratorische System geregelt (in Abb. 10-18 mit schwächeren Linien eingetragen), was als zusätzliche Sicherung anzusehen ist und darauf hinweist, daß der pH-Wert für den Organismus von besonderer Wichtigkeit ist.

Die respiratorische Regelung des pH-Wertes springt vor allem an, wenn das metabolische System die Einstellung des gewünschten pH-Wertes nicht schafft (vgl. Abschn. 10.5). Dabei muß notgedrungen eine Abweichung des P_{CO_2} vom gewünschten Wert in Kauf genommen werden.

Die an den Regulationen beteiligten Mechanismen sind im einzelnen recht kompliziert. Die Prozesse in der Niere werden im entsprechenden Kapitel näher behandelt.

Die Veränderungen der Ventilation bei Abweichungen von P_{CO_2} und pH lassen sich auch am Menschen selbst recht gut bestimmen, obwohl die genaue Differenzierung dieser beiden Faktoren einige experimentelle Tricks erfordert. Die Wirkung des P_{CO_2} kann man durch Anbieten CO_2-reicher Luftgemische testen. Durch Verfolgen der CO_2-Konzentration in endexspiratorischen Gasproben kann man den alveolären P_{CO_2} bestimmen, den man als gleich dem arteriellen P_{CO_2} ansehen kann. Die so zu gewinnende Beziehung zwischen P_{CO_2} und Ventilationsgröße ist die **CO_2-Antwortkurve** (Abb. 10-19). Bei einer derart durchgeführten Steigerung des P_{CO_2} nimmt gleichzeitig der pH-Wert des Blutes ab. Die Ventilationssteigerung ist also zugleich durch P_{CO_2}-Anstieg und pH-Abnahme angetrieben. Eine Differenzierung der beiden Komponenten ist dadurch möglich, daß man die pH-Änderung durch Infusionen ins Blut zu puffern versucht, oder durch Bestimmung des pH-Effektes aus anderen Versuchen, in denen man isolierte pH-Änderungen vornimmt. Die Bestimmung des isolierten pH-Effektes wird durch Veränderungen der Pufferkapazität des Blutes mög-

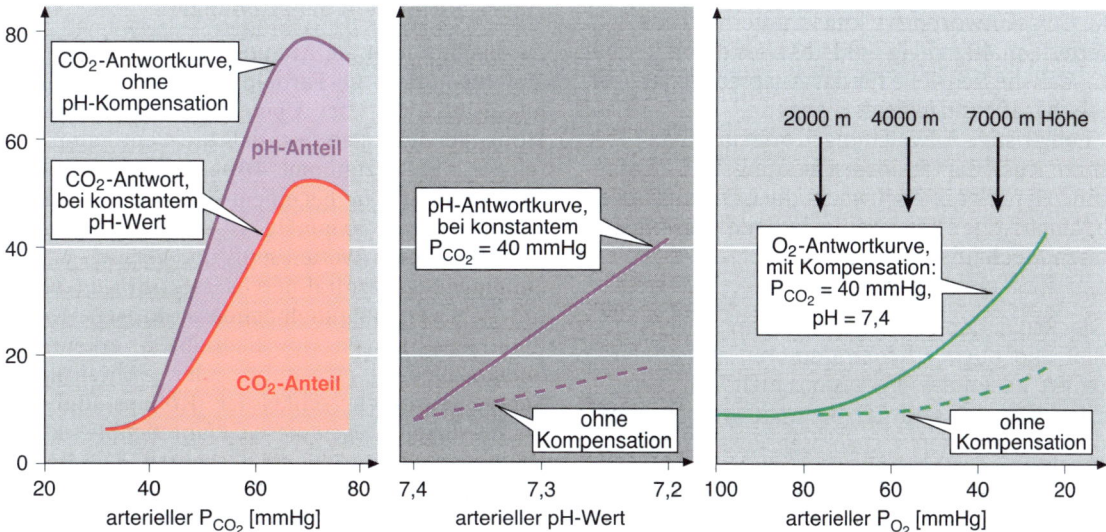

Atemminutenvolumen [l/min]

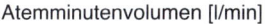

Abb. 10-19 Darstellung der drei wichtigsten chemischen Atemantriebe: arterieller P_{CO_2}, arterieller P_{O_2} und arterieller pH-Wert. Auftragung des Atemminutenvolumens in Abhängigkeit dieser drei Antriebe, teils mit, teils ohne Kompensation, wie im Text erläutert.

lich (i.v.-Infusion), wobei die P_{CO_2}-Abnahmen, die bei derartig ausgelösten Ventilationssteigerungen auftreten, durch P_{CO_2}-Erhöhung in der Inspirationsluft, mit Kontrolle des endexspiratorischen P_{CO_2}, kompensiert werden können. Man erhält so die **pH-Antwortkurve,** entweder mit oder ohne P_{CO_2}-Kompensation (Abb. 10-19).

Mit Erhöhung des arteriellen P_{CO_2} (Hyperkapnie) steigt die Ventilation von 8 l/min in Ruhe bis auf nahezu 80 l/min bei einem P_{CO_2} von 70 mmHg an, wie die **CO_2-Antwortkurve** in Abbildung 10-19 erkennen läßt. Höhere CO_2-Partialdrücke wirken dämpfend bzw. lähmend auf die Atemzentren. Etwa 2/3 dieses Atemantriebes beruht auf der P_{CO_2}-Steigerung selbst (CO_2-Anteil in Abb. 10-19), das andere Drittel ist der gleichzeitigen Senkung des pH-Wertes zuzuschreiben (pH-Anteil in Abb. 10-19). Senkung des pH-Wertes im arteriellen Blut kann, bei Konstanz des P_{CO_2}, die Ventilation bis auf rund 40 l/min steigern.

Man sieht aus diesen Resultaten, daß **Steigerungen der CO_2- und H^+-Konzentrationen im arteriellen Blut sehr starke Atemanreize darstellen.** Andererseits ist klar, daß selbst die Kombination beider Reize (CO_2-Antwort ohne Kompensation in Abb. 10-19) nicht zu einer maximalen Ventilation führt, wie man sie bei körperlicher Leistung oder willkürlicher Hyperventilation erreichen kann (Atemgrenzwert: 100–150 l/min). pH-Wert und P_{CO_2} haben also keine Monopolstellung in der Atmungsregulation.

Die CO_2-Antwortkurve knickt unterhalb des P_{CO_2}-Wertes von 40 mmHg bald ab. Dies deutet darauf hin, daß die Schwelle für das Ansprechen auf CO_2 dicht bei 40 mmHg liegt.

Langfristige Abweichungen vom normalen P_{CO_2} führen zu Adaptationserscheinungen: Langdauernde Hyperkapnie schwächt die CO_2-Wirkungen ab, langfristige Hypokapnie dagegen sensibilisiert diesen Mechanismus.

Die Regulationen des chemischen Milieus im Blut sind durch Chemorezeptoren an verschiedenen Stellen des Organismus mehrfach abgesichert. Die pH- und CO_2-Antriebe werden ganz überwiegend durch chemosensitive Strukturen im Hirnstamm vermittelt, die in der Nähe der Atemzentren, dicht an der ventralen Oberfläche der Medulla oblongata gelegen sind. Es gibt gute Hinweise dafür, daß der adäquate Reiz für diese **zentralen Chemorezeptoren** letztlich der

pH-Wert in der extrazellulären Flüssigkeit des Hirngewebes ist. Der Eigeneffekt des P_{CO_2} im Blut kommt dadurch zustande, daß CO_2 – im Gegensatz zu H^+ – sehr leicht die Blut-Hirn-Schranke überwinden kann und im Gehirn dann über eine pH-Veränderung seine Wirkung entfaltet.

Weitere Chemorezeptoren liegen in Glomusorganen an den großen Arterien (Glomera aortica und Glomera carotica). Diese reagieren ebenfalls auf Anstieg von P_{CO_2} und Abfall von pH-Wert, der wichtigste Reiz für diese **peripheren,** arteriellen **Chemorezeptoren** ist aber eine Abnahme des O_2-Partialdrucks (nächster Abschnitt).

Die CO_2- und pH-Antworten (entsprechend Abb. 10-19) sind nach Ausschalten der peripheren Chemorezeptoren nicht wesentlich verändert. Es spricht aber manches dafür, daß bei langfristigen Abweichungen des chemischen Blutmilieus die peripheren Chemorezeptoren für respiratorische Kompensationen doch sehr wichtig sind.

Die Glomusorgane sind Paraganglien, die aus dem Parasympathikus hervorgegangen und außerordentlich stark vaskularisiert sind, mit dichtem Zufluß von den großen Arterien in ihrer Nähe. Ihre spezifische Durchblutung liegt mit $2 \, l \cdot min^{-1} \cdot dl^{-1}$ höher als bei allen anderen Organen, und auch der spezifische O_2-Verbrauch liegt sehr hoch. Die Glomera liegen beiderseits an der Aufzweigungsstelle der A. carotis communis (Glomera carotica) und in unmittelbarer Nähe des Aortenbogens (Glomera aortica), zwischen Aorta und A. pulmonalis sowie an den Abgängen der Aa. subclaviae.

10.4.4 Regulation bei O_2-Mangel

Beobachtet man die Atmung eines Menschen bei abnehmendem O_2-Partialdruck in der Einatmungsluft, z.B. bei Übergang in zunehmende Höhe, so stellt man fest, daß die Ventilation nur relativ wenig zunimmt (Abb. 10-19). In einer Höhe von 7000 m, bei einem alveolären und arteriellen P_{O_2} von 30 mmHg, ist sie gerade verdoppelt. Bei diesen Werten muß der Versuch wegen zunehmender zentral-nervöser Störungen abgebrochen werden: zunehmende motorische Koordinationsstörungen, im Schreibtest erkennbar, Sehstörungen, Abnahme der Urteilskraft, Schweißausbruch, schließlich Kollaps und Bewußtlosigkeit. Gegen diese Gefahren gibt es keine subjektive Warnung – im Gegenteil: Die beginnenden Störungen der Gehirnfunktion sind von Euphorie begleitet. Dieser **Höhenrausch** ist der Grund dafür, daß es im Beginn der Luftfahrt viele Unfälle gab. Solche Beobachtungen verleiten zu der Annahme, daß O_2-Mangel kein wesentlicher

Atemantrieb sei. Dies liegt aber daran, daß eine durch O_2-Mangel induzierte Atemsteigerung zu gesteigerter Abatmung von CO_2 und Zunahme des pH-Wertes führt, was dem O_2-Mangel-Antrieb entgegenwirkt. Um den echten O_2-Mangel-Antrieb zu erkennen, muß man deshalb durch Steigerung der CO_2-Konzentration in der Einatmungsluft die arteriellen P_{CO_2}- und pH-Werte konstant halten, wie oben für die Bestimmung der pH-Antwortkurve beschrieben.

Testet man die Wirkung eines O_2-Mangels bei Konstanz von pH-Wert und P_{CO_2} im arteriellen Blut, so erhält man die **O_2-Antwortkurve** in Abbildung 10-19: Mit abnehmendem P_{O_2} im arteriellen Blut steigt die Ventilation ebenfalls bis auf 40 l/min an (bei P_{O_2} = 30 mmHg, entsprechend einer Höhe von 7000 m; eine weitere Senkung des P_{O_2}-Wertes ist wegen Ausfällen der Gehirnfunktion nicht längerfristig möglich). Der O_2-Mangel-Antrieb ist also nicht wesentlich schwächer als der pH-Antrieb bzw. der „reine" CO_2-Antrieb (Abb. 10-19). Ohne P_{CO_2}- und pH-Kompensation bleibt die Ventilationssteigerung gering.

Die O_2-Mangel-Antriebe werden ausschließlich durch die peripheren, arteriellen Chemorezeptoren in den Glomusorganen vermittelt.

Schaltet man im Experiment die arteriellen Chemorezeptoren aus (Nervendurchschneidung), so läßt sich durch O_2-Mangel keine Ventilationssteigerung mehr auslösen. Durch Ableitung der Aktionspotentiale von den afferenten Nerven der Glomusorgane kann man die Eigenschaften der Chemorezeptoren genau studieren. Bei Normalwerten von P_{O_2}, P_{CO_2} und pH im arteriellen Blut findet man eine schwache Restaktivität der Rezeptoren, die mit sinkendem P_{O_2} unter 100 mmHg zunimmt, zunächst nur sehr wenig, unter 60 mmHg immer stärker werdend. Dieselben Rezeptoren reagieren auch deutlich auf Zunahme des P_{CO_2} und Abnahme des pH-Wertes, was zugleich eine Empfindlichkeitssteigerung für den O_2-Mangel-Reiz darstellt. Man hat festgestellt, daß es in den Glomera – trotz der extrem hohen Durchblutungswerte – Zonen mit niedrigem P_{O_2} gibt, so daß man annehmen kann, daß manche Rezeptorzellen am Rande eines O_2-Mangels leben und deshalb auf jede Senkung des P_{O_2} reagieren können. Viele Stoffe, die die Energiegewinnung aus dem Glucoseabbau hemmen, fördern die Aktivität der Chemorezeptoren (Cyanid, Dinitrophenol). Die Rezeptoren sprechen offenbar auf jedes Defizit in der Energieversorgung an.

10.4.5 Atmung bei körperlicher Leistung

Die stärksten Steigerungen der Ventilation findet man bei **körperlicher Leistung,** wo das Atemminutenvolumen von 6 bis 8 l/min in Ruhe auf über 100 l/min ansteigen und sich dem Atemgrenzwert nähern kann (Abb. 10-20). Diese enorme Ventilationssteigerung erfolgt in der Regel ohne bzw. mit nur geringen Veränderungen von arteriellem pH, P_{CO_2} und P_{O_2}. Die wesentlichen Antriebe für die Ventilationssteigerung bei Leistung sind:
- Mitinnervation des Atemzentrums bei motorischer Innervation,
- Rückkopplungen von der aktivierten Skelettmuskulatur
  a) von Mechanorezeptoren, die die Bewegung der Glieder melden,
  b) von Chemorezeptoren des Muskels, die auf die Stoffwechselsteigerung reagieren.

Thermische Rückkopplungen können mitwirken.

Mit Beginn einer muskulären Leistung findet man mitunter eine initiale Abnahme des arteriellen P_{CO_2}, oder auch einen leichten Anstieg, mit Rückgang zur Norm innerhalb von einer Minute. Dies zeigt deutlich, daß die initiale Ventilationssteigerung durch die nervalen Faktoren (Mitinnervation und Rückmeldungen vom Muskel) ausgelöst wird, die die Stoffwechselanforderungen nicht ganz genau treffen. Bei der anschließenden Feinjustierung wirken dann die chemischen Reize vom Blut mit (pH-Wert und P_{CO_2}).

10

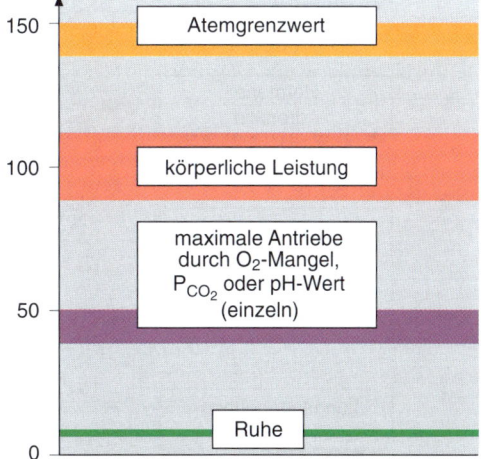

Atemminutenvolumen [l/min]

150 — Atemgrenzwert

100 — körperliche Leistung

maximale Antriebe durch O_2-Mangel, P_{CO_2} oder pH-Wert (einzeln)

50 —

0 — Ruhe

Abb. 10-20 *Das Atemminutenvolumen unter normalen Ruhebedingungen sowie bei verschiedenen Formen der Atemsteigerung, wie im Bild beschriftet.*

Bei anhaltender starker körperlicher Leistung, wenn die Sauerstoffzufuhr zum Muskel unzureichend wird und die Muskeln zunehmend die anaerobe Energiegewinnung zuschalten müssen, erlangen die blutchemischen Atemantriebe besondere Bedeutung: Der **Lactatspiegel im Blut** steigt an, wobei der pH-Wert absinkt und die Atmung zusätzlich stimuliert. Der arterielle P_{O_2} steigt dabei an und der P_{CO_2} fällt sogar ab, ähnlich wie bei einer Hyperventilation.

Definiert man die **Hyperventilation** als verstärkte CO_2-Abatmung, gekennzeichnet durch einen Abfall des arteriellen P_{CO_2}, so liegt bei dem Anstieg des Milchsäurespiegels eine solche Hyperventilation vor. Ich halte es für treffender, hier von einer pH-Wert-getriebenen Ventilationssteigerung zu sprechen und den Begriff Hyperventilation für eine wirkliche „Über-Ventilation" vorzubehalten; wenn also, wie bei der willkürlichen Hyperventilation, auch der pH-Wert ansteigt; wenn unter dem Gesichtspunkt aller drei chemischen Antriebe eine Überventilation vorliegt.

> Wenn bei starker körperlicher Leistung die anaerobe Energiegewinnung zunimmt und dabei der Milchsäurespiegel im Blut ansteigt, wird der sinkende pH-Wert zu einem starken Atemantrieb. Der arterielle P_{CO_2} kann dabei absinken.

10.4.6 Andere Atemantriebe

In Abbildung 10-21 sind die Atmungsantriebe synoptisch zusammengefaßt. Neben den bislang erörterten wichtigsten Antrieben (chemische Regulationen, Muskelleistung, Effekte der Lungendehnungsrezeptoren) gibt es noch eine ganze Reihe anderer Einflüsse, die für die Regulation des Gaswechsels eigentlich nicht erforderlich sind. Sie sind eher Ausdruck der engen Verknüpfung der verschiedenen vegetativen Reaktionen und insofern als unspezifische Mitreaktionen der Atmung aufzufassen. So findet man Ventilationssteigerungen bei Emotion, bei Temperatur- und Schmerzreizen, unter Einwirkung verschiedener Hormone, z. B. Adrenalin, und als Mitreaktion im Rahmen von Kreislaufregulationen, z. B. bei Stimulation arterieller Pressorezeptoren.

10.4.7 Atmung in Höhe und Tiefe

Die unmittelbaren Umstellungen der Atmung beim Übergang in Höhe sind bedingt durch die Abnahme des Sauerstoff-Partialdrucks. Das Mischungsverhältnis der Luft ist in allen Höhenlagen gleich, so daß der O_2-Partialdruck immer rund 1/5 des herrschenden Luftdrucks beträgt.

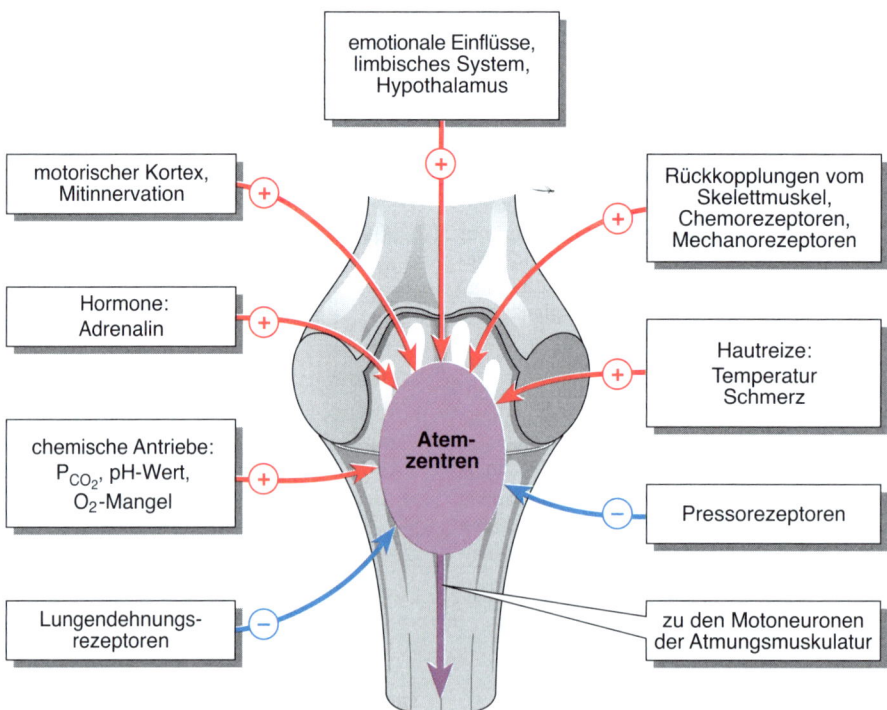

Abb. 10-21 *Synoptische Darstellung der wichtigsten Einflüsse auf die Atmung.*

Bis zu einer Höhe von 2000 m (P_{O_2} in der Frischluft von 150 auf 115 mmHg abgefallen, P_{O_2} in der Alveolarluft 75 mmHg) gibt es praktisch noch keine Reaktionen (vgl. Abb. 10-19). Im Bereich von 2000–4000 m Höhe (alveolärer P_{O_2} bei 50 mmHg) kommt es zu Umstellungen, die der Gesunde auch ohne Anpassung in der Regel störungsfrei bewältigt. Die kritische Grenze ist für den Nicht-Akklimatisierten bei 7000 m erreicht, wenn der alveoläre und arterielle P_{O_2} auf 35 mmHg abfällt. Über 4000 m beginnen Zeichen der **Höhenkrankheit**: Atemnot, Tachykardie, Schwindel, Kopfschmerzen, nachlassende Leistungsfähigkeit und Konzentration. Besonders empfindlich gegenüber O_2-Mangel ist das Gehirn. Die zunehmenden Ausfälle zentralnervöser Funktionen sind so gefährlich, weil man subjektiv keine Warnungen erlebt, sondern im Gegenteil in Euphorie gerät **(Höhenrausch)**. Aus diesem Grund kam es in der Frühzeit der Luftfahrt häufig zu tödlichen Unfällen.

Beim Übergang in Höhen über 2000 m kommt es zu **akuten Umstellungen der Atmung,** die durch den O_2-Mangel (arterielle Hypoxie) bedingt sind. Über Chemorezeptoren, die auf den O_2-Mangel reagieren, wird eine Ventilationssteigerung ausgelöst (vgl. Abb. 10-19), die eine Abnahme des arteriellen P_{CO_2} nach sich zieht, verbunden mit Anstieg des pH-Wertes **(respiratorische Alkalose)**, was die Ventilationssteigerung etwas abbremst. Auch der Kreislauf reagiert mit, die Herzfrequenz steigt an.

Bei längerem Höhenaufenthalt (mindestens einige Wochen) kommt es zu Anpassungen **(Höhenakklimatisation)**, die darauf abzielen, die primären, akuten Umstellungen zu kompensieren. Zum Ausgleich des O_2-Mangels wird die O_2-Transportkapazität des Blutes durch Steigerung der Hämoglobin- und Erythrozytenkonzentration erhöht, was in Abschnitt 10.3.2 erörtert ist (vgl. Abb. 10-13). Die Kompensation der respiratorischen Alkalose wird in Abschnitt 10.5 beschrieben.

Die Prozesse der Akklimatisation machen es möglich, daß Menschen in Höhen bis zu 5000 m dauerhaft leben können (z. B. in den Anden). Gut angepaßte Bergsteiger können sich zeitlich begrenzt auch ohne Sauerstoffgerät noch in 8000 m Höhe aufhalten (Rekord: Mount Everest, 8882 m).

Besonders gefährlich ist der Ausfall zentralnervöser Funktionen, wenn der arterielle O_2-Partialdruck unter 35 mmHg abfällt **(Höhenrausch)**.

Aufenthalt im Überdruck kommt vor allem beim Tauchen vor. Tauchen mit Atmung aus der Umgebungsluft mittels Schnorchel ist nur bis zu einer Tiefe von 30 bis 35 cm möglich. Ein größerer Druckgradient zum Intrathorakalraum hin kann gefährliche Blutverschiebungen nach sich ziehen.

Tieftauchen mit Atemanhalten **(apnoisches Tieftauchen)** ist bis zu 10 m Tiefe (Druck bereits verdoppelt!) durchaus möglich. In größeren Tiefen (jenseits 30 m) wird es zunehmend kritisch, vor allem wegen Thorax- und Lungenkompression.

Längeres Tieftauchen ist nur möglich, wenn komprimiertes Gas geatmet wird, das im Druck mit dem hydrostatischen Umgebungsdruck übereinstimmt. Bis zu 40 oder 50 m Tauchtiefe kann Preßluft normaler Zusammensetzung verwendet werden. In größeren Tiefen werden sowohl die hohen Sauerstoff- als auch die Stickstoffpartialdrücke toxisch. Durch Zusatz von Helium kann auch bei noch höheren Drücken die Atmung aufrechterhalten werden.

Besondere Vorsicht ist beim **Wiederauftauchen** aus großen Tiefen geboten. Bei längerem Aufenthalt in der Tiefe löst sich viel Gas in den Geweben. Bei zu schnellem Auftauchen können in Gewebe und Blut Gasblasen entstehen, wie beim Öffnen einer Sektflasche, die vielfältige Schäden nach sich ziehen **(Dekompressionskrankheit)**.

10.4.8 Verschiedene Atmungsformen

Die normale gleichmäßige Atmung unter Ruhebedingungen heißt **Eupnoe.** Leichte periodische Schwankungen der Atemtiefe, mit einer Periodendauer um eine Minute, gehören zum Normalbild (Abb. 10-22).

- **Hyperpnoe** oder **Polypnoe:** verstärkte Atmung, gesteigertes Atemminutenvolumen.
- **Hypopnoe:** vermindertes Atemminutenvolumen.
- **Tachypnoe:** gesteigerte Atemfrequenz (über 20/min).
- **Bradypnoe:** verminderte Atemfrequenz (unter 10/min).
- **Dyspnoe:** krankhaft veränderte Atmung, mit subjektivem Gefühl der Atemnot.
- **Asphyxie:** starke Einschränkung der Atmung, z. B. bei Schädigung der Atemzentren.

Eine andere Gliederung orientiert sich an dem besonders streng geregelten P_{CO_2}-Wert im arteriellen Blut:

10

10

- **Normoventilation:** normale Atmung, mit einem normalen alveolären und arteriellen P_{CO_2} **nahe 40 mmHg (5,3 kPa).**
- **Hyperventilation:** gesteigerte alveoläre Ventilation, P_{CO_2} reduziert **(Hypokapnie).**
- **Hypoventilation:** reduzierte alveoläre Ventilation, P_{CO_2} erhöht **(Hyperkapnie).**

Die strenge Anlehnung der Begriffe Hyper- und Hypoventilation an die P_{CO_2}-Regulation ist problematisch. Die Regelungen von arteriellem P_{O_2} und pH-Wert sind weitgehend gleichrangig, und eine durch O_2-Mangel in der Höhe induzierte Ventilationssteigerung mit Abnahme des P_{CO_2}-Wertes ist keine Überschuß-Atmung, wie es der Begriff Hyperventilation nahelegt.

Es gibt eine Reihe **pathologischer Atmungsformen:**
- **Cheyne-Stokes-Atmung** (Abb. 10-22): Starke periodische Schwankungen der Atemtiefe, bei O_2-Mangel, Herz-Kreislauf-Störungen u. a. Es ist gewissermaßen eine Übersteigerung der normal schon vorhandenen leichten periodischen Schwankungen. In den Wellentälern kann die Atmung kurzfristig ganz aussetzen (Apnoe).
- **Kußmaul-Atmung** (Abb. 10-22): stark vertiefte und langsame Atmung, bei starker metabolischer Azidose, z. B. bei Diabetes mellitus.
- **Biot-Atmung:** unregelmäßige periodische Atmung, bei Schädigungen im Hirnstamm.
- **Schnappatmung:** nur noch vereinzelte Atemzüge, bei schwersten Schädigungen, z. B. bei Sterbenden.

10.5 Störungen im Säure-Basen-Haushalt

Die Regelungen von arteriellem pH-Wert und P_{CO_2} sind in Abschnitt 10.4.3 beschrieben (vgl. Abb. 10-18). Daran anknüpfend sollen hier die Störungen dieser Regulationen erörtert werden.

Störungen im Säure-Basen-Haushalt lassen sich gut im einem Diagramm erläutern, das sich an die CO_2-Bindungskurve der Abbildung 10-14 anlehnt, wie in Abbildung 10-23 dargestellt. Bei Einschränkung der Ventilation durch Erkrankung des Atemapparates steigt der arterielle P_{CO_2} an, und es kommt zu Veränderungen entlang der normalen CO_2-Bindungskurve nach rechts: Das Blut nimmt mehr CO_2 auf, wobei der pH-Wert gleichzeitig absinkt, es entwickelt sich eine re-

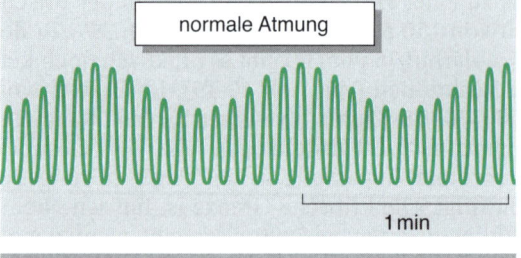

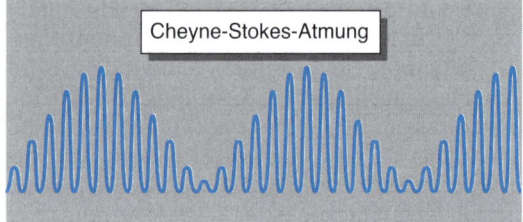

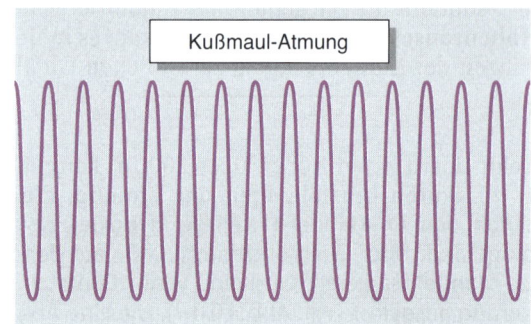

Abb. 10-22 *Schematische Darstellung der Atembewegungen unter normalen Ruhebedingungen und für zwei pathologische Atmungsformen.*

spiratorische Azidose (pH-Wert unter 7,36). Bei Hyperventilation kommt es zu entgegengesetzten Veränderungen, es entsteht eine **respiratorische Alkalose** (pH-Wert über 7,44), z. B. bei willkürlicher Hyperventilation oder bei O_2-Mangelatmung in größerer Höhe.

Bleibt eine solche respiratorische Störung länger bestehen, so springen die Regelungsprozesse des pH-Wertes an; der Körper versucht, bei dem gestörten P_{CO_2}-Wert den pH-Wert wieder auf den normalen Wert von 7,4 einzustellen. Dazu steht ihm, wenn das respiratorische System gestört ist, nur das **nicht-respiratorische, metabolische System** zur Verfügung (vgl. Abschn. 10.4.3, Abb. 10-18). Die Niere muß also versuchen, die Pufferkapazität des Blutes – d. h. vor allem die Bicarbonatkonzentration – so einzustellen, daß sich bei dem abweichenden P_{CO_2}-Wert wieder ein pH-Wert von möglichst genau 7,4 ergibt. **Respiratorische Störungen werden durch das metabolische System kompensiert.**

CO_2-Gehalt [ml/l]

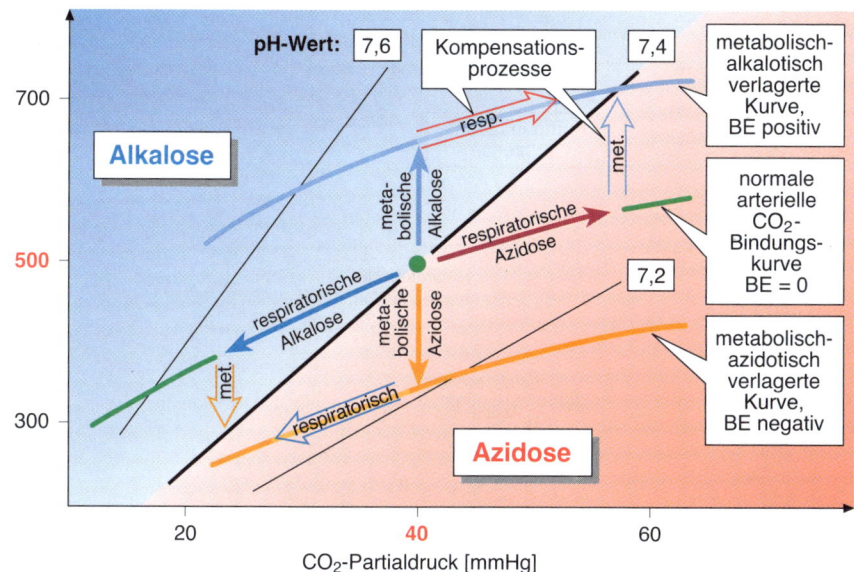

Abb. 10-23 *Schema zur Regulation des Säure-Basen-Haushalts, mit Eintragung verschiedener **respiratorischer und nicht-respiratorischer** (metabolischer) **Störungen** sowie der zugehörigen Kompensationsprozesse.*

Störungen im Säure-Basen-Haushalt können aber auch durch primär-metabolische Störungen entstehen. Eine Vermehrung der Pufferbasen des Blutes führt zu einer Verlagerung der CO_2-Bindungskurve nach oben. Bei normalem P_{CO_2} kann das Blut unter diesen Bedingungen mehr CO_2 aufnehmen, aber der pH-Wert wird alkalischer, es resultiert eine **metabolische Alkalose** (Abb. 10-23). Bei Abnahme der Pufferbasen entwickelt sich eine **metabolische Azidose**. Bei primär-metabolischen Störungen setzen respiratorische Kompensationsprozesse ein, die wieder das Ziel haben, den normalen pH-Wert einzustellen.

Man erkennt aus den beschriebenen Prozessen, daß **die Regelung des arteriellen pH-Wertes Vorrang gegenüber der Regelung des arteriellen P_{CO_2}-Wertes besitzt**.

Unter den **Puffersystemen** nimmt das **Bicarbonatsystem** den ersten Rang ein (im Blutplasma). An zweiter Stelle folgen die **Proteine**, sowohl die **Plasmaproteine** als auch insbesondere das **Hämoglobin**. (Im Erythrozyten dominieren die Proteinat-Ionen.) Das Hämoglobin ist insofern besonders wichtig, als sich seine Pufferwirkung in Abhängigkeit von der O_2-Beladung verändert (vgl. Abschn. 10.3.3). Das Phosphatsystem ist von geringer Bedeutung, weil die Konzentration der Phosphat-Ionen im Blut nur niedrig ist.

Die **Gesamtkonzentration der Pufferbasen** (Summe aller pufferwirksamen Anionen) im ar-

teriellen Blut beträgt etwa **48 mmol/l**. Für klinische Zwecke ist es wichtiger, die Abweichung von diesem Normalwert zu erfassen, den **BE-Wert** (base excess), gemessen in mmol/l. Ein Basendefizit wird in diesem System als negativer BE-Wert ausgedrückt.

Man ermittelt den **Basenüberschuß (BE)**, indem man feststellt, wieviel Säure benötigt wird (in mmol/l), um Blut von 37 °C bei einem normalen P_{CO_2} von 40 mmHg auf den normalen arteriellen pH-Wert von 7,4 einzustellen.

In der Klinik spielt auch die Bestimmung der Bicarbonatkonzentration eine Rolle. Normalwert, bei voll mit Sauerstoff beladenem Blut, Temperatur und P_{CO_2} normal: **Standard-Bicarbonat 24 mmol/l**.

Zur Kennzeichnung des Säure-Basen-Status wird gern das **pH-log P_{CO_2}-Diagramm** gemäß Abbildung 10-24 gewählt. Diese Darstellungsweise hat den Vorteil, daß sich alle rein respiratorischen Veränderungen auf einer Geraden bewegen. Jede Abweichung von der geradlinigen normalen pH-log P_{CO_2}-Beziehung bedeutet eine Veränderung der Pufferkapazität. Bezüglich der respiratorischen und metabolischen Störungen sowie der Kompensationsprozesse gilt die obige Beschreibung zu Abbildung 10-23.

Die Darstellungsweise der Abbildung 10-24 ist auch insofern günstig, als in der modernen

10

10

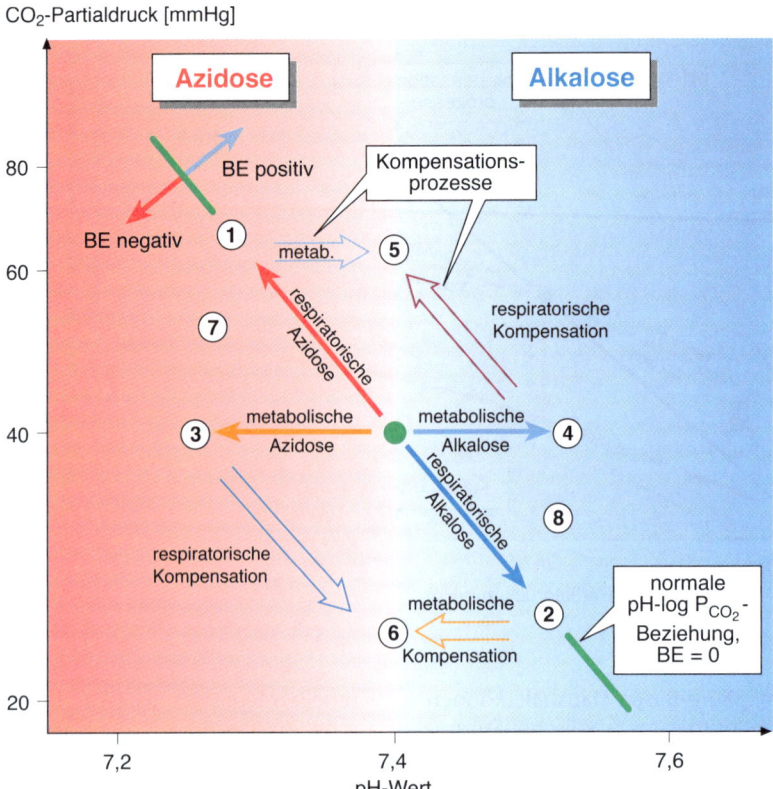

Abb. 10-24 *Schema zur **Regulation des Säure-Basen-Haushalts** im pH-Wert – log P_{CO_2} – Diagramm. Sonst gleichartige Darstellung wie in Abbildung 10-23. Beispielhaft sind verschiedene Störungen eingetragen. 1: rein respiratorische Azidose; 2: rein respiratorische Alkalose; 3: rein metabolische Azidose; 4: rein metabolische Alkalose; 5: kompensierte respiratorische* Azidose oder kompensierte metabolische Alkalose; 6: kompensierte respiratorische Alkalose oder kompensierte metabolische Azidose; 7: Kombination einer respiratorischen und metabolischen Azidose; 8: Kombination einer respiratorischen und metabolischen Alkalose.

Diagnostik pH-Wert und P_{CO_2} in einer arteriellen Blutprobe direkt gemessen werden können. Bei Eintragung dieser Meßwerte in ein solches Diagramm läßt sich der Säure-Basen-Status unmittelbar erkennen. Beispiele sind in Abbildung 10-24 eingezeichnet.

Die häufigste Störung ist die metabolische Azidose. Sie findet sich beispielsweise bei vermehrter Bildung von Ketonkörpern bei Diabetes mellitus (diabetische Ketoazidose) oder bei gesteigertem Anfall von Lactat; oder auch bei Funktionsstörungen der Niere.

FRAGEN

10.1   Die Luft enthält, neben Spuren von Edelgasen, vor allem Stickstoff, viel Sauerstoff und sehr wenig Kohlendioxid. Wie sind bei völlig trockener Luft die Anteile in Prozent? Wie sind in Meereshöhe die Partialdrücke für diese Anteile?

10.2   Der Gehalt an Wasserdampf ist variabel. Erläutern Sie die Begriffe Wasserdampfdruck, absoluter Wassergehalt und relative Feuchte.

10.3 Wie groß ist bei normaler Körpertemperatur der Wasserdampfdruck in den Lungenalveolen?

10.4 Ein ideales Gas habe bei 0 °C und Normaldruck ein Volumen von 1 l. Zeichnen Sie für den Temperaturbereich zwischen −300 und +300 °C die Beziehung zwischen Temperatur und Volumen bei konstantem Druck. Zeichnen Sie für gleiche Ausgangsbedingungen die Beziehung zwischen Temperatur und Druck bei konstantem Volumen.

10.5 Als Maß für die Dehnbarkeit des Atmungsapparates dient die … Sie ist definiert als…

10.6 Der intrapulmonale Druck kann bei geschlossenen Atemwegen aktiv gesteigert werden bis maximal… bzw. maximal reduziert werden bis …

10.7 Kann man beim Tauchen in 2 m Tiefe, wenn man mit einem Schnorchel mit der Wasseroberfläche verbunden ist, noch einatmen?

10.8 Zeichnen Sie für eine gesunde Versuchsperson den Verlauf des Lungenvolumens während eines Atemzuges. Zeichnen Sie zeitgerecht darunter a) den Verlauf des intrapulmonalen Druckes, mit ungefährer Druckeichung, und b) den Verlauf des intrapleuralen (intrathorakalen) Druckes, ebenfalls mit Druckeichung, und erläutern Sie die Kurven.

10.9 Was ist ein Pneumothorax? Wie kommt er zustande?

10.10 Welcher Anteil des Energieumsatzes wird unter Ruhebedingungen für die Atmung verbraucht?

10.11 Welche beiden Prozesse sind es, die dazu führen, daß die Lunge die Tendenz hat, sich zusammenzuziehen?

10.12 Bei Frühgeborenen gibt es besondere Probleme mit der Lungenentfaltung beim ersten Atemzug. Woran liegt das?

10.13 Zeichnen Sie den Zeitverlauf des Lungenvolumens bei normaler Ruheatmung, bei maximaler Einatmung und bei maximaler Ausatmung, mit richtiger Eichung des Volumens in der Ordinate und richtiger Bezeichnung der 4 Volumengrößen und der

4 Kapazitäten (Werte für einen normalen jungen Mann).

10.14 Die Ruhe-Atemfrequenz schwankt im Bereich von … Das Atemminutenvolumen in Ruhe beträgt etwa …

10.15 Das Residualvolumen kann man bestimmen mit …

10.16 Wenn die Thoraxbeweglichkeit und -dehnungsfähigkeit eingeschränkt ist, spricht man von einer …

10.17 Im Gegensatz zu den statischen Atemgrößen bezeichnet man die Größen, die etwas über maximale Geschwindigkeiten aussagen, als … Dies sind, mit Zahlenwert und Einheit

a) …

b) …

c) …

10.18 Störungen, die durch eine Erhöhung des Atemwegswiderstandes gekennzeichnet sind, bezeichnet man als …

10.19 Welcher Nerventyp löst eine Bronchokonstriktion aus, welcher Transmitter wird dabei freigesetzt, und an welchem Rezeptortyp des glatten Muskels greift dieser an? Welcher Antagonist blockiert diesen Rezeptortyp?

10.20 Welche Wirkstoffgruppe, die man auch beim Asthma einsetzt, ist in der Lage, die Bronchialmuskulatur zur Erschlaffung zu bringen? Welche Rezeptoren sind dabei beteiligt?

10.21 Bei künstlicher Beatmung muß der durch die Atemmuskulatur erzeugte Druckgradient zwischen Alveolarraum und Umgebung ersetzt werden. Dazu gibt es drei Wege:

a) …

b) …

c) …

10.22 Wie unterscheidet sich bei Ruheatmung die Alveolarluft von der Frischluft? Erläutern Sie dabei die Begriffe Totraum und Ventilationskoeffizient.

10.23 Wie kann man die Zusammensetzung der Alveolarluft am einfachsten bestimmen?

10

10.24 Die Zusammensetzung der Alveolarluft ist nicht in allen Lungenpartien gleich. Wie kommt das, und was hat das zu bedeuten?

10.25 Erläutern Sie die hypoxische Vasokonstriktion in der Lunge. Warum ist diese Reaktion so wichtig?

10.26 In der Lunge kommt es normalerweise zu einem völligen Angleich des O_2-Partialdruckes im Alveolarraum mit dem im arteriellen Blut. Dennoch sind die O_2-Konzentrationen in der Alveolarluft, im Blutplasma und in den Erythrozyten ganz unterschiedlich. Was wissen Sie darüber?

10.27 Wie hängt die Netto-Transportrate $\dot{M}$ eines Gases zwischen Alveolarraum und Blut von der Größe der Austauschfläche F, von der Dicke der Grenzschicht d und von der Partialdruckdifferenz ΔP ab (Diffusionsgesetz nach Fick)?

10.28 Welche Störungen können dazu führen, daß der arterielle P_{O_2} deutlich unter den Normalwert absinkt (arterielle Hypoxie)?

10.29 Erläutern Sie den Sauerstofftransport im Blut anhand der O_2-Bindungskurve: Aufzeichnung der Kurve mit Eichung und Angabe der wichtigsten Zahlenwerte.

10.30 Welches sind die wichtigsten Einflüsse auf die O_2-Bindungskurve des Blutes (Bohr-Effekt)?

10.31 Was passiert bei einer Vergiftung mit Kohlenmonoxid (CO)?

10.32 Was kann der Organismus tun, um die mangelnde Sauerstoffbeladung des Blutes bei Aufenthalt in größerer Höhe auszugleichen (Höhenakklimatisation)?

10.33 Erläutern Sie den CO_2-Transport im Blut anhand der CO_2-Bindungskurve: Aufzeichnung der Kurve mit Eichung und Angabe der wichtigsten Zahlenwerte.

10.34 Erläutern Sie den Haldane-Effekt beim CO_2-Transport im Blut.

10.35 Beschreiben Sie die Rolle der Atmung bei der Regelung des arteriellen P_{CO_2}-Wertes und des arteriellen pH-Wertes (systematische Beschreibung der Regelkreise).

10.36 Beschreiben Sie die Umstellungen der Atmung, wenn beispielsweise ein Ballonflieger in immer größere Höhe aufsteigt. Was ist dabei besonders gefährlich?

10.37 Was ändert sich an der Atmung, wenn man beide Vagusnerven durchtrennt? (Beschreibung und Erklärung).

10.38 Die stärksten Steigerungen der Ventilation treten bei körperlicher Leistung auf. Wie laufen diese Umstellungen ab?

10.39 Bei starker körperlicher Leistung kann der arterielle P_{CO_2}-Wert abfallen. Wie ist das zu erklären?

10.40 Was versteht man unter Hyperventilation?

10.41 Welche Probleme gibt es beim Aufenthalt bei hohen Umgebungsdrücken, z. B. beim Tauchen?

10.42 Welche krankhaften Atmungsformen kennen Sie?

10.43 Wie kommt es zu einer respiratorischen Azidose? Was passiert, wenn diese längerfristig bestehen bleibt? (Diagramm).

10.44 Nennen Sie ein Beispiel für eine respiratorische Alkalose. Was passiert, wenn diese längerfristig bestehen bleibt? (Diagramm).

10.45 Wie kann der Körper eine respiratorische Azidose kompensieren?

10.46 Bei einem Patienten finden Sie in einer arteriellen Blutprobe einen pH-Wert von 7,30, einen P_{CO_2}-Wert von 60 mmHg = 8,0 kPa und einen BE-Wert von 1 mmol/l. Welche Störung liegt vor?

10.47 Bei einem Patienten finden Sie in einer arteriellen Blutprobe einen pH-Wert von 7,20, einen P_{CO_2}-Wert von 40 mmHg = 5,3 kPa und einen BE-Wert von –12 mmol/l. Welche Störung liegt vor?

10.48 Bei einem Patienten finden Sie in einer arteriellen Blutprobe einen pH-Wert von 7,29, einen P_{CO_2}-Wert von 28 mmHg = 3,7 kPa und einen BE-Wert von –12 mmol/l. Welche Störung liegt vor?

ANTWORTEN

10.1 Trockene Luft enthält 21 % (20,9 %) Sauerstoff und nur 0,03 % CO_2, der Rest besteht aus Stickstoff (78 %) und Edelgasen (1 %). Da jedes Gasmolekül in gleicher Weise zum Druck beiträgt, werden von dem Normaldruck in Meereshöhe (760 mmHg = 100 kPa) 21 % vom Sauerstoff aufgebracht (21 kPa = 160 mmHg) und nur 0,03 % von CO_2 (0,03 kPa = 0,23 mmHg).

10.2 und 10.3 Der (Sättigungs-)Wasserdampfdruck steigt mit der Temperatur und erreicht bei 100 °C den Wert 760 mmHg, d. h. in Meereshöhe siedet das Wasser bei 100 °C. Bei der Körpertemperatur 37 °C beträgt der Wasserdampfdruck 47 mmHg, bei 0 °C lediglich 5 mmHg. Da in den Lungenalveolen die Luft völlig mit Wasserdampf gesättigt ist, entspricht der Wasserdampf-Partialdruck in der Alveolarluft dem Wasserdampfdruck bei 37 °C, also 47 mmHg. Der Wasserdampfdruck ist derjenige Druck, der sich in einem Behälter einstellt, der teilweise mit Wasser gefüllt ist und kein anderes Gas enthält, bzw. der Wasserdampfdruck in jedem Gasgemisch über einer Wasserfläche, wenn genügend Zeit für die Ausbildung eines Gleichgewichtes zur Verfügung steht (Sättigung). Die relative Feuchte gibt den Wassergehalt der Luft in Prozent des für die jeweilige Temperatur möglichen Maximums (bei vollständiger Sättigung) an. Der absolute Wassergehalt der Luft wird als Massenkonzentration angegeben.

10.4 Mit Erwärmung nimmt das Volumen eines idealen Gases bei konstantem Druck linear zu, und zwar pro °C um 1/273 seines Volumens bei 0 °C, so daß es bei +273 °C den doppelten Wert des Volumens bei 0 °C erreicht (Gay-Lussac-Gesetz). Bei konstantem Volumen gilt Gleiches für den Druck. Daraus folgt, daß bei konstanter Temperatur das Produkt aus Volumen und Druck konstant ist (Boyle-Mariotte-Gesetz). Unter physiologischen Bedingungen folgen die realen Gase den idealen Gasgleichungen in sehr guter Näherung. Zu tiefen Temperaturen hin hört die Gültigkeit naturgemäß auf, wenn das Gas in die flüssige Phase übergeht.

10.5 Compliance: $\Delta V/\Delta P$, vgl. Abschnitt 10.1.2.

10.6 +100 bis +120 mmHg; bzw. etwa –80 mmHg (Zahlenwerte etwa wie systolischer und diastolischer Blutdruck), vgl. Abschnitt 10.1.2 und Abbildung 10-2.

10.7 Nein. Der Umgebungsdruck des Thorax beträgt dann 200 cm H_2O ≈ 150 mmHg, relativ zur Wasseroberfläche. Der intrapulmonale Druck müßte etwas unter den Luftdruck über dem Wasser gesenkt werden, also um mindestens 150 mmHg relativ zum Umgebungsdruck des Thorax. Die Inspirationsmuskulatur kann aber nur einen Druckgradienten von – 80 mmHg, relativ zur Thoraxumgebung, erzeugen (Abb. 10-2).

10.8 Abbildung 10-4. Der intrapulmonale Druck ist immer Null (relativ zum Umgebungsdruck), wenn keine Luftströmung besteht und die Atemwege offen sind; also bis zum Beginn der Inspiration, am Gipfel der Inspiration, ehe die Exspiration einsetzt, und nach Beendigung der Ausatmung. Während der Inspiration wird der intrapulmonale Druck leicht negativ, während der Exspiration leicht positiv. Die Amplitude bleibt unter ± 1 mmHg. Der intrapleurale Druck ist bei normaler Atmung stets negativ (wenige mmHg; etwa 4 – 5 mmHg bei Ruheatmung); in Inspirationsstellung etwas mehr als in Exspirationsstellung, weil inspiratorisch die Lunge stärker gedehnt wird.

10.9 Ein Pneumothorax liegt vor, wenn Luft in den intrapleuralen Raum gelangt, der normalerweise nur einen kapillären, mit einem Flüssigkeitsfilm ausgefüllten Spaltraum bildet. Er kann sowohl durch äußere Verletzungen der Thoraxwand zustande kommen, als auch durch innere Verletzungen, wenn eine Verbindung von einem Bronchus zum Interpleuralraum entsteht. (Vgl. Abschn. 10.1.3, mit klinischem Beispiel.)

10.10 Nur 2 % (vgl. Abschn. 10.1.4).

10.11 a) Die elastischen Eigenschaften des Lungengewebes,

b) die Oberflächenspannung in den Alveolen. (Vgl. Abschn. 10.1.5.)

10.12 Die Bildungsprozesse der Surfactants in den Alveolarepithelien reifen erst relativ spät vor dem normalen Geburtstermin aus. Die Entfaltung der Lungen ist deshalb bei zu früher Geburt erheblich erschwert. (Vgl. Abschn. 10.1.5.)

10.13 Abbildung 10-5.

10.14 Ruhe-Atemfrequenz 12 – 20/min. Atemminutenvolumen in Ruhe 6 – 8 l/min.

10.15 Mit der Helium-Einwaschmethode (auch mit der Stickstoff-Auswaschmethode oder mit dem Ganzkörperplethysmographen). (Vgl. Abschn. 10.1.6.)

10.16 Von einer restriktiven Ventilationsstörung (vgl. Abschn. 10.1.6.)

10.17 Dynamische Atemgrößen.

a) Atemgrenzwert, 150 l/min (über 100 l/min).

b) Atemstoß: 10 l/s.

c) Ein-Sekunden-Ausatmungskapazität, 80 % der Vitalkapazität in 1 s (vgl. Abschn. 10.1.7.)

10.18 Obstruktive Ventilationsstörungen (vgl. Abschn. 10.1.7.)

10.19 Parasympathische Nerven, die im N. vagus verlaufen und Acetylcholin freisetzen (cholinerge Nerven). Acetylcholin wirkt hier über muskarinische Rezeptoren, die durch Atropin blockiert werden können. (Vgl. Abschn. 10.1.9.)

10.20 β-Agonisten (Adrenalin und Noradrenalin), die über adrenerge β_2-Rezeptoren die Bronchialmuskulatur zur Erschlaffung bringen. (Vgl. Abschn. 10.1.9.)

10.21 a) Die eiserne Lunge, die den Druck um den Thorax herum verändert.

b) Ein Beatmungsgerät, das mittels Trachealtubus mit dem Patienten verbunden wird (vor allem bei Narkose).

c) Künstliche Beatmung ohne Hilfsmittel: Mund-zu-Mund- bzw. Mund-zu-Nase-Beatmung. (Vgl. Abschn. 10.1.10.)

10.22 Vgl. Abschnitt 10.2.1 und Abbildung 10-10.

10.23 Zu Beginn der Exspiration wird die Luft aus dem Totraum ausgeatmet, die praktisch der Frischluft gleicht. Am Ende der Exspiration dagegen wird reine Alveolarluft ausgeatmet. Man muß also eine endexspiratorische Gasprobe entnehmen und diese analysieren. Es gibt heute auch sehr schnell anzeigende Meßgeräte, die die respiratorischen Schwankungen von P_{CO_2} und P_{O_2} in der Exspirationsluft getreu erfassen lassen. (Vgl. Abschn. 10.2.1.)

10.24 Sowohl in der Ventilation als auch in der Perfusion (Durchblutung) gibt es regionale Unterschiede. Beim stehenden oder sitzenden Menschen ist die Lungenspitze wesentlich schwächer durchblutet als die Basis – wegen der Druckunterschiede, und das Ventilations-Perfusions-Verhältnis kann deshalb dort sehr ungünstig werden, die Lungenspitzen werden „relativ hyperventiliert" (P_{CO_2} erniedrigt). Beim Gesunden spielen diese Inhomogenitäten keine wesentliche Rolle, aber bei krankhaften Störungen können sie dazu führen, daß der O_2-Austausch unvollkommen wird, der arterielle P_{O_2} sinkt ab. Stark durchblutete und schlecht belüftete (hypoventilierte) Lungenpartien wirken wie ein arterio-venöser Shunt: Das Blut wird nicht mehr voll mit O_2 beladen. (Vgl. Abschn. 10.2.2 und 10.2.3.)

10.25 Abnehmender P_{O_2} in den Alveolen führt lokal zu einer Gefäßkonstriktion und damit zu einer Verminderung der lokalen Perfusion. Dies ist für die Lunge günstig, weil dadurch in zu schwach ventilierten (relativ zu stark perfundierten) Bezirken das Ventilations-Perfusions-Verhältnis in Richtung zum Normalwert hin verändert wird. (In Organen des großen Kreislaufs wäre ein solcher Mechanismus verhängnisvoll!). (Vgl. Abschn. 10.2.3.)

10.26 Wegen der schlechten Löslichkeit von Sauerstoff in Wasser nimmt das Blutplasma auch bei hohem P_{O_2} nur wenig Sauerstoff auf. Im Erythrozyten dagegen sorgt die Bindungsfähigkeit des Hämoglobins für Sauerstoff dafür, daß sehr viel O_2 aufgenommen werden kann. (Vgl. Abschn. 10.3.1 und Abb. 10-11.)

10.27 Die Diffusionsrate wächst proportional mit der Austauschfläche und der Partialdruckdifferenz, und sie nimmt mit zunehmender Dicke der Grenzschicht ab, z. B. bei Lungenfibrose. (Vgl. Abschn. 10.3.1.)

10.28 Die drei Möglichkeiten ergeben sich unmittelbar aus den Gesetzen des Gasaustausches. a) Sauerstoffmangel in den Alveolen, z. B. in größeren Höhen. b) Behinderungen der Diffusion zwischen Alveolen und Blut, z. B. bei Lungenfibrose: zunehmende Dicke der Grenzschicht. c) Shunt-Durchblutung, d. h. Beimischung nicht arterialisierten Blutes ins arterielle Blut, z. B. bei einem Kammerseptumdefekt. Auch Störungen im Ventilations-Perfusions-Verhältnis haben einen Shunt-Effekt, vgl. Antwort 10.24. (Vgl. Abschn. 10.3.1.)

10.29 Die Sauerstoffbindungskurve (Abb. 10-12) soll mit den wichtigsten Eichwerten aufgezeichnet werden können, mit Erläuterungen gemäß Abschnitt 10.3.2. Ganz zentraler Prüfungsstoff!

10.30 Besonders wichtig ist der Bohr-Effekt: Zunehmende Säuerung und zunehmender P_{CO_2} führen zu einer Rechtsverschiebung der Bindungskurve, die Affinität des Hämoglobins zum Sauerstoff wird kleiner, was die Abgabe des Sauerstoffs in der Peripherie begünstigt. Es handelt sich also um einen physiologisch sinnvollen Mechanismus. (Vgl. Abschn. 10.3.2.)

10.31 CO wird in ähnlicher Weise vom zweiwertigen Eisen im Häm gebunden wie Sauerstoff, nur ist die Affinität für CO etwa 250mal größer! Bei relativ geringen CO-Konzentrationen werden deshalb die O_2-Bindungsplätze schon besetzt, und sie fallen für den O_2-Transport aus. Es kommt also schließlich zur Erstickung.

10.32 Bei stärkerer Reduktion des alveolären P_{O_2}, wie sie in größeren Höhen (über 4000 m) auftritt, wird das Hämoglobin nicht mehr voll mit Sauerstoff beladen, in 6000 m Höhe beispielsweise nur noch bis zur 2/3-Sättigung. Bei längerem Höhenaufenthalt (Höhenakklimatisation) wird über Regulationsprozesse die Hämoglobinkonzentration, und damit die O_2-Transportkapazität des Blutes erhöht, so daß das arterielle Blut trotz geringerer Sättigung eine etwa normale O_2-Menge aufnehmen kann. (Vgl. Abschn. 10.3.2 und Abb. 10-13.)

10.33 Skizzieren Sie die CO_2-Bindungskurve gemäß Abbildung 10-14, mit Angabe der wichtigsten Zahlenwerte auf Abszisse und Ordinate. Erläuterungen gemäß Abschnitt 10.3.3.

10.34 Unter Haldane-Effekt versteht man die Tatsache, daß mit Abgabe von Sauerstoff gleichzeitig die Bindungsfähigkeit des Blutes für CO_2 gesteigert wird, was im Hinblick auf die Pufferungsprozesse günstig ist, vgl. Abschnitt 10.3.3.

10.35 Beschreibung der Regelkreise gemäß Abbildung 10-18 und Abschnitt 10.4.3.

10.36 Stärkere Abnahme des O_2-Partialdrucks im arteriellen Blut ist ein ähnlich starker Atemantrieb wie Anstieg des P_{CO_2}, vgl. Abbildung 10-19. Dieser Effekt macht sich nur bei normalem Aufstieg in größere Höhen nicht so bemerkbar, weil mit einsetzender Ventilationssteigerung infolge O_2-Mangel der P_{CO_2} abnimmt, was hemmend auf die Ventilation wirkt. Dadurch entwickelt sich auch kein subjektives Gefühl der Atemnot, bis schließlich Funktionsstörungen im Gehirn als Folge des O_2-Mangels auftreten, die mit subjektivem Euphorie-Gefühl einhergehen (Höhenrausch). Dem Körper fehlen also natürliche Warnsignale gegen O_2-Mangel! (Vgl. Abschn. 10.4.4.)

10.37 In den Vagusnerven verlaufen die Afferenzen von den Lungendehnungsrezeptoren, die bei jeder Inspiration anspringen und hemmend auf die Inspirationsbewegung zurückwirken. Entfällt diese Rückkopplung, so wird jeder Atemzug vertieft, und es resultiert eine vertiefte und verlangsamte Atmung, wie in Abbildung 10-17 dargestellt.

10.38 Bei körperlicher Leistung wird die Ventilation automatisch mitgesteigert, was man mit dem Ausdruck Mitinnervation beschreibt. Das ist natürlich sehr viel günstiger, als wenn sich erst die O_2- und CO_2-Konzentrationen verändern würden und die Ventilation sekundär durch die chemischen Antriebe stimuliert würde. Vgl. Abschnitt 10.4.5 sowie Abbildungen 10-20 und 10-21.

10

10.39 Wenn bei starker körperlicher Leistung die Durchblutung der Muskulatur unzureichend wird, setzt der Muskel auch die anaerobe Energiegewinnung ein, wobei gesteigert Milchsäure gebildet wird. Die damit verbundene Senkung des pH-Wertes wird zu einem starken Atemantrieb, die Ventilation steigt stärker an, als es die Regelung des P_{CO_2}-Wertes erfordert, es entwickelt sich, vom P_{CO_2} aus betrachtet, eine Hyperventilation! (Was natürlich keine Überschuß-Atmung darstellt, sondern eine für die Regelung des arteriellen pH-Wertes erforderliche Ventilationssteigerung). (Vgl. Abschn. 10.4.5.)

10.40 Hyperventilation wird heute allgemein definiert als eine Ventilationssteigerung, die mit einer Abnahme des arteriellen P_{CO_2}-Wertes verbunden ist – also eine Überventilation im Hinblick auf die Regelung des arteriellen P_{CO_2}-Wertes. Für den Lernenden ist es etwas irritierend, daß Ventilationssteigerungen, die für eine Regelung des arteriellen P_{O_2}-Wertes (in der Höhe) oder des arteriellen pH-Wertes (bei starker körperlicher Leistung) erforderlich sind, als Hyperventilation bezeichnet werden. Eine echte Hyperventilation ist die willkürliche Ventilationssteigerung. (Vgl. Abschn. 10.4.5.)

10.41 Beim üblichen sportlichen Tieftauchen (bis zu 40 oder 50 m Tiefe) atmet man Luft, die den gleichen Druck hat wie das umgebende Wasser. Von der Atemmechanik her gibt es deshalb keine Probleme (im Gegensatz zum Schnorchel-Tauchen, das nur sehr oberflächennah möglich ist). Die Gaspartialdrücke steigen dabei aber erheblich an – bei 40 m auf das fünffache (5 atm Druck in 40 m Tiefe). In noch größeren Tiefen werden die steigenden Sauerstoff- und Stickstoff-Partialdrücke toxisch. Hier kann Heliumzusatz helfen. Kritisch ist schließlich das Wiederauftauchen aus großen Tiefen, weil sich in den Geweben viel Gas gelöst hat. Bei zu schnellem Wiederauftauchen können sich in Blut und Gewebe Gasblasen bilden, die Schädigungen nach sich ziehen. (Vgl. Abschn. 10.4.7.)

10.42 Beschreiben Sie die Cheyne-Stokes-Atmung und die Kußmaul-Atmung,

gemäß Abbildung 10-22 und Abschnitt 10.4.8.

10.43 Beschreibung gemäß Abbildungen 10-23 und 10-24 sowie Abschnitt 10.5.

10.44 Eine respiratorische Alkalose entsteht beispielsweise bei willkürlicher Hyperventilation oder bei O_2-Mangel-Atmung. Erläuterung gemäß Abschnitt 10.5 sowie Abbildungen 10-23 und 10-24.

10.45 Respiratorische Störungen können durch das metabolische System kompensiert werden, wobei immer die Normalisierung des arteriellen pH-Wertes angestrebt wird. Im Hinblick auf den P_{CO_2}-Wert ist eine Kompensation nicht möglich. Regelungsprozesse der Niere wirken einer steigenden H^+-Konzentration entgegen. Die Niere kann zu diesem Zweck 1) die H^+-Ausscheidung steigern, sie kann 2) die Ammoniakbildung verstärken, und sie kann 3) die Bicarbonat-Rückresorption intensivieren. (Vgl. Abb. 10-18 und Kap. 14.12.)

10.46 Der BE-Wert von +1 mmol/l liegt noch im Normalbereich. Es handelt sich also um eine rein respiratorische Störung, und zwar um eine respiratorische Azidose, etwa entsprechend Punkt (1) in Abbildung 10-24.

10.47 Hier ist der P_{CO_2}-Wert normal, es handelt sich um eine rein metabolische Störung. Es liegt ein starker Mangel an Pufferbasen vor, der BE-Wert ist stark negativ, so daß sich trotz normalem P_{CO_2}-Wert ein zu niedriger pH-Wert einstellt: metabolische Azidose, ähnlich Punkt (3) in Abbildung 10-24.

10.48 Der pH-Wert von 7,29 zeigt an, daß eine Azidose vorliegt. Der P_{CO_2}-Wert ist dabei reduziert. Die Azidose kann also keine respiratorische Ursache haben, sie muß metabolischer Natur sein, worauf auch der stark negative BE-Wert hinweist. Die metabolische Azidose hat offenbar zu einer kompensatorischen Ventilationssteigerung – Abnahme des P_{CO_2}-Wertes – geführt. Es handelt sich also um eine metabolische Azidose mit respiratorischer Teilkompensation (die Vollkompensation wie in Punkt (6) von Abbildung 10-24 ist hier nicht erreicht).

10

Energiehaushalt und Thermoregulation

11.1 Energiebilanz

Leben ist an die Aufrechterhaltung komplizierter Ordnungsstrukturen gebunden, was nur unter ständiger Zufuhr von Energie möglich ist. In Kapitel 3.2 wurden die Grundlagen dazu mit den in der Zelle ablaufenden Prozessen erörtert. Hier soll die Gesamt-Energiebilanz des Körpers besprochen werden.

Zur Gewinnung der lebensnotwendigen Energie nimmt der Organismus einerseits Nahrung und andererseits Sauerstoff auf (Abb. 11-1). Er entnimmt mit den Verdauungsprozessen die für ihn wichtigen Nahrungsstoffe und führt sie den Stoffwechselprozessen in der Leber und in allen Körperzellen zu, wobei vielseitige Umbau- und Aufbauprozesse ablaufen. Energetisch gesehen wird dabei eine Form **chemisch gebundener Energie** in eine andere chemisch gebundene Energieform überführt.

Grundsätzlich gilt für alle diese Umbauprozesse, daß nur ein Teil der Energie in die angestrebte andere Energieform übergeführt werden kann, der **Wirkungsgrad** ist also nie 100 %, die Differenz geht in Wärme über.

Spezialprozesse im Muskel erlauben es dem Organismus, mechanische Leistung zu erbringen und dabei **mechanische Energie** nach außen abzugeben, indem beispielsweise eine Last angehoben wird (Abb. 11-1). Auch dabei geht ein Teil der Energie als Wärme verloren.

Darüber hinaus ist der Körper in der Lage, **elektrische Arbeit** zu leisten, indem er Ionen gegen elektro-chemische Gradienten pumpt und so elektrische Potentiale an Membranen aufbaut, die dann z. B. Aktionspotentiale bilden können. In der Gesamtenergiebilanz ist dieser Anteil gering.

Im Rahmen solcher Pumpprozesse wird auch osmotische Arbeit geleistet. Es wird **osmotische Energie** in Form von Konzentrationsgradienten gespeichert, die wieder als Antrieb für sekundär-aktive Transporte verwendet werden kann.

Schließlich kann der Körper auch gezielt **Wärme** erzeugen, wenn es die Thermoregulation erfordert, z. B. im braunen Fettgewebe kleiner Säugetiere und menschlicher Neugeborener.

Die entstehende Wärme wird, kontrolliert durch die Thermoregulation, nach außen abgegeben. Dies geschieht teilweise direkt durch Wärmeübergang von der Haut an das umgebende Medium (**Wärmeleitung und Konvektion**), teils durch **Wasserverdunstung** auf der Haut und in den Atemwegen, und teils durch **Wärmestrahlung.**

Auch für den Menschen gilt das **Gesetz der Erhaltung der Energie** (1. Hauptsatz der Thermodynamik). Danach lassen sich die verschiedenen Energieformen ineinander umwandeln, wobei die Summe der Energie aber immer gleich bleibt. Es geht also weder Energie verloren, noch kann Energie neu gewonnen werden. Die Umwandlungsprozesse zwischen verschiedenen Energieformen werden am besten mit dem Ausdruck **Energiewechsel** zusammengefaßt. Physikalisch gesehen sind die verschiedenen Energieformen in ihrer Dimension alle gleich, so daß man verschiedene Energieformen in der Formelsprache auch durch Gleichheitszeichen verbinden darf. Zentrale Größe im neuen Einheitensystem (SI) ist das **Joule** (= Wattsekunde) als elektrische bzw. thermische Energie, das auch der Einheit der mechanischen Energie Nm (Newton-Meter) gleich ist:

$$1\,J = 1\,Ws = 1\,Nm$$

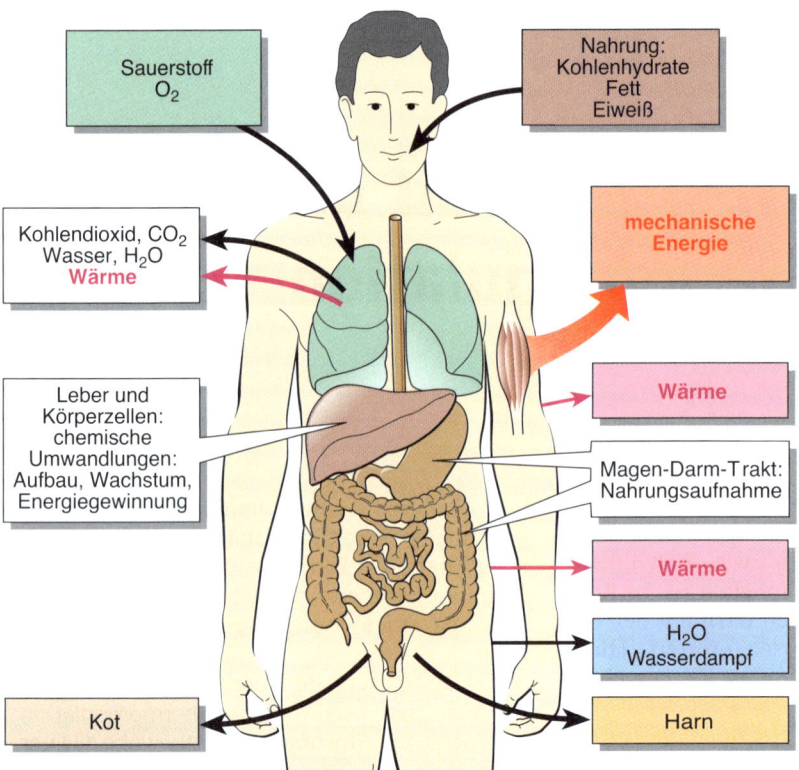

Abb. 11-1 Übersicht zur Gesamt-bilanz im Energiehaushalt.

Nach dem **2. Hauptsatz der Thermodynamik** lassen sich die Energieformen nur begrenzt umwandeln: Im geschlossenen System streben die Prozesse dem thermischen Gleichgewicht („Wärmetod") zu, die Entropie nimmt zu, die Wärme kann im Gleichgewicht, ohne Energiezufuhr von außen, nicht mehr für die Gewinnung der anderen, für die Lebensprozesse wichtigen Energieformen genutzt werden. In diesem Sinne ist also die in Wärme übergegangene Energie „verbraucht". Es ist aber sauberer, nicht vom Energieverbrauch, sondern vom **Energieumsatz** des Organismus zu sprechen.

Der Organismus ist ein offenes System. Er ist darauf angewiesen, ständig chemische Energie aufzunehmen und die im Energiewechsel ständig frei werdende, nicht weiter nutzbare Wärmeenergie nach außen abzugeben. Man spricht deshalb treffend von einem **Fließgleichgewicht.**

Das Gesetz von der Erhaltung der Energie erscheint uns heute selbstverständlich. Noch im 19. Jahrhundert wurde daran gedacht, daß eine besondere Lebenskraft diese für tote Materie geltenden Gesetze im lebendigen Organismus aufhe-

ben könnte. Berühmte Bilanzversuche von Max Rubner (1894) galten als Beweis, daß auch im Lebendigen das Gesetz der Erhaltung der Energie Gültigkeit hat. Sagen wir es vorsichtig: Mit den heute verfügbaren Meßmethoden konnte bislang keine Abweichung nachgewiesen werden.

11.2 Direkte und indirekte Kalorimetrie

Im „stationären Zustand" (ohne Aufbau- und Speicherprozesse) wird die gesamte Energie, die im Körper „verbraucht" wird, als Wärme nach außen abgegeben – solange nicht nach außen mechanische Leistung erbracht wird (1. und 2. Hauptsatz der Thermodynamik). So ist die **Kalorimetrie**, die Messung der Wärmebildung, die Methode der Wahl, um den Energieumsatz des Menschen quantitativ zu erfassen. Bei der **direkten Kalorimetrie** wird die Wärmeabgabe direkt gemessen, was allerdings recht aufwendig ist (Abb. 11-2).

Ein Mensch wird in eine thermisch gut isolierte Kalorimeter-Kammer eingebracht (Abb. 11-2).

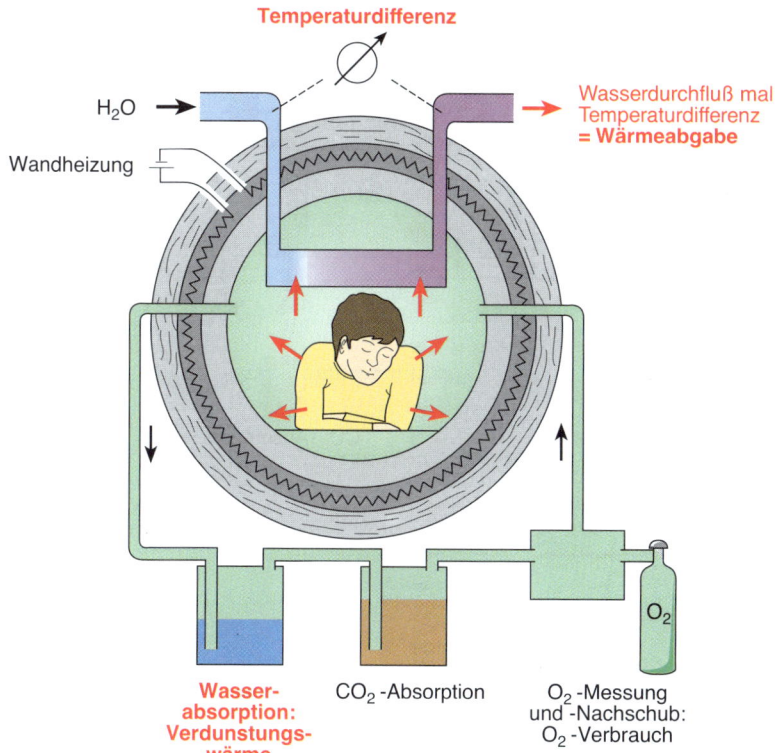

Temperaturdifferenz

H₂O →

Wandheizung

Wasserdurchfluß mal
Temperaturdifferenz
= Wärmeabgabe

Wasser-
absorption:
Verdunstungs-
wärme

CO₂ -Absorption

O₂ -Messung
und -Nachschub:
O₂ -Verbrauch

O₂

Abb. 11-2 *Anordnung zur direkten Kalorimetrie beim Menschen.*

Die freigesetzte Wärme überträgt sich auf ein wasserdurchströmtes System, und aus Wasserdurchfluß und Erwärmung läßt sich die Wärmeabgabe pro Zeit berechnen. Zusätzlich muß man die Wasserdampfabgabe bestimmen und daraus die Verdunstungs-Wärmeabgabe berechnen. So können im stationären Zustand recht genaue Messungen vorgenommen werden. Allerdings ist diese Methode sehr aufwendig, so daß sie nie eine breitere Anwendung erfahren hat.

Ein sehr einfaches Verfahren ist dagegen die **indirekte Kalorimetrie,** bei dem die Sauerstoffaufnahme gemessen und daraus die Wärmebildung errechnet wird. Man unterscheidet eine **Messung im geschlossenen System** und eine Messung im offenen System. Bei der Messung im geschlossenen System (Abb. 11-3) atmet die Versuchsperson aus einem meist mit reinem Sauerstoff gefüllten Spirometer ein und, durch Ventile gesteuert, auf anderem Weg wieder in die Spirometerglocke aus. Im Ausatmungsweg ist ein Gefäß zur Absorption von CO_2 eingeschaltet, so daß die registrierte Volumenabnahme in der Spirometerglocke direkt die O_2-Aufnahme anzeigt. Die während 5–10 min gemessene O_2-

Aufnahme (in l/min) wird auf Normalbedingungen umgerechnet (0 °C und 760 mmHg Luftdruck) und mit dem mittleren kalorischen Äquivalent des Sauerstoffes (20 kJ/l, vgl. nächster Abschnitt) multipliziert. Daraus ergibt sich der Energieumsatz (in kJ/min).

Mit der Entwicklung moderner Methoden der Gasanalyse hat sich mehr und mehr die **indirekte Kalorimetrie im offenen System** durchgesetzt (Abb. 11-4). Dabei atmet der Proband Frischluft ein über eine Gasuhr, die das Inspirationsvolumen (in l/min) mißt. Ausgeatmet wird über ein größeres Mischgefäß, damit sich Totraum- und Alveolarluft gut mischen. Aus der gemischten Exspirationsluft werden ständig Proben durch Gasanalysegeräte gepumpt, die O_2- und CO_2-Konzentrationen fortlaufend anzeigen, meist als Konzentrationsdifferenz gegenüber Frischluft (in Prozent Volumenanteil). Auf diese Weise kann auch der respiratorische Quotient (RQ) bestimmt werden, was eine genauere Ermittlung des kalorischen Äquivalents des Sauerstoffes ermöglicht (vgl. nächster Abschnitt).

Das erste Kalorimeter für Tiere wurde schon 1780 von dem französischen Chemiker Lavoisier gebaut. Eine für

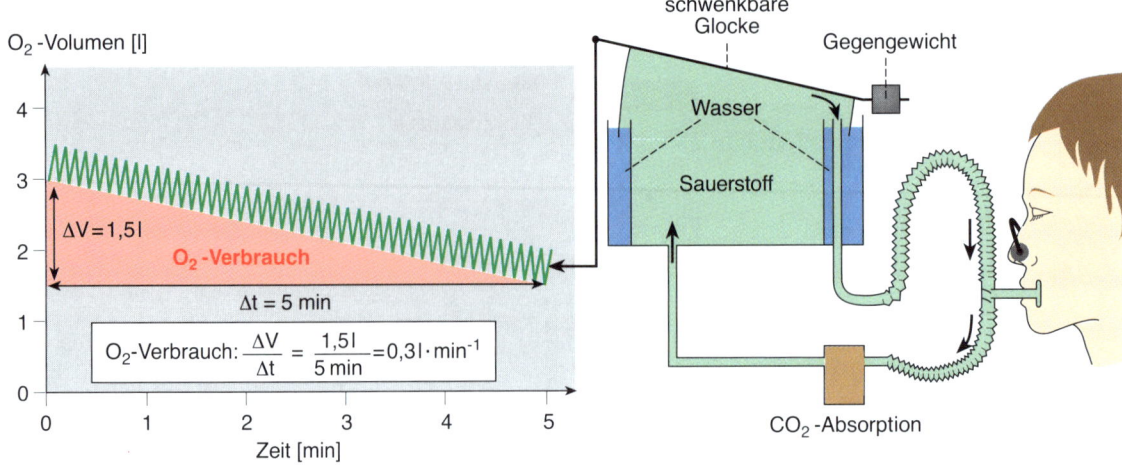

Abb. 11-3 Anordnung zur indirekten Kalorimetrie im geschlossenen System.

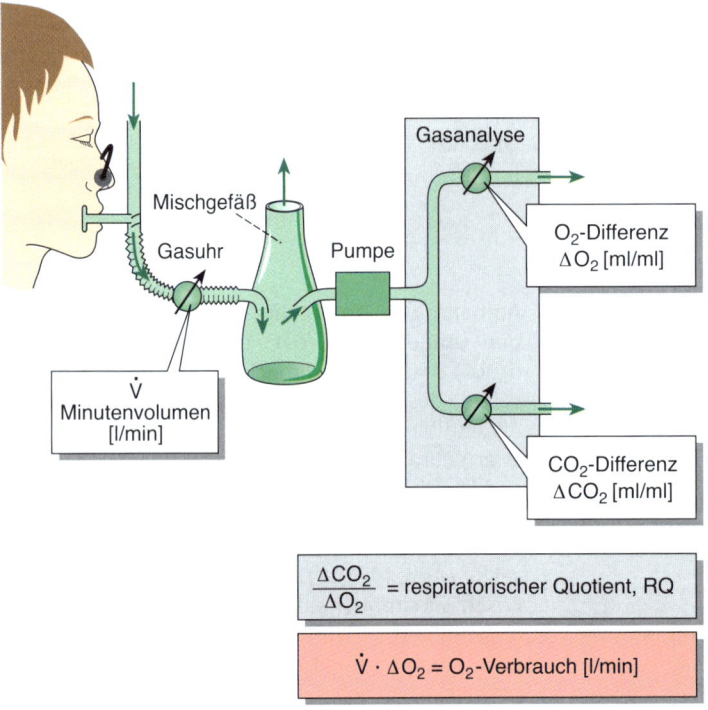

Abb. 11-4 Anordnung zur indirekten Kalorimetrie im offenen System.

die Aufnahme eines Meerschweinchens geeignete Meßkammer war von einem inneren, mit Eis gefüllten Mantel umgeben, der einen Abfluß nach außen besaß. Darum befand sich ein zweiter, mit einem Eis-Wasser-Gemisch gefüllter Mantel. Auf diese Weise gab es keinen Temperaturgradienten zwischen beiden Mänteln (Temperatur 0 °C), so daß die vom Tier abgegebene Wärme vollständig vom inneren Mantel aufgenommen und zum Schmelzen von Eis verwendet wurde. Die Wärmeabgabe konnte somit aus der Menge des aufgefangenen Schmelzwassers und der Schmelzwärme des Wassers berechnet werden.

11.3 Energiegehalt (Brennwert) der Nahrungsstoffe

Die bei vollständigem oxidativen Abbau der Nahrungsstoffe frei werdende Energiemenge, der sogenannte **Brennwert,** läßt sich mittels Kalorimeter ermitteln. Dabei verbrennt man im Überschuß von O_2 die Stoffe vollständig und mißt die dabei frei werdende Wärmemenge.

Fett ist am energiereichsten, es liefert pro Gramm eine Wärmemenge von **39 kJ** (9,3 kcal/g) (Abb. 11-5).

Kohlenhydrate liefern mit durchschnittlich **17 kJ/g** (4,1 kcal/g) deutlich weniger Energie.

Fette und Kohlenhydrate werden sowohl im Kalorimeter als auch im Organismus vollständig zu CO_2 und H_2O abgebaut. Daher stimmen für diese beiden Stoffgruppen der im Kalorimeter ermittelte **physikalische Brennwert** und der für den Abbau im Körper gültige **biologische Brennwert** überein.

Eiweiß hingegen wird im Organismus nicht vollständig abgebaut, der Stickstoff wird überwiegend als noch relativ energiereicher Harnstoff ausgeschieden. Für den Abbau im Organismus gilt deshalb ein biologischer Brennwert von **17 kJ/g** (4,1 kcal/g), der mit dem der Kohlenhydrate übereinstimmt, während der physikalische Brennwert etwa 1/3 höher liegt (23 kJ/g).

In Abbildung 11-5 ist auch der **Äthylalkohol (30 kJ/g)** mit aufgenommen, der bei starken Trinkern zum Hauptenergielieferanten werden kann. Schon 4 l Bier decken den Energieumsatz eines ruhenden Menschen pro Tag!

Unter dem Gesichtspunkt der Energielieferung können sich die verschiedenen Nahrungsstoffe vertreten. Man spricht von der **Isodynamie** der Nahrungsstoffe (dynamis: Kraft; der Begriff wurde im 19. Jhd. auch für die Energie verwendet). 1 g Fett ist 2,3 g Kohlenhydrat bzw. Eiweiß isodynam (man müßte heute eigentlich **isokalorisch** sagen).

Innerhalb der Gruppe der Kohlenhydrate nimmt der Brennwert mit dem Aufbau immer größer werdender Moleküle zu. Er variiert zwischen 15,7 kJ/g für Glucose und 17,6 kJ/g für Stärke, also um rund 10 %. Bei Fetten und Eiweißen sind die Schwankungen ähnlich. Jede genauere Angabe für die Mittelwerte als die Merkwerte in Abbildung 11-5 ist deshalb eine Vortäuschung falscher Genauigkeit.

Beim Eiweißabbau im Körper entsteht pro 3 g Eiweiß etwa 1 g Harnstoff, mit einem Brennwert von noch rund 10 kJ/g. Somit reduziert die Harnstoffausscheidung den Brennwert des Eiweißes um rund 3 kJ/g. Es kommen aber noch andere Faktoren bei der unvollständigen Eiweißausnutzung hinzu, so daß man insgesamt mit einer Differenz von 6 kJ/g zwischen physikalischem und biologischem Brennwert rechnet.

11

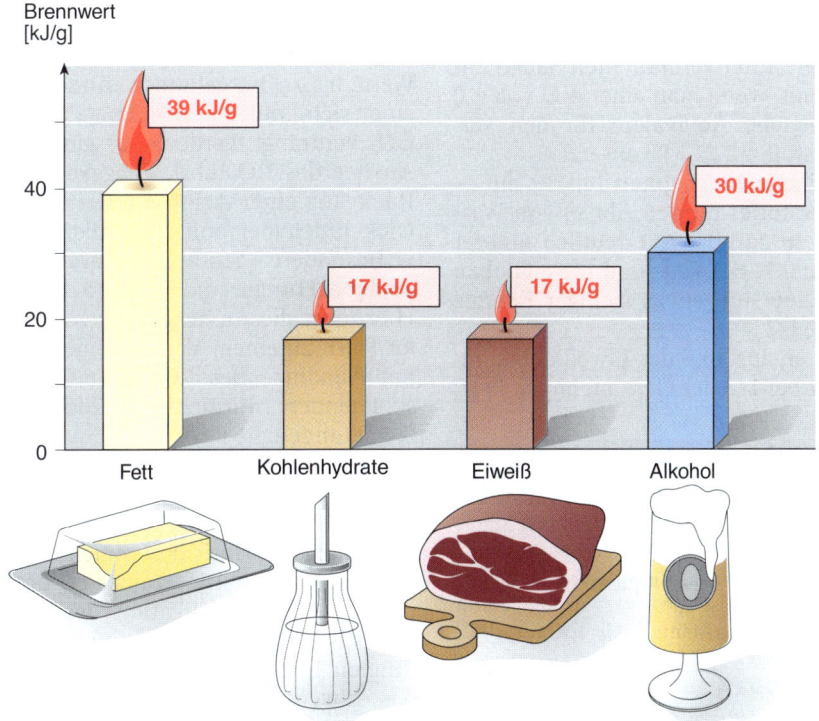

Abb. 11-5 *Brennwert der verschiedenen Nahrungsstoffe.*

11.4 Kalorisches Äquivalent des Sauerstoffes und respiratorischer Quotient (RQ)

Das **energetische Äquivalent** (oder **kalorische Äquivalent**) des Sauerstoffes gibt die pro Liter Sauerstoffverbrauch frei werdende Energiemenge an. Es hängt davon ab, welcher Stoff „verbrannt" wird. Einen Einblick in die Art des abgebauten Stoffes erlaubt der **respiratorische Quotient (RQ), das Verhältnis von abgegebener CO_2-Menge zu aufgenommener O_2-Menge.** In Tabelle 11–1 sind das kalorische Äquivalent und der respiratorische Quotient für die verschiedenen Nahrungsstoffe zusammengestellt. Bei gemischter Kost rechnet man mit einem **mittleren kalorischen Äquivalent des Sauerstoffes von 20 kJ/l.**

Die Unterschiede im respiratorischen Quotienten werden aus dem molekularen Aufbau der Stoffe verständlich. Aus der Summenformel von Glucose geht hervor, daß der für die Überführung des Wasserstoffes zu H_2O erforderliche Sauerstoff im Glucosemolekül genau enthalten ist. Für die Verbrennung der 6 C-Atome im Glucosemolekül müssen genau 6 O_2-Moleküle zugeführt werden (vgl. Abb. 3-3), der RQ ist genau 1,0, was in gleicher Weise für alle anderen Kohlenhydrate gilt. Für den Glucoseabbau ergibt sich ein Energiegewinn von 21 kJ pro Liter verbrauchten Sauerstoffes. Man darf somit, wenn man einen RQ von 1,0 findet, das kalorische Äquivalent für den verbrauchten Sauerstoff mit 21 kJ/l ansetzen.

Die Fette benötigen einen guten Teil des aufgenommenen Sauerstoffes für den Abbau von Wasserstoff zu H_2O, so daß der RQ deutlich unter 1 liegt, nämlich bei 0,7. Bei Fett- und Eiweißabbau wird pro Liter Sauerstoff etwas weniger Energie frei (vgl. Tabelle 11–1).

Geht man davon aus, daß der Eiweißabbau relativ gleichmäßig bei 1/8 der Gesamtenergie liegt,

so läßt sich die Relation von Fett und Kohlenhydrat aus dem RQ recht gut berechnen. Man kann bei der indirekten Kalorimetrie mit Hilfe des RQ auch das für die jeweilige Situation gültige energetische Äquivalent des Sauerstoffes ermitteln. Für die meisten Situationen genügt es aber, mit dem Durchschnittswert von 20 kJ/l zu arbeiten.

Der RQ hat nur eine Aussagekraft über die Zusammensetzung der abgebauten Nahrung, wenn man sorgfältig auf stationäre Bedingungen, insbesondere auf gleichmäßige Atmung achtet. Bei **Hyperventilation** wird sofort CO_2 gesteigert abgeatmet, während die O_2-Aufnahme nicht steigt, da das Blut bei Lungenpassage ohnehin nahezu vollständig mit O_2 abgesättigt wird. **Der RQ wird sofort deutlich über 1,0 ansteigen.** Bei Normalisierung der Atmung nach einer Hyperventilation bzw. zu Beginn einer Hypoventilation kann der RQ umgekehrt deutlich unter 0,7 absinken, da jetzt wieder größere CO_2-Mengen im Blut gespeichert werden. Bei länger dauernder Hyper- bzw. Hypoventilation stellt sich naturgemäß wieder ein neuer stationärer Zustand ein.

Anhaltende Abweichungen des RQ bei gleichmäßiger Ventilation gibt es nur in Ausnahmefällen, z.B. bei Umwandlung von Kohlenhydrat in Fett. Dabei wird O_2 frei, so daß der RQ über 1 ansteigen kann. Bei **Schweinemast** hat man RQ-Werte bis zu 1,5 gefunden. Andererseits kann bei einer sich entwickelnden metabolischen Azidose CO_2 verdrängt werden, was gleichfalls zu einem Anstieg des RQ führt. Umgekehrtes passiert bei Rückgang einer Azidose oder bei einer sich entwickelnden metabolischen Alkalose.

Besondere Stoffwechselsituationen gibt es auch bei **Hunger** und während des **Winterschlafs.** Hier führt die Ausscheidung von Acetonkörpern im Harn zu einem Verschwinden von Sauerstoff, mit Abnahme des RQ unter 0,7. Beim winterschlafenden Murmeltier wurden RQ-Werte von 0,4 gefunden.

Will man den Energieumsatz besonders genau messen, so muß man über einen längeren Zeitraum neben dem Gaswechsel die Stickstoffausscheidung im Harn bestimmen. Da die Eiweiße durchschnittlich 16 % Stickstoff enthalten, kann man durch Multiplikation des Stickstoffwertes mit 6,25 den Eiweißabbau und den dadurch bedingten Energieumsatz berechnen. Auch die auf das Eiweiß entfallenden O_2- und CO_2-Anteile lassen sich daraus bestimmen. Für den restlichen O_2-Verbrauch läßt sich dann mittels RQ auch

Tabelle 11-1 Kalorisches Äquivalent des Sauerstoffes und respiratorischer Quotient (RQ) beim Abbau der verschiedenen Nahrungsstoffe.

	Kalorisches Äquivalent	RQ
Kohlenhydrate	21 kJ/l	1,0
Fett	19,5 kJ/l	0,7
Eiweiß	19 kJ/l	0,8
Gemischte Kost	**20 kJ/l**	**0,8**

das energetische Äquivalent des Sauerstoffes und damit der auf Kohlenhydrat und Fett entfallende Anteil des Energieumsatzes genau berechnen.

11.5 Basaler Energieumsatz: Grundumsatz

Bestimmt man beim Menschen mittels Kalorimetrie den Energieumsatz, so finden sich erwartungsgemäß starke Unterschiede, je nachdem ob der Mensch ruhig schläft oder irgendwelche Aktivitäten entfaltet. Zur Systematisierung hat man deshalb denjenigen Umsatz, der sich ergibt, wenn alle steigernden Faktoren ausgeschaltet werden, als **Grundumsatz** oder **basalen Energieumsatz** definiert. Der englische Begriff „basal metabolic rate" ist treffender als der im deutschen Schrifttum dominierende Begriff Grundumsatz.

Der **basale Energieumsatz** oder **Grundumsatz (GU)** ist derjenige Energieumsatz, den man findet, wenn folgende Bedingungen eingehalten werden:
- körperliche Ruhe,
- Nüchternheit,
- psychische Indifferenz,
- thermische Neutralität.

Der Grundumsatz wird auch als Ruhe-Nüchtern-Umsatz bezeichnet. Nüchternheit bedeutet zuvor mindestens 12 Std. lang keine Nahrung und möglichst 24 Std. lang kein Eiweiß aufgenommen zu haben. Unter Ruhe versteht man ein mindestens halbstündiges ruhiges Liegen vor einer Messung. Will man zum Vergleich den basalen Energieumsatz bei verschiedenen Personen bestimmen (z. B. früher zur Routineuntersuchung bei der Schilddrüsendiagnostik), so mißt man morgens. Der Grundumsatz weist nämlich systematische Schwankungen im Tagesgang von ± 5 bis 10 % um den Mittelwert auf, die den tagesrhythmischen Schwankungen der Körpertemperatur parallel verlaufen (Abb. 11-6).

Der so standardisierte Grundumsatz ist auch bei gesunden Menschen immer noch sehr unterschiedlich. Er hängt ab von **Körpergewicht, Größe, Alter und Geschlecht** (Abb. 11-9). Zur genauen Ermittlung der individuellen Norm gibt es Formeln und Tabellen.

Als **Faustregel für den normalen Grundumsatz** eines erwachsenen Mannes gilt:

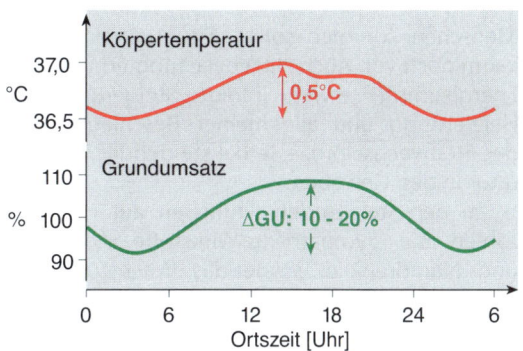

Abb. 11-6 *Tagesrhythmische Schwankung des Grundumsatzes, weitgehend parallel zum Tagesverlauf der Körpertemperatur. (Nach [1, 49].)*

- 1 W/kg oder 100 kJ pro kg und Tag.
- Der Grundumsatz eines erwachsenen Mannes (70–80 kg) entspricht der Leistung einer mittleren Glühbirne: 70–80 W.
- Bei 70 kg Körpergewicht: 7000 kJ/d = 7 MJ/d.
- Bei der Frau rund 10 % weniger.
- Alte Merkregel: 1 kcal pro kg und Stunde.

Bei der Frau ist der Grundumsatz in der zweiten Zyklushälfte, verbunden mit der Steigerung der Körpertemperatur, 5–10 % höher als im ersten Teil des Menstruationszyklus.

Der Grundumsatz wird vor allem von der Schilddrüse reguliert. Bei Überfunktion kann er bis zum Doppelten der Norm ansteigen, bei Unterfunktion auf die Hälfte absinken. Die früher übliche Messung des Grundumsatzes bei der Schilddrüsendiagnostik ist heute durch Tests zum Jodstoffwechsel und direkte Messung der Hormonspiegel ersetzt.

Eine Steigerung des Energieumsatzes über den Basalwert hinaus heißt **Leistungszuwachs.** Nahrungsaufnahme und Verdauungsarbeit erhöhen den Grundumsatz um 5–10 %. Der Energieumsatz des ruhenden, nicht nüchternen Menschen, also einschließlich Verdauungsumsatz, heißt **Ruheumsatz.**

Die stärksten **Umsatzsteigerungen,** bis zum Zehnfachen des Ruhewertes, werden bei körperlicher Leistung erreicht (Kap. 12). Bei psychischer Anspannung kann der Energieumsatz um 50–100 % steigen. Dabei ist es nicht der Gehirnstoffwechsel, sondern vor allem die Anspannung der Muskulatur und die Steigerung von Herz- und Atemleistungen, die dies bewirken. Starke Kältebelastung mit kräftigem Muskelzittern kann den Energieumsatz ebenfalls erhöhen (auf das Doppelte und mehr). Im Alltag des zivilisierten

Menschen kommen solche Situationen jedoch kaum noch vor. Auch Hitzebelastung erhöht den Energieumsatz etwas, infolge Steigerung der Herzleistung und allgemeiner Beschleunigung der Stoffwechselprozesse bei steigender Temperatur in den Geweben.

Zu den steigernden Einflüssen auf den GU zählen die Sympathikus-Wirkstoffe Adrenalin und Noradrenalin, sowie das Wachstumshormon und die Sexualhormone.

Die Normalwerte für den GU gelten für ausgeglichene Ernährung. Bei längerer Unterernährung sinkt auch der GU, bei Überernährung kann er ansteigen.

Unter den **pathologischen Situationen** ist die Umsatzsteigerung im **Fieber** zu nennen, bedingt durch die Temperaturerhöhung, im Fieberanstieg eventuell noch durch Muskelzittern besonders gesteigert **(Schüttelfrost)**. Deutliche Steigerungen des Energieumsatzes finden sich darüber hinaus bei Verletzungen, Verbrennungen und entzündlichen Erkrankungen, wobei sich der Eiweißabbau verdreifachen und der Energieumsatz verdoppeln kann. Beim Schock hingegen findet man Verminderungen des Energieumsatzes, bedingt durch Mangeldurchblutung in den Organen.

Der Grundumsatz (GU) ist erforderlich, um das Leben aller Zellen aufrechtzuerhalten und sie leistungsbereit zu halten. Dazu kommt, daß in einem größeren Organismus einige Organe ständig im Einsatz sind, wie Herz und Atmung.

Man könnte meinen, daß der Grundumsatz eine allen Lebewesen gemeinsame „Materialkonstante" ist und insofern vielleicht der Körpermasse direkt proportional. Es stellte sich jedoch heraus, daß kleine Tiere pro kg Körpermasse einen deutlich höheren Grundumsatz haben als große Tiere. Bei vergleichenden Untersuchungen an verschieden großen Hunden fiel Rubner auf (vor gut 100 Jahren), daß der Grundumsatz eher der Körperoberfläche als dem Körpergewicht proportional ist. Er stellte daher die **Oberflächenregel** auf. Er meinte, daß der Grundumsatz beim Warmblüter vor allem der Thermoregulation dient und insofern auf die der Oberfläche proportionalen Wärmeabgabe abgestimmt ist. Systematische Untersuchungen an vielen Säugetieren zwischen Maus und Elefant haben aber ergeben, daß die Oberflächenregel nicht streng gilt. Trägt man GU und Körpermasse M doppelt logarithmisch auf (Abb. 11-7), so liegen die Grundumsatzwerte der Säugetiere auf einer Geraden, die sich mit der Formel

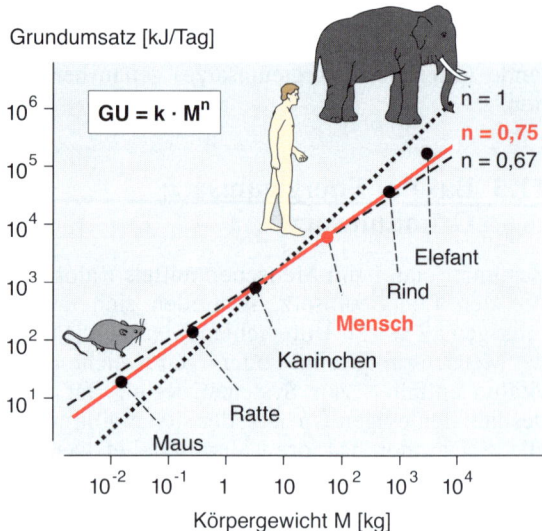

Abb. 11-7 *Beziehungen zwischen Körpergröße (Körpermasse in kg) und Grundumsatz pro Tag bei homoiothermen Lebewesen. (Nach [25].)*

$$GU = k \cdot M^{0,75}$$
beschreiben läßt (k = Proportionalitätskonstante). Gewichtsproportionalität würde bedeuten:
$GU = k \cdot M^{1,0}$,
Oberflächenproportionalität:
$GU = k \cdot M^{0,67}$.
(Bei einer Kugel ist die Oberfläche O = Volumen $V^{0,67}$.) Die Gerade verläuft also zwischen Gewichts- und Oberflächenproportionalität.

Bei der doppelt logarithmischen Auftragungsweise der Abbildung 11-7 erscheinen diese Unterschiede relativ gering. Stellt man aber die Extreme Maus und Elefant dem Menschen gegenüber, indem man einmal den GU pro Oberfläche und zum anderen den GU pro Masse aufträgt (Abb. 11-8), so erkennt man die quantitative Bedeutung dieser Gesetzmäßigkeiten deutlicher. Der GU pro kg nimmt von der Maus zum Elefanten etwa um den Faktor 20 ab. Der GU pro m² Oberfläche nimmt etwa um den Faktor 4 zu.

Im Vergleich verschieden großer Säugetiere nimmt von der Maus zum Elefanten der Grundumsatz pro kg Körpergewicht ab, pro m² Körperoberfläche nimmt er zu (Abb. 11-7 und 11-8).

Inzwischen hat sich herausgestellt, daß auch bei poikilothermen Tieren und sogar bei Einzellern eine ähnliche Beziehung zwischen Körpermasse und Energieumsatz besteht (wenn man die Werte bei einheitlicher Temperatur

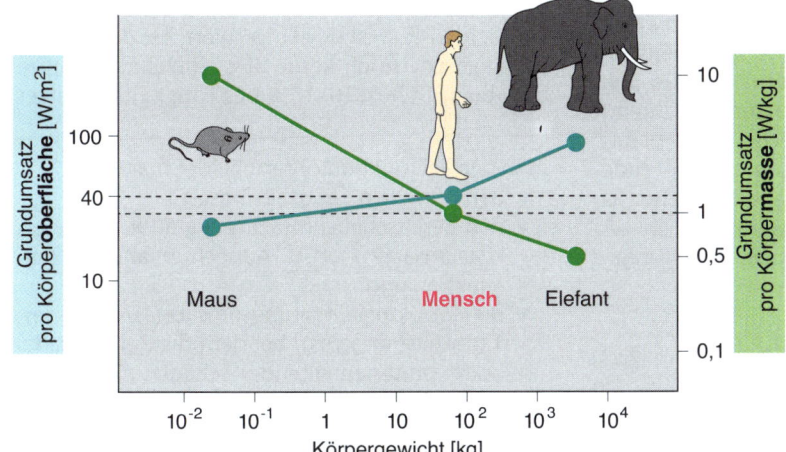

Abb. 11-8 *Beziehungen zwischen Körpergröße und Grundumsatz bei homoiothermen Lebewesen. Nach den Daten in Abbildung 11-7 sind der Grundumsatz pro Körpermasse (relativ zum Menschen = 1) und der Grundumsatz pro Körperoberfläche (in W/m²) dargestellt.*

von 20 °C betrachtet). Diese Gesetzmäßigkeiten sind also nicht allein durch die Thermoregulation der Homoiothermen bedingt. Die heutige Deutung ist die, daß zum einen mit Größerwerden der Lebewesen der Anteil von Geweben mit relativ geringem spezifischem Stoffwechsel, z. B. der Knochen, zunimmt. Zum anderen ist bei kleineren Lebewesen der spezifische Stoffwechsel einfach größer, was unmittelbar verständlich ist, wenn man die Quirligkeit einer Maus mit der relativen Trägheit eines Elefanten vergleicht. So ist die Dichte der Mitochondrien in der Leber bei kleinen Tieren größer als bei großen. Dementsprechend ist auch der spezifische Energieumsatz größer.

Beim Wachstum des Menschen finden sich in der Beziehung zwischen Körpergröße und GU bemerkenswerte Abweichungen von den allgemeinen Gesetzmäßigkeiten. Unmittelbar nach der Geburt liegt der GU pro kg etwas unter der Maus-Elefanten-Geraden und steigt in den ersten Lebenswochen auf Werte deutlich über dieser Geraden. Beim Kind ist dann auch der GU pro m² Körperfläche deutlich größer als beim Erwachsenen.

Der Gesamt-GU des Menschen nimmt beim Kind mit dem Körpergewicht zu und erreicht nach Abschluß des Wachstums ein Maximum, um beim Erwachsenen im Alter wieder etwas abzusinken (Abb. 11-9). Dies kann man als Zeichen des allgemeinen Nachlassens der körperlichen Vitalität auffassen. Die Veränderungen sind aber keineswegs dramatisch, zwischen dem 30. und dem 60. Lebensjahr geht der Grundumsatz etwa um 10 % zurück.

11.6 Verdauungsarbeit und umsatzsteigernde Wirkung der Nahrungsstoffe

Aufnahme und Verarbeitung von Nahrung sind mit einer energetischen Leistung verbunden. Das beginnt beim Kauen und Schlucken, geht weiter bei der Bildung und Sekretion verdauender Enzyme bis hin zu den Umbau- und Aufbauprozessen im Stoffwechsel. Die mit der Nahrung zugeführte Energie kann somit nicht vollständig zur Deckung des Grundumsatzes verwendet werden, sondern wird zur Bildung von Extrawärme führen.

Derjenige energetische Anteil der Nahrungsstoffe, der im Rahmen der Aufnahme- und Verarbeitungsprozesse in jedem Falle „verbraucht" wird und als Extra-Wärmebildung erscheint, ist die **umsatzsteigernde Wirkung**. Diese sogenannte **spezifisch-kalorische** bzw. **spezifisch-dynamische Wirkung** kann also nicht zur Deckung des Grundumsatzes verwendet werden. Dieser Effekt ist für **Eiweiß mit rund 30%** besonders groß

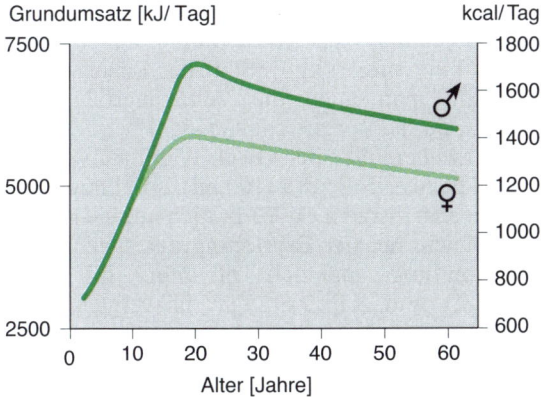

Abb. 11-9 *Grundumsatz pro Tag in Abhängigkeit vom Alter, für Männer und Frauen dargestellt.*

und für Fett und Kohlenhydrat mit 4 % bzw. 6 % sehr niedrig. Aus diesem Grunde ist **eiweißreiche Nahrung bei Kälte besonders günstig** und wird bei Kältebelastung bevorzugt, während man bei Hitze unwillkürlich mehr zu eiweißarmer Kost tendiert. Die hohe umsatzsteigernde Wirkung von Eiweiß ist auch die wesentliche Ursache dafür, daß das Bilanzminimum für Eiweiß deutlich höher liegt als das absolute Eiweißminimum (vgl. Kap. 13).

Der noch viel verwendete Begriff „spezifisch-dynamische Wirkung" geht auf den Dynamik-Begriff des 19. Jhd. zurück. Der Ausdruck „spezifisch-kalorische Wirkung" trifft das Wesentliche, die Extra-Wärmebildung, schon besser.

Die Ursachen der **spezifisch-kalorischen Wirkung** sind nicht in allen Details bekannt. So wird beispielsweise beim Eiweiß diskutiert, daß Spaltprodukte eine stoffwechselanregende Wirkung entfalten. Auch sind die Zahlenwerte variabel und nur als großzügige Mittelwerte anzusehen. Werden Kohlenhydrate beispielsweise als Traubenzucker aufgenommen und so dosiert, daß sie unmittelbar verbraucht werden können, so entfallen Abbau- und Umbauprozesse weitgehend. Wird andererseits Stärke in größerer Menge aufgenommen, so daß es zu Glykogen aufgebaut oder zu Fett umgebaut werden muß, so laufen viel stärkere Umbauprozesse ab. Die spezifisch-kalorische Wirkung liegt dann höher.

11.7 Energieumsatz auf zellulärer Ebene

Für die Betrachtung der Organfunktionen ist das Studium der Zellen von großer Bedeutung. Insbesondere im Zusammenhang mit Organtransplantationen haben diese Fragen zunehmend an Wichtigkeit gewonnen. Wie lange kann ein nicht durchblutetes Organ ohne Zellschäden überleben? Wie kann man die Überlebenszeit verlängern? Die Entwicklung protektiver Lösungen für Organe und Gewebe, die Ermittlung optimaler Bedingungen für Zellkulturen usw. sind hochaktuelle Aufgaben. Hier sollen dazu nur einige allgemeine Aspekte erörtert werden, eine weitere Besprechung erfolgt bei den einzelnen Organfunktionen.

Den normalen Energieumsatz einer tätigen Zelle bei ausreichender Energieversorgung bezeichnet man als **Tätigkeitsumsatz,** der bei manchen Zellen starken Schwankungen unterliegt, z.B. beim Muskel. Bei Mangelversorgung gibt der **Bereitschaftsumsatz** denjenigen Wert an, bei dem gerade noch die volle Funktionsfähigkeit erhalten ist. Beim Gehirn sind das etwa 50 % des

Tätigkeitsumsatzes. Der **Strukturerhaltungsumsatz** schließlich ist derjenige Wert, bei dem längerfristig gerade noch keine Strukturschäden auftreten – beim Gehirn 10–15 % des Tätigkeitsumsatzes.

Bei der Zellfunktion unterscheidet man
- den normalen Tätigkeitsumsatz,
- den Bereitschaftsumsatz (etwa 50 % des Tätigkeitsumsatzes) zur Aufrechterhaltung der Funktion und
- den (Struktur)-Erhaltungsumsatz (10–15 % des Tätigkeitsumsatzes), bei dem die Zelle gerade noch ohne anhaltende Schäden überleben kann.

Von Organ zu Organ gibt es naturgemäß große Unterschiede im Zell-Energieumsatz (Abb. 11-10). Man kann einmal gliedern nach der Größe des spezifischen Energieumsatzes und somit Gewebe geringen Umsatzes von solchen mit hohem Umsatz unterscheiden. Als zweites Gliederungsprinzip bietet sich die Schwankungsbreite des Energieumsatzes an, also die Unterscheidung von Geweben mit sehr gleichmäßigem von solchen mit stark schwankendem Energieumsatz. Da der Energieverbrauch über die Durchblutung gedeckt werden muß, ist es verständlich, daß sich große Ähnlichkeiten mit den Erörterungen der spezifischen Durchblutungsgröße finden (vgl. Abb. 9-21).

Die Organe mit hohem spezifischen O_2-Verbrauch sind unter Ruhebedingungen Gehirn, Leber, Niere und Herz, bei Muskelleistung kommt noch der Skelettmuskel hinzu.

Würde sich der Energieumsatz gleichmäßig auf alle Gewebe verteilen, so würde sich aus dem Grundumsatz von 1W/kg ein **spezifischer Energieumsatz** von $1\,W/kg = 1\,J \cdot s^{-1} \cdot kg^{-1} = 60\,J \cdot min^{-1} \cdot kg^{-1}$ errechnen. Das entspricht unter durchschnittlichen Bedingungen einem O_2-Verbrauch von $3\,ml \cdot min^{-1} \cdot kg^{-1}$ ($60\,J \cdot min^{-1} \cdot kg^{-1}$ / $20\,J \cdot ml^{-1} = 3\,ml \cdot min^{-1} \cdot kg^{-1}$). Statt des Bezugswertes kg kann man auch die Volumengröße Liter wählen, da das spezifische Gewicht bei den meisten Geweben nahe bei 1 liegt. Wählt man als Volumen-Bezugsgröße dl (=100 ml), so kommt man für den spezifischen O_2-Verbrauch auf die gleiche Einheit wie bei der Erörterung der spezifischen Durchblutung, nämlich $ml \cdot min^{-1} \cdot dl^{-1}$ (vgl. Abb. 9-21 und Kap. 9.6). Für die vergleichende Darstellung in Abbildung 11-10 wurde diese Einheit für den O_2-Verbrauch gewählt.

Aus der vergleichenden Übersicht in Abbildung 11-10 ergibt sich zunächst, daß die „interessanten" Organe, über deren Funktion in der Phy-

spezifischer Sauerstoffverbrauch [ml · min⁻¹ · dl⁻¹]

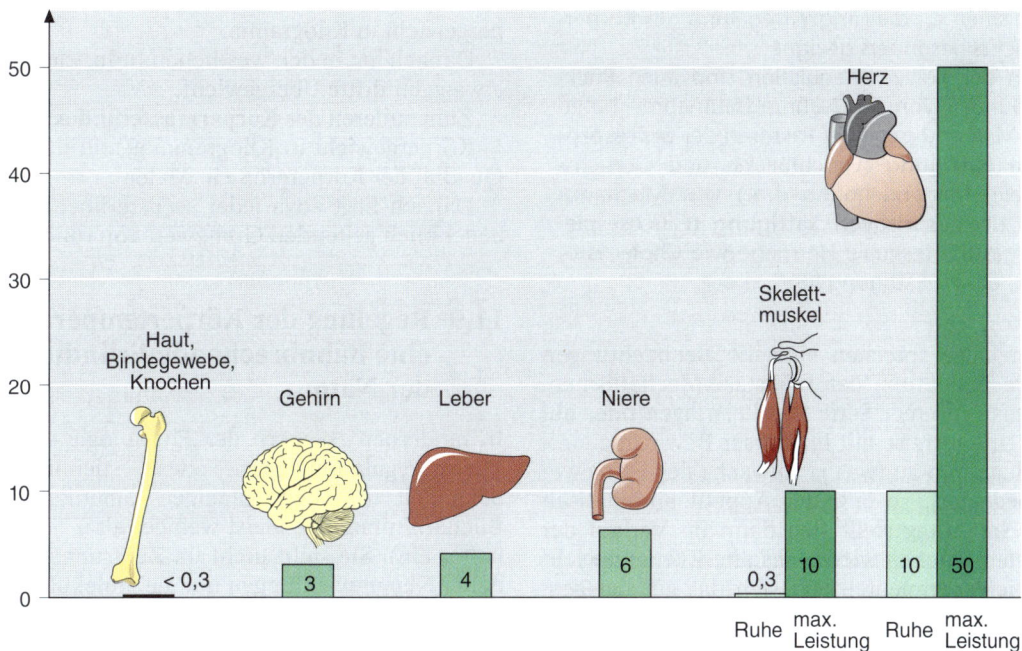

Abb. 11-10 *Spezifischer Sauerstoffverbrauch verschiedener Organe bei normalen Ruhebedingungen. Für Herz und Skelettmuskel sind außerdem die Werte bei maximaler Leistung eingetragen.*

siologie vor allem gesprochen wird, durchweg zu den überdurchschnittlichen Verbrauchern zählen. Der ruhende Skelettmuskel liegt mit $0{,}3\ \mathrm{ml}\cdot\mathrm{min}^{-1}\cdot\mathrm{dl}^{-1}$ gerade beim **Durchschnittswert,** und die Haut kann diesen Wert auch erreichen. Gehirn, Leber und Niere liegen beim 10- bis 20fachen des Durchschnittswertes. Skelettmuskel und Herz sind die Organe mit den stärksten Schwankungen des O_2-Verbrauchs, beim Muskel 1:30 und beim Herzmuskel 1:5.

Man sieht bei dieser Gegenüberstellung deutlich, daß der Herzmuskel unter Ruhebedingungen des Gesamtorganismus ständig stark arbeiten muß, der Wert stimmt gut mit dem des Skelettmuskels bei Maximalleistung überein. Das Herz kann diesen hohen Wert bei Maximalanforderungen noch einmal um den Faktor 5 steigern.

In den meisten Organen gibt es große Unterschiede innerhalb des Organs selbst, z. B. in der Niere zwischen Rinde und Mark (etwa 30:1) und im Gehirn zwischen Rinde und Mark (etwa 10:1). Auch qualitativ gibt es Unterschiede von Organ zu Organ. So kann das **Gehirn** als Substrat fast ausschließlich Glucose verwenden und wird so **besonders empfindlich gegenüber einem Absinken des Blut-Glucosespiegels.**

11.8 Regelung des Körpergewichts

Das Körpergewicht ist eine sorgfältig regulierte Größe. **Hunger- und Sättigungsgefühl** sorgen dafür, daß die für eine ausgeglichene Bilanz erforliche Nahrungsmenge aufgenommen wird. Im Zusammenspiel vieler Faktoren wird das Geschehen von **Zentren im Hypothalamus** koordiniert. Man unterscheidet ein „Eßzentrum", das die Nahrungsaufnahme fördert, und ein bremsendes „Sattheitszentrum".

Auf den Hypothalamus wirken einmal Signale aus dem Kohlenhydratstoffwechsel: **Glucostase-Mechanismen.** Abfall des Blutglucosespiegels fördert das Hungergefühl. Auch andere Signale wie Insulin sind beteiligt.

Zum anderen wirken Informationen aus dem Fettstoffwechsel mit: **Lipostase-Mechanismen.** Fettzellen bilden das Hormon **Leptin,** das über Rezeptoren im Hypothalamus hemmend auf die Nahrungsaufnahme wirkt. Je mehr Fettmasse im Körper vorhanden ist, desto stärker ist das Leptin-Signal und damit die Hemmung auf die Nahrungsaufnahme. Da der Körper weder für Kohlenhydrate noch für Eiweiß über größere Speicherkapazitäten verfügt, bedeutet Regelung des Körpergewichts vor allem Regelung der Fettmasse des Körpers. Insofern sind die Lipostase-Mechanismen für die Langzeitregelung des Körpergewichts besonders geeignet.

An der Kurzzeit-Regulation sind auch Rückmeldungen von der Nahrungsaufnahme beteiligt. Man unterscheidet Faktoren der **präresorptiven Sättigung** (Geschmacks- und Geruchssignale, Magendehnung u. a.) von Mechanismen der **resorptiven Sättigung** (Glucosespiegel, gastrointestinale Hormone wie Cholecystokinin, das zu Sättigung führt, u. a.).

Schon lange sprechen einfache Beobachtungen für die Bedeutung der Lipostase-Mechanismen. Legt man in einer Serie von Feiertagen oder auf einer Urlaubsreise mit luxuriöser Bewirtung einige Kilogramm zu (was ja Zuwachs des Fettgewebes bedeutet), so läßt der Appetit automatisch nach. Im Alltag stellt sich dann im Verlauf der nächsten Wochen wieder das alte Körpergewicht ein. Tierexperimentell läßt sich das gut belegen. Werden Tiere zwangsweise gemästet, so geht, bei freier Nahrungswahl, anschließend die Nahrungsaufnahme zurück, das Körpergewicht reduziert sich wieder. Aber erst in jüngster Zeit konnten die Mechanismen näher aufgeklärt werden, wobei Beobachtungen an Mäusen mit genetisch determinierter Fettsucht sehr hilfreich waren. So gibt es einen Mäusestamm, bei dem die Leptinbildung im Fettgewebe gestört ist. Bei einem anderen Stamm ist der Leptin-Rezeptor defekt, so daß die Tiere trotz hohen Leptinspiegels verfetten.

Die Komplexität der Regulationsprozesse für das Körpergewicht bedeutet, daß auch vielfache Störungen möglich sind. Die vorwiegend bei jungen Frauen auftretende **Anorexia nervosa (Magersucht)** wird vor allem auf psychische Faktoren zurückgeführt. Dabei wird die Nahrungsaufnahme weitgehend verweigert. Bei der psychogenen **Bulimie** wird sehr viel Nahrung aufgenommen, aber anschließend wieder erbrochen, was ebenfalls zur Abmagerung führen kann.

Häufiger und medizinisch von besonderem Interesse ist die **Fettsucht** (Adipositas, Obesitas), weil dadurch Erkrankungen des Herz-Kreislauf-Systems begünstigt werden. Genetische Faktoren sind daran beteiligt. Im wesentlichen ist aber die Häufigkeit des Übergewichts eine Zivilisations- und Wohlstandserscheinung.

Als Maß für das normale Körpergewicht gilt einmal das

Normalgewicht nach Broca:

Körpergröße in Zentimetern minus 100 = Körpergewicht in Kilogramm.

Danach hat in den westlichen Industrieländern etwa jeder dritte Übergewicht.

Zum anderen der **Körpermassenindex:**

Körpergewicht in Kilogramm geteilt durch das Quadrat der Körpergröße in Meter.

Danach liegt etwa jeder sechste über dem als bedenklich geltenden Grenzwert von rund 28.

11.9 Regelung der Körpertemperatur: eine bahnbrechende Erfindung der Natur

In modernen Büchern der Physiologie wird die Thermoregulation gern etwas stiefmütterlich behandelt (in den gängigen amerikanischen Büchern nimmt sie meist weniger als 1 % des Inhaltes ein). Sie steht nicht im Zentrum sensationeller Neuentwicklungen um die molekulare Biologie. Dennoch gibt es viele gute Gründe, dieses Kapitel nicht zu knapp zu gestalten. Einmal ist die Thermoregulation schon als biologisches Phänomen von größter Attraktivität. Zum anderen gehört sie nach wie vor zu den Fundamenten für das tägliche ärztliche Handeln. Das Fieber ist wichtigstes Allgemeinsymptom des Krankseins, Schonung und Wärme sind wichtige Maßnahmen bei der Heilung. Noch bedeutsamer aber wird die Thermoregulation bei den modernen Aufgaben der Gesundheitspflege und der präventiven Medizin. Der richtige Umgang mit den Kaltreizen des Meeres kann abhärten und Gesundheit festigen, eine Überdosierung kann leicht Schaden anrichten. Ähnliches gilt für die Sonne und für Kneipp-Kuren. Versuchen Sie also, sich von der Faszination dieses Gebietes etwas ergreifen zu lassen!

Die Entwicklung der Thermoregulation gehört zu den ganz großen Schritten in der Entfaltung höherer Lebewesen. Dabei ist das Charakteristikum des **Warmblüters** nicht die Höhe der Körpertemperatur – ein in der Sonne liegender **Kaltblüter** wie die Eidechse kann wärmer sein als ein Mensch – sondern die Tatsache, daß er seine Körpertemperatur gegen Einflüsse der Umwelt konstant halten kann. Der Warmblüter kann sich sein eigenes, gleichbleibendes thermisches Milieu schaffen: die **Erringung der thermodynamischen Freiheit,** wie man es treffend genannt hat. Man spricht deshalb besser von **homoiothermen** (gleichwarmen) und **poikilothermen** (wechselwarmen) Lebewesen.

Bezüglich der Absolutgröße der Körpertemperatur gibt es bei den homoiothermen Lebewesen eine Abhängigkeit von der Körpergröße. Bei großen Arten beträgt sie 36 °C, zu den kleinen Lebewesen steigt sie zunehmend an, bis zu 41 °C bei kleinen Vögeln.

Der Mensch als **homoiothermes** (gleichwarmes) Lebewesen ist dadurch gekennzeichnet, daß er seine Körpertemperatur (genauer: die Temperatur im Körperinneren, seine Kerntemperatur) unabhängig von Schwankungen der Umgebungstemperatur auf konstantem Niveau regulieren kann (Abb. 11-11 und 11–12).

Beim typischen **poikilothermen** (wechselwarmen) Tier folgt die Körpertemperatur weitgehend passiv der Umgebungstemperatur. Der Energieumsatz fällt mit sinkender Temperatur immer weiter ab, passiv der **RGT-Regel** folgend.

Beim homoiothermen Menschen dagegen setzen bei Abkühlung **Regelprozesse** ein, die zunächst durch Verminderung der Hautdurchblutung die Wärmeabgabe reduzieren, um die Kerntemperatur aufrechtzuerhalten. Wenn dies nicht ausreicht, wird auch die Wärmebildung

durch Aktivierung der Muskulatur gesteigert. Zur warmen Seite hin wird die Wärmeabgabe erhöht, zunächst durch Steigerung der Hautdurchblutung und bei stärkerer Wärmeeinwirkung durch Schweißsekretion.

Der Bereich der Umgebungstemperatur, in dem die Wärmebilanz ohne wesentliche regulatorische Einsätze ausgeglichen ist und in dem man **thermische Behaglichkeit** empfindet, heißt **thermische Neutralzone** (thermische Indifferenzzone). Der Bereich, in dem die Körpertemperatur unter Einsatz der regulatorischen Möglichkeiten stabil gehalten werden kann, ist der **Regelbereich.** Leichte Temperaturabweichungen gehören zum Arbeiten des Systems im Regelbereich dazu, da erst solche Differenzen gegen den Sollwert in der Lage sind, die maximalen Abwehrvorgänge zu stimulieren – etwa 1–2 °C nach beiden Seiten.

Für beide Bereiche können keine scharfen allgemeingültigen Grenzen angegeben werden, da sie neben der Temperatur auch von Luftfeuchte, Windgeschwindigkeit usw. abhängen, und dane-

11

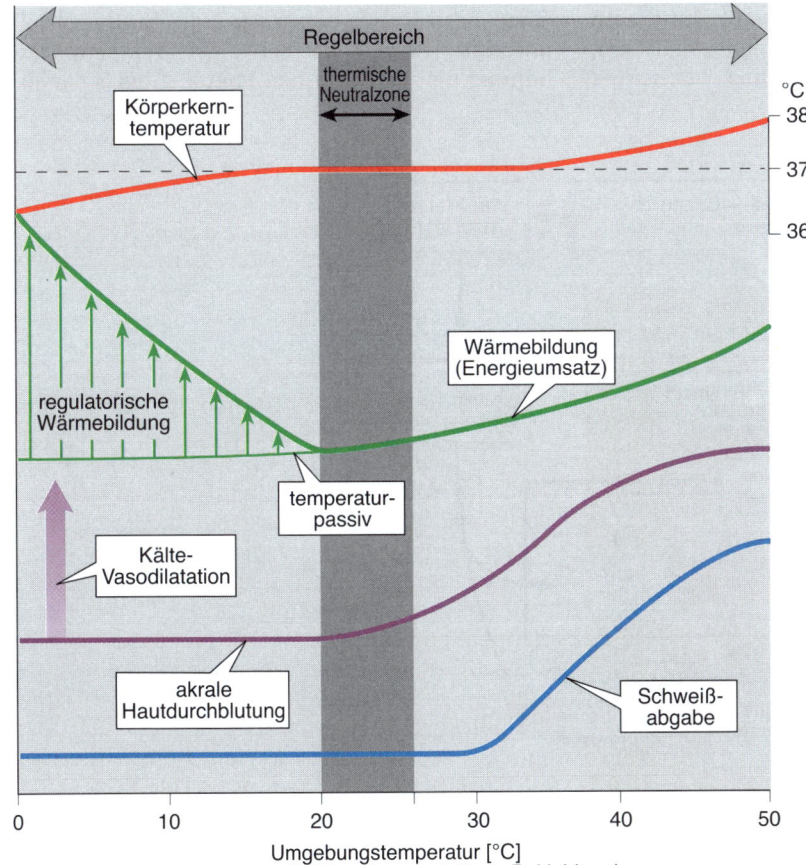

Abb. 11-11 *Abhängigkeit verschiedener thermoregulatorischer Größen von der Umgebungstemperatur, dargestellt für den leicht bekleideten Menschen.*

ben auch individuell stark variieren (Körpergröße, subkutanes Fettgewebe, körperliche Tätigkeit usw.). Beim leicht bekleideten Menschen ohne wesentlichen körperlichen Einsatz liegt die thermische Neutralzone unter üblichen Zimmerbedingungen etwa bei 20–25 °C, beim Unbekleideten deutlich höher, etwa 25–30 °C.

Die Regelprozesse erfüllen alle Merkmale eines technischen Regelkreises. Im Körper gibt es Temperaturfühler, die die Temperatur registrieren und an ein Regelzentrum melden. Das Regelzentrum steuert bei Abweichungen vom Sollwert die beiden Stellgrößen Wärmebildung und Wärmeabgabe so, daß sie im Sinne einer negativen Rückkopplung die induzierte Störung wieder ausgleichen. Der Sollwert ist keine streng fixierte Größe, sondern unterliegt verschiedenen Einflüssen, die im Sinne von Führungsgrößen verstellend einwirken. Dieser in Abbildung 11-12 stark vereinfacht dargestellte Regelkreis ist in der Wirklichkeit allerdings sehr viel komplizierter.

Die beschriebenen Regelungsprozesse laufen überwiegend unbewußt ab und werden deshalb als **autonome Regelung** zusammengefaßt. Darüber hinaus greift der Mensch bewußt durch sein Verhalten regelnd in den Wärmehaushalt ein, was man als **Verhaltens-Regelung** bezeichnet

(Abb. 11-12). Diese wird zum einen durch die über die kutanen Thermorezeptoren vermittelten **Temperaturempfindungen** angestoßen, und zum anderen durch allgemeine **Behaglichkeits-Empfindungen** (Komfort und Diskomfort). Die allgemeinen Behaglichkeitsempfindungen hängen von der gesamten thermoregulatorischen Situation ab – deshalb in Abbildung 11-12 ein Pfeil vom Regler zu den Empfindungen.

Zur **Verhaltensregulation** gehören einmal Maßnahmen, die man auch im Tierreich schon findet: Wahl einer günstigen thermischen Umgebung, Suche nach Schutz, was einfache Bekleidungsmaßnahmen einschließt. Darüber hinaus hat aber der Mensch gerade diesen Bereich durch Einsatz seines Verstandes immer weiter technisch perfektioniert, mit Hausbau, Klimatisierungsanlagen usw. **(technische Regelungen).** Gerade zur kalten Seite hin hat das dazu geführt, daß der Mensch Belastungen weitgehend meidet und so seine Möglichkeiten zur Steigerung der Wärmebildung im Rahmen der autonomen Regulation kaum einzusetzen braucht. Das hat zur Folge, daß diese Funktionen beim zivilisierten Menschen stark verkümmert sind.

Die **RGT-Regel** (Reaktions-Geschwindigkeits-Temperatur-Regel) besagt, daß die Stoffwechselprozesse jeder Zelle bei einer Temperaturerhöhung um 10 °C um den Faktor 2 bis 3 zuneh-

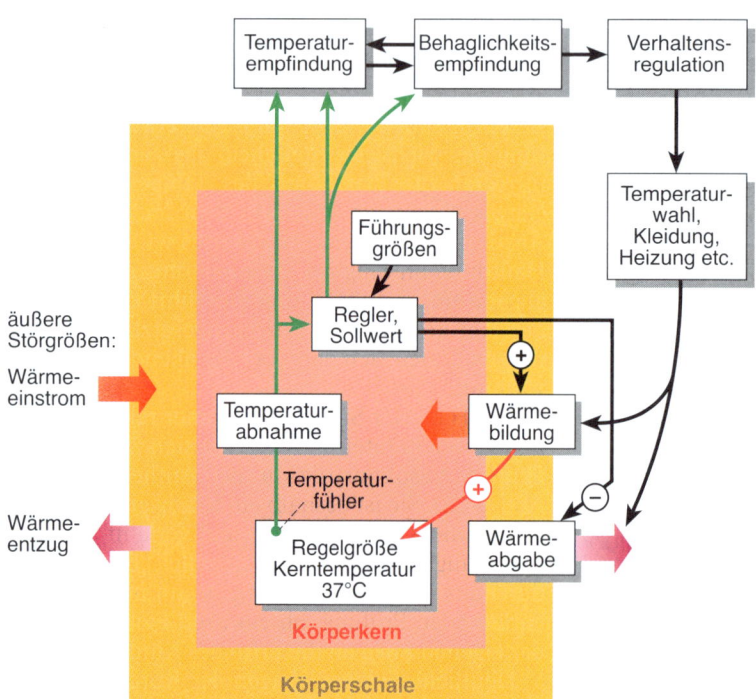

Abb. 11-12 *Stark vereinfachtes Schema zur Regelung der Körperkerntemperatur.*

men, der **Q$_{10}$-Wert** (Quotient der Stoffwechsel-werte bei zwei um 10 °C unterschiedlichen Temperaturen) beträgt 2 bis 3. Schaltet man beim Menschen die Thermoregulation aus, so folgt der Stoffwechsel des Menschen ebenso dieser Regel wie der des Frosches. Dies nutzt man beispielsweise in der Chirurgie aus: Man versetzt den Patienten in künstliche Hypothermie, um den Energieumsatz des Herzens zu senken, wenn man am stillgestellten Herzen operieren will.

Zwischen Homoiothermie und Poikilothermie gibt es noch die **Heterothermie** der Winterschläfer, die sich im Sommer wie ein typischer Warmblüter verhalten und im Winter die Regulation gewissermaßen abschalten. Sie lassen sich dann passiv auskühlen und stellen auf diese Weise ihren Energieumsatz auf Spargang.

11.10 Räumliches und zeitliches Temperaturmuster

Bei genauem Hinsehen stellt man fest, daß die Temperatur im menschlichen Körper von Ort zu Ort relativ starke Unterschiede aufweist. Zusätzlich finden sich am selben Ort auch systematische Schwankungen mit der Zeit.

Beim ruhenden unbekleideten Menschen reicht die Körperinnentemperatur von 37 °C bei warmer Umgebung (35 °C) bis dicht unter die Haut. Im Kalten (20 °C) wird die 37 °C-Isotherme weit ins Körperinnere verlagert (Abb. 11-13), die **Körperschale** wird weitgehend der Auskühlung preisgegeben, **nur der Körperkern wird in seiner Temperatur reguliert.** Daß die Extremitäten auch in ihrem Inneren so stark auskühlen können, wird durch den Wärmeaustausch zwischen Arterien und Begleitvenen ermöglicht (**Gegenstrom-Wärmeaustausch**).

Für die Messung der Körpertemperatur ist die Rektaltemperatur sehr zuverlässig (einige cm im Inneren, damit keine Kühlung von der Haut her über die Venenplexus erfolgt). Für die klinische Routine wird gern die Oraltemperatur (Sublingualtemperatur) gemessen, die 0,2 bis 0,5 °C niedriger liegt. Bei guter Durchwärmung des Körpers im Bett ergibt auch die Axillartemperatur ähnliche Werte.

Die Rektaltemperatur unterliegt regelmäßigen Schwankungen im Tagesgang mit einer Amplitude von 0,5 bis 1,0 °C um etwa 37 °C, mit einem Minimum um 3 Uhr nachts und einem meist doppelgipfligen Maximum am Nachmittag (Abb. 11-6). Dieser Tagesgang der Tempera-

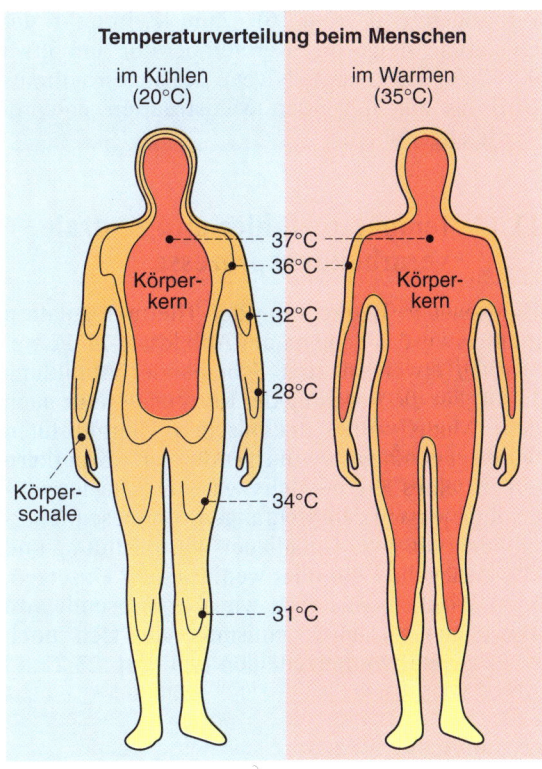

Temperaturverteilung beim Menschen

im Kühlen (20°C) im Warmen (35°C)

37°C
36°C
32°C
Körperkern Körperkern
28°C

Körperschale

34°C

31°C

Abb. 11-13 *Temperaturverläufe beim Menschen in kühler Umgebung (20 °C, links) und in warmer Umgebung (35 °C). Eintragung verschiedener Isothermen (Linien gleicher Temperatur). (Nach [2].)*

tur ist Ausdruck von Schwankungen des Temperatur-Sollwertes (Vgl. Kap. 12.5).

Beim ruhenden Menschen ist die **Hautdurchblutung** das wichtigste Stellglied, das vom Temperaturregler zur Erzeugung des Temperatur-Tagesganges eingesetzt wird. Mit dem morgendlichen Anstieg des Temperatursollwertes wird die akrale Hautdurchblutung zur Verminderung der Wärmeabgabe eingeschränkt, und dies führt zum Anstieg der Kerntemperatur. Entgegengesetzte Veränderungen finden sich dann bei der abendlichen Entwärmung.

Die Haut der **Stirn** bleibt immer relativ gleichmäßig durchblutet und beteiligt sich nicht an der akralen Vasokonstriktion bei Aufheizung (vgl. Abb. 9-22). Sie ist deshalb ein relativ guter Indikator für die Kerntemperatur und verläuft auch im Tagesgang dieser in etwa parallel. Es hat also durchaus seine Berechtigung, wenn man zur orientierenden Prüfung, ob ein Kind Fieber hat, mit der eigenen Stirn an die Stirn des Kindes geht.

Deutliche Schwankungen der Körpertemperatur sind mit dem **Menstruationszyklus** der Frau verbunden (vgl. Kap. 16). Zum Zeitpunkt der Ovulation steigt die Kerntemperatur um etwa 0,5 °C an, das gesamte Niveau des Tagesrhythmus wird bis zur folgenden Menstruation entsprechend angehoben.

11.11 Temperaturfühler und zentrale Verarbeitungsprozesse

Zur genauen Betrachtung der Thermoregulation müssen wir das Schema der Abbildung 11-12 wesentlich erweitern zum Schema der Abbildung 11-14. Für die Regelung der Kerntemperatur nach dem Modell eines technischen Thermostaten würde es genügen, wenn irgendwo im Körperkern ein einzelnes Thermometer wäre. Der Regler würde dann je nach den Meldungen von diesem Thermometer die zwei Stellglieder Wärmebildung und Wärmeabgabe mehr oder weniger stark einsetzen.

In Wirklichkeit haben wir aber Tausende von Thermometern im Organismus, die sich noch dazu qualitativ unterscheiden (vgl. Kap. 23.2 und Abb. 23-2):

- **Kaltrezeptoren,** die durch Kälte aktiviert und durch Erwärmung gehemmt werden, und
- **Warmrezeptoren,** die umgekehrt durch Wärme aktiviert und durch Kühlung gehemmt werden.

Der größte Teil der Rezeptoren sitzt ganz oberflächlich in der Haut und kann somit gar nicht die Regelgröße Kerntemperatur messen.

Es gibt außerdem noch **innere Thermorezeptoren,** die im Hypothalamus in der Nähe der regulierenden Zentren – also im Körperkern – liegen. Sie sollten unter regeltechnischem Aspekt eigentlich genügen. Man spricht bei diesen inneren Rezeptoren gern von **thermosensitiven Strukturen,** da es sich wahrscheinlich um Neurone handelt, die nicht nur rezeptive Funktionen haben. In anderen Bereichen des Körperkerns (Thorax, Bauch und Rückenmark) hat man ebenfalls thermosensitive Strukturen gefunden, die aber von geringerer Bedeutung sind.

Die **kutanen Thermorezeptoren** sind echte Sinnesrezeptoren und vermitteln als solche die Empfindungen warm und kalt. Es ist aber klar, daß sie auch auf die thermoregulatorischen Pro-

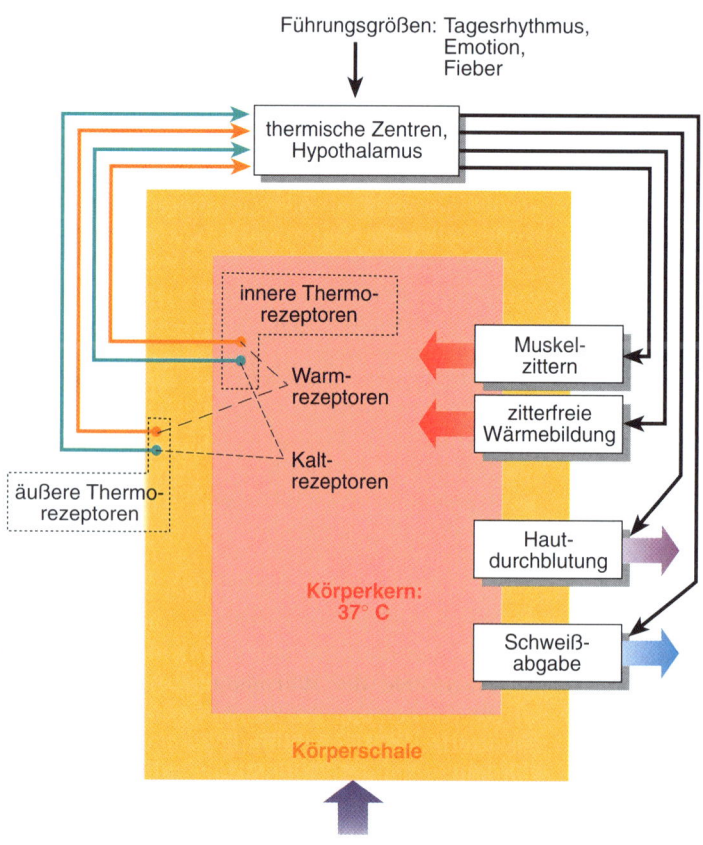

Abb. 11-14 Differenziertes Schema zur Thermoregulation des Menschen.

zesse wirken. Kaltreize auf die Haut lösen starke Vasokonstriktionen in der Haut aus, also eine Verminderung der Wärmeabgabe. Bei hinreichender Stärke des Kaltreizes kann auch Kältezittern, also eine Aktivierung der Skelettmuskulatur zum Zwecke gesteigerter Wärmebildung ausgelöst werden, und zwar relativ rasch, ehe irgendeine Auskühlung im Körperkern erkennbar wird.

Im Zentrum werden die Meldungen der äußeren Fühler mit denen der inneren verrechnet. Richtig kräftige Gegenregulationen laufen erst ab, wenn es auch innen zu Temperaturabweichungen kommt, wenn also auch die inneren Temperaturfühler ansprechen. Insofern kann man die inneren Rezeptoren als die eigentlichen Temperaturfühler ansehen, die letztlich die präzise Regulation der Kerntemperatur besorgen.

Die Wirkung der äußeren Rezeptoren ist regeltechnisch eine **Störgrößenaufschaltung:** Die herannahende Störung wird schon im Vorfeld der eigentlichen Regelstrecke gemessen und an das Zentrum gemeldet. Somit kann das Zentrum Gegenregulationen einleiten, ehe die Störung überhaupt die eigentliche Regelstrecke, den Körperkern, erreicht. Man spricht deshalb auch von **Vorfühleffekten** und unterscheidet einen **räumlichen Vorfühleffekt,** der sich aus der Lage der Rezeptoren im Vorfeld ergibt, von einem **zeitlichen Vorfühleffekt,** der auf der dynamischen Empfindlichkeit der Hautrezeptoren beruht: Die Rezeptoren reagieren nicht nur auf die absolute Temperatur, sondern besonders stark auf die Änderungsgeschwindigkeit, d. h. auf die in der nächsten Zeit zu erwartende Veränderung, die vorausgefühlt wird.

Diese sehr ausgeprägten Vorfühleffekte führen insgesamt dazu, daß es bei plötzlicher Kälteeinwirkung auf die Haut zu einer überschießenden Gegenregulation kommt. Mit starker Vasokonstriktion in der Haut und eventuell Muskelzittern steigt die Kerntemperatur zunächst meistens an. Wir sehen also insgesamt vielfache Abweichungen von der Situation eines einfachen technischen Temperaturregelkreises.

Bezüglich der Zentren begnügen wir uns hier mit der Zusammenfassung aller Prozesse im **Hypothalamus.** Neuere Analysen haben zu immer weiterer Aufgliederung in Unterzentren geführt. So ist klar geworden, daß die thermosensitiven Strukturen vor allem im vorderen und die koordinativen Strukturen vor allem im hinteren Hypothalamus gelegen sind.

Wie das differenzierte Schema zur Thermoregulation in Abbildung 11-14 erkennen läßt, gibt es eine Vielzahl verschiedener Temperaturfühler:

- **äußere Thermorezeptoren,** die oberflächennah in der Haut liegen, also in der Körperschale, und
- **innere Thermorezeptoren,** meist als **thermosensitive Strukturen** bezeichnet, im Körperkern, und zwar vor allem in der Nähe der thermoregulatorischen Zentren im Hypothalamus.

Die Rezeptoren untergliedern sich weiter qualitativ in **Warmrezeptoren,** die durch Erwärmung aktiviert und durch Abkühlung gehemmt werden, und **Kaltrezeptoren** mit entgegengesetzten Reaktionen. In den Zentren werden die Meldungen von allen Rezeptoren integriert. Nur die inneren Rezeptoren können letztlich die Konstanz der Kerntemperatur besorgen. Die Bedeutung der kutanen Rezeptoren liegt vor allem in **Vorfühleffekten:** daß sie Störungen schon im Vorfeld erfassen und Gegenregulationen auslösen, ehe die Störung den Körperkern überhaupt erreicht.

11.12 Regelung der Wärmebildung

Zur Steigerung der Wärmebildung kann der Körper seine Skelettmuskulatur einsetzen, indem er über die normale motorische Innervation unkoordiniert die Muskelaktivität erhöht. Das führt bei stärkeren Effekten zu einem Zittern der Muskeln (**Kältezittern**). Man bezeichnet diese Komponente deshalb als **Zitter-Wärmebildung,** obwohl sichtbares Zittern nicht notwendig damit verbunden ist. Schwache Reaktionen sind nur elektromyographisch nachweisbar oder können auch zu gleichmäßiger Spannungssteigerung der Muskulatur führen.

Andere Formen der Wärmebildung (**zitterfreie Wärmebildung**) sind beim erwachsenen Menschen vernachlässigbar. Nur Neugeborene, die generell leichter auskühlen, können im dazu spezialisierten **braunen Fettgewebe** direkt Wärme bilden. Dies ist eine besonders ökonomische Form der Wärmebildung, weil beim Muskelzittern die Bewegungen zugleich die Wärmeabgabe von der Haut begünstigen.

Der **Nutzeffekt der Wärmebildung** im Hinblick auf die Aufheizung des Körperkerns ist also bei der zitterfreien Wärmebildung durchweg sehr gut, während er bei der Zitter-Wärmebildung sehr variabel ist. Bei peripherer Muskelaktivität mit Zittern ist der Nutzeffekt schlecht, bei Steigerung der Aktivität in der Rückenmuskulatur kann er auch 100 % erreichen.

11

Grundsätzlich setzt der Körper die Zitter-Wärmebildung bei Kältebelastung erst ein, wenn die Mittel zur Einschränkung der Wärmeabgabe nicht ausreichen. Der Körper versucht also, seine Energiereserven möglichst zu schonen. Eine Verdoppelung des Grundumsatzes durch Kältezittern ist schon eine sehr starke und höchst unangenehme Reaktion.

Eine Grenzsituation zwischen autonomer Regelung und Verhaltensregelung ist der willkürliche Einsatz der Muskulatur durch körperliche Leistung. Der **Bewegungsdrang**, der durch Kälte automatisch gefördert wird – Wärme lähmt und macht faul – zeigt wieder, daß man eine Auskühlung des Körpers möglichst nicht erst aufkommen lassen will. Bewegungen wie Laufen sind dabei alles andere als ökonomisch, da sehr viel Wärme in den zur Körperschale gehörenden Extremitäten gebildet wird und der Erwärmung des Körperkerns im engeren Sinne kaum nützt.

Bei genaueren Studien der Muskelaktivität stellt man fest, daß die Topographie der Zitter-Wärmebildung recht komplizierten Spielregeln folgt: Bei plötzlicher Kälteeinwirkung findet man eine bevorzugt periphere Steigerung der Muskelaktivität, besonders in den Armen, wie man sie ähnlich auch bei emotionalen Reaktionen (Schreck, Angst, psychische Anspannung) sieht. Auch subjektiv erlebt man einen plötzlichen Kaltreiz (kalte Dusche auf den Rücken) als stimulierenden Affekt, der Abwehrverhalten auslöst. Die initiale Reaktion auf plötzliche Kälte ist also eine **affektive Aufheizungsreaktion** mit peripherer Muskelaktivierung. Sie dient weniger der Aufheizung des Körperkerns, sondern steigert eher die Einsatz- und Abwehrbereitschaft des Körpers.

Erst längeres, gleichmäßiges Kühlen führt beim ruhig liegenden Menschen, der sich möglichst geduldig und passiv der Kälte überläßt, in späteren Kühlungsphasen zu starkem und bevorzugt zentralem Zittern mit deutlicher Steigerung des Energieumsatzes. Auch subjektiv läßt sich die Kaltempfindung beim Kaltreiz auf die Haut vom Friergefühl späterer Phasen, bei innerer Auskühlung, deutlich unterscheiden.

11.13 Regelung der Wärmeabgabe

Wärme wird auf verschiedene Weise weiterbefördert, wie in Abbildung 11-15 dargestellt; durch

- **Wärmeleitung (Konduktion)**, indem sich die Energie von Molekül zu Molekül überträgt, ohne Bewegung von Materie, beispielsweise die Leitung der Wärme durch eine Metallplatte,

- **Wärmeströmung (Konvektion)**, indem die Wärme von strömender Materie mitgenommen wird, im Körper also durch das fließende Blut,

- **Wärmestrahlung**, indem Wärme als elektromagnetische Schwingung befördert wird, wie die Strahlung der Sonne, was auch im Vakuum möglich ist,

- **Verdunstung (evaporative Wärmeabgabe)**, indem Wasser auf der Haut verdunstet und dabei die Verdunstungswärme von der Haut aufnimmt und abführt, pro Liter Wasser 2430 kJ (580 kcal).

Im Körper wird die Wärme am Ort der Bildung konduktiv auf das Blut übertragen. Der wesentliche Transport über weitere Strecken erfolgt ausschließlich über Konvektion mit dem Blut. Das letzte Stück des Transportes vom Blut durch die Haut auf die Oberfläche erfolgt wieder rein konduktiv. Bei der Übertragung auf die Umgebung kommen schließlich alle Transportmechanismen zum Zuge (Abb. 11-15).

Dank der hohen Wärmeleitfähigkeit von Wasser und damit auch der wasserreichen Gewebe erfordert der Übergang der Wärme vom Ort der Bildung an das Blut keine nennenswerten Temperaturgradienten. Somit kann es auch nicht zu einer gefährlichen Überwärmung der wärmebildenden Gewebe kommen.

Eine einfache Überschlagsrechnung läßt erkennen, daß es keine nennenswerten Überwärmungen am Ort der Wärmebildung geben kann. Das Organ kann maximal so viel Sauerstoff zur Wärmebildung verwenden, wie mit dem Blut herantransportiert wird, also pro Liter Blut maximal 0,2 l, was 4 kJ ergibt, entsprechend einer Erwärmung von maximal 1 °C pro Liter Gewebe bzw. Blut. Ein Organ kann sich somit nicht selbst schädigend überwärmen.

Die guten Transportbedingungen für Wärme in Wasser und wasserreichen Geweben führen dazu, daß der Wärmeaustausch zwischen Blut und Gewebe nicht nur über die dünnwandigen Blutkapillaren erfolgen kann. So sind die relativ dickwandigen **arteriovenösen Anastomosen (AVA)**, die bevorzugt in der Haut der Akren vorkommen, bezüglich des Wärmetransports vollwertige Austauschgefäße und zur verstärkten Wärmeabgabe höchst nützliche Spezialeinrichtungen. In den AVA-reichen akralen Hautpartien kann die Durchblutung bis auf Werte von $100 \ ml \cdot min^{-1} \cdot dl^{-1}$ ansteigen – gegenüber der

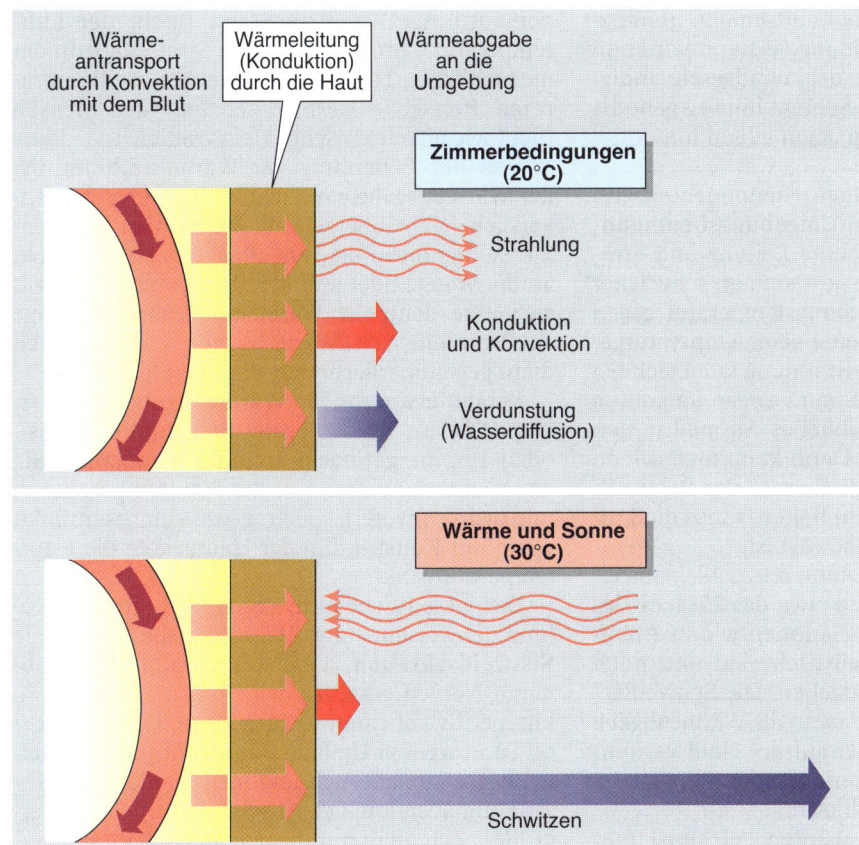

Wärmeantransport durch Konvektion mit dem Blut

Wärmeleitung (Konduktion) durch die Haut

Wärmeabgabe an die Umgebung

Zimmerbedingungen (20°C)

Strahlung

Konduktion und Konvektion

Verdunstung (Wasserdiffusion)

Wärme und Sonne (30°C)

Schwitzen

Abb. 11-15 Wärmeströme im Körper und Wärmeabgabe von der Haut an die Umgebung. **Oben:** bei durchschnittlichen Indifferenzbedingungen: Zimmertemperatur und leichte Bekleidung. **Unten:** bei warmer Umgebung und Sonneneinstrahlung.

11

Minimaldurchblutung eine Zunahme um den Faktor 100. Darüber hinaus ermöglichen die hohen Wärmeleitzahlen von Blut und Wasser den **Gegenstrom-Wärmeaustausch** zwischen Arterien und Begleitvenen in den Extremitäten. Er ist ein wichtiger Wärmesparmechanismus.

Das mit Kerntemperatur in die Arterie einer Extremität hineinfließende Blut wird durch konduktive Wärmeübertragung auf die Begleitvenen zunehmend gekühlt. Das aus der Haut kommende kühle Venenblut erwärmt sich dagegen schrittweise, so daß es beim Eintritt in den Körperkern diesen nicht mehr stark abkühlen kann. Dies ist ein sehr ökonomischer **Wärmesparmechanismus** bei Kälte, der die in Abbildung 11-13 dargestellte Auskühlung der Extremitäten überhaupt erst ermöglicht. Bei Wärmeüberschuß im Kern soll das Blut andererseits möglichst warm bis in die Haut gelangen. Dies wird dadurch unterstützt, daß das Venenblut bei Wärme bevorzugt über oberflächliche subkutane Venen zurückgeleitet wird.

In Abbildung 11-15 ist der Wärmetransport vom Körper an die Umgebung mit seinen Teilkomponenten für verschiedene Bedingungen dargestellt. Unter durchschnittlichen Zimmerbedingungen – thermische Neutralität, 20°C, Sitzen und leichte Bewegungen – wird rund die Hälfte der Wärme durch **Strahlung** abgegeben, 1/4 durch **Leitung und Strömung**, und 1/4 durch **Wasserverdunstung**.

Die **glanduläre Wasserabgabe (Schweißsekretion)** ist dabei noch nicht im Einsatz, es handelt sich nur um **extraglanduläre Wasserabgabe (Perspiratio insensibilis):** Wasserdampfabgabe mit der **Atmung** und Wasserdiffusion durch die Haut.

Die gesamte Verdunstungs-Wärmeabgabe entspricht, großzügig auf den Tag umgerechnet, der Verdunstung von etwa 1 l Wasser (1/4 eines Tagesumsatzes von etwa 10 000 kJ bei leichter Tätigkeit).

Wärmeleitung und -strömung faßt man hier am besten zusammen. Unmittelbar auf der Haut gibt es immer eine ruhende Luftschicht (Grenzschicht), die durch Bekleidung verstärkt wird und beim Unbekleideten mit der Windgeschwindigkeit abnimmt. Über diese Schicht hinweg geht die Wärme nur durch Leitung, nach außen hin dominiert dann die Strömung.

Die Anteile der einzelnen Komponenten verändern sich stark mit den **Umgebungsbedingungen.** So wird die Komponente Leitung und Strömung zur warmen Seite hin immer schwächer und geht bei 37 °C Umgebungstemperatur gegen Null, weil diese Komponente dem Temperaturgefälle proportional ist. Die Strahlung kann sich bei Wärme und Sonne am Strand sogar umkehren (Abb. 11-15) und ein erhebliches Ausmaß in den Körper hinein erreichen. Dann kann man seinen Wärmehaushalt nur durch Einsatz der Schweißsekretion im Gleichgewicht halten, wenn die Luft trocken genug und etwas bewegt ist.

Die **Schweißsekretion** kann bis zu 4 l/h ansteigen (rund 10 000 kJ/h, also etwa das 25 fache des Ruheumsatzes), so daß Relationen wie in Abbildung 11-15 durchaus realistisch sind und noch keine Extremsituation darstellen. Die Schweißsekretion wird natürlich nur dann als Wärmeabgabe wirksam, wenn das Wasser auf der Haut verdunstet. Auf der Haut herunterlaufender Schweiß ist thermoregulatorisch unwirksam.

Zur kühlen Seite hin würden bei konstanter Oberflächentemperatur des Menschen Strahlung sowie Leitung und Strömung mit dem wachsenden Temperaturgradienten zur Umgebung größer werden. In einem gewissen Temperaturbereich kann der Körper dies durch **Verminderung der Hautdurchblutung** und damit der Hautoberflächentemperatur ausgleichen. Bei stärkerer Kälteeinwirkung muß dann der Energieumsatz für ein langfristiges Gleichgewicht erhöht werden.

Kurzfristig kann der Körper eine Kälteeinwirkung auch durch Einsatz seiner **Wärmekapazität** ausregulieren. Eine Auskühlung der Körperschale, wie sie in Abbildung 11-13 zu erkennen ist, bedeutet ja, daß der Wärmegehalt dieser Partien geringer wird (bis zu 400 oder 500 kJ). Man kann ohne weiteres bei Kühlung eine Stunde lang doppelt so viel Wärme abgeben wie man bildet und dabei die Kerntemperatur konstant halten, indem diese Differenz dem Wärmespeicher der Körperschale entzogen wird **(kapazitive Regulation).**

Die Komponenten Wärmestrahlung, -leitung und -strömung werden auch als **trockene Wärmeabgabe** zusammengefaßt und der Verdunstung als **feuchte Wärmeabgabe** gegenübergestellt.

Die **Wärmestrahlung** folgt dem Stefan-Boltzmann-Gesetz und ist der Differenz der 4. Potenzen von absoluter Hauttemperatur und umgebender absoluter Wandtemperatur (nicht der Lufttemperatur!) proportional. Die Strahlung von der menschlichen Haut liegt weit im langwellig-infraroten Bereich – deshalb leuchtet der Mensch nicht wie ein elektrischer Heizstrahler.

Von der Bedeutung der Wärmestrahlung bei der Wärmeabgabe kann man sich in einem Eigenversuch leicht überzeugen: Wenn man bei Zimmerbedingungen die Innenfläche der Hand dicht an die Wange oder an die Stirn heranbringt, stellt sich eine deutliche Warmempfindung als Folge der verminderten Wärmeabgabe von den sich dicht gegenüberliegenden warmen Flächen ein.

Bei der **evaporativen Wärmeabgabe** ist die extraglanduläre Wasserabgabe (Perspiratio insensibilis) nur in geringem Umfang regulierbar. Sie hängt unter anderem von der Hauttemperatur ab und wird insofern auch etwas eingeschränkt, wenn mit Konstriktion der Hautgefäße die Hauttemperatur sinkt.

Das wesentliche aktive Stellglied für die Regelung der Verdunstungs-Wärmeabgabe ist also die **Schweißsekretion,** die über sympathische, cholinerge Nerven gesteuert wird und durch Atropin kompetitiv gehemmt werden kann. Diese Funktion ist in weitem Umfang trainierbar (durch regelmäßigen Saunabesuch und insbesondere bei Hitzeakklimatisation, vgl. Abschn. 11.16). Dabei vergrößert sich nicht nur die maximale Sekretionsrate, sondern vor allem auch die Zusammensetzung des Schweißes: Der Schweiß wird salzärmer, was für den Salzhaushalt wichtig ist und die Verdunstung des Schweißes fördert.

Die **Verdunstung** ist der Differenz der Dampfdrücke von Hautoberfläche und Umgebung proportional. Dies bedeutet, daß auch bei einer relativen Feuchte von 100 % in der Umgebung noch Dampf abgegeben werden kann, solange die umgebende Luft kühler ist als die Hautoberfläche. Die in der Grenzschicht sich erwärmende Luft ist dann nicht voll dampfgesättigt und kann noch Wasserdampf von der Haut aufnehmen. Erst wenn bei voller Dampfsättigung der Umgebung auch die Temperatur gegen 37 °C geht, geht die Differenz der Dampfdrücke und damit die Verdunstung von der Haut gegen Null.

Der **Wärmestrom H_C durch Konduktion und Konvektion** ist abhängig von der Differenz zwischen Hauttemperatur T_H und Lufttemperatur T_L sowie der Wärmeübergangszahl α:

$$H_C = \alpha \cdot (T_H - T_L)$$

α nimmt mit steigender Oberflächenkrümmung und mit der Wurzel aus der Windgeschwindigkeit zu. So sind die Extremitäten nicht nur wegen ihrer relativ großen Oberfläche, sondern auch wegen der starken Krümmung, besonders an den

Fingern, die effektivsten Stellen für die Wärmeabgabe.

Die Hauttemperatur wird regulatorisch dadurch gesteuert, daß durch Veränderung der Hautdurchblutung der **Wärmedurchgangswiderstand w** (Wärmedämmung, reziproker Wert der Wärmedurchgangszahl) zwischen Körperkern und Haut etwa im Bereich 1:7 verstellt werden kann. In dem Wärmedurchgangswiderstand kann man vereinfachend viele einzelne Faktoren zusammenfassen. Die Körpergewebe sind wegen ihres Wasserreichtums relativ schlechte Wärmeisolatoren. Am wirksamsten ist noch das relativ wasserarme Fett. Relativ zu einem Straßenanzug (w = 1) beträgt der Wärmedurchgangswiderstand einer 1-cm-Fettschicht 0,4, der einer 1-cm-Muskelschicht nur 0,15.

Gute **Isolation** ist vor allem dadurch zu erzielen, daß man fein unterteilte Lufträume schafft, die keine Konvektion mehr erlauben. Auf diesem Prinzip basiert sowohl die Kleidung und das Pelzwachstum der Tiere als auch die Isolation im Wohnungsbau (Glaswolle, Styropor). Man nutzt also die geringe Wärmeleitfähigkeit der Luft aus. Dies kann der Körper in seinem Inneren nicht. Sein Baumaterial mit der geringsten Wärmeleitzahl ist das Fett, so daß nur durch Fettansatz innerhalb des Körpers die Wärmeisolation verbessert werden kann.

11.14 Kälte-Vasodilatation und andere lokale Reaktionen

Die **Kälte-Vasodilatation** ist eine wichtige Reaktion, die die Haut vor Kälteschäden schützt. Abbildung 9-24 gibt ein Beispiel, Erörterung in Kapitel 9.6.4.

Abgesehen von den lokalen Reaktionen bei extremer Kälteapplikation wirken auch sonst lokale Temperatureinflüsse auf die Haut mit. Lokale Warmreize steigern, Kaltreize reduzieren die Hautdurchblutung. Auch die Schweißsekretion wird von lokalen Temperatureinflüssen mitbestimmt.

11.15 Thermoregulation und Affekt

Die Thermoregulation ist aufs engste mit emotionalen Reaktionen verknüpft. Zum einen erlebt man plötzliche Kälteeinwirkung auf bestimmte Hautregionen wie Gesicht und Rücken (kalte Dusche) als Stimulus zu körperlicher Aktivierung und Abwehr (Kalt-Affekt). Zum anderen weisen auch die Reaktionen auf nicht-thermische emotionale Reize (Schreck, psychische Anspannung, emotionaler Streß) viele Ähnlichkeiten mit Kältereaktionen auf. In beiden Fällen kommt es zu einer Konstriktion der Hautgefäße, zu einer Steigerung der Muskelaktivität im Unterarm und zu einem Anstieg der Rektaltemperatur.

Das **Lampenfieber** des Künstlers vor dem Auftritt ist ein echtes Fieber, mit Verstellung des Kerntemperatur-Sollwertes und einer **Aufheizungsreaktion** im thermoregulatorischen Sinn, wie im Fieberanstieg und wie beim Kaltreiz.

Bei genauerer Analyse der Topographie des Kältezitterns kann man Kriterien finden, um eine **emotionale (affektive) Aufheizungsreaktion** abzugrenzen von einer Aufheizungsreaktion, die speziell der Aufrechterhaltung der Körperkerntemperatur dient (vgl. Abschn. 11.12).

11.16 Mensch und Klima: Akklimatisation an Wärme und Kälte

11

Für das **Klima** ist die Temperatur zweifellos eine besonders wichtige, aber nicht die alleinbestimmende Größe. Neben der **Lufttemperatur** sind noch die **Luftfeuchte**, die **Windgeschwindigkeit** und die **Wandtemperatur** von Bedeutung, sowohl für das Ausmaß der thermischen Belastung als auch für das subjektive Behaglichkeitsempfinden.

Hat beispielsweise ein Raum kalte Wände, so muß zur Behaglichkeit die Lufttemperatur höher sein als bei Gleichheit der Temperaturen von Wand und Luft. So hat man verschiedene Klima-Summenmaße entwickelt, in die die wichtigsten der genannten Klimagrößen eingehen. Man orientiert sich dabei an der Behaglichkeitsempfindung (mit quantitativer Abstufung zwischen Komfort und verschiedenen Graden des Diskomforts).

Unter **Akklimatisation** versteht man langfristige Umstellungen der Regulation, die sich in Wochen bis Monaten in Anpassung an veränderte Klimabedingungen entwickeln und die Regulation unter den neuen Bedingungen verbessern und erleichtern. Zur Erleichterung der Regulation gehört auch, daß man subjektiv die Belastungen der neuen Situation als geringer werdend empfindet.

Bei der **Hitze-Akklimatisation** kommt es vor allem zu einer Verbesserung der **Schweißsekre-**

11

tion, was als Trainingseffekt aufzufassen ist: Die maximale Sekretionsrate wächst, und der Schweiß wird salzärmer, was sowohl die Verdunstungsfähigkeit fördert als auch den Salzverlust reduziert. Ferner sinkt die Schwelle für die Auslösung des Schwitzens, das Schwitzen setzt schon früher ein, bei geringerer Überwärmung des Körperkerns.

Bei längerem Aufenthalt in der Kälte oder regelmäßiger Wiederholung von Kältebelastungen kann man subjektiv eine Gewöhnung an die Kälte deutlich erleben: Man empfindet gleiche Kaltreize nicht mehr als so stark und unangenehm. Dies sind Umstellungen, die man als **Habituation** bezeichnet: Veränderungen, die vor allem eine Adaptation im Empfinden darstellen, ohne daß wesentliche Veränderungen in den Reaktionen der Stellglieder zu erfassen wären.

Bei verschiedenen Naturvölkern, die noch starken Kältebelastungen ausgesetzt sind, hat man im Vergleich zum Europäer Unterschiede gefunden, die als bessere Anpassung an Kälte anzusehen sind. Es gibt einmal eine **Toleranz-Adaptation:** Der Mensch läßt sich bei Kälte stärker auskühlen (vor allem im Nachtschlaf), das Kältezittern setzt später ein. Der Mensch lernt gewissermaßen, Kälte besser zu tolerieren.

Andererseits wurde auch eine **metabolische Adaptation** beobachtet: eine Steigerung des Energieumsatzes bei ständiger Kältebelastung, mit Anstieg des Grundumsatzes. Hierbei wird also keineswegs auf Toleranz umgeschaltet, sondern im Gegenteil werden Mittel entwickelt, die Kältebelastung besser zu verkraften und durch verstärkte Wärmebildung die Körpertemperatur auch bei Kälte voll aufrechtzuerhalten.

Beim zivilisierten **Mitteleuropäer** kommt keine dieser Akklimatisationsformen vor, da er sich so starken Kältebelastungen nicht gutwillig aussetzt. Bei harten Experimenten in dieser Richtung fiel es schwer, solche Umstellungen im Ansatz nachzuweisen.

Bei den Naturvölkern liegen sicher langfristige **genetische Anpassungen** vor, die nicht als Akklimatisation im oben definierten Sinn zu werten sind. Möglicherweise ist die Verstärkung des subkutanen Fettgewebes bei regelmäßigem längeren Schwimmen in kühlem Wasser als Kälte-Akklimatisation aufzufassen – vielleicht die wichtigste und wirksamste Form, zu der der Europäer in der Lage ist (vgl. Abschn. 11.17).

Die **Toleranz-Adaptation** wurde vor allem bei australischen Eingeborenen deutlich gefunden. Diese schlafen bei Temperaturen nahe dem Gefrierpunkt ohne wesentlichen Schutz im Freien, von Lagerfeuern etwas erwärmt, ruhig die Nacht durch. Der Stoffwechsel ist niedrig, und die Rektaltemperatur geht um einige Grad Celsius zurück. Beim Erwachen wird dann aufgeheizt, wobei auch Muskelzittern auftritt. Die Teilnehmer einer europäischen Forschungsexpedition, die sich denselben harten Bedingungen unterwarfen, konnten vor Frieren und Kältezittern nicht schlafen. Im Verlauf von mehreren Wochen paßten sie sich der Kälte zwar etwas an, aber das ökonomische nächtliche Verhalten der Eingeborenen konnten sie nicht erreichen. Dies zeigt, daß hier genetische Anpassungen entscheidend mitwirken.

Die **metabolische Adaptation,** mit erhöhtem Grundumsatz, hat man bei Alacaluf-Indianern (Westpatagonische Inseln) gefunden, die ständig starker Kälte mit Regen und Schnee ausgesetzt sind. Für körperliche Leistung in starker Kälte ist eine Toleranz gegen Kälte im obigen Sinn verständlicherweise wenig günstig. Auch bei Eskimos hat man bei genaueren Untersuchungen gewisse Umsatzsteigerungen im Sinne einer metabolischen Adaptation gefunden. Sie galten lange als Beispiel dafür, daß der Mensch nur über Verhalten und Technik die Anpassung an Kälte meistert.

Umstellungen der Kälte-Gegenregulationen im Sinne einer **Kälte-Akklimatisation** sind beim zivilisierten Mitteleuropäer nur sehr schwach ausgebildet, wenn man das vergleichend mit verschiedenen Naturvölkern betrachtet. Der zivilisierte Mensch bewältigt die Anpassung an ein kaltes Klima ganz überwiegend durch Verhalten und Technik (Bekleidung, Wohnungsbau, Heizung). Er versucht mit allen Kräften, stärkere Kältebelastungen zu vermeiden.

11.17 Thermoregulation im Wasser

Bei Aufenthalt im Wasser versagen die üblichen Maßnahmen, Wärmeverluste dadurch zu reduzieren, daß man den Körper mit ruhenden Luftschichten (in Kleidungsstücken) umgibt. Technisch läßt sich das natürlich lösen, indem man wasserdichte Anzüge mit luftgefüllten Schaumstoffen zum Tauchen und Surfen baut. Aber das ist ja nicht die normale Bekleidung am Strand.

Der nackte Körper gibt im Wasser bei gleichen Temperaturgradienten Hautoberfläche – Umgebung ein Mehrfaches an Wärme ab als in Luft. Die **Wärmeleitzahl des Wassers** ist 20mal größer als die der Luft, was zu der starken Steigerung der

Wärmeabgabe im Wasser führt. Das Durchnässen der Kleidung verdrängt die isolierenden Lufträume in der Kleidung und hebt so den isolierenden Effekt auf. Man empfindet Wasser von 20 °C deshalb auch kühler als Luft von 20 °C, weil der Wärmeentzug größer ist. Ebenso wie man barfuß den Steinfußboden von 20 °C als kalt empfindet, nicht aber den gleichwarmen Teppich.

Zum Erreichen **thermischer Behaglichkeit** muß die **Wassertemperatur 35–36 °C** betragen. Bei sehr starker Entwicklung des subkutanen Fettgewebes hat man Behaglichkeitstemperaturen bis herab zu 31 °C Wassertemperatur gefunden. Nur Personen mit extrem starken Fettpolstern haben als Kanalschwimmer eine Chance: Durchschwimmen des Kanals von Frankreich nach England in 12 bis 20 Std. bei einer Wassertemperatur von 15 °C. Bei ärztlichen Ratschlägen zum Aufenthalt im Wasser ist deshalb eine Berücksichtigung der **individuellen Konstitution** von ganz besonderer Bedeutung. Bei einem mageren Mann kann bei einem 15minütigen Bad unter üblichen Nordsee-Bedingungen (18 °C Wassertemperatur) der Körperkern schon deutlich auskühlen (bis 1 °C), während bei einer guten subkutanen Fettschicht noch keine innere Auskühlung erkennbar wird. Besonders Kinder sind gegen Auskühlung im Wasser gefährdet, weil bei ihnen das Oberflächen-Volumen-Verhältnis ungünstiger ist.

Die viel größere Wärmeleitzahl des Wassers im Vergleich zur Luft führt dazu, daß die **Wärmeabgabe im Wasser** stark erhöht ist. Umgebungstemperaturen von 20–25 °C, die in der Luft noch als behaglich empfunden werden, können im Wasser zu starker Auskühlung führen. Nur Verstärkung des subkutanen Fettgewebes kann dagegen schützen (Beispiel: Kanalschwimmer).

Von der Gefahr der Auskühlung abzugrenzen ist der abhärtende Effekt des Kaltreizes im Bad. Für diesen reichen aber kurze Badezeiten (1–2 min) aus, weil die Kaltrezeptoren bei längerer Kälteeinwirkung stark adaptieren.

Zur Abhärtung sind häufige kurze Bäder in kühlem Wasser viel besser geeignet als zu lange Aufenthalte im Wasser, die leicht zu innerer Auskühlung führen.

11.18 Thermoregulation beim Neugeborenen

Aus der Erfahrung, daß menschliche Neugeborene und insbesondere Frühgeborene sehr leicht auskühlen, hatte man voreilig geschlossen, daß die Thermoregulation noch nicht ausgereift sei. Erst in der Mitte unseres Jahrhunderts hat man nachgewiesen, daß dies völlig falsch ist.

Im Gegenteil ist der neugeborene Mensch in vieler Hinsicht thermoregulatorisch dem Erwachsenen überlegen. So besitzt er **braunes Fettgewebe,** mit dem er zitterfrei den Energieumsatz mehr als verdoppeln kann. Er besitzt auch mit 1,7 W/kg bei Geburt und 2,7 W/kg nach einigen Lebenswochen einen deutlich höheren spezifischen Energieumsatz als der Erwachsene (1 W/kg). Darüber hinaus ist die Regelung der Wärmeabgabe über die Steuerung der Hautdurchblutung voll funktionsfähig. Die thermorezeptiven Prozesse sind empfindlicher als beim Erwachsenen, so daß die regulatorischen Mechanismen schon sehr frühzeitig bei thermischen Störungen einsetzen.

Beim Menschen ist zum Zeitpunkt der Geburt die Thermoregulation schon ausgereift und mit allen Stellgliedern – Steigerung der Wärmebildung, Vasokonstriktion, Schweißsekretion – voll einsatzfähig. Teilweise ist sie der des Erwachsenen sogar überlegen, z. B. durch die Fähigkeit, durch **zitterfreie Wärmebildung** (braunes Fettgewebe) den Energieumsatz zu verdoppeln. Selbst bei Frühgeborenen bis herab zu 1 kg Geburtsgewicht funktioniert die Thermoregulation schon.

Aber mit all diesen Maßnahmen ist das Neugeborene nicht in der Lage, seine **Nachteile** zu kompensieren:

- ein sehr **ungünstiges Oberflächen-Volumen-Verhältnis** (beim reifen Neugeborenen dreimal größer als beim Erwachsenen) und
- die **schlechte Isolation** (dünne Haut, kaum subkutanes Fett).

So resultiert eine starke Einengung der thermischen Neutralzone, mit einer unteren Grenztemperatur von 32–34 °C, und eine starke Anhebung der unteren Grenze des Regelbereiches auf etwa 23 °C ohne Bekleidung. Die Gefahr der Auskühlung ist also sehr groß und erfordert besondere Beachtung durch den Arzt.

11.19 Fieber, Hyperthermie und Hypothermie

Mit Beginn des **Fiebers** kommt es zu einer klassischen **Aufheizungsreaktion:** Konstriktion der Hautgefäße zur Einschränkung der Wärmeabgabe, und, wenn dies nicht ausreicht, Erhöhung der Wärmebildung durch Steigerung der

Muskelaktivität; gleichzeitig besteht Friergefühl. Die Muskelaktivität kann als Zittern sichtbar sein, bei starker Ausprägung nennt man das **Schüttelfrost.**

Es laufen also gleichartige Prozesse ab wie bei Kältebelastung, nur sind diese nicht durch Kaltreize angestoßen. Regeltheoretisch müssen diese Abläufe deshalb als **Sollwertverstellung** der Thermoregulation interpretiert werden (Abb. 11-16): Ohne daß sich an den Körpertemperaturen etwas ändert, entsteht eine Differenz zwischen Ist- und Sollwert, und dies ist der Anlaß zur Aufheizungsreaktion.

Bei gleichmäßig anhaltendem Fieber ist infolge der erhöhten Körpertemperatur der basale Energieumsatz erhöht. Die thermische Neutralzone ist meist etwas nach oben verschoben, die periphere Hautdurchblutung kann etwas reduziert bleiben.

Bei **Fieberabfall** leitet der Rückgang des Sollwertes eine **Entwärmungsreaktion** ein, mit Steigerung der Hautdurchblutung und im Bedarfsfall Schwitzen.

Die häufigste Form ist das **infektiöse Fieber.** Krankheitserreger enthalten fiebererzeugende Stoffe **(exogene Pyrogene),** die in Reaktion mit Leukozyten zur Bildung von **endogenen Pyro-**

genen führen. Die endogenen Pyrogene induzieren über komplexe Reaktionen, die nicht in jedem Detail bekannt sind, in den thermoregulatorischen Zentren eine Sollwerterhöhung (bis zu 3–5 °C).

Als exogene Pyrogene wirken beispielsweise hitzestabile **Lipopolysaccharide aus Bakterienmembranen (Endotoxine),** die vor allem die Makrophagen zur Produktion hitzelabiler Peptide anregen. Diese hitzelabilen Peptide wirken als endogene Pyrogene. Sie sind mit Mediatoren des Immunsystems aus der Gruppe der Interleukine (vor allem Interleukin-1), Interferone und Tumornekrosefaktoren identisch.

Durch Mikroinjektion solcher endogenen Pyrogene in umschriebene Bezirke des Hypothalamus lassen sich typische Fieberreaktionen auslösen. Im Rahmen der dabei ablaufenden Reaktionen erscheint die Bildung von **Prostaglandinen** besonders wichtig. Prostaglandin E_2 ist bei intrahypothalamischer Injektion hochaktiv in der Fieberauslösung.

Das klassische **fiebersenkende Mittel (Antipyretikum),** die Acetylsalicylsäure (Aspirin®), ist ein wirksamer Hemmer der Prostaglandinsynthese und entfaltet wahrscheinlich auf diesem Wege

11

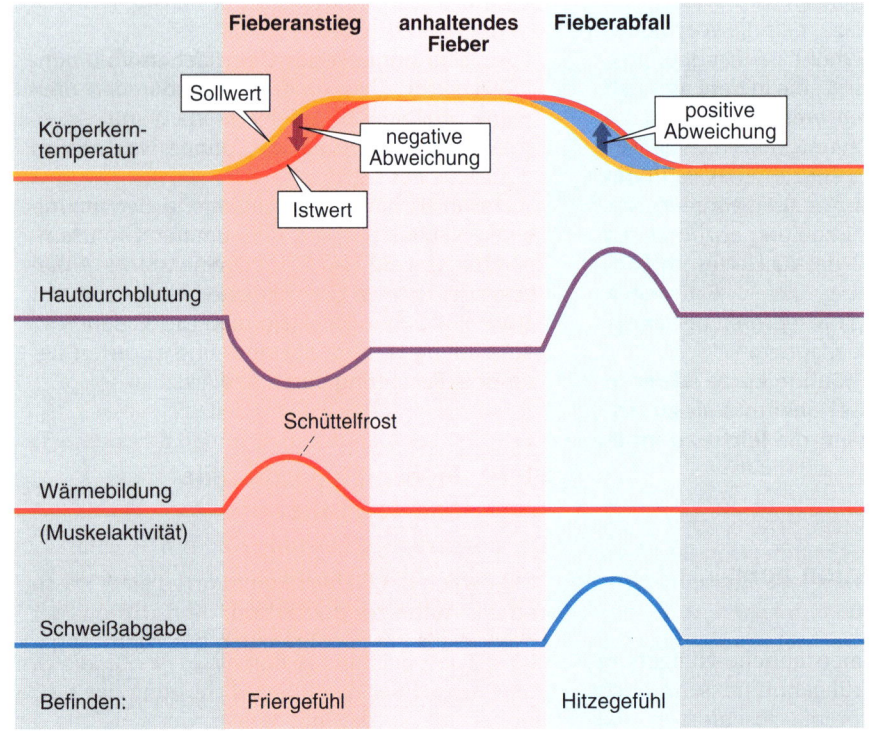

Abb. 11-16 Schema zur Thermoregulation im Fieber. Verlauf der Körpertemperatur und der wichtigsten thermoregulatorischen Stellgrößen bei Fieberanstieg, im anhaltenden Fieber und bei Fieberabfall. Der ungefähre Sollwert der Körpertemperatur ist miteingetragen. Die Abweichung zwischen Sollwert und Istwert bestimmt die Intensität der regulatorischen Einsätze

seine antipyretische Wirkung. Neu- und Frühgeborene entwickeln bei Infektionskrankheiten zunächst noch keine Fieberreaktionen, und man konnte nachweisen, daß die Ansprechbarkeit auf endogene Pyrogene noch sehr schwach ist.

> Es gibt gute Gründe für die Annahme, daß es sich beim Fieber um eine für die Infektabwehr günstige Reaktion handelt, obwohl darüber noch keine einheitliche Meinung besteht.

Das Fieber sollte nicht in jedem Falle mit Antipyretika bekämpft werden, sondern nur dann, wenn es zu stark ansteigt (über 40 oder 41 °C), weil dann Schädigungen der Gehirnfunktionen (Desorientiertheit, Krämpfe) auftreten können.

Man darf auch annehmen, daß jede Fieberreaktion neben den Auswirkungen auf die ablaufende Erkrankung unspezifische Wirkungen im Sinne einer **Stärkung der Abwehrfunktionen** einschließlich der Tumorabwehr entfaltet. Wenn es auch schwierig ist, solche Wirkungen mit Sicherheit zu belegen, ist es naheliegend, daß die Abwehrreaktionen wie alle Funktionen einem Training unterliegen und bei Nichtbenutzung verkümmern. Man sollte also von der Existenz positiver Effekte bei fieberhaften Abwehrreaktionen ausgehen, solange nicht das Gegenteil bewiesen ist.

Hyperthermie ist im Gegensatz zum Fieber eine dem Körper gegen die regulatorische Tendenz aufgezwungene Steigerung der Körpertemperatur. Das bedeutet, daß der Sollwert unverändert bleibt. Die Körpertemperatur steigt an, wenn die aufheizenden Einflüsse durch die Thermoregulation nicht aufgefangen werden können, also beim Überschreiten der oberen Grenze des Regelbereichs. Hyperthermie wird teils therapeutisch eingesetzt, z. B. bei Tumorerkrankungen. Dabei geht man am besten so vor, daß man den Menschen im warmen Bad überwärmt, weil dabei die Wärmeabgabe am wirkungsvollsten unterbunden werden kann und der Gegendruck des Wassers zugleich kreislaufstabilisierend wirkt.

Hypothermie ist das Gegenstück zur Hyperthermie: eine dem Körper aufgezwungene Unterkühlung. Auch diese wird teils medizinisch induziert, wenn man im Rahmen chirurgischer Maßnahmen den Stoffwechsel vorübergehend senken will. Dabei werden durch Narkose die Gegenregulationen gedämpft.

Es gibt auch in selteneren Fällen Senkungen der Körpertemperatur ohne Gegenregulationen, die man, gleichsam als Gegenstück des Fiebers, als Senkung des Temperatursollwertes deuten darf. Sie werden bei älteren Menschen gefunden und sind wohl als zentrale Störung aufzufassen. Man kann sie als **zentrale Hypothermie** von der von außen aufgezwungenen Hypothermie abgrenzen.

Das **Lampenfieber** ist ein echtes schwaches Fieber, eine Aufheizungsreaktion auf der Basis einer Sollwertverstellung, mit Hautgefäßkonstriktion, gesteigerter Muskelaktivität und leichtem Anstieg der Kerntemperatur.

11.20 Verknüpfung mit anderen Regulationen

Über das Stellglied Hautdurchblutung ist die Wärmeregulation mit der **Kreislaufregulation** verknüpft. Die Hautdurchblutung kann bei Hitzebelastung 3–4 l/min erreichen, also annähernd den Wert des gesamten Herzminutenvolumens in Ruhe. Bei zu starker Erweiterung der Hautgefäße sinkt der Blutdruck (vor allem im Stehen) ab, und die beiden Zentren für Kreislauf- und Temperaturregelung geraten in Konkurrenz. Dabei gewinnt die Thermoregulation die Oberhand: Der Blutdruck fällt und es kommt zum **Hitzekollaps**, durch die Reduktion der Gehirndurchblutung verliert man das Bewußtsein und geht automatisch in die horizontale Lage über. Dadurch verbessert sich der venöse Rückfluß, das Herz kann wieder seinen Auswurf steigern, Blutdruck und Gehirndurchblutung nehmen wieder zu, und das Bewußtsein kommt zurück.

Körperliche Leistung führt zu besonders starken Steigerungen des Herzminutenvolumens (3–5fach, vgl. Kap. 9.1.2 und Abb. 9-4). Die Kombination mit einer Hitzebelastung stellt deshalb eine starke Herausforderung für den Blutkreislauf dar. Daß dabei die Neigung zum Hitzekollaps eher geringer ist als bei Hitze allein, dürfte vor allem daran liegen, daß die Muskeltätigkeit den venösen Rückfluß fördert (Muskelpumpe).

Bei **körperlicher Leistung** findet man eine Tendenz, die Wärme bevorzugt durch Schweißsekretion abzugeben und weniger die Hautdurchblutung einzusetzen. Das entlastet die Kreislaufregulation. Darüber hinaus kommt es bei Muskelleistungen zu einer deutlichen **Erhöhung der Kerntemperatur,** so daß mit Beginn der Leistung die

11

gesteigert gebildete Wärme nicht gleich abgegeben werden muß. Sie kann im Sinne einer kapazitiven Regelung im Körper gespeichert werden, was bezüglich der Kreislaufregulation ökonomisch und auch für den Einsatz der Muskulatur günstig ist. Sportliche Höchstleistungen können dadurch gesteigert werden.

Bei dem Anstieg der Kerntemperatur während Muskelleistung stellt sich die Frage, wieweit lediglich eine Toleranz gegen Überwärmung oder eine echte Sollwertverstellung vorliegt. Zugunsten der letzteren Deutung wird angeführt, daß der Temperaturanstieg mit der Höhe der Leistung zunimmt und von der Umgebungstemperatur weitgehend unabhängig ist. So kann man beispielsweise bei leichter Dauerleistung eine über mehrere Stunden gleichbleibende Erhöhung der Rektaltemperatur um 1 °C finden, ohne daß die Regulationsprozesse am Maximum wären. Erst wenn wegen zu hoher Luftfeuchte die Wärmeabgabe begrenzt ist, stellt sich kein neues Gleichgewicht ein. Körpertemperatur und Pulsfrequenz steigen fortlaufend an, und es kommt zu Erschöpfung und Arbeitsabbruch.

Man darf somit folgern, daß es sich bei körperlicher Leistung um eine planmäßige Erhöhung der Körpertemperatur handelt, die sich deutlich von einer passiven Hyperthermie unterscheidet. Dies kann man als **Sollwertverstellung** bezeichnen, auch wenn Unterschiede im Vergleich zu einem infektiösen Fieber bestehen mögen. Bei Marathonläufern wurden Anstiege der Rektaltemperatur auf 39–40 °C gemessen, in Einzelfällen bis über 41 °C.

11.21 Grenzen der Regulation

Ein Überschreiten der Grenzen des Regelbereiches ist dadurch gekennzeichnet, daß trotz voller Tätigkeit der gegenregulatorischen Prozesse die Kerntemperatur nicht mehr gehalten werden kann. Eine gewisse Abweichung der Kerntemperatur vom Sollwert – etwa ± 1 °C – tritt im Regelbereich durchaus auf. Solche Abweichungen sind auch notwendig, damit alle Regelprozesse in voller Stärke eingesetzt werden.

Zur warmen Seite hin ist bis 39 °C noch eine **Hyperthermie** recht gut verträglich. Kurzfristig können Überwärmungen bis 42 °C ohne Schaden vertragen werden. Langfristig treten dabei schwere Schädigungen vor allem des Gehirns auf (Hitzschlag). Von einem **Sonnenstich** spricht man, wenn dem Hitzschlag ähnliche Symptome bei starker Sonneneinstrahlung auf den ungeschützten Kopf auftreten. Dabei soll die direkte Sonneneinstrahlung für Beeinträchtigungen der Ge-

hirnfunktion (Krämpfe, Delirium) mitverantwortlich sein.

Zur kalten Seite hin führt mäßige **Hypothermie** zunächst zu einem Volleinsatz der verfügbaren Stellglieder, stärkere Unterkühlung (unter 34 °C) hemmt dann zunehmend die Abwehrvorgänge. Kühlungen unter 30 °C werden zunehmend lebensgefährlich, vor allem durch Auftreten von Herzflimmern. Die Grenze des Überlebens ist zur kalten Seite hin nicht so scharf wie bei Überwärmung. Innere Auskühlungen bis zu 18 °C wurden von Menschen überlebt, bei homoiothermen Tieren noch niedrigere Werte.

Die relativ scharfe Temperaturgrenze nach oben liegt daran, daß **über 43 °C alle Zellfunktionen irreversibel geschädigt** werden (Hitzetod). Krebsgewebe ist gegenüber Hitze etwas empfindlicher als normales Gewebe, weshalb man versucht, **Hyperthermie in der Krebstherapie** einzusetzen, was aber wegen der sehr geringen Differenz nur begrenzt möglich ist.

Für die Grenzen der **verträglichen Außentemperaturen** gibt es keine festen Zahlenwerte. In der Sauna kann man bei trockener Luft Temperaturen über 100 °C 15 min lang gut vertragen, während man sich bei Wasserdampfsättigung schon bei Temperaturen von 40 °C nicht langfristig aufhalten kann. Für Daueraufenthalt in trockener Luft liegt die obere Grenze etwa bei 60 °C.

Für die untere Grenze des Regelbereiches wird für den unbekleideten Erwachsenen in Luft unter Optimalbedingungen eine Umgebungstemperatur von 0–5 °C angesetzt, was aber nicht jeder längerfristig durchhalten kann. Die starke Abhängigkeit von der Konstitution wurde in Abschnitt 11.17 schon erwähnt.

Bei **Unterkühlung** im Rahmen von Unfällen in Schnee und Wasser besteht die Gefahr, daß bei Wiedererwärmen die Innentemperatur durch Mobilisation des besonders kalten Blutes in den Extremitäten zunächst noch weiter absinkt. Es wird deshalb empfohlen, die Extremitäten zunächst kalt zu lassen und die Wiederaufwärmung auf den Rumpf zu beschränken.

11.22 Thermoregulation und Therapie

Die klinische Bedeutung thermoregulatorischer Vorgänge wurde schon öfters in den einzelnen Kapiteln angesprochen. Einige Aspekte sollen abschließend noch angefügt werden.

Wir haben gesehen, daß der Mensch durch Verhalten und technische Regelungen den Einsatz seiner thermoregulatorischen Möglichkeiten weitgehend vermieden. Andererseits besteht kein

Zweifel daran, daß der richtige Umgang mit diesem System ein entscheidender Bestandteil der Gesundheit ist. So wird es zu den wichtigen Zukunftsaufgaben der Medizin zählen, die Möglichkeiten der Thermoregulation systematischer zu erforschen und einzusetzen, und manches in die Schulmedizin zu integrieren, was heute eher von Außenseitern gepflegt wird.

Beispielsweise wurden von **Pfarrer Kneipp** durch scharfe Beobachtung und Intuition Spielregeln für den richtigen Umgang mit Kaltreizen zusammengestellt, die man heute wissenschaftlich immer besser verstehen lernt. Dabei gilt es einmal, topographische Gesetzmäßigkeiten zu beachten. Da der Kaltreiz vor allem über die kutanen Thermorezeptoren wirkt, hat jede Hautregion auch eine andere Wertigkeit, je nach Dichte der Rezeptoren und ihrer Verschaltung, z. B. auch ihrer Verknüpfung mit inneren Organen über spinale Reflexe.

Auch die Bedeutung der adäquaten Einordnung von thermischen Reizen in den Tagesgang hat Kneipp schon erkannt. So kann die morgendliche kalte Abreibung durch Anstoß einer Aufheizungsreaktion den normalen Tagesrhythmus unterstützen und helfen, die gesamte zeitliche Funktionsordnung des Organismus zu stärken oder wieder zu normalisieren.

Eine andere Nutzanwendung ist die **Sauna,** wo über thermoregulatorische Maßnahmen auch in den Kreislauf eingegriffen werden kann. Neben der Wärmeeinwirkung dürfte dabei das Wechselspiel mit Kaltreizen von besonderer Bedeutung sein.

11

FRAGEN

11.1 Was ist thermodynamisch ein offenes System?

11.2 Was ist das Prinzip der direkten Kalorimetrie?

11.3 Wie unterscheidet sich die indirekte Kalorimetrie im offenen System von der im geschlossenen System?

11.4 Abbildung 11-3 zeigt eine Spirometerkurve im Rahmen einer indirekten Kalorimetrie im geschlossenen System. Das Spirometer war mit reinem Sauerstoff gefüllt. Zur Vereinfachung nehmen wir an, daß es sich um das auf Normalbedingungen (STPD) umgerechnete Volumen handelt. Wie groß ist der Energieumsatz der Versuchsperson pro Tag?

11.5 Warum bestimmt man bei der indirekten Kalorimetrie den Energieumsatz aus dem Sauerstoffverbrauch und nicht aus dem Verbrauch der energieliefernden Nahrungsstoffe?

11.6 Warum gibt es bei Eiweiß, nicht aber bei Fetten und Kohlenhydraten, einen Unterschied zwischen physikalischem und biologischem Brennwert?

11.7 Eine Mahlzeit enthält 200 g Wasser und Ballaststoffe, 10 g Eiweiß, 40 g Kohlenhydrat und 20 g Fett. Wie groß ist der nutzbare Energiegehalt dieser Mahlzeit?

11.8 Ein Mensch nimmt täglich 10 g Kohlenhydrat mehr auf als für die Deckung seines Energieumsatzes erforderlich ist. Wieviel Fett setzt er dabei in 100 Tagen an, wenn der Energieüberschuß als Fett gespeichert wird (Energieverluste beim Umbau vernachlässigt)?

11.9 a) Der respiratorische Quotient (RQ) ist definiert als …
b) Der RQ beträgt bei gleichmäßiger Atmung unter Ruhebedingungen etwa …

11.10 Bei einem gesund erscheinenden, ruhig liegenden Probanden messen Sie in 5 min eine O_2-Aufnahme von 1,5 l und gleichzeitig eine CO_2-Abgabe von 1,8 l. Was folgern Sie daraus, und wie würden Sie weiter vorgehen, wenn Sie bei diesem Probanden den Ruhe-Energieumsatz messen wollen?

11.11 Bei einem ruhig liegenden Probanden messen Sie mittels indirekter Kalorimetrie im offenen System in 20 min ein Atemvolumen von 100 l, eine Konzentrationsdifferenz zwischen Ein- und Ausatmungsluft von 5 % (Anteil vom Gesamtvolumen) für O_2 und von 4 % für CO_2. Wie groß ist der

Energieumsatz pro Stunde? (Zur Vereinfachung wird angenommen, daß die Volumenwerte schon auf Normalbedingungen umgerechnet sind, und daß Unterschiede zwischen Inspirations- und Exspirationsvolumen vernachlässigt werden können.)

11.12 Welche Bedingungen müssen gegeben sein, damit ein gemessener Energieumsatz als Grundumsatz bezeichnet werden kann?

11.13 Bei einem 30 jährigen Mann von 80 kg erwarten Sie einen Grundumsatz von etwa …

11.14 Sie messen den Grundumsatz bei einer 30 jährigen Frau von 70 kg und einem 60 jährigen Mann gleichen Gewichts. Welchen Unterschied erwarten Sie etwa?

11.15 a) Welches Hormon bzw. welche Hormongruppe ist für die Regulation des Grundumsatzes am wichtigsten?

b) Welche anderen Hormone können noch den Grundumsatz deutlich steigern?

11.16 Sie wollen einen Grundumsatz von 700 kJ durch Zufuhr von Eiweiß wieder ausgleichen. Wieviel Eiweiß müssen Sie dem Probanden ungefähr verabreichen?

11.17 Einem Menschen unter Grundumsatzbedingungen verabreichen Sie 100 g Eiweiß. Welche Extra-Wärmebildung über den Grundumsatz hinaus messen Sie im Verlauf der nächsten Stunden?

11.18 Ist die Extrawärmebildung, die nach Aufnahme von Eiweiß auftritt, für den Körper völlig nutzlos und nur eine Belastung der Thermoregulation, oder kann sie unter bestimmten Bedingungen nützlich und erwünscht sein?

11.19 Wie ist der spezifische O_2-Verbrauch abgestuft zwischen den verschiedenen Organen unter den genannten Bedingungen? A: Herzmuskel bei Körperruhe; B: Herzmuskel bei maximaler Leistung; C: Skelettmuskel in Ruhe; D: Gehirn (Mittelwert).

11.20 Die Gruppe von Lebewesen, die in der Lage sind, bei Senkung der Umgebungstemperatur ihren Energieumsatz zu steigern und so ihre Körpertemperatur weitgehend konstant zu halten, bezeichnet man als …

11.21 Was sind die Kennzeichen der thermischen Neutralzone?

11.22 Warum verläuft die Hauttemperatur am Finger im Tagesgang gegensinnig zur Körperkerntemperatur?

11.23 Was besagt der Begriff „Körperschale" in der Thermoregulation, und welche Körperpartien zählt man dazu?

11.24 Welche Typen von Temperaturfühlern kennen wir?

11.25 Was können Thermorezeptoren in der Haut, also in der Körperschale, für die Regelung der Körperkerntemperatur leisten?

11.26 Die Zentren der Thermoregulation liegen im …

11.27 a) Wie kann der erwachsene Mensch seine Wärmebildung steigern?
b) Welchen Mechanismus gibt es dazu noch im Tierreich, über den der erwachsene Mensch nicht mehr verfügt?

11.28 Welche Bedeutung haben arteriovenöse Anastomosen (AVA) für die Thermoregulation, und wo kommen sie vor allem vor?

11.29 Aus welchen Komponenten besteht der äußere Wärmestrom von der Haut zur Umgebung, und wie werden die verschiedenen Komponenten eingesetzt?

11.30 Wie kann der Körper noch die Wärmeabgabe bewältigen, wenn die Umgebungstemperatur (und die Wandtemperatur) über 37 °C ansteigen?

11.31 Was kann ein Kaltreiz auf die Haut alles bewirken?

11.32 Was spielt sich ab, wenn sich ein Mensch einige Monate in ein heißes Klima begibt (Tropen)?

11.33 Welche Möglichkeiten hat der Mensch, um sich gegen starke Kälteeinwirkungen zu schützen, und welche setzt er bevorzugt ein?

11.34 Was sind die wichtigsten Auswirkungen auf die Thermoregulation, wenn sich der Mensch ins Wasser begibt, und wie erklärt man diese Veränderungen?

11.35 Was kann der Mensch unternehmen, um einen Aufenthalt in kühlem Wasser länger und besser zu vertragen?

11.36 Lange meinte man, beim Menschen sei bei der Geburt die Thermoregulation noch nicht reif und funktionsfähig, und deshalb müßte das Baby gegen Kälteeinflüsse besonders geschützt werden. Was sagen Sie dazu? Wie ist die Situation bei Frühgeborenen?

11.37 Beschreiben Sie das Geschehen bei infektiösem Fieber – Phase des Temperaturanstiegs und Phase des Abfalls.

11.38 Wie unterscheidet sich eine Hyperthermie vom Fieber?

11.39 Ist eine Körperkerntemperatur von 40 °C immer Anzeichen für krankhaftes Geschehen?

11.40 Wie kommt es zu einem Hitzekollaps?

11.41 Was ist die größte Gefahr bei Hypothermie?

11.42 Welche Auswirkungen, die medizinisch nützlich sein können, hat regelmäßiger Saunabesuch?

ANTWORTEN

11

11.1 Ein System, das sich in einem Gleichgewicht befindet, bei dem aber ständig etwas Energie verloren geht (als Wärme abgegeben wird), so daß zur Aufrechterhaltung des Gleichgewichtes (eines quasistationären Zustandes) ständig nutzbare Energie von außen zugeführt werden muß; es besteht ein Fließgleichgewicht.

11.2 Bei der direkten Kalorimetrie wird direkt die Wärmeabgabe gemessen, indem beispielsweise ein Mensch in eine Kalorimeterkammer gelegt wird, vgl. Abbildung 11-2 und Beschreibung im Text.

11.3 Beim geschlossenen System atmet die Versuchsperson aus einem geschlossenen Spirometergefäß ein und in dieses Gefäß wieder aus. Dabei muß das CO_2 der Ausatemluft absorbiert werden, damit nicht durch Anreicherung von CO_2 im Gefäß eine Atemsteigerung ausgelöst wird. Die Volumenabnahme im Spirometer entspricht dann der O_2-Aufnahme, wenn man eine Veränderung des Wasserdampfdrucks vermeidet oder eine solche mißt und rechnerisch berücksichtigt. Beim offenen System wird Frischluft eingeatmet, und das Inspirationsvolumen sowie die Konzentrationsdifferenzen von O_2 und CO_2 zwischen Inspirations- und Exspirationsluft werden fortlaufend gemessen. Vgl. Abbildungen 11-3 und 11-4.

11.4 Aus der Steilheit des Volumenabfalls ergibt sich ein O_2-Verbrauch von 1,5 l in 5 min, was bei einem energetischen Äquivalent des Sauerstoffes von 20 kJ/l einen Energieumsatz von 30 kJ/5 min = 360 kJ/h = 8640 kJ/d ergibt.

11.5 Für O_2 gibt es nur eine ganz geringe Speicherkapazität. Nach einigen Minuten ruhigen Liegens sind sowohl im arteriellen Blut als auch im Gewebe die Bindungsplätze weitgehend abgesättigt. Es besteht ein stationärer Zustand, und das aufgenommene O_2 entspricht dem im Stoffwechsel umgesetzten O_2. Bei den Nahrungsstoffen hingegen müßten langfristig, über einige Tage hinweg, die Energieaufnahme, die Ausscheidungen, das Körpergewicht und der Wasserhaushalt genau verfolgt werden, wie bei den berühmten Bilanzversuchen von Rubner.

11.6 Fette und Kohlenhydrate werden im Körper wie im physikalischen Kalorimeter vollständig zu CO_2 und H_2O abgebaut, während beim Eiweißabbau der Stickstoff im Körper nicht vollständig oxidiert, sondern überwiegend als noch relativ energiereicher Harnstoff ausgeschieden wird, vgl. Abschnitt 11.3.

11.7 Eiweiß und Kohlenhydrat haben den gleichen Energiewert, sie liefern zusammen 50 g · 17 kJ/g = 850 kJ. Fett liefert 20 g · 39 kJ/g = 780 kJ. Zusammen 1630 kJ.

11.8 Der Energieüberschuß beträgt 170 kJ/d · 100 Tage = 17000 kJ. Das entspricht einer Fettmenge von 17000 kJ : 39 kJ/g = 436 g.

11.9 a) Verhältnis von abgegebenem CO_2 zu aufgenommenem O_2 (wobei es gleichgültig ist, ob man die Zeitvolumina oder die gemessenen Konzentrationsdifferenzen in Beziehung setzt).
b) 0,8.

11.10 Es errechnet sich ein RQ von 1,8/1,5 = 1,2. Das wahrscheinlichste ist, daß die Versuchsperson während der Messung anfing zu hyperventilieren. Man setzt deshalb die Messung fort und liest bei laufender Registrierung alle 2 – 3 min die O_2- und CO_2-Konzentrationsdifferenzen ab, die etwa 6 % und 4,8 % betragen und vor allem über einige Minuten gleichmäßig bleiben sollten. Man wartet, bis sich Gleichmäßigkeit einstellt, und registriert dann noch etwa 10 min für die Messung. Sollte der RQ über 10 – 20 min hinweg gleichmäßig über 1,0 bleiben, so ist zu prüfen, ob eine der Situationen vorliegt, wo so etwas möglich ist. Vgl. Abschnitt 11.4.

11.11 Die O_2-Aufnahme beträgt 100 l/20 min · 0,05 = 5 l/20 min = 15 l/h.
Der RQ beträgt 4/5 = 0,8, das energetische Äquivalent des Sauerstoffes somit 20 kJ/l.
Energieumsatz: 15 l/h · 20 kJ/l = 300 kJ/h.

11.12 Nüchternheit, körperliche Ruhe (ruhiges Liegen), psychische Entspannung und thermische Neutralität, vgl. Abschnitt 11.5.

11.13 8000 kJ/d = 8 MJ/d; oder 80 W. Die Faustregel für den normalen Grundumsatz sollte man auswendig wissen! Gedächtnishilfe: die Leistung einer Glühbirne mit der Wattzahl, die dem Körpergewicht entspricht, also 80 W. Wird nach dem Energieumsatz pro Tag gefragt, so müßte man umrechnen:
80 W = 80 J/s = 4800 J/min ≈ 5 kJ/min = 300 kJ/h = 7200 kJ/d = 7,2 MJ/d.
7 – 8 MJ/d liegen durchaus im Normalbereich.

11.14 Man erwartet keinen Unterschied. Bei der Frau liegt zwar der GU etwa 10 % niedriger als bei einem Mann von gleichem Alter und Gewicht. Dafür sinkt aber der GU vom 30. zum 60. Lebensjahr um etwa 10 % ab.

11.15 a) Die Schilddrüsenhormone, vgl. Abschnitt 11.5.
b) Adrenalin und Noradrenalin sowie das Wachstumshormon; darüber hinaus auch die Sexualhormone.

11.16 Nur 70 % der zugeführten Eiweißenergie kann zur Deckung des Grundumsatzes verwertet werden, rund 30 % erscheinen als Extrawärme (umsatzsteigernde Wirkung, vgl. Abschn. 11.6). Die 700 kJ entsprechen also 70 % der notwendigen Energiezufuhr:
700 kJ : 70 · 100 = 1000 kJ.
1000 kJ müssen als Eiweiß zugeführt werden, d.h. 1000 kJ : 17 kJ/g = 59 g. Ungefähr 60 g Eiweiß muß gegeben werden.

11.17 100 g Eiweiß liefern 1700 kJ Energie. Rund 30 % davon entfallen auf die umsatzsteigernde Wirkung, also 510 kJ. Die Extrawärme beträgt rund 500 kJ.

11.18 Die Extrawärmebildung ist nützlich, wenn der Körper beispielsweise bei Kältebelastung seine Wärmebildung steigern muß. Die Extrawärmebildung heizt den Körperkern auf, und die Thermoregulation wird dadurch entlastet. Sonst müßte der Körper diese Wärme durch Muskelzittern bilden. Vgl. Abschnitt 11.6.

11.19 Am niedrigsten bei C, dann steigend in der Folge D-A-B (vgl. Abb. 11-10).

11.20 … homoiotherme Lebewesen.

11.21 1) Das subjektive Empfinden thermischer Behaglichkeit; 2) Fehlen stärkerer thermoregulatorischer Maßnahmen, also sicher kein Zittern und keine Schweißsekretion. Das Fehlen der beiden letzten Maßnahmen reicht als Kriterium allein nicht aus. Bei kühlerer Umgebung tritt zunächst leichte Unbehaglichkeit mit Vasokonstriktion ein, noch lange keine Muskelaktivierung; umgekehrt nach oben bei beginnender Unbehaglichkeit zunächst eine Verstärkung der Hautdurchblutung, ohne Schwitzen. Man kann als Kriterium der Neutralität auch nicht das Fehlen thermoregulatorischer Reaktionen nennen, da sich innerhalb des Behaglichkeitsbereichs die Hautdurchblutung zur Feinabstimmung durchaus ändert, vgl. Abbildung 11-11.

11.22 Weil die der Hautdurchblutung proportionale Wärmeabgabe die Größe ist, die vom Regelzentrum zur Steuerung eingesetzt wird, um den Istwert der Körpertemperatur auf den im Tagesgang schwankenden Temperatur-Sollwert einzustellen (vgl. Abschn. 11.9.).

11.23 Nur das Innere des Körpers, der Kern, wird in seiner Temperatur reguliert. Mit dem Ausdruck „Schale" will man verdeutlichen, daß sich diese um den Kern gelegene Hülle thermoregulatorisch ganz anders verhält. Zur Schale gehören die gesamten Extremitäten, und sonst die oberflächlichen Gewebsschichten, Haut und subkutanes Fett, ohne scharfe Grenze gegen den Kern (vgl. Abb. 11-13).

11.24 Äußere und innere Thermorezeptoren, mit weiterer Untergliederung in Warm- und Kaltrezeptoren, vgl. Abschnitt 11.10 und Abbildung 11-14.

11.25 Sie können Vorwarnungen an das Zentrum abgeben und das Heranziehen einer Störung melden, im Sinne eines Vorfühleffektes, so daß Gegenregulationen ausgelöst werden, ehe eine Störung den Kern erreicht. Dies ist die wirksamste Regelung, die man sich vorstellen kann! (Vgl. Abschn. 11.10.)

11.26 Im Hypothalamus, wobei man verschiedene Unterzentren unterscheiden kann, vgl. Abschnitt 11.10.

11.27 a) Durch Aktivierung der Skelettmuskulatur, was bei starker Reaktion als Kältezittern sicht- und spürbar wird.
b) Kleinere Säuger – und das menschliche Neugeborene – haben noch die Möglichkeit zu zitterfreier Wärme-

bildung: Steigerung des Energieumsatzes in braunem Fettgewebe. Vgl. Abschnitt 11.11.

11.28 AVA kommen vor allem in der Haut der Akren vor. Sie ermöglichen dort den Anstieg der Durchblutung auf extrem hohe Werte (bis zu 100 ml · min^{-1} · dl^{-1}), was einmal eine hohe Wärmeabgabe bei Wärmebelastung ermöglicht, zum anderen aber auch einen guten Schutz gegen Erfrierungen (im Rahmen der Kälte-Vasodilatation). Vgl. Abschnitt 11.12.

11.29 Vgl. Abbildung 11-15 und zugehörigen Text.

11.30 Nur noch über Verdunstung von Schweiß, solange die Luft nicht wasserdampfgesättigt ist.

11.31 1) Eine objektivierte Kaltempfindung. Wenn ich meine Hand auf einen kalten Stein lege, empfinde ich, daß der Stein kalt ist. 2) Allgemeingefühle. Es kann sich eine Kühlempfindung mit Unbehaglichkeit entwickeln, oder auch ein stärkerer Kalt-Affekt, und auch das Frieren bei längerer und stärkerer Kühlung wird durch Aktivierung der kutanen Kaltrezeptoren gefördert. 3) Autonome thermoregulatorische Reaktionen wie Vasokonstriktion usw. 4) Starke Kälte löst lokale Schutzmechanismen aus: Kälte-Vasodilatation.

11.32 Man lernt, stärker und ökonomischer zu schwitzen, vgl. Abschnitt 11.15.

11.33 Bevorzugt werden Verhalten und technische Regelungen eingesetzt: Bekleidung, Heizung usw. Die Toleranzadaptation und die metabolische Adaptation, die man bei Naturvölkern gefunden hat (evtl. Beschreibung dieser Reaktionsweisen), spielen beim Europäer keine Rolle. Dieser kann sich lediglich an Kaltreize gewöhnen, Kälteempfindung und Kalt-Affekt adaptieren. Vgl. Abschnitt 11.15.

11.34 Ursache für die Besonderheiten beim Aufenthalt im Wasser ist die viel bessere Wärmeleitfähigkeit von Wasser gegenüber Luft (Faktor 20). Dadurch stärkerer Wärmeentzug von der Haut, Verschiebung der Neutralzone usw., vgl. Abschnitt 11.16. Zur warmen Seite hin entfällt die

11

Möglichkeit zur Verdunstungs-Wärmeabgabe.

11.35 Wenn man von den technischen Möglichkeiten absieht (Schutzbekleidung), kann man sich nur durch Verstärkung des Fettpolsters schützen – s. Kanalschwimmer! Vgl. Abschnitt 11.16.

11.36 Es funktioniert alles schon hervorragend: hoher spezifischer Energieumsatz, Steigerungsmöglichkeiten besonders gut durch braunes Fett usw., vgl. Abschnitt 11.17. Dennoch erhöhte Auskühlungsgefahr durch die im Verhältnis zum Gewicht große Oberfläche und die schlechte Hautisolation. Bei Frühgeborenen ist die Gefahr entsprechend verstärkt, obwohl auch da die regulatorischen Prozesse schon funktionieren. Deshalb Unterbringung in einem Inkubator (thermoregulierte Kammer).

11.37 Zu Beginn des Fiebers kommt es, angestoßen durch eine Sollwertverstellung im Temperaturregelsystem, zu einer Aufheizungsreaktion. Bei Fieberabfall umgekehrt zu einer Entwärmungsreaktion. Vgl. Abbildung 11-17 und Abschnitt 11.18.

11.38 Hyperthermie ist eine passive Überwärmung, d. h. eine dem Körper aufgezwungene Temperaturerhöhung gegen die Bestrebungen des regulatorischen Systems. Vgl. Abschnitt 11.18.

11.39 Ein solcher Temperaturanstieg kann auch auftreten bei a) Hyperthermie, b) starker Arbeit bzw. sportlicher Dauerleistung, z. B. Marathonlauf.

11.40 Da die Hautdurchblutung auch ein wichtiges Stellglied im Regelkreis des arteriellen Blutdrucks ist, kommt es bei zunehmender Wärmeeinwirkung zu Konflikten zwischen Temperatur- und Blutdruckregelung, wobei die Thermoregulation der

stärkere Teil ist: Die Hautgefäße werden zunehmend erweitert, wobei der Blutdruck mehr und mehr sinkt, bis schließlich die Gehirndurchblutung unzureichend wird und das Bewußtsein verlorengeht. Das passiert vor allem im Stehen, weil dann das Blut mehr und mehr in die unteren Köperpartien versackt. Es ist also eigentlich ein thermisch-orthostatischer Kollaps. Im Liegen wird die Herzfüllung wieder besser, das Herz ist also bei einem solchen Kollaps noch nicht an seiner Leistungsgrenze, wenn nur die venöse Füllung funktioniert. Deshalb stellt sich im Liegen, trotz Fortbestehens der thermischen Belastung, in der Regel wieder schnell das Bewußtsein ein. Hochlagerung der Beine kann nützlich sein. Vgl. Abschnitt 11.19.

11.41 Die Hauptgefahr ist das Auftreten von Herzflimmern, wenn die Körpertemperatur bei Hypothermie unter 30 °C absinkt. Einzelne Herzzellen können, wie andere Körperzellen, solche Temperaturen ohne weiteres überleben (im allgemeinen können Warmblüterzellen bis zu 20 °C noch gut funktionieren, überleben können sie auch noch tiefere Temperaturen). Das Flimmern ist eine Störung in dem koordinierten Zusammenspiel der Herzzellen. Das frühe Auftreten von Herzflimmern bei moderater Unterkühlung ist ein gutes Beispiel für die Bedeutung der Homoiothermie: Das feine Zusammenspiel komplizierter Funktionen erfordert weitgehende Temperaturkonstanz.

11.42 1) Training des Schwitzens, ähnlich wie bei Hitze-Akklimatisation; 2) Herz-Kreislauf-Training durch Steigerung der Herzleistung in der Hitzephase; 3) Abhärtung durch Wechselspiel von Warm- und Kaltreizen.

Leistung und Umwelt

12.1 Energieumsatz bei körperlicher Leistung

Leistung ist nach physikalischer Definition Arbeit pro Zeit. Mit dem Begriff „Arbeit" der Umgangssprache ist nach dieser Definition eine Leistung gemeint. Eigentlich sollte man in der Wissenschaft die saubere Unterscheidung von Arbeit und Leistung streng durchhalten. Die Begriffe „Arbeitsphysiologie", „Arbeitsmedizin", „Schwerarbeit" usw., mit denen immer die Leistung gemeint ist, sind aber auch in der Medizin inzwischen fest verankert und werden hier im Sinne der Leistung übernommen. Die Grundlagen von Energieumsatz und Leistung wurden in Kapitel 11 erörtert, worauf hier aufgebaut wird.

In der modernen Arbeitswelt sind die Anforderungen an die körperliche Leistungsfähigkeit des Menschen immer geringer geworden. **Mentale Leistungen, psychische Anspannung und Konzentration** treten statt dessen immer mehr in den Vordergrund.

Mit dem Rückgang der körperlichen Leistung in der Arbeit ist ein Gewinn an Freizeit verbunden, die in hohem Maße zu sportlichen Aktivitäten genutzt wird. So hat sich der Schwerpunkt der körperlichen Leistung immer mehr von der Arbeit zum Sport hin verlagert. Die **Bewegungsarmut in der modernen Arbeitswelt** gehört zu den Faktoren, denen bei der Entstehung von Herz- und Kreislauferkrankungen ein großes Gewicht beigemessen wird. **Der motorische Ausgleich durch gesunde sportliche Aktivitäten ist für die Pflege der Gesundheit von eminenter Bedeutung.** So hat sich die Bedeutung der Leistungsphysiologie unter medizinischen Aspekten von der Arbeit immer mehr zum Sport hin verlagert.

Für den Mann gilt ein Tages-Energieumsatz bis zu 15 MJ (etwa das Doppelte des Grundumsatzes) als **leichte bis mittelschwere Arbeit,** ein Umsatz bis zu 20 MJ/d (knapp das Dreifache des Grundumsatzes) als **Schwer- und Schwerstarbeit.** Für die Frau gelten 15 MJ/d als Grenze der Schwerstarbeit.

Diese Werte gelten für Tätigkeiten, die regelmäßig über längere Zeit bei achtstündiger Arbeitszeit erbracht werden. Während der Arbeitszeit muß somit der Schwerstarbeiter seinen Umsatz bis zum 5–6fachen des Grundumsatzes steigern. Als Höchstleistungen an Einzeltagen wurden Werte bis zu 50 MJ/d beobachtet.

Einen besseren Einblick in die Leistungsfähigkeit des Menschen gewinnt man, wenn man nicht die mittleren Tageswerte des Energieumsatzes betrachtet, sondern die aktuellen Leistungen,

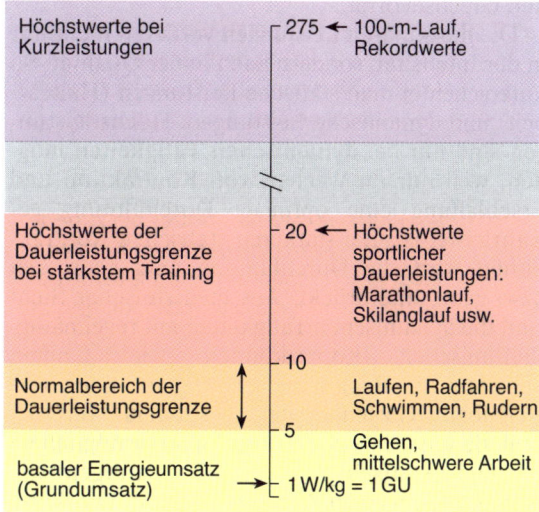

Abb. 12-1 Leistungsfähigkeit des Menschen. *Energieumsatz unter verschiedenen Bedingungen, relativ zum Grundumsatz (GU) = 1 W/kg Körpergewicht. Höchstwerte für Dauerleistungen sind bis zu 20 GU möglich, Höchstwerte für Kurzleistungen bis zu 275 GU.*

wie das bei sportlichen Leistungen üblich ist (Abb. 12-1). Dabei muß man unterscheiden zwischen **Kurzleistungen,** bei denen die Energiereserven im Muskel verbraucht werden, und **Dauerleistungen,** bei denen Energieumsatz und Sauerstoffaufnahme im Gleichgewicht sind.

Die maximale Leistung, die langfristig (mindestens 20–30 min) **durchgehalten werden kann, ist die Dauerleistungsgrenze.** Je nach Konstitution und Trainingszustand findet man sehr unterschiedliche Werte. Als Normalbereich kann man das Fünffache bis Zehnfache des Grundumsatzes (GU) ansetzen (Abb. 12-1). **Bei maximalem Ausdauertraining können Werte bis zu 20mal GU erreicht werden** (Rekordleistungen bei Marathonlauf, Skilanglauf u. a.).

Steigerungen der Leistung über die Dauerleistungsgrenze sind nur kurzfristig möglich, wobei der Muskel auf seine Energiereserven zurückgreift. Für 100-m-Lauf-Rekordwerte wurden Leistungen bis zu 275mal GU errechnet.

Bei starker Anspannung drosselt der Muskel seine eigene Durchblutung ab. Er kann dann nur seine Reserven verbrauchen und gerät rasch in Erschöpfung. Zunächst wird ATP, der unmittelbare Energielieferant, verbraucht. Durch Nachlieferung von ATP erschöpft sich bald auch der Vorrat an Kreatinphosphat. Auch der im Myoglobin gespeicherte Sauerstoff kann für Kurzleistungen eingesetzt werden, und schließlich bleibt noch die anaerobe Energiegewinnung aus dem vorhandenen Glucosevorrat.

Die muskulären Leistungen variieren nicht nur in der Intensität, sondern auch in der Qualität. So unterscheidet man statische Leistungen (Haltearbeit) und dynamische Leistungen. Höchstleistungen sind nur bei **dynamischen Tätigkeiten** möglich, weil nur im Wechsel von Kontraktion und Erschlaffung eine optimale Durchblutung gewährleistet ist. Bei stärkeren statischen Kontraktionen wird die Durchblutung bald gedrosselt bzw. ganz unterdrückt. Aus medizinischer Sicht sind die dynamischen Tätigkeiten mit regelmäßig-rhythmischen Kontraktionen wie Laufen, Schwimmen, Radfahren, Skilanglauf oder vergleichbare Gartenarbeiten besonders wertvoll, weil sie das beste Kreislauftraining ermöglichen. Die mehr **statisch-ruckhaften Belastungen,** wie sie beim Tennis oder Abfahrtsski gehäuft vorkommen, gelten als weniger günstig.

12.2 Blutkreislauf und Atmung bei körperlicher Leistung

Den bei Muskelleistung auftretenden Umstellungen von Blutkreislauf und Atmung sind wir in den einschlägigen Kapiteln wiederholt begegnet (Kap. 9.1.2, 9.5.5, 9.6.1, 9.6.5, 10.4.5). Das Wichtigste zusammengefaßt:

Der Skelettmuskel ist in Ruhe mit 2–3 ml · min^{-1} · dl^{-1} sehr schwach durchblutet. Bei Leistung kann die spezifische **Durchblutung** um den Faktor 30 ansteigen, auf 50 ml · min^{-1} · dl^{-1} (vgl. Abb. 9-21). Da der Skelettmuskel etwa 40 % der Körpermasse ausmacht, ergeben sich daraus enorme Effekte auf die Gesamtdurchblutung und das Herzminutenvolumen. Die Muskelgesamtdurchblutung kann mit 15 l/min das Dreifache des Herzminutenvolumens in Ruhe erreichen, beim hochtrainierten Sportler sogar noch mehr (vgl. Abb. 9-4). Der wichtigste Mechanismus bei der Anpassung der Durchblutung an den erhöhten Bedarf ist die lokal-chemische Regulation (vgl. Abb. 9-25).

Das **Atemminutenvolumen** kann bei körperlicher Leistung auf mehr als 100 l/min ansteigen und sich dem Atemgrenzwert nähern (vgl. Abb. 10-20). Dies kommt im wesentlichen durch Mitinnervation und Rückkopplungen aus der Muskulatur zustande. Die für die Atemregulation wichtigen chemischen Parameter des arteriellen Blutes – pH-Wert, P_{O_2} und P_{O_2} – bleiben weitgehend konstant. Lediglich bei hoher Leistung, über der Dauerleistungsgrenze, führt die zunehmende Milchsäurebildung zu einer Abnahme des pH-Wertes, die zu einem zusätzlichen Atemantrieb wird.

Einige spezielle Aspekte sind hier noch zu ergänzen.

Mit Beginn einer konstanten körperlichen Leistung steigen sowohl Sauerstoffaufnahme als auch Herzfrequenz (als Indikator für das steigende Herzminutenvolumen) innerhalb weniger Minuten auf erhöhte Werte an. Diese Werte bleiben im Falle einer langfristig durchhaltbaren Leistung (unterhalb der Dauerleistungsgrenze) im weiteren Verlauf konstant (stationärer Zustand, steady state), wie das in Abbildung 12-2 dargestellt ist. Die in der Anfangsphase der Leistung eingegangene **Sauerstoffschuld** wird am Ende, in der Erholungsphase genau wieder ausgeglichen. Während der Leistung selbst sind O_2-Bedarf und O_2-Aufnahme im Gleichgewicht.

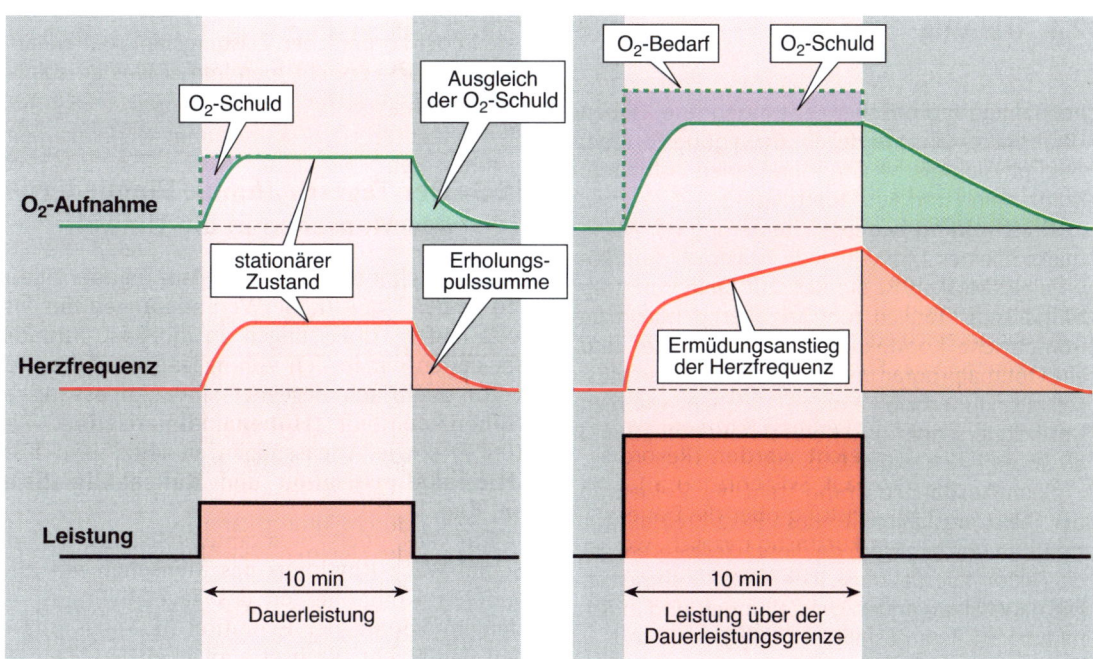

Abb. 12-2 Sauerstoffaufnahme und Herzfrequenz bei einer Dauerleistung (links), die länger als 30 min durchgehalten werden kann. Dabei sind O_2-Bedarf und O_2-Aufnahme im Gleichgewicht. Bei einer Leistung über der Dauerleistungsgrenze (rechts) reicht die O_2-Aufnahme nicht zur Deckung des O_2-Bedarfs aus, die O_2-Schuld wächst immer weiter an, die Herzfrequenz steigt immer weiter an, es kommt zur Erschöpfung und zum Leistungsabbruch.

Wird die Dauerleistungsgrenze überschritten (Abb. 12-2), so geht zwar die O_2-Aufnahme nach der Anfangsphase auch auf einen konstanten Wert über, aber dieser Wert reicht nicht zur Deckung des O_2-Bedarfs aus. Die O_2-Schuld wächst immer weiter an, was schließlich zur Erschöpfung führen würde (in Abb. 12-2 wurde die Leistung vor der Erschöpfung beendet). Am Ende wird in einer langen Erholungsphase die O_2-Schuld auch hier wieder ausgeglichen. **Die O_2-Versorgung des Muskels, und damit die Kreislauf- und Atemleistungen, sind die begrenzenden Faktoren bei der Leistungsfähigkeit der Muskulatur.**

Die **Herzfrequenz** erreicht bei Leistungen über der Dauerleistungsgrenze keinen stationären Wert (Abb. 12-2). Sie steigt vielmehr als Ausdruck des wachsenden Energiedefizits immer weiter an **(Ermüdungsanstieg der Herzfrequenz)**, bis zur Erschöpfung. Am Ende der Leistung erfolgt der Rückgang der Herzfrequenz stark verzögert – im Vergleich zur Situation bei mäßiger Leistung – die **Erholungspulssumme** ist sehr groß.

12.3 Ermüdung und Erholung

Ermüdung ist ein komplexer Vorgang, der einmal auf Ermüdungsprozessen im Muskel selbst beruht, zum anderen aber auch nerval-psychische Komponenten hat. Im **Muskel** ist die Ermüdung vor allem gekennzeichnet durch eine Abnahme der Energiereserven (Abnahme der energiereichen Phosphate, ATP und Kreatinphosphat), sowie durch Anreicherung von Milchsäure mit Abfall des pH-Wertes. Bei Erholung werden diese Veränderungen wieder ausgeglichen.

Die **psychische Ermüdung** läßt sich nicht so präzise auf bestimmte chemische Faktoren reduzieren. Die Tatsache, daß sich psychische Ermüdung durch neue Reize und Motivationen oft schlagartig überwinden läßt, spricht dafür, daß keine starken Erschöpfungen einzelner Teilprozesse vorliegen.

12.4 Training

Im Training motorischer Leistungen sind, neben Übungseffekten spezieller Bewegungsformen, zwei physiologische Grundprinzipien enthalten: Krafttraining und Ausdauertraining.

Krafttraining bedeutet Steigerung der Maximalkraft eines Muskels. Jede Maximalkontraktion eines Muskels ist ein Reiz zur Steigerung der Muskelkraft. Täglich fünf annähernd maximale isometrische Kontraktionen von 5 s Dauer sind ein Optimalprogramm zur Steigerung der Muskelkraft. Innerhalb einiger Wochen nehmen Muskelquerschnitt und Kontraktionskraft zu und erreichen einen neuen Endwert.

Beim **Ausdauertraining** steht die Steigerung der Leistungsfähigkeit des Herz-Kreislauf-Systems im Vordergrund, da dieses der begrenzende Faktor für die muskuläre Dauerleistung ist. Die dabei ablaufenden Umstellungen sind in Abbildung 8-27 dargestellt.

Die Trainierbarkeit, insbesondere Muskelwachstum und Muskelkraft, stehen stark unter **hormonaler Kontrolle.** So wirkt Testosteron fördernd, was einen Teil der Geschlechtsunterschie-

de in der körperlichen Leistungsfähigkeit erklärt. Beim Sport versucht man immer wieder, solche Effekte auszunutzen **(Doping).**

12.5 Der Tagesrhythmus: Eingliederung des Menschen in die Umwelt

Der Mensch lebt in ständiger Auseinandersetzung mit seiner Umwelt. Bei Veränderungen der Umwelt laufen Anpassungen an die neue Situation ab, denen wir in den vorangegangenen Kapiteln schon mehrfach begegnet sind: Anpassung bei Höhenaufenthalt **(Höhenakklimatisation,** Kap. 10.4.7) sowie Anpassungen an Hitze und Kälte **(Hitzeakklimatisation** und **Kälteakklimatisation,** Kap. 11.15).

Ein besonders markantes Beispiel ist der Schlaf-Wach-Rhythmus des Menschen mit allen anderen Komponenten des Tagesrhythmus, der sich im Verlauf der Evolution in Anpassung an den Tag-Nacht-Wechsel entwickelt hat. Den Tagesgang der Körpertemperatur haben wir im Rahmen der Thermoregulation (Kap. 11.10) und beim Grundumsatz (Kap. 11.5 und Abb. 11-6) bereits erörtert.

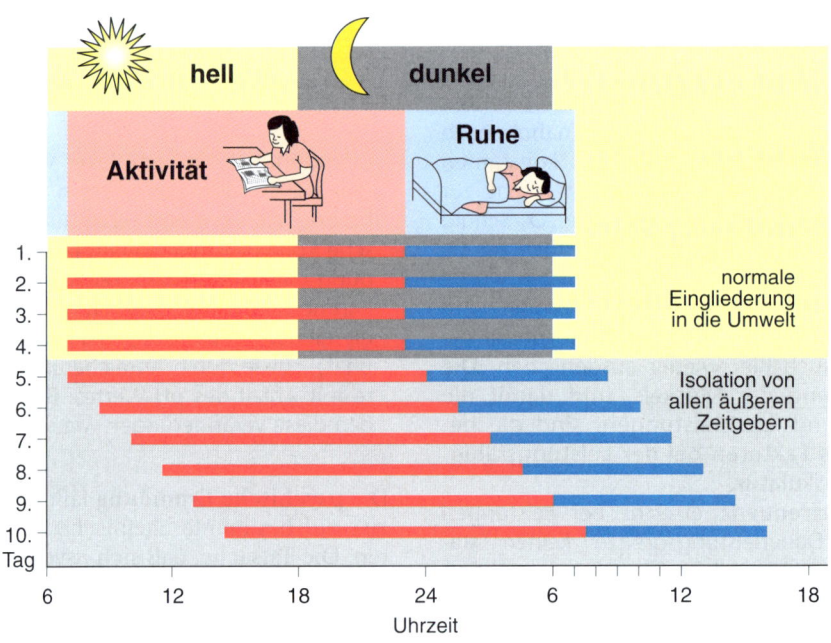

Abb. 12-3 Wach-Schlaf-Rhythmus eines Menschen. *Jede waagerechte Linie entspricht einem Tagesgang, rot ist die Aktivitätsphase, blau die Ruhe- bzw. Schlafphase. In den ersten 4 Tagen lebte die Versuchsperson in normalem Kontakt mit den äußeren Zeitgebern (Licht, Lärm, Zeitbewußtsein usw.). An den folgenden 6 Tagen war die Versuchsperson sorgfältig* *von allen äußeren Zeitgebern isoliert und konnte frei ihre Aktivitäts- und Ruhephasen wählen, ohne Kenntnis der Ortszeit. Dabei verlängerte sich die „Tagesperiode" um etwa 1,5 h, der endogene zirkadiane Tagesgang verschob sich von Tag zu Tag immer weiter um etwa 1,5 h pro Tag. (Nach [2], vereinfacht.)*

Der Tagesrhythmus der Lebewesen hat sich im Verlauf der Evolution entwickelt und genetisch eingeprägt.

Isoliert man einen Menschen völlig von allen äußeren Zeitgebern (Hell-Dunkel-Wechsel, Zeitbewußtsein, soziale Faktoren), so läuft der Schlaf-Wach-Rhythmus weiter, mit einer Periodendauer, die nahe bei 24 Stunden liegt (meist ist sie 1 bis 2 h länger, vgl. Abb. 12-3). Der Mensch verfügt somit über eine **innere Uhr**, die den Tagesgang steuert.

Man bezeichnet diesen im Organismus verankerten Rhythmus gern als **zirkadianen Rhythmus**, weil die Periodendauer nicht genau, sondern nur ungefähr 24 Stunden beträgt. Die präzise Synchronisation mit dem Tagesgang der Umwelt erfolgt durch äußere Zeitgeber, wobei dem morgendlichen Lichteinfall die größte Bedeutung zukommt. Über die Retina werden komplexe Prozesse angestoßen, die als Weckreize dienen und so die Wach-Phase anstoßen. Eine große Bedeutung wird dabei auch der Zirbeldrüse (Corpus pineale) zugemessen, deren Ausschüttung von Melatonin durch Lichteinfall inhibiert wird.

Bei **schnellem Ortswechsel** wie einem Flug nach Amerika, mit einer Verschiebung der Ortszeit um 6–8 Stunden, kann sich die innere Uhr nicht schlagartig umstellen, der alte Schlaf-Wach-Rhythmus will sich immer noch durchsetzen, es kommt zu erheblichen Störungen in der Konzentrationsfähigkeit und im Befinden (jet lag). Es vergehen einige Tage, bis eine volle Synchronisation an die neue Ortszeit erreicht ist (etwa 1 Tag pro Stunde Zeitverschiebung).

Bei **Nachtarbeit** bestehen ständig Konfliktsituationen mit dem endogenen Tagesgang, da die meisten Nachtarbeiter immer noch stark in den normalen Zeitgang eingebunden bleiben, durch das Zusammenleben in der Familie und die Gestaltung der Freizeit.

Die Untersuchungen über den endogenen Tagesrhythmus wurden meist in unterirdischen Höhlen oder Bunkern durchgeführt, wo eine völlige Isolation von äußeren Faktoren wie Hell-Dunkel-Schwankungen und Lärmpegel möglich ist. Die Versuchspersonen leben ohne Uhr und können nach freier Wahl aufstehen, Licht einschalten und ihren Tag mit leichter Beschäftigung gestalten.

Bei einer solchen Isolation ergibt sich dann eine Abkopplung des Schlaf-Wach-Rhythmus von der normalen Synchronisation mit der Ortszeit, wie in Abbildung 12-3 dargestellt. In der Beziehung der verschiedenen im Tagesgang schwankenden Größen zueinander bleibt in der Regel die normale Kopplung erhalten, d.h. die Tagesperiodik der Körpertemperatur verändert sich in gleicher Weise wie die Schlaf-Wach-Periodik, das Temperaturminimum fällt immer in die Schlafperiode.

Es sind aber auch **Desynchronisationen** zwischen Temperatur- und Wachheits-Rhythmus beobachtet worden, was beweist, daß im Organismus verschiedene endogene Oszillatoren vorhanden sind, die in der Regel zwar durch Koppelungsmechanismen synchronisiert werden, die aber doch nicht starr miteinander verknüpft sind.

FRAGEN

12.1 Was versteht man unter Dauerleistungsgrenze? Wo liegt sie?

12.2 Was passiert, wenn die Dauerleistungsgrenze überschritten wird?

12.3 Beschreiben Sie den Verlauf von Sauerstoffverbrauch und Herzfrequenz, am besten mit Skizze, bei körperlicher Leistung; einmal für eine Dauerleistung, und zum anderen für eine Leistung, die über der Dauerleistungsgrenze liegt.

12.4 Beim sportlichen Training kann man zwei verschiedene Trainingsformen unterscheiden. Beschreiben Sie diese.

12.5 Welche Faktoren bestimmen den Tagesrhythmus des Menschen?

12.6 Sie fliegen in die USA. Was beobachten Sie in Ihrem Befinden?

ANTWORTEN

12.1 Es ist die Grenze für die Leistung, die ein Mensch langfristig (mehr als 30 min) durchhalten kann. Sie ist sehr unterschiedlich bei verschiedenen Menschen. Sie hängt vor allem von der Konstitution und vom Trainingszustand ab, vgl. Abschnitt 12.1 und Abbildung 12-1.

12.2 Eine körperliche Leistung kann dann nicht mehr langfristig durchgehalten werden, wenn die mögliche Sauerstoffaufnahme den O_2-Bedarf nicht mehr deckt. Es entsteht dann eine anwachsende O_2-Schuld, und die Herzfrequenz steigt immer weiter an, bis zur Erschöpfung. Vgl. Abschnitt 12.2 und Abbildung 12-2.

12.3 Skizze gemäß Abbildung 12-2, Erläuterungen gemäß Abschnitt 12.2.

12.4 Man unterscheidet ein Krafttraining, das der Stärkung der Muskulatur dient, und ein Ausdauertraining, bei dem vor allem die Leistungsfähigkeit des Herz-Kreislauf-Systems verbessert wird. Vgl. Abschnitt 12.4 und Abbildung 8-27.

12.5 Der Tagesrhythmus ist endogen verankert, es gibt eine innere Uhr, die den Schlaf-Wach-Rhythmus und die Schwankungen in den vegetativen Funktionen steuert (zentrale Größe: Tagesgang der Körpertemperatur). Die Periodendauer dieses endogenen Rhythmus ist allerdings nicht präzise, sondern nur ungefähr 24 h – deshalb zirkadianer Rhythmus. Durch Zeitgeber erfolgt die Synchronisation mit dem Tagesgang der Umwelt. Wichtigste Faktoren: morgendlicher Lichteinfall, Wecker, soziale Faktoren. Vgl. Abbildung 12-3 und Abschnitt 12.5.

12.6 Der schnelle Sprung der Ortszeit um 6 – 8 Stunden führt zu einer Desynchronisation von Umwelt und innerem Tagesrhythmus. Der endogene Rhythmus bestimmt zunächst weiter den Wachheitsgrad, und es vergehen einige Tage, bis sich eine neue Synchronisation mit der veränderten Ortszeit einstellt, vgl. Abschnitt 12.5.

13

Ernährung und Verdauung

Wesentliche Teile dieses Abschnittes – wie die Zusammensetzung der Nahrungsstoffe, ihre chemische Aufarbeitung und die Mechanismen der Absorption – sind hier kurz gehalten, weil sie im Rahmen der Biochemie gründlich behandelt werden.

13.1 Ernährung

13.1.1 Zusammensetzung der Nahrung

Mit der Nahrung müssen aufgenommen werden
- **Brennstoffe** zur Deckung des Energiebedarfs (Nährstoffe im engeren Sinn)
- **Baustoffe**
- **Wasser und Salze**
- **Spurenstoffe: Vitamine** und **Spurenelemente**
- **Ballaststoffe**

Die Grundnahrungsstoffe lassen sich untergliedern in **Kohlenhydrate, Fett** und **Eiweiß.**

Im Hinblick auf die Energieversorgung können sich die verschiedenen Nahrungsstoffe weitgehend vertreten, man spricht von der **Isodynamie der Nahrungsstoffe** (Gleichwertigkeit bezüglich des Energiegehaltes). 1 g Kohlenhydrat und 1 g Eiweiß sind isodynam (besser: isokalorisch), d.h. sie liefern beim Abbau im Organismus die gleiche Energiemenge, nämlich 17 kJ/g (biologischer Brennwert, vgl. Abb. 11-5). 1 g Fett (Brennwert 39 kJ/g) ist 2,3 g Kohlenhydrat bzw. Eiweiß isodynam. Bezüglich der anderen Aufgaben der Ernährung können sich die drei Nahrungsstoffe nicht vertreten. Der Baustoffwechsel erfordert Eiweiß und essentielle Aminosäuren. Nur durch Fettaufnahme erhalten wir die nötigen essentiellen Fettsäuren und die fettlöslichen Vitamine.

Als Leitlinie für eine gesunde Mischung der Nahrungsstoffe gilt (Angaben in Anteilen des Energieverbrauchs):

Kohlenhydrate:	**60%**
Fette:	**25%**
Eiweiß:	**15%**

Der **Alkoholanteil** soll unter 10% bleiben.

Diese Werte geben natürlich nur einen sehr groben Anhalt. Bei jeder einzelnen Stoffgruppe gibt es große qualitative Unterschiede. Kohlenhydrate sollen bevorzugt als Stärke mit viel Ballaststoffen (für die Motorik des Verdauungstraktes) aufgenommen werden, und nur in geringem Ausmaß als konzentrierte, zuckerreiche Produkte. Beim Eiweiß ist auf ein gutes Mischungsverhältnis der essentiellen Aminosäuren zu achten, bei den Fetten auf den Vitamingehalt und den Gehalt an ungesättigten Fettsäuren.

In Deutschland wird immer noch zu viel Fett gegessen (nach einer Erhebung von 1983 etwa doppelt so viel, wie es dem Optimum entspricht). Das sind Relikte aus der Zeit, als der Mensch noch schwere körperliche Arbeit zu vollbringen hatte. Der Schwerarbeiter ist auf fettreiche Nahrung angewiesen, weil bei hohem Energieverbrauch auch die Nahrung sehr energiereich sein muß.

Zu hoch ist häufig auch der **Alkoholanteil.** Der Durchschnittsverbrauch von 5–10 % der Gesamtenergie klingt noch nicht gefährlich. Tägliche Alkoholmengen von 20 g bei der Frau (etwa 7 % des Tagesenergieumsatzes) bzw. 50 g beim Mann (etwa 15 % des Tagesenergieumsatzes) gelten noch als weitgehend gefahrlos. 1 l Wein pro Tag (ca. 100 g Alkohol = 3000 kJ, vgl. Kapitel 11.3) deckt bereits 30 % des Ruhe-Tagesenergieumsatzes eines Mannes ab! Solche Mengen erhöhen stark das Risiko einer Lebererkrankung mit Leberzirrhose (Schrumpfleber; Risiko etwa 100fach).

Eiweißaufnahme. Gibt man einem Menschen über mehrere Tage hinweg eine völlig eiweißfreie, aber energetisch ausreichende Nahrung, so wird dennoch ständig etwas Eiweiß abgebaut (meßbar durch die Stickstoffausscheidung im Harn). Diese Menge wird als **absolutes Eiweißminimum** oder **Abnutzungsquote** bezeichnet. Sie beträgt **15–20 g pro Tag** (1/4 g pro Tag und kg Körpergewicht). Gibt man diese Menge der täglichen Nahrung zu, so steigt die Stickstoffausscheidung an, die Eiweißbilanz bleibt negativ (Abb. 13-1).

Die Eiweißmenge, die der Mensch täglich zu sich nehmen muß, damit gerade eine ausgeglichene Bilanz zwischen Eiweißaufnahme und Eiweißabbau erreicht wird, nennt man **Bilanzminimum**. Es beträgt rund das **Doppelte des absoluten Eiweißminimums**, also **30–40 g/Tag** (0,5 g pro Tag und kg Körpergewicht). Eine solche Eiweißaufnahme bedeutet ein Leben an der kritischen Grenze zum Mangel. Man empfiehlt deshalb als **Eiweißoptimum** (oder funktionelles Eiweißminimum) eine Aufnahme von **1 g pro Tag und kg Körpergewicht** (für ältere Menschen eher noch etwas mehr). Voraussetzung ist, daß das Eiweiß **biologisch vollwertig** ist, d. h. es müssen alle essentiellen Aminosäuren in ausreichender Menge enthalten sein. Viele pflanzliche Eiweiße sind in ihrer **biologischen Wertigkeit** nicht günstig. Es empfiehlt sich deshalb eine Mischung von pflanzlichem und tierischem Eiweiß.

Der Unterschied zwischen dem absoluten und dem Bilanz-Minimum hat ähnliche Gründe wie die energieumsatzsteigernde Wirkung von Eiweiß (30 %, vgl. Kap. 11.6): Im Rahmen der Abbau- und Wiederaufbauprozesse bei der Aufnahme verbraucht sich ein Teil des Eiweißes, und nur ein Teil kann zur Deckung des Grundumsatzes – und der Eiweißverbrauch im Rahmen des absoluten Minimums ist ein Teil der Grundumsatzprozesse – verwendet werden.

Eiweiße enthalten im Mittel 16 % Stickstoff. Multipliziert man die im Harn gefundene Stickstoffmenge mit 6,25, so erhält man die abgebaute Eiweißmenge.

Für Eiweiß gibt es keine nennenswerten Speicher im Körper. Deshalb stellt sich bei jeder Eiweißaufnahme über dem Bilanzminimum eine ausgeglichene Bilanz ein, sofern nicht Sonderbedingungen eines gesteigerten Eiweißbedarfs oder -abbaus vorliegen (Abb. 13-1).

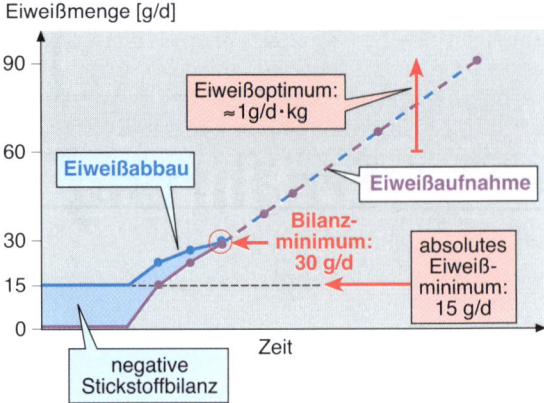

Abb. 13-1 *Beziehung zwischen Eiweißaufnahme mit der Nahrung und Eiweißabbau im Körper, berechnet aus der Stickstoffausscheidung im Harn. Ein Mensch erhält zunächst eine kalorisch ausreichende, aber völlig eiweißfreie Nahrung. Dabei werden täglich etwa 15 g Eiweiß von der Substanz des Körpers abgebaut: das* **absolute Eiweißminimum**. *Legt man diese Eiweißmenge der Nahrung zu, so steigt auch der Abbau an, die Bilanz bleibt negativ (Messungen jeweils nach Erreichen einer stationären Situation). Erst bei Zugabe von etwa 30 g Eiweiß täglich wird erstmals gerade ein Ausgleich zwischen Aufnahme und Abbau erreicht: das* **Bilanzminimum**. *Bei jeder höheren Eiweißgabe bleiben unter Normalbedingungen Aufnahme und Abbau gleich, es gibt keinen speziellen Eiweißspeicher. Das Eiweißoptimum läßt sich nur als Bereich angeben.*

Erhöhter Eiweißbedarf: bei Wachstum, Schwangerschaft sowie Krafttraining mit Muskelaufbau. Die **Stickstoffbilanz** ist dabei positiv: Ein Teil des aufgenommenen Eiweißes verbleibt im Körper und wird zu Aufbauprozessen verwendet. Bei entzündlichen Krankheiten, bei Verletzungen mit Gewebszerstörung u. ä. ist der Eiweißabbau gesteigert, so daß eine **negative Eiweißbilanz** auftreten kann, wenn der gesteigerte Bedarf nicht durch Zufuhr ausgeglichen wird.

Eiweißmangel führt zu allgemeiner Schwäche und Apathie, zu Muskelatrophie und gesteigerter Infektanfälligkeit. Schließlich führt er auch zu gesteigerter Ödembildung, wenn nicht mehr genügend Bluteiweiß vorhanden ist (Hungerödem wegen zu geringen kolloidosmotischen Druckes).

Für Fette und Kohlenhydrate lassen sich keine so präzisen Minima angeben wie für Eiweiß.

Kohlenhydrate empfehlen sich als Haupt-Energielieferant, weil aus ihnen die Glucose als wichtigster unmittelbarer Energielieferant im Stoffwechsel des Körpers am einfachsten gewonnen werden kann. (Die Glucosegewinnung über Gluconeogenese aus Eiweiß ist viel unökonomischer.) Darüber hinaus ist ein gutes Mischungsverhältnis zwischen Eiweiß und Kohlenhydraten für die Verdauungsprozesse günstig: Eiweiß fördert die Fäulnisprozesse im Darm, Kohlenhydrate fördern die Gärungsprozesse.

Der **Zuckeranteil** in den Kohlenhydraten soll niedrig gehalten werden. Zu viel Zucker fördert Übergewicht, Arteriosklerose, Zahnkaries und Diabetes mellitus. Bei Aufnahme von Stärke steigt der Blutglucosespiegel sehr viel langsamer an als bei Zuckeraufnahme, was offenbar für die Glucoseregulation günstiger ist.

Fette sind gleichfalls wichtige Energielieferanten und darüber hinaus wichtig als Lieferanten von Baustoffen, essentiellen ungesättigten Fettsäuren und fettlöslichen Vitaminen. Die für ein gesundes Gleichgewicht erforderlichen ungesättigten Fettsäuren – es wird eine tägliche Aufnahme von 10–30 g (etwa 1/3 des Gesamtfettes) empfohlen – finden sich vor allem in pflanzlichen Fetten. Ein zu geringer Anteil an ungesättigten Fettsäuren fördert u. a. den Anstieg des Cholesterinspiegels im Blut, was einen Risikofaktor für Herz-Kreislauf-Erkrankungen (vor allem Herzinfarkt) darstellt. Fettaufnahme im Überschuß begünstigt auch Verfettung und Übergewicht. Im allgemeinen ist Fett in dieser Hinsicht aber weniger gefährlich als süße Speisen und leicht verdaubare Kohlenhydrate, da Fett ein starkes Sättigungsgefühl vermittelt, die Magenentleerung hemmt und schwerer verdaubar und resorbierbar ist als Zucker.

13.1.2 Vitamine

Vitamine sind lebenswichtige organische Substanzen, die der Körper nicht als Energielieferanten, sondern als Wirkstoffe unbedingt benötigt. Er kann sie nicht oder nicht in ausreichender Menge selbst herstellen. Deshalb müssen sie entweder als fertige Wirkstoffe oder als Vorstufen, als Provitamine, dem Körper zugeführt werden. Wenn man vom Sonderfall der Vitaminbildung durch Darmbakterien (Vitamin K) absieht, bedeutet dies, daß die Vitamine mit der Nahrung zugeführt werden müssen, und zwar in relativ geringen Mengen (in Milligramm- oder Mikrogramm-Mengen, und nicht in Gramm-Mengen wie die Brennstoffe).

Man untergliedert die Vitamine in **fettlösliche Vitamine** (A, D, E und K) und **wasserlösliche Vitamine** (B-Gruppe, C, Folsäure, Nicotinsäure, Pantothensäure), s. Tabelle 13–1.

Ungenügende Zufuhr eines Vitamins führt zu **spezifischen Mangelerscheinungen** (Hypovitaminosen).

Eine vielseitige gemischte Kost mit hinreichend Gemüse und frischem Obst enthält automatisch genügend Vitamine.

Mit Mangelzuständen ist deshalb nur zu rechnen bei einseitiger Ernährung, bei Erkrankungen mit reduzierter Nahrungsaufnahme oder Verdauungsstörungen, sowie bei fehlerhafter Nahrungszubereitung (zu langes Kochen o. ä.).

Berühmte Beispiele sind das Auftreten von **Skorbut** bei langen Seefahrten, weil frisches

13

Tabelle 13-1 Vitamine					
Vitamin	Quelle	Funktion	ungefähr erforderliche Tagesaufnahme	Mangel-erscheinungen	Anmerkungen
Fettlösliche Vitamine					
A, Retinol; Provitamin: β-Carotin	Leber und Milchfett Karotten	Synthese von Rhodopsin (Seh-purpur) Epithel-verhornung	1 mg Vitamin A (2 mg Carotin)	Nachtblindheit Störungen der Epithel-verhornung	Leber kann Jahresbedarf speichern
D-Gruppe, Calciferole	Leber, Lebertran, Milchfett, Eigelb	Ca^{2+}-Resorption, Ca^{2+}-Stoffwechsel	5 – 10 μg	Störungen der Knochen-verkalkung, Rachitis	Vitamin D_3 entsteht aus Provitaminen durch UV-Strahlung in der Haut; durch zwei weitere Umwandlungsschritte in Leber und Niere entsteht das wirksame Vitamin D-Hormon (Calcitriol)

Tabelle 13-1 (Fortsetzung)

Vitamin	Quelle	Funktion	ungefähr erforderliche Tagesaufnahme	Mangelerscheinungen	Anmerkungen
E-Gruppe, Tokopherole	Weizenkeime, Pflanzenöle	Oxidationshemmung	empfohlen: 30 mg besser: über 100 mg	keine spezifischen Erscheinungen, Ausfall des Oxidationsschutzes begünstigt viele Krankheiten	Wird heute in hoher Dosis (über 100 mg/d) als Schutz gegen Schädigungen empfohlen, u. a. Reduktion des Krebs- und Infarktrisikos
K (K_1 und K_2)	Darmbakterien, Grüngemüse	Synthese von Prothrombin und anderen Gerinnungsfaktoren	Bildung durch Darmbakterien, sonst 1 mg	Störungen der Blutgerinnung	Mangel nur bei Schädigung der Darmflora, z. B. durch Antibiotika

Wasserlösliche Vitamine

Vitamin	Quelle	Funktion	ungefähr erforderliche Tagesaufnahme	Mangelerscheinungen	Anmerkungen
B_1, Aneurin, Thiamin	Schalen von Getreide und Reis, Fleisch	Coenzym bei Decarboxylierung	1 mg	Beriberi: Störungen in Nerven und ZNS	
B_2, Lactoflavin, Riboflavin	Milch, Fleisch, Pflanzen	Coenzym beim Atmungsenzym	1 mg	Hauterkrankungen	
B_6-Gruppe, Pyridoxingruppe	Korn, Fleisch, Milch, Gemüse	Coenzym im Aminosäurestoffwechsel	2 mg	selten, uncharakteristisch	
B_{12}, Cobalamin	tierische Nahrungsstoffe, Leber	Erythropoiese	2-3 µg; Aufnahme nur mit Intrinsic factor aus der Magenschleimhaut	Störung der Erythrozytenbildung: perniziöse Anämie	
Biotin	Leber, Niere, Eigelb	Bestandteil von Enzymen	10 µg Bildung durch Darmbakterien	uncharakteristisch, nervöse Störungen	Mangel nur bei Schädigung der Darmflora, z. B. durch Antibiotika
Folsäure	Leber, Niere, grünes Gemüse	Wachstum und Zellteilung	1 mg	Störungen in Zellstoffwechsel und Blutbild, perniziöse Anämie	
Niacin, Nicotinsäure	Hefe, Fleisch, Leber	Bestandteil von Coenzymen (Dehydrogenasen)	10 mg großenteils durch Tryptophan ersetzbar	Hauterkrankungen: Pellagra	
Pantothensäure	fast überall	Bestandteil von Coenzym A	10 mg	uncharakteristisch	
C, Ascorbinsäure	Frisches Obst und Gemüse	Redoxsystem bei Hydroxylierungen, Schutz gegen Oxidation	mindestens 10 mg, besser 75 mg	Bindegewebsschäden, Blutungsneigung, Skorbut	Empfindlich gegen längeres Kochen (zum Oxidationsschutz vgl. Vitamin E)

Obst fehlte (Vitamin-C-Mangel); Auftreten von **Beriberi** (Vitamin-B$_1$-Mangel) bei einseitiger Ernährung mit geschältem Reis in Asien. Musterbeispiel für eine Abhängigkeit vom Verdauungstrakt ist der **Vitamin-B$_{12}$-Mangel,** der zu makrozytärer Anämie (perniziöser Anämie) führt. Das Vitamin kann nur in Verbindung mit einem von der Magenschleimhaut gebildeten Intrinsic factor aufgenommen werden. Bei Atrophie der Magenschleimhaut fehlt dieser Faktor, und das Vitamin kann nicht mehr aufgenommen werden. (Manifestation der Erkrankung erst nach Jahren, da die Leber den Vitaminbedarf für 3–5 Jahre speichern kann.)

Vitamin-D-Mangel und **Rachitis** werden im Zusammenhang mit den Hormonen näher erörtert. **Hypervitaminosen** (Störungen durch Überdosierung) sind selten, z. B. bei starkem Überschuß von Vitamin D: Calcium-Mobilisierung im Knochen, Kalkablagerungen in anderen Geweben.

Unspezifische Wirkung von Antioxidanzien. Nach klassischem Konzept sind Vitamine für eine spezifische Funktion in bestimmten Mengen erforderlich. Wenn die für die Vollentfaltung dieser Funktion erforderliche Konzentration erreicht ist, hat eine weitere Konzentrationssteigerung keinen positiven Effekt mehr. Dieser Aspekt hat sich in jüngerer Zeit gewandelt. Das gilt vor allem für die sogenannten **Antioxidanzien** (Vitamine C und E sowie β-Carotin). Diese Stoffe sollen in der Lage sein, **freie Radikale** (aggressive Gruppen, die durch Oxidation an bestimmten Stellen schädigende Wirkungen entfalten) zu neutralisieren und so eine relativ unspezifische Schutzwirkung auszuüben. So helfen hohe Dosen Vitamin C gegen Erkältungskrankheiten. Neuere Studien scheinen zu belegen, daß Personen, die über Jahre hinweg Vitamin E in hoher Dosis zu sich nehmen (täglich 200 mg), deutlich seltener einen Herzinfarkt erleiden. Auch das Risiko einer Krebserkrankung soll durch Antioxidanzien gesenkt werden. Es handelt sich hier also um Wirkungen, die bei hohen Konzentrationen auftreten, wie sie bei normaler Ernährung nicht erreicht werden.

13.1.3 Salze und Spurenelemente

Die Salze, die den Hauptanteil der Elektrolyte in den Körperflüssigkeiten ausmachen, sind uns wiederholt begegnet: Na^+, K^+, Mg^{2+} und Ca^{2+} als positive, Cl^-, HCO_3^- und Phosphat (HPO_4^{2-} bzw. $H_2PO_4^-$) als negative Ionen. Darüber hinaus sind verschiedene anorganische Stoffe in geringer

Menge lebensnotwendig, die man als essentielle **Spurenelemente** bezeichnet.

Eisen ist im Hämoglobin enthalten, sein Mangel führt zu Anämie (Tagesbedarf 10–20 mg).

Jod wird für den Aufbau der Schilddrüsenhormone benötigt (0,2 mg/d).

Fluor wirkt prophylaktisch gegen Zahnkaries.
Kupfer ist u. a. für die Blutbildung wichtig.

Notwendige Spurenelemente, vor allem als Bestandteile von Vitaminen und Enzymen, sind darüber hinaus Cobalt, Chrom, Mangan, Molybdän, Selen, Vanadium, Zink, Zinn. Für verschiedene im Körper vorhandene Spurenstoffe ist nicht klar, ob ihre Anwesenheit nützlich und erforderlich ist, wie Nickel, Arsen, Aluminium u. a. Andere gelten als nicht erforderlich (Gold, Silber u. a.) oder als toxisch (Quecksilber, Blei u. a.).

13.2 Übersicht zur Verdauung

Das Verdauungssystem hat die Aufgabe,
- **die Nahrung mechanisch aufzuarbeiten (motorische Funktionen).**
  Dies bedeutet, die Nahrung aufzunehmen, zu zerkleinern, mit Verdauungssäften zu durchmischen, an manchen Orten vorübergehend zu speichern, weiterzubefördern und schließlich die Reste auszuscheiden.
- **die Nahrung chemisch aufzuarbeiten und enzymatisch zu spalten (Sekretion von Verdauungssäften).**
  Dies bedeutet, die Nahrungsstoffe durch Abgabe von Säften für die Verarbeitung vorzubereiten, für Gleitfähigkeit und Verflüssigung zu sorgen, die notwendigen Enzyme für die Spaltung zu liefern und das richtige Milieu für die Wirkung dieser Enzyme zu schaffen.
- **die nutzbaren Nahrungsstoffe aufzunehmen (Absorption).**
  Dazu steht eine Vielzahl spezialisierter Transportprozesse zur Verfügung. Diese Funktion wird in der Medizin auch als Weg für die Applikation von Pharmaka genutzt.
- **den Körper vor bakteriellen Schädigungen zu schützen.**
  Dazu dient das **Immunsystem** des Darms. Aber auch die Schutzfunktion des Mundspeichels (Lysozym und IgA) sowie die bakterientötende Wirkung des Magensaftes sind dabei wichtig.

13

13

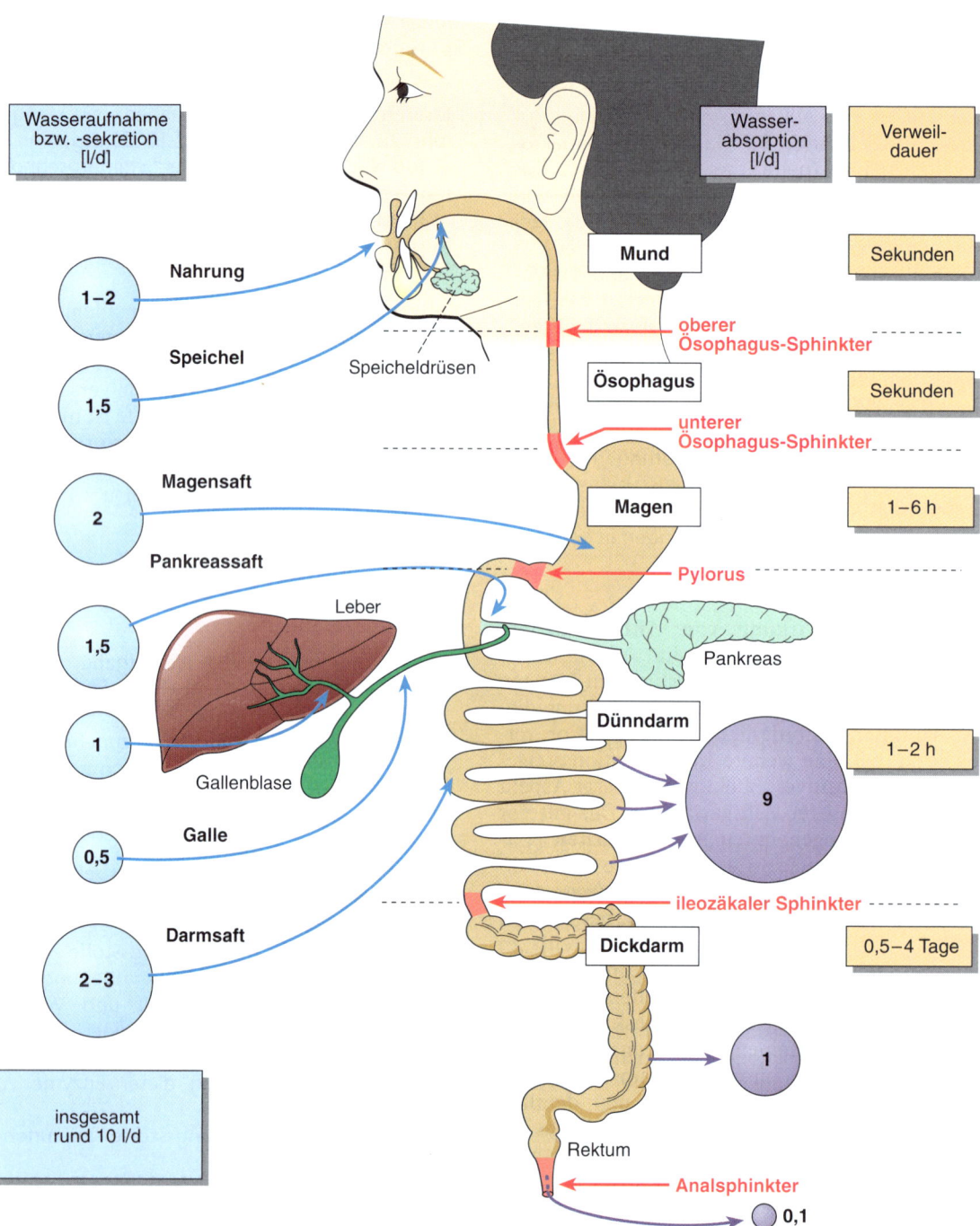

Wasseraufnahme bzw. -sekretion [l/d]

Wasserabsorption [l/d]

Verweildauer

Nahrung 1–2

Speichel 1,5

Speicheldrüsen

Magensaft 2

Pankreassaft 1,5

Leber

1

Gallenblase

Galle 0,5

Darmsaft 2–3

insgesamt rund 10 l/d

Mund — Sekunden

oberer Ösophagus-Sphinkter

Ösophagus — Sekunden

unterer Ösophagus-Sphinkter

Magen — 1–6 h

Pylorus

Pankreas

Dünndarm — 1–2 h

9

ileozäkaler Sphinkter

Dickdarm — 0,5–4 Tage

1

Rektum

Analsphinkter

0,1

Abb. 13-2 Gliederung des Verdauungstraktes *in fünf große Abschnitte, die durch muskuläre Sphinkter gegeneinander abgegrenzt sind. Für jeden Abschnitt sind die Wassersekretion (bzw. Aufnahme mit der Nahrung), die Wasserabsorption und die mittlere Verweildauer des Speisebreies dargestellt.*

Diese im wesentlichen autonom ablaufenden Prozesse werden vom Menschen durch seinen Verstand tiefgreifend beeinflußt. Die Vorbereitung der Nahrung durch Reinigung, Mahlen von Körnern, Kochen, Backen usw. erleichtert die Verdauungsprozesse erheblich und ist eine wichtige Voraussetzung für die Gesundheit. Die Rückkopplungen über Geruch, Geschmack und Allgemeinbefinden andererseits sind wichtige Quellen für den menschlichen Lustgewinn, und so wurden

Essen und Trinken wesentliche Bestandteile kultischer Handlungen.

Wie überall so wird auch hier die menschliche Freiheit häufig zur Schädigung mißbraucht, durch Maßlosigkeit im Lustgewinn (Alkohol, Drogen, übermäßiges Essen).

Die vielfältigen Verdauungsfunktionen verteilen sich auf mehrere spezialisierte Abschnitte, die jeweils durch Verschlußzonen (Sphinkter) gegeneinander abgegrenzt sind, wie in Abbildung 13-2 zu erkennen. Im Bild sind Verweildauer der Nahrung und Flüssigkeitsverschiebungen in den einzelnen Abschnitten dargestellt.

Der **Mund** hat die Aufgabe, Nahrung aufzunehmen, zu zerkleinern und weiterzubefördern. Durch Zumischung von Speichel werden feste Nahrungsstoffe gleitfähig gemacht, die chemische Aufarbeitung wird eingeleitet (Kohlenhydratspaltung durch Amylase), und erste Schutzmaßnahmen gegen Erreger werden ergriffen (Lysozym und Immunglobulin – IgA – im Speichel). Geruch und Geschmack sind wichtige Signale für die Regulationsprozesse.

Die **Speiseröhre** (Ösophagus) hat die im Mund grob aufgearbeitete Nahrung schnell (in Sekunden) in den Magen zu befördern.

Der **Magen** hat vielseitige Verdauungsfunktionen. Allein motorisch hat er drei Aufgaben wahrzunehmen:
- Nahrung zu speichern,
- Nahrung zu zerkleinern und mit Verdauungssäften zu durchmischen,
- den aufbereiteten Speisebrei (Chymus) in kontrollierter Weise in den Dünndarm weiterzubefördern, und zwar in Portionen, die der Verdauungsleistung des Dünndarms angepaßt sind.

Durch Sekretion eines stark sauren Magensaftes hat er wichtige Funktionen der chemischen Verdauung wahrzunehmen (insbesondere Eiweißverdauung) und Bakterien abzutöten.

Der **Dünndarm** ist der Hauptort für chemische Verdauung und Absorption. Hier gelangt der größte Teil der Verdauungssäfte in den Verdauungskanal. Die Sekrete der großen Verdauungsdrüsen Pankreas und Leber werden gleich im Anfang des Duodenums zugeleitet und sorgen durch ihren hohen Bicarbonatgehalt dafür, daß der aus dem Magen kommende stark saure Chymus ins Alkalische umgekehrt wird. Das ist eine Voraussetzung für die Wirkung der vielen Enzyme, die in diesem Abschnitt ihre Wirkung entfalten. Auch Isotonie wird gleich am Anfang des Dünndarms eingestellt. Die motorische Funktion des Dünndarms hat die Aufgabe, den Chymus bei kräftiger Durchmischung mittels Segmentations-Rhythmik langsam und gleichmäßig durch den Darm zu befördern. Dadurch sind guter Schleimhautkontakt und ausreichende Verweildauer für eine gute Absorption gewährleistet. Gut entwickelte Abwehrprozesse sorgen dafür, daß dieser Abschnitt weitgehend frei von Erregern bleibt.

Im **Dickdarm** laufen noch Reste von Absorptionsaufgaben ab, insbesondere der **Wasserabsorption**. Die Besiedlung mit Bakterien führt zu gewissen Spaltungs- und Syntheseprozessen, z. B. zur Synthese von Vitamin K und einigen B-Vitaminen. Aber auch schädliche Stoffe können dabei entstehen. Die relativ schwache Motilität im Dickdarm hat eine Speicherfunktion zur Folge, vor allem in den letzten Dickdarmabschnitten. Der Defäkationsreflex des Rektums besorgt schließlich die Stuhlentleerung.

Wir wollen zunächst die Regulationsprozesse sowie die großen Funktionen Motorik und Sekretion in ihren allgemeinen Aspekten behandeln, ehe dann die einzelnen Abschnitte des Verdauungstraktes vom Mund bis zum Anus mit ihren spezifischen Aufgaben erörtert werden.

13.3 Regulationsprozesse – das enterische Nervensystem

Das somatische Nervensystem kontrolliert willkürlich nur den Beginn des Verdauungsprozesses – Nahrungsaufnahme und Auslösen des Schluckaktes – und die Stuhlentleerung. Der ganz überwiegende Anteil läuft unwillkürlich-autonom ab, unter Kontrolle des autonomen Nervensystems und vielseitiger hormonaler Mechanismen.

Für die nervale Kontrolle gibt es ein weitgehend eigenständiges Nervensystem, das Darm-Nervensystem oder **enterische Nervensystem (ENS).** Das ENS liegt in der Wand des Verdauungskanals und ist über Sympathikus und Parasympathikus in das gesamte autonome Nervensystem eingegliedert (Näheres in Kap. 17). Dieses Nervensystem enthält etwa ebensoviele Ganglienzellen wie das gesamte Rückenmark. Wegen dieser enormen Ausdehnung und der wichtigen Aufgabe, die es wahrzunehmen hat, spricht man auch vom **Gehirn des Darms** (brain of the gut).

13

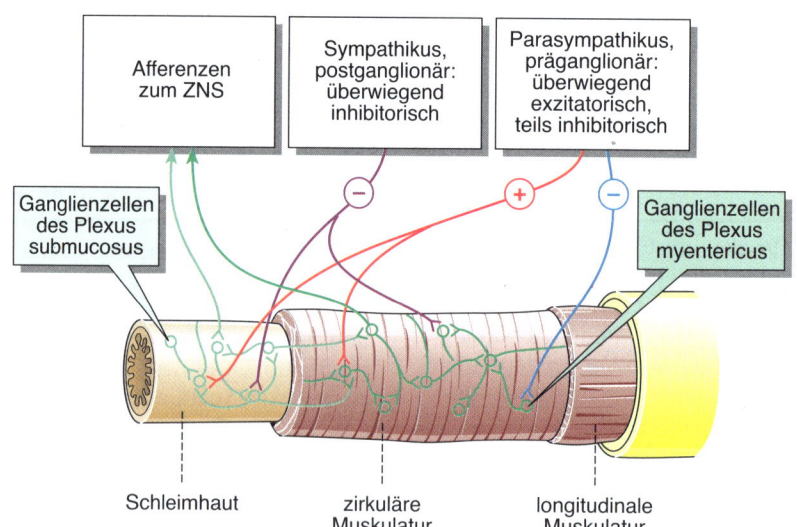

Abb. 13-3 *Schema zum autonomen Nervensystem des Darms: **enterisches Nervensystem, ENS**. Die Ganglienzellen des ENS liegen teils im Plexus submucosus (hellgrün), zwischen Schleimhaut und zirkulärer Muskelschicht, teils im Plexus myentericus (dunkelgrün), zwischen zirkulärer und longitudinaler Muskelschicht. Smpathikus und Parasympathikus* *greifen modulierend ein, der Parasympathikus überwiegend exzitatorisch (rot), teils aber auch inhibitorisch (blau). Der meist rot gezeichnete Sympathikus wirkt überwiegend hemmend auf die Verdauung und ist deshalb hier violett dargestellt. Exzitatorische Komponenten des Sympathikus sind weggelassen.*

Das **enterische Nervensystem (ENS)** (Abb. 13-3), mit Ganglienzellen im Plexus myentericus und Plexus submucosus, bildet ein weitgehend eigenständiges Nervensystem („Gehirn des Darms"). Es kann ohne Einflüsse von außen die wichtigsten motorischen und sekretorischen Leistungen des Verdauungstraktes regulieren. Dies geschieht in enger Kooperation mit dem endokrin-hormonalen System des Magen-Darm-Traktes. Sympathikus und Parasympathikus modulieren die Tätigkeit des ENS.

Sensorische Fasern geben Rückmeldungen zum ZNS. Sie sind verantwortlich für verschiedene größere Reflexe, die unter Kontrolle das Zentralnervensystem (ZNS) über Parasympathikus und Sympathikus wieder zum ENS zurücklaufen und in spezifische Reflexantworten umgesetzt werden.

Es gibt eine Vielzahl verschiedener **Neurone** im ENS, mit exzitatorischen oder inhibitorischen Efferenzen zur Muskulatur, zu sekretorischen und endokrinen Zellen. Darüber hinaus gibt es sensorische Neurone, vor allem im Plexus submucosus, die Meldungen von Mechano- und Chemorezeptoren der Schleimhaut erhalten und lokale oder auch weiterreichende Reflexe auslösen. Und schließlich gibt es eine Vielzahl von Interneuronen.

Die vielseitigen Leistungen im ENS zeigen sich auch in einer entsprechenden Vielfalt von Wirkstoffen in Ganglien und Nervenfasern, die bei der Erregungsverarbeitung mitwirken. Neben den klassischen Transmittern **Noradrenalin** und **Acetylcholin** gibt es **Serotonin** (vor allem als sensorischer Transmitter) und **Dopamin** sowie eine Vielzahl von **Neuropeptiden.** Unter den Neuropeptiden sind **Substanz P** (exzitatorisch auf die Motorik) und **vasoaktives intestinales Peptid (VIP,** inhibitorisch auf die Motorik und fördernd auf sekretorische Prozesse) besonders wichtig. Erst vor wenigen Jahren entdeckt, aber von zentraler Bedeutung für die inhibitorische Innervation der Muskulatur ist **Stickoxid (NO).**

Darüber hinaus werden als Neuropeptide im ENS diskutiert: Enkephaline, Gastrin-releasing Peptid (GRP, Bombesin), Neuropeptid Y (NPY), Galanin, Somatostatin, CGRP (calcitonin gene-related peptide), Cholecystokinin (CCK), Neurotensin.

Im Augenblick ist es schwierig, die Vielzahl der Befunde, die vorwiegend an isolierten Geweben oder einzelnen Zellen kleinerer Labortiere erhoben wurden, zu einem klaren Gesamtbild der menschlichen Funktion zusammenzufügen. Klar

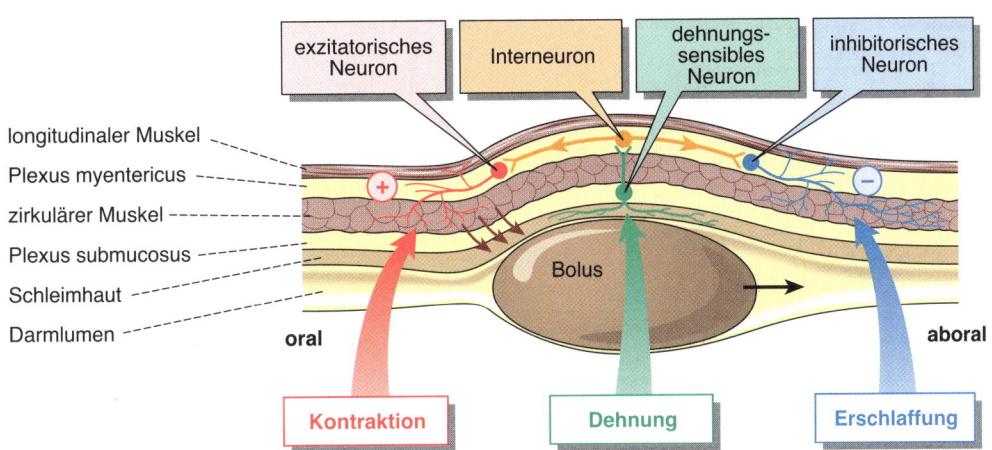

longitudinaler Muskel
Plexus myentericus
zirkulärer Muskel
Plexus submucosus
Schleimhaut
Darmlumen

oral   Bolus   **aboral**

Kontraktion   **Dehnung**   **Erschlaffung**

exzitatorisches Neuron — Interneuron — dehnungs-sensibles Neuron — inhibitorisches Neuron

Abb. 13-4 *Schema zum **peristaltischen Reflex des Darmes**. Wird der Darm durch einen Bolus gedehnt, so werden Dehnungsrezeptoren in der Schleimhaut (und der Muskulatur) erregt. Das führt über koordinierte Reaktionen von Plexus submucosus und Plexus myentericus schließlich dazu, daß exzitatorische Motoneurone des Pl. myentericus oralwärts stimuliert und inhibitorische Neurone distalwärts aktiviert werden. Die* orale Kontraktion verschiebt den Bolus analwärts, was durch die distale Erschlaffung erleichtert wird. Der distalwärts vordringende Bolus löst dort eine gleichartige Reaktion aus, so daß eine **peristaltische Welle** entsteht: eine distalwärts wandernde Einschnürung des Darmlumens, woran beide Muskelschichten koordiniert mitwirken.

13

ist lediglich, daß alles viel komplizierter ist, als man es früher mit einem Dualismus von Sympathikus und Parasympathikus und den beiden Transmittern Noradrenalin und Acetylcholin zu beschreiben versucht hat.

Abbildung 13-4 gibt ein Beispiel für einen wichtigen **lokalen Reflex**, den das ENS vermittelt: den **peristaltischen Reflex im Dünndarm**. Wird der Dünndarm an einer Stelle gedehnt, so senden Dehnungsrezeptoren Signale an Neurone im Plexus myentericus, die über Interneurone eine Kontraktion der Darmmuskulatur oralwärts und eine Inhibition analwärts veranlassen. Dadurch wird der Speisebrei aboralwärts weiterbefördert, dehnt dort wieder die Darmwand und veranlaßt erneut einen peristaltischen Reflex, usw. So resultiert eine systematisch distalwärts weiterlaufende Kontraktionswelle, die man **Peristaltik** nennt. Je nach Darmfüllung und anderen Einflüssen auf die Erregbarkeit wird eine solche peristaltische Welle mehr oder weniger weit über den Darm hinweglaufen.

Es gibt eine Vielzahl im Prinzip ähnlicher lokal-reflektorischer Verschaltungen, sowohl im Bereich der Motorik als auch bei den sekretorischen Regulationen. Bei letzteren kommen allerdings die endokrinen Funktionen der Schleimhaut besonders stark ins Spiel.

Ein Beispiel für einen **großen Reflex**, der unter Mitwirkung des ZNS abläuft, ist die **adaptive Relaxation des Magens** (Abb. 13-5, auch als Akkommodation bezeichnet). Zunehmende Magenfüllung im Rahmen einer Mahlzeit wird über Dehnungsrezeptoren des Magens und afferente Nerven im N. vagus zum Zentrum gemeldet. Darauf wird eine Erschlaffung des proximalen Magens (Fundus und Corpus) ausgelöst, und zwar wieder über Vagusfasern (parasympathische, präganglionäre Fasern), die im ENS umgeschaltet werden. Über inhibitorische Nerven wird dann schließlich die Erschlaffung der glatten Muskulatur ausgelöst. Teils soll dieser Reflex auch über das ENS allein, ohne Beteiligung des ZNS, ablaufen.

Diese inhibitorischen Nerven gehören zur lange Zeit rätselhaften Gruppe der NANC-Nerven: eine **n**icht-**a**drenerge und **n**icht-**c**holinerge Erregungsübertragung. Unter anderem wurde ATP als möglicher Transmitter diskutiert (purinerge Nerven). Nach neuesten Erkenntnissen wirken die meisten dieser Nerven im Bereich des Verdauungstraktes über NO (Stickoxid) und/oder VIP (vasoaktives intestinales Peptid) als Transmitter.

Der Magen steht noch besonders stark unter zentral-nervöser Kontrolle, vermittelt vor allem über den N. vagus. Dies gilt gleichermaßen für Motorik wie Sekretion, und diese Einflüsse mani-

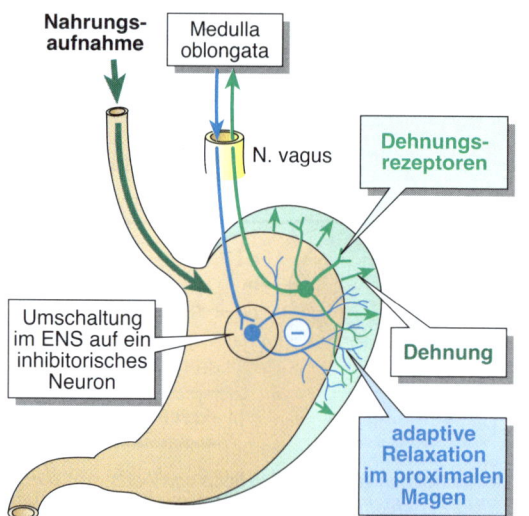

Abb. 13-5 *Schema zur **adaptiven Relaxation des proximalen Magens** nach Nahrungsaufnahme. Dehnungsrezeptoren in der Magenwand lösen einen vago-vagalen Reflex aus. Die Signale von den Dehnungsrezeptoren werden über afferente Nervenfasern im N. vagus zu den Zentren geleitet. Nach Umschaltung in der Medulla oblongata werden über efferente Fasern des Vagus inhibitorische Neurone in den Plexus des Magens aktiviert, die eine Verminderung im Tonus des proximalen Magens auslösen.*

festieren sich deutlich bei krankhaften Entgleisungen, z. B. bei Magen- und Zwölffingerdarmgeschwüren (Ulkus). Diese beruhen unter anderem auf einer zu starken Säuresekretion des Magens, wobei der Magen dann seine eigene Schleimhaut angreift und zerstört (wenn Schutzfunktionen wie Schleimbildung nicht ausreichen). Dabei können die Blutgefäße angegriffen werden, wobei plötzlich lebensgefährliche Blutungen auftreten können, oder die Magenwand kann ganz durchbrechen, mit Austritt von Mageninhalt in die Bauchhöhle und gefährlicher Peritonitis. Die Tatsache, daß solche Ulkus-Erkrankungen gehäuft bei starken Belastungen (Streß) vorkommen, ließ daran denken, daß der N. vagus bei der Auslösung eine wichtige Rolle spielt. Man führte deshalb als therapeutische Methode die **Vagotomie** ein: Durchtrennung der zum Magen führenden Äste des N. vagus. Die Erfolge waren im Prinzip gut, aber man stellte fest, daß gleichzeitig die Entleerung des Magens stark verzögert war, so daß man eine künstliche Verbindung (Anastomose) zwischen Magen und Dünndarm schaffen mußte. Um die Sekretion zu dämpfen, reichte es aus, die proximalen Vagusfasern, die Fundus und Corpus versorgen, zu unterbinden (selektiv-proximale Vagotomie), wobei die Entleerung weitgehend normal

bleibt. Heute kann man diesen operativen Eingriff häufig vermeiden und mit spezifischen Pharmaka den gleichen Effekt erreichen (Histamin-(H_2-)Rezeptor-Antagonisten, Protonenpumpen-Blocker). Seit man erkannt hat, daß ein besonderer Erreger in der Magenschleimhaut (Helicobacter pylori) eine pathogenetische Rolle spielt, wird auch eine antibiotische Behandlung durchgeführt.

Die relativ enge Verknüpfung der Magenfunktion mit dem ZNS zeigt sich unter anderem bei der **Ulkus-Erkrankung** (Geschwüre im Magen bzw. Duodenum). Dabei spielt ein zu starker Antrieb der Magensekretion über den N. vagus eine wichtige Rolle. Vagotomie (Unterbrechung der zum Magen führenden Vagusfasern) kann die Geschwürsbildung beenden. Heute werden Pharmaka bevorzugt, die hemmend in den Säurebildungsprozeß eingreifen (Histamin-Antagonisten, Blocker der H^+-Pumpe).

Klinisches Beispiel. Eine 36jährige Patientin wird seit sieben Jahren wegen einer primären chronischen Polyarthritis mit Indometacin behandelt. Vor drei Wochen wurde die Dosis wegen eines akuten Erkrankungsschubs erhöht. Die Patientin wird als Notfall in einer Klinik aufgenommen, da sie kurzfristig ohnmächtig geworden ist. Hämoglobin 6,1 g/100 ml. Die Patientin setzt schwarzen Stuhl ab. Die Frage nach Oberbauchbeschwerden wird verneint. Endoskopisch wird eine Sickerblutung aus einem Ulcus ventriculi diagnostiziert. Diese wird durch endoskopische Umspritzung mit Adrenalin gestillt, gleichzeitig werden Volumensubstitution und eine Transfusion von Erythrozyten-Konzentraten durchgeführt. Anschließend wird eine Therapie mit einem säurehemmenden Pharmakon (Histamin-(H_2-)Rezeptor-Antagonist) begonnen. Die Kontrolle nach vier Wochen zeigt noch keine Heilung. Nach acht Wochen ist das Geschwür kleiner geworden, nach zwölf Wochen ist die Heilung endoskopisch gesichert. Es wird eine Langzeittherapie mit dem Histamin-Antagonisten eingeleitet. (Nach [6].)

Man weiß heute sehr viel über die Mechanismen bei der Erregungsverarbeitung im enterischen Nervensystem. Man kann einzelne Ganglienzellen mit Mikroelektroden anstechen und die elektrische Aktivität unter verschiedensten Einflüssen messen. Dabei lassen sich viele Typen verschiedener Ganglienzellen unterscheiden. Mit radioimmun-histochemischen Methoden kann man die Transmitter in den Nervenfasern bestimmen, und vieles andere mehr. Diese Analysen sind weitgehend an isolierten Organteilen kleiner Labortiere durchgeführt. Man kennt also recht genau die Mechanismen, die dem Organismus zur Verfügung stehen, und man kennt andererseits die am Gesamtorganismus ablaufenden Regulationsprozesse. Die Zusammenfügung beider Ebenen, also die Entscheidung, welche Mechanismen bei welcher Reaktion genau zum Einsatz kommen, ist bis heute nur unvollkommen möglich.

13

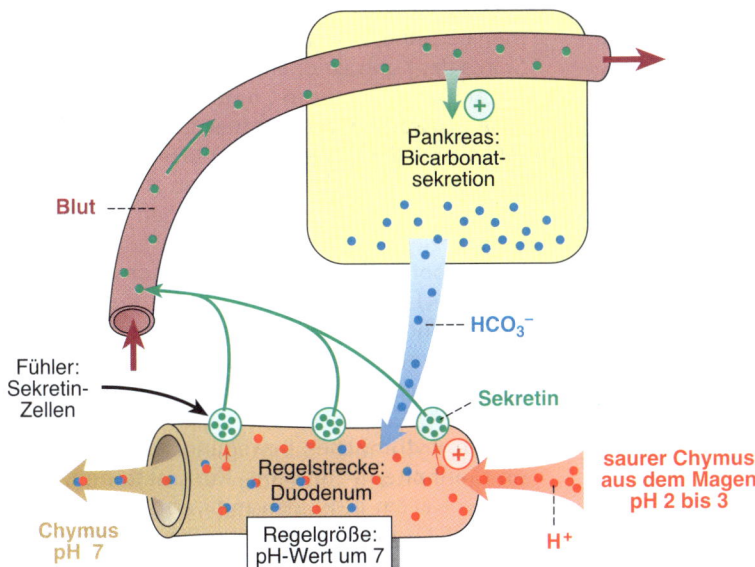

Abb. 13-6 Schema zur **Regulation des pH-Wertes im Duodenum.** Der saure Chymus des Magens stimuliert Sekretin-Zellen in der Duodenalschleimhaut. Sekretin gelangt auf dem Blutweg zum Pankreas und veranlaßt dort die Abgabe eines bicarbonatreichen Sekrets, das die Säure des Magens abpuffert und so den gewünschten pH-Wert um 7 im Darmlumen einstellt. Damit wird der Regelkreis geschlossen, der Stimulus auf die Sekretinzellen entfällt.

13

Auch die sekretorischen Prozesse stehen unter der Kontrolle des ENS. Viel wichtiger dabei sind aber die **endokrin-hormonalen Regulationsmechanismen.**

Der Gastrointestinaltrakt ist der größte Hormonproduzent in unserem Körper!

Ein Beispiel zeigt Abbildung 13-6. Der aus dem Magen kommende stark saure Chymus (pH-Wert 2 bis 3) stimuliert spezifische, **Sekretin**-bildende endokrine Zellen in der Duodenalschleimhaut, die daraufhin das Hormon Sekretin ins venöse Blut abgeben. Auf dem Blutweg gelangt Sekretin zum Pankreas und stimuliert diese Drüse zu vermehrter Sekretion eines stark alkalischen, bicarbonathaltigen Verdauungssaftes. Dieser Verdauungssaft wird ins Duodenum geleitet und stellt dort ein alkalisches Milieu her. Durch diesen geschlossenen Funktionskreis wird der **pH-Wert im Duodenum (um 7) zu einer geregelten Größe**, bei starker Vermaschung mit anderen Funktionskreisen.

Sekretin nimmt wegen seiner Geschichte eine besondere Rolle ein: Es ist das zuerst entdeckte Hormon. 1902 entdeckten Bayliss und Starling, daß Säure im Darm einen Faktor freisetzt, der auf dem Blutweg das Pankreas zur Sekretion anregt. Sie nannten diesen Wirkstoff Sekretin. Starling führte auf dieser Basis den Hormon-Begriff ein und postulierte zutreffend, daß es im Körper viele solcher „chemischen Botenstoffe" gibt. Mehr als 60 Jahre vergingen, bis Sekretin rein dargestellt und in seinem Aufbau aufgeklärt werden konnte. Es ist ein aus 27 Aminosäuren aufgebautes Peptid.

Wichtige weitere Hormone des Verdauungstraktes sind (mit Hauptfunktion):
- **Gastrin** (Stimulierung der Magensaftsekretion),
- **Cholecystokinin** (CCK; Auslösung der Gallenblasenkontraktion, Stimulierung der Fermentsekretion im Pankreas),
- **Magen-hemmendes Hormon** (GIP; Hemmung von Motorik und Sekretion im Magen; setzt Insulin frei, deshalb auch „glucose-dependent insulin-releasing peptide" genannt, Abkürzung ebenfalls GIP),
- **Motilin** (Förderung gewisser motorischer Funktionen).

Die Grenzen zwischen nervaler und hormonaler Kontrolle sind mit zunehmender Forschung mehr und mehr verschwommen. So finden sich beispielsweise Substanz P und VIP in Nervenfasern als Transmitter, aber sie werden auch in endokrinen Zellen gebildet. Man spricht deshalb heute gern übergreifend von **regulatorischen Peptiden.**

In der Gruppe der chemischen Botenstoffe gibt es keine scharfe Grenze zwischen Hormonen und Gewebswirkstoffen, die nur lokal wirken. Man unterscheidet:
- **Autokrine Wirkung:** Wirkung in der bildenden Zelle
- **Parakrine Wirkung:** Wirkung von der bildenden Zelle aus mehr oder weniger auf die Nachbarschaft übergreifend, durch Diffusion des Stoffes

- **Hormonale Wirkung:** Fernwirkung, durch Verteilung auf dem Blutweg.

Wichtige auto- und parakrine Stoffe im Verdauungstrakt sind Histamin und Prostaglandine. Für ein und denselben Stoff können die Wirkungen, je nach Situation, ineinander übergehen.

So ist bei manchen glatten Muskelzellen eine endokrine Prostaglandinsynthese an der Erzeugung der spontanen Aktivität beteiligt, was eine autokrine Wirkung ist. Prostaglandine diffundieren aber auch aus der Zelle hinaus und entfalten Wirkungen auf die Umgebung (parakrin). Wenn größere Gewebsbezirke in stärkerem Umfang Prostaglandine bilden, kann der Blutspiegel so weit ansteigen, daß Fernwirkungen erzielt werden (hormonale Wirkung).

13.4 Allgemeines zur Motorik

Die Vielfalt glattmuskulärer Bewegungsformen wurde bereits in Kapitel 6.4 beschrieben, wobei auch die Besonderheiten in den Kontraktionsmechanismen erörtert wurden. Spezielle Calcium-Kanäle sind verantwortlich für die Entladung von „Calcium-Spikes", die mit Einstrom von Calcium-Ionen durch die Zellmembran Kontraktionen auslösen (Abb. 6-30). Die Spike-Entladungen werden durch das Membranpotential kontrolliert. Wo regelmäßige phasisch-rhythmische Kontraktionen ablaufen wie im Magenantrum oder im Dünndarm (basale organspezifische Rhythmen), sorgen Oszillationen des Membranpotentials für die richtige Frequenz und Stärke der Kontraktionen (Abb. 6-32). Um anhaltend-tonische Kontraktionen zu erzeugen, gibt es wieder spezialisierte Prozesse. Sie werden weniger elektrisch durch das Membranpotential, sondern eher chemisch kontrolliert (Kap. 6.4.3 und Abb. 6-34).

Im Magen-Darm-Trakt entfaltet der glatte Muskel die ganze Fülle seiner Möglichkeiten.

Es gibt eine Vielzahl verschiedener **phasisch-rhythmischer Bewegungsformen**, die den Speisebrei durchmischen, ihn zerkleinern (im Magen) und weitertransportieren. **Organspezifische Rhythmen** (vgl. Kap. 6.4.1 sowie Abb. 6-27 und 6–28) sind den Erfordernissen im jeweiligen Abschnitt des Verdauungskanals angepaßt, z.B. die **Magenperistaltik** und die **Segmentationsrhythmik des Dünndarms**. Oszillatorische Prozesse im glatten Muskel selbst bestimmen dabei die Frequenz (3/min im Magen und 12/min im Duodenum), nervale und hormonale Einflüsse regulieren im wesentlichen die Stärke der Kontraktionen.

Langsame **minuten- und stundenrhythmische Schwankungen** modulieren die Stärke der schnelleren Rhythmen (vgl. Abb. 6-29).

Unter **Peristaltik** versteht man zirkuläre Kontraktionen, die das Lumen einengen und durch Fortschreiten in aboraler Richtung für den Weitertransport des Speisebreies sorgen (vgl. Abb. 13-4). Beim Fortschreiten der Kontraktion in Gegenrichtung spricht man von **Antiperistaltik** oder retrograder Peristaltik. Die retrograde Peristaltik gehört im Kolon zum Normalbild der Motorik.

Den rhythmischen Bewegungen gleichrangig sind **anhaltend-tonische Kontraktionen**. Sie sind vor allem in Partien mit Verschlußfunktion (unterer Ösophagussphinkter, Pylorus, ileozäkaler Sphinkter) und an Orten mit Speicherfunktion (Magenfundus, Gallenblase) zu finden (vgl. Kap. 6.4.3 sowie Abb. 6-27 und 6–34).

Peristaltik kann rein **myogen** ablaufen, indem in einem Schrittmacherbezirk eine Kontraktion entsteht, die durch Weiterleitung der Erregung von Muskelzelle zu Muskelzelle fortschreitet. Dies trifft für die Magenperistaltik zu. Peristaltik kann aber auch durch rein **nervale Steuerung** von außen hervorgerufen werden, z.B. bei der Peristaltik im Ösophagus. Alternativ kann die Peristaltik durch die **organeigenen Nervenplexus** koordiniert werden, beispielsweise im Dünndarm (vgl. Abb. 13-4).

Während der Verdauungstätigkeit besteht eine kräftige Motilität: **digestive Motilität.** Zwischen den Verdauungsphasen ist die Motilität meist sehr schwach. Die Ruhephasen werden aber in regelmäßigen Abständen (Periodendauer um 1 h) von mehrminütigen Phasen besonders intensiver Motorik unterbrochen. Somit ist die **interdigestive Motilität** durch einen Wechsel von längeren sehr ruhigen Phasen und kürzeren sehr aktiven Phasen gekennzeichnet. Die interdigestiven Aktivitätsphasen setzen im Magen ein und pflanzen sich langsam über den Darm hinweg fort. Man spricht deshalb von wandernden Aktivitätskomplexen (MMC, migrating motor complex). Dieses motorische Muster soll für eine Generalreinigung des Magen-Darm-Traktes sorgen. Qualitativ zeigen die interdigestiven Aktivitätsphasen das jeweils ortsspezifische Muster, im Magen dominiert die Peristaltik mit 3/min, im Dünndarm die ortsspezifische höherfrequente Rhythmik.

13.5 Allgemeines zu Sekretion und Absorption

Für die Sekretion der Verdauungssäfte sorgen **sekretorische Epithelzellen,** die unterschiedlich angeordnet sind. Im einfachsten Fall erbringen Zellen in der oberflächlichen Schleimhaut sekretorische Leistungen, z. B. Becherzellen. Becherzellen sind in großer Zahl in der Magen-Darm-Schleimhaut vorhanden und sorgen durch Schleimbildung für Schutz und Gleitfähigkeit. Darüber hinaus gibt es Einstülpungen der Schleimhaut, **sekretorische Krypten,** die mit sekretorischen Epithelzellen ausgekleidet sind. Ein weiterer Differenzierungsschritt führt zu **tubulären Drüsen,** wie sie in der Magenschleimhaut vorkommen. Schließlich gibt es **hochspezialisierte Drüsen,** die über Ausführungsgänge ihr Sekret in den Verdauungskanal leiten. Dazu gehören die Speicheldrüsen des Mundes und die Bauchspeicheldrüse (Pankreas).

Sekretorische Drüsen des Verdauungstraktes **(Speicheldrüsen)** liefern Verdauungssäfte, die für die Verflüssigung der Nahrung und die chemische Aufarbeitung unbedingte Voraussetzungen sind. Die Zusammensetzung des Sekrets ist den Erfordernissen des jeweiligen Ortes angepaßt. In der Bildung des Sekrets gibt es aber gewisse einheitliche Prinzipien (Abb. 13-7).

In den Drüsenendstücken, den Azini, wird zunächst ein plasmaisotones **Primärsekret** gebildet. Im anschließenden Gangsystem (Schaltstücke und Ausführungsgänge) laufen **sekundäre Sekretionsprozesse** ab, die durch Resorption und Sekretion von Salzen das Primärsekret modifizieren; mitunter läuft in diesem Abschnitt auch noch eine kräftige Flüssigkeitssekretion ab, z. B. im Pankreas.

Enzymsekretion findet ausschließlich in den Azinuszellen statt. Die Zellen synthetisieren die Enzyme, verpacken sie in Vesikel und geben sie durch Exozytose zum Lumen hin ab.

Die **Regulation der Sekretmenge** erfolgt durch nervale und hormonale Einflüsse, sowohl an den Azini als auch am Gangsystem.

An den sekretorischen Leistungen ist eine Vielzahl von Ionenkanälen und aktiven Pumpen in der Membran der Epithelzellen beteiligt. Entscheidender Motor ist wieder die Na^+-K^+-ATPase

13

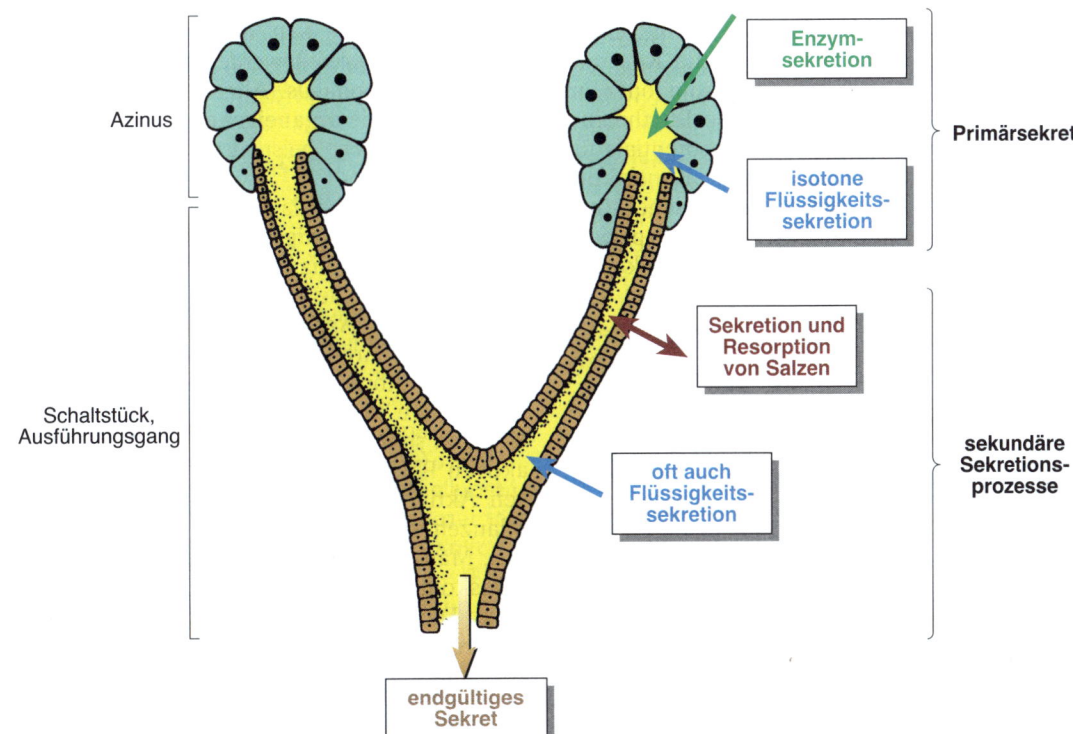

Abb. 13-7 Schema zur Sekretbildung in den exokrinen Drüsen des Verdauungstraktes. Primärsekretion in den Azini, mit sekundären Veränderungen oder auch zusätzlicher Flüssigkeitssekretion im Gangsystem.

in der basolateralen Membran. (Vgl. Kap. 3.3.2 und Abb. 3-9 zu den Grundprozessen der Membrantransporte, sowie Kap. 14.8 über die Transportprozesse in den Tubulusepithelien der Niere.) Sekundär-aktive Pumpen der basolateralen Membran ermöglichen dann eine intrazelluläre Anreicherung an Cl^-- bzw. HCO_3^--Ionen, so daß diese Ionen passiv über Kanäle oder mit Hilfe von Carriern in das Lumen gelangen können. So wird **die Sekretion von Cl^-- und HCO_3^--Ionen zum wichtigsten Motor für die Flüssigkeitssekretion.** Na^+-Ionen und Wasser werden passiv mitgezogen, überwiegend parazellulär.

Bei Dominanz des Bicarbonattransports entsteht ein stark alkalisches Sekret – z.B. im Pankreas, bei Dominanz des Chloridtransports ein neutraleres Sekret.

Auch die intrazelluläre Anreicherung von K^+-Ionen kann über Diffusion durch luminale K^+-Kanäle zum Sekretionsantrieb werden.

Meist sind die Verdauungssäfte dem Blutplasma isoosmotisch. Lediglich in den Speicheldrüsen des Mundes wird der isotone Primärspeichel im nachfolgenden Gangsystem zu einem deutlich hypotonen Sekret modifiziert, und zwar vor allem bei niedriger und mittlerer Sekretionsrate.

Die einzelnen Transportprozesse sind heute weitgehend analysiert. Bezüglich der **Bicarbonat-Sekretion** bestehen starke Ähnlichkeiten mit der Bicarbonat-Resorption in den Nierentubuli (Abb. 14-15). Im sekretorischen Epithel ist lediglich der Na^+-H^+-Austauscher anders lokalisiert, nämlich in der basolateralen Membran, und Bicarbonat-Transporter finden sich in der luminalen Membran. Auf diese Weise wird der gesamte Bicarbonat-Transport in der Richtung umgekehrt.

Die Bedeutung des **Chlorid-Transports** für die Sekretion wird am Krankheitsbild der **Mukoviszidose** (zystische Fibrose) deutlich. Diese Erkrankung basiert auf einem genetischen Defekt am Chloridkanal. Dadurch wird die Flüssigkeitssekretion stark beeinträchtigt. Im Pankreas wird ein so zähflüssiges Sekret gebildet, daß es zu Stauungen und Zystenbildung mit nachfolgender Pankreasinsuffizienz kommen kann. Auch in den Bronchien entsteht ein hochvisköses Sekret, das die Atmung stark behindert.

Einige Verdauungsenzyme werden gar nicht ins Darmlumen abgegeben, sondern werden als **membranständige Enzyme** in die Bürstensaummembran von Dünndarm-Epithelzellen eingelagert (z.B. Peptidasen). **Zytoplasmatische Enzyme** der Zottenepithelzellen gelangen ins Darmlu-

men, wenn diese Zellen abgestoßen werden und zerfallen.

Bei der **Absorption** von Nahrungsstoffen und Wasser im Darm gibt es viele Ähnlichkeiten mit den Resorptionsprozessen im proximalen Nierentubulus (vgl. Kap. 14.8 und 14.9). Entscheidender Motor ist wieder die Na^+-K^+-ATPase in der basolateralen Membran. Für Na^+-Ionen besteht ein starker elektrochemischer Gradient vom Lumen ins Zellinnere, der als Antrieb für viele sekundär-aktive Absorptionsprozesse genutzt wird. Die Schlußleisten zwischen den Epithelzellen sind im Dünndarm relativ gut durchlässig, so daß erhebliche Anteile der Absorption parazellulär ablaufen können (osmotisch getriebener Wasserfluß und Stofftransport im „solvent drag"). Im Kolon ist das Epithel sehr viel dichter (die Schlußleisten weniger permeabel), so daß auch transepitheliale osmotische und elektrische Gradienten aufgebaut werden können (Hypotonie im Darmlumen). Weitere Details werden in Abschnitt 13.8 beschrieben.

13.6 Kauen und Schlucken

Im Mund wird die Nahrung durch Kauen zerkleinert und mit Speichel durchmischt, so daß ein Speisebrei entsteht, der sich gut schlucken läßt. – Gut gekaut ist halb verdaut!

Pro Tag werden 1–2 l eines leicht alkalischen und hypotonen Speichels in die Mundhöhle sezerniert (Abb. 13-2). Die **Muzine** des Speichels fördern die Gleitfähigkeit. Die α-**Amylase** leitet bereits eine gewisse Verdauung der Stärke ein. **Lysozym** und **Immunglobulin A** vollbringen gewisse Abwehrleistungen, die vor allem der Mundhygiene dienen.

Die Ruhesekretion der Speicheldrüsen ist niedrig. Erst im Bedarfsfall wird die Sekretion gesteigert (um den Faktor 10–30). Zentren in der Medulla oblongata veranlassen die **Sekretionsförderung,** vor allem über **parasympathische, cholinerge Nerven.** Atropin wirkt als kompetitiver Hemmstoff (trockener Mund nach Applikation von Atropin).

Auch **peptiderge Nerven (Substanz P** und **VIP** als Transmitter) sind an der Steigerung der Sekretionsrate beteiligt.

Sympathische, adrenerge Nerven fördern die Bildung eines **muzinreichen Speichels,** bei nur geringem Effekt auf die Sekretmenge.

Steigernd auf die Speichelsekretion wirken:
- Psychische Einflüsse, Erwartung, Appetit.
- Reflektorische Einflüsse über Geschmack und Geruch. Besonders wirksam ist Säure, die eine starke Sekretion eines dünnflüssigen Speichels veranlaßt (Spülspeichel).
- Mechanische Reizung der Mundschleimhaut und Kauen.

Die drei großen paarigen Speicheldrüsen unterscheiden sich etwas in ihrer Sekretionsleistung. Die Glandulae parotideae liefern einen dünnflüssigen, serösen Speichel, während die Gll. submandibulares ein gemischt serös-muköses und die Gll. sublinguales ein muköses Sekret bilden. Kleine Drüsen in Wangenschleimhaut und Zunge tragen vor allem zur Schleimbildung bei.

Die **Osmolarität des Speichels** hängt von der Sekretionsrate ab. Der plasmaisotone Primärspeichel der Azini wird in den abführenden Gängen modifiziert, vor allem durch Resorption von Na^+ und Cl^-. HCO_3^- und K^+ werden sezerniert. Da die Wasserpermeabilität in diesen Abschnitten niedrig ist, wird der endgültige Speichel hypoton. Bei niedriger Sekretionsrate kann die Osmolarität bis auf 50 mmol/l absinken. Mit zunehmender Sekretion nähert sich die Osmolarität mehr und mehr der Isotonie an, da die Verweildauer im Gangsystem geringer wird und sich die Sekundärprozesse nicht so stark auswirken können.

Der **Schluckakt** wird willkürlich eingeleitet, indem die Zunge nach gutem Kauen einen Bissen gegen den weichen Gaumen und in den Rachen drückt. Dadurch werden afferente Signale ausgelöst, die den eigentlichen Schluckreflex auslösen. Dabei werden viele Muskeln von Mund, Hals, Rachen und Ösophagus in ganz präziser zeitlicher Folge aktiviert, koordiniert durch ein **Schluckzentrum in der Medulla oblongata.**

Im ersten Schritt werden die Atemwege verschlossen (Anheben des Gaumensegels, Anheben des Kehlkopfes, Verschluß des Kehldeckels), der obere Ösophagus-Sphinkter erschlafft, und durch Druckanstieg im Pharynx wird der Bissen in den Ösophagus befördert (Abb. 13-8).

Der weitere Ablauf des Schluckreflexes läßt sich am besten im Druckverlauf an verschiedenen Stellen des Transportweges verfolgen (Abb. 13-9). Nach der Erschlaffungsphase des oberen Ösophagussphinkters folgt an diesem Ort eine vorübergehende Tonussteigerung, die den Beginn der **Ösophagus-Peristaltik** darstellt: Nacheinander werden die Ösophagusabschnitte

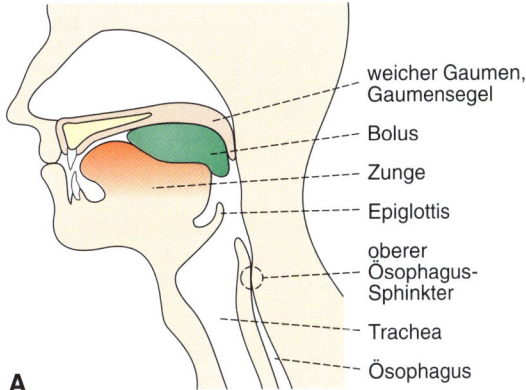

weicher Gaumen, Gaumensegel
Bolus
Zunge
Epiglottis
oberer Ösophagus-Sphinkter
Trachea
Ösophagus

A

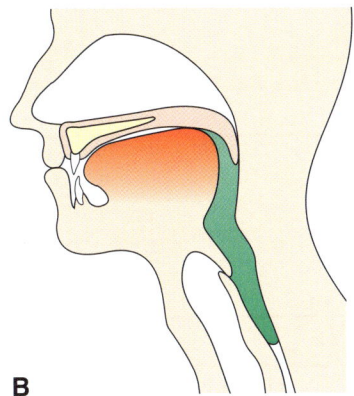

B

Abb. 13-8 Einleitung des Schluckaktes. A: *Die Zunge schiebt einen Bissen nach hinten in den Rachen. Dabei wird das Gaumensegel angehoben und der Rachenraum gegen die Nasenhöhle verschlossen.* **B:** *Im nächsten Schritt wird der Kehlkopf angehoben, was zusammen mit dem Druck des Bolus dazu führt, daß die Epiglottis zurückkippt und den Kehlkopf verschließt. Die gleichzeitige Erschlaffung des oberen Ösophagussphinkters ermöglicht das Weiterschieben des Bolus in den Ösophagus. (Modifiziert nach [19a].)*

durch nervale Steuerung vorübergehend aktiviert, so daß eine von oben nach unten weitergeleitete ringförmige Kontraktionswelle resultiert, die den Nahrungsbolus vor sich herschiebt. Im unteren Ösophagussphinkter wird mit Beginn des Schluckreflexes der Ruhetonus aufgehoben (durch inhibitorische Innervation), so daß der Bolus leicht in den Magen übertreten kann. Die peristaltische Kontraktionswelle ergreift am Ende auch den unteren Ösophagussphinkter und verschließt diesen wieder.

Nur in den beiden **Sphinkterzonen besteht in Ruhe ein ständiger Tonus,** der für die Abgrenzung der verschiedenen Abschnitte wichtig ist. Bei zu schwachem Tonus im unteren Öso-

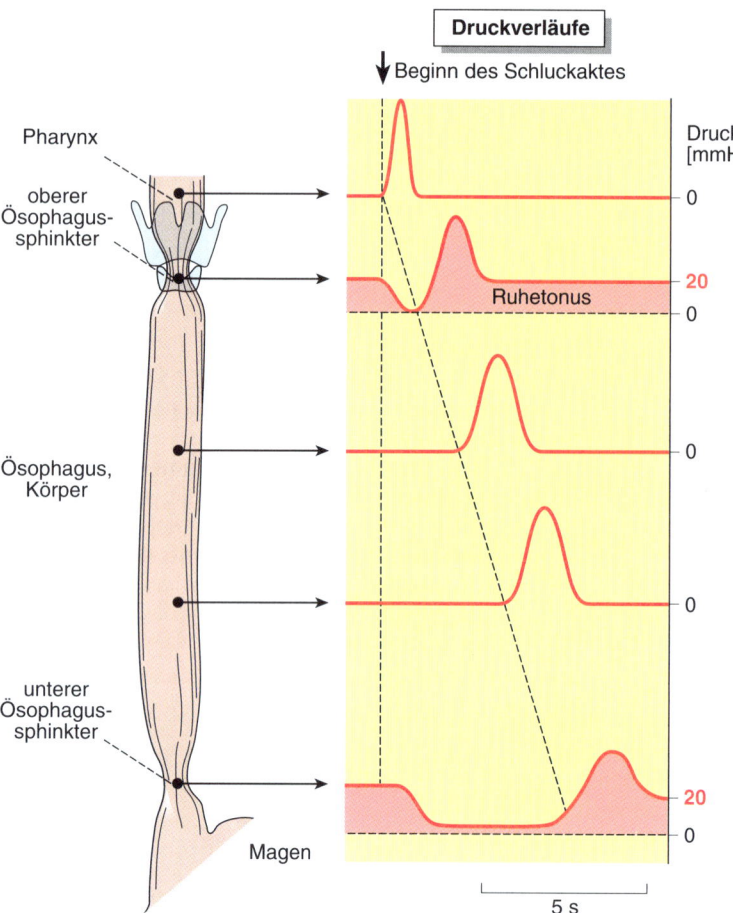

Druckverläufe

↓ Beginn des Schluckaktes

Pharynx

oberer Ösophagussphinkter

Ösophagus, Körper

unterer Ösophagussphinkter

Magen

Druck [mmHg]

Ruhetonus

0

20
0

0

0

20
0

5 s

Abb. 13-9 Druckverläufe beim Schluckakt, an den verschiedenen markierten Meßorten mittels intraluminaler Drucksonde bestimmt. Zu Beginn erfolgt eine Kontraktion der Pharynxmuskulatur, die bei gleichzeitiger Erschlaffung des oberen Ösophagussphinkters den Bolus in den Ösophagus schiebt. Die Kontraktion setzt sich systematisch distalwärts fort, erkennbar an den zeitlich verschobenen Druckanstiegen an den verschiedenen Meßorten. Es entsteht eine peristaltische Welle, die den Bolus vor sich her in den Magen befördert, was durch die frühzeitige Erschlaffung des unteren Ösophagussphinkters ermöglicht wird.

phagusssphinkter kommt es zu einem Rückfluß von saurem Magensaft in den Ösophagus, was zu Sodbrennen und Entzündung des Ösophagus (Reflux-Ösophagitis) führt. Bei zu hohem Tonus dieses Sphinkters und Störungen im Erschlaffen während des Schluckreflexes können erhebliche Schluckstörungen auftreten (Ösophagus-Achalasie).

Das obere Drittel des Ösophagus enthält quergestreifte Muskulatur. Nach distal findet sich ein Strukturwandel mit zunehmendem Übergang zu glatter Muskulatur.

Die **Peristaltik des Ösophagus** ist nerval gesteuert (im Gegensatz zur myogenen Peristaltik im Magen und im Ureter). Wird an einer Stelle des Ösophagus die über den N. vagus vermittelte Innervation unterbrochen, so kann die peristaltische Welle nicht mehr zu den distaleren Partien weiterlaufen.

Trinkt man in aufrechter Körperposition Wasser, so ist der Transport durch den Ösophagus nicht an die Peristaltik gebunden. Nach Eintritt in den Ösophagus läuft das Wasser, unterstützt durch die Schwerkraft, rasch durch den Ösophagus in den Magen, während der Transport eines breiigen Bissens durch die Peristaltik etwa 5 s erfordert. Schluckt ein Mensch Wasser in Kopfstand-Haltung, so reicht die schwache Kraft der Peristaltik nicht aus, die gesamte Flüssigkeit in den Magen zu befördern. Die Pharynx-Drücke ermöglichen es auch in dieser Position, mehrfach Wasser zu schlucken, wobei sich der Ösophagus zunehmend mit Wasser füllt und schließlich auch Flüssigkeit in den Magen befördert wird.

Die **Ösophagus-Manometrie** gehört heute zu den Routinemethoden bei der gastroenterologischen Diagnostik. Dabei wird eine zunächst bis in den Magen eingeführte Drucksonde allmählich zurückgezogen, so daß man den Ruhedruck und den Ablauf der Peristaltik an den verschiedenen Orten messen kann, ähnlich wie in Abbildung 13-9 dargestellt.

Bei der **Achalasie** findet man eine hochgradig gestörte Motilität des Ösophagus, mit erhöhtem

Ruhetonus im unteren Ösophagussphinkter und gestörtem Verlauf der Peristaltik. Die Dichte der Ganglienzellen im Plexus myentericus ist reduziert, wodurch wahrscheinlich die inhibitorische Innervation der Sphinkterzone besonders beeinträchtigt ist.

Klinisches Beispiel. Eine 52jährige Patientin kommt in die Klinik, nachdem sie zuvor wegen „nervöser Schluckbeschwerden" von drei Hausärzten, zwei Psychotherapeuten und einem Psychiater behandelt worden war. Sie war außerdem lungenfachärztlich wegen wiederholter Atemwegsinfektionen und „Schatten auf der Lunge" untersucht und therapiert worden. Jetzt war röntgenologisch eine Verbreiterung des Mediastinums bei weiterhin bestehenden Schluckbeschwerden und „Erbrechen unverdauter Nahrung" aufgefallen. Die Patientin hatte 12 kg an Gewicht verloren. Die Einweisung erfolgte unter Tumorverdacht. – Endoskopisch fiel ein armdicker, bewegungsarmer Ösophagus mit Retention von 1,1 l Speise- und Sekretresten auf. Der Übergang zum Magen war konstant enggestellt, ließ sich aber mit dem Endoskop überwinden. Da endoskopisch der Tumorverdacht nicht bestätigt werden konnte, erfolgte die weitere Untersuchung der Ösophagusfunktion mittels Manometrie, die charakteristische

Störungen der Motorik zeigte (im unteren Ösophagussphinkter erhöhter Ruhetonus und unzulängliche Erschlaffung beim Schlucken). Nach einmaliger pneumatischer Dilatationsbehandlung im Bereich des unteren Ösophagussphinkters wurde die Patientin von ihrer Regurgitation vollständig befreit, geringe Schluckstörungen traten nur noch weniger als einmal pro Woche auf. Die Patientin glich ihren Gewichtsverlust binnen zwei Monaten völlig aus. (Nach [6].)

13.7 Verdauung im Magen
13.7.1 Motorik des Magens

Der Magen hat drei motorische Funktionen wahrzunehmen (Abb. 13-10):
- **Speicherung der aufgenommenen Speise.** Dafür ist der proximale Magen zuständig (Fundus und Corpus), dessen Kapazität durch Abstufung der **tonischen Kontraktion** in dieser Region reguliert werden kann. Die Fundusmuskulatur besitzt einen basalen Tonus, der myogener Natur ist. Nervale und humorale Faktoren können den Tonus steigern. Be-

13

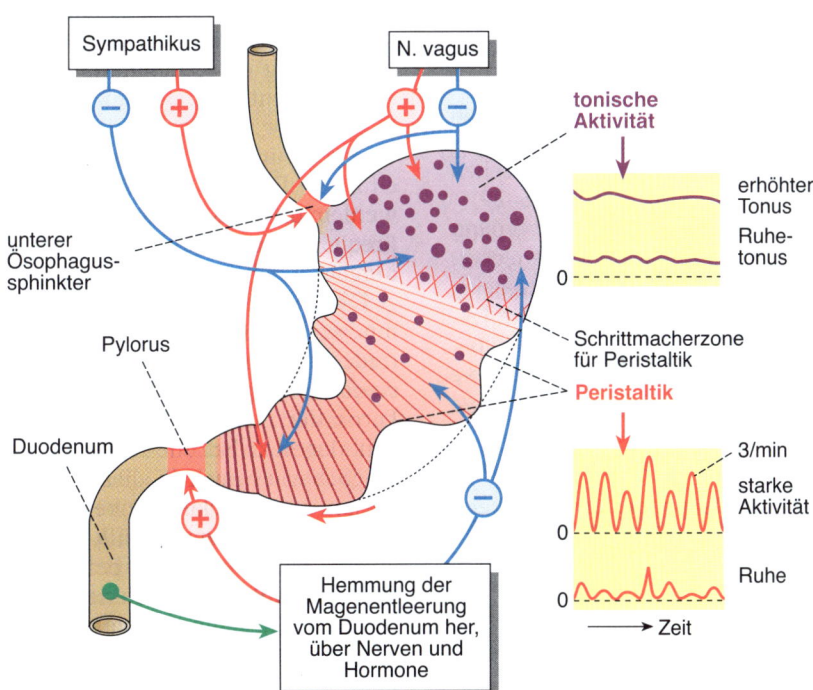

Abb. 13-10 *Schema zur* **Motorik des Magens.** *Im proximalen Magen dominieren tonische Kontraktionen (violette Punkte), im distalen Magen phasisch-rhythmische (hellrote Striche), die in Form peristaltischer Wellen ablaufen. Im mittleren Drittel gehen die beiden Kontraktionsformen ohne scharfe Grenze ineinander über. Die Schrittmacherzone für die Peristaltik liegt im oberen Corpusbereich. Dort startet die Peristaltik in Form einer leichten Einschnürung, die im Fortschreiten nach distal immer kräftiger wird. Großzügig sind die wichtigsten äußeren Einflüsse eingetragen, wobei die Mechanismen durch Beteiligung des enterischen Nervensystems mit vielen Transmittern und durch Hormone sehr komplex sind.*

sonders wichtig ist die durch den Vagus vermittelte cholinerge Innervation.

Hemmung des Tonus wird vor allem durch inhibitorische Innervation ausgelöst (wichtigste Transmitter wohl NO und VIP). Über diesen Mechanismus wird bei jedem Schluckakt eine leichte Erschlaffung ausgelöst (rezeptive Relaxation), und die bei Nahrungsaufnahme auftretende Magendehnung führt über einen vago-vagalen Reflex zu einer Erschlaffung, die automatisch für eine Kapazitätsvergrößerung sorgt (**adaptive Relaxation** oder Akkommodation, vgl. Abb. 13-5).

- **Durchmischung und Zerkleinerung der Speise.**
Dafür ist vor allem die phasisch-rhythmische Aktivität des Magens, die **Peristaltik** zuständig, die sich im distalen Magen abspielt (Corpus und Antrum), wobei tonische und phasische Bewegungsfunktionen im Corpusbereich ohne scharfe Grenze ineinander übergehen.

Wichtig ist das Zusammenspiel mit Fundustonus und Pylorusaktivität. Der Fundustonus sorgt für die Füllung des distalen Magens. Bei starker Pyloruskontraktion ist die Magenperistaltik nicht in der Lage, Speisebrei ins Duodenum weiterzubefördern. Die Peristaltik bewirkt dann eine reine Durchmischungs- und Mahlbewegung. Basis der Peristaltik ist ein myogener, basaler elektrischer Rhythmus (der zur Gruppe der basalen organspezifischen Rhythmen gehört, vgl. Abb. 6-28 und 6–29).

Von der Schrittmacherzone im Übergang vom Fundus zum Corpus werden die elektrischen Erregungen myogen distalwärts geleitet, wobei sie an Stärke zunehmen. Die Frequenz der Peristaltik bleibt unter Normalbedingungen konstant bei 3/min, während die Stärke der Kontraktion durch viele humorale und nervale Faktoren reguliert wird.

- **Weiterbeförderung des Speisebreies (Magenentleerung).**
Diese Funktion wird durch das Zusammenspiel der drei motorischen Komponenten – Fundustonus, Peristaltik und Pylorustonus – bestimmt. Der Tonus des proximalen Magens sorgt wieder für die Füllung des Antrums. Die Peristaltik läuft in gleicher Weise ab, wie bei der Durchmischung beschrieben. Der Öffnungsgrad des Pylorus entscheidet dann, welcher Anteil des mit einer peristaltischen Welle herantransportierten Speisebreies ins Duodenum weiterbefördert und welcher Anteil wieder zurückgeworfen wird.

Im Normalfall tritt nur ein kleiner Anteil ins Duodenum über, und der weitaus größere Teil wird zurückgeworfen. Durchmischungs- und Transportfunktion laufen also gleichzeitig ab und werden durch den gleichen Motor Peristaltik angetrieben, wobei vor allem der Pylorustonus entscheidet, welche Komponente jeweils überwiegt.

Beim Ingangsetzen der Verdauungstätigkeit wirken die Dehnung des Magens sowie nervale und hormonale Faktoren mit.

Beim Menschen wird mit jedem peristaltischen Aktivierungszyklus ein **Plateau-Aktionspotential** ausgelöst (Abb. 6-33), das in vieler Hinsicht dem Aktionspotential des Herzmuskels ähnlich ist. In Ruhe ist die Aktivierbarkeit der für die Kontraktion verantwortlichen Calcium-Kanäle sehr gering, das Aktionspotential löst nur eine schwache, oft kaum erkennbare Kontraktion aus. Erst mit äußerer Stimulation durch nervale und hormonale Faktoren (vor allem cholinerge Innervation über den Transmitter Acetylcholin) wird die Amplitude der Kontraktionswellen verstärkt: Die Plateaukomponente des Aktionspotentials wird größer, oft ist das Plateau von Calcium-Spikes überlagert, und die Amplitude der Kontraktion wächst mit Verstärkung der Calcium-abhängigen Membranereignisse entsprechend an.

Die Schwäche der Kontraktion in Ruhe ist der Grund dafür, daß bei Druckmessungen im Magen einzelne Erregungswellen gar nicht erkennbar werden. So kann der Eindruck entstehen, daß die Frequenz der Peristaltik bei motorischer Ruhe des Magens nur 1–2/min beträgt (vgl. Abb. 13-10).

Die elektrische Aktivität des Magens läßt sich mit dem **Elektrogastrogramm** erfassen. Die elektrische Aktivität des Magenantrums ist bei Ablauf einer peristaltischen Erregungswelle so gut synchronisiert, daß sich von den Bauchdecken ein Bild der elektrischen Aktivität ableiten läßt, ganz ähnlich wie beim EKG. Man erkennt dann beim Gesunden den ganz regelmäßigen Verlauf der elektrischen Erregung mit 3/min.

Bei Magenerkrankungen gibt es vielfältige **Störungen.** So gibt es beispielsweise Steigerungen der peristaltischen Frequenz (Tachygastrie), die erhebliche Entleerungsstörungen verursachen können, vor allem wenn hochfrequente Schrittmacherareale im distalen Magen liegen, die eine retrograde Peristaltik auslösen können.

Die Geschwindigkeit der **Magenentleerung** nach einer Mahlzeit hängt stark von der Zusammensetzung der Nahrung ab. Isotonische Flüssigkeit wird in weniger als 1 h entleert, während die Verweildauer von festen und fettreichen Speisen bis zu 6 h ansteigen kann (Abb. 13-2). Folgende Faktoren sind entscheidend:
- **Konsistenz der Nahrung.** Feste und grobe Nahrung verweilt länger als Flüssigkeit.
- Mit zunehmender **Osmolarität** einer Flüssigkeit nimmt auch die Verweildauer zu.
- **Qualität und Energiegehalt der Nahrung.** In der Folge Kohlenhydrat – Eiweiß – Fett erhöhen die verschiedenen Nahrungsstoffe zunehmend die Entleerungszeit. Das besonders energiereiche und schwer verdauliche **Fett verzögert am stärksten die Magenentleerung.**

Die verschiedenen Einflüsse auf die Magenentleerung sind unmittelbar verständlich. Der Magen soll dem Dünndarm einen gut verdaulichen, flüssigen Speisebrei liefern. Die Aufarbeitung einer groben Nahrung erfordert mehr Zeit als die Weiterleitung von Flüssigkeit. Vor allem aber hat der Magen die Weitergabe des Chymus an die Verdauungs- und Absorptionskapazität des Dünndarms anzupassen. Dies ist nur durch Rückkopplungen vom Duodenum her möglich (Abb. 13-10).
- Je mehr **Säure** ins Duodenum übertritt, desto mehr wird die Magenentleerung gehemmt.
- **Hyperosmolarität** im Duodenum hemmt die Magenentleerung.
- **Fett bzw. Fettsäuren** im Duodenum führen zu starker Hemmung der Magenentleerung.

An der Rückkopplung vom Duodenum zum Magen sind sowohl nervale als auch hormonale Mechanismen beteiligt. Hemmend wirken vor allem die im Duodenum gebildeten Hormone Sekretin, Cholecystokinin und GIP.

In der Frühzeit der Erforschung der gastrointestinalen Hormone hatte man festgestellt, daß ein Extrakt der Dünndarmschleimhaut die Magenentleerung hemmt und deshalb ein Hormon „Enterogastron" postuliert. Nach heutiger Kenntnis gibt es kein spezifisches Hormon dieser Art, sondern im **Zusammenwirken mehrerer Duodenalhormone** mit größerem Wirkungsspektrum wird auch diese Funktion wahrgenommen.

Bei operativer Entfernung des Magens (**Gastrektomie**) kann es zu überstürzter und unkontrollierter Magenentleerung kommen, wobei starke Allgemeinbeschwerden auftreten (**Dumping-Syndrom**): Übertritt von hyperosmolarem Chymus in den Dünndarm führt zu einem raschen osmotischen Ausgleich durch Wasserabgabe ins Darmlumen. Starke Verschiebungen dieser Art führen zu plötzlicher Reduktion des Blutvolumens mit Zeichen der Kreislaufschwäche (Herzklopfen, Schwindel, Schweißausbrüche).

Dem **Erbrechen** liegt ein komplexes motorisches Muster zugrunde, das durch die Medulla oblongata koordiniert wird.

Kontraktionen von Zwerchfell, Bauchdecken und Thorax wirken mit Erschlaffung der Sphinkteren und Kontraktionen des Magens in richtiger zeitlicher Folge so zusammen, daß Mageninhalt entleert wird. Durch Retroperistaltik im Dünndarm und Erschlaffung des Pylorus kann auch Galle und Darminhalt mit entleert werden.

Erbrechen ist vor allem ein Schutzreflex, mit dem verdorbene Speisen wieder ausgeworfen werden. Es gibt aber auch andere Situationen, die Erbrechen auslösen können: „Seekrankheit" über die Gleichgewichtsorgane; Schwangerschaftserbrechen, bedingt durch die besondere hormonale Situation.

13.7.2 Sekretion des Magensaftes

Die Magenschleimhaut sezerniert täglich etwa 2 l Verdauungssaft. Bei schwacher Ruhesekretion ist der **Magensaft** etwa neutral. Bei Stimulation während der Verdauungstätigkeit wird von den Magendrüsen im Fundus- und Corpusbereich ein stark saures (**pH-Wert um 2**) und enzymreiches Sekret abgegeben, das vor allem **Salzsäure** (in den Belegzellen gebildet) und **Pepsine** (in den Hauptzellen gebildet) zur Eiweißverdauung enthält. Daneben wird im gesamten Magen ständig **Schleim** sezerniert (in den oberflächlichen Nebenzellen), der dem Schutz der Schleimhaut und der Gleitfähigkeit der Speisen dient. Darüber hinaus wird der für die Absorption von Vitamin B_{12} erforderliche **Intrinsic factor** gebildet (in den Belegzellen).

Die **Salzsäure hat vier Aufgaben:**
- Denaturierung des Eiweißes,
- Einstellung des pH-Optimums für das Pepsin,
- Abtötung von Bakterien,
- Anregung der Pankreassekretion nach Übertritt des sauren Chymus in das Duodenum.

Die verschiedenen Pepsine werden als Vorstufen (Pepsinogen) in den Magendrüsen sezerniert und im sauren Magensaft aktiviert (pH-Optimum 2 bis 3). Die Pepsine spalten Proteine in Polypeptide, die weitere Zerlegung erfolgt im Dünndarm.

13

Die **H⁺-Sekretion** ist eine bewundernswerte Zelleistung. Die Belegzelle verfügt über ein intrazelluläres Kanälchensystem, das sich zur luminalen Seite hin öffnet – es ist gewissermaßen eine Einstülpung der luminalen Membran zur Vergrößerung der sezernierenden Membranfläche. In diese Membran ist ein spezielles Transportprotein eingelagert, das primär-aktiv (d.h. unter Spaltung von ATP) Protonen ins Lumen befördert, im Austausch gegen K⁺. Diese aktive H⁺-K⁺-Pumpe sezerniert nahezu plasmaisotone Salzsäure (pH-Wert etwa 1). Sie ist somit in der Lage, einen H⁺-Gradienten von 1:1 000 000 zu erzeugen! Dabei fallen intrazellulär gesteigert Bicarbonat-Ionen an, die ins Interstitium und damit ins Blut gelangen. Seit einigen Jahren steht ein spezifisches Medikament zur Verfügung, das die Protonenpumpe der Belegzellen hemmt. Dieser **Protonenpumpenblocker** wird mit Erfolg bei Ulkuspatienten (Magen- und Duodenalgeschwüre) zur Dämpfung der überschießenden Säurebildung eingesetzt.

Die Bildung einer so aggressiven Salzsäure erfordert wirksame **Schutzmechanismen,** damit die Schleimhaut nicht angegriffen und zerstört wird. Dazu dient die Schleimbildung in Verbindung mit einer Bicarbonatsekretion der schleimbildenden Zellen. So kann die in die Schleimschicht eindringende Salzsäure abgepuffert werden.

In der Antrumregion sind in das Schleimhautepithel spezialisierte endokrine Zellen eingelagert, die **Gastrin** bilden (G-Zellen). Dieses Hormon wird auf der Basalseite der Zellen ins Interstitium abgegeben und gelangt so ins Blut, und auf dem Blutweg erreicht es schließlich auch die Magendrüsen der Fundus-Corpus-Region, wo es die Säuresekretion stimuliert (und auch die Enzymsekretion der Hauptzellen).

An der **Regulation der Magensaftsekretion** sind viele Prozesse beteiligt (Abb. 13-11). Man unterscheidet drei Phasen der Sekretion:

- Die **nervale Phase** (kephale Phase) wird vom Zentralnervensystem über den **N. vagus** gesteuert. Auf diesem Wege können psychische und emotionale Einflüsse die Magensekretion fördern. Auch reflektorische Effekte über Geruch und Geschmack verlaufen über diesen Weg und können so schon die Sekretionsprozesse einleiten, ehe die Nahrung den Magen erreicht (Appetitsaft). Cholinerge Fasern des Vagus stimulieren einerseits direkt die Sekretion in den Magendrüsen; andererseits innervieren sie die G-Zellen und lösen eine Gastrinbildung aus, was die Saftsekretion weiter fördert.
- Von zentraler Bedeutung sind die im Magen selbst ablaufenden, organeigenen Regulationsprozesse, die **gastrische Phase.** Stimulie-

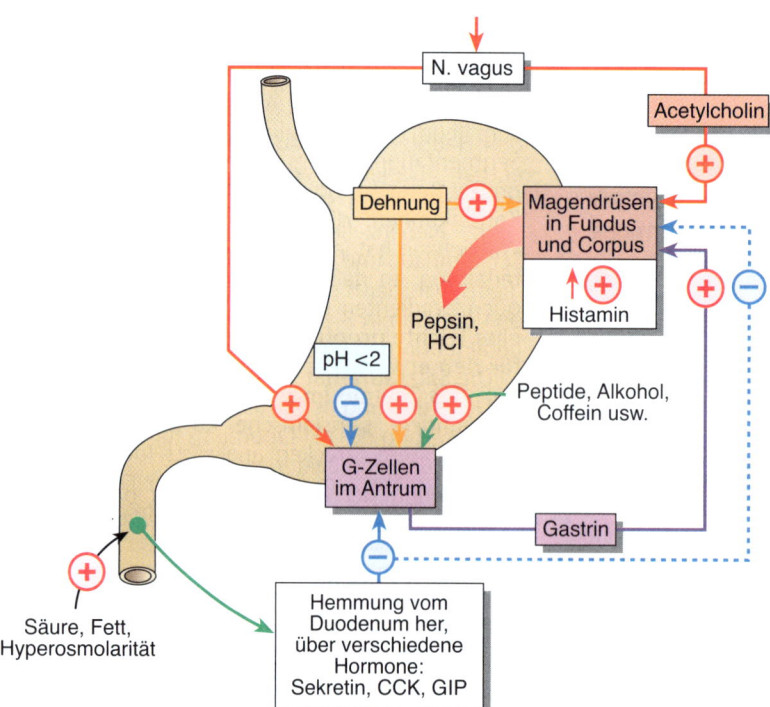

Abb. 13-11 *Schema zur Regulation der Sekretionsprozesse im Magen. Erläuterungen im Text.*

rend auf die Saftsekretion wirkt die **Dehnung des Magens,** sowohl über einen direkten Effekt als auch über eine Stimulation der Gastrinzellen. Darüber hinaus fördern **chemische Faktoren** die Sekretion, insbesondere Eiweißspaltprodukte, aber auch andere Stoffe wie **Alkohol** und **Coffein.** Diese Einflüsse laufen überwiegend oder ausschließlich über die Stimulierung der G-Zellen. **Histamin** wird in Mastzellen der Magenschleimhaut gebildet und hat einen starken stimulierenden Effekt auf die Säuresekretion (über H_2-Rezeptoren; H_2-Rezeptorenblocker werden klinisch zur Dämpfung der Säuresekretion eingesetzt).

Außerordentlich wichtig sind inhibitorische Prozesse, die einen **Schutz gegen überstarke Säurebildung** darstellen. Diesem Zweck dient die Hemmung der G-Zellen durch starke Säuerung. Bei einem pH-Wert unter 2 im Antrumbereich wird die Gastrinausschüttung gehemmt. So wird die Einstellung des pH-Wertes im Magen zu einem geschlossenen Regelkreis.

- Im Rahmen der **intestinalen Phase** gibt es auch noch gewisse fördernde Einflüsse auf die Sekretion (über Gastrinzellen, die sich noch in der Duodenalschleimhaut finden). Wesentlich wichtiger aber sind hemmende Rückkopplungen zum Magen. Die Situation ist ähnlich wie bei der motorischen Rückkopplung zum Magen (vgl. Abschn. 13.7.1).

Säure, Hyperosmolarität und Fette bzw. freie Fettsäuren stimulieren die Bildung verschiedener Hormone in der Duodenalschleimhaut, die hemmend auf die Saftsekretion des Magens zurückwirken. Besonders wichtig sind die Hormone **Sekretin, Cholecystokinin (CCK) und GIP** (gastric inhibitory peptide). Auch nervale Mechanismen sind beteiligt.

Die sympathische Innervation spielt eine geringere Rolle als die parasympathische. Sie entfaltet überwiegend inhibitorische Wirkungen, z. B. über eine Hemmung von Neuronen im ENS.

Die komplizierten Regulationsprozesse für die Säuresekretion sind störanfällig. Es kann zu einer **Schleimhautentzündung** (Gastritis) kommen, oder zu umschriebenen Defekten der Schleimhaut (Magen- und Zwölffingerdarmgeschwüre, Ulcus ventriculi bzw. Ulcus duodeni), vgl. Abschnitt 13.3 mit klinischem Beispiel.

Die gastrinbildenden Zellen können zu Tumoren entarten **(Gastrinom;** Zollinger-Ellison-Syndrom). Die damit verbundene exzessive Gastrin-

bildung führt zu ständiger überhöhter Säuresekretion im Magen. Dies ist unter anderem mit Geschwürbildung in Magen und Duodenum verbunden.

13.8 Dünndarm, Pankreas und Leber/Galle

Der Dünndarm ist der Hauptort für die chemische Aufarbeitung und Absorption der Nahrungsstoffe. Die Dünndarmschleimhaut selbst sezerniert 2–3 l Flüssigkeit täglich. Zusätzlich werden am Anfang des Duodenums noch etwa 1,5 l Pankreassaft und 0,5 l Galle in den Darm geleitet (vgl. Abb. 13-2). Die innere Oberfläche des Darmrohrs ist durch Bildung von Falten und Zotten, und vor allem durch die Mikrovilli des Bürstensaums vielfach vergrößert. Man schätzt die Absorptionsoberfläche des 3 m langen Dünndarms auf 200 m^2.

Die **Motorik des Dünndarms** hat die spezifischen Aufgaben dieses Darmabschnittes zu fördern. Durch ständige Durchmischung des Chymus ist für eine gute Verteilung der mit den Sekreten eingeleiteten Enzyme zu sorgen, zugleich soll ein guter Kontakt mit der absorbierenden Schleimhaut hergestellt werden. Dafür soll der Inhalt gleichmäßig, aber keineswegs zu schnell durch den Darm befördert werden, eine Verweildauer von 1–2 h ist erwünscht.

Dies alles besorgt die **Segmentations- und Pendelrhythmik,** die auf einem spontanen Rhythmus der glatten Darmmuskulatur basiert. Die Eigenfrequenz fällt vom Duodenum (12/min) zum Ileum hin ab (8/min; Frequenzgradient). Die Segmentationsbewegungen erscheinen bei grober Betrachtung als lokale, nicht fortgeleitete Kontraktionen, die lediglich durchmischen. In Wirklichkeit hat jede Welle die Tendenz zur Weiterleitung, so daß in Verbindung mit dem Frequenzgradienten für jede **Segmentationswelle eine leichte propulsive Wirkung resultiert, die für den erwünschten langsamen Weitertransport des Chymus im Dünndarm** ausreicht.

Häufigere peristaltische Kontraktionen, die über größere Strecken analwärts fortschreiten, gehören nicht zum Normalbild der Dünndarmmotorik. Sie werden eher bei übersteigerter Motorik mit Durchfall gesehen.

In den Grundprozessen ist die Segmentationsrhythmik des Dünndarms der Magenperistaltik sehr ähnlich. Nur sind im Dünndarm die Bedingungen für die myogene Weiterleitung nicht so gut,

13

und die spontane Erregungsbildung ist an allen Stellen so stark, daß eine proximal entstehende, analwärts weitergeleitete Erregung bald mit einer distal entstandenen Erregung kollidiert und ausläuft. Durch den Gradienten in der Eigenfrequenz ist der proximale Teil statistisch etwas im Vorteil, so daß im Mittel ein leichtes aborales Fortschreiten der Segmentationsrhythmik resultiert.

Das **Pankreassekret** hat für die Neutralisierung des sauren Magensaftes zu sorgen und enthält für diesen Zweck sehr viel **Bicarbonat**. Darüber hinaus liefert es **viele Enzyme** für die Spaltung von Kohlenhydraten, Fett (Lipase) und Eiweiß (Peptidasen, als Vorstufen sezerniert und im Darm aktiviert). Es gibt auch hier eine kephale

Phase (über den N. vagus) und eine gastrische Phase, aber der Schwerpunkt der Regulation liegt doch bei den in spezifischen endokrinen Zellen der Duodenalschleimhaut gebildeten Hormonen **Sekretin** und **Cholecystokinin (CCK)**.

Sekretin veranlaßt die Bicarbonat-Sekretion, wie oben bereits beschrieben (Abschn. 13.2 und Abb. 13-6). Das pH-Optimum für die Enzyme des Dünndarms liegt bei 7–8.

Für die **Enzymsekretion des Pankreas** sorgt vor allem das **Cholecystokinin (CCK)**, dessen Freisetzung durch die ins Duodenum gelangenden Nahrungsstoffe (vor allem Fettsäuren) stimuliert wird. Das aus dem Trypsinogen des Pankreassaftes im Dünndarm aktivierte Trypsin hemmt die CCK-Abgabe, so daß auch hier, wie

13

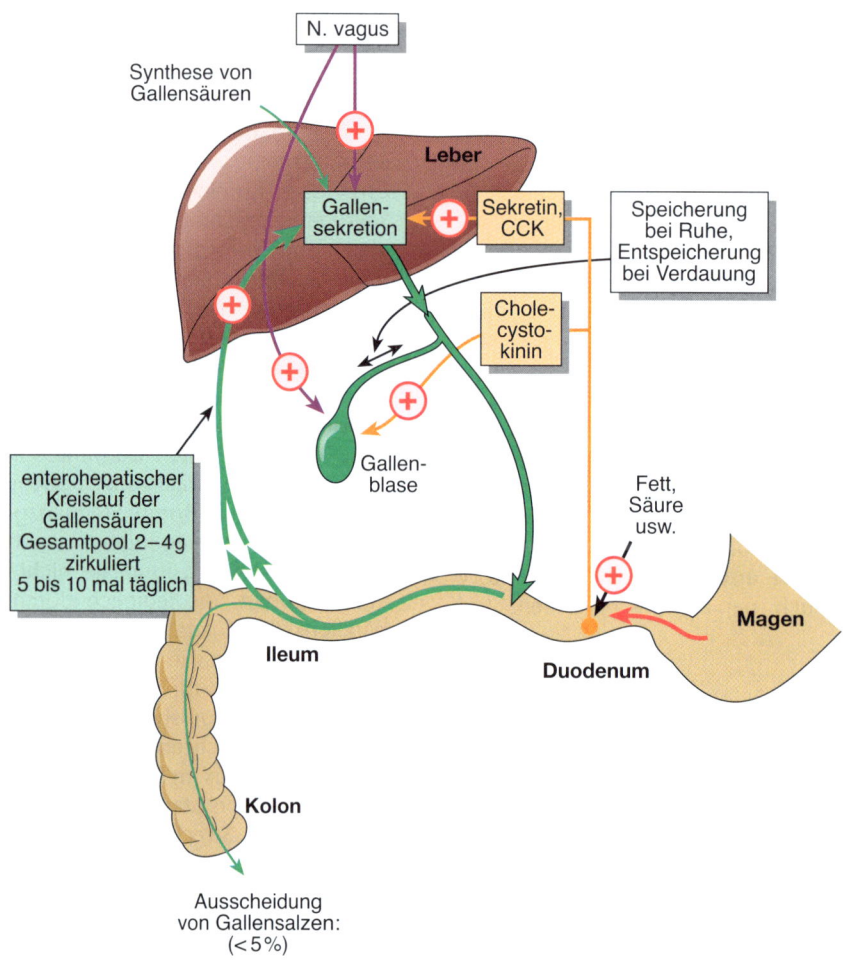

Abb. 13-12 *Schema zum **enterohepatischen Kreislauf der Gallensäuren.** Mit Eintritt von saurem Chymus in das Duodenum wird über duodenale Hormone eine Kontraktion der Gallenblase ausgelöst und die Gallebildung in der Leber stimuliert. Die ins Duodenum sezernierten Gallensäuren werden fast voll-* *ständig im terminalen Ileum rückresorbiert und über die Portalvene der Leber zu erneuter Sekretion zugeführt, wobei sie zugleich den stärksten Reiz zur Erhöhung der Sekretionsrate darstellen.*

beim Sekretin, ein geschlossener Regelkreis entsteht.

Die von der Leber sezernierte **Galle fördert die Fettverdauung,** indem die Gallensäuren die Emulgierung der Fette fördern und Mizellen bilden, die die schlecht wasserlöslichen Lipide inkorporieren. Da die Leber kontinuierlich Galle sezerniert, wird das Sekret in den Ruhephasen in der Gallenblase gespeichert und isoton eingedickt (Wasser- und Salzresorption, Konzentrierung der spezifischen Gallenbestandteile). So gelangen nur etwa 0,5 l Galle täglich in den Darm, bei einer Bildungsrate in der Leber von rund 1 l pro Tag (vgl. Abb. 13-2).

Gelangt Chymus ins Duodenum, so wird

- eine **Kontraktion der Gallenblase** ausgelöst, vermittelt vor allem über das duodenale Hormon **Cholecystokinin (CCK).** Auch parasympathische Nerven können die Gallenblasenkontraktion fördern.

    Die wirksamsten Reize zur Ausschüttung von CCK sind Fett, Eigelb und Sulfat-Ionen. Ferner wird

- die **Sekretionsrate der Leber** gesteigert (bis zum 5fachen des Basalwertes). Dies wird einmal über **Sekretin** und **CCK** bewirkt, und zum anderen durch die **Gallensäuren,** die im Ileum rückresorbiert werden und einen besonders starken Stimulus zur Sekretionsförderung darstellen (**enterohepatischer Kreislauf der Gallensäuren,** vgl. Abb. 13-12).

Mit der Gallensekretion nimmt die Leber auch eine Ausscheidungsfunktion wahr. **Bilirubin,** das Abbauprodukt des Hämoglobins, wird auf diesem Wege eliminiert.

Das primäre Gallensekret wird von den Leberzellen gebildet. Es ist isoton und enthält neben den Gallensäuren noch Gallenfarbstoffe, Cholesterin, Phospholipide und verschiedene Enzyme. Auf dem Weg durch die kleinen Gallengänge erfolgt noch sekundär eine bicarbonatreiche Sekretion, die von Sekretin stimuliert wird, ganz ähnlich wie im Pankreas. CCK und Gallensäuren fördern die Primärsekretion.

Die Ausscheidungsfunktion der Leber wird diagnostisch genutzt. Jodhaltige Kontrastmittel, die in die Galle abgegeben werden, ermöglichen eine **Röntgendarstellung der Gallenwege und der Gallenblase.**

Inhaltsstoffe der Gallenflüssigkeit können ausfallen und **Gallensteine** bilden. Am häufigsten sind **Cholesterinsteine.** Gallensteine können den Ausführungsgang verlegen und den Abfluß der Galle blockieren (**Verschlußikterus**). Dadurch tritt Bilirubin ins Blut über und von dort aus in die Haut, die sich gelb färbt (**Gelbsucht, Ikterus**). Da das Bilirubin mit seinen Abbauprodukten für die Braunfärbung des Stuhls verantwortlich ist, entfärbt sich bei Gelbsucht der Stuhl. Gelbsucht kann auch bei Funktionsstörungen der Leber auftreten (Hepatitis).

Die Leber synthetisiert primäre Gallensäuren (Cholsäure und Chenodesoxycholsäure) aus Cholesterin und sezerniert diese in konjugierter Form (mit Taurin oder Glycin). Im Darm entstehen daraus sekundäre Gallensäuren (Desoxycholsäure und Lithocholsäure). Zu über 95 % werden die Gallensäuren im terminalen Ileum aktiv rückresorbiert und über das Portalvenenblut wieder der Leber zugeführt.

Mit dem Zufluß der verschiedenen Verdauungssäfte sind im Dünndarm die Voraussetzungen für die Spaltung der Nahrungsstoffe und damit für ihre Absorption geschaffen.

Die **Verdauung der Kohlenhydrate** beginnt mit der Spaltung von Stärke durch Amylase des Speichels und wird durch Amylase des Pankreassaftes fortgesetzt. Die weitere Spaltung der Oligosaccharide erfolgt durch Oligosaccharidasen, die in der Bürstensaummembran der Dünndarmepithelzellen lokalisiert sind. Dort läuft auch die Absorption der Monosaccharide ab, und zwar sekundär-aktiv mit Na^+ (wie die Glucoseresorption in den Nierentubuli).

Die Verdauung der **Proteine** beginnt im Magen mit der Einwirkung der Pepsine des Magensaftes (Endopeptidasen, die die Proteine zu Polypeptiden spalten). Peptidasen des Pankreas (Trypsin und Chymotrypsin, im Dünndarm durch Enteropeptidase des Bürstensaums aus Vorstufen aktiviert) setzen die Spaltung fort. Die letzten Spaltungsschritte zu freien Aminosäuren, Di- und Tripeptiden erfolgen durch Oligopeptidasen des Bürstensaums. Die Absorption der Aminosäuren läuft wieder ähnlich wie in der Niere ab. Allerdings werden im Darm auch Di- und Tripeptide absorbiert, die großenteils intrazellulär hydrolysiert werden. Die enzymatische Kapazität der Darmsäfte ist so groß, daß der Ausfall der gastralen Pepsine keine größeren Störungen nach sich zieht.

Am kompliziertesten – und deshalb auch am anfälligsten gegen Störungen – ist die Verarbeitung der **Fette.** Hauptort der Fettverdauung ist der Dünndarm. Fette werden, unter Förderung der Gallensalze, zu kleinen Tröpfchen emulgiert,

13

so daß die verschiedenen **Lipasen des Pankreas** (im Darm aktiviert) eine gute Angriffsfläche haben. Die durch Spaltung entstehenden, nicht wasserlöslichen freien Fettsäuren, Mono- und Triglyceride bilden mit den Gallensalzen **gemischte Mizellen,** in die auch andere Lipide wie Cholesterin, Phospholipide und fettlösliche Vitamine eingelagert werden. Die kleinen Mizellen (bis 50 nm) können zwischen die Mikrovilli der Darmepithelien eindringen und stellen den für die Absorption wichtigen engen Kontakt zur Zellmembran her. Der letzte Absorptionsschritt ist einfach, weil sich die Lipide in der Lipidschicht der Membran lösen und so ohne Hilfe spezieller Carrier aufgenommen werden können. In der Zelle werden wieder Triglyceride synthetisiert und mit anderen Lipiden in **Chylomikronen** eingebaut, die die Zelle verlassen und über Lymphgefäße abtransportiert werden.

Das im Dünndarm absorbierte **Cholesterin** stammt großenteils aus der Galle und aus abgestoßenen Enterozyten. Mit zunehmender Cholesterinaufnahme durch die Nahrung wird die Absorption von Cholesterin gebremst. Das ist wichtig, da zu hohe Cholesterinspiegel die Arteriosklerose begünstigen. Es gibt Medikamente, die die Aufnahme von Cholesterin hemmen. Da Cholesterin großenteils in der Leber gebildet wird, haben solche Maßnahmen begrenzten Wert. Man entwickelt deshalb Medikamente, die die Cholesterinsynthese in der Leber hemmen.

Aufnahme von Wasser und Elektrolyten. Von den rund 10 l Wasser, die pro Tag in den Darm gelangen (vgl. Abb. 13-2), wird der größte Teil im Dünndarm absorbiert (6 l im Jejunum, 3 l im Ileum), 1 l im Kolon, und nur 0,1 l wird mit dem Kot ausgeschieden. Die Absorption erfolgt isoosmotisch. Abweichungen von der Isotonie im Chymus werden rasch im Duodenum durch Wassereinstrom oder -aufnahme korrigiert. Die Aufnahmemechanismen sind wieder denen im proximalen Nierentubulus sehr ähnlich: durch aktive Na^+-Absorption wird Wasser passiv mitgenommen (vgl. Kap. 14.8 und 14.9). Der Dünndarm verfügt auch über Transportprozesse für K^+, H^+, Cl^- und HCO_3^-, mit besonderer Verteilung im Verlauf des Darms.

Für spezielle Nahrungsbestandteile gibt es viele besondere Aufnahmemechanismen. **Phosphat** wird sekundär-aktiv mit Na^+ absorbiert. Für **Calcium** besteht ein starker elektrochemischer Gradi-

ent vom Darmlumen zum Zellinneren, so daß die Absorption passiv erfolgen kann, allerdings über ein spezielles Transportsystem. Vitamin-D-Hormon (Calcitriol) fördert die Calciumaufnahme. Recht kompliziert sind die Aufnahmeprozesse für **Eisen,** das größtenteils oder ausschließlich als Fe^{2+} absorbiert wird, und zwar im Duodenum. Transportproteine spielen dabei eine große Rolle (mukosales Transferrin im Enterozyten, Plasmatransferrin im Blut, teils Bindung an Ferritin im Enterozyten). Nur der geringere Teil des Nahrungseisens (meist nur 5–10 %) wird absorbiert. Bei erhöhtem Eisenbedarf nimmt der absorbierte Anteil zu, wobei die Mechanismen der Bedarfsanpassung nicht genauer bekannt sind.

Das **terminale Ileum** verfügt über spezielle Absorptionsmechanismen. Einmal für **Gallensäuren,** die sekundär-aktiv mit Na^+ aufgenommen werden. Zum anderen für **Vitamin B_{12}** (Cobalamin). Dieses Vitamin muß sich mit dem von der Magenschleimhaut gebildeten Intrinsic factor verbinden und kann nur in dieser Form im terminalen Ileum absorbiert werden, über eine rezeptorvermittelte Endozytose. Bei Darmoperationen ist darauf zu achten, daß diese Funktionen von keinem anderen Darmabschnitt übernommen werden können.

Bei Erkrankungen des Verdauungssystems kann die enzymatische Aufarbeitung der Nahrung gestört sein (**Maldigestion**), z. B. bei einer Insuffizienz des Pankreas, oder die Absorption (**Malabsorption**). Typisches Beispiel für letzteres ist die **einheimische Sprue** (Zöliakie, glutensensitive Enteropathie). Dabei kommt es durch eine Überempfindlichkeitsreaktion auf Gluten (Klebereiweiß in Weizen, Roggen, Gerste und Hafer) zu einem weitgehenden Abbau der Dünndarmzotten mit massiver Reduktion der absorbierenden Oberfläche und vielseitigen Störungen der Absorption. Am ehesten manifestiert sich die mangelhafte Fettverdauung (Fettstühle). Durchfälle, Abmagerung und Schwäche sind einige der Symptome.

Klinisches Beispiel. Ein Mädchen erkrankte im Alter von 5 Jahren an einer Gastroenteritis mit starken Durchfällen. Die Genesung verlief schleppend, es blieb eine Anfälligkeit mit Durchfallneigung zurück, die mit den Jahren eher stärker wurde. Im 7. Lebensjahr kamen Wachstum und Gewichtszunahme völlig zum Stillstand. Bei größerer Nahrungsaufnahme traten sofort wieder Durchfälle auf. Es wurden immer wieder Ärzte konsultiert, sowohl Kinderärzte als auch Ernährungsspezialisten. Es blieb bei allgemeinen Diät- und Schonkostempfehlungen, die alle keine Besserung erbrachten. Mit 12 Jahren wurde das Mädchen erneut in einer Universitätskinderklinik vorgestellt. Die physische Entwicklung war auf dem Stand von 7 Jahren stehengeblieben. Auch das Skelettalter (nach der Verknöcherung der Handwurzelknochen ermittelt) entsprach 7 Jahren. Man tröstete die Eltern, das Kind sei allgemein in der Entwicklung zurückgeblieben, das würde sich schon machen, schließlich sei auch die Mutter klein und zierlich. Ein der Familie befreundeter Internist äußerte dann den Verdacht, daß eine Gluten-Allergie vorliegen könnte. Darauf erfolgte die Einweisung in eine internistische Spezialabteilung, bei einem Alter von 13 Jahren. Die Röntgen-Kontrastdarstellung ergab einen stark vergrößerten Dünndarm (zur Kompensation des Zottenverlustes). Verschiedene Absorptionstests erbrachten deutliche Hinweise auf eine starke Einschränkung der Absorption. Der Stuhl enthielt reichlich Fett. Eine Probeentnahme von Dünndarmschleimhaut zeigte eine totale Zottenatrophie, so daß diagnostisch eine Zöliakie gesichert war. Strikte glutenfreie Ernährung führte innerhalb weniger Wochen zu völliger Gesundung. Über einige Jahre hinweg legte das Kind pro Monat 1 kg Gewicht zu und wuchs 1 cm, so daß noch eine Körpergröße von 164 cm erreicht wurde. Die Patientin hält bis heute (20 Jahre nach der Diagnose) strikte glutenfreie Diät ein. Bei kleinsten Diätfehlern, z. B. bei Fehlinformationen in Gaststätten, traten sofort Rückfälle auf. Die Diät muß wahrscheinlich lebenslang beibehalten werden.

13.9 Restverdauung im Dickdarm und Entleerung

Im Dickdarm herrscht insgesamt eine schwache Motorik, so daß die Verweildauer mehrere Stunden bis viele Tage betragen kann. Die organeigene Spontanrhythmik des Kolons ist mit etwa 6/min langsamer als im Dünndarm. Sie ist aber schwach und bewirkt keinen wesentlichen Weitertransport. Von Zeit zu Zeit treten schwächere peristaltische Wellen auf, aber auch Antiperistaltik (mit Rückwärtstransport) kommt vor, so daß eine gewisse Speicherfunktion für das Kolon resultiert. Der Weitertransport erfolgt vor allem durch **Massenbewegungen:** In längeren Abständen, oft Stunden, treten kräftige Kontraktionen auf, die aboralwärts fortschreitend eine größeren Abschnitt erfassen und so zu einer starken Verschiebung des Darminhalts analwärts führen. Charakteristisch ist auch die Förderung der Kolonmotorik nach einer Nahrungsaufnahme, der **gastrokolische Reflex.** Zu lange Verweildauern (Verstopfung) gelten als Risikofaktor für die Entstehung von Dickdarmkrebs. Der natürlichste Weg zu einer regelmäßigen Entleerung ist eine ballaststoffreiche Ernährung, da die Füllung des Darms ein wichtiger Reiz für die Motorik ist.

Das Kolon nimmt noch etwa 1 l Wasser täglich auf und dickt so den Inhalt ein. Nur rund 0,1 l Wasser wird mit dem Stuhl ausgeschieden. Hemmung der Flüssigkeitsabsorption ist ein Wirkprinzip bei Abführmitteln (z. B. Rizinusöl).

Der Dickdarm ist – im Gegensatz zum Dünndarm – von Bakterien besiedelt (überwiegend Anaerobier), die noch gewisse Verdauungsprozesse besorgen, z. B. Abspaltung von kurzkettigen Fettsäuren aus sonst unverdaulichen Ballaststoffen. Wichtig ist die bakterielle **Synthese von Vitamin K**, das von der Schleimhaut absorbiert wird. Darmgase (vor allem Wasserstoff, Methan und CO_2) entstehen durch bakterielle Gärungsvorgänge im Dickdarm.

Zusammen mit Sauerstoff bilden Wasserstoff und Methan ein explosibles Gemisch. Es sind Explosionen im Darmlumen mit tödlichem Ausgang beschrieben, die bei kolonoskopischer Entfernung von Polypen mittels Diathermie auftraten, wenn zuvor keine hinreichende Darmreinigung vorgenommen worden war.

Der Geruch der Darmgase wird durch Eiweißabbauprodukte wie Indol, Skatol, Mercaptane oder Schwefelwasserstoff hervorgerufen.

Das Rektum ist normalerweise leer. Werden Speisereste (Fäzes) vom Kolon ins Rektum weiterbefördert, so wird der **Defäkationsreflex** ausgelöst. Die Dehnung des Rektums ist der adäquate Reiz, der komplexe Reaktionen auslöst, an denen sowohl das somatische als auch das vegetativ-autonome Nervensystem beteiligt sind. Durch Erschlaffung der analen Sphinktermuskulatur und Kontraktion des Rektums kommt es schließlich zur Entleerung von 100–500 g Stuhl pro Tag (Näheres in Kap. 17).

13.10 Das Abwehrsystem des Darms

Man schätzt, daß sich etwa die Hälfte aller Abwehrzellen im Verdauungstrakt befinden, teils in Lymphfollikeln, teils diffus in der Schleimhaut verteilt als Lymphozyten, Plasmazellen und Makrophagen. Antigene gelangen über spezielle M-Zellen zu den Peyer-Plaques und aktivieren B-Lymphozyten, die zu IgA-bildenden Plasmazellen ausreifen und sich in der Schleimhaut niederlassen. Immunglobuline A werden ins Darmlumen abgegeben und entfalten dort spezifische Abwehrleistungen. Auch T-Lymphozyten wirken in der Schleimhaut mit. Daneben werden unspezifische Abwehrleistungen vollbracht: Abgabe von Lysozym mit dem Speichel, Abtötung von Erregern durch die Salzsäure des Magens und enzymatischer Abbau. Beim Neugeborenen wird der Verdauungstrakt durch IgA aus der Muttermilch geschützt.

13

FRAGEN

13.1 Ein Mensch wird kalorisch ausreichend, aber eiweißfrei ernährt. Trotzdem wird etwas Stickstoff im Harn ausgeschieden, woraus sich der tägliche Eiweißabbau errechnen läßt. Wieviel ist das, und wie nennt man diese Größe?

13.2 Erläutern Sie den Begriff Bilanzminimum bei der Eiweißaufnahme. Wie bestimmt man es?

13.3 Warum sollte die Nahrung auch Fett enthalten? Wieviel wird empfohlen?

13.4 Nennen Sie eine Vitamin-Mangelerkrankung und erläutern Sie diese.

13.5 Der Verdauungstrakt läßt sich in verschiedene Abschnitte untergliedern, die durch muskuläre Sphinkter gegeneinander abgegrenzt sind. Nennen Sie die Abschnitte, mit den wichtigsten Funktionen.

13.6 Der Verdauungstrakt hat sein eigenes, weitgehend autonomes Nervensystem. Beschreiben Sie die wichtigsten Merkmale.

13.7 Vielleicht hat in Ihrem Bekanntenkreis jemand Magen- oder Zwölffingerdarmgeschwüre gehabt. Wie kann es dazu kommen? Wissen Sie etwas über die therapeutischen Prinzipien?

13.8 Erläutern Sie die wichtigsten Grundregeln bei der Sekretion von Verdauungssäften, am Beispiel einer der großen Drüsen für diese Funktion.

13.9 Die Speise wird zunächst vom Mund aufgenommen. Was passiert dort?

13.10 Wie gelangt die Speise vom Mund in den Magen?

13.11 Wie sieht die Motorik des Magens bei der Verdauung aus?

13.12 Wie wird die Entleerung des Magens nach einer Mahlzeit reguliert?

13.13 Wie werden die sekretorischen Funktionen des Magens reguliert?

13.14 Was wissen Sie über die Grundprozesse der Säuresekretion im Magen?

13.15 Bei Übertritt des Chymus vom Magen in das Duodenum muß unter anderem der saure pH-Wert umgestellt werden. Beschreiben Sie die dabei ablaufenden Prozesse (als geschlossenen Regelkreis).

13.16 Zu den wichtigen Funktionen der Leber gehört die Gallensekretion. Welche Bedeutung hat sie, und wie wird sie reguliert?

13.17 Beschreiben Sie die wichtigsten Schritte bei der Verdauung und Absorption der Eiweiße.

13.18 Was wissen Sie über die Verdauung der Fette?

13.19 Im Verdauungstrakt wird unter anderem sehr viel Wasser aufgenommen. Wieviel ist das pro Tag? Wo erfolgt die Absorption, und welche Mechanismen sind dafür verantwortlich?

13.20 Die Absorptionsprozesse des Dünndarms laufen überwiegend in den proximalen Teilen ab. Zwei wichtige Absorptionsleistungen kann aber nur das terminale Ileum vollbringen. Welche sind das?

13.21 Beschreiben Sie die wichtigsten Funktionen des Dickdarms.

13.22 Der Verdauungstrakt hat unter anderem dafür zu sorgen, daß keine schädlichen Erreger mit der Nahrung in den Körper eindringen. Welche Prozesse stehen dazu zur Verfügung?

13.23 Bei einem Bekannten fällt Ihnen auf, daß die Haut ganz gelb erscheint. Was kann daran schuld sein?

ANTWORTEN

13.1 Es ist das absolute Eiweißminimum, und es beträgt 15 – 20 g/d.

13.2 Vgl. Abschnitt 13.1.1 und Abbildung 13-1.

13.3 Der Fettanteil in der Nahrung sollte etwa 25 % betragen, kalkuliert als Anteil des Gesamt-Energieverbrauchs. Nur durch Fettaufnahme erhält der Körper die erforderlichen ungesättigten Fettsäuren und die fettlöslichen Vitamine. Zu hohe Anteile sind schädlich: Gefahr des Übergewichts und zu hohe Cholesterinaufnahme.

13.4 Die wichtigsten sind Skorbut, Beriberi, Rachitis und perniziöse Anämie, vgl. Abschnitt 13.1.2.

13.5 Gliederung gemäß Abbildung 13-2, Funktionen gemäß Abschnitt 13.2, mit täglichen Sekretmengen und Verweildauern.

13.6 Das ENS reguliert, zusammen mit den sehr wichtigen hormonalen Regulationen, die wesentlichen Aufgaben des Verdauungstraktes in eigener Regie (Steuerungen über ZNS und somatisches Nervensystem vor allem am Eingang und Ausgang). Viele Neurone in den beiden Plexus, mit vielen verschiedenen Transmittern, neben den klassischen Transmittern Noradrenalin, Acetylcholin und Serotonin (vor allem sensorisch) sehr viele Neuropeptide: Substanz P, GRP, VIP, Somatostatin, CCK, NPY; dann das erst spät entdeckte Stickoxid (NO) als Transmitter inhibitorischer Neurone. Beispiel: peristaltischer Reflex, vgl. Abbildung 13-4. Sympathikus und Parasympathikus modulieren die Funktionen des ENS. Starker zentraler Einfluß bei der adaptiven Relaxation (vago-vagaler Reflex, vgl. Abb. 13-5). Vgl. Abschnitt 13.3.

13.7 Die Salzsäure des Magensaftes ist sehr aggressiv. Wenn die Schutzmaßnahmen der Schleimhaut – Schleim- und Bicarbonatsekretion – nicht richtig funktionieren oder die Säurebildung zu stark ist, wird die Schleimhaut angegriffen, es kommt zur Geschwürbildung. Rolle des N. va-gus: überstarker Antrieb der Säuresekretion im Streß. Die Therapie der Ulkuskrankheit ist ein gutes Beispiel für den medizinischen Fortschritt. Bis vor 30 Jahren war man ziemlich hilflos. Wenn Diät und Schonung nicht halfen, blieb nur die operative Entfernung großer Magenpartien. Dann kam die Ära der Vagotomie. Schließlich hat man gelernt, die Sekretionsprozesse durch immer spezifischere Pharmaka zu bremsen, zunächst mit Histamin-Antagonisten, dann mit Protonenpumpenblockern. Inzwischen hat sich herausgestellt, daß bestimmte Bakterien (Helicobacter pylori) bei der Ulkusentstehung eine wichtige Rolle spielen, so daß auch eine antibiotische Therapie erfolgreich eingesetzt werden kann (vgl. Abschn. 13.3).

13.8 Primärsekretion, sekundäre Sekretionsprozesse usw., gemäß Abschnitt 13.5 und Abbildung 13-7.

13.9 Kauen – Durchmischung mit Speichel: Steuerung der Sekretion, Wirkungen – Einleitung des Schluckaktes, vgl. Abschnitt 13.6.

13.10 Ablauf des Schluckreflexes, vgl. Abschnitt 13.6 sowie Abbildungen 13-8 und 13-9.

13.11 Die tonische Kontraktion des proximalen Magens ist für die Speicherfunktion verantwortlich, die Peristaltik des distalen Magens für Durchmischung, Zerkleinerung und Weiterbeförderung – in Koordination mit dem Tonus des Pylorus. Vgl. Abbildung 13-10 und Abschnitt 13.7.1.

13.12 Drei motorische Komponenten, die unabhängig voneinander reguliert werden können, wirken zusammen: der Tonus des proximalen Magens, die Peristaltik des distalen Magens und der Tonus des Pylorus (vgl. Abb. 13-10). Der Antrieb zur Magenentleerung wird mit Nahrungsaufnahme automatisch in Gang gesetzt: Dehnung des Magens, nervale und hormonale Mechanismen fördern die Motorik. Da die Portionierung des Chymus bei

13

dem Weitertransport ins Duodenum gut auf die Verdauungskapazität des Dünndarms angepaßt sein muß, ist es sinnvoll, daß die wichtigsten Signale für die Steuerung der Magenentleerung vom Dünndarm ausgehen: Säuerung im Duodenum, Hyperosmolarität im Duodenum und Nahrungsstoffe selbst, vor allem Fett, sind die stärksten Reize, die vom Duodenum über nervale und hormonale Mechanismen (Sekretin, CCK, GIP) hemmend auf die Magenentleerung zurückwirken. Vgl. Abschnitt 13.7.1.

13.13 Nervale Phase – gastrische Phase – intestinale Phase. Menge und Zusammensetzung des Sekrets. Besondere Bedeutung des Gastrins. Vgl. Abbildung 13-11 und Abschnitt 13.7.2.

13.14 Säuresekretion durch die Belegzellen der Magendrüsen. Eine spezielle H^+-K^+-ATPase in der luminalen Membran besorgt die Protonensekretion, im Austausch gegen K^+. (Im schriftlichen Physikum wurde danach schon mehrfach gefragt!) Das Primärsekret kann einen pH-Wert von 1 erreichen, was bedeutet, daß nahezu plasmaisotone HCl sezerniert wird! (Vgl. Abschn. 13.7.2.)

13.15 Säure stimuliert Sekretinausschüttung im Duodenum – Bicarbonatsekretion im Pankreas – Abpufferung der Säure. Vgl. Abbildung 13-6 und Abschnitt 13.2.

13.16 Vor allem wichtig für die Fettverdauung – Mizellenbildung. Regulation vor allem durch die duodenalen Hormone CCK und Sekretin. Die einmal in Gang gekommene Sekretion verstärkt sich selbst durch den enterohepatischen Kreislauf der Gallensäuren, die zu den stärksten Stimulanzien der Gallensekretion gehören. Vgl. Abbildung 13-12 und Abschnitt 13.8.

13.17 Einleitung der Spaltung im Magen – Pepsine. Wichtigste Schritte im Dünndarm – Peptidasen des Pankreassaftes – Oligopeptidasen des Bürstensaums. Absorption der Aminosäuren ähnlich wie in der Niere, sekundär-aktiv, gekoppelt an Na^+. Auch Aufnahme von Di- und Tripeptiden.

13.18 Emulgierung durch Gallensäuren – Spaltung durch Lipasen des Pankreas – Inkorporation in Mizellen. Absorption durch Diffusion durch die Zellmembran – wegen der Lipidlöslichkeit.

13.19 Die gesamte Wassermenge, die mit der Nahrung aufgenommen und in den Verdauungstrakt sezerniert wird, wird auch wieder aufgenommen – das sind rund 10 l pro Tag (vgl. Abb. 13-2). 9 l werden im Dünndarm absorbiert, 1 l im Kolon, nur 0,1 l wird mit dem Kot ausgeschieden. Die Absorption erfolgt passiv, überwiegend parazellulär, dem osmotischen Gradienten folgend, der durch die aktive Salzaufnahme erzeugt wird. Die Prozesse sind denen in der Niere sehr ähnlich.

13.20 Absorption der Gallensäuren und des Komplexes aus Vitamin B_{12} mit Intrinsic factor, vgl. Abschnitt 13.8.

13.21 Im Dickdarm läuft noch eine gewisse Restverdauung ab, vor allem Absorption von 1 l Wasser pro Tag. Die Motorik ist relativ träge, daraus resultiert eine Speicherfunktion. Fortbewegung des Inhalts vor allem durch Massenbewegungen, in Abständen von Stunden. Vgl. Abschnitt 13.9.

13.22 Es gibt unspezifische Abwehrprozesse: durch Abgabe von Lysozym mit dem Speichel, durch die Salzsäure des Magens und durch enzymatischen Abbau. Aber auch spezifische Abwehrmaßnahmen laufen ab. Durch spezielle Transportprozesse gelangen Antigene zu den darmeigenen Lymphfollikeln, aktivieren B-Lymphozyten, die zu Plasmazellen ausreifen. Die Plasmazellen siedeln sich in der Schleimhaut an und bilden IgA, das in das Darmlumen gelangt. Vgl. Abschnitt 13.10.

13.23 Es liegt eine Gelbsucht vor. Die Gelbfärbung entsteht dadurch, daß der Gallenfarbstoff Bilirubin, der normalerweise mit der Galle ausgeschieden wird, ins Blut gelangt. Das kann durch eine Erkrankung der Leber passieren (Hepatitis), oder dadurch, daß Gallensteine oder ein Tumor den Abfluß der Galle in den Darm blockieren (Verschluß-Ikterus). Vgl. Abschnitt 13.8.

Wasserhaushalt und Nierenfunktion

14.1 Wasser- und Salzhaushalt

14.1.1 Wasserräume des Organismus

Der erwachsene Mensch besteht zu 2/3 aus Wasser, 1/3 ist Trockenmasse (Abb. 14-1).

Rund 2/3 des Wassers befinden sich intrazellulär (IZR), 1/3 extrazellulär (EZR).

Das extrazelluläre Wasser beträgt rund 1/5 der Körpermasse (15–20 kg).

Die Variabilität dieser Werte ist recht groß, so daß sich nur großzügige Merkwerte angeben lassen. Beim Säugling ist der Gesamtwassergehalt 75 %, im hohen Alter kann er auf 50 % absinken. Unterschiede im Anteil von Fettgewebe, dessen Wasseranteil relativ gering ist, tragen stark zur Variabilität bei. Die fettfreie Körpermasse besteht beim Erwachsenen zu 73 % aus Wasser.

Vom extrazellulären Wasser sind 3/4 im interstitiellen Raum (in den Spalträumen zwischen den Zellen), 1/4 befindet sich intravasal (3 l Blutplasmavolumen, die Erythrozyten gehören zum intrazellulären Raum) und transzellulär (Auge, Liquor usw., etwa 1 l).

Zur Bestimmung der Wasserräume benutzt man **Indikatorverdünnungsverfahren.** Schweres Wasser (D_2O) oder Tritium-markiertes Wasser (THO) verteilen sich innerhalb einiger Stunden im gesamten Körperwasser und eignen sich deshalb zur Bestimmung des Gesamtwassers (auch Antipyrin

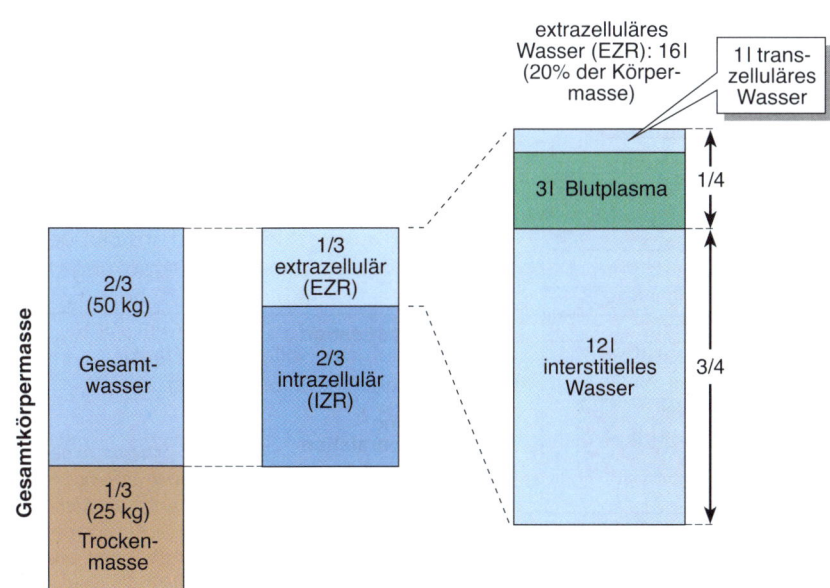

extrazelluläres Wasser (EZR): 16 l (20% der Körpermasse)

1 l transzelluläres Wasser

3 l Blutplasma — 1/4

1/3 extrazellulär (EZR)

2/3 (50 kg) Gesamtwasser

2/3 intrazellulär (IZR)

12 l interstitielles Wasser — 3/4

1/3 (25 kg) Trockenmasse

Gesamtkörpermasse

Abb. 14-1 Gliederung der Wasserräume beim Menschen.

ist geeignet). **Inulin wird zur Bestimmung des extrazellulären Wassers verwendet.** Etwa 0,5 h muß man für die Verteilung ansetzen. Das relativ großmolekulare Inulin (5500 D) dringt allerdings schlecht in die schwerer zugänglichen Teile des EZR ein, so daß die Meßwerte etwas zu niedrig ausfallen. Verwendet man kleinere Moleküle als Indikator, wie Chlorid oder Bromid, so erhält man etwas überhöhte Meßwerte, weil diese Stoffe auch etwas in die Zellen eindringen. Es gibt also keinen idealen Stoff für die Bestimmung des EZR. Man spricht deshalb auch vom Inulinraum, Chloridraum usw.

Das Körperwasser wird relativ rasch umgesetzt. Der Austausch mit der Umwelt (durch Aufnahme und Ausscheidung) beträgt etwa 2,5 l pro Tag (5 % pro Tag), der innere Austausch (durch Sekretion in den Verdauungstrakt und Rückresorption 8 l. Daß hier die Variabilität groß ist (Hitze, Arbeit, Trinkgelage), versteht sich von selbst.

14.1.2 Störungen im Wasserhaushalt

Hier soll zunächst eine Klassifikation der möglichen Abweichungen vorgenommen werden. Die

verantwortlichen Regulationsprozesse werden im Rahmen der Nierenfunktion näher behandelt.

Im Wasserhaushalt wird einmal das Flüssigkeitsvolumen geregelt, zum anderen die osmotische Konzentration, und zwar auf 300 mosmol/l (Normalbereich 280–300 mosmol/l). Abweichungen von der Isotonie heißen hyperton bzw. hypoton, Abweichungen im Volumen Hyperhydratation und Hypohydratation (oder Dehydratation). So ergeben sich die in Abbildung 14-2 zusammengestellten Störungskombinationen.

Langfristig gibt es keine Gradienten in der osmotischen Konzentration der verschiedenen Wasserräume. Zum Verständnis der Störungen muß man weiter wissen, daß Wasser sehr viel leichter über Zellmembranen hinweg diffundieren kann als die osmotisch wirksamen Salze, so daß sich im EZR entstehende Abweichungen von der Isotonie durch Wasserdiffusion zwischen EZR und IZR ausgleichen.

So wird bei Wasserüberschuß (Trinken einer großen Wassermenge, Absorption im Dünndarm

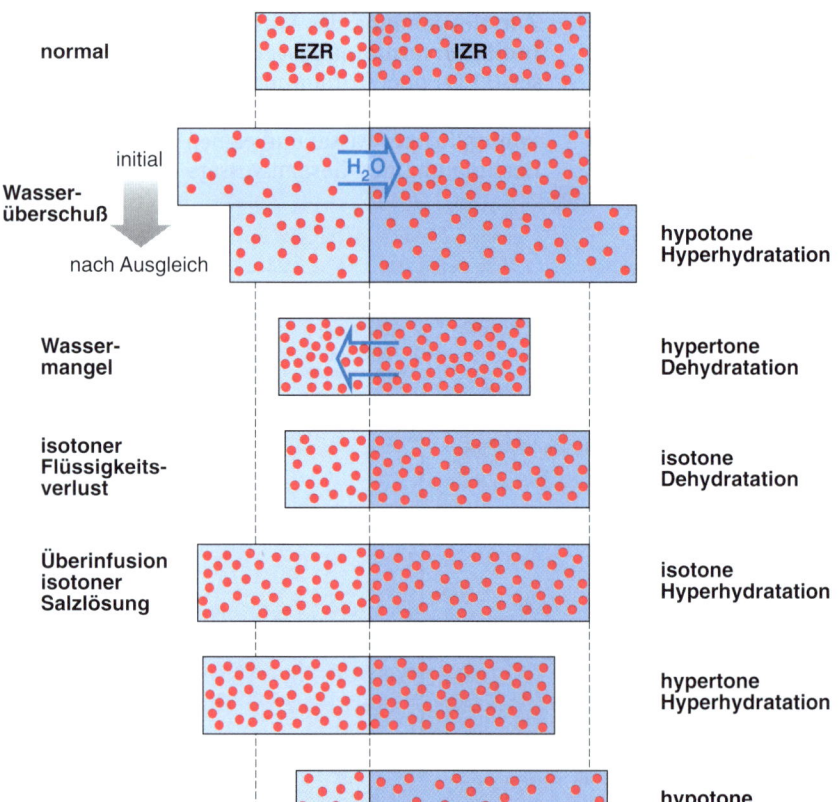

Abb. 14-2 *Schema zu den verschiedenen Störungen im Wasserhaushalt des Menschen. Die Dichte der roten Punkte soll die osmotische Konzentration symbolisieren.*

schneller als Ausscheidung durch die Nieren) zunächst das extrazelluläre Wasser bei gleichzeitiger Hypotonie vermehrt. Im nächsten Schritt diffundiert Wasser in die Zellen hinein, der Wasserüberschuß verteilt sich auf beide Wasserräume, und es entsteht eine **hypotone Hyperhydratation** (Abb. 14-2), mit Anschwellen der Zellen. Umgekehrt entwickelt sich bei Wassermangel eine **hypertone Dehydratation** (bei zu geringer Wasserzufuhr oder zu großen Wasserverlusten, z. B. Schwitzen; Schweiß ist hypoton).

Isotoner Flüssigkeitsverlust (Blutverlust, Durchfälle) führt zu **isotoner Dehydratation,** wobei sich der IZR zunächst nicht verändert. Bei Überinfusion isotoner Salzlösung kommt es zu **isotoner Hyperhydratation** (in der Unfall- und Intensivmedizin nicht selten!).

Eine **hypertone Hyperhydratation** kann sich beispielsweise bei Schiffbrüchigen entwickeln, die versuchen, mit dem stark hypertonen Meerwasser ihren Durst zu löschen.

Eine **hypotone Dehydratation** kann entstehen, wenn bei einer isotonen Dehydratation zur Löschung des Durstes nur Wasser getrunken wird.

Der Wasserhaushalt ist klinisch von eminenter Bedeutung, weil bestimmte Veränderungen sehr gefährliche Folgen nach sich ziehen.

- **Hirnödem:** Die Steigerung des intrazellulären Volumens bei hypotonen Störungen bedeutet Zellschwellung. Eine Zellschwellung ist im Gehirn besonders gefährlich, weil das Gehirn nicht ausweichen kann, so daß die schwellenden Zellen die Blutgefäße zudrücken und so die Gehirndurchblutung drosseln. Symptome: Kopfschmerzen, Übelkeit, bis hin zu Krämpfen und Bewußtseinsverlust.
- **Lungenödem:** Steigerung des extrazellulären Volumens bedeutet verstärkte Tendenz zur Entstehung eines **extrazellulären Ödems,** das in der Lunge durch Ateminsuffizienz akut lebensbedrohlich werden kann.

14.2 Übersicht zur Nierenfunktion

Die Nieren werden immer wieder zum ärztlichen Problem, so daß das Verständnis der Nierenfunktion auch eine zentrale Rolle in der ärztlichen Ausbildung einnehmen muß. Faszinierende neue Forschungsergebnisse haben das Repertoire therapeutischer Eingriffe fortlaufend verbessert. Es ist verlockend, die neuen Erkenntnisse auch in die Physiologiebücher aufzunehmen, was aber die Gefahr in sich birgt, daß das Wesentliche vor lauter Details aus dem Blick gerät. Mir scheint es

hier besonders wichtig, zunächst ein Verständnis der funktionellen Prinzipien zu vermitteln, ehe man näher in die komplizierten Mechanismen einsteigt.

Die Nieren sind vor allem ein **Ausscheidungsorgan.** Sie haben insbesondere auszuscheiden

- Abbauprodukte des Stoffwechsels im Körper,
- Fremdstoffe, die entweder mit der Nahrung in den Körper gelangen, oder durch Pharmaka und deren Abbauprodukte,
- Überschuß von Wasser,
- Überschuß von Elektrolyten.

Während die Ausscheidung der Abbauprodukte im wesentlichen automatisch erfolgt, indem die Niere einfach möglichst viel dieser Stoffe aus dem durchfließenden Blut entnimmt, ist die Ausscheidung von Wasser und Salzen in präzise Regulationsprozesse eingebunden, weil hier nur die Überschüsse auszuscheiden sind: ein zu viel an Ausscheidung kann ebenso verhängnisvolle Folgen haben wie ein zu wenig.

So ergeben sich folgende **zentrale Nierenfunktionen:**
- Ausscheidung von Abbauprodukten, insbesondere der Stickstoffendprodukte Harnstoff, Kreatinin und Harnsäure,
- Ausscheidung von Fremdstoffen,
- Regulation des Wasserhaushaltes,
- Regulation des Mineralhaushaltes,
- Regulation des Säure-Basen-Haushaltes.

Da die Niere durch diese Funktionen sehr eng mit anderen Systemen verknüpft ist, erscheint es durchaus sinnvoll, daß die Natur der Niere noch einige **Zusatzaufgaben** übertragen hat:
- Regulation von Blutdruck und Blutvolumen. Durch die Filtrationsfunktion ist die Niere in besonderer Weise von einem hinreichend hohen arteriellen Druck abhängig. Es ist sinnvoll, daß sie bei Abfall des Druckes durch Steigerung der **Renin-Abgabe** selbst für eine Steigerung des Blutdruckes sorgen kann. Diese Funktion ist eng mit der Regulation des Wasser- und Salzhaushaltes verknüpft.
- Endokrine Funktionen. Durch die Bildung von **Erythropoietin** (EPO) spielt die Niere eine zentrale Rolle in der Regulation der Erythrozyten- und Hämoglobinkonzentration. Darüber hinaus wird in der Niere im Rahmen des Vitamin-D-Stoffwechsels die Endstufe des wirksamen **Vitamin-D-Hormons** gebildet.

Für die **Regelung des Wasserhaushaltes** muß die Niere einmal in der Lage sein, möglichst viel Wasser bei Zurückhaltung der Salze auszuschei-

14

den, d.h. möglichst viel eines sehr salzarmen Harns. Die Niere kann mittels **Wasserdiurese** die Osmolalität des Harns bis auf 1/6 der Osmolalität des Blutplasmas senken, also von 300 mosmol/kg H_2O auf etwa 50 mosmol/kg H_2O (Abb. 14-3). Andererseits kann die Niere bei Wassermangel, bei maximaler **Antidiurese**, geringe Mengen eines stark konzentrierten Harns ausscheiden, die Harnosmolalität kann bis auf das 4–5-fache des Blutwertes, auf 1200–1400 mosmol/kg H_2O gesteigert werden. Bei durchschnittlicher Stoffwechsellage entsteht ein gewisser Säureüberschuß, der Harn ist leicht sauer, pH-Wert um 6.

Zur **Regulation des Säure-Basen-Haushaltes** kann die Niere folgende Parameter variieren:

- Bicarbonat-Resorption,
- Ausscheidung von H^+-Ionen,
- Ammoniakbildung.

Der pH-Wert des Harns kann dabei bis auf 8,0 gesteigert oder bis auf 4,0 gesenkt werden (Abb. 14-3).

Die typischen Ausscheidungsprodukte wie Harnstoff und Kreatinin kann die Niere im Harn sehr stark anreichern, etwa um den Faktor 50–100 relativ zum Blutplasma (Abb. 14-3). Für manche Fremdstoffe wie Paraaminohippursäure (PAH) sind sogar Konzentrierungen um den Faktor 500–1000 möglich. Im Vergleich dazu nimmt sich die **maximale Konzentrierung für Kochsalz um den Faktor 2**, also bis auf etwa 600 mosmol/l, relativ bescheiden aus. Die maxi-

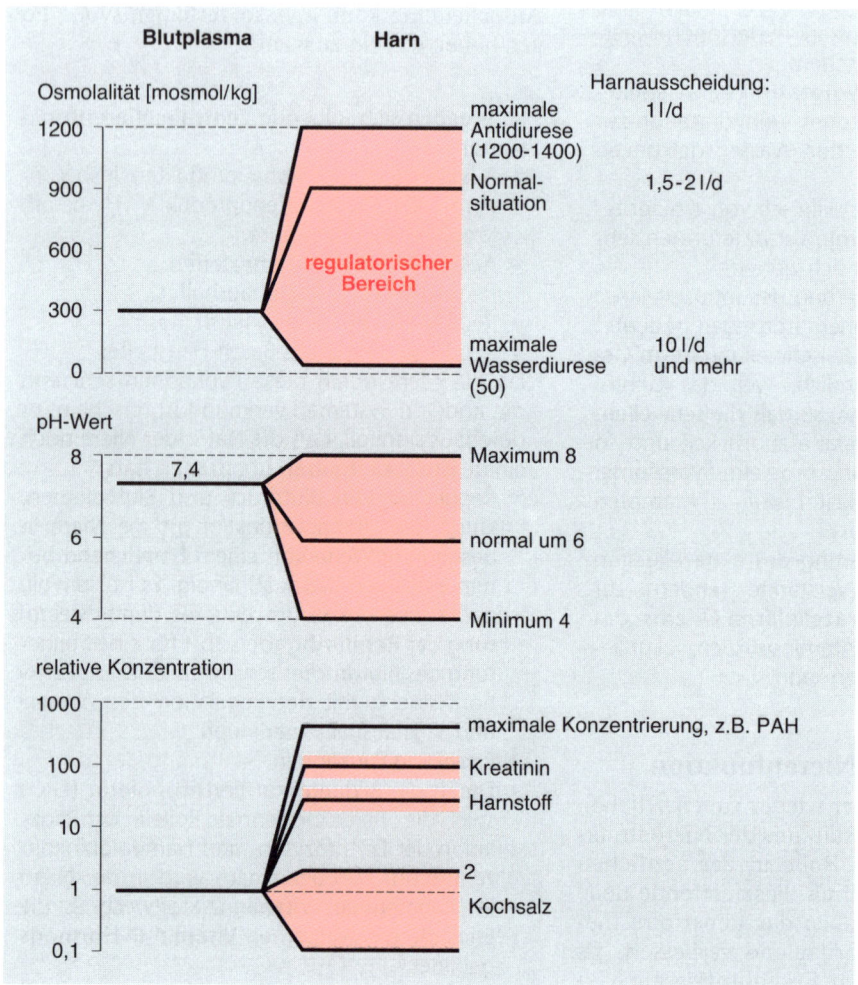

Abb. 14-3 *Leistungen der Niere zur **Regulation des Salz-Wasser-Haushaltes**. Für den Harn sind die Bereiche angegeben, in denen Osmolalität und pH-Wert in Anpassung an die regulatorischen Erfordernisse verstellt werden können. Unten sind für einige Stoffe die Harnkonzentrationen eingetragen. Alle Werte sind vergleichend zum Blutplasma dargestellt.*

male Gesamtkonzentrierung auf 1400 mosmol/l kann also nicht voll für Kochsalz genutzt werden. Dies liegt daran, daß bei maximaler Konzentrierung immer auch sehr viel Harnstoff ausgeschieden werden muß. Könnten wir den gesamten osmotischen Spielraum zur Konzentrierung von NaCl ausnutzen, so könnten wir mit Meerwasser (1000 mosmol/l) den Durst löschen, was leider nicht gelingt.

14.3 Funktionsprinzipien und Aufbau der Nieren

Für die Ausscheidungsfunktion könnte man beispielsweise ein Organ konstruieren, das von den Blutkapillaren aus den Flüssigkeitsüberschuß abfiltriert. Das Organ könnte dann den Flüssigkeitsüberschuß in einem neuen Gefäßsystem sammeln – ähnlich wie die Lymphe bei der normalen Gewebsperfusion – und ausscheiden. Die Ausscheidungsprodukte könnten durch spezielle Sekretionsprozesse in der Ausscheidungsflüssigkeit angereichert werden. Die Natur hat sich für ein anderes Prinzip entschieden (Abb. 14-4): Aus dem Blut wird zunächst in enormem Überschuß Wasser mit allen kleinmolekularen Bestandteilen abfiltriert. In komplizierten nachgeschalteten Prozessen nimmt der Organismus wieder zurück, was er behalten will; nur Überschüsse und Schlackenstoffe werden ausgeschieden. Dieses Prinzip hat den Vorteil, daß alle im Blut enthaltenen kleinmolekularen Fremdstoffe automatisch ausgeschieden werden. Der Organismus kann durchaus für alle Stoffe, die er behalten will, spezifische Rücktransportmechanismen schaffen. Dagegen ist es nicht vorstellbar, daß die Natur für alle Fremdstoffe, die der Mensch im 20. Jahrhundert produziert, spezifische Transportprozesse für deren Eliminierung aus dem Blut hätte vorsehen können.

Dieses Funktionsprinzip ist allerdings mit dem Risiko verbunden, daß bei Störungen der Rücktransportprozesse schnell enorme Mengen von Wasser und Salzen verlorengehen.

Die Nieren werden zur Erfüllung ihrer Funktion außerordentlich stark durchblutet. Etwa 1/5 des Ruhe-Herzminutenvolumens fließt durch die Nieren!
Nierendurchblutung: 1 l/min.
Renaler Plasmafluß (RPF): 600 ml/min.
1/5 des durch die Nieren fließenden Blutplasmas wird in speziellen Filtrationsstrukturen, den Glomeruli, abfiltriert.

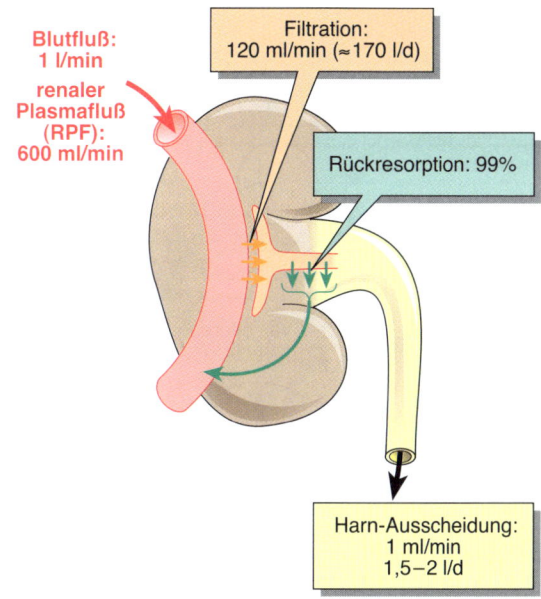

Abb. 14-4 *Schema mit einigen wichtigen Funktionsgrößen der Nieren.*

Glomeruläre Filtrationsrate: 120 ml/min.
Dies entspricht einer **Primärharn-Bildungsrate** von etwa 170 Litern pro Tag! Etwa 99 % davon werden im allgemeinen wieder rückresorbiert, und nur 1,5 bis 2 l Endharn werden im Mittel pro Tag ausgeschieden (Abb. 14-4).

Für die speziellen Funktionen der Niere mußten spezifische Strukturen geschaffen werden: das **Nephron** (Abb. 14-5). Das Nierenkörperchen am Anfang des Nephrons mit dem darin enthaltenen kapillären Gefäßknäuel, dem **Glomerulus**[1], ist das Spezialgebilde für die Filtration. Dort wird unter Zurückhaltung der Blutzellen und der großmolekularen Bestandteile (Proteine) Blutplasma in die Bowman-Kapsel abfiltriert. Das so gebildete Ultrafiltrat, der **Primärharn,** wird im nachgeschalteten Tubulussystem weiter aufgearbeitet, bis schließlich am Ende des Sammelrohres der Endharn in das Nierenbecken fließt.

Im ersten Teil des Tubulussystems, im **proximalen Konvolut** (im gewundenen Teil des proximalen Tubulus; der gerade Teil, Pars recta des proximalen Tubulus, zählt schon zur Henle-

---

[1] Im strengen Sinne ist der Glomerulus das in die Bowman-Kapsel hineingestülpte Gefäßknäuel. Oft wird dieser Ausdruck aber auch großzügig für das ganze Nierenkörperchen verwendet.

14

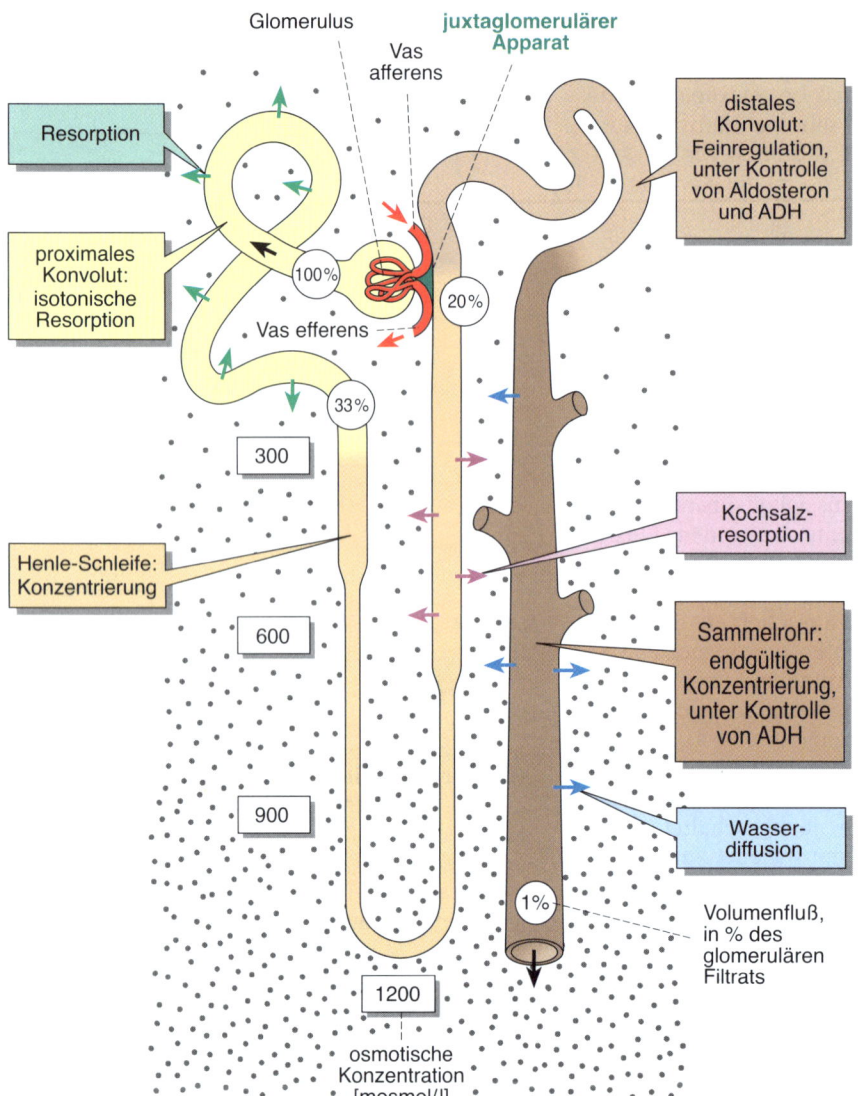

Abb. 14-5 *Schema zu Aufbau und Gliederung eines Nephrons, mit Eintragung der osmotischen Konzentration im Interstitium und des relativen Volumenflusses im Nephron.*

Schleife[2]), erfolgen die wichtigsten Resorptionsleistungen, wobei die osmotische Konzentration unverändert bleibt. Zwei Drittel der gesamten Flüssigkeit werden dort schon rückresorbiert, und die wichtigsten Bestandteile, die der Körper behalten will, wie Glucose und Aminosäuren, werden praktisch vollständig resorbiert.

Der nächste Teil des Tubulussystems, die **Henle-Schleife,** dient dem Aufbau eines osmotischen Gradienten im Nierenmark, der die Voraussetzung dafür ist, daß am Ende im Harn eine hohe osmotische Konzentration eingestellt werden kann. Der wichtigste Prozeß für diese Funktion ist ein **aktiver Salztransport aus dem Tubuluslumen ins Gewebe,** bei **fehlender Wasserpermeabilität.**

Im nächsten Abschnitt, dem **distalen Tubulus,** findet vor allem die Feinabstimmung für den Wasser- und Salzhaushalt statt, vor allem unter Kontrolle von **Aldosteron** und **antidiuretischem Hormon (ADH).**

---

[2] Auch hier ist die Terminologie nicht ganz einheitlich. Mit „proximalem Tubulus" wird oft auch der Abschnitt bis zum Beginn der Henle-Schleife bezeichnet. Mit „distalem Tubulus" entsprechend der Abschnitt vom Ende der Henle-Schleife bis zum Beginn des Sammelrohres.

Im weiteren Verlauf münden die Tubuli mehrerer Nephrone in ein Kanalsystem ein, das den irreführenden Namen **Sammelrohr** trägt. Hätte man die wichtige Funktion dieses Abschnittes schon früher gekannt, so hätte man es wahrscheinlich „Konzentrierungskanal" genannt. Hier wird nämlich unter Kontrolle von **ADH** die endgültige Osmolarität des Harns eingestellt, bei maximaler Antidiurese also eine Konzentration von 1200 oder gar 1400 mosmol/l. Dabei diffundiert Wasser dem osmotischen Gradienten folgend in die osmotische Hochdruckzone der Pyramidenspitze.

Dadurch, daß die Henle-Schleifen verschieden tief in das Mark reichen und die Sammelrohre zur Tiefe hin mehr und mehr zusammenfließen, entsteht eine zunehmende Reduktion der Gewebsmasse, wie bei einer Pyramide zur Spitze hin. So ergibt sich eine Untergliederung des Marks in 10–12 Pyramiden, deren Spitzen zum Nierenbecken hinweisen. An der Spitze der Pyramide (Papille) münden die Sammelrohre in das Nierenbecken, das für jede Papille eine kelchartige Ausstülpung bildet.

Da alle Filtrations- und Austauschprozesse große Oberflächen erfordern, müssen die einzelnen Kanäle sehr klein sein und dafür in großer Zahl angelegt werden. So enthält jede Niere ungefähr 1 Million Nephrone. Der einzelne 0,2 mm große Glomerulus filtriert also nur 60 nl/min (0,06 mm³/min).

In der besonders stark durchbluteten **Nierenrinde** liegen die Glomeruli sowie die proximalen und distalen Konvolute des Tubulussystems. Von dort aus gehen die Henle-Schleifen ins Nierenmark hinein. Dabei verlaufen absteigende und aufsteigende Teile in unmittelbarer Nachbarschaft und in dichtem Kontakt zu einem Sammelrohr. Es lassen sich oberflächennahe (kortikale) Nephrone von tiefer gelegenen (juxtamedullären) Nephronen unterscheiden. Die Glomeruli der **kortikalen Nephrone** liegen oberflächennah, und die Henle-Schleifen reichen weniger tief ins Mark, nur in die äußere Zone des Marks. Dagegen liegen die Glomeruli der **juxtamedullären Nephrone** marknah, und die Henle-Schleifen reichen hier sehr tief ins Mark, bis in die Pyramidenspitze (innere Zone des Marks). Es gibt aber auch Zwischenformen. Die Henle-Schleife besteht aus dünnen und dicken Abschnitten. Der aufsteigende dicke Ast läuft zum Glomerulus desselben Nephrons zurück und bildet dort eine Zone sehr engen Kontaktes mit dem Gefäßpol (juxtaglomerulärer Apparat). Daran schließt sich das distale Konvolut an, das schließlich in ein Sammelrohr einmündet.

Der **juxtaglomeruläre Apparat** ist der Ort wichtiger Rückkopplungen vom distalen Tubulus zum Glomerulus. Das Tubulusepithel verändert sich in diesem Bezirk zur Macula densa, charakterisiert durch besonders kernreiche und hohe Zellen. In der Kontaktzone zu diesen Zellen sind Zellen der Media des Vas afferens zu epitheloiden Zellen modifiziert, die auf die Produktion von Renin spezialisiert sind. Dazwischen liegen Polkissen (Lacis-Zellen, Goormaghtigh-Zellen).

Das **Gefäßsystem** der Niere ist durch eine Hintereinanderschaltung von zwei Kapillarsystemen gekennzeichnet, ähnlich wie im Bereich Darm-Leber.

Von den Arterien wird das Blut direkt über die Vasa afferentia zu den Glomeruli geleitet, weil dort ein hoher Blutdruck für die Filtration benötigt wird. Das Vas afferens ist das wichtigste **Widerstandsgefäß,** hier kann der Strömungswiderstand den Bedürfnissen angepaßt werden (vgl. Autoregulation, Abschn. 14.5). Der Blutrückfluß aus den Glomeruli sammelt sich wieder in den Vasa efferentia, die ebenfalls arterioläre Widerstandsgefäße darstellen, ehe eine erneute Aufzweigung in Kapillaren erfolgt. Die Kapillaren umspinnen entweder im Rindenbereich als peritubuläres Netzwerk die Tubuli oder sie verlaufen als langes Gefäßbündel, als Vasa recta, parallel zu den Tubuli der Henle-Schleife unterschiedlich tief in das Mark hinein. Die bis zur Papillenspitze laufenden Vasa recta erreichen dabei eine Länge von mehreren Zentimetern! (Normale Kapillarlänge < 1 mm.) So bilden die Vasa recta mit den Tubuli der Henle-Schleife und dem Sammelrohr ein komplexes Gegenstromsystem, das die Voraussetzung für die Konzentrierungsleistungen der Niere ist. Dieses komplizierte System schafft auch besondere Probleme, z. B. bezüglich der Sauerstoffversorgung in der Papillenregion: Im Gegenstrom der arteriellen und venösen Vasa recta entsteht ein Diffusions-Kurzschluß für den Sauerstoff, so daß der O_2-Partialdruck zur Papillenspitze hin auf 10 mmHg abfällt.

Die Filtrationsprozesse erfordern spezifische Strukturen in den Glomeruli. Die Glomeruluskapillaren sind in die **Bowman-Kapsel** hineingestülpt, wobei sich das Epithel der Bowman-Kapsel den Kapillaren anlegt. So entsteht ein dreischichtiges Filter. Das Kapillar-Endothel besitzt Fenster von 50–100 nm Durchmesser, die die zellulären Blutbestandteile zurückhalten können. Das wesentliche Feinfilter wird durch die Basalmembran mit den fest anliegenden Podozyten gebildet, die zwischen ihren verzahnten Fortsätzen feine Schlitze von 20–50 nm lassen. Durch Anlagerung von Glykoproteinen wird schließlich ein

14

effektiver Porenradius von 1–4 nm geschaffen. Durch das Vorhandensein negativer Festladungen in den Baustoffen der Filtrationsbarriere werden bei gleicher Molekülgröße negative Stoffe stärker am Durchtritt behindert als neutrale oder positive.

14.4 Nierenversagen – chronische Niereninsuffizienz

Die Entwicklung einer Niereninsuffizienz ist ein guter Spiegel der Nierenfunktion in ihrer ganzen Vielfalt. Es gibt viele Erkrankungen, die mit zunehmender Reduktion der Nierenfunktion verknüpft sind und in irreversibles Nierenversagen, die **chronische Niereninsuffizienz** einmünden. Das Tückische dieser Erkrankung liegt darin, daß das Frühstadium weitgehend symptomlos ist. Beim Auftreten deutlicher Symptome ist es meist zu spät. Die Erkrankung kann vorübergehend angehalten und gebessert werden, mündet aber schließlich unerbittlich in ein völliges Versagen der Nieren ein. Es muß dann entweder eine Nierentransplantation vorgenommen oder die Nierenfunktion durch regelmäßige Blutwäsche (Hämodialyse) so gut wie möglich ersetzt werden.

Klinisches Beispiel. Ein 38 Jahre alter Patient entwickelte in den letzten Wochen Atemnot bei Belastung, Leistungsabfall, Appetitlosigkeit, Kopfschmerzen. Anamnestisch ist vor Jahren einmalig eine Mikrohämaturie (geringe Mengen Blut im Urin) nachgewiesen worden. Eine arterielle Hypertonie ist bekannt, ihre Behandlung wurde vernachlässigt. Untersuchungsbefund: trockene schuppende Haut, basale feinblasige Rasselgeräusche über der Lunge. Blutdruck 210/120 mmHg. Im Röntgenbild vom Thorax zeigt sich – neben einem linksverbreiterten Herz – eine beginnende Lungenstauung. Bei der Ultraschalluntersuchung des Oberbauches fallen verkleinerte Nieren mit verschmälertem echodichten Parenchym auf. Laborchemisch finden sich eine normochrome, normozytäre Anämie (Hb 9 g/dl), erhöhte Nierenretentionswerte (Harnstoff-N 82 mg/dl, Kreatinin 6,5 mg/dl, gegenüber normal 10–20 mg/dl bzw. 1 mg/dl), eine Hyperphosphatämie (2,5 mmol/l) neben einem erniedrigten Calciumspiegel (1,85 mmol/l) sowie eine respiratorisch kompensierte metabolische Azidose (pH 7,36, Standardbicarbonat 15 mval/l). Auf eine Nierenbiopsie wird aufgrund des sonographischen Befundes (beidseitige Schrumpfnieren) verzichtet. Nach **Blutdrucksenkung, eiweißarmer Diät** und **diuretischer Therapie** (Schleifendiuretika) klingen die Beschwerden ab; nach zwei Wochen Entlassung in relativem körperlichen Wohlbefinden. Im weiteren Verlauf konsequente konservative Therapie, bestehend aus eiweißarmer Kost (0,6 g Protein pro kg Körpergewicht und Tag) und adäquater Blutdruckeinstellung, überwacht im Rahmen von vier- bis sechswöchigen ambulanten Kontrolluntersuchungen. Nach zwei Jahren relativer Beschwerdefreiheit bei einem Serum-Kreatinin von 9 mg/dl erfolgt prophylaktisch die Anlage einer arteriovenösen Fistel nach Cimino am Unterarm, nach weiteren sechs Monaten Eintritt in das Hämodialysestadium. (Nach [6].)

Bei der Erkrankung werden mehr und mehr Glomeruli durch Zellproliferation in ihrer Funktion zunehmend eingeschränkt oder ganz ausgeschaltet, so daß die glomeruläre Filtrationsrate (GFR) fortschreitend abnimmt. Eine Reduktion auf die Hälfte bleibt noch symptomlos. Selbst bei Einschränkung auf ein Viertel entwickeln sich noch keine stärkeren Beschwerden. Der Kreatininspiegel von 6,5 mg/dl beim geschilderten Fall bedeutet eine **Reduktion der GFR** auf etwa 20 ml/min, d. h. 1/6 des Normalwertes (Abb. 14-9).

Es ist typisch, daß die **Frühsymptome** nicht aus einer Anreicherung der quantitativ dominierenden Abbauprodukte Harnstoff und Kreatinin resultieren, sondern aus Störungen der endokrinen Nierenfunktionen: arterielle Hypertonie durch gesteigerte Reninbildung und Anämie durch Ausfall des Erythropoietinbildung. Ein Ausfall der Vitamin-D-Hormonbildung kann zu Knochenerkrankungen führen (renale Osteopathie).

Erst im fortgeschrittenen Stadium kommen Symptome durch Ausfall der Nieren-Ausscheidungsfunktionen hinzu: Störungen im Wasser- und Salzhaushalt, Azidose durch Fortfall der H^+-Ionenausscheidung, toxische Erscheinungen durch Ausfall der Entgiftungsfunktion. Die Anreicherungen von Harnstoff und Kreatinin im Blut sind zwar wichtige Indikatoren bei der Diagnose der Insuffizienz, sie bleiben aber selbst bis zu Konzentrationsanstiegen auf das Zehnfache der Norm unschädlich. Es wird eine Vielzahl anderer Toxine, die vor allem aus dem Eiweißstoffwechsel kommen, für die toxischen Wirkungen verantwortlich gemacht. Dementsprechend wirkt eiweißarme Diät günstig.

Bei der **Therapie** stehen in den Frühstadien symptomatische Maßnahmen gegen die Hypertonie und die Störungen des Calciumhaushaltes sowie einweißarme Diät im Vordergrund. Störungen im Wasser- und Salzhaushalt in den späteren Stadien sind sehr vielfältig. Daher fordern Behandlung und Verhütung in besonderem Maße das verständnisvolle Mitdenken des Arztes heraus.

Im **Endstadium** der Erkrankung (GFR unter 10 ml/min) bleibt nur noch eine Nierentransplantation oder die künstliche Niere als Therapie übrig: Hämodialyse und Hämofiltration. Dabei werden einerseits eine Abfiltration des Flüssigkeitsüberschusses und andererseits eine Reinigung des Blutes durch Diffusion der Schlacken- und Fremdstoffe über eine Filtermembran in eine Austauschlösung vorgenommen.

Bei der Entwicklung einer chronischen Niereninsuffizienz (fortschreitende Einschränkung der glomerulären Filtrationsrate, GFR) manifestieren sich zunächst (Reduktion der GFR auf 1/4) Störungen der endokrinen Nierenfunktionen:
- arterielle Hypertonie, durch gesteigerte Reninbildung,
- Anämie, durch Ausfall der Erythropoietinbildung,
- renale Osteopathie mit Knochenerweichung (Osteomalazie), bedingt durch Ausfall in der Bildung der letzten wirksamen Form des Vitamin-D-Hormons sowie Phosphatretention, mit komplexen Folgewirkungen.

Im späteren Stadium manifestieren sich Störungen in der Regelung des Wasser- und Salzhaushaltes:
- Azidose,
- Hyperkaliämie,
- Lungenödem bei Flüssigkeitsüberschuß,
- verschiedene toxische Wirkungen durch Anreicherung von Toxinen, insbesondere aus dem Eiweißstoffwechsel (deshalb eiweißarme Diät!). Harnstoff und Kreatinin entfalten selbst bei starken Konzentrationssteigerungen keine toxischen Effekte.

14.5 Durchblutung der Nieren

Unter Ruhebedingungen fließt 1/5 des Herzminutenvolumens durch die Nieren.
Nierendurchblutung: 1 l/min.

Daraus errechnet sich eine **spezifische Durchblutung von 400 ml · min⁻¹ · dl⁻¹.** Allerdings nimmt die Dichte der Durchblutung von der Rinde zum Mark hin stark ab. (Von der Rinde zur Papille fortschreitend von 500 bis auf 50 ml · min⁻¹ · dl⁻¹.)

Durch **Autoregulation** (organeigene Prozesse der Niere) wird die Durchblutungsgröße sehr präzise dem Bedarf angepaßt: Bei Veränderung des mittleren arteriellen Durchströmungsdruckes zwischen 80 und 180 mmHg steigt der Strömungswiderstand stark an, die Durchblutung bleibt nahezu konstant (Abb. 14-6).

Die **Autoregulation** wird auf zwei Mechanismen zurückgeführt. Einmal wird die durch Druckanstieg ausgelöste Dehnung der Widerstandsgefäße (Vas afferens) von diesen automatisch mit Tonus-

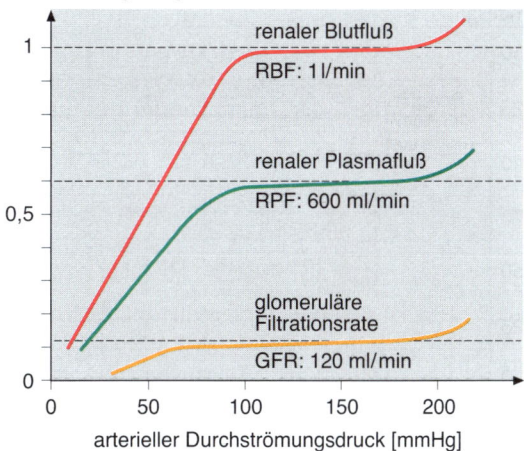

Abb. 14-6 Autoregulation der Niere. *In einem mittleren Bereich des arteriellen Durchströmungsdruckes wird die Nierendurchblutung durch organeigene Prozesse weitgehend konstant gehalten. Dabei bleibt auch die glomeruläre Filtrationsrate zum großen Teil unverändert.*

anstieg beantwortet (Bayliss-Effekt, lokal-mechanische Regulation, vgl. Kap. 9.5.5). Zum anderen besteht im juxtaglomerulären Apparat eine Rückkopplung vom distalen Tubulus zum Vas afferens desselben Nephrons, wodurch bei Überperfusion des Nephrons automatisch der Blutzufluß gedrosselt wird. Dabei handelt es sich um eine lokalchemische Regulation, deren Mechanismen noch nicht genau abgeklärt sind.

Die Abstimmung zwischen Filtrationsrate und Resorptionsleistung bezeichnet man als **glomerulo-tubuläre Balance.** Diese kommt aber nicht nur durch Rückkopplung zur Filtration im Sinne der Autoregulation zustande. Es gibt auch Prozesse, die dafür sorgen, daß die Resorptionsleistung dem Filtrationsangebot angepaßt werden kann. Das geschieht vor allem bei langfristiger Anpassung, wenn beispielsweise eine Niere ausfällt und die andere ihre Leistung entsprechend steigert.

Mit der Durchblutungsgröße (RBF) werden automatisch der renale Plasmafluß (RPF) und die glomeruläre Filtrationsrate (GFR) autoreguliert (Abb. 14-6). Nur im Notfall wird die Nierendurchblutung durch eine sympathische, vasokonstriktorische Innervation gedrosselt.

Die Niere ist für die Filtrationsprozesse auf einen besonders hohen arteriellen Druck angewiesen. Das Gefäßsystem ist deshalb so konstruiert, daß das arterielle Blut mit relativ geringem Druckver-

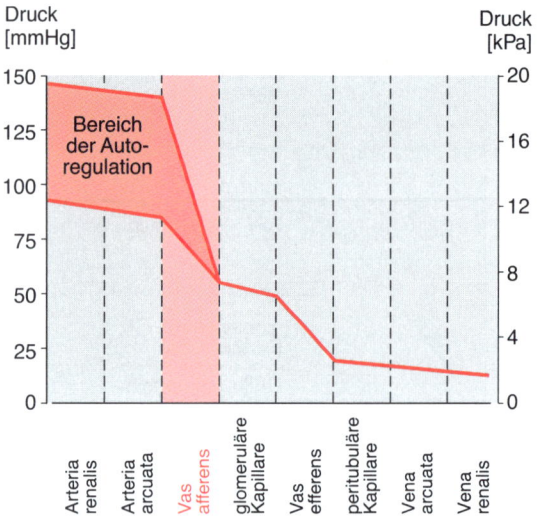

Abb. 14-7 *Widerstandsänderungen bei der Autoregulation der Nierendurchblutung.*

lust von 20–30 mmHg über die Vasa afferentia in die Glomeruli gelangen kann (Abb. 14-7). Bei höherem arteriellen Druck wird über die Autoregulation der Niere der Widerstand der Vasa afferentia deutlich erhöht, so daß die Bedingungen für die Filtration weitgehend unverändert bleiben.

Auf diese Weise wird mit der Durchblutung automatisch die glomeruläre Filtrationsrate autoreguliert. In den Glomeruluskapillaren selbst ist der Druckabfall nur sehr gering, da viele Kapillarschlingen parallel geschaltet sind und so der Gesamtquerschnitt relativ groß wird. Erst in den zusammenfassenden Vasa efferentia besteht wieder ein größerer Strömungswiderstand, wodurch die Drücke im nachgeschalteten Kapillarsystem auf übliche Gewebs-Kapillardrücke von 20–30 mmHg abgesenkt werden.

Bei Abweichungen von den normalen Bedingungen wird die Situation gleich recht kompliziert, weil auch im Vas efferens Widerstandsänderungen vorkommen, die nicht immer auf diejenigen im Vas afferens abgestimmt sein müssen. Von den im Blut zirkulierenden Hormonen wirken Katecholamine über α-Rezeptoren konstriktorisch am Vas afferens, Angiotensin II konstriktorisch am Vas afferens und Vas efferens, atriales natriuretisches Peptid (ANP) dilatatorisch am Vas afferens und konstriktorisch am Vas efferens.

Bezüglich der **Autoregulation** ist sichergestellt, daß es sich um organeigene Prozesse handelt, die von der sympathischen Innervation der Gefäße unabhängig sind. Auch an der isolierten perfundierten Niere ist die Regulation voll ausgebildet.

Die **myogene Reaktion** (Bayliss-Effekt) ist eine allgemeine Reaktionsweise der Gefäßmuskulatur, und diese ist, wie auch bei anderen Organen, an der lokalen Durchblutungsregulation beteiligt.

Schließlich ist auch die **tubulo-glomeruläre Rückkopplung** experimentell am einzelnen Nephron belegt. Mittels Mikropunktionstechniken ist es möglich, die Filtration eines einzelnen Glomerulus zu bestimmen. Perfundiert man dann künstlich das Tubulussystem dieses Nephrons, so findet man eine Abnahme der Filtrationsrate (im abgekoppelten Glomerulus) mit zunehmender Perfusionsstärke. Man nimmt an, daß die Maculadensa-Zellen auf die Na$^+$-Konzentration im Tubuluslumen reagieren – bei Überperfusion des Nephrons steigt die frühdistale Na$^+$-Konzentration an. Dadurch soll über noch unbekannte Signalprozesse innerhalb des juxtaglomerulären Apparates eine Vasokonstriktion im Vas afferens ausgelöst werden.

Der Befund, daß die GFR präziser autoreguliert wird als die Durchblutungsgröße, könnte dafür sprechen, daß die tubulo-arterioläre Rückkopplung bei der Autoregulation wichtiger ist als die myogene Reaktion der Blutgefäße.

14.6 Filtration im Glomerulus

Für die Filtration im Glomerulus gelten dieselben Gesetze, wie sie bereits generell für den kapillären Flüssigkeitsaustausch erörtert wurden (Kap. 9.5.3, Abb. 9-18 und 9-19). Der **effektive Filtrationsdruck** (P_{eff}) ist auch hier die treibende Kraft für den Flüssigkeitstransport aus der Glomeruluskapillare in die Bowman-Kapsel. Für den interstitiellen Druck haben wir hier den hydrostatischen Druck in der Bowman-Kapsel (P_B) einzusetzen. Der kolloidosmotische Druck des Filtrats (KOD_B) ist vernachlässigbar (< 1 mmHg). So gilt die Formel:

$$P_{eff} = P_K - P_B - KOD_K.$$

Setzt man den Kapillardruck P_K mit 50–55 mmHg an, P_B mit 12–15 mmHg und den KOD_K am Beginn der Kapillare mit 25 mmHg, so beträgt der effektive Filtrationsdruck am Kapillaranfang 10–15 mmHg. Über die Länge der glomerulären Kapillare sinkt der kapilläre Blutdruck nur sehr wenig ab, aber der kolloidosmotische (onkotische) Druck steigt wegen der Flüssigkeitsfiltration unter Zurückhaltung der Proteine deutlich an. Somit kann am Kapillarende ein **Filtrationsäquilibrium** erreicht werden (die Kräfte sind im Gleichgewicht), P_{eff} und Filtration gehen gegen Null.

Bei der Bestimmung der **Gesamtfiltration (GFR)** gehen natürlich die filtrierende Oberfläche und die Durchlässigkeit der filtrierenden Membran, beides zusammengefaßt als Filtrationskoeffizient K_F, in die Bestimmungsgleichung ein: $GFR = K_F \cdot P_{eff}$.

Als Membran des glomerulären Filters wirkt die dreischichtige Kapillarwand. Die Filterporen sind so fein, daß ein molekulares Sieb entsteht, das Moleküle mit einer Molekülmasse über 10 000 D zunehmend am Durchtritt hindert und Moleküle über 50 000 D praktisch nicht mehr durchläßt. Negative Festladungen in der Membran sorgen dafür, daß bei gleicher Molekülgröße negative Stoffe – wie die Bluteiweiße – stärker behindert werden als neutrale oder positive.

So entsteht im Glomerulus ein **nahezu eiweißfreies Ultrafiltrat** vom Blutplasma, das als **Primärharn** in das Tubulussystem eintritt.
Die normale **glomeruläre Filtrationsrate (GFR)** beträgt **120 ml/min**, das ist 1/5 des renalen **Plasmaflusses (RPF)** von **600 ml/min**. Das Verhältnis beider, die **Filtrationsfraktion (FF)** beträgt somit **0,2**.

Hämoglobin liegt mit 68 000 D an der Grenze der Filtrierbarkeit (relative Durchlässigkeit 0,03). Das reicht aber aus, bei Vorliegen einer Hämolyse (freies Hämoglobin im Blutplasma) den Harn rot zu färben.

Unterschiede in den Konzentrationen kleinmolekularer Stoffe zwischen Blutplasma und Primärharn können durch Eiweißbindung zustande kommen. So ist die Ca^{2+}-Konzentration im Blutplasma (mit dem an Eiweiß gebundenen Anteil) 2,5 mmol/l, im Filtrat nur 1,3 mmol/l, entsprechend der Konzentration freier Ca^{2+}-Ionen im Blutplasma. Darüber hinaus führt die Zurückhaltung der negativ geladenen Proteine zu einer geringgradigen Verschiebung der Ionenkonzentrationen in Richtung Donnan-Verteilung. Das führt dazu, daß die Konzentration der positiven Ionen (Na^+, K^+ und Ca^{2+}) im Filtrat etwas niedriger, die der negativen Ionen (Cl^- und HCO_3^-) etwas höher liegt im Vergleich zum Plasmawasser. Diese Abweichungen um 3–4 % können hier vernachlässigt werden.

14.7 Clearance und andere Untersuchungsverfahren

Die Clearance[3] der Niere dient der quantitativen Erfassung der Reinigungsfunktion der Niere. Sie ist definiert als dasjenige Blutplasmavolumen, das pro Minute von einer bestimmten Substanz befreit wird ($\dot{V}_P$).

Die im Urin ausgeschiedene Menge eines Stoffes x muß mit derjenigen in dem „gereinigten" Plasmavolumen übereinstimmen. Es gilt also die Formel
$$\dot{V}_P \cdot C_P = \dot{V}_U \cdot C_U$$
$\dot{V}_P$: gereinigtes Plasmavolumen pro Zeit;
C_P: Konzentration des Stoffes x im Plasma;
$\dot{V}_U$: Harn-Ausscheidungsrate (Volumen pro Zeit);
C_U: Konzentration im Urin.
$\dot{V}_P$ ist gesucht. Man formt deshalb die Gleichung um:

$$\text{Clearance} \quad \dot{V}_P = \frac{\dot{V}_U \cdot C_U}{C_P}$$

Die Größen auf der rechten Seite können gemessen werden, so daß sich der Clearance-Wert für x errechnen läßt.

Nehmen wir als Beispiel die Harnstoffausscheidung durch die Niere. Im zufließenden Blut ist die Harnstoffkonzentration (Blutplasma) 5 mmol/l. Da Harnstoff unbehindert filtriert wird, entspricht dieser Wert auch der Konzentration im Primärharn. Auf dem Weg durch das Tubulussystem steigt die Konzentration mehr und mehr an und erreicht schließlich im Urin 300 mmol/l. Mit 1,5 l Urin pro Tag werden somit 450 mmol Harnstoff ausgeschieden, pro Minute 0,3 mmol, bei einer Harn-Ausscheidungsrate von 1 ml/min. Die pro Minute ausgeschiedene Harnstoffmenge von 0,3 mmol entspricht der Menge, die in einer Blutplasmamenge von 0,06 l = 60 ml enthalten ist (0,3 mmol dividiert durch die Plasmakonzentration 5 mmol/l). Die Harnstoff-Clearance beträgt somit in diesem Beispiel 60 ml/min. Bei einem Blutfluß von 1 l/min sinkt dabei die Harnstoffkonzentration im venösen Ausfluß von der Niere nur um 0,3 mmol/l, also auf 4,7 mmol/l ab. (Der Harnstoff verteilt sich gleichmäßig auf Plasma und zelluläre Bestandteile des Blutes.) **Die Nieren-Clearance ist ein rechnerischer, fiktiver Wert.** Aus der Ausscheidungsrate eines Stoffes mit dem Harn rechnet man aus, in welcher Blutplasmamenge dieser Stoff enthalten ist. Diese

14

---

[3] to clear = reinigen

Plasmamenge könnte theoretisch vollständig von diesem Stoff befreit werden, im Beispiel also 60 ml Blutplasma pro Minute, denen der Harnstoff völlig entzogen werden könnte. In Wirklichkeit wird in 1 l Blut, der pro Minute durch die Niere fließt, die Harnstoffkonzentration leicht abgesenkt (um 6 %).

Die Clearance-Verfahren sind in der Praxis so wichtig, weil durch Verwendung bestimmter Stoffe, deren Schicksal in der Niere bekannt ist, aus den Clearance-Werten auf die Größe der glomerulären Filtrationsrate (GFR) und des renalen Plasmaflusses (RPF) geschlossen werden kann (Abb. 14-8).

So wird das Polysaccharid **Inulin** (Molekularmasse 5500 D), das man dem Menschen i. v. injizieren kann, im Glomerulus unbehindert filtriert, Plasma- und Filtrat-Konzentration sind also gleich. Während der Tubuluspassage wird kein Inulin rückresorbiert, und es wird kein Inulin von den peritubulären Kapillaren in den Tubulus hinein sezerniert. Es wird somit dieselbe Inulinmenge, die filtriert wird, auch mit dem Endharn ausgeschieden, natürlich in stark konzentrierter Form. Wenn man die Plasmakonzentration in einer Blutprobe bestimmt, kann man den Clearance-Wert nach der obigen Formel berechnen.

Der Clearance-Wert für Inulin stimmt mit der glomerulären Filtrationsrate (GFR) überein. Für das im Körper selbst gebildete **Kreatinin** ist die Situation sehr ähnlich, so daß für viele Zwecke die Bestimmung der **endogenen Kreatinin-Clearance** als Maß für die GFR ausreicht (Kreatinin wird in gewissem Umfang noch sezerniert). Dies hat den Vorteil, daß keine Fremdstoff-Applikation erforderlich ist.

Paraaminohippursäure (PAH) wird ebenfalls ungehindert filtriert, aber darüber hinaus bei Passage des peritubulären Kapillarnetzes noch nahezu vollständig in die Tubuli hinein sezerniert, solange die Plasmakonzentration nicht zu hoch ist. Im Nierenvenenblut findet man nur noch weniger als 10 % des arteriellen PAH wieder.

Die **PAH-Clearance dient als Maß für den renalen Plasmafluß (RPF)** (um 5–10 % zu niedrig bestimmt).

Die gleichen Eigenschaften wie PAH weisen jodhaltige Kontrastmittel und einige Penicilline auf.

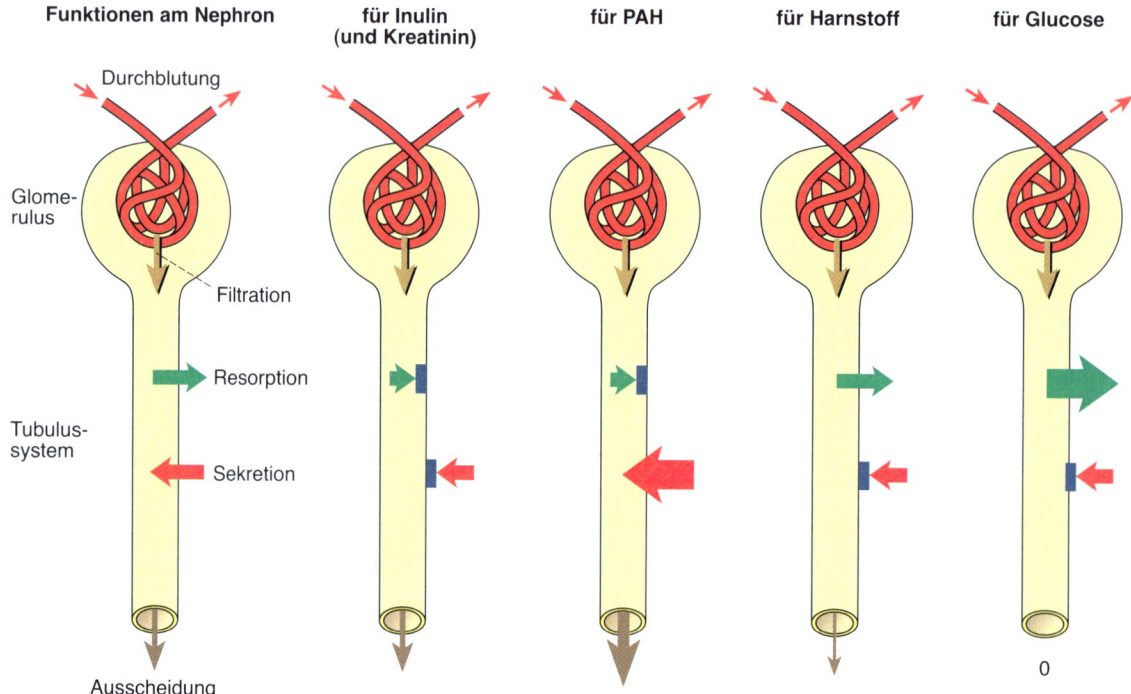

Abb. 14-8 *Schema zur glomerulären Filtration, Resorption und Sekretion im Verlauf des Nephrons für verschiedene Stoffe.*

Aus GFR und RPF errechnet man die **Filtrations-Fraktion (FF)**: derjenige Anteil von RPF, der filtriert wird:

$$FF = \frac{GFR}{RPF} = \frac{120\,ml/min}{600\,ml/min} = 0{,}2\ (20\,\%)$$

Harnstoff wird gleichfalls voll filtriert und nicht sezerniert. Wegen seiner guten Lipidlöslichkeit kann er aber gut durch alle Membranen diffundieren, so daß es dem Körper nicht möglich ist, diesen Abfallstoff auch voll auszuscheiden. Harnstoff diffundiert deshalb partiell zurück, so daß sein Clearance-Wert immer unter dem von Inulin liegt, und zwar je nach Diureserate bei 1/3 bis 2/3 der GFR.

Glucose wird, wie Aminosäuren und andere Stoffe, auch voll filtriert, aber vollständig wieder rückresorbiert, so daß sich eine Clearance von Null errechnet.

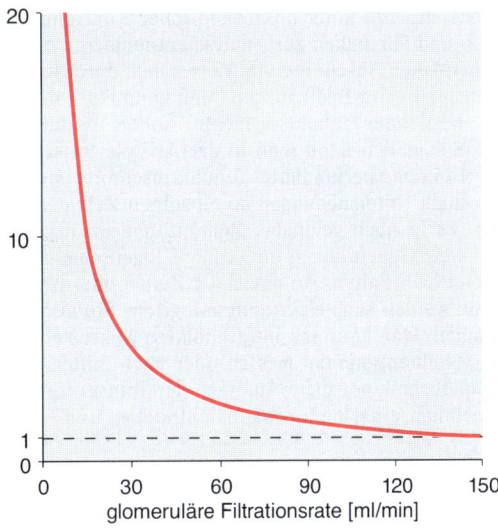

Abb. 14-9 *Beziehung zwischen glomerulärer Filtrationsrate und Kreatinin-Konzentration im Blutplasma.*

Bei der Bestimmung einer **Inulin-Clearance** muß über einen längeren Zeitraum ein konstanter Inulin-Blutspiegel gehalten werden. Dazu ist nach einer stärkeren Stoßinjektion eine intravenöse Dauerinfusion nötig. Das bleibt einem bei der **endogenen Kreatinin-Clearance** erspart. Vorteilhaft bei der Kreatinin-Clearance ist, daß Kreatinin unter üblichen Bedingungen sehr gleichmäßig im Muskelstoffwechsel anfällt, so daß der Blutspiegel nur geringen Schwankungen unterliegt. Man kann deshalb vom Patienten den Tagesharn sammeln lassen und kann sich auf die Entnahme einer einzelnen Blutprobe beschränken.

Paraaminohippursäure (PAH) ist ein Fremdstoff, der gleichfalls injiziert werden muß. Für die meisten Fremdstoffe verfügt der Körper nicht über aktive Sekretionsprozesse. PAH ist aber der körpereigenen Hippursäure, die zu den harnpflichtigen Substanzen aus dem Eiweißstoffwechsel gehört, ähnlich genug, so daß es mit dem dafür bestimmten Transportsystem eliminiert werden kann.

Für die **klinische Diagnostik** ist die Bestimmung der GFR mit der endogenen Kreatinin-Clearance am wichtigsten. Nur wenn deren Genauigkeit nicht ausreicht (weil Kreatinin auch etwas sezerniert wird), greift man zur Inulin-Clearance.

Auch die Konzentration harnpflichtiger Substanzen im Blut ist ein wichtiger Indikator für die Nierenfunktion. Das gilt vor allem für Kreatinin, da dieser Stoff intraindividuell relativ gleichmäßig gebildet wird, in Abhängigkeit von der Muskelmasse. Interindividuell gibt es aber deutliche Un-

terschiede. Die Harnstoffbildung hängt von der Eiweißernährung ab, so daß die Schwankungen der Bildungsrate und damit auch des Blutspiegels sehr viel größer sind als beim Kreatinin. Die Abhängigkeit des Kreatinin-Plasmaspiegels von der GFR ist in Abbildung 14-9 dargestellt.

Bei dem oben beschriebenen Ausscheidungsmodus von Kreatinin (weitgehend wie Inulin) entspricht die Ausscheidungsrate von Kreatinin – die im Gleichgewicht mit der Bildungsrate übereinstimmt – dem Produkt aus GFR und Kreatinin-Plasmaspiegel. Die Beziehung zwischen GFR und Kreatininspiegel folgt also einer Hyperbelfunktion. Eine Halbierung der GFR auf 60 ml/min führt somit zu einer Verdoppelung des Plasmaspiegels, eine weitere Halbierung auf 30 ml/min zu einer Vervierfachung usw. Bei einem Absinken der GFR unter die Hälfte der Norm, wo die Funktionsstörung zu klinischen Symptomen führt, hat also der Kreatinin-Plasmaspiegel eine gute Aussagekraft.

Für den Blut-Harnstoffspiegel ist zwar die Abhängigkeit von der GFR sehr ähnlich, aber wegen der starken Schwankungen der Harnstoffbildung diagnostisch weniger aussagefähig.

Die klinische Diagnostik stützt sich weiter auf eine Analyse von Harn und Blut, auf Röntgen- und Ultraschalldiagnostik, eventuell auch auf eine Entnahme von Nierengewebe durch Biopsie usw.

14

Für die Erforschung der Nierenfunktion haben vor allem die Techniken der **Mikropunktion** zunehmende Bedeutung erlangt. Man kann mit feinen Glaskapillaren einzelne Nierentubuli unter mikroskopischer Kontrolle punktieren und Flüssigkeit zur Analyse entnehmen, von oberflächennahen Abschnitten im Tierversuch durchaus unter normalen In-situ-Bedingungen. Man kann Flußraten messen, bestimmte Tubulussegmente isoliert perfundieren usw. Schließlich kann man in der Analyse fortschreiten und isolierte, perfundierte Tubulusabschnitte studieren oder auch Untersuchungen an einzelnen Zellen vornehmen. Es ist auch gelungen, Zellkulturen anzulegen, die über viele Generationen hinweg ihre Eigenschaften weitgehend beibehalten. An einzelnen Zellen oder isolierten Tubuli werden auch elektrophysiologische Studien vorgenommen. Man kann mit intrazellulären Mikroelektroden das Membranpotential messen oder auch mittels Patchclamp-Technik genauere Analysen der Transportprozesse vornehmen, einzelne Ionenkanäle studieren usw.

14.8 Tubuläre Transportprozesse – Übersicht

Die aktiven Leistungen bei Resorption und Sekretion im Tubulussystem werden von den Epithelzellen der Tubuli erbracht. Grundlagen dieser Transportprozesse sind in Kapitel 3.3.2 bereits beschrieben und in Abbildung 3-9 dargestellt.

Die **Tubuluszelle** ist sowohl morphologisch wie funktionell deutlich polar gegliedert. Auf der luminalen Seite ist die Membranoberfläche durch einen kräftigen Bürstensaum stark vergrößert, insbesondere im proximalen Tubulus, wo die stärksten Resorptionsleistungen ablaufen. Basolateral gibt es tiefe Einfaltungen der Membran.

Der Energieverbrauch der Zelle geht ganz überwiegend zu Lasten der **primär-aktiven, durch ATP-Spaltung angetriebenen Na^+-K^+-Austauschpumpe,** die sich in der basolateralen Membran befindet. Durch diese Pumpe wird die intrazelluläre Na^+-Konzentration auf 30–40 mmol/l gegenüber 150 mmol/l extrazellulär abgesenkt (K^+ innen entsprechend erhöht, es gibt keinen nennenswerten Gradienten in der Gesamtosmolarität). Dadurch entsteht eine starke Kraft, die Na^+ vom Tubuluslumen ins Zellinnere drängt. Na^+ kann deshalb passiv vom Lumen in die Zelle diffundieren.

Es ist aber ein wichtiges ökonomisches Prinzip, daß die im Na^+-Gradienten steckende Energie genutzt wird und damit andere, energiefordernde aktive Transporte angetrieben werden. So werden Glucose, Aminosäuren und andere wichtige Stoffe, die aus dem Tubuluslumen völlig entfernt werden sollen, über diesen Mechanismus gegen einen Konzentrationsgradienten ins Zellinnere gepumpt. **Ein solcher durch den Na^+-Gradien-**ten angetriebener Transport heißt sekundär-aktiv. Die aktiven Transporte werden hier als Schaufelräder dargestellt, der Energielieferant ist innen eingetragen, also ATP bzw. Na^+ (Abb. 3-9 und 14–15).

Durch den aktiven Ionentransport wird, in Verbindung mit selektiven Permeabilitäten, auch ein **elektrischer Gradient** aufgebaut. Dieser elektrische Gradient fördert manche Transporte, wie den Na^+-Fluß in die Zelle hinein, und erschwert andere, wie den Na^+-Transport aus der Zelle hinaus. Das Zellinnere ist negativ, ähnlich wie bei erregbaren Zellen etwa –70 mV gegenüber dem Interstitium. Zwischen Lumen und Interstitium kann sich, solange die Schlußleisten relativ gut permeabel sind wie im proximalen Konvolut, kein nennenswerter elektrischer Gradient aufbauen. Erst im distalen Nephron kommt es zu einer deutlichen intraluminalen Negativierung, die für die K^+-Ausscheidung wichtig ist (vgl. Abschn. 14.11).

Die bislang beschriebenen Na^+-Transporte verlaufen **transzellulär,** auf der luminalen Seite hinein und basolateral hinaus. Ein quantitativ erheblicher Anteil des Na^+-Gesamttransportes verläuft aber auch, je nach der Permeabilität der Schlußleisten (Tight junctions)[4], durch diese und die interzellulären Spalträume hindurch, also **parazellulär.**

Durch die aktiven Ionentransporte aus der Tubuluszelle in die interzellulären Spalträume hinein wird dort ein osmotischer Überdruck aufgebaut, der einen Wasserfluß vom Lumen durch die Schlußleisten hervorruft. In diesem Wasserfluß werden kleine Teilchen wie Na^+ und Cl^- mitgerissen, was man als **solvent drag** (Mitnahme durch das Lösungsmittel) bezeichnet. Dieser für den parazellulären Transport verantwortliche osmotische Überdruck bleibt aber eng lokal begrenzt, die Gesamtosmolarität diesseits und jenseits des Tubulusepithels bleibt praktisch unverändert bei 300 mosmol/l.

Der parazelluläre Transport kann die Hälfte des Gesamttransportes und mehr erreichen. Für die Na^+-Resorption im proximalen Tubulus hat man berechnet, daß nur 1/3 transzellulär und 2/3 parazellulär erfolgen.

Aufbauend auf diesen Grundprozessen finden sich im Verlauf des Tubulussystems vielfältige Variationen in Anpassung an die jeweiligen Erfordernisse. Dies betrifft einmal die Intensität der Transportprozesse, die vom proximalen Tubulus

---

[4] Der Begriff „Schlußleiste" stammt noch aus der Zeit, als man glaubte, daß hier ein dichter Abschluß vorliegt. Funktionell handelt es sich um ein interzelluläres Filter.

nach distal abnimmt. Das ist morphologisch an einer Verkleinerung des Bürstensaumes und einer Abnahme des Mitochondriengehaltes zu erkennen. Darüber hinaus variiert die Durchlässigkeit der Schlußleisten und damit die Wasserdurchlässigkeit. Schließlich verändert sich der Besatz der Membranen mit Transportsystemen (Einbau spezifischer Pump- und Kanalproteine in die Zellmembran) und damit die Qualität der Transportprozesse von Ort zu Ort.

Eine **Übersicht zur Funktionsverteilung** im Verlauf des Nephrons gibt Abbildung 14-10 für die durchschnittliche Situation. Aufgetragen ist einmal die Stoffmenge, relativ zur Menge im Primärfiltrat. Für Inulin, das weder resorbiert noch filtriert wird, ergibt sich eine gerade Linie im oberen Bildteil. Die Konzentration von Inulin (unterer Bildteil) steigt im Verlauf des Nephrons zunehmend an und erreicht am Ende schließlich das Hundertfache des Anfangswertes. Dementsprechend fällt die Wassermenge (oben) auf 1/100 des Anfangswertes ab.

Man sieht, daß sowohl die Wassermenge als auch die Mengen der osmotisch relevanten Ionen Na^+, K^+ und Cl^- am Ende des proximalen Konvoluts nur noch 1/3 des Anfangswertes betragen. **Der quantitativ größte Anteil der Resorptionsaufgaben läuft im proximalen Konvolut ab**, und diese **Resorption erfolgt isoosmotisch (isoton)**. Die für den Organismus wichtigen Filtratbestandteile wie Glucose, Aminosäuren etc. werden praktisch vollständig im proximalen Konvolut resorbiert, und auch die Sekretion vieler Gift- und Fremdstoffe vollzieht sich in diesem Abschnitt.

Beispielhaft ist die Situation für Paraaminohippursäure (PAH) in Abbildung 14-10 eingetragen. Da im Glomerulus mit 1/5 des Blutplasmas auch 1/5 der im Blut enthaltenen PAH-Menge abfiltriert wird, bedeutet ein Anstieg der relativen PAH-Menge von 1 auf 5, daß nunmehr praktisch das gesamte im Blut befindliche PAH in den Tubulus hineingelangt ist. Im weiteren Verlauf bleibt die PAH-Menge unverändert, die PAH-Konzentration bleibt ständig um den Faktor 5 größer als die von Inulin.

In der **Henle-Schleife** erfolgt noch eine weitere Resorption von Wasser auf 0,2 des Anfangswertes (im absteigenden Teil), der aufsteigende Teil ist für Wasser praktisch impermeabel. Funktionell am wichtigsten ist der Konzentrationsanstieg zur Spitze der Schleife hin. Man sieht, daß die Salzresorption im aufsteigenden Teil der Schleife kräftig weiterläuft, wobei sich die Men-

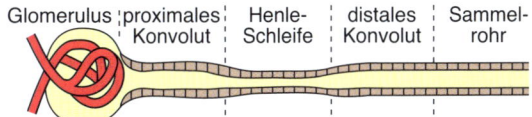

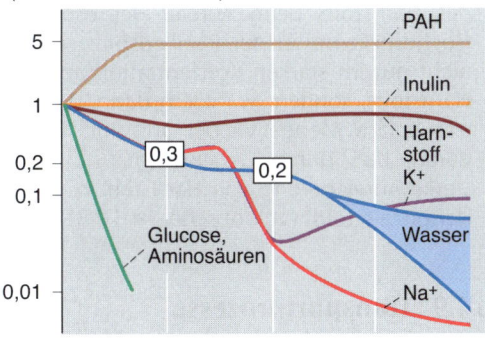

Stoffmenge pro Zeit (relativ zum Primärharn)

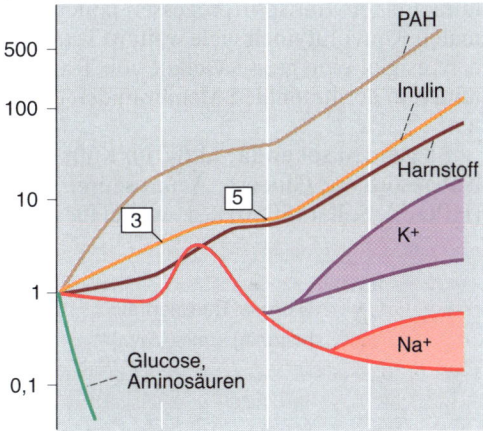

Konzentration (relativ zum Primärharn)

Abb. 14-10 *Veränderungen des Primärharns im Fluß durch die verschiedenen Abschnitte des Nephrons. Für verschiedene Stoffe ist oben die durchfließende Stoffmenge pro Zeit dargestellt, unten die Konzentration. Zur Vereinfachung ist die mögliche Variabilität nur für einige Größen eingetragen, und meist nicht im vollen Umfang. Die K^+-Menge kann in Extremsituationen wieder bis auf 1 ansteigen.*

genkurven für Wasser und Salze trennen, d.h. der Harn wird hypoton.

Die **Feinabstimmung im distalen Konvolut** wird vor allem im Auseinandergehen der Kurven für Na^+ und K^+ deutlich, d.h. es erfolgt eine bevorzugte K^+-Ausscheidung, was den Erfordernissen bei der üblichen Stoffwechselsituation entspricht.

Im **Sammelrohr** schließlich ist das wichtigste die zunehmende Konzentrierung bis zum Endharn.

Für **Harnstoff** nimmt die Konzentration fortlaufend zu. Wegen der guten Lipidlöslichkeit kann aber der Harnstoff nicht voll im Tubulus gehalten werden wie etwa Inulin, er diffundiert passiv teilweise wieder in das Blut zurück, vor allem im proximalen Konvolut. Die wichtige Rolle des Harnstoffs beim Aufbau der osmotischen Hochdruckzone in der Papillenspitze zeigt sich nicht nur im starken Konzentrationsanstieg des Harnstoffs, sondern vor allem darin, daß die intratubuläre Menge wieder ansteigt. Dies liegt daran, daß durch Gegenstromaustausch eine starke Anreicherung von Harnstoff in der Papillenspitze erfolgt (vgl. Abschn. 14.10.3).

14.9 Transportprozesse im proximalen Konvolut

Neben den bislang beschriebenen, quantitativ dominierenden Transportprozessen laufen im proximalen Konvolut noch viele weitere Transporte ab, d. h. es gibt eine große Vielfalt von Transportproteinen in der luminalen Membran der Tubuluszellen.

So werden **sekundär-aktiv,** im Kotransport mit Na^+ resorbiert: Glucose, Aminosäuren, Phosphat (HPO_4^{2-}), Sulfat (SO_4^{2-}) u. a., wobei für jeden Stoff weitgehend spezifische Transportproteine (Carrier) vorhanden sind. Allein für Aminosäuren sind heute 7 verschiedene Carrier bekannt, jeder jeweils spezifisch für eine Gruppe von verwandten Aminosäuren. Sekundär-aktiv, im Antiport mit Na^+, wird vor allem H^+ aus der Zelle ins Lumen sezerniert, was für die Bicarbonat-Resorption besonders wichtig ist (Abschn. 14.12). Cl^- wird überwiegend passiv parazellulär aufgenommen.

Von großer klinischer Bedeutung ist die **Resorption von Glucose** (Abb. 14-11). Die Transportkapazität im Tubulussystem ist durchaus großzügig bemessen. Selbst wenn nach einer zuckerreichen Mahlzeit der Glucosespiegel im Blutplasma vom Normalwert um 5 mmol/l auf das Doppelte ansteigt, wird die filtrierte Glucose noch vollständig im proximalen Konvolut resorbiert. Bei Überschreiten des Wertes von 10 mmol/l (180 mg/dl) gelingt das nicht mehr komplett, ein gewisser Anteil der Glucose wird mit dem Harn ausgeschieden. Mit zunehmender Glucosekonzentration steigt die Ausscheidungsrate an, und die Resorptionsrate nähert sich einem Grenzwert, der die völlständige Sättigung des Glucose-Carriers anzeigt (Abb. 14-11).

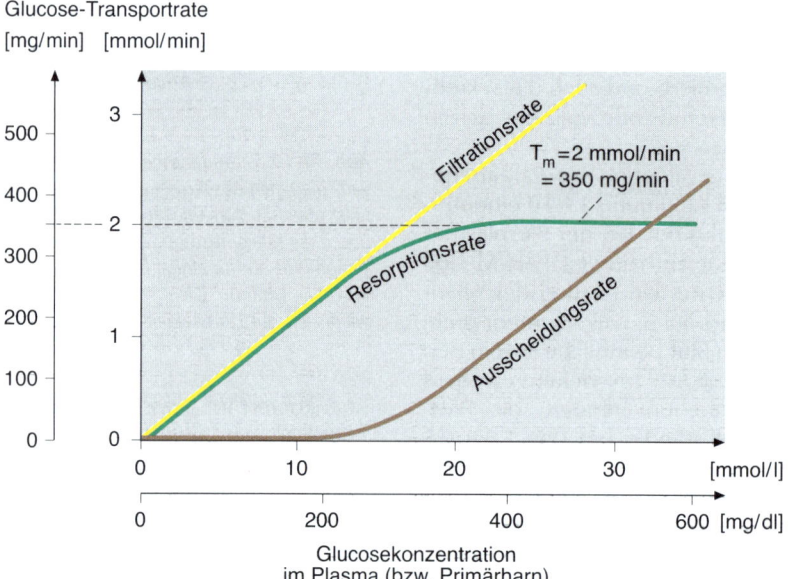

Abb. 14-11 Glucose-Resorption in den Nieren in Abhängigkeit von der Konzentration im Blutplasma (gleich der Konzentration im Primärharn), kalkuliert für eine normale und konstant bleibende glomeruläre Filtrationsrate von 120 ml/min. Mit zunehmender Plasmakonzentration nähert sich die Resorptionsrate für Glucose einem Sättigungswert (tubuläre Maximalresorption, T_m). Der Anteil der Glucose, der nicht mehr resorbiert werden kann, wird ausgeschieden (Resorptionsrate + Ausscheidungsrate = Filtrationsrate).

14.10 Konzentrierung im Gegenstromsystem der Henle-Schleife

14.10.1 Vergleichendes

Nur höhere Wirbeltiere, die in ihrem Tubulussystem über ein Gegenstromsystem (Henle-Schleife) verfügen, können einen hyperosmolaren Harn bilden. Je länger die Schleife, desto besser ist auch die Fähigkeit zur Konzentrierung.

Die Fähigkeit der Niere, Harn bis zu einer Osmolarität von 1200 oder gar 1400 mosmol/l konzentrieren zu können (von 300 mosmol/l in Blutplasma und Primärharn), gehört zu den erstaunlichsten Leistungen unseres Organismus. Ein langer Evolutionsweg war dafür erforderlich. Niedere Tiere und Tiere, die im Wasser leben, können keinen hypertonen Harn bilden, und sie verfügen auch nicht über eine Henle-Schleife. Nur Vögel und Säugetiere, die einen hypertonen Urin bilden, besitzen eine Henle-Schleife. Bei den Säugern besteht zwischen dem Ausmaß der Konzentrierungsfähigkeit und der Länge der Henle-Schleife eine sehr enge Beziehung. Bei kleinen Wirbeltieren wie der Wüstenratte finden sich die längsten Henle-Schleifen. Diese Tiere können ihren Harn auch extrem hoch konzentrieren, bis zum 20 fachen des Plasmawertes.

Von daher ist klar belegt, daß starke Konzentrationsgradienten nur dadurch aufgebaut werden können, daß zwei Tubuli im Gegenstrom einer Schleife angeordnet sind und so die Effekte einzelner Tubuluszellen addiert werden **(Gegenstromprinzip).** Die Grundprinzipien dafür sind einfach und auch anschaulich zu erfassen. Im Detail allerdings sind die Mechanismen recht kompliziert, weil auch mehrere Gegenstromsysteme zusammenwirken (Tubuli der Henle-Schleife, Sammelrohre und Vasa recta).

14.10.2 Aktiver Kochsalztransport als Motor

Im Gegenstromsystem der Henle-Schleife wird ein **osmotischer Konzentrationsgradient** aufgebaut (Abb. 14-13). Das geschieht dadurch, daß die Tubuluszellen im dicken Teil des aufsteigenden Schenkels aktiv Kochsalz aus dem Tubuluslumen ins Interstitium pumpen (mit einem Na^+-$2Cl^-$-K^+-Symport-Carrier), ohne daß Wasser folgen kann (Schlußleisten sehr dicht). Der so erzeugte Konzentrationsanstieg im Gewebe teilt sich dem benachbarten absteigenden Schenkel mit (vor allem Wasseraustritt) und wird dort mit dem Fluß im Tubulus spitzenwärts weitergeschoben. Dort überträgt sich der Konzentrationsanstieg wieder auf das Gewebe und den aufsteigenden Schenkel, so daß jetzt der spitzenwärts gelegene Teil des aufsteigenden Schenkels seinen Pumpeffekt auf einem erhöhten Ausgangsniveau entfalten kann.

Der Einzeleffekt der spitzenwärts gelegenen Partie addiert sich so der basiswärts erzeugten Osmolaritätssteigerung im Gewebe, und so steigt die Osmolarität zur Spitze hin immer weiter an.

Abbildung 14-12 soll das Prinzip modellhaft erläutern. Wir denken uns eine Tubulusschleife, die zunächst in allen Teilen Lösung mit 300 mosmol/l enthält (Teil A in Abb. 14-12). Zuerst setzt jetzt eine **aktive Kochsalzpumpe** ein, die nur im aufsteigenden Schenkel vorhanden ist und dort Kochsalz aus dem Lumen in den Zwischenraum pumpt. Da die Wand für Wasser nicht durchlässig ist, sinkt die Osmolarität im Lumen, z.B. auf 200 mosmol/l, und steigt im Zwischenraum, z.B. auf 400 mosmol/l (Teil B). Die Wand des absteigenden Schenkels ist wasserdurchlässig. Daher

14

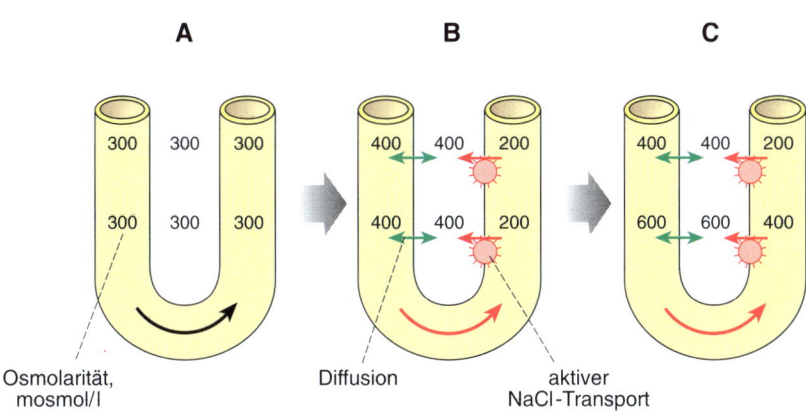

A   **B**   **C**

Osmolarität, mosmol/l

Diffusion

aktiver NaCl-Transport

Abb. 14-12 Modell zur Erzeugung eines hohen osmotischen Druckes im Gegenstrom.

14

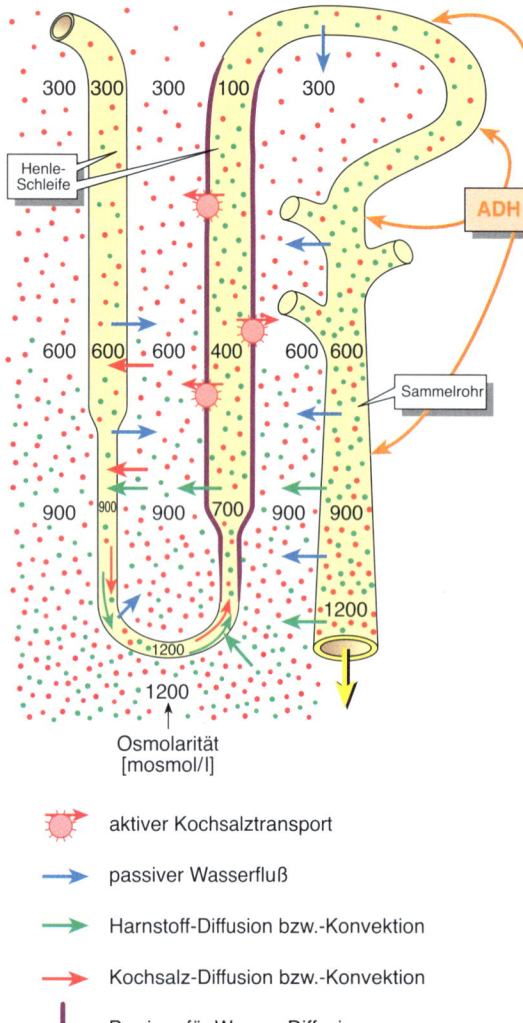

300 300 300 100 300

Henle-
Schleife

ADH

600 600 600 400 600 600

Sammelrohr

900 900 900 700 900 900

1200

1200

1200

Osmolarität
[mosmol/l]

aktiver Kochsalztransport

→ passiver Wasserfluß

→ Harnstoff-Diffusion bzw.-Konvektion

→ Kochsalz-Diffusion bzw.-Konvektion

| Barriere für Wasser-Diffusion

Abb. 14-13 *Schema zur **Harnkonzentrierung im Gegenstromsystem**. Situation bei maximaler Antidiurese. Die wichtigsten Prozesse in den verschiedenen Abschnitten des
Nephrons sind mit verschiedenfarbigen Pfeilen eingetragen.
Die Punktdichte symbolisiert die osmotisch wirksame Teilchen-
konzentration, rote Punkte für Kochsalz, grüne Punkte für
Harnstoff.*

Carrier wird durch den Na^+-Einwärtstransport
angetrieben. Mit einem Na^+-Ion werden gleichzeitig 2 Cl^--Ionen und 1 K^+-Ion in die Zelle transportiert. Das K^+-Ion kann durch K^+-Kanäle in der luminalen Membran wieder zurückfließen, so daß
dieser Carrier im Endeffekt vor allem Na^+ und Cl^-
resorbiert. Die Spezialisierung dieses Carriers
zeigt sich vor allem darin, daß er durch spezielle
Stoffe wie Furosemid blockiert werden kann. Die
Folge einer solchen Blockade ist ein starker Anstieg der Diurese.

Stoffe wie **Furosemid** hemmen spezifisch den
Kochsalztransport im aufsteigenden Ast der
Henle-Schleife und damit die Konzentrierung
des Harns, was eine Förderung der Diurese zur
Folge hat. Stoffe mit diesem speziellen Wirkme-
chanismus nennt man **Schleifendiuretika.**

14.10.3 Rolle des Harnstoffs

Zum Scheitel der Henle-Schleife hin gewinnt der
Harnstoff beim Aufbau der osmotischen Hochdruckzone zunehmend an Bedeutung. Unter Anwesenheit von ADH diffundiert vom Sammelrohr
Wasser, dem osmotischen Gradienten folgend, ins
Interstitium. Dabei fließt auch Harnstoff mit, gefördert durch die steigende Harnstoffkonzentration im Verlauf des Sammelrohres.

Die guten Permeationseigenschaften des
Harnstoffs haben zur Folge, daß der mit dem
aufsteigenden Schenkel markwärts fließende
Harnstoff nach dem Gegenstromprinzip zu einem guten Teil in den absteigenden Schenkel
übertritt und so gewissermaßen in der Papillenspitze festgehalten wird. Dies führt dazu, daß bei
Antidiurese die maximale Osmolarität von
1,2 osmol/l etwa zur Hälfte durch Harnstoff bedingt ist.

14.10.4 Situation bei Antidiurese und Wasserdiurese

Der endgültige quasi-stationäre Zustand der Os-
molaritäts-Gradienten mit den wichtigsten dabei ablaufenden Flüssen ist in Abbildung 14-13
für den Zustand der maximalen Antidiurese dargestellt.
Zusammenfassend läßt sich festhalten:
• Entscheidender Motor für den Aufbau einer osmotischen Hochdruckzone in der Papillenspitze ist der aktive Kochsalztransport vom Tubuluslumen ins Interstitium im dicken Teil des
aufsteigenden Astes der Henle-Schleife, bei
gleichzeitiger Undurchlässigkeit für Wasser.

gleicht sich dort die Osmolarität im Lumen derjenigen im Interstitium an und breitet sich mit der
Flüssigkeitsbewegung im Tubulus weiter nach distal aus (Teil C), überträgt sich dort wieder dem
aufsteigenden Schenkel usw.

Die genauere Analyse hat ergeben, daß der für
die Konzentrierung verantwortliche Kochsalztransport ganz überwiegend oder ausschließlich
im dicken Teil der aufsteigenden Henle-Schleife
lokalisiert ist. Zusätzlich ist er an einen ganz speziellen Carrier in der luminalen Membran der Tubuluszelle gebunden. Dieser **sekundär-aktive**

- Die einzelne Tubulusepithelzelle kann auf diese Weise einen osmotischen Gradienten von etwa 200 mosmol/l erzeugen.
- Im Gegenstrom von absteigendem und aufsteigendem Schenkel addieren sich bei maximaler Antidiurese die Einzeleffekte zunehmend in Richtung Schleifenscheitel bis zu einem Wert von 1200 mosmol/l.
- Rund die Hälfte dieser osmotischen Konzentration wird durch Ansammlung von NaCl erzeugt (rote Punkte in Abb. 14-13), die andere Hälfte durch Harnstoff (grüne Punkte).
- Die Harnstoffanreicherung kommt im Gegenstrom von Henle-Schleife und Sammelrohr dadurch zustande, daß unter dem Einfluß von ADH im distalen Sammelrohr mit Steigerung der Wasserpermeabilität auch die Permeabilität für Harnstoff zunimmt und dieser dort hochkonzentrierte Harnstoff ins Interstitium der Papille diffundiert.
- Der Gegenstrom der Henle-Schleife begünstigt den Aufbau einer hohen Harnstoffkonzentration in der Papillenspitze.

Bei maximaler **Wasserdiurese** verändert sich der Osmolaritätsgradient im Nierenmark tiefgreifend, wie in Abbildung 14-14 gezeigt:

- Bei Fehlen von ADH werden distale Tubuli und Sammelrohr ebenfalls wasserimpermeabel, der aktive Kochsalzauswärtstransport läuft weiter, so daß die Osmolarität des Harns bis auf 50 mosmol/l zurückgehen kann.
- Die Konzentration von Harnstoff im Harn bleibt mit dem Festhalten des Wassers im Sammelrohr relativ niedrig, der Harnstoff-Nachschub in die Papille entfällt. Die Osmolarität in der Papillenspitze kann bis auf die Hälfte, auf 700 mosmol/l zurückgehen.

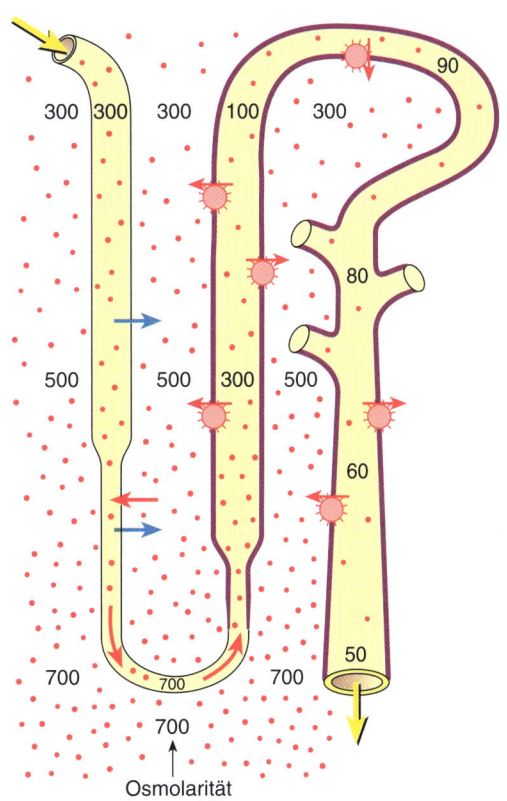

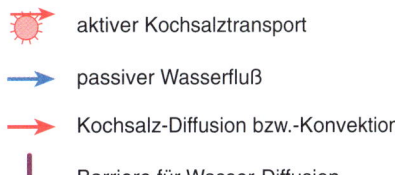

🔴 aktiver Kochsalztransport

➡️ passiver Wasserfluß

🔴➡️ Kochsalz-Diffusion bzw.-Konvektion

❘ Barriere für Wasser-Diffusion

Abb. 14-14 *Maximale Wasserdiurese (Schema wie Abb. 14-13).*

14.11 Regulation von Wasser- und Salzhaushalt im distalen Nephron

Im distalen Nephron (distaler Tubulus und Sammelrohr) erfolgt die Feinabstimmung der Nierenfunktion durch die Hormone Aldosteron, ADH (antidiuretisches Hormon) und ANP (atriales natriuretisches Peptid, Atriopeptin) im Dienste der Regulation des Wasser- und Salzhaushaltes.

Aldosteron fördert die Na⁺-Resorption, und zugleich die H⁺- und die K⁺-Ausscheidung. Es sorgt so für das richtige Verhältnis von Na⁺- zu K⁺-Ionen. Da in der Gesamtbilanz eine erhöhte Nettoresorption von Kochsalz resultiert, steigert Aldosteron in Kooperation mit der Osmoregulation auch das extrazelluläre Flüssigkeitsvolumen. Aldosteron wird so zu einem wichtigen volumenregulatorischen Hormon.

ADH fördert die Wasserrückresorption, indem es die Wasserpermeabilität im distalen Konvolut und im Sammelrohr steigert. Es erlaubt somit eine Rückdiffusion von Wasser in die osmotische Hochdruckzone der Nierenpapille. So resultiert unter Anwesenheit von ausreichend ADH eine **Antidiurese**, wobei sich die Osmolarität des Endharns weitgehend der maximalen Osmolarität in der Papillenspitze nähert und 1200–1300 mosmol/l erreichen kann.

Bei völligem Ausfall der ADH-Bildung (**Diabetes insipidus**) fällt die gesamte Wasserresorption im distalen Konvolut und im Sammelrohr aus. Das gesamte Harnvolumen, das die Henle-Schleife verläßt, also rund 20 % des Filtratvolumens, wird als hypotoner Harn ausgeschieden. Das tägliche Harnvolumen kann bei einem solchen Zustand 20 l erreichen.

ANP (atriales natriuretisches Peptid) fördert Salz- und Wasserausscheidung und führt so zu einer Verminderung des extrazellulären Flüssigkeitsvolumens. Es steht also vor allem im Dienste der Volumenregulation und ist insofern ein Gegenspieler zum Aldosteron, in mancher Hinsicht auch zum ADH.

Die **Wirkung von Aldosteron** kommt über Einflüsse auf die Na^+- und K^+-Transporte im distalen Nephron zustande, insbesondere bei den Hauptzellen im Sammelrohr. Dort steuert Aldosteron über intrazelluläre Angriffsorte die Proteinsynthese. Das führt unter anderem dazu, daß die Zahl der Na^+- und K^+-Kanäle der luminalen Membran und die Zahl der Na^+-K^+-Pumpen der basolateralen Membran zunimmt. Diese tiefgreifenden Umstellungen im Zellstoffwechsel erfordern zur vollen Entfaltung Stunden bis Tage.

Der primäre Effekt ist eine Steigerung des transzellulären Na^+-Transports, wobei der Transport durch die luminale Membran passiv erfolgt, d.h. durch den elektrochemischen Gradienten angetrieben wird. Dieser Na^+-Transport ist elektrogen, es resultiert eine luminale Negativierung von etwa –30 mV relativ zum Interstitium. Dies führt dazu, daß das Membranpotential der Tubuluszelle an der luminalen Seite nicht mehr –70 mV beträgt wie basolateral, sondern nur noch –40 mV relativ zum Tubuluslumen. Diese luminale Depolarisation wird vor allem für die Steigerung des K^+-Auswärtstransports, also für die K^+-Ausscheidung verantwortlich gemacht. (Das Gleichgewichtspotential für K^+ liegt nahe am basolateralen Membranpotential, bei –40 mV treibt der elektro-chemische Gradient K^+ von der Zelle in das Lumen hinein.)

Die Aufnahme positiver Ladung durch Resorption von Na^+ wird durch die K^+-Ausscheidung nur teilweise ausgeglichen. Zum vollen Ausgleich muß auch Cl^- dem Na^+ folgen, was zu einem guten Teil parazellulär erfolgen soll, angetrieben durch das intraluminal negative Potential. Auch ein Na^+-Cl^--Symport wird diskutiert. Aldosteron fördert weiterhin die aktive H^+-Ausscheidung im Sammelrohr (über die durch ATP angetriebene aktive H^+-Pumpe in den Zwischenzellen des Sammelrohres, vgl. Abschn. 14.12).

Wird Aldosteron im Überschuß produziert, so kommt es zum Hyperaldosteronismus, z. B. bei einem Adenom der aldosteronproduzierenden Zellen in der Nebennierenrinde: **primärer Hyperaldosteronismus.**

Wird die Nebennierenrinde von außen zu gesteigerter Aldosteronsekretion angetrieben, z. B. bei Renin-Überproduktion, so spricht man von **sekundärem Hyperaldosteronismus.** Die Symptome sind gleich: Hypernatriämie, Hypokaliämie und Alkalose. Na^+-Retention führt zur Erhöhung des extrazellulären Flüssigkeitsvolumens und des Blutvolumens (Hypervolämie) mit Blutdruckanstieg (Hypertonie). Die Alkalose begünstigt das Auftreten einer Tetanie.

14.12 Niere und Säure-Basen-Haushalt

Über drei Wege kann die Niere in den Säure-Basen-Haushalt eingreifen.

- **Bicarbonat-(HCO_3^-)-Resorption** (Abb. 14-15). Bei normaler Stoffwechsellage wird Bicarbonat vollständig rückresorbiert, bei zu starkem Angebot wird der Überschuß ausgeschieden. Der größte Teil der Resorption erfolgt schon im proximalen Tubulus, die Feinabstimmung dann im distalen Nephron.
- **Ausscheidung von H^+-Ionen** (Abb. 14-15), im proximalen Tubulus bis zu einem Harn-pH-Wert von 6,4, im Sammelrohr bis zu Harn-pH-Werten unter 6,0, im Extrem bis 4,5. Der größte Teil der H^+-Ionen wird im Harn in gepufferter Form (als titrierbare Säure) transportiert, vor allem als Phosphat (die Hauptpuffer des Blutes, Bicarbonat und Eiweiß, stehen im Harn nicht zur Verfügung).
- **Bildung und Ausscheidung von Ammoniak** (NH_3 bzw. NH_4^+). Dieser Mechanismus wird bei metabolischer Azidose besonders wichtig, da die Ammoniak-Ausscheidung um den Faktor 10 gesteigert werden kann.

Die **Bicarbonat-Resorption** ist eng mit der H^+-Sekretion gekoppelt (Abb. 14-15). Das in der proximalen Tubuluszelle ins Lumen gepumpte H^+ (Na^+-getriebener Antiport) verbindet sich mit HCO_3^-. Unter Einwirkung von Carboanhydrase entsteht CO_2, das durch die luminale Membran ins Zellinnere diffundiert. Dort erfolgt wieder eine Umwandlung in HCO_3^- und H^+, und der Kreislauf beginnt von neuem. Die basolaterale Membran kann HCO_3^- weitertransportieren (Na^+-Kotransport), wogegen die luminale Membran für HCO_3^- praktisch undurchlässig ist.

Das System ist abhängig vom intrazellulären pH-Wert, intrazelluläre Azidose wirkt fördernd. Diese Abhängigkeit wirkt also regulierend, bei Säure-Überschuß wird automatisch mehr H^+ nach außen gepumpt und zugleich mehr HCO_3^- zurückresorbiert. Unter Normalbedingungen wird der größte Teil des Bicarbonats auf diesem

14

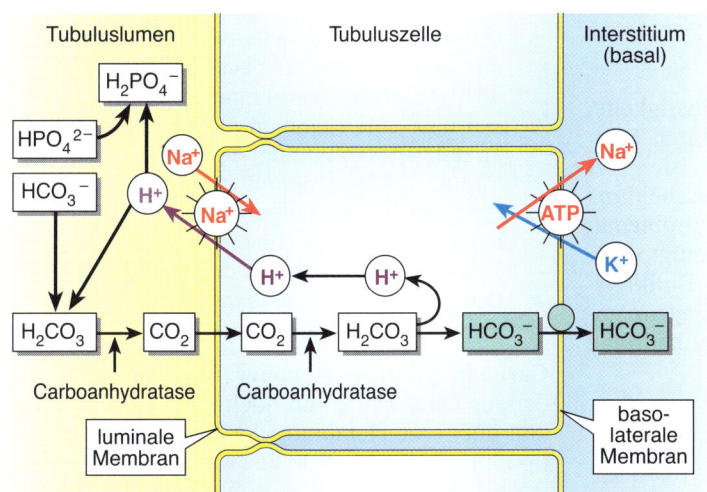

Abb. 14-15 H⁺-Sekretion und HCO₃⁻-Resorption in einer Nierentubuluszelle. Darstellung der aktiven Pumpen in Anlehnung an Abbildung 3-9. H⁺ wird sekundär-aktiv, im Antiport mit Na⁺ ins Tubuluslumen sezerniert. Es kann ausgeschieden werden, z. B. gepuffert an Phosphat, oder es kann zur Resorption von HCO₃⁻ eingesetzt werden, mit den im Bild eingetragenen Reaktionen.

Wege schon im proximalen Tubulus zurückgepumpt. Der Rest wird im distalen Nephron resorbiert, gekoppelt an die Protonensekretion in den A-Zwischenzellen des kortikalen Sammelrohres.

Da unter Normalbedingungen die Bicarbonat-Resorption schon vollständig erfolgt, kann dieser Prozeß nicht regulierend gegen Azidose eingesetzt werden, sondern nur gegen eine metabolische Alkalose: Der Bicarbonat-Überschuß wird im Harn ausgeschieden. Es soll auch HCO₃⁻-sezernierende B-Zwischenzellen im Sammelrohr geben, die bei Alkalose aktiviert werden.

Im proximalen Tubulus erfolgt unter Normalbedingungen auch der wesentliche Teil der **H⁺-Sekretion,** und zwar über den in Abbildung 14-15 dargestellten Mechanismus des Na⁺-H⁺-Antiports in der luminalen Membran. Soweit das H⁺ nicht zur HCO₃⁻-Resorption „verbraucht" wird, wird es überwiegend mit Hilfe des Phosphatpuffers gebunden.

Im Sammelrohr verfügt die Niere noch über einen Spezialmechanismus, der nur in den A-Zwischenzellen vorhanden ist: H⁺ kann über eine primär-aktive Pumpe (also durch ATP-Spaltung angetrieben) über die luminale Membran sezerniert werden. Auch dieses System wirkt regulierend, es wird bei Azidose aktiviert und kann besonders hohe H⁺-Konzentrationen im Harn erzeugen (pH-Wert bis 4,5).

Schließlich kann die Niere noch aus Glutamin **Ammoniak** bilden und so Bindungskapazität für H⁺ bereitstellen. NH₃ kann durch die luminale Membran diffundieren und wird im Lumen zu NH₄⁺ umgewandelt. Bei diesem Ammoniakmechanismus kooperieren Leber und Niere.

14.13 Harnsäure-, Oxalsäure- und andere Transporte – Bildung von Nierensteinen

Harnsäure fällt im Purinstoffwechsel an und ist klinisch wichtig, weil sie sich bei zu hoher Blutkonzentration in Gelenken ablagern kann und so zum Krankheitsbild der **Gicht** führt. Bei zu hoher Konzentration im Harn kann sie ausfallen und **Nierensteine** bilden. In der Niere wird die Harnsäure im proximalen Tubulus bidirektional transportiert, d. h. sie wird sowohl resorbiert als auch sezerniert, unter Beteiligung verschiedener Carrier-Systeme. Es dominiert die Resorption, so daß nur 10 % der filtrierten Menge ausgeschieden wird. Aus diesem Grunde kann bei starkem Anfall an Harnsäure die Konzentration im Blutplasma leicht ansteigen.

Oxalsäure ist klinisch wichtig, weil ihr Calciumsalz schlecht löslich ist und deshalb leicht zur Nierensteinbildung führen kann. Rhabarber und Spinat sind besonders oxalreich, aber auch im intermediären Stoffwechsel kann Oxalsäure entstehen. Bei der Oxalsäure überwiegt die tubuläre Sekretion, so daß die ausgeschiedene Menge größer als die filtrierte Menge sein kann.

Viele andere Stoffe können durch tubuläre Sekretion ausgeschieden werden, sowohl organische Säuren und Basen als auch Fremdstoffe wie Pharmaka, wobei verschiedene Carriersysteme mitwirken. Viele davon besitzen anscheinend eine relativ geringe Spezifität.

14

14.14 Möglichkeiten der Diurese-Förderung

Es gibt viele Erkrankungen, die mit Flüssigkeits-Retention einhergehen, z. B. Ödeme durch Blutrückstau bei Herzinsuffizienz, so daß sich der Arzt bemühen muß, die Flüssigkeitsausscheidung durch die Niere zu fördern. Dies ist oft problematisch, weil dabei nur ein Symptom beseitigt wird, oft gegen regulatorische Tendenzen im Blutkreislauf. Die Aktivierung entsprechender Gegenregulationen kann zu erheblichen Komplikationen führen.

- **Osmotische Diurese.** Es werden Stoffe gegeben, die nur durch den osmotischen Druck, den sie erzeugen, ihre Wirkung entfalten. Dies geschieht beispielsweise bei **Mannitol**, das in der Niere nicht resorbiert wird. Bei der Flüssigkeitsresorption im proximalen Tubulus steigt die Mannitol-Konzentration im Tubuluslumen an. Die Na^+-Konzentration fällt entsprechend ab, da die Gesamt-Osmolarität in diesem Tubulusabschnitt unverändert bleibt (isotone Resorption). Mit Reduktion des Na^+-Gradienten wird der entscheidende Motor für die Resorptionsprozesse abgeschwächt, die Resorption im proximalen Tubulus wird reduziert. In den nachfolgenden Tubulusabschnitten werden die Resorptionsprozesse durch die Steigerung des Flüssigkeitsangebots zunehmend beeinträchtigt. So können schließlich extreme Steigerungen der Diurese erzwungen werden, bis zu 1/3 des Primärharns, die mit hohen Salzverlusten verbunden sind.
  Auch Stoffe des normalen Stoffwechsels können eine osmotische Diurese hervorrufen, z. B. Glucose, wenn ihre Konzentration im Blut so hoch ansteigt, daß sie in der Niere nicht mehr vollständig rückresorbiert werden kann. **Die Polyurie des Diabetikers ist eine osmotische Diurese.**
- **Schleifendiuretika** wie **Furosemid** gehören zu den sehr starken Diuretika (Diurese bis zu 30 % des Primärharns). Sie unterdrücken die Konzentrierungsprozesse im aufsteigenden Schenkel der Henle-Schleife durch Hemmung des dort lokalisierten aktiven Salztransportsystems (vgl. Abschn. 14.10.2). Die damit verbundenen K^+-Verluste können zu Hypokaliämie führen, und es kann eine Alkalose entstehen.
- **Na^+-Kanalblocker** (Amilorid) und **Aldosteron-Antagonisten** (Spironolacton) hemmen die Na^+-Resorption im Sammelrohr, wobei auch die K^+-Sekretion gehemmt wird. K^+-Verluste können dabei vermieden werden, es besteht im Gegenteil die Gefahr einer Hyperkaliämie.
- Auch **Thiazide** (Benzothiodiazinderivate) wirken über eine Hemmung der Na^+-Resorption im distalen Nephron (im distalen Tubulus). Die K^+-Ausscheidung nimmt dabei ebenfalls zu. Die Stoffe wirken mittelstark diuretisch und haben relativ geringe Nebenwirkungen auf den Säure-Basen-Haushalt, so daß sie bei kardialen Ödemen als Mittel der Wahl gelten.

Carboanhydratase-Hemmer (Acetazolamid) werden als Diuretika kaum noch eingesetzt. Sie wirken über eine Hemmung der Bicarbonat-Resorption im proximalen Tubulus, was auch eine Beeinträchtigung der Na^+-Resorption nach sich zieht. Der diuretische Effekt ist relativ gering, die Gefahr einer Azidose durch die Bicarbonat-Verluste besonders groß.

14.15 Endokrine Funktionen der Niere

In Abschnitt 14.4 wurde dargelegt, daß gerade die endokrinen Nierenfunktionen klinisch von besonders großer Bedeutung sind. Die Beschreibung kann hier kurz bleiben, weil die Regulationen im Zusammenhang mit den anderen Funktionssystemen genauer erörtert werden.

Die Regelung des Hämoglobingehaltes und damit der O_2-Transportkapazität des Blutes (Kap. 10.3.2) erfolgt über O_2-Sensoren in der Nierenrinde. Bei O_2-Mangel wird vermehrt **Erythropoietin** freigesetzt, das die Erythrozytenbildung stimuliert. Bei Niereninsuffizienz leidet auch die Bildung von Erythropoietin, was zu Anämie führt.

Über Bildung von **Renin** (in den Epitheloidzellen des juxtaglomerulären Apparates) greift die Niere in die Regulation des Salz- und Wasserhaushaltes sowie in die Blutdruckregelung ein. Eine Einschränkung der Nierendurchblutung wird von der Niere mit einer Steigerung der Reninbildung beantwortet. Das führt über den **Renin-Angiotensin-Aldosteron-Mechanismus** zu einer Steigerung des arteriellen Blutdruckes, mit dem Ziel, die Nierendurchblutung wieder zu steigern. Von der Niere aus betrachtet handelt es sich also um eine Regelung der Nierendurchblutung. Es wird diskutiert, wieweit das Renin auch bei der tubulo-glomerulären Rückkopplung des einzelnen Nephrons beteiligt ist. Renin ist ein Enzym mit hormongleicher Signalwirkung.

In der Niere erfolgt der letzte Schritt in der Bildung des wirksamen **Vitamin-D-Hormons (Calcitriol).** Ausfall dieser Funktion bei Niereninsuffizienz führt zu Knochenerkrankung mit Knochenerweichung (Osteomalazie; bei Kindern: Rachitis).

14.16 Harnentleerung

Der über die Sammelrohre abfließende Harn gelangt in das Nierenbecken und wird über den Harnleiter (Ureter) in die Harnblase weitergeleitet, wo eine Speicherung erfolgt. Nierenbecken und Harnleiter sind dabei nicht etwa passive Leitungsstrukturen, sondern aktive Transportorgane. Die Basis dafür sind peristaltische Kontraktionswellen, die über den Ureter hinweglaufen und den Harn schubweise in die Harnblase befördern. Wie beim Herzen erfolgt die Erregungsbildung myogen-automatisch, und zwar in einer Schrittmacherregion im Übergang vom Nierenbecken zum Ureter, mit einer Grundfrequenz von wenigen Kontraktionen pro Minute. Über vegetative In-

nervation und Hormone wird die Peristaltik modifiziert.

Der Durchtritt des Ureters durch die Blasenwand ist so strukturiert, daß die Ureteröffnung verschlossen wird und sich nur öffnet, wenn eine peristaltische Ureterkontraktion Harn in die Blase drückt. Auf diese Weise wird ein Harnreflux in das Nierenbecken verhindert.

Da Nierenbecken und Ureter motorisch eine funktionelle Einheit darstellen, müssen bei einer Transplantation Nierenbecken und Ureter an der Spenderniere bleiben, der Ureter der Spenderniere wird mit der Harnblase des Empfängers verbunden.

Mit Hilfe **peristaltischer Kontraktionswellen,** die myogen-automatisch im Übergang vom Nierenbecken zum Ureter entstehen und über den Ureter hinweglaufen, wird der Harn in die Harnblase befördert und dort gespeichert.

Zur Entleerung der Harnblase s. Kapitel 17.

14

FRAGEN

14.1 Der Mensch besteht überwiegend aus Wasser. Wie verteilt sich das Wasser im Körper? Welche Störungen kennen Sie?

14.2 Welche Aufgaben hat die Niere zu erfüllen?

14.3 In welchem Bereich kann die Niere Osmolarität und pH-Wert im Harn verändern?

14.4 Welche Symptome treten zunächst auf, wenn die Nierenfunktion bei Entwicklung einer chronischen Niereninsuffizienz zunehmend eingeschränkt wird?

14.5 Wie groß ist die Nierendurchblutung, und wie läßt sie sich beim Menschen bestimmen?

14.6 Skizzieren Sie die Abhängigkeit der Nierendurchblutung vom Durchströmungsdruck und erläutern Sie den Begriff Autoregulation. Welche Mechanismen werden dafür verantwortlich gemacht?

14.7 Am Anfang der Gloreruluskapillare sei der Kapillardruck 30 mmHg. Wie groß ist etwa der effektive Filtrationsdruck?

14.8 Wie groß sind glomeruläre Filtrationsrate (GFR) und Filtrationsfraktion (FF), und wie bestimmt man diese Größen?

14.9 Für Kreatinin sei die Konzentration im Blutplasma 1 mg/dl und die Ausscheidungsrate im Harn 1,2 mg/min. Wie groß ist die Kreatinin-Clearance? Was läßt sich daraus schließen? Ist dieser Wert normal?

14.10 Was passiert mit dem Harnstoff beim Fließen des Primärharns durch das Tubulussystem? Wie groß ist die Harnstoff-Clearance, und wie ist sie von der Diureserate abhängig?

14.11 Wenn für einen Stoff der Clearance-Wert größer ist als die GFR, so läßt sich folgern …

14.12 Erläutern Sie mit einer Skizze von der proximalen Tubuluszelle den wichtigsten primär-aktiven Transportprozeß und beispielhaft einen sekundär-aktiven Transportprozeß.

14.13 Welche Bedeutung hat das Membranpotential bei der proximalen Tubuluszelle für die dort ablaufenden Transporte?

14.14 Erläutern Sie den Glucosetransport in der Niere in Abhängigkeit von der Glucosekonzentration im Blutplasma, am besten an Hand eines Diagramms.

14.15 Erläutern Sie den Aufbau einer osmotischen Hochdruckzone in der Nierenpapille mit Hilfe der Henle-Schleife, für die Bedingungen bei Antidiurese.

14.16 Wie verändern sich die osmotischen Konzentrationen im Nierenmark beim Übergang von Antidiurese zu Wasserdiurese?

14.17 Was passiert in der Niere unter Einwirkung von Aldosteron? Gesamteffekt und Angriffsort.

14.18 Wie wirkt das antidiuretische Hormon (ADH)? Was ist ein Diabetes insipidus?

14.19 In welchen Regelkreis gehört ANP, und wie wirkt es in der Niere?

14.20 Was erwarten Sie bei Hyperaldosteronismus?

14.21 Wie greift die Niere in den Säure-Basen-Haushalt ein? Wie verlaufen Bicarbonat-Resorption und H^+-Ausscheidung im proximalen Tubulus?

14.22 Erläutern Sie die osmotische Diurese. Kennen Sie eine Krankheit, die mit osmotischer Diurese verbunden ist?

14.23 Beschreiben Sie den Wirkungsmechanismus eines Schleifendiuretikums.

14.24 Warum kommt es bei Niereninsuffizienz zu einer Anämie?

14.25 Warum kommt es bei Niereninsuffizienz zu einem Anstieg des arteriellen Blutdrucks (Hypertonie)?

14.26 Wie gelangt der Harn von der Niere in die Harnblase?

ANTWORTEN

14.1 Wasserräume gemäß Abbildung 14-1. Störungen gemäß Abbildung 14-2.

14.2 Erläutern Sie die in Kap. 14.2 genannten Aufgaben. Bei der Ausscheidungsfunktion ist zu unterscheiden zwischen Abbauprodukten, die möglichst vollständig ausgeschieden werden sollen, und solchen Stoffen, bei denen nur Überschüsse auszuscheiden sind, z. B. Wasser und Salze. Bei letzteren erfolgt die Ausscheidung unter strenger Kontrolle durch hormonale Funktionskreise. Wichtig sind daneben die endokrinen Funktionen der Niere.

14.3 Erläuterungen in Anlehnung an Abbildung 14-3.

14.4 Zunächst manifestieren sich Störungen der endokrinen Nierenfunktionen: arterielle Hypertonie, Anämie und Osteopathie, vgl. Abschnitt 14.4.

14.5 Durch die Niere fließt rund 1/5 des Herzminutenvolumens, also etwa 1 l/min. Bestimmung mittels PAH-Clearance und Hämatokrit (Zahlenbeispiel).

14.6 Skizze gemäß Abbildung 14-6. Bayliss-Effekt (lokal-mechanisch) und lokal-chemische Regulationen sind beteiligt, vgl. Abschnitt 14.5.

14.7 Nahe Null. Der Druck liegt nur 5 mmHg über dem KOD. Der Druck in der Bowman-Kapsel wird mit abnehmendem Kapillardruck auch gegen Null gehen, bei 30 mmHg vielleicht auf 2 – 3 mmHg, so daß noch ein effektiver Filtrationsdruck von 2 – 3 mmHg übrig bleiben mag. Die Filtration wird dabei sehr gering sein.

14.8 Vgl. Abschnitt 14.6 und 14.7.

14.9 Es errechnet sich eine Kreatinin-Clearance von 120 ml/min

$$\frac{1,2\,mg/min}{1\,mg/100\,ml} = 1,2 \cdot 100\,ml/min$$

Die Kreatinin-Clearance kann als Maß für die GFR genommen werden (Begründung), der Wert ist somit normal. Vgl. Abschnitt 14.7.

14.10 Mit zunehmender Flüssigkeitsresorption steigt die Harnstoffkonzentration mehr und mehr an. Es entsteht ein Konzentrationsgradient vom Lumen ins Gewebe, was eine gewisse Harnstoffdiffusion ins Gewebe nach sich zieht. Die Harnstoff-Clearance ist deshalb immer geringer als die GFR (1/3 bis 2/3 der GFR). Je geringer der Harnfluß, desto niedriger ist die Harnstoff-Clearance. Bei Antidiurese steigt die Harnstoffkonzentration im Sammelrohr besonders stark an, es diffundiert viel Harnstoff aus dem Sammelrohr ins Nierengewebe. Vgl. Abschnitt 14.7.

14.11 … daß dieser Stoff ins Tubuluslumen hinein sezerniert wird.

14.12 Skizze im Anlehnung an Abbildung 14-15: Na^+-K^+-ATPase und Na^+-H^+-Antiport. Glucose-Symport mit Na^+ gemäß Abbildung 3-9. Vgl. Abschnitt 14.8.

14.13 Das intrazelluläre Potential von – 70 mV verstärkt vor allem den elektro-chemischen Gradienten für den Transport von Na^+ vom Lumen in die Tubuluszelle. Dadurch wird der Na^+-Einwärtsstrom zu einem kräftigen Motor für sekundär-aktive Transporte. Vgl. Abschnitt 14.8.

14.14 Skizze gemäß Abbildung 14-11. Grenzwert für die Resorption bei Sättigung des verantwortlichen Carriers. Schwelle für das Auftreten einer Glucosurie.

14.15 a) Aktiver Salztransport als Motor, b) Addition der Einzeleffekte durch das Gegenstromprinzip, c) Rolle des Harnstoffs im Scheitel der Schleife. Vgl. Abschnitt 14.10 und Abbildung 14-13.

14.16 Wegfall der Wasserdiffusion aus dem Sammelrohr ins Gewebe des Nierenmarks führt zu starker Abnahme der Harnstoffkonzentration im Sammelrohr, und damit geht der Harnstoffnachschub in die Nierenpapille stark zurück, vgl. Abbildung 14-14 und Abschnitt 14.10.

14.17 Durch Angriff am distalen Nephron wird primär die Na^+-Resorption stimuliert. H^+- und K^+-Ausscheidung werden dabei gefördert. Da die Osmoregulation für die Konstanz der Blut-Osmolarität sorgt (über ADH), wird mit gesteigerter Salzresorption auch vermehrt Wasser zurückgehalten,

d. h. Aldosteron führt zu einer Steigerung des extrazellulären Flüssigkeitsvolumens. Vgl. Abschnitt 14.11.

14.18 ADH erhöht die Wasserpermeabilität im distalen Nephron, vor allem auch im Sammelrohr, so daß Wasser passiv, also dem osmotischen Gradienten folgend, vom Sammelrohr ins Nierenmarkgewebe fließen kann. Bei Insuffizienz des ADH-bildenden Systems (im Hypothalamus) kommt es zum Diabetes insipidus: Fast die gesamte Flüssigkeit, die die Henle-Schleife verläßt, wird als Harn ausgeschieden – bis zu 20 l pro Tag. Vgl. Abschnitt 14.11.

14.19 ANP (atriales natriuretisches Peptid) gehört in den Regelkreis des Blutvolumens. Bei Zunahme des Blutvolumens – Dehnung der Herzvorhöfe – wird es aus Vorhof-Myokardzellen freigesetzt und fördert die Na^+-Ausscheidung in der Niere. Das bedeutet in Kooperation mit der Osmoregulation eine Verminderung der extrazellulären Flüssigkeit und damit auch des Blutvolumens. (Die Mechanismen sind noch nicht genau bekannt, da man dieses Hormon erst seit gut 10 Jahren kennt.) Vgl. Abschnitt 14.11.

14.20 Hyperaldosteronismus bedeutet zu starke Einwirkung von Aldosteron, wenn beispielsweise bei einem Adenom der Nebennierenrinde die Aldosteronproduktion in großem Überschuß erfolgt. Man wird zu viel Natrium im Blut finden und zu wenig Kalium (Hypernatriämie und Hypokaliämie), verbunden mit Alkalose, weil auch die H^+-Ausscheidung gesteigert ist. Das dabei gesteigerte Blutvolumen (Hypervolämie) führt meist zu einer arteriellen Hypertonie. Vgl. Abschnitt 14.11.

14.21 Auf drei Wegen: Bicarbonatresorption, H^+-Ausscheidung sowie Bildung und Ausscheidung von Ammoniak (NH_3 bzw. NH_4^+). Bicarbonatresorption und H^+-Ausscheidung sind eng miteinander gekoppelt, vgl. Abbildung 14-15 und Abschnitt 14.12.

14.22 Gibt man einen Stoff, der in der Niere filtriert, aber nicht resorbiert wird (z. B. Mannitol) so nimmt dessen Konzentration bei der Flüssigkeitsresorption im proximalen Tubulus zu. Da in diesem Tubulusabschnitt Isotonie herrscht, nimmt die Na^+-Konzentration automatisch ab. So wird der entscheidende Motor für viele Resorptionsprozesse im proximalen Tubulus, der sekundär-aktive Kotransport mit Na^+, abgeschwächt. Damit vermindert sich die gesamte Flüssigkeitsresorption im proximalen Tubulus, was in den nachfolgenden Abschnitten nicht ausgeglichen werden kann. Beim nicht behandelten Zuckerkranken löst die Glucose im Harn auf diese Weise eine osmotische Diurese aus (Polyurie), begleitet von Durstgefühl und vielem Trinken (Polydipsie). Vgl. Abschnitt 14.14.

14.23 Es hemmt den Motor für die Konzentrierungsprozesse im aufsteigenden Ast der Henle-Schleife, indem es den Carrier für den aktiven Salztransport ($Na^+K^+2Cl^-$-Transport) blockiert. Vgl. Abschnitt 14.14.

14.24 Weil das Erythropoietin, das die Erythropoiese fördert, in der Niere gebildet wird. Diese Bildung geht mit fortschreitender Niereninsuffizienz zunehmend zurück. Vgl. Kapitel 10.3.2 und 14.15.

14.25 Niereninsuffizienz (Schrumpfniere) geht mit Einschränkung von Nierendurchblutung und glomerulärer Filtrationsrate einher. Die Niere reagiert auf Reduktion ihrer Blutversorgung mit gesteigerter Bildung von Renin. Renin führt über Angiotensin und Aldosteron (kurze Beschreibung des Renin-Angiotensin-Aldosteron-Systems) schließlich zu einem Blutdruckanstieg mit dem Ziel, die Nierendurchblutung zu steigern. Vgl. Abschnitt 14.15.

14.26 Der Harn sammelt sich im Nierenbecken und wird über den Ureter aktiv in die Harnblase befördert, durch eine myogen-automatische Ureter-Peristaltik: Kontraktionswellen laufen regelmäßig (einige Kontraktionen pro Minute) vom Nierenbecken über den Ureter hinweg und treiben jeweils etwas Harn vor sich her in die Harnblase. Der Verschluß im Übergang von Ureter zur Harnblase, der dafür sorgt, daß kein Harnreflux zustande kommt, kann nur so überwunden werden. Vgl. Abschnitt 14.16.

Endokrines System

15.1 Allgemeines

Bei den hormonalen Regulationen sind die Grenzen zwischen Physiologie und Biochemie besonders unscharf. Die molekularen Grundlagen von Synthese und Wirkungen sind heute gründlich erforscht und werden im Rahmen der Biochemie ausführlich behandelt, so daß diese Aspekte hier sehr knapp gehalten werden können. Der Schwerpunkt soll in den regulatorischen Zusammenhängen liegen.

In Kapitel 2.5 wurde dargelegt, daß in unserem Körper zwei verschiedene Wege zur Nachrichtenübermittlung zur Verfügung stehen: das langsamere hormonale System und das schnellere Nervensystem.

Hormone sind **spezifische Signalstoffe (Botenstoffe)**, die in spezialisierten Zellen unseres Körpers gebildet und ans Blut abgegeben werden **(endokrin)**. Sie entfalten am Zielorgan spezifische Wirkungen, die meist Teile eines Regelkreises sind.

Die **hormonbildenden Zellen** sind größtenteils so hochgradig spezialisiert, daß sie nur ein einzelnes Hormon bilden und keine andere Funktion mehr wahrnehmen. Diese Zellen sind teils zu Hormondrüsen zusammengefaßt (Schilddrüse, Nebenniere), teils als Zellhaufen in ein anderes Organ eingebettet (Inselzellen des Pankreas). Sie können aber auch als Einzelzellen in andere Gewebe eingelagert sein (in der Schleimhaut des Verdauungstraktes). Viele Hormone werden von Nervenzellen gebildet (Neurohormone, z. B. im Hypothalamus).

Es gibt aber auch wichtige endokrine Funktionen, die von weniger spezialisierten Zellen wahrgenommen werden. Beispiele sind die Bildung von ANP (atriales natriuretisches Peptid) in Muskelzellen des Herzvorhofes oder die Bildung von Leptin in Fettzellen.

Die Hormonzellen geben ihre spezifischen Produkte nicht nach außen, wie etwa exokrine Speicheldrüsen, sondern nach innen, ins Blut ab. Deshalb spricht man von **endokrinen Zellen** und bezeichnet das Hormonsystem als **endokrines System.**

Zwischen Hormonen und nervalen Überträgerstoffen gibt es keine scharfen Grenzen. Derselbe Stoff kann einmal als Transmitter wirken und einmal als Hormon. Noradrenalin wird beispielsweise im Nebennierenmark als Hormon freigesetzt und dient im sympathischen Nervensystem als Transmitter.

Störungen im Hormonsystem können schwere Krankheiten hervorrufen, sei es durch Ausfall **(Hypofunktion)** oder durch Überproduktion **(Hyperfunktion)** bestimmter Hormone. Die häufigsten sind der **Diabetes mellitus** (Zuckerkrankheit) bei Ausfall von Insulin und Störungen der Schilddrüsenfunktion, insbesondere die **Hyperthyreose (Basedow-Krankheit)**.

Viele Signalstoffe des Immunsystems gehören nach der obigen Definition zu den Hormonen (Zytokine, Interleukine). Aus vor allem historischen Gründen werden sie nicht zu den Hormonen im engeren Sinn gezählt.

Auch zwischen endokrinen, parakrinen (Wirkung auf benachbarte Zellen) und autokrinen Wirkungen (Wirkung nur in der bildenden Zelle) sind die Grenzen fließend (vgl. Kap. 13.3). Klassische Hormone können zusätzlich parakrine Wirkungen entfalten (z. B. Insulin).

Signalwirkungen werden auch von vielen anderen Stoffen auf dem Blutweg entfaltet. Nährstoffe lösen wichtige Regulationen aus, wie wir im Rahmen des Verdauungstraktes gesehen haben. Auch Abbauprodukte wie CO_2 übernehmen Signalwirkungen und sorgen so für ihren eigenen Abtransport (über die Atmung). Hierbei handelt es sich um Stoffwechselprodukte, die gewissermaßen nebenbei noch Signalwirkungen entfalten, was durchaus ökonomisch ist.

Es ist somit wichtig bei der Definition der Hormone, daß es sich um sehr spezifische Stoffe handelt, die speziell für die Signalfunktion erzeugt werden, wobei geringe Mengen genügen, da die Wirksamkeit sehr groß ist; niedrige Konzentrationen (10^{-8} bis 10^{-12} molar) genügen zur Entfaltung der Wirkung.

Synthese, Transport und Wirkweise der Hormone hängen von ihrem chemischen Aufbau ab. Es bietet sich deshalb eine **Gliederung der Hormone nach ihrer chemischen Natur** an. Man unterscheidet zwei große und zwei kleine Klassen:

- **Peptidhormone** (und Proteohormone). Diese Gruppe **hydrophiler** Stoffe stellt die meisten Hormone. Sie bestehen aus Aminosäuren (3 bis über 100). Ihre Biosynthese ist genetisch gesteuert und erfolgt nach den allgemeinen Regeln der Proteinsynthese. Es werden lange Peptidketten als Präpro- oder Prohormone gebildet, und in stufenweisen Spaltungen entstehen die endgültigen Hormone, die in Vesikeln gespeichert und über Exozytose freigesetzt werden, meist als aktive Hormone, teils als Prohormone (z. B. Angiotensinogen).

  Im Blut benötigen sie im allgemeinen keine Transporthilfen. An der Zielzelle verbinden sie sich mit spezifischen Rezeptoren in der Zellmembran, da sie aufgrund ihrer Wasserlöslichkeit die Lipidbarriere der Zellmembran nicht überwinden können. Die Hormon-Rezeptor-Interaktion stößt mit Hilfe intrazellulärer Botenstoffe (Second messenger) die spezifische Wirkung an. Dabei gelten dieselben Spielregeln, die bereits im Rahmen der allgemeinen Erregungsprozesse erörtert wurden (Kap. 4.11).
  Wirkungsdauer Minuten bis Stunden.
  Inaktivierung durch Proteolyse in Blut und Niere.

- **Steroidhormone.** Diese Gruppe **lipophiler** Stoffe entsteht aus Cholesterin. In mehreren enzymatischen Schritten werden die verschiedenen Steroidgruppen gebildet (Nebennierenrindenhormone und viele Sexualhormone). Sie werden, ohne Speicherung in Sekretgranula, aus der Zelle ausgeschleust.

  Wegen ihrer Lipidlöslichkeit benötigen sie im Blut Proteine als Transporthilfen. Die Proteinbindung bedeutet eine gewisse Speicherung und Schutz vor zu rascher Inaktivierung, so daß relativ lange Halbwertszeiten[1] bestehen

(Stunden). Steroidhormone können die Lipidbarriere der Zellmembran unmittelbar durchdringen und entfalten ihre Wirkung intrazellulär.

Auch das in der Niere gebildete Calcitriol (Vitamin-D-Hormon) gehört, mit manchen Besonderheiten, chemisch in diese Gruppe.

- **Katecholamine (Adrenalin und Noradrenalin)** werden aus der Aminosäure Tyrosin enzymatisch gebildet. Freisetzung (Exozytose), Transport im Blut und Wirkung über Rezeptoren an der Zellmembran entsprechen denen bei Peptidhormonen. Die Wirkungsdauer ist mit Sekunden bis Minuten besonders kurz. Abbau enzymatisch.

  Dopamin, ebenfalls ein Katecholamin, wirkt überwiegend als Neurotransmitter, hat aber im Hypothalamus auch eine hormonale Funktion.

- **Schilddrüsenhormone.** Durch Zusammenlagerung von zwei jodierten Tyrosinmolekülen bildet die Schilddrüse ganz überwiegend **Thyroxin (Tetrajodthyronin, T_4)** und in geringerer Menge **Trijodthyronin (T_3)**. Die Hormone sind **lipophil** und werden deshalb wie die Steroidhormone im Blut an Transportproteine gebunden, gehen in der Zielzelle durch die Zellmembran und wirken intrazellulär. Die besonders starke Bindung an Plasmaproteine (über 99 %) geht mit einer sehr langen Halbwertszeit einher (für T_4 sieben Tage).

15.2 Hierarchie der hormonalen Regulationen

Hormone sind im allgemeinen **Wirkstoffe in geregelten Systemen.** Dies bedeutet, daß vom effektorischen System zum endokrinen Organ eine negative Rückkopplung besteht.

Nehmen wir als Beispiel das Blutzucker-Insulin-System. Regelgröße ist der Blutzuckerspiegel. Erhöhung des Blutzuckerspiegels stimuliert die B-Zellen der Langerhans-Inseln zur Ausschüttung von Insulin. Insulin stößt verschiedene Reaktionen an, die den Glucosespiegel senken. Diese Senkung wirkt im Sinne einer negativen Rückkopplung hemmend auf die Insulinausschüttung zurück, der Regelkreis ist geschlossen.

Einen einfachen Regelkreis dieser Art haben wir bei der Verdauung schon kennengelernt: die Regelung des pH-Wertes im Duodenum mit Hilfe von Sekretin (Abb. 13-6 und 15–1 B).

---

[1] Zeit, in der der Blutplasmaspiegel des Hormons auf die Hälfte absinkt, wenn kein Nachschub erfolgt.

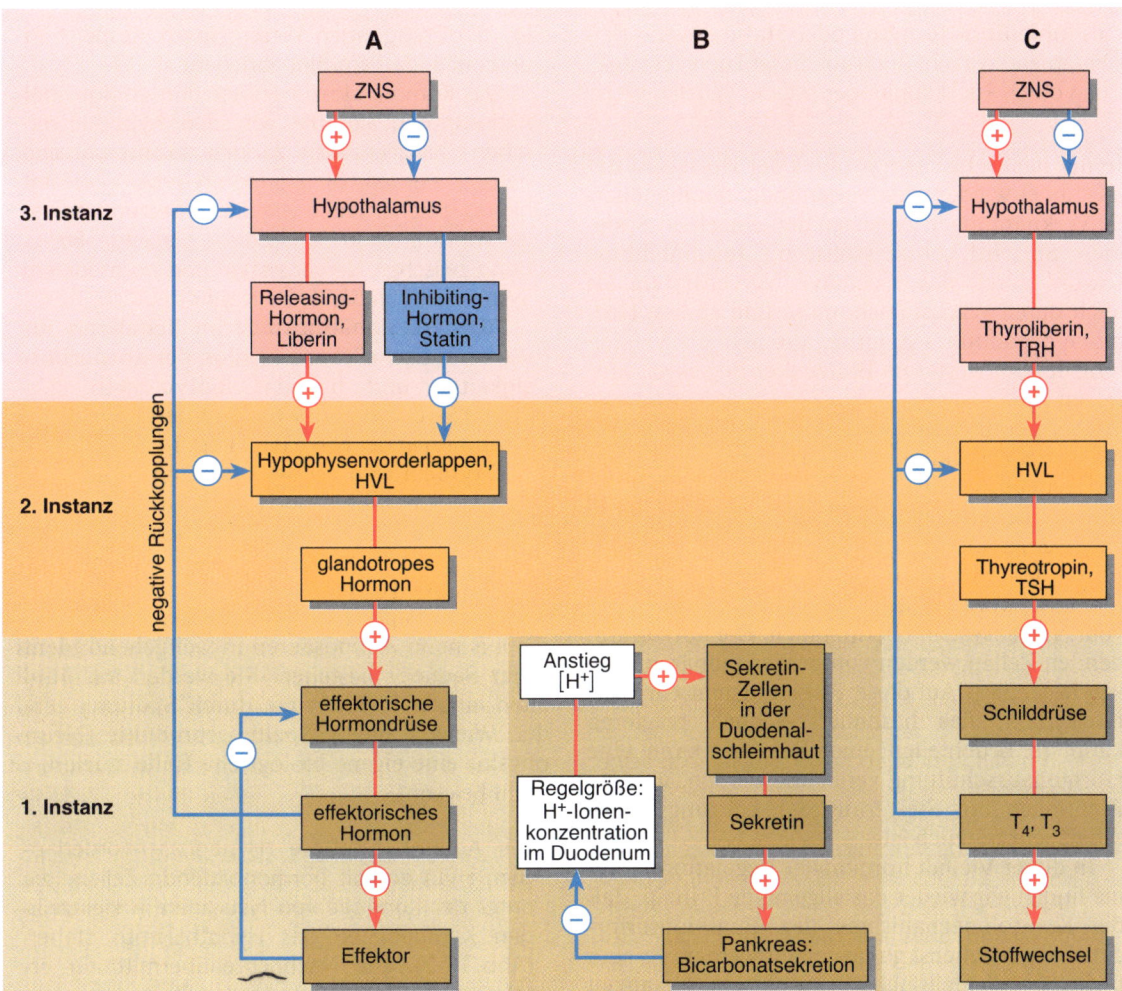

Abb. 15-1 Übersicht zur hierarchischen Struktur komplexer endokriner Systeme.
A: Allgemeines Schema, mit Gliederung in drei Instanzen.

B: Beispiel für ein einfaches Hormonsystem.
C: Gliederung des Schilddrüsenhormonsystems, entsprechend der allgemeinen Gliederung in A.

Hormone, die am Erfolgsorgan eine spezifische Wirkung entfalten, heißen **effektorische Hormone**, z. B. Insulin oder Thyroxin. Effekt und endokrines Organ sind oft im Sinne eines Regelkreises miteinander gekoppelt, z. B. Regelkreis für den Blutglucosespiegel oder für den pH-Wert im Duodenum. Eine solche Regelung stellt die unterste Ebene hormonaler Regulationen dar, in Abbildung 15-1 als erste Instanz eingetragen.

Häufig wird die Hormondrüse, die das effektorische Hormon bildet, von einer übergeordneten (zweiten) Instanz kontrolliert. Dabei entsteht im allgemeinen durch negative Rückkopplung vom effektorischen Hormon zur höheren Instanz ein übergeordneter Regelkreis. Zentrales Organ

für die Kontrolle effektorischer Hormondrüsen ist die **Hypophyse.** Die von der Adenohypophyse gebildeten Hormone, die effektorische Hormondrüsen stimulieren, heißen **glandotrope Hormone** oder **Tropine**. Als Beispiel ist in Abbildung 15-1 C das Schilddrüsen-System dargestellt.

Der Eingliederung in die integrativen Aufgaben des Zentralnervensystems dient schließlich eine noch höhere Ebene, als dritte Instanz in Abbildung 15-1 bezeichnet. Im **Hypothalamus** gibt es Neurone, die auf dem Blutweg die Hormonbildung in der Adenohypophyse kontrollieren. Man bezeichnet sie als **Releasing-Hormone** oder **Liberine**, wenn sie fördernd wirken, bzw.

als **Inhibiting-Hormone** oder **Statine**, wenn sie hemmend wirken. Auch auf dieser Ebene entstehen durch Rückkopplungen wieder Regelkreise.

In der hierarchischen Struktur der Hormonsysteme gibt es wieder viele Variationen, mit mancherlei Verknüpfungen zwischen den einzelnen Systemen. So wird beispielsweise die Insulinbildung sowohl durch das vegetative Nervensystem als auch durch Wachstumshormon und andere Hormone beeinflußt – Eingriffe, die man als Verstellung des Sollwertes im Blutzucker-Regelkreis auffassen kann.

Das antidiuretische Hormon des Hypothalamus ist ein direkt effektorisches Hormon, wobei die Hypophyse lediglich als Speicher zwischengeschaltet ist. Hier werden die Zwischeninstanzen gewissermaßen übersprungen.

Bei der Adrenalinausschüttung im Nebennierenmark werden die Kontrollfunktionen ganz vom Nervensystem übernommen. Die hormonbildenden Zellen werden von präganglionären Nerven innerviert. Auf diese Weise entsteht ein Hormonsystem, das besonders schnell reagieren kann. In Bruchteilen einer Sekunde kann eine Hormonausschüttung veranlaßt werden, was bei Emotionen mit Steigerung der Leistungsbereitschaft sehr nützlich ist.

In dieser Vielfalt hormonaler Regulationssysteme finden wir wieder das allgemeine Prinzip, daß die Kontrollmechanismen den Funktionserfordernissen möglichst gut angepaßt werden. Es sind nicht überall mehrfache hierarchische Instanzen geschaffen, sondern nur dort, wo höhere integrative Funktionen dies erfordern.

15.3 Das Hypothalamus-Hypophysen-System

Die Hypophyse (Abb. 15-2) besteht aus zwei Anteilen, dem Vorderlappen (Adenohypophyse) und dem Hinterlappen (Neurohypophyse). Der kleine Zwischenlappen hat beim Menschen wohl keine Bedeutung mehr.

In die **Neurohypophyse** ziehen Neuriten aus großzelligen Kerngebieten des Hypothalamus, die in jeweils spezialisierten Neuronen die Hormone **ADH** (antidiuretisches Hormon; andere Namen: Adiuretin, Vasopressin) und **Oxytocin** enthalten (Tab. 15-1). Die beiden Hormone sind ähnliche Peptide. Sie werden im Zellkörper gebildet, über die Axone in den Hypophysenhinterlappen (HHL) befördert (axonaler Transport),

in den Endigungen dieser Fasern gespeichert und bei Bedarf ans Blut abgegeben.

Das Kommando zur Freisetzung erfolgt über Aktionspotentiale, die von den hypothalamischen Ganglienzellen zu den Axonterminalen geleitet werden. Die Hormonfreisetzung erfolgt hier in gleicher Weise wie die Freisetzung nervaler Transmitter in Synapsen – die enge Beziehung zwischen Nervensystem und hormonalem System wird an dieser Stelle sehr deutlich.

ADH ist Signalsubstanz im Regelkreis für die osmotische Konzentration der Körperflüssigkeiten und für das Blutvolumen (Abschn. 15.10 und Abb. 9-6), es fördert die Wasserresorption in der Niere (vgl. Kap. 14.11).

Oxytocin wird bei der Auslösung von Wehen während der Geburt und bei der Laktation wichtig (Kap. 16.5).

ADH und Oxytocin sind chemisch eng verwandt. Beide sind Peptide mit gleichartiger Ringstruktur, die aus neun Aminosäuren in weitgehend identischer Sequenz bestehen. Sie werden aus ähnlichen langen Peptidketten durch Spaltung gebildet. Wieweit andere Spaltungsprodukte (Neurophysin) eine eigene biologische Rolle spielen, ist nicht bekannt.

Die **Adenohypophyse** (Hypophysenvorderlappen, HVL) enthält hormonbildende Zellen, die unter der Kontrolle von Neuronen in kleinzelligen Kerngebieten des Hypothalamus stehen (Abb. 15-2). Die Nachrichtenübermittlung erfolgt dabei über ein spezielles Pfortadersystem (so bezeichnet, weil in ähnlicher Weise wie bei der Pfortader der Leber zwei Kapillarsysteme hintereinandergeschaltet sind).

Arterielle Gefäße bilden ein erstes Kapillarnetz im Hypophysenstiel, in dem die Axone der hypothalamischen Neurone enden und ihre Hormone abgeben. Die Kapillaren vereinigen sich dann wieder zu einer Portalvene, die sich im HVL erneut zu einem Kapillarnetz verzweigt, das die endokrinen Zellen des HVL umgibt und so die hypothalamischen Hormone an diese Zellen heranbringt.

Im HVL besteht eine große funktionelle Vielfalt (Tab. 15-1). Hier werden, in jeweils spezialisierten Zellen, die **glandotropen Hormone** für die Schilddrüse (Thyreotropin, TSH) und die Nebennierenrinde (Corticotropin, ACTH) sowie für die Sexualhormondrüsen (FSH und LH) gebildet. Daneben findet die Produktion einiger **effektorischer Hormone** statt (Somatotropin und Prolaktin).

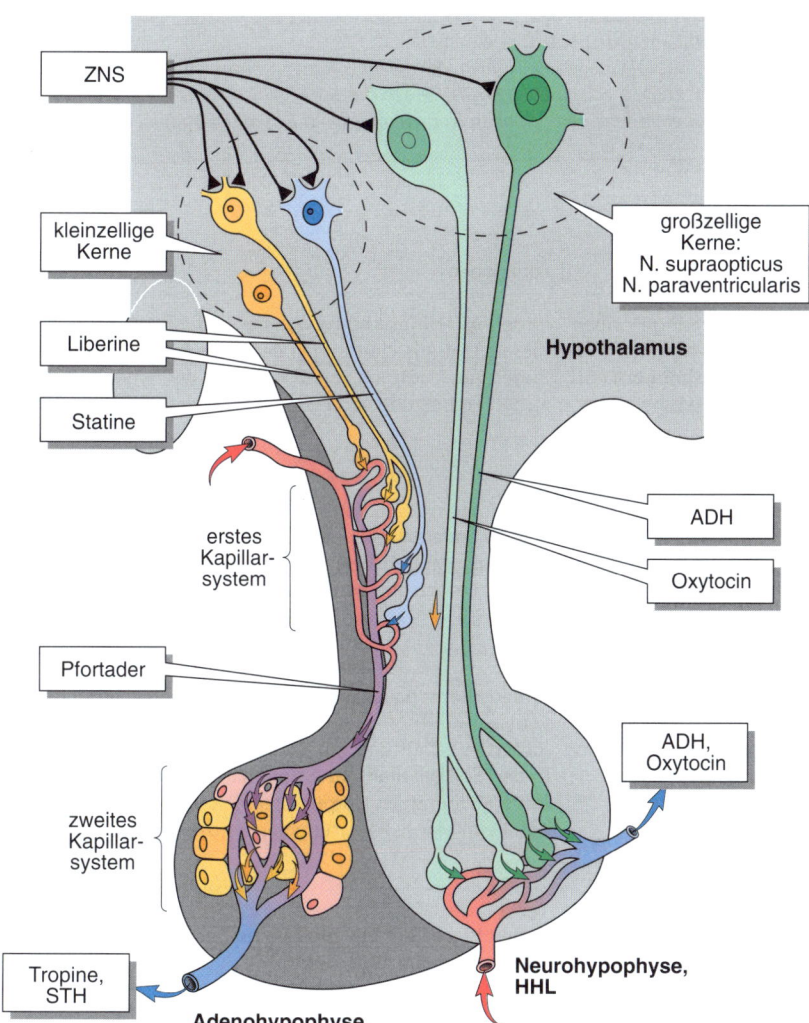

ZNS

kleinzellige
Kerne

Liberine

Statine

erstes
Kapillar-
system

Pfortader

zweites
Kapillar-
system

Tropine,
STH

**Adenohypophyse,
HVL**

großzellige
Kerne:
N. supraopticus
N. paraventricularis

Hypothalamus

ADH

Oxytocin

ADH,
Oxytocin

**Neurohypophyse,
HHL**

15

**Abb. 15-2 Schema zum Hy-
pothalamus-Hypophysen-Sy-
stem.** Die Hypophyse gliedert
sich in zwei Anteile, die Adenohypophyse (Hypophysenvor-
derlappen) und die Neurohypophyse (Hypophysenhinterlappen). Sie unterscheiden sich
deutlich im Mechanismus der
Kontrolle durch den Hypothalamus. (Nach [8].)

Entsprechend vielfältig ist auch die Erzeugung von **Liberinen** (für alle HVL-Hormone
außer Prolaktin) und **Statinen** (für Somatotropin
und Prolaktin) in den zugeordneten Hypothala-
musneuronen (Tab. 15-1). Die Spezifität der hypothalamischen Liberine ist nicht so streng, wie
es die Namen suggerieren. So wirkt beispielsweise TRH nicht nur auf die TSH-Sekretion, sondern
stimuliert auch die Ausschüttung von Wachstumshormon.

ACTH entsteht aus dem sehr großen Vorläufer-
molekül Proopiomelanocortin (POMC), wobei
noch MSH (Melanozyten-stimulierendes Hormon) und β-Endorphin entstehen, deren Bedeutung beim Menschen noch nicht geklärt ist. Man
spricht heute gern von POMC-Zellen, obwohl

ACTH nach wie vor das wichtigste Produkt dieser
Zellen im HVL darstellt.

Die genauere Erörterung der einzelnen Hormone erfolgt im Zusammenhang mit den zugehörigen Funktionssystemen.

15.4 Wachstum und somatotropes Hormon (STH)

Der Name **Wachstumshormon** verleitet zu der
irrigen Annahme, daß dieses Hormon nur für die
Wachstumsphase von Bedeutung sei. In Wirklichkeit übernimmt es lebenslang wichtige För-
derungen des gesamten Stoffwechsels. Die Bezeichnung **somatotropes Hormon (STH)** ist
deshalb treffender.

15

Liberine des Hypothalamus (Releasing-Hormone, RH)

Abkürzung	Namen	Funktionen
CRH	Corticoliberin, Corticotropin-Releasing-Hormon	fördert ACTH-Ausschüttung in der Hypophyse
TRH	Thyroliberin, Thyreotropin-Releasing-Hormon	fördert TSH-Ausschüttung in der Hypophyse (auch STH)
SRH, GHRH	Somatoliberin, RH des Wachstumshormons (GH)	fördert Ausschüttung von STH (GH) in der Hypophyse
GnRH	Gonadoliberin, Gonadotropin-Releasing-Hormon	fördert Freisetzung von FSH und LH in der Hypophyse

Statine des Hypothalamus (Inhibiting-Hormone, IH)

SIH	Somatostatin	hemmt Freisetzung von STH in der Hypophyse (wird auch in anderen Teilen des ZNS, in Inselzellen des Pankreas usw. gebildet)
PIH	Prolaktostatin (= Dopamin)	hemmt Freisetzung von Prolaktin in der Hypophyse

Tropine, glandotrope Hormone des Hypophysenvorderlappens

ACTH	Corticotropin, adrenocorticotropes Hormon	fördert Hormonausschüttung in der Nebennierenrinde, vor allem Cortisol
TSH	Thyreotropin, thyreoideastimulierendes Hormon	fördert Ausschüttung von Schilddrüsenhormonen
FSH	Follitropin, follikelstimulierendes Hormon	fördert Follikelreifung bzw. Spermatogenese
LH	Lutropin, luteinisierendes Hormon	fördert Bildung des Corpus luteum, löst Follikelsprung aus, beim Mann: Förderung der Testosteronausschüttung

Effektorische Hormone des Hypophysenvorderlappens

STH, GH	Somatotropin, somatotropes Hormon, Wachstumshormon (GH für growth hormone)	fördert Wachstum und Stoffwechsel, sowie Bildung von Somatomedinen in der Leber
PRL	Prolaktin	fördert Milchbildung

Effektorische Hormone von Hypothalamus/Hypophysenhinterlappen

ADH	antidiuretisches Hormon, Adiuretin (identisch mit Vasopressin)	fördert Wasserresorption in der Niere
- -	Oxytocin	verstärkt Wehen unter der Geburt, fördert Milchejektion

Für die Koordination des STH-Systems ergibt sich, in Anlehnung an Abbildung 15-1, die in Abbildung 15-3 dargestellte Situation. Die übergeordneten Steuerungen vom Hypothalamus über SRH und SIH wurden bereits erörtert. Daneben wirken noch viele andere Einflüsse wie körperliche Leistung, Streß und Thyroliberin (TRH) fördernd auf die Ausschüttung von STH.

Die **Stoffwechselwirkungen** sind vielseitig. Proteinsynthese und Lipolyse werden gefördert, der Blutglucosespiegel wird erhöht. Die Wirkungen kommen teils über direkte Einflüsse auf die Zielzellen zustande, teils über **Somatomedine,** deren Bildung in der Leber durch STH gefördert wird. Das wichtigste ist Somatomedin C, auch **IGF 1** genannt (insulin-like growth factor). Somatomedine sind als richtige Hormone zu betrachten. STH ist insofern kein rein effektorisches Hormon, sondern in gewisser Weise auch ein glandotropes Hormon, das die Hormonbildung in der Leber fördert.

Sowohl von den Somatomedinen als auch von den Stoffwechseleffekten gibt es **negative Rückkopplungen** zum Hypothalamus und zur Hypophyse. Besonders stark hemmend auf die STH-Ausschüttung wirkt ein Anstieg des Blutglu-

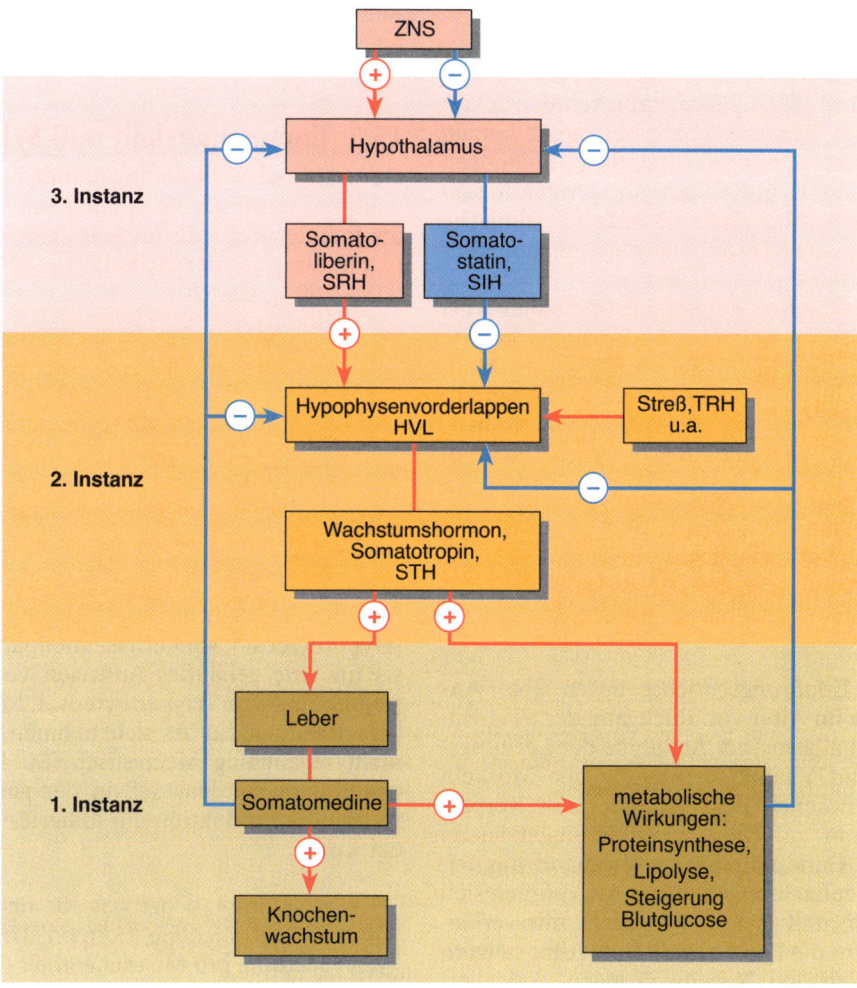

Abb. 15-3 *Das **somatotrope Hormon (Wachstumshormon, STH)**, seine Kontrolle und seine wichtigsten Wirkungen. Gliederung in Anlehnung an Abb. 15-1 A.*

15

cosespiegels. Umgekehrt wirkt eine Senkung des Glucosespiegels stark fördernd, was klinisch als Funktionstest ausgenutzt wird (Insulinhypoglykämietest).

Es ist verständlich, daß alle diese Wirkungen wichtige Voraussetzungen für ein normales **Wachstum** sind. Knorpel- und Knochenwachstum werden gefördert, wobei wieder STH und Somatomedine zusammenwirken, in Kooperation mit vielen anderen Faktoren, z. B. den Sexualhormonen in der Pubertät. Mangel an Wachstumshormon im Kindesalter führt zu **Zwergwuchs**, Überschuß zu **Riesenwuchs** (Gigantismus).

Bei Überschuß von STH (Hypophysentumor) im Erwachsenenalter wachsen nur noch die Akren (Spitzen) des Körpers (Ohren, Nase, Kinn, Finger, Füße), es kommt zur **Akromegalie.**

Im Alter geht die STH-Bildung zurück, was teils für typische Altersveränderungen wie Fettansatz und Rückbildung der Muskulatur verantwortlich gemacht wird. Es wird heute getestet, wieweit STH-Substitution im Alter vorteilhaft sein kann.

STH ist streng **artspezifisch.** Erst durch die in jüngerer Zeit gelungene gentechnologische Herstellung von humanem STH ist ein größerer therapeutischer Einsatz möglich geworden.

STH-bildende Zellen sind mit 40 % der häufigste Zelltyp im Hypophysenvorderlappen. Das ist ein deutlicher Hinweis auf die große Bedeutung dieses Hormons. STH gehört zu den größten Hormonmolekülen, mit einer Molekülmasse von 21,5 kD (Peptidkette mit 191 Aminosäuren).

Die **Sekretion** verläuft schubweise, besonders stark im Schlaf. Andererseits wirken Komponenten der Wachheit wie Streß und körperliche Leistung fördernd. Die Unregelmäßigkeit der Sekretion führt im Zusammenhang mit einer kurzen Halbwertszeit (20 min) dazu, daß Bestimmungen des STH-Spiegels im Blut nur eine geringe Aussagekraft haben. Man mißt deshalb für klinische Zwecke den vom STH abhängigen Somatomedin-Spiegel mit, der viel konstanter ist.

Gentechnologisch hergestelltes humanes STH steht seit 1988 zur Verfügung. Bis dahin konnte STH nur aus Hypophysen verstorbener Menschen gewonnen werden, was einen größeren klinischen Einsatz unmöglich machte. Eine **Substitution** bei Mangelsituationen ist heute also gut durchzuführen.

Zugleich ist eine neue Möglichkeit für **Mißbrauch** entstanden. Die anabole Wirkung von STH, mit Förderung des Muskelwachstums, verlockt zum Doping beim Sport. Mit Einsatz im Kindesalter kann man lange Basketballspieler züchten.

Positive Erfahrungsberichte liegen über **Anwendungen im Alter** vor. Rückgang der STH-Bildung ist mit allgemeiner Abnahme der Leistungsfähigkeit und Vitalität verbunden, die Muskeln werden schwächer, der Fettansatz am Körperstamm nimmt zu. Diese Veränderungen lassen sich durch Gabe von STH weitgehend ausgleichen. An Beobachtungen dieser Art knüpfen sich Hoffnungen, daß man Leben nicht nur verlängern, sondern die Lebensqualität im Alter steigern kann. Risiken und Nebenwirkungen sind allerdings noch nicht hinreichend bekannt.

Somatostatin hat seinen Namen wegen seiner Hemmwirkung auf die STH-Ausschüttung. Es hat sich aber herausgestellt, daß es ein sehr verbreiteter Wirkstoff ist. Es kommt als Neurotransmitter im ZNS und im vegetativen Nervensystem vor, und es wird an vielen Stellen des Verdauungstraktes gebildet. Dort wirkt es parakrin hemmend auf viele Hormonbildungen, z.B. in den Langerhans-Inseln des Pankreas.

Klinisches Beispiel. Ein 42jähriger Mann leidet seit drei Jahren an Kopfschmerzen. Seit einem Jahr bemerkt er eine Abnahme der Libido. Bei einer Routineuntersuchung wird eine erhöhte Glucoseausscheidung im Urin festgestellt. Wegen eines pathologischen oralen Glucosetoleranztests wird eine Gewichtsreduktion angeraten. Schließlich bemerkt der Patient eine Zunahme seiner Schuhgröße um zwei Nummern. Die daraufhin veranlaßte STH-Blutspiegelbestimmung ergab einen Wert von 30 µg/l (Normalwert <10 µg/l). Die Sella-Computertomographie zeigte ein Hypophysenadenom von 13 mm Durchmesser. Es wird eine selektive mikrochirurgische Adenomentfernung durchgeführt. Postoperativ hören die Kopfschmerzen auf, Glucosetoleranz- und STH-Werte normalisieren sich. (Nach [6].)

15.5 Energiehaushalt und Schilddrüse

Deutschland ist Jodmangelland! Nur wer regelmäßig Meeresfisch ißt, nimmt mit der Nahrung die Jodmenge auf, die für eine ausreichende Thyroxinbildung in der Schilddrüse erforderlich ist (etwa 200 µg täglich).

Der Jodmangel führt dazu, daß bei jedem vierten Menschen eine **Funktionsstörung der Schilddrüse** auftritt. In einer neueren großen Untersuchungsreihe fand man sogar bei jeder zweiten Testperson eine Störung. Jodmangel herrscht nicht nur in endemischen Kropfgebieten, wo der Mangel besonders stark ist (im Gebirge). Jodierung des Speisesalzes reicht allein nicht aus zur Vorbeugung gegen Schilddrüsenerkrankungen.

Die Jodmangel-bedingte Schwächung der Schilddrüse führt nicht nur zur Unterfunktion (Hypothyreose), sondern ist offenbar auch die Basis für eine gehäuftes Auftreten von Schilddrüsenüberfunktion (Hyperthyreose). Man sollte täglich 100 µg Jodid zu sich nehmen, sofern man nicht regelmäßig Meeresfisch ißt. Es müßte sichergestellt werden, daß in der gesamten Nahrungsmittelproduktion nur jodiertes Salz verwendet wird.

Die Schilddrüse bildet das für den gesamten Stoffwechsel wichtige Hormon **Thyroxin**, das vier Jodatome pro Molekül enthält (Tetrajodthyronin, T_4), und in geringer Menge **Trijodthyronin (T_3, mit drei Jodatomen)**. Die Hormone werden, in Thyreoglobulin eingebettet, im Kolloid der Schilddrüsenfollikel gespeichert und bei Bedarf freigesetzt. Im Blut werden die Hormone ganz überwiegend an Transportproteine gebunden (über 99 %). Am Zielort wird T_4 zu T_3 umgewandelt, das sehr viel wirksamer ist und die eigentliche Wirkform darstellt.

Die **Kontrolle der Schilddrüse** durch die höheren Instanzen ist in Abbildung 15-1 C dargestellt. Das **Thyroliberin (TRH)** des Hypothalamus fördert die Freisetzung von **Thyreotropin (TSH, Thyreoidea-stimulierendes Hormon)** in der Hypophyse. TSH stimuliert in der Schilddrüse sowohl die Bildung als auch die Freisetzung der Hormone, und es fördert außerdem das Wachstum der Drüse.

T_4- und T_3-Spiegel des Blutes wirken hemmend auf Hypothalamus und Hypophyse zurück. So wird der **Blutspiegel der Schilddrüsenhormone zu einer geregelten Größe.**

Über die Achse ZNS – Hypothalamus wirken Kälte und verschiedene andere Streß-Situationen fördernd auf die Sekretionsrate der Schilddrüse.

TRH hat nur eine begrenzte Spezifität. Es fördert auch die Freisetzung von STH und Prolaktin in der Hypophyse, und es hat noch verschiedene extrahypophysäre Wirkungen.

Als lipophile Stoffe können die Schilddrüsenhormone durch die Membran der Zielzelle treten und entfalten ihre Wirkung intrazellulär über Rezeptoren im Zellkern. Sie fördern die Proteinsynthese und auch den Kohlenhydrat- und Fettstoffwechsel.

So resultiert insgesamt eine deutliche **Steigerung des Grundumsatzes,** der sich bei Überfunktion verdoppeln und bei Unterfunktion halbieren kann. Im Kindesalter sind die Schilddrüsenhormone Voraussetzung für eine normale körperliche und geistige Entwicklung, bei Fehlen der Hormone kommt es zu starker körperlicher und geistiger Retardierung (**Kretinismus**).

Die Schilddrüsenhormone führen insgesamt zu einer **ergotropen Einstellung:** Die Leistungsfähigkeit wird verbessert.

Bei **Überfunktion (Hyperthyreose)** werden diese Effekte besonders deutlich. Die Erregbarkeit des Nervensystems ist gesteigert (Nervosität). Der Tonus des vegetativen Nervensystems ist in Richtung **Sympathikotonie** verschoben: erhöhte Herzfrequenz (Tachykardie), weite Pupillen, leicht erhöhte Körpertemperatur, feuchte Haut, Neigung zum Schwitzen; gesteigerte Darmmotorik, Neigung zu Durchfall (was nicht unbedingt in das Bild der Sympathikotonie paßt).

Bei **Unterfunktion (Hypothyreose)** stellt sich das Gegenbild ein: geringe Leistungsfähigkeit, Müdigkeit, erniedrigte Herzfrequenz (Bradykardie), Neigung zum Frieren, Obstipation.

Der Jodmangel in Deutschland ist der Grund dafür, daß Schilddrüsenfunktionsstörungen besonders häufig vorkommen.

Neue Techniken zur genauen Messung der Hormonspiegel des Blutes haben die Diagnostik erheblich verbessert. **Leitgröße in der Diagnostik ist heute der basale TSH-Spiegel im Blut.** Der Jodstoffwechsel der Schilddrüse kann mit Hilfe radioaktiver Stoffe direkt erfaßt werden.

Die häufigste Erkrankung ist der **Morbus Basedow:** eine Überfunktion, die auf einem Autoimmunprozeß beruht. Gegen die TSH-Rezep-

toren der Thyreozyten werden Antikörper gebildet, die, wie das normale TSH, einen stimulierenden Effekt auf die Schilddrüse ausüben.

Die Schilddrüsenzellen nehmen aktiv Jodid aus dem Blut auf und lagern dies an Tyrosinmoleküle im Thyreoglobulin an. Das vielfach jodierte Thyreoglobulin wird ins Innere der Schilddrüsenfollikel abgegeben und dort im Kolloid gespeichert. Zur Sekretion nehmen die Thyreozyten das Thyreoglobulin wieder aus dem Follikelinneren auf, setzen durch Spaltung die Hormone frei und geben sie ans Blut ab. Es wird ganz überwiegend T_4, bestehend aus zwei doppelt jodierten Tyrosinresten, und zu geringem Anteil T_3, mit nur drei Jodatomen sezerniert.

Im Falle eines **Jodmangels** kann nicht genügend Thyroxin gebildet werden, über Rückmeldung zur Hypophyse wird daraufhin gesteigert TSH gebildet, das auch das Wachstum der Schilddrüse stimuliert, so daß Jodmangel zu einer Vergrößerung der Drüse führt (**Struma**). Dies ist ein durchaus sinnvoller Kompensationsprozeß. Das vermehrte Drüsengewebe kann durch bessere Ausnutzung des knappen Jods die Hormonbildung etwas verbessern. Leichte Mangelzustände führen deshalb noch nicht zu manifesten Funktionsstörungen. Sie bilden aber offenbar den Boden für Erkrankungen der Drüse.

Störungen der Schilddrüsenfunktion entstehen oft auf dem Boden von Autoimmunerkrankungen, wobei die auslösenden Ursachen nicht klar sind. Es kann eine Antikörperbildung gegen die TSH-Rezeptoren in Gang kommen. Dabei zerstören oder blockieren aber die Antikörper die Rezeptoren nicht, wie das beispielsweise im Rahmen der Myasthenie bei den Acetylcholin-Rezeptoren der motorischen Endplatte passiert. Sie entfalten im Gegenteil einen stimulierenden Effekt, wie das TSH selbst, und führen so zu einer Hyperthyreose, der **Basedow-Krankheit.** Häufig laufen dabei gleichzeitig Immunprozesse in der Orbita ab, die zu einer Zunahme des retrobulbären Gewebes führen und so die Augen hervortreten lassen (**Exophthalmus**) (andere Symptome s. oben).

Eine Überfunktion kann auch dadurch entstehen, daß ein unkontrolliertes, autonomes Wachstum von Schilddrüsengewebe einsetzt (autonome Knoten). Bei knapper Jodzufuhr kann eine Tendenz zur Überfunktion latent bleiben und zum Durchbruch kommen, wenn plötzlich viel Jod zugeführt wird, z. B. bei Gabe jodhaltiger Kontrastmittel zur Röntgenuntersuchung. Dann kann es zu lebensgefährlichen thyreotoxischen Krisen kommen.

15

Andererseits können entzündliche Immunreaktionen ablaufen, die zu einer Destruktion des Schilddrüsengewebes mit **Hypothyreose** führen. Dabei kommt es zur Bildung von Antikörpern gegen Bestandteile der Schilddrüsenzellen, was diagnostisch von Bedeutung ist (Thyreoglobulin-Antikörper und mikrosomale Antikörper). Im Gegensatz zur Überfunktion sind dabei die Symptome (s. oben) weniger dramatisch und können bei allmählicher Entwicklung lange unerkannt bleiben.

In selteneren Fällen gibt es **sekundäre Schilddrüsenfunktionsstörungen,** beispielsweise bei Hypophysenerkrankungen (Ausfall oder Überproduktion von TSH).

Früher waren Messungen des Grundumsatzes die Basis der **Schilddrüsendiagnostik.** Heute kann man mit radioaktivem Jod, oder besser mit radioaktivem Technetium, die Jodaufnahme der Schilddrüse szintigraphisch bestimmen, und man kann schließlich mit radioimmunologischen Verfahren die Hormonkonzentrationen im Blut präzise erfassen, und zwar auch die geringen Anteile der nicht gebundenen Fraktionen (freies T_4 und freies T_3), die im picomolaren Bereich (10^{-12} mol/l) liegen.

Dabei hat sich herausgestellt, daß der basale **TSH-Spiegel** der wichtigste und empfindlichste Indikator für Funktionsstörungen ist. Bei leichter Überfunktion ist der TSH-Spiegel reduziert, bei leichter Unterfunktion erhöht, während die Hormonspiegel noch im Normbereich sind. Erst bei stärkeren Störungen sind auch die Hormonspiegel gesteigert bzw. erniedrigt. Dies deutet darauf hin, daß es empfindlichere Rückkopplungssignale als die Hormonspiegel gibt, die auf Hypothalamus und Hypophyse wirken.

Die beschriebenen gegensinnigen Veränderungen von Hormon- und TSH-Spiegel gelten nur für die primären Schilddrüsenerkrankungen mit intakten Rückkopplungsmechanismen. Bei den seltenen sekundären Erkrankungen, z. B. bei unkontrollierter Überproduktion von TSH durch einen Hypophysentumor, sind Hormon- und TSH-Spiegel erhöht.

Die **Therapie** der primären Schilddrüsenerkrankungen gehört, solange kein bösartiger Tumor vorliegt, zu den erfreulichsten Gebieten der Medizin. Bei Überfunktion stehen Mittel zur Verfügung, die die Aktivität der Schilddrüse hemmen (Thyreostatika). Sie können allerdings wegen der Nebenwirkungen nur über einen begrenzten Zeitraum gegeben werden. Gelingt eine Normalisierung nicht innerhalb von Monaten, so bleibt die operative Entfernung oder die Behandlung mit radioaktivem Jod. Das radioaktive Jod wird selektiv von der Schilddrüse aufgenommen und zerstört durch die Strahlenwirkung die Drüsenzellen.

Bei Unterfunktion gelingt durch Gabe von Thyroxin eine problemfreie Substitution. Da der Schilddrüsenhormonspiegel normalerweise sehr konstant ist und das Thyroxin eine besonders lange Halbwertszeit besitzt (7 Tage), läßt sich mit einer Tablette täglich eine normale Situation einstellen. Die Probleme, die es beim Diabetes mit der Dosierung von Insulin gibt, entfallen hier.

Klinisches Beispiel. Ein 62jähriger Patient bemerkte im Verlauf der letzten Jahre ein Nachlassen der Leistungsfähigkeit, starke Müdigkeit und gesteigerte Kälteempfindlichkeit, was als normaler Alterungsprozeß angesehen wurde. Auf einer Reise kam es zu starker Obstipation, die der Patient als auffällig empfand und deshalb den Arzt aufsuchte. „Hier ist irgend etwas ganz anders als in den 60 Jahren zuvor". Laborwerte: Gesamtcholesterin erhöht, 345 mg/dl, Blutsenkung mit 11/31 leicht erhöht, Ruhepuls um 50/min, sonst unauffällig. Koloskopie erfolglos, da das Kolon extrem lang war. Röntgenuntersuchung des Kolons: extrem langes und weites, dreifach gewundenes Sigma. Keine Anzeichen für Tumor oder Polypen. Ein Jahr später erkrankte der Patient auf einer Reise an Gastroenteritis, von der er sich schlecht erholte. Wegen anhaltender Schwäche suchte er wieder den Arzt auf. Blutsenkung mit 64/85 stark erhöht. Röntgenbild vom Thorax: auffallend dichter Hilus rechts. Im Hinblick auf die hohe Blutsenkung wird zum Ausschluß eines Tumors eine Computertomographie des Thorax empfohlen. Wegen der geplanten Injektion eines jodhaltigen Kontrastmittels fordert der Radiologe zuvor eine Schilddrüsendiagnostik, zum Ausschluß einer latenten Überfunktion. Dabei fand sich eine massive Hypothyreose, T_4 erniedrigt, TSH basal mit 57 mE/l extrem erhöht (normal 0,3–3,5); mikrosomale Antikörper extrem erhöht, Thyreoglobulin-Antikörper deutlich erhöht. Diagnose: Hypothyreose auf der Basis einer Immunthyreoiditis (die die hohe Blutsenkung erklärt). Unter Substitution mit Thyroxin (100–125 µg täglich) rasche Normalisierung des Befindens.

15.6 Nebennierenrinde, Glucocorticoide und Streß

Die **Nebenniere** hat vielseitige endokrine Funktionen, die verschiedenen Regionen der Drüse zugeordnet sind (Abb. 15-4).

In der dreischichtigen **Nebennierenrinde (NNR)** ist die äußerste Schicht (Zona glomerulosa) für die Bildung der Mineralocorticoide (vor allem Aldosteron) zuständig, die mittlere Schicht (Zona fasciculata) für die Glucocorticoide (vor allem Cortisol) und die innere Schicht (Zona reticularis) für Androgene.

Das vom Sympathikus innervierte **Nebennierenmark (NNM)** gliedert sich funktionell ganz

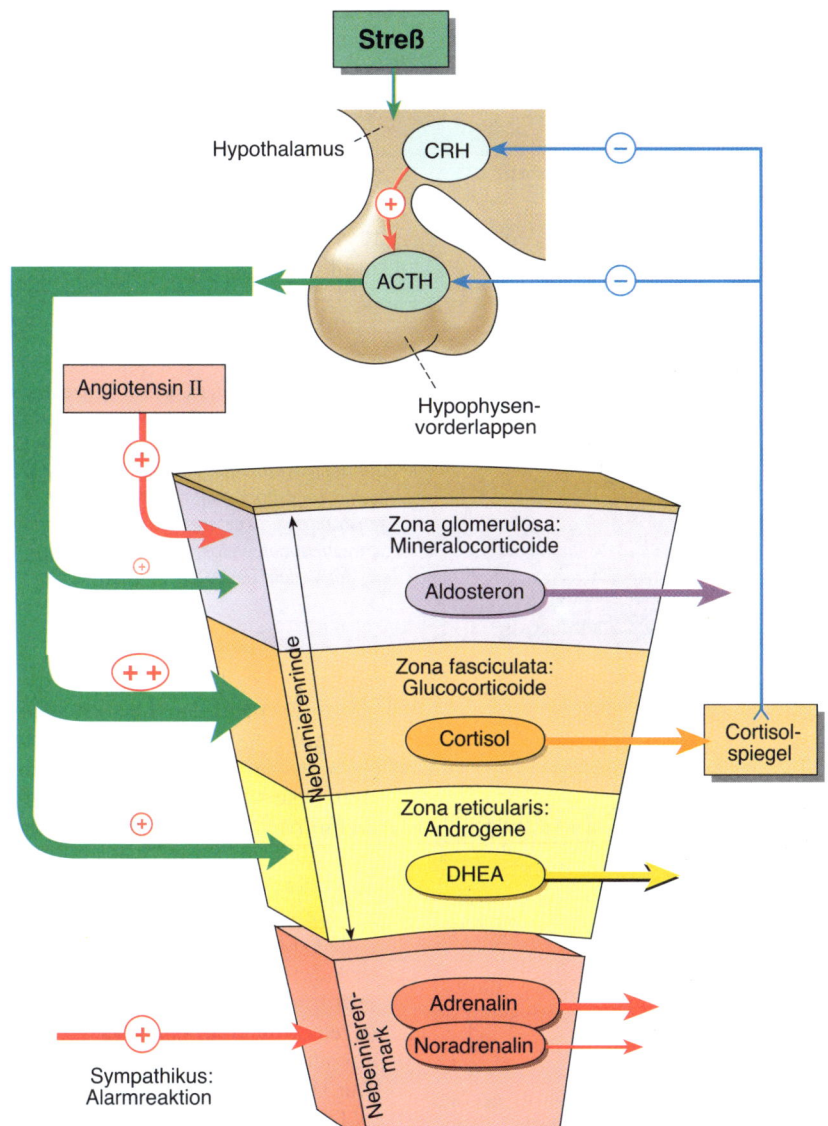

Abb. 15-4 Schema zur Gliederung der Nebenniere. *Die Ne-bennierenrinde (NNR) besteht aus drei Schichten, in denen unterschiedliche Hormone gebildet werden. Die drei Hormon-systeme unterscheiden sich auch in den Kontrollmechanismen. ACTH wirkt verschieden stark auf die drei Systeme, es stimu-* *liert vor allem die Cortisolbildung (Abstufung entsprechend der Pfeilstärke). Das Nebennierenmark (NNM) ist ein eigenes Hor-monsystem, das sich in vielen Merkmalen deutlich gegenüber der NNR abgrenzt.*

von der NNR ab und wird als eigenständiges Hormonsystem angesehen.

Die Produktion der **Glucocorticoide** in der Nebennierenrinde ist, entsprechend dem allge-meinen Schema in Abbildung 15-1, in die Kon-trolle von Hypothalamus und Hypophyse einge-bettet (Abb. 15-5). Im Hypothalamus wird das Peptid Corticoliberin (CRH) gebildet, das im Hy-pophysenvorderlappen die Bildung und Aus-

schüttung von ACTH (ebenfalls ein Peptid) för-dert. ACTH stimuliert die Ausschüttung von Cor-tisol in der NNR.

Durch negative Rückkopplungen zum Hypo-thalamus und zur Hypophyse wird der **Cortisol-spiegel im Blut** zu einer geregelten Größe. Ge-steigerte Aktivität von Hypothalamus und Hypo-physe sind in diesem Sinne als Verstellungen des Sollwertes für den Cortisolspiegel aufzufassen.

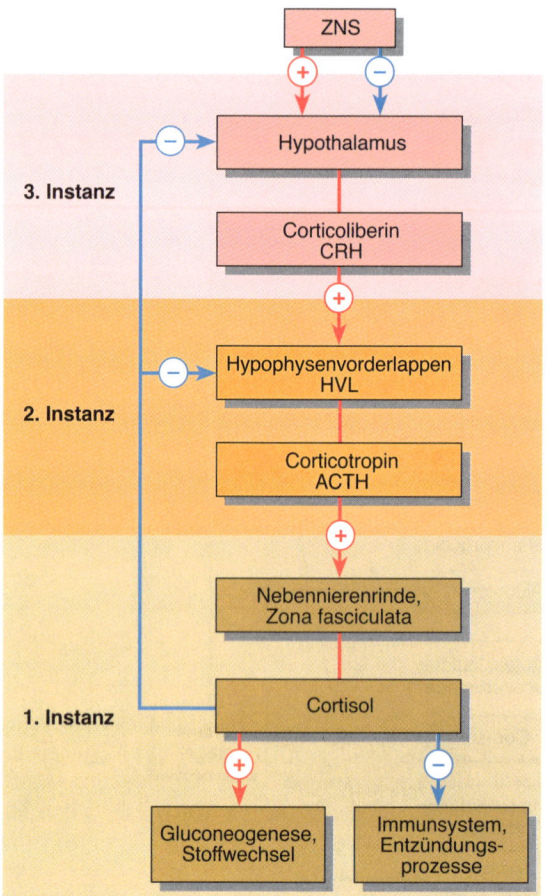

Abb. 15-5 Gliederung des Cortisol-Systems, in Anlehnung an Abb. 15-1 A.

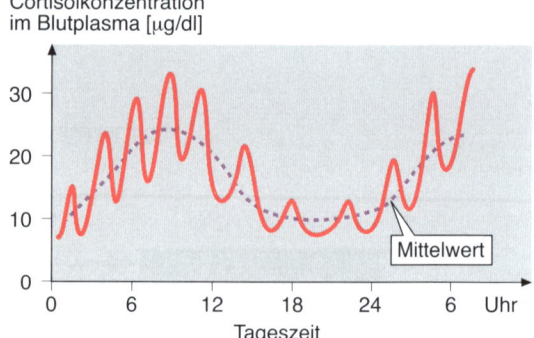

Abb. 15-6 Verlauf der Cortisol-Konzentration im Blut im Ablauf eines Tages. Die Cortisolsekretion erfolgt zyklisch, mit einer Periodendauer von wenigen Stunden. Gemittelt über die stundenrhythmischen Schwankungen ergibt sich ein systematischer Tagesgang, mit einem Maximum in den frühen Morgenstunden und einem Minimum am späten Abend. Die Schwankungen werden durch die höheren Instanzen gesteuert, der Verlauf des ACTH-Spiegels ist gleichartig.

Eine ganze Reihe anderer Faktoren sind an der zentralen Kontrolle der Cortisolausschüttung beteiligt (ADH, Katecholamine, Dopamin, GABA), deren Bedeutung noch nicht genauer abgeklärt ist.

Unter gleichmäßigen Ruhebedingungen weist der Cortisolspiegel zyklische Schwankungen auf (Periodendauer einige Stunden). Dabei ergibt sich für den Mittelwert ein deutlicher **Tagesgang**, mit einem Minimum am späten Abend und einem Maximum in den frühen Morgenstunden (Abb. 15-6).

Zu Steigerungen der Cortisolausschüttung kommt es bei allen Formen von Belastung (körperliche Leistung, emotionale Belastung, Hitze- und Kältebelastung). So wird **Cortisol zum wichtigsten Streß-Hormon.**

Im Dienste der **Leistungsförderung** sorgt Cortisol für die Bereitstellung von Glucose, indem es die Gluconeogenese fördert und den Blutzuckerspiegel erhöht. Dabei steigt der Eiweißumsatz, mit Steigerung der Stickstoffausscheidung im Harn, es resultiert insgesamt eine katabole (gewebeabbauende) Wirkung. Auch ein lipolytischer Effekt ist nachzuweisen.

Die Kreislaufeffekte der Katecholamine werden durch Cortisol verstärkt, was in das Bild der ergotropen Einstellung paßt. Die schwache mineralocorticoide Wirkung von Cortisol kommt vor allem bei überhöhtem Cortisolspiegel zum Tragen (s. unten: Cushing-Syndrom).

Cortisol entfaltet weiterhin eine sehr ausgeprägte **hemmende Wirkung auf das Immunsystem und auf Entzündungsprozesse.** Gerade diese Effekte werden medizinisch intensiv genutzt.

Merkhilfe: Entzündungs- und Abwehrprozesse dienen der Erhaltung des Körpers und gehören somit zu den trophotropen Prozessen. Insofern paßt es zu der allgemeinen Polarität von ergotropen und trophotropen Reaktionen, daß Cortisol mit der Förderung der Leistungseinstellung zugleich entzündungshemmend und immunsuppressiv wirkt.

Beim **therapeutischen Einsatz** hat der Arzt zu beachten, daß Cortisol lediglich die entzündlichen Reaktionen hemmt, nicht aber ursächliche bakterielle Infektionen bekämpft. Auch die

Wundheilung wird durch Cortisol beeinträchtigt, was beispielsweise bei Magengeschwüren gefährlich werden kann.

In der Zona glomerulosa wird, neben etwas Corticosteron, vor allem **Aldosteron** gebildet, das für die Regelung des Natrium- und Kaliumspiegels im Blut von zentraler Bedeutung ist. Es wird deshalb als **Mineralocorticoid** bezeichnet. Der Einfluß von ACTH auf die Aldosteronausschüttung ist relativ gering, was durchaus sinnvoll ist. Es gibt keinen Grund, beispielsweise bei Streß die Salzkonzentrationen im Blut zu verstellen.

Die wichtigsten Antriebe für die **Ausschüttung** von Aldosteron sind: Abfall des Blut-Na$^+$-Spiegels (Hyponatriämie), Anstieg des Blut-K$^+$-Spiegels (Hyperkaliämie) und Angiotensin II. So ist Aldosteron ein Glied in einem peripheren Regelkreis für die Na$^+$- und K$^+$-Konzentrationen im Blut, worauf in Abschnitt 15.10 weiter eingegangen wird.

Im Rahmen der **Androgenbildung** in der Zona reticularis der NNR entsteht, neben geringen Mengen Testosteron, vor allem Dehydroepiandrosteron (DHEA). Das ist im Vergleich zu den anderen NNR-Funktionen von geringerer Bedeutung. (Bei Ausfall der Nebennieren braucht diese Funktion nicht ausgeglichen zu werden.)

Beim Mann ist etwa 1/3 der Androgene adrenalen Ursprungs, der größte Teil wird in den Hoden gebildet. Wahrscheinlich ist die DHEA-Bildung nicht ganz so unwichtig, wie man lange meinte. Der Rückgang dieser Funktion im Alter trägt wohl zu den typischen Altersveränderungen bei, und es wird diskutiert, ob eine Substitution im Alter nützlich sein kann.

Pathophysiologisch wird die Androgenbildung der NNR bedeutsam, wenn beispielsweise durch einen Enzymdefekt die Cortisolbildung eingeschränkt ist. Dann wird über die Rückkopplung zu den höheren Instanzen die ACTH-Bildung gesteigert, was eine erhöhte Androgenbildung zur Folge hat. Auf diese Weise kann es zu Virilisierung von genetisch weiblich angelegten Feten kommen (adrenogenitales Syndrom).

Die Corticoide sind chemisch eng verwandt. Alle werden, ebenso wie die Sexualhormone, aus **Cholesterol** gebildet, spezifische Enzymsysteme lenken den Weg zu verschiedenen Endprodukten.

Störungen der NNR-Funktion sind, im Vergleich zu Schilddrüsenerkrankungen und Diabetes, selten.

Bei Insuffizienz der Nebennierenrinde (**Morbus Addison,** meist durch Autoimmunprozesse

bedingt) kommt es durch den Ausfall von Cortisol und Aldosteron zu lebensbedrohlicher Schwäche mit Gewichtsverlust, Hypotonie und verschiedenen Allgemeinbeschwerden wie Übelkeit und Erbrechen. Der Cortisolmangel führt reaktiv zu gesteigerter ACTH-Ausschüttung, womit auch eine erhöhte Ausscheidung von MSH (melanozytenstimulierendes Hormon, das mit ACTH aus POMC gebildet wird) verbunden ist. Die gesteigerte MSH-Bildung verursacht die für die Addison-Krankheit charakteristische vermehrte Pigmentierung der Haut. Durch Substitution mit synthetischen Cortisolpräparaten und Mineralocorticoiden ist diese Erkrankung heute zu beherrschen.

Überproduktion von Cortisol führt zum **Hypercortisolismus (Cushing-Syndrom).** Ursache dafür kann ein Nebennierenrindentumor (Adenom) sein, dann ist der ACTH-Spiegel wegen der intakten negativen Rückkopplung zu den Zentren sehr niedrig. Es kann aber auch ein verstärkter ACTH-Antrieb vorliegen, entweder durch ein ACTH-produzierendes Hypophysenadenom oder durch verstärkten hypothalamischen Antrieb (verstärkte CRH-Bildung). Die Verstärkung der normalen Cortisolwirkungen führt zu erhöhtem Blutzuckerspiegel mit diabetischer Stoffwechsellage. Wesentliche Symptome beruhen auf der leichten mineralocorticoiden (Aldosteronähnlichen) Wirkung von Cortisol, die unter Normalbedingungen keine wesentliche Rolle spielt. So kommt es zu Hypokaliämie, Hypernatriämie und Hypertonie. Die katabole Wirkung von Cortisol führt unter anderem zu Calciumabbau im Knochen mit Osteoporose. Die besonders charakteristischen Merkmale **Vollmondgesicht** (rotes, gerundetes Gesicht) und **Stammfettsucht** sind Folgen komplexer primärer und sekundärer Stoffwechseleffekte von Cortisol. (Mit Ansteigen des Blutzuckerspiegels nimmt auch die Ausschüttung von Insulin zu. Die lipogenetische Wirkung von Insulin hat vor allem die Umverteilung des Fettgewebes zugunsten von Körperstamm und Nacken zur Folge.) Die an sich seltene Erkrankung ist heute medizinisch deshalb wichtig, weil bei **therapeutischer Gabe hoher Cortisoldosen** ein solches Symptombild auftreten kann.

Klinisches Beispiel. Eine 40 jährige Patientin klagt über seit Monaten zunehmende Beschwerden mit Appetitlosigkeit, Gewichtsabnahme, Übelkeit und Erbrechen, Leistungsminderung mit rascher Ermüdbarkeit, Zeichen des niedrigen Blutdrucks (Störung der orthostatischen Regulation) und Kälteintoleranz. Zusätzlich hat die Patientin eine deutliche Zunahme der Hautpigmentation und den Verlust der Scham- und Axillarbehaarung bei unregelmäßiger Periode bemerkt. Die Hormonanalyse ergibt Cor-

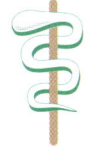

tisolspiegel unter der Nachweisgrenze, die nicht durch ACTH zu stimulieren sind. Der endogene ACTH-Spiegel ist extrem erhöht. Auch finden sich grenzwertig niedrige Schilddrüsenhormonwerte bei deutlich erhöhtem basalen TSH-Spiegel. Es lassen sich Nebennieren- und Schilddrüsen-Antikörper nachweisen. Im weiteren Verlauf bleibt die Periode völlig aus, mit Anstieg der basalen Gonadotropinspiegel bei niedrigen Östradiol-Werten. Es konnte somit bei der Patientin ein durch Autoimmunprozesse bedingter Morbus Addison, kombiniert mit einer Hashimoto-Thyreoiditis (ebenfalls Autoimmunerkrankung) gesichert werden, zusätzlich bestand eine möglicherweise ebenfalls immunologisch bedingte Ovarialinsuffizienz. Unter der Substitutionstherapie mit Cortisol, Schilddrüsenhormonen und Östrogenen geht es der Patientin seit Jahren gut. (Nach [6].)

15.7 Nebennierenmark und Alarmreaktion

Das Nebennierenmark (NNM) ist, trotz der engen morphologischen Verknüpfung mit der Nebennierenrinde (NNR), im funktionellen Sinn ein eigenes endokrines Organ. Entwicklungsgeschichtlich kann man das NNM als eine Modifikation eines sympathischen Ganglions auffassen. Die chromaffinen Zellen des NNM sind den Ganglienzellen des letzten sympathischen Neurons vergleichbar: Sie werden in gleicher Weise von cholinergen sympathischen Nervenfasern innerviert. Sie bilden auch die gleichen Wirkstoffe als Hormone wie die postganglionären sympathischen Nerven als Überträgerstoffe, nämlich **Adrenalin** und **Noradrenalin.** Insofern kann man die Abgabe von Adrenalin und Noradrenalin ans Blut durch die NNM als sympathische Innervation des Blut-Organs auffassen. Allerdings setzen die sympathischen Nerven ganz überwiegend Noradrenalin frei, während das NNM überwiegend Adrenalin ausschüttet.

Das Nebennierenmark (NNM) nimmt eine Sonderstellung ein, weil es als einzige Hormondrüse der unmittelbaren Kontrolle durch das Nervensystem unterliegt. Von den vegetativen Zentren im Hypothalamus wird das NNM über sympathische, cholinerge Nervenfasern zur Abgabe seiner Hormone stimuliert: überwiegend **Adrenalin** und in geringerem Umfang **Noradrenalin.** So kann dieses Hormonsystem im Bedarfsfall in Bruchteilen einer Sekunde eingesetzt werden und eignet sich deshalb gut für schnelle Reaktionen auf plötzliche Ereignisse, die Abwehr- oder Fluchtreaktionen erforderlich machen. Diese Sofortreaktionen in Notfällen lassen sich treffend als **Alarmreaktion** kennzeichnen (oder Notfall-

reaktion): Reaktionen bei Schreck, Angst und anderen Formen von Emotion. **Adrenalin ist das typische Emotions-Hormon.** Auch bei Blutdruckabfall und Hypoglykämie wird das NNM miteingesetzt. Längerfristige Leistungseinstellungen (**Streß-Reaktionen**) werden zunehmend von dem langsameren Cortisol-System übernommen. Das Adrenalin-System zeigt eine ausgeprägte Adaptation.

Adrenalin (und Noradrenalin) lösen vielfältige Reaktionen aus, die die **Leistungs- und Abwehrbereitschaft** steigern, in ähnlicher Weise, wie das auch durch sympathische Innervation geschieht. Herz und Kreislauf werden stimuliert, mit Umverteilung des Blutes zugunsten der Muskulatur. (Nähere Beschreibung der Effekte bei den verschiedenen Organsystemen und in Kap. 17.)

Ein besonderer Schwerpunkt der NNM-Reaktionen sind die **Stoffwechselwirkungen** von Adrenalin (Glykogenolyse und Lipolyse), die im nächsten Kapitel weiter erörtert werden.

Ausfall des Nebennierenmarks hat erstaunlich geringe Auswirkungen. Dies liegt daran, daß die an sich wichtigen Funktionen von anderen Systemen recht gut mitübernommen werden können (sympathisches Nervensystem, Stoffwechseleffekte durch das Cortisol-System).

Adrenalin und Noradrenalin werden in verschiedenen Zellen des NNM produziert, die auch differenziert innerviert werden können. Deshalb ist auch die Relation Adrenalin/Noradrenalin bei der Ausschüttung keine konstante Größe. Bei Blutdrucksenkung beispielsweise steigt der Noradrenalin-Anteil, was für die geforderte allgemeine Vasokonstriktion günstig ist. Bei Emotion ist die bevorzugte Adrenalinausschüttung vorteilhafter, die zu Mehrdurchblutung der Muskulatur führt (vgl. Kap. 9.6.5 und 9.7.7).

Während sich der Ausfall des NNM kaum bemerkbar macht, kann eine **Überfunktion** bei einem Tumor des Nebennierenmarks (Phäochromozytom) zu dramatischen Krankheitserscheinungen führen, mit krisenhaften, sehr starken Blutdrucksteigerungen, Tachykardie, Kopfschmerzen usw.

15.8 Stoffwechsel und Insulin

Einige Grundbegriffe vorab:

Glykolyse: Abbau von Glucose, entweder anaerob zu Lactat oder vollständiger aerober Abbau.

Gluconeogenese: Aufbau von Glucose aus Nichtzuckern, insbesondere aus Aminosäuren.

Glykogenolyse: Abbau von Glykogen zu Glucose.

Glykogenese: Aufbau von Glykogen aus Glucose (in Leber und Muskel).

Lipolyse: Abbau von Fetten zu Fettsäuren und Glycerol.

Lipogenese: Aufbau von Fett zur Speicherung in Fettdepots, einerseits Umkehr der Lipolyse, andererseits Biosynthese von Fettsäuren aus Glucose.

Im Zentrum der hormonalen Kontrolle des Stoffwechsels steht die Regulation der **Glucosekonzentration im Blutplasma** (Blutzuckerspiegel). **Normalwert: 5 mmol/l (80–100 mg/dl).**

Hyperglykämie: erhöhter Nüchtern-Blutzuckerspiegel, über 7 mmol/l (120 mg/dl). Bei Werten über 10 mmol/l (180 mg/dl) wird Glucose im Harn ausgeschieden (vgl. Abb. 14-11). Nach einer zuckerreichen Mahlzeit kann beim Gesündesten die Glucosekonzentration auf 10 mmol/l ansteigen. Anhaltende Hyperglykämie beim unbehandelten **Diabetes mellitus** führt schließlich zum **diabetischen Koma** (Azidose, starke Störungen im Salz- und Wasserhaushalt, Kreislaufversagen, Bewußtlosigkeit).

Hypoglykämie: zu niedriger Blutzuckerspiegel, unter 3 mmol/l (50 mg/dl). Heißhunger und Schwäche treten auf, im Extrem **hypoglykämischer Schock** mit Bewußtlosigkeit.

Die wichtigsten Hormone für die Regelung des Blutzuckerspiegels werden in den Zellen der **Langerhans-Inseln des Pankreas** produziert. Die B-Zellen (die Mehrheit der Zellen) erzeugen **Insulin,** die A-Zellen **Glucagon** und die D-Zellen **Somatostatin.**

Das in anderen Zellen erzeugte Pankreatische Polypeptid (PP) ist weniger wichtig bzw. in seiner Bedeutung weniger geklärt. Die verschiedenen Zellen können sich durch parakrine Wirkungen gegenseitig beeinflussen.

Insulin fördert alle Prozesse, die den Blutglucosespiegel senken (Abb. 15-7):
- Es fördert die Glucoseaufnahme in Muskel- und Leberzellen (und andere Zellen), was den Glucoseverbrauch der Zellen fördert, z. B. die Leistung der Muskulatur.
- Es fördert die Glykogenese und hemmt die Glykogenolyse.

- Es fördert die Metabolisierung von Glucose zum Aufbau von Fett (Lipogenese).
- Es hemmt die Lipolyse.
- Es fördert auch die Speicherung von Aminosäuren, d.h. den Eiweißaufbau, es wirkt anabol und fördert so auch das Wachstum.

Insulin ist ein Energiespeicherhormon.

Stärkster Reiz zur **Förderung der Insulinbildung** und -ausschüttung ist ein **Anstieg des Blutzuckerspiegels.** So entsteht ein geschlossener Regelkreis zur Konstanthaltung der Glucosekonzentration im Blut. Von den weiteren fördernden Einflüssen auf die Insulinsekretion sind am wichtigsten die gastrointestinalen Hormone und die parasympathische Innervation. Hemmend wirken der Sympathikus sowie Somatostatin und andere Hormone.

Bei der **Insulinabgabe** in den B-Zellen spielen nach heutigem Konzept ATP-abhängige Kaliumkanäle eine wichtige Rolle. Zunehmende Glucosekonzentration steigert den Glucoseeinstrom in die Zelle, was den Energieumsatz und damit die ATP-Bildung fördert. Zunehmende ATP-Konzentration verschließt die K_{ATP}-Kanäle. Dies führt zu Depolarisation und Eröffnung von potentialabhängigen Calcium-Kanälen, und die Ca^{2+}-Ionen veranlassen über Exozytose der insulinhaltigen Vesikel die Hormonfreisetzung (ein gleicher Mechanismus wie bei der Transmitterfreisetzung in Nervenendigungen).

Es war schon lange aufgefallen, daß enteral zugeführte Glucose stärker die Insulinausschüttung stimuliert als intravenös gegebene Glucose. Dies wird auf **gastrointestinale Hormone** zurückgeführt, die bei den Verdauungsprozessen freigesetzt werden. So kann im voraus, ehe Glucose überhaupt ins Blut kommt, die Insulinausschüttung in Gang gesetzt werden, was sich für die Stabilität der Regelung durchaus günstig auswirkt. Als wichtiges Hormon in diesem Gefüge gilt das **GIP** (wegen der verschiedenen Wirkungen zwei Namen: gastric inhibitory peptide bzw. glucose-dependent insulin-releasing peptide).

Das in den A-Zellen gebildete **Glucagon** wirkt in den wichtigsten Funktionen **antagonistisch zum Insulin;** insbesondere **fördert es die Glykogenolyse** und wirkt somit Blutzucker-steigernd. Stärkster Reiz zur Freisetzung von Glucagon ist eine Abnahme des Blutzuckerspiegels.

Insulin ist wesentlich wichtiger als Glucagon, was sich darin zeigt, daß bei völligem Ausfall des Inselapparates der Blutzuckerspiegel ansteigt

15

15

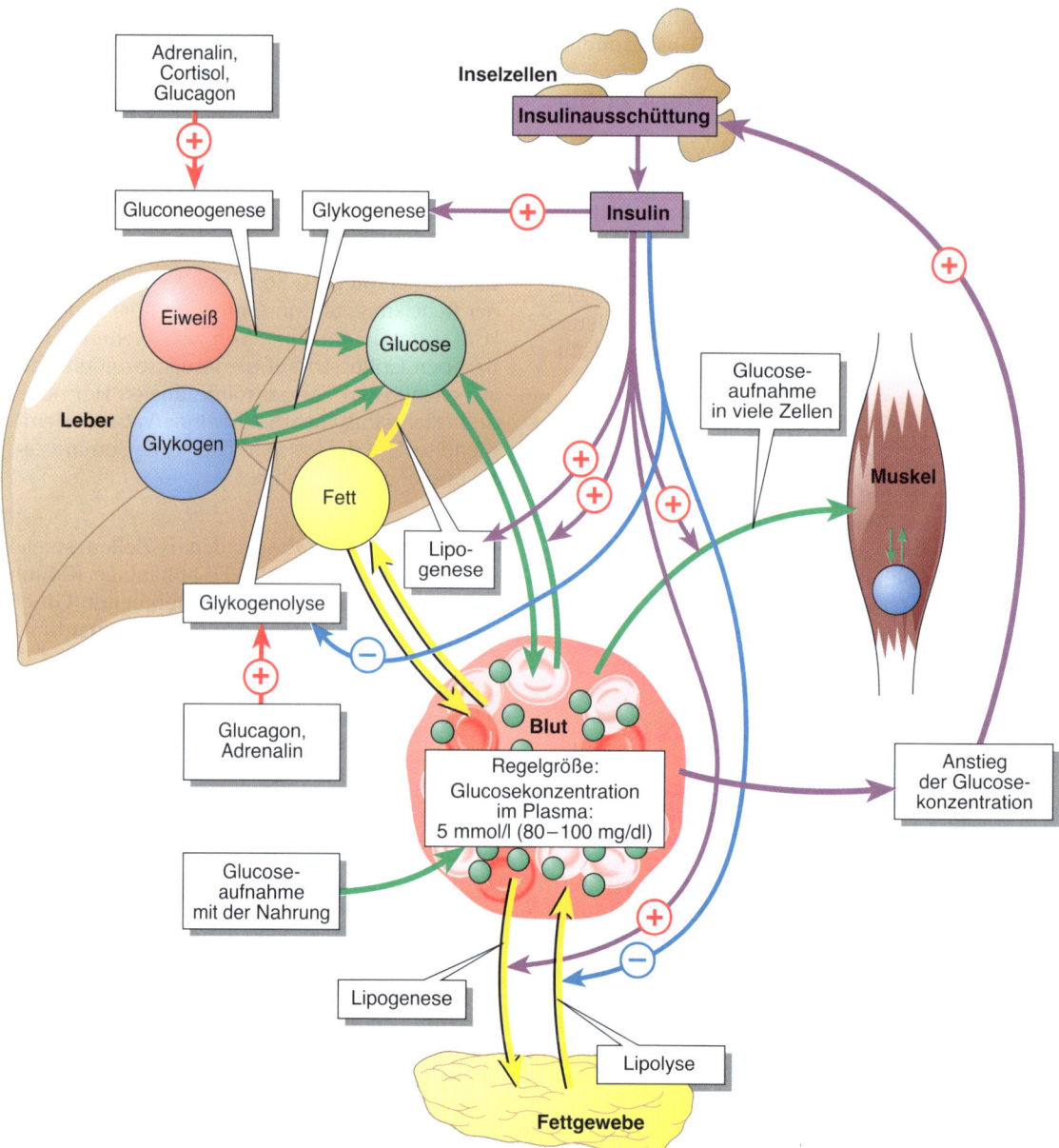

Abb. 15-7 Schema zur Regulation des Blutglucosespiegels mittels Insulin. Glucose-Verschiebungen sind durch grüne Pfeile dargestellt.

(Diabetes mellitus). Die Patienten benötigen dann die ständige Zufuhr von Insulin, nicht aber von Glucagon.

Das in den D-Zellen gebildete **Somatostatin** hemmt sowohl die Insulin- als auch die Glucagonausschüttung, wahrscheinlich auch auf parakrinem Weg. Viele metabolische Faktoren und Hormone fördern die Sekretion von Somatostatin.

Wachstumshormon und Schilddrüsenhormone bewirken im Rahmen ihrer komplexen Stoffwechseleffekte einen Anstieg des Blutzuckerspiegels.

Eine Insuffizienz der Blutzuckerregulation mit Anstieg des Blutzuckerspiegels heißt **Diabetes mellitus** (Zuckerkrankheit). Es lassen sich zwei Typen unterscheiden.

Typ 1 tritt bevorzugt im jugendlichen Alter auf **(juveniler Diabetes)** und beruht auf Autoimmunprozessen gegen die B-Zellen. Dabei geht die Fähigkeit zur Insulinbildung verloren. Diese Patienten sind lebenslang auf regelmäßige Insulininjektionen angewiesen.

Der vor allem im Alter auftretende Typ-2-Diabetes **(Altersdiabetes)** kann als Erschöpfung des Insulinsystems aufgefaßt werden. Die Insulinbildung ist abgeschwächt, und die Ansprechbarkeit der Gewebe auf Insulin ist herabgesetzt, so daß eine relative Insuffizienz besteht. Diese meist übergewichtigen Patienten können in der Regel mit Diät und oralen Antidiabetika, die die Insulinabgabe der B-Zellen fördern, befriedigend eingestellt werden. Nur bei schweren Erkrankungen dieses Typs wird die Gabe von Insulin erforderlich.

Die als orale Antidiabetika verwendeten **Sulfonylharnstoffe** wirken über eine Blockade der oben erwähnten ATP-abhängigen Kalium-Kanäle. Dadurch werden die Zellen stärker depolarisiert, was die Insulinausschüttung fördert.

Beim Diabetes werden die Krankheitserscheinungen in hohem Maße durch Störungen im Fettstoffwechsel bestimmt. Insulinmangel führt zu gesteigerter Lipolyse, die Fettsäurespiegel steigen an. Acetessigsäure und andere Fettsäurestoffwechselprodukte (Ketonkörper) reichern sich an: Es entwickelt sich eine **metabolische Azidose**.

Der **therapeutische Ausgleich** von Störungen im Insulinsystem ist sehr schwierig, da unter Normalbedingungen die Insulinausschüttung ständig den wechselnden Bedingungen nach Nahrungsaufnahme angepaßt wird. Im Gegensatz zur Schilddrüsenunterfunktion, wo mit Einnahme einer bestimmten Thyroxinmenge an jedem Morgen eine normale Situation eingestellt werden kann, erfordert ein optimaler Ausgleich beim Diabetes (Typ 1) pro Tag mehrmalige Injektionen von Insulin. Dazu sind mehrmalige Kontrollen des Blutzuckerspiegels bei strenger Diät notwendig. Technisch ist das heute möglich, und manche Patienten praktizieren das sehr präzise. In den meisten Fällen treten aber doch immer wieder Abweichungen von der Normalsituation auf, die zu gefürchteten Begleiterkrankungen führen, die im wesentlichen als Folgen einer verstärkten Neigung zu Arteriosklerose aufzufassen sind.

15.9 Calciumhaushalt

Die **Calciumkonzentration** im Blutplasma ist eine geregelte Größe. Der Normalwert für das Gesamt-Calcium beträgt **2,5 mmol/l**. Rund die Hälfte davon ist gebunden – Calcium hat eine große Neigung, sich an Proteine anzulagern. Die andere Hälfte liegt als freie Ca^{2+}-Ionen vor. **Die Konzentration freier Ca^{2+}-Ionen im Blutplasma beträgt rund 1 mmol/l.**

An der Regulation des Blutcalciumspiegels sind drei Hormone beteiligt (Abb. 15-8):

- **Parathormon** (PTH, Parathyrin), das in den Epithelkörperchen (Nebenschilddrüsen) gebildet wird.
- **Calcitriol** (Vitamin-D-Hormon), das aus Vitamin D nach einem ersten Umwandlungsschritt in der Leber (in Calcidiol) schließlich in der Niere gebildet wird.
- **Calcitonin** (Thyreocalcitonin), das von C-Zellen der Schilddrüse gebildet wird. Es ist weniger wichtig als die beiden erstgenannten Hormone.

Parathyrin steigert den Blutcalciumspiegel, indem es alle Prozesse stimuliert, die Calcium ins Blut befördern:

- Es fördert Knochenabbau und damit die Freisetzung von Calcium- und Phosphationen ins Blut.
- Es fördert die Calcium-Rückresorption in der Niere. Zugleich fördert es die Ausscheidung des calciumbindenden Phosphats, was den Anstieg der freien Ca^{2+}-Ionenkonzentration im Blut begünstigt.
- Es fördert die Calciumaufnahme im Dünndarm auf indirektem Weg: Es fördert die Calcitriolbildung in der Niere; Calcitriol stimuliert die Ca^{2+}-Absorption im Darm.

Ein Absinken der freien Ca^{2+}-Konzentration im Blut stimuliert die Epithelkörperchen zu gesteigerter Freisetzung von Parathyrin. So entsteht ein geschlossener Regelkreis für den Blutcalciumspiegel.

Calcitonin wird bei erhöhtem Blutcalciumspiegel vermehrt ausgeschüttet. Es begünstigt vor allem den Ca^{2+}-Einbau in den Knochen und ist in dieser Hinsicht ein Gegenspieler zum Parathyrin, aber insgesamt von geringerer Bedeutung.

Calcitriol entsteht stufenweise aus Vitamin D. Aus Vorstufen entsteht in der Haut durch UV-Bestrahlung Vitamin D_3 (Calciol), teils wird das Vitamin mit der Nahrung aufgenommen (nur bei mangelnder UV-Strahlung ist eine Zufuhr mit der Nahrung unbedingt erforderlich). In einem

15

15

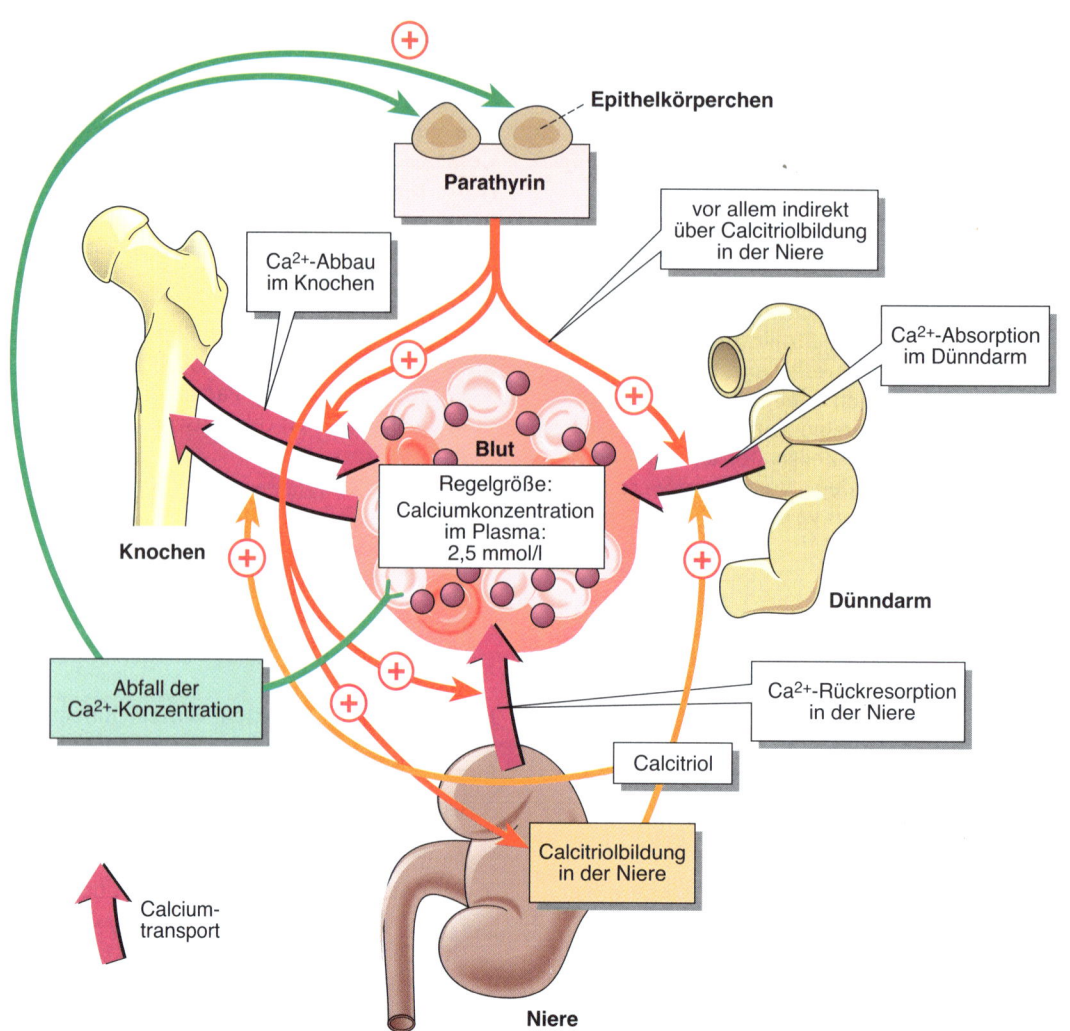

Epithelkörperchen

Parathyrin

vor allem indirekt
über Calcitriolbildung
in der Niere

Ca²⁺-Abbau
im Knochen

Ca²⁺-Absorption
im Dünndarm

Blut

Regelgröße:
Calciumkonzentration
im Plasma:
2,5 mmol/l

Knochen

Dünndarm

Abfall der
Ca²⁺-Konzentration

Ca²⁺-Rückresorption
in der Niere

Calcitriol

Calcitriolbildung
in der Niere

Calcium-
transport

Niere

Abb. 15-8 Regulation des Blutcalciumspiegels mittels Parathyrin und Calcitriol. Die Wirkungen des weniger wichtigen Calcitonins *sind nicht miteingetragen. Calciumverschiebungen sind durch violette Pfeile dargestellt.*

ersten Hydroxylierungsschritt wird Calciol in der Leber zu Calcidiol umgewandelt. In einem zweiten Hydroxylierungsschritt entsteht daraus in der Niere Calcitriol. Es stellt das wirksame Hormon dar.

Calcitriol fördert vor allem die Ca²⁺-Absorption im Darm, entfaltet aber an Knochen und Niere noch andere Effekte, die insgesamt den Knochenaufbau fördern. Mangel an Vitamin D führt zu einem Mangel an Calcitriol, es kommt beim Erwachsenen zu Knochenentkalkung (Osteomalazie). Beim Kleinkind entwickelt sich eine **Rachitis** (Knochendeformierung, eingeschränktes Skelettwachstum).

Zu starkes Absinken des Blutcalciumspiegels führt zu Tetanie (Muskelkrämpfe), wenn beispielsweise bei einer Schilddrüsenoperation auch die Epithelkörperchen entfernt wurden. Entscheidend dafür ist die freie Konzentration von Ca²⁺-Ionen. Ca²⁺-Ionen und H⁺-Ionen konkurrieren um die negativen Bindungsplätze der Bluteiweiße. Daher ändert sich auch bei Konstanz des Gesamtcalciums die freie Ca²⁺-Konzentration in Abhängigkeit vom pH-Wert. **Hyperventilation** mit Abatmung von CO_2 und Anstieg des pH-Wertes im Blut hat eine Abnahme der freien Ca²⁺-Konzentration zur Folge und **führt so zu Tetanie.**

Die Tetanie ist die Folge einer allgemeinen Steigerung der neuromuskulären Erregbarkeit (vgl. Kap. 4.7.1).

Eine Überfunktion der Nebenschilddrüsen **(Hyperparathyreoidismus),** die bei einem Tumor der Epithelkörperchen auftreten kann, führt zu erhöhten Blutcalciumwerten (Hyperkalzämie), die Verkalkungen und Steinbildungen (z. B. Nierensteine) nach sich ziehen können.

15.10 Wasser- und Salzhaushalt

Die Regulation des Salz- und Wasserhaushaltes kommt im Zusammenspiel von drei Regelungsprozessen zustande. Geregelt werden:
- die **osmotische Konzentration** des Blutes, mit dem **antidiuretischen Hormon (ADH)** als zentralem Signalstoff,

- die **Salzzusammensetzung,** insbesondere das Verhältnis von Na^+ zu K^+, mit **Aldosteron** als zentralem Hormon,
- das **Blutvolumen** und damit zugleich das **extrazelluläre Flüssigkeitsvolumen,** wobei **Atriopeptin** (ANP, atriales natriuretisches Peptid), **Aldosteron** und **ADH** kooperieren.

Zentrum der **Osmoregulation** ist der Hypothalamus (Abb. 15-9). Dort gelegene Osmorezeptoren werden durch Anstieg der Blutosmolarität stimuliert. Dies führt einerseits zur Auslösung von Durstgefühl und damit zu Wasseraufnahme. Andererseits werden die ADH-Neurone des Hypothalamus aktiviert, aus dem Hypophysenhinterlappen wird vermehrt ADH freigesetzt, was die Niere auf Antidiurese einstellt, also auf starke

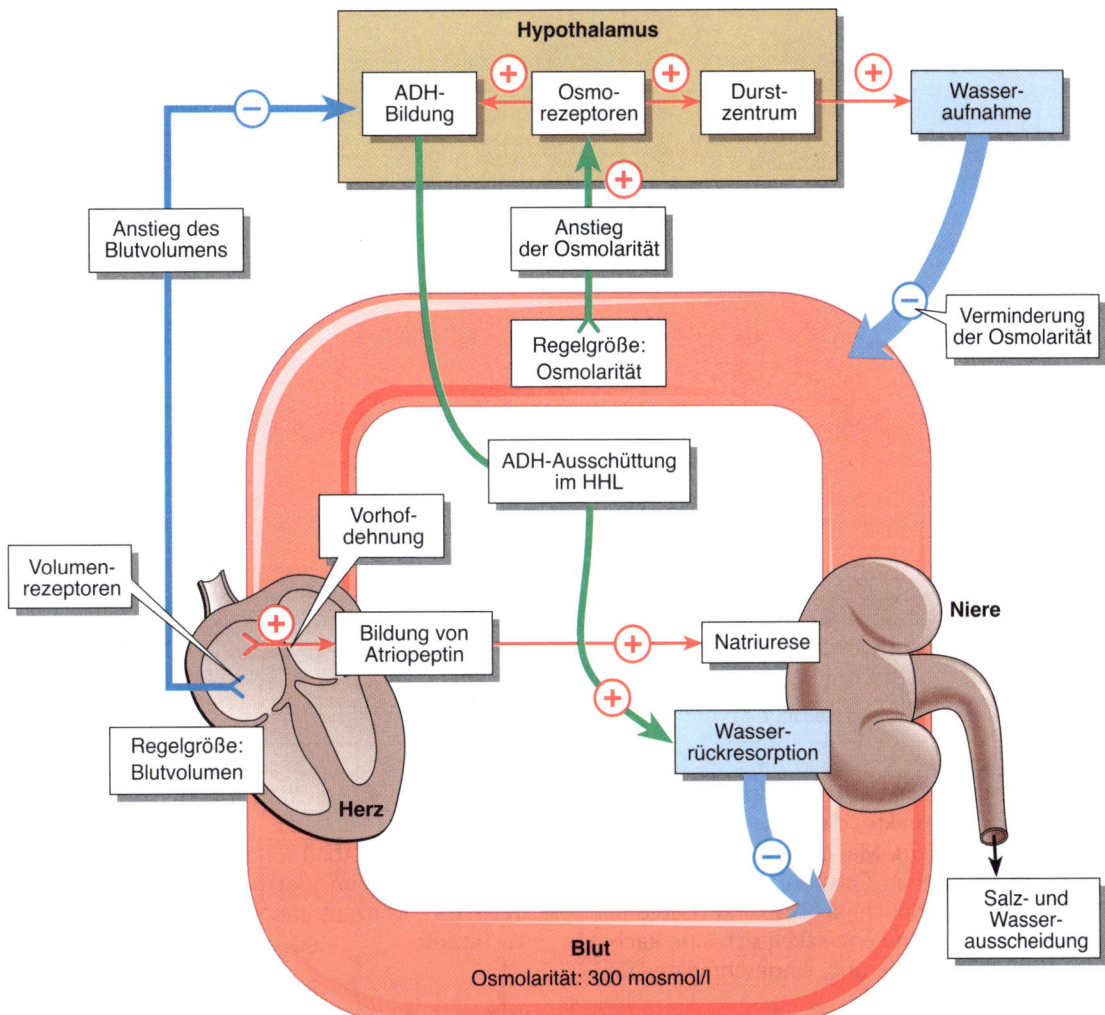

Abb. 15-9 *Regelung der Osmolarität des Blutplasmas (und der extrazellulären Flüssigkeit) über das **ADH-System**, mit den* *Blutvolumen-regulierenden Prozessen über ADH und Atriopeptin.*

Rückresorption von Wasser. (Zum Mechanismus der ADH-Wirkung in der Niere vgl. Kap. 14.11.)

Alle durch die Osmorezeptoren stimulierten Effekte zielen somit darauf ab, dem Blut mehr Wasser zuzuführen und so die erhöhte Osmolarität wieder zu normalisieren. Der Regelkreis ist damit geschlossen.

Das **Blutvolumen** wird vor allem in den Herzvorhöfen gemessen (Abb. 15-9). Die Muskelzellen der Herzvorhöfe sind funktionell zugleich als Volumenrezeptoren zu betrachten, da sie Atriopeptin bilden, das bei zunehmender Dehnung der Zellen (erhöhtes Blutvolumen) vermehrt freigesetzt wird. Atriopeptin stimuliert die Niere zu gesteigerter Natriurese und Flüssigkeitsausscheidung (indem es die glomeruläre Filtrationsrate erhöht und die Na^+-Rückresorption hemmt). Zugleich wird über Volumenrezeptoren in den Herzvorhöfen die ADH-Ausschüttung gehemmt. Das fördert die Wasserausscheidung der Niere und begünstigt so die Rückführung des erhöhten Blutvolumens. Außerdem wird bei Änderungen des Blutvolumens das Aldosteron-System miteingesetzt (nächster Absatz).

Aldosteron fördert in der Niere die Natrium-Rückresorption, die Kalium-Ausscheidung, und auch die H^+-Ausscheidung (nähere Beschreibung in Kap. 14.11). Auch in anderen Organen (Darm, Schweißdrüsen u.a.) entfaltet es entsprechende Wirkungen. Es sorgt so für die gewünschte Balance von Na^+- und K^+-Ionen. Bei hinreichender Stärke der Aldosteronwirkung resultiert dabei eine Zunahme der Gesamtsalzmenge im Körper, was in Kooperation mit der Osmoregulation (ADH-System) eine Zunahme der extrazellulären Flüssigkeitsmenge

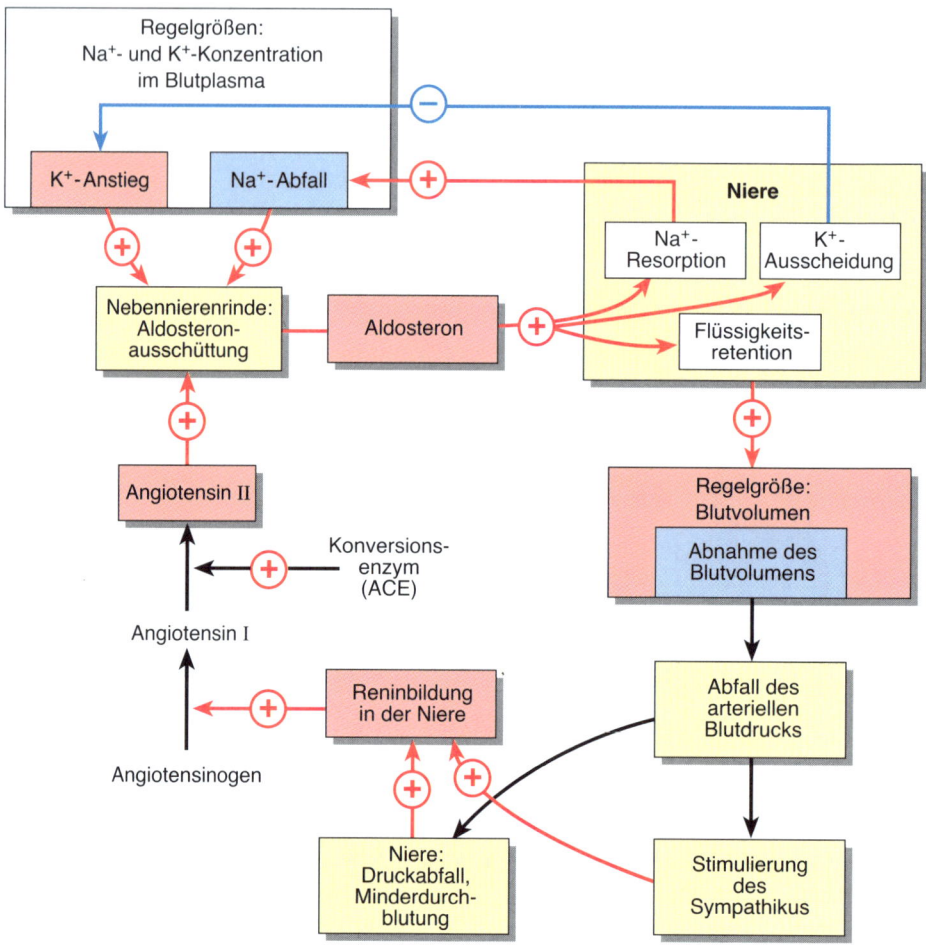

Abb. 15-10 *Vereinfachtes Schema zur Regulation von Blut- und Flüssigkeitsvolumen über das **Renin-Angiotensin-Aldosteron-System (RAAS)**.*

und damit zugleich des Blutvolumens bedeutet.

Wichtige **Stimuli für die Aldosteronausschüttung** sind **Abnahme der Blut-Na⁺-Konzentration (Hyponatriämie)** und **Anstieg der Blut-K⁺-Konzentration (Hyperkaliämie)**, die direkt auf die Aldosteronzellen der NNR wirken. So entstehen übersichtliche Regelkreise für die beiden wichtigen Ionenkonzentrationen (Abb. 15-10).

Ein sehr starker Antrieb für die Aldosteronsekretion wird durch **Angiotensin II** ausgeübt, dessen Bildung durch das in der Niere gebildete Renin angestoßen wird (Abb. 15-10). So ist Aldosteron ein zentraler Wirkstoff in dem sehr komplexen **Renin-Angiotensin-Aldosteron-System (RAAS)**. Die Reninbildung wird gefördert bei Minderdurchblutung der Niere (und Druckabfall in der Niere), sowie durch sympathische Innervation, die bei Abfall des arteriellen Blutdrucks über die arteriellen Pressorezeptoren intensiviert wird. Da der arterielle Blutdruck unter anderem vom Blutvolumen abhängt, wird bei Volumenabfall indirekt auch das RAAS aktiviert. Im Rahmen dieser komplexen Reaktionen wird **Aldosteron** jedenfalls zu einem **lebenswichtigen Regulationshormon für den Salzhaushalt und das Flüssigkeitsvolumen**. Das erkennt man an den Symptomen bei Aldosteronausfall: Hyponatriämie, Hyperkaliämie und Abnahme von extrazellulärem Flüssigkeitsvolumen und Blutvolumen, was mit Blutdruckabfall und Kreislauflabilität verbunden ist.

Renin ist eine Protease, die das in der Leber gebildete und ins Blut abgegebene Angiotensinogen zu Angiotensin I umwandelt. Durch ein Konversionsenzym **(angiotensin converting enzyme, ACE)** wird im nächsten Schritt das aktive Angiotensin II gebildet (vor allem in der Lunge). Von den vielen Wirkungen des Angiotensins II sind die vasokonstriktorische Wirkung und die Stimulierung der Aldosteronausschüttung wohl die wichtigsten. Chemisch gesehen ist Renin ein Enzym. Biologisch ist es ein hormongleicher Signalstoff, der im Blut noch einmal umgesetzt wird zum eigentlichen Hormon Angiotensin II. Die Dämpfung des RAAS durch **ACE-Hemmer** ist heute ein wichtiges Prinzip bei der Behandlung der arteriellen Hypertonie.

Der Einfluß von ACTH auf die Aldosteronausschüttung ist relativ gering (vgl. Abschn. 15.6).

15.11 Sonstige Hormone

15

Die Sexualhormone werden im Zusammenhang mit den anderen Sexualfunktionen behandelt (Kap. 16).

Viele andere Hormone, die nicht in speziellen Hormondrüsen, sondern in anderen Organen gebildet werden, sind im Rahmen dieser Organfunktionen beschrieben, z. B. die vielen gastrointestinalen Hormone in Kapitel 13 und das Leptin im Zusammenhang mit dem Energiehaushalt. Melatonin, das Hormon der Zirbeldrüse, ist bei der Besprechung des Tagesrhythmus genannt (Kap. 12.5).

FRAGEN

15.1 Welche Rolle spielt der Hypothalamus bei den hormonalen Regulationen? Welche Hormone produziert er?

15.2 Beschreiben Sie die Rolle der Hypophyse bei den hormonalen Regulationen.

15.3 Nennen Sie die wichtigsten Releasing-Hormone (Liberine), die der Hypothalamus produziert.

15.4 Beschreiben Sie die Wirkungen des somatotropen Hormons (Wachstumshormon) und die Regulationsprozesse für die Sekretion dieses Hormons, mit einer Skizze zur Verknüpfung der einzelnen Prozesse und Organe.

15.5 Welche Symptome treten bei Störungen im Wachstumshormon-System auf? Was kann man therapeutisch unternehmen?

15.6 Wo wird Somatostatin gebildet? Was hat es für Wirkungen?

15.7 Beschreiben Sie die Wirkungen der Schilddrüsenhormone und die Regulationsprozesse für die Sekretion dieser Hormone, mit einer Skizze zur Verknüpfung der einzelnen Prozesse und Organe.

15.8 Deutschland ist Jodmangelland. Wie wirkt sich das aus?

15.9 Beschreiben Sie die wichtigsten Symptome bei Überfunktion und Unterfunktion der Schilddrüse. Was wissen Sie über mögliche Ursachen?

15.10 Der TSH-Spiegel im Blut ist erhöht. Was ist die häufigste Ursache dafür?

15.11 Beschreiben Sie die Wirkungen von Cortisol und die Regulationsprozesse für die Sekretion dieses Hormons, mit einer Skizze zur Verknüpfung der einzelnen Prozesse und Organe.

15.12 Ein Patient habe einen Tumor in der Nebennierenrinde, der unkontrolliert Cortisol bildet. Wie ist dabei der ACTH-Spiegel im Blut? Welche Symptome stehen im Vordergrund?

15.13 Welche Hormone bildet das Nebennierenmark? Was sind die wichtigsten Wirkungen? Wie wird die Hormonausschüttung reguliert?

15.14 Der Blutzuckerspiegel ist eine geregelte Größe. Erläutern Sie mit einer Skizze die dabei ablaufenden Prozesse.

15.15 Eine der häufigsten Stoffwechselkrankheiten ist der Diabetes mellitus. Was wissen Sie darüber?

15.16 Welche Hormone haben Auswirkungen auf den Blutzuckerspiegel? Wie ist die Abstufung der Bedeutung?

15.17 Wie ist der Normalwert für die Blut-Calcium-Konzentration? Beschreiben Sie die wichtigsten Regulationsprozesse.

15.18 Bei einem Patienten treten Muskelkrämpfe auf. Es fällt Ihnen auf, daß der Patient sehr stark atmet. Woran denken Sie? Welche einfache Maßnahme gibt es, den Krampf zu beenden?

15.19 Die Osmolarität des Blutplasmas ist eine geregelte Größe. Wie ist der Sollwert? Was sind die wichtigsten Regulationsprozesse?

15.20 Welches ist das wichtigste Hormon für die Regulation von Natrium- und Kalium-Konzentrationen im Blut? Beschreiben Sie die wichtigsten Regulationsprozesse.

15.21 Welche Hormone sind an der Regulation des Blutvolumens beteiligt? Beschreiben Sie die wichtigsten Regulationsprozesse.

ANTWORTEN

15.1 Der Hypothalamus ist das Bindeglied zwischen dem Zentralnervensystem und dem endokrinen System. Er ist die Oberinstanz für viele Hormonsysteme und bildet zu diesem Zweck Liberine und Statine, die die Hormonbildung im Hypophysenvorderlappen steuern. Beschreibung gemäß Abbildung 15-1 und 15-2, mit Beispielen. Daneben bildet der Hypothalamus Oxytocin und ADH, die über Neurosekretion in den Hypophysenhinterlappen gelangen und dort freigesetzt werden.

15.2 Die Hypophyse bildet in ihrem Vorderlappen verschiedene Hormone, die andere Hormondrüsen steuern und deshalb glandotrope Hormone oder Tropine genannt werden. Beispiele! Weiterhin bildet der HVL auch effektorische Hormone: Prolaktin und STH. Allerdings kann man die Förderung der Somatomedinbildung in der Leber auch als eine glandotrope Funktion auffassen. Im HHL werden mit Oxytocin und ADH zwei effektorische Hormone freigesetzt. (Vgl. Tab. 15-1.)

15.3 Vgl. Abschnitt 15.2 und Tab. 15-1.

15.4 Skizze gemäß Abbildung 15-3. Vgl. Abschnitt 15.4.

15.5 Mangel von STH im Wachstumsalter führt zu Zwergwuchs, Überschuß zu Riesenwuchs. Aber auch im Erwachsenenalter ist das STH ein wichtiges Stoffwechselhormon, dessen Ausfall zu Schwäche führt, mit Rückbildung der Muskulatur usw. Überfunktion beim Erwachsenen führt zu Akromegalie. Die Substitution bei Ausfall von STH war lange Zeit kaum möglich, da STH streng artspezifisch ist und humanes STH nur in sehr begrenztem Umfang aus Hypophysen von Leichen gewonnen werden konnte. Heute wird es gentechnologisch hergestellt und steht somit ausreichend zur Verfügung.

15.6 Somatostatin wurde bekannt als Hormon des Hypothalamus, das die Freisetzung von STH in der Hypophyse hemmt. Heute weiß man, daß es noch an vielen anderen Stellen gebildet wird und überwiegend hemmend wirkt, z. B. Bildung in D-Zellen der Langerhans-Inseln, mit hemmender Wirkung auf Insulin- und Glucagonausschüttung.

15.7 Skizze gemäß Abbildung 15-1 C. Wirkungen gemäß Abschnitt 15.5.

15.8 Bei Jodmangel steht nicht genügend Jod zur Synthese von Thyroxin zur Verfügung. Der niedrige Thyroxinspiegel steigert über die Rückkopplung zu den Zentren die TSH-Sekretion in der Hypophyse, was die Schilddrüse zu gesteigerter Hormonbildung veranlassen soll. Das gelingt aber bei Jodmangel nicht. Der TSH-Antrieb bewirkt ein Wachstum der Drüse (Struma). Die vergrößerte Drüse kann durch bessere Ausnutzung des beschränkten Jodangebots einen gewissen Jodmangel so weit kompensieren, daß kein Hormonmangel manifest wird. Dennoch ist die Drüse in dieser Situation vermehrt anfällig für funktionelle Entgleisungen. Stärkere Jodierung der Nahrung oder regelmäßige Jodeinnahme, oder auch regelmäßiger Verzehr von Meeresfisch kann die Häufigkeit von Schilddrüsenerkrankungen reduzieren.

15.9 Symptome s. Abschnitt 15.5. Häufigste Ursachen für Schilddrüsenstörungen sind Autoimmunerkrankungen, die sowohl zu Überfunktion (Basedow-Krankheit) als auch zu Unterfunktion führen können, vgl. Abschnitt 15.5.

15.10 Die häufigste Ursache für erhöhte TSH-Spiegel ist eine Hypothyreose, die über Rückkopplung zu den Zentren eine gesteigerte TSH-Bildung veranlaßt. In seltenen Fällen kann auch ein Hypophysentumor zu gesteigerter TSH-Bildung führen, oder auch ein Überantrieb vom Hypothalamus. Dann kommt es, bei intakter Schilddrüse, zu einer Hyperthyreose.

15.11 Skizze gemäß Abbildung 15-5. Wirkungen s. Abschnitt 15.6. In der Medizin wird Cortisol häufig zur Entzündungshemmung und Immunsuppression eingesetzt!

15

15.12 Bei überschießender Cortisolbildung wird über die Rückkopplung zu den höheren Instanzen die Ausschüttung von ACTH gebremst, der ACTH-Spiegel wird also sehr niedrig sein. Symptome beim Hypercortisolismus (Cushing-Syndrom) s. Abschnitt 15.6.

15.13 Das Nebennierenmark wird bei Alarmreaktionen eingesetzt. Es wird Adrenalin (und in geringem Umfang Noradrenalin) ausgeschüttet, was durch Kreislauf- und Stoffwechseleffekte die Leistungsbereitschaft fördert, vgl. Abschnitt 15.7.

15.14 Skizze gemäß Abbildung 15-7, mit entsprechenden Erläuterungen, vgl. Abschnitt 15.8.

15.15 Beim Diabetes mellitus liegt eine Insuffizienz der Blutzuckerregulation mit erhöhtem Glucosespiegel vor, meist bedingt durch eine Insuffizienz des Insulinsystems. Typ-1- und Typ-2-Diabetes s. Abschnitt 15.8.

15.16 Am wichtigsten ist sicher das Insulin. Beim völligen Ausfall dieses Systems ist die Zufuhr von Insulin lebensnotwendig. An der Regulation beteiligt sind dann die Hormone Glucagon, Adrenalin und Cortisol. Die Mitwirkung von Wachstumshormon und Schilddrüsenhormon ist weniger bedeutsam. Erst bei Überfunktion dieser beiden Hormonsysteme zeigt sich die Wirkung: Man findet einen erhöhten Blutzuckerspiegel mit diabetischer Stoffwechsellage.

15.17 Vgl. Abbildung 15-8 und Abschnitt 15.9.

15.18 Hier liegt vermutlich eine auf einem Calciummangel beruhende Tetanie vor, die durch Hyperventilation ausgelöst ist: Bei Hyperventilation wird gesteigert CO_2 abgeatmet, wobei der Blut-pH-Wert ansteigt. Die reduzierte H^+-Ionenkonzentration hat zur Folge, daß ein Teil der freien Ca^{2+}-Ionen an die freiwerdenden Bindungsplätze geht. Der Abfall der freien Ca^{2+}-Ionenkonzentration steigert die neuromuskuläre Erregbarkeit, was zu Tetanie führt. Man muß also für die Beendigung der Hyperventilation sorgen, entweder durch strenge Anweisung an den Patienten, oder durch Überstülpen einer Plastiktüte, was zu CO_2-Anreicherung in der Atemluft führt.

15.19 Vgl. Abbildung 15-9 und Abschnitt 15.10.

15.20 Aldosteron, vgl. Abbildung 15-10 und Abschnitt 15.10.

15.21 Die zuverlässigste Messung des Blutvolumens ist im Niederdrucksystem möglich, z. B. über die Füllung der Herzvorhöfe. Insofern könnte man meinen, daß Atriopeptin besonders wichtig sein müßte. Man weiß aber, daß ohne Aldosteron keine suffiziente Volumenregulation möglich ist. Ohne ADH gerät der Flüssigkeitshaushalt völlig außer Kontrolle. Die Volumenregulation kann nur im Zusammenspiel der drei Hormone befriedigend gelingen.

Sexualfunktionen und Fortpflanzung

16.1 Hypothalamisch-hypophysäre Steuerung der Sexualfunktionen

Die **Differenzierung der Geschlechter** ist genetisch festgelegt. Bei der Entfaltung der Geschlechtsmerkmale spielen die Hormone eine entscheidende Rolle.

Schon in der frühen intrauterinen Entwicklung beginnen die Hoden, **Testosteron** zu sezernieren, das die Entfaltung der männlichen Geschlechtsorgane steuert. Das Fehlen von Testosteron lenkt die Entwicklung der Genitalorgane in die weibliche Richtung. Nach der fetalen Differenzierung der Geschlechtsorgane setzt auch die differenzierte Hormonproduktion ein, die mit der Pubertät zur vollen Entfaltung gelangt.

Die zentralen Steuerungen der Sexualhormone durch Hypothalamus und Hypophyse sind geschlechtsunspezifisch (vgl. Kap. 15.3, Abb. 15-2 und Tab. 15-1). Das hypothalamische **Gonadotropin-Releasing-Hormon (GnRH,** Gonadoliberin) fördert die Bildung der gonadotropen Hormone des Hypophysenvorderlappens: das **follikelstimulierende Hormon (FSH,** Follitropin) und das **luteinisierende Hormon (LH,** Lutropin) (Abb. 16-1).

GnRH wird periodisch ausgeschüttet, mit einer Periodendauer im Stundenbereich.

Die **periodische Tätigkeit** der hypothalamischen Zentren ist wichtig für die Wirksamkeit von GnRH. Nur bei zeitgerechter pulsatiler Form der Ausschüttung stellt sich die richtige Funktion von Hypophyse und Gonaden ein. In der ersten Hälfte des Menstruationszyklus erfolgen bei der Frau die Hormonausschüttungen mit einem Intervall von etwa 1,5 h. In der zweiten Zyklushälfte betragen die Intervalle 3 bis 4 h, was der Situation beim Mann entspricht.

Auf der Ebene der **effektorischen Hormone** beginnt die Geschlechtsspezifität. FSH fördert bei der Frau die Follikelreifung – beim Mann entsprechend die Spermienreifung. LH stimuliert bei der Frau den Follikelsprung und fördert die Bildung des Corpus luteum – beim Mann fördert es die Bildung von Testosteron.

Bei der Frau entsteht, sofern keine Befruchtung der Eizelle zustandekommt, durch komplexe Interaktionen und Rückkopplungen zwischen Ovar und höheren Instanzen ein Monatszyklus der Sexualfunktionen, mit dem regelmäßig immer wieder eine neue Eizelle zur Befruchtung bereitgestellt wird.

16.2 Der Menstruationszyklus der Frau

In Abbildung 16-2 ist der Ablauf eines **Monatszyklus** anhand der wichtigsten Größen dargestellt. Ein Zyklus dauert etwa einen Lunarmonat (28 Tage). Der Beginn der Abbruchblutung, mit der die Uterusschleimhaut abgestoßen wird, wenn keine Befruchtung stattgefunden hat, gilt als Beginn eines neuen Zyklus.

Nach Beendigung der Menstruationsblutung beginnt der Neuaufbau der Uterusschleimhaut **(Proliferationsphase).** Gleichzeitig wachsen im Ovar neue Follikel heran, die Östrogene produzieren, vorwiegend Östradiol, das die Proliferation der Uterusschleimhaut fördert. Zugleich wirkt Östradiol hemmend auf Hypothalamus und Hypophyse zurück, so daß die FSH-Sekretion schwächer wird (Abb. 16-1). Dadurch wird die Heranreifung weiterer Follikel abgebremst.

Die zur Zyklusmitte hin steigende Östradiolkonzentration soll fördernd auf die hypophysäre Hormonproduktion zurückwirken, so daß FSH-

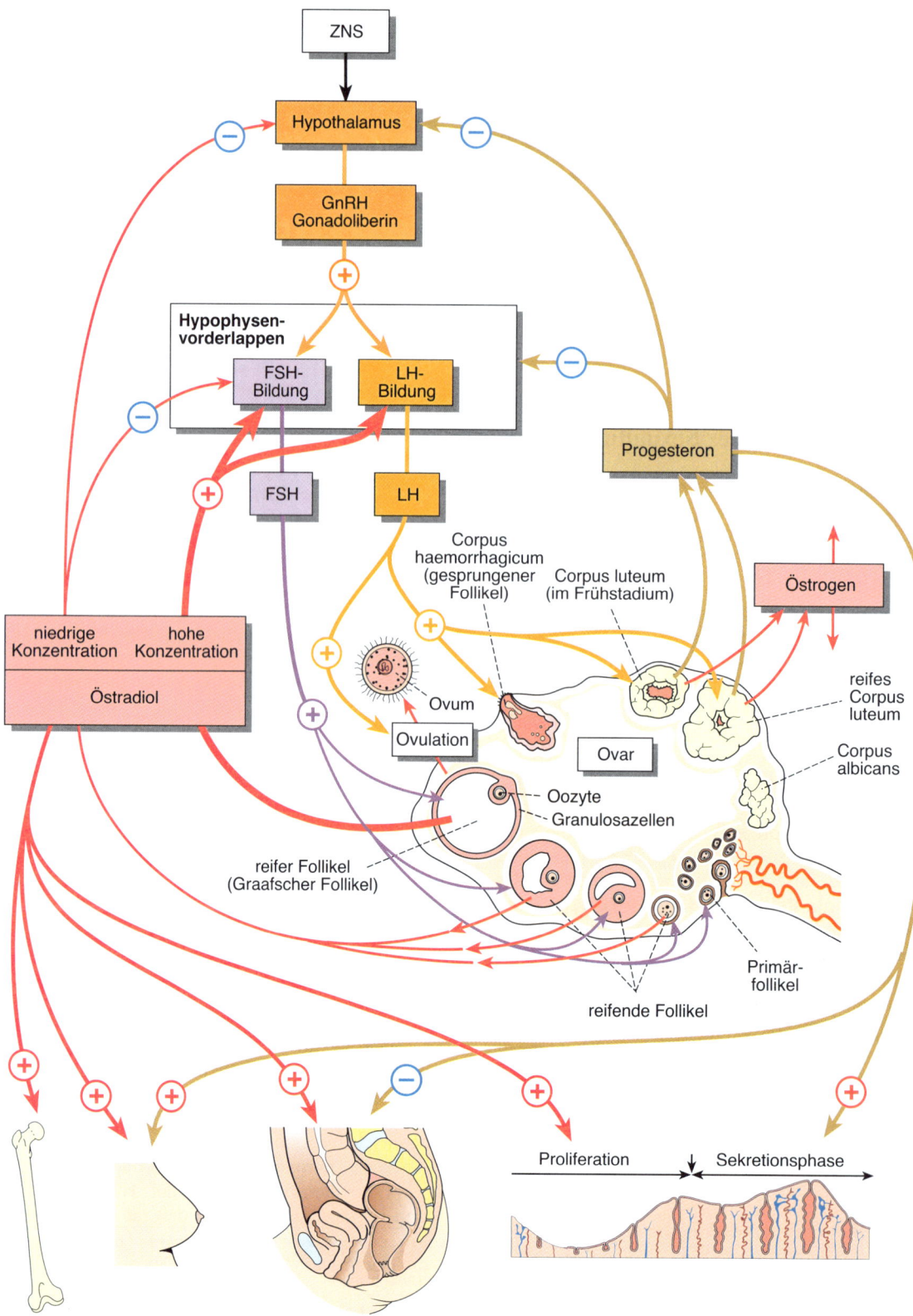

Abb. 16-1 *Schema zur **hormonalen Kontrolle des Menstrua-tionszyklus**. Gliederung der hierarchischen Instanzen in Anlehnung an Abb. 15-1. Das Ovar als effektorische Hormondrüse bildet Östrogene (vor allem Östradiol) und Gestagene (vor allem Progesteron). Die verschiedenen Entwicklungsstadien von*

Follikel und Gelbkörper, die im Menstruationszyklus durchlaufen werden (vgl. Abb. 16-2), sind hier nebeneinander eingezeichnet. Unten sind die Allgemeinwirkungen von Östradiol und Progesteron auf die Entwicklung von Knochen, Brust und Genitalorganen dargestellt. (Nach [8].)

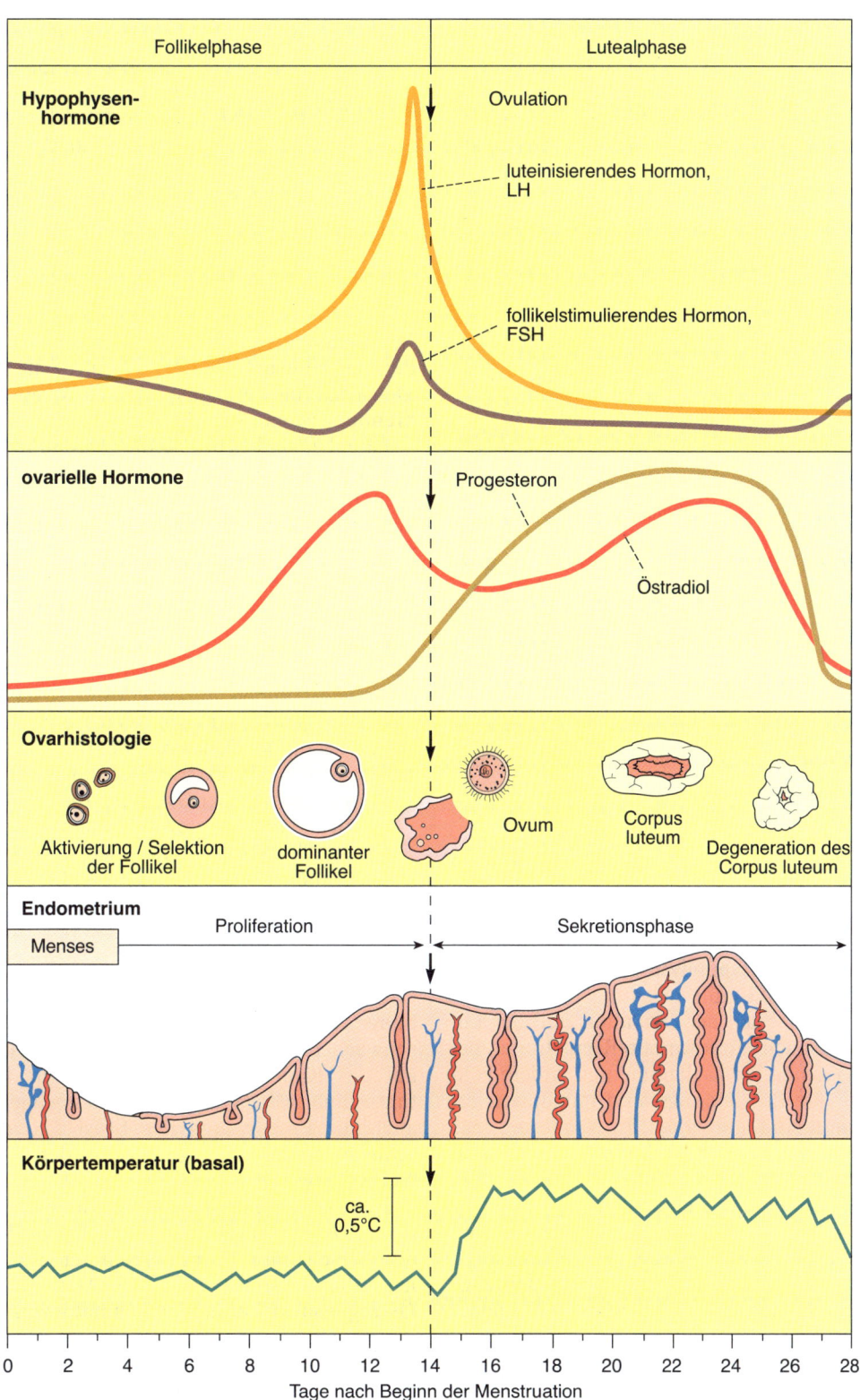

16

Abb. 16-2 Verlauf der wichtigsten Hormonspiegel und anderer Parameter im Menstruationszyklus.

und LH-Spiegel steil ansteigen. Der LH-Gipfel wird für die Auslösung des **Follikelsprungs** verantwortlich gemacht. Aus der Gruppe der zunächst heranwachsenden Follikel wird in der Regel nur einer dominant, und nur dieser setzt mit dem Follikelsprung eine reife Eizelle frei (Ovulation).

Mit dem Austritt der Eizelle beginnt die Luteinisierung der Granulosazellen des Follikels. Es entsteht der **Gelbkörper (Corpus luteum),** der neben Östradiol vor allem Progesteron, das wichtigste Gestagen, bildet. Unter der Einwirkung von Progesteron geht die Uterusschleimhaut in die **Sekretionsphase** über, womit optimale Bedingungen für die Einnistung eines befruchteten Eies (das sich inzwischen zur Blastozyste entwickelt hat) geschaffen sind. Gleichzeitig veranlaßt Progesteron einen Anstieg der basalen Körpertemperatur um etwa 0,5 °C.

Findet keine Einnistung einer Blastozyste statt, so kommt es zur Rückbildung des Corpus luteum. Der Abfall der Östrogen- und Progesteronspiegel leitet die **Menstruationsblutung** ein, womit der nächste Zyklus beginnt.

Die komplizierten Interaktionen der Hormone und die Rückkopplungen auf die höheren Instanzen sind noch nicht in allen Details klar. Das Konzept, die an sich negative Rückkopplung von Östradiol zu den höheren Zentren würde bei hohem Östrogenspiegel zur Zyklusmitte hin zu einer positiven Rückkopplung umschlagen, ist nicht befriedigend.

Es gibt Hinweise darauf, daß im Ovar noch andere Hormone gebildet werden, die an den Rückkopplungen zur Hypophyse beteiligt sind (Activin, Inhibin, Follistatin, Relaxin).

An den Prozessen der Ovulation und der Luteolyse sind auch intraovarielle Regulationen beteiligt, bei denen Prostaglandine und andere Faktoren, die von Entzündungs- und Immunreaktionen bekannt sind, mitwirken. In Abbildung 16-1 sind nur die wichtigsten Verknüpfungen großzügig dargestellt.

Es kommt vor, daß sich zwei oder auch mehr der heranwachsenden Follikel bis zur Reife weiterentwickeln, so daß mehrere reife Eizellen mit der Ovulation freigesetzt werden und mehreiige Mehrlingsschwangerschaften entstehen können.

Eingriffe in den weiblichen Zyklus werden heute zur **Konzeptionsverhütung** genutzt. Gibt man Derivate der natürlichen Östrogene und Gestagene, so läßt sich auf dem normalen Weg der negativen Rückkopplung zum Hypothalamus die Freisetzung von GnRH hemmen. Dadurch wird die Ausschüttung der hypophysären Hormone so weit unterdrückt, daß keine Ovulation zustande kommt. Auf diesem Prinzip der **Ovulationshemmung** beruht die Wirkung der üblichen „Pille". Auch das Prinzip der **Nidationshemmung** wird zur Empfängnisverhütung eingesetzt, z. B. hohe Dosen von Östrogen in den ersten Tagen nach dem Koitus.

Im fünften Lebensjahrzehnt kommt die Reproduktionsfähigkeit der Frau zum Erliegen, die Menstruationsblutungen fallen aus, es tritt die **Menopause** ein (Klimakterium).

Offenbar sind es primär die Ovarialfunktionen, die sich erschöpfen, die verfügbaren Follikel verbrauchen sich. Dies läßt sich daraus schließen, daß die Aktivität der hypothalamischen und hypophysären Zentren zunächst gesteigert ist, als Zeichen des Wegfalls der negativen Rückkopplung von den ovariellen Hormonen.

Die Sexualhormone entfalten auch wichtige Allgemeinwirkungen im Körper (Abb. 16-1). Östrogene fördern das Knochenwachstum und die Entwicklung der Genitalorgane. Der Wegfall der Östrogene im Klimakterium führt deshalb häufig zur Entwicklung einer **Osteoporose.**

Heute werden in großem Umfang die Östrogene im Klimakterium substituiert, was nicht nur die Störungen im Knochenaufbau behebt, sondern noch viele andere positive Wirkungen im Stoffwechsel nach sich zieht.

Östrogene entfalten eine **anabole (gewebsaufbauende) Wirkung,** wenn auch deutlich schwächer als Testosteron. Der fördernde Effekt auf das Knochenwachstum trägt zum Wachstumsschub in der Pubertät bei. Östrogene fördern auch die Entwicklung der Brust und der Geschlechtsorgane und greifen in den Fettstoffwechsel ein.

Entsprechend findet man im Klimakterium mit dem Ausfall der Östrogene vielfältige Rückbildungserscheinungen im Bereich der Genitalorgane, Altersveränderungen der Haut usw. Die **Östrogensubstitution im Klimakterium** beugt somit nicht nur der Osteoporose vor, sondern begünstigt die Aufrechterhaltung der Sexualfunktionen, verzögert die Alterserscheinungen der Haut und soll durch Effekte im Fettstoffwechsel vorbeugend gegen arteriosklerotische Veränderungen wirken.

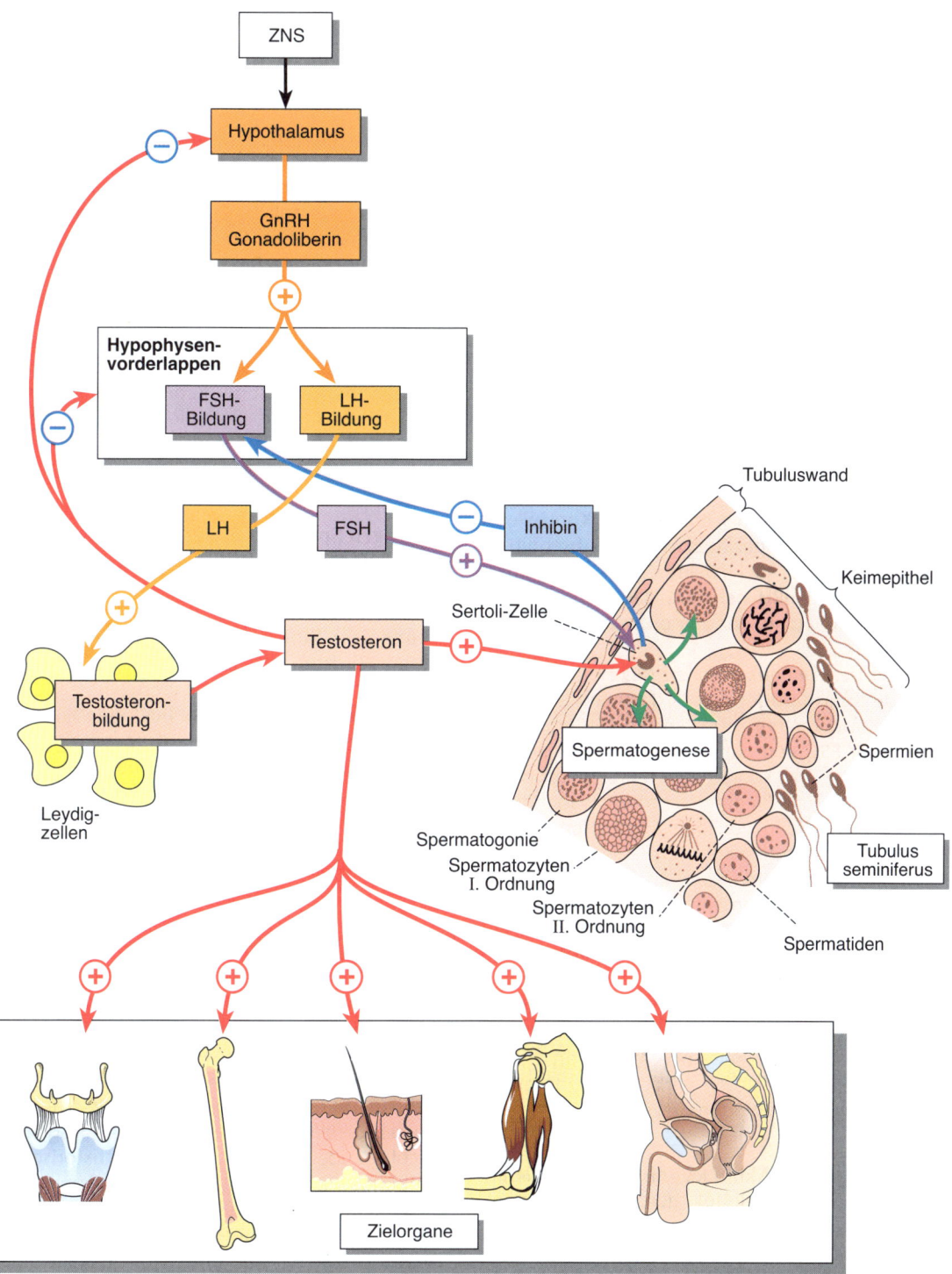

16

Abb. 16-3 *Schema zur **hormonalen Kontrolle der Sexualfunktionen beim Mann.** Unten sind die wichtigsten Allgemeinwirkungen von Testosteron eingetragen: auf Kehlkopf, Knochen, Behaarung, Muskelwachstum und Genitalorgane. (Nach [8].)*

Allerdings hat sich herausgestellt, daß die alleinige Gabe von Östrogenen mit der anhaltenden Proliferation der Uterusschleimhaut die Krebsentstehung im Uterus begünstigt. Man ist deshalb dazu übergegangen, die Substitution der physiologischen Situation anzupassen und im normalen zyklischen Wechsel Östrogene und Gestagene zu geben. Die Krebsbegünstigung läßt sich auf diese Weise vermeiden, allerdings um den Preis, daß die Frau bis ins höhere Alter die Beschwerden der Menstruationsblutung hinnehmen muß. Optimisten erwarten von derartigen Hormonsubstitutionen deutliche Steigerungen der Lebenserwartung mit Zunahme der Lebensqualität.

16.3 Sexualhormone beim Mann (Androgene)

Die oberen Instanzen der hormonalen Kontrolle sind geschlechtsunspezifisch, wie in Abschnitt 16.1 ausgeführt. Auch beim Mann wird im Hypothalamus GnRH gebildet, das die Bildung von FSH und LH in der Hypophyse stimuliert (Abb. 16-3).

Die in den Samenkanälchen des Hodens ablaufende **Spermatogenese** wird durch FSH, im Zusammenwirken mit Testosteron gefördert. Angriffsort für FSH sind die Sertoli-Zellen. Sie nehmen nutritive und koordinative Funktionen bei den Teilungs- und Reifungsschritten wahr, die bei der Entwicklung von den Spermatogonien zu den reifen Spermien ablaufen.

Die im interstitiellen Kompartiment des Hodens zwischen den Samenkanälchen liegenden Leydig-Zellen produzieren – stimuliert durch das hypophysäre LH – das wichtigste männliche Sexualhormon, das **Testosteron.** Das Hormon gelangt von den Leydig-Zellen zu den Samenkanälchen und kontrolliert, gemeinsam mit FSH, die Spermatogenese (wieder über Angriff an den Sertoli-Zellen). Testosteron wirkt hemmend auf Hypothalamus und Hypophyse zurück.

Das LH wurde beim Mann früher ICSH (interstial cell stimulating hormone) genannt, als man glaubte, daß hier ein spezielles, vom LH der Frau unterschiedliches Hormon vorliegt.

An der negativen Rückkopplung zu den höheren Instanzen sind noch andere, in den Sertoli-Zellen gebildete Signalstoffe beteiligt. Inhibin und Follistatin sollen selektiv die FSH-Ausschüttung in der Hypophyse hemmen. Bei der Koordination der Spermatogenese wirken, ähnlich wie bei den Prozessen im Ovar, eine Vielzahl von lo-

kalen Faktoren mit: Wachstumsfaktoren, Prostaglandine usw., großenteils von den Sertoli-Zellen gebildet.

Als stark **anabol** wirkender Stoff entfaltet Testosteron vielfältige **Allgemeinwirkungen** (Abb. 16-3). Es fördert Knochen- und Muskelwachstum, veranlaßt das Kehlkopfwachstum, das zur männlichen Stimme führt, steuert den Haarwuchs und die Funktion der männlichen Sexualorgane, und nicht zuletzt ist es für das männliche Sexualverhalten verantwortlich.

Im Zusammenwirken mit dem Wachstumshormon trägt Testosteron entscheidend zum **Wachstumsschub** in der Pubertät bei. Anschließend ist es für die Beendigung des Längenwachstums wichtig, indem es die Verknöcherung der Epiphysenfugen fördert.

Die fertigen Spermatozoen werden in den **Nebenhoden** befördert, der aus einem langen Gang besteht, für dessen Passage einige Tage benötigt werden. Auf diesem Weg vollziehen sich unter Einwirkung von Stoffen des Nebenhodens weitere Reifungsschritte, mit denen die Spermien auch die endgültige Beweglichkeit erlangen.

Bei der **Pubertas praecox** liegt eine vorzeitige Geschlechtsreifung vor, die auf überstarken zentralen Antrieben beruht. Die damit verbundene starke und frühe Androgenproduktion führt zu einem vorzeitigen Wachstumsschub, dem aber bald ein vorzeitiger Schluß der Epiphysenfugen folgt, so daß die Kinder am Ende zu klein bleiben.

16.4 Geschlechtsakt und Befruchtung

Beim Mann führen sexuelle Anregungen (psychische Einflüsse, optische Eindrücke, mechanische Reize in den erogenen Zonen u. a.) zur **Erektion des Penis.** Über den sakralen Parasympathikus wird eine Dilatation der zu den Schwellkörpern ziehenden Arterien ausgelöst. Nachlassende Aktivität der konstriktorischen sympathischen Nerven kann dies begünstigen. Die zunehmende Blutfülle führt passiv zu einem Zusammendrücken der abführenden Venen. In diesem Zusammenspiel entsteht eine pralle Blutfüllung, die zur Versteifung des Gliedes führt.

Die mechanischen Reize bei den rhythmischen Bewegungen des Sexualaktes steigern zunehmend das Erregungsniveau, bis es mit Beginn des **Orgasmus** zur **Emission** kommt: Über sympathische Nerven werden Kontraktionen

16

von Epididymis, Ductus deferens, Vesicula seminalis und Prostata ausgelöst, wodurch Samen und Drüsensekrete in die Urethra interna befördert werden.

Anschließend kommt es zur **Ejakulation:** Die Sekrete werden aus der Urethra herausgeschleudert, wobei rhythmische Kontraktionen im Beckenboden- und Penisbereich sowie im Rumpf und im Beckengürtel ablaufen. Der Orgasmus ist von Zeichen starker Sympathikuserregung begleitet: Tachykardie, erhöhter Blutdruck, Ventilationssteigerung, Pupillendilatation.

Bei fertilen Männern beträgt das Ejakulatvolumen 2–6 ml, mit einer Spermienkonzentration von 20 bis $100 \cdot 10^6$ pro ml. Zahl, Form und Beweglichkeit der Spermien erlauben Rückschlüsse auf die **Zeugungsfähigkeit** (Potentia generandi).

Bei Patienten mit zerstörtem Sakralmark kommt es mitunter noch zu Erektion, Emission, Ejakulation und Orgasmus. Bei zerstörtem Rückenmark im Zervikal- oder oberen Thorakalbereich sind Erektionen noch reflektorisch auslösbar, aber ein Orgasmus ist nicht mehr möglich, Emission und Ejakulation sind höchst selten.

Erektionsstörungen sind häufig; im jüngeren Alter oft psychisch bedingt. In höherem Alter ist das Nachlassen der Erektionsfähigkeit zwar normal, aber es wird doch oft als störend empfunden, wenn die sexuellen Bedürfnisse nicht in gleichem Maße zurückgehen. Zur Förderung der Erektion kann man **Pharmaka** in die Schwellkörper injizieren, die die glatte Gefäßmuskulatur zur Erschlaffung bringen, z. B. Papaverin oder Blocker der sympathisch-konstriktorischen Innervation. Sehr wirksam ist eine Verstärkung der durch Stickoxid-(NO)-Freisetzung vermittelten Dilatation der zuführenden arteriellen Gefäße. So hat man in jüngster Zeit mit **Viagra** (Sildenafil) ein Mittel entdeckt, das oral verabreicht werden kann und über Eingriff in die NO-induzierten Mechanismen eine sehr deutliche Verstärkung der Erektion auslöst. Das von dilatatorischen Nerven freigesetzte NO aktiviert die Guanylatcyclase und steigert auf diesem Weg die Konzentration von cGMP (vgl. Kap. 4.11), was eine Erschlaffung der Gefäßmuskulatur und so eine Erektion nach sich zieht. Viagra hemmt nun die Phosphodiesterasen, die den Abbau von cGMP fördern, und sorgt so für eine Erhöhung der cGMP-Konzentration, was mit einer Verstärkung der Erektion verbunden ist.

Bei der Frau lösen sexuelle Anregungen ebenfalls eine zunehmende **Blutfülle in den Geni-**talorganen aus, insbesondere in den Labia minora und der Klitoris. Dabei sind die Mechanismen ähnlich wie bei der männlichen Erektion.

Zugleich wird durch Transsudation mukoider Flüssigkeit durch das Vaginalepithel die Gleitfähigkeit in der Vagina verbessert, und durch Sekretion der Glandulae vestibulares die Schlüpfrigkeit am Scheideneingang. Mit zunehmender Erregung schwillt das äußere Drittel der Vagina stark an, es entsteht eine „orgastische Manschette".

Im Sexualakt steigert sich die Erregung bis zum **Orgasmus**, der mit rhythmischen Kontraktionen der orgastischen Manschette und starken Allgemeinreaktionen einhergeht, ähnlich denen beim Mann.

Der **sexuelle Reaktionszyklus** läßt sich in vier Phasen untergliedern: Erregungs-, Plateau-, Orgasmus- und Rückbildungsphase, wobei erhebliche interindividuelle Variationen und auch systematische Unterschiede zwischen den Geschlechtern bestehen.

Für den Mann gilt als typisch, daß dem Orgasmus eine ausgeprägte Phase stark verminderter Erregbarkeit folgt, die als Refraktärphase bezeichnet wird. Bei der Frau können auf einem Plateau mehrere Orgasmen hintereinander ablaufen.

Die im Geschlechtsakt in die Vagina gelangenden Spermien steigen durch eigene aktive Bewegungen innerhalb einiger Stunden durch das Cavum uteri in den Eileiter auf, wo die **Befruchtung** stattfindet, sofern dort eine befruchtungsfähige Eizelle vorhanden ist.

Die Befruchtung der Eizelle ist am sichersten in den ersten 12 Stunden nach der Ovulation möglich, ausnahmsweise bis zu 24 h. Für die Spermien liegt das Befruchtungsoptimum am 1. Tag nach der Kohabitation, bis zum 3. Tag ist eine Befruchtung möglich.

Bald nach der Verschmelzung von Ei- und Samenzelle setzen Zellteilungen ein. Etwa eine Woche nach der Ovulation findet die Einnistung der inzwischen zur Blastozyste (bestehend aus Trophoblast und Embryoblast) entwickelten Eizelle in die Uterusschleimhaut statt (**Nidation**).

Das saure Milieu der Scheide ist ungünstig für die Bewegung der Spermien. Die alkalische Samenflüssigkeit kann das ausgleichen und so die optimalen Voraussetzungen für die Beweglichkeit der Spermien schaffen.

16

Der Eingang zum Uterus (Cervix uteri) ist meist mit zähem Schleim gefüllt, den die Spermien kaum durchdringen können. Nur um den Zeitpunkt der Ovulation wird dieser Schleim flüssiger und für Spermien durchlässig.

Im Verlauf der Aszension durch den weiblichen Genitaltrakt laufen an den Spermien Veränderungen ab, die man als **Kapazitation** bezeichnet. Erst dann sind die Spermien in der Lage, die Eihülle zur Befruchtung zu durchdringen.

16.5 Schwangerschaft, Geburt und Laktation

Die normale Schwangerschaft dauert, bezogen auf den Beginn der letzten Menstruation, 40 Wochen = 10 Lunarmonate (38 Wochen nach der Konzeption).

Bis zur 10. Woche nach der Konzeption wird die Frucht als Embryo bezeichnet, danach als Fetus.

Etwa die Hälfte der befruchteten Eizellen gehen in den ersten 4 Wochen ohne besondere Sym-

ptome verloren. Von den verbleibenden Schwangerschaften enden gut 10% mit einer spontanen Fehlgeburt. Als häufigste Ursachen gelten genetische Fehler und Mißbildungen. Bei 50% der Fehlgeburten findet man chromosomale Fehler, aber nur bei 0,5% der lebend Geborenen. Von daher kann man sagen, daß die Frühschwangerschaft eine Selektionsphase darstellt.

Mit Beginn der Schwangerschaft muß zunächst dafür gesorgt werden, daß die Bildung von Progesteron erhalten bleibt (Abb. 16-4). Zu diesem Zweck setzt schon in der Blastozyste die Bildung von **humanem Choriongondadotropin (HCG)** ein, das eine dem LH ähnliche Wirkung entfaltet: Es stimuliert das Corpus luteum zur weiteren Bildung von Progesteron, was zur Folge hat, daß keine Menstruationsblutung auftritt. **Progesteron ist der wichtigste Schutzfaktor für die Schwangerschaft.** Die Bestimmung von HCG erlaubt eine zuverlässige Frühdiagnose der Schwangerschaft.

Die **Nidation** kommt dadurch zustande, daß sich der Trophoblast mit Hilfe proteolytischer En-

16

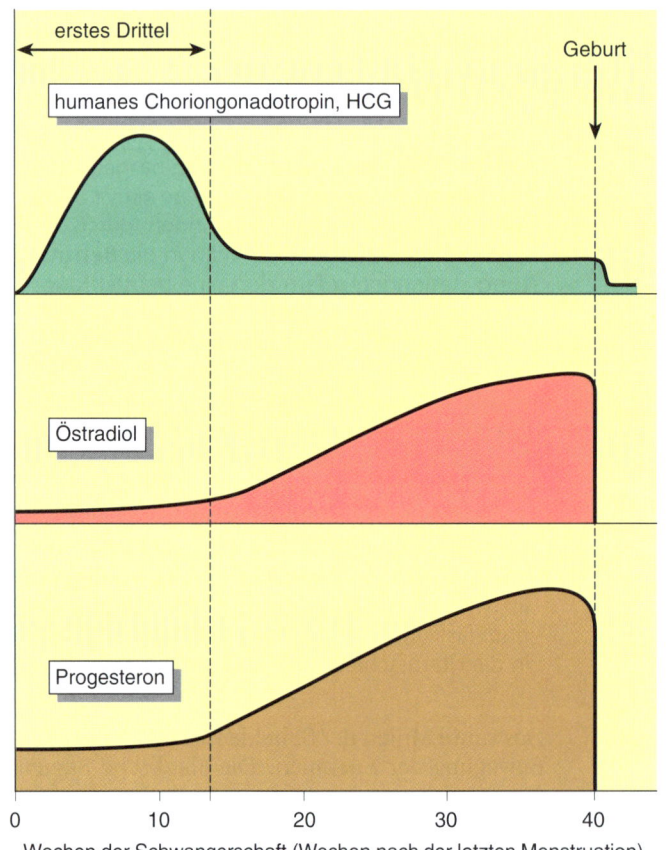

Abb. 16-4 Veränderungen der wichtigsten Hormonspiegel im Blut im Verlauf der Schwangerschaft.

zyme tief in die Uterusschleimhaut eingräbt. Schrittweise entwickelt sich die **Plazenta** (fetoplazentare Einheit), die alle Austauschprozesse zwischen Mutter und Embryo wahrnimmt und daneben wichtige **endokrine Funktionen** erfüllt. Das Chorion der fetoplazentaren Einheit produziert in den ersten drei Monaten in großem Umfang HCG (Abb. 16-4). Dann übernimmt die Plazenta zunehmend die Produktion von Progesteron, und die HCG-Bildung klingt ab. Das Corpus luteum wird überflüssig und bildet sich nach dem ersten Schwangerschaftsdrittel zurück. Auch Östrogene werden von der Plazenta in erheblichem Umfang produziert.

Der in den späten Schwangerschaftsmonaten ansteigende Östrogenspiegel stimuliert die mütterliche Hypophyse zur Ausschüttung von **Prolaktin**. Prolaktin bereitet zusammen mit einem plazentaren Hormon (humanes Plazenta-Laktogen, HPL) die mütterliche Brust auf die Laktation vor.

Am Ende der Schwangerschaft beginnt eine verstärkte motorische Aktivität des Uterus, es setzen **Wehen** ein. Die stimulierende Wirkung des vom Hypophysenhinterlappen ausgeschütteten **Oxytocin** spielt dabei eine wichtige Rolle.

Nach der Geburt und dem Ausstoßen der Plazenta fallen Östrogen- und Progesteronspiegel im mütterlichen Blut rasch ab. Das wird als Voraussetzung dafür angesehen, daß jetzt der erhöhte Prolaktinspiegel die **Milchsekretion** in Gang setzen kann.

Für die Aufrechterhaltung der Milchsekretion sind **Reflexe von den Brustwarzen beim Saugen** wichtig (Abb. 16-5). Signale von den Mechanorezeptoren der Mamillen veranlassen über den Hypothalamus eine erhöhte Freisetzung von Prolaktin und Oxytocin in der Hypophyse. Prolaktin steigert die Milchproduktion. Oxytocin veranlaßt eine Kontraktion der Milchgänge und fördert so die Milchejektion.

16

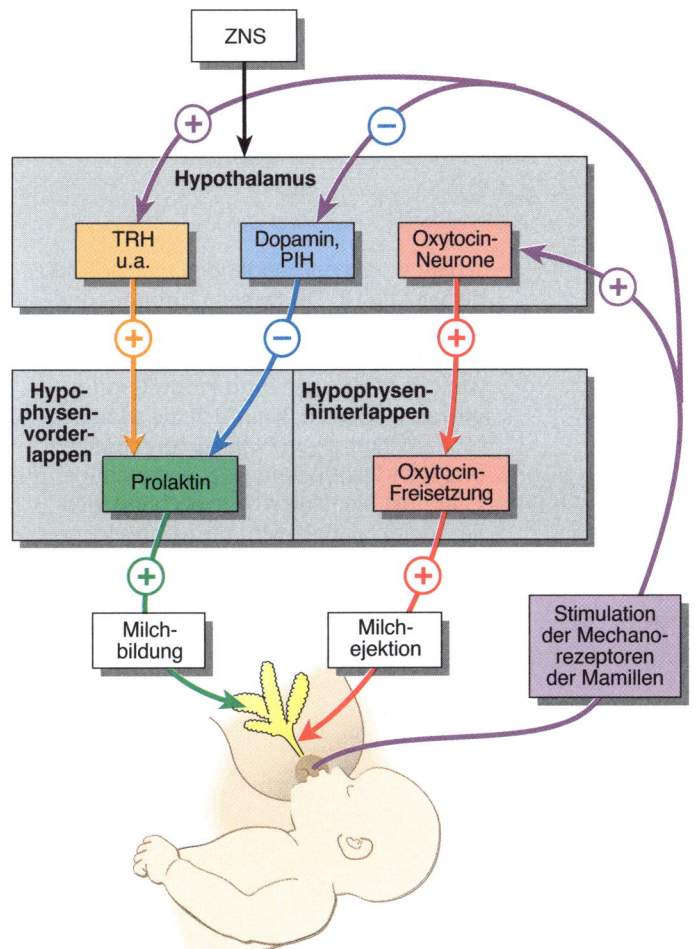

Abb. 16-5 *Reflektorische Kontrolle der Laktation durch den Saugreiz.*

Die Prolaktinbildung der Hypophyse wird vom Hypothalamus durch Bildung von Dopamin kontrolliert, das hemmend wirkt (als Prolaktin-Inhibiting-Hormon, PIH). Die Dopaminbildung wird durch den Saugakt gehemmt, woraus eine Förderung der Prolaktinsekretion im Hypophysenvorderlappen resultiert.

Ein spezielles Prolaktin-förderndes Hormon des Hypothalamus ist nicht bekannt, aber verschiedene Wirkstoffe wie TRH wirken stimulierend. Die Sekretion solcher fördernden Faktoren des Hypothalamus wird durch die Saugreize gesteigert.

FRAGEN

16.1 Beschreiben Sie die hormonale Kontrolle der Sexualfunktionen durch Hypothalamus und Hypophyse.

16.2 Skizzieren Sie den Verlauf der wichtigsten Hormonspiegel im Menstruationszyklus und erläutern Sie die Zusammenhänge.

16.3 Erläutern Sie die hormonale Kontrolle der Sexualfunktionen beim Mann.

16.4 Beschreiben Sie die wichtigsten hormonalen Regulationen im Verlauf der Schwangerschaft.

16.5 Wie wird die Milchbildung der Mutter nach der Geburt gesteuert?

ANTWORTEN

16.1 Die übergeordneten Steuerungen sind geschlechtsunspezifisch, s. Abbildung 16-1 und 16-3 mit zugehörigem Text.

16.2 Hormonverläufe gemäß Abbildung 16-2, mit Erläuterungen.

16.3 Erläuterungen gemäß Abbildung 16-3 und zugehörigem Text.

16.4 Hormonverläufe gemäß Abbildung 16-4, mit Erläuterungen.

16.5 Vorbereitung der Brust für die Milchbildung im späten Verlauf der Schwangerschaft, wobei der steigende Prolaktinspiegel wichtig ist. Die hohen Östrogen- und Progesteronspiegel bremsen zunächst die Prolaktinwirkung. Erst nach der Geburt, wenn die Östrogen- und Progesteronspiegel rasch abfallen, kann sich die stimulierende Wirkung von Prolaktin durchsetzen, und die Milchbildung setzt zum richtigen Zeitpunkt ein. Durch den mechanischen Reiz beim Saugakt wird die Milchsekretion entscheidend gefördert, vgl. Abbildung 16-5 und Text.

Vegetatives Nervensystem

17.1 Hierarchie und Gliederung

Den vegetativen Regulationsprozessen sind wir bei der Besprechung der verschiedenen Organfunktionen wiederholt begegnet. Hier sind noch die Koordination des Gesamtsystems und verschiedene allgemeinere Gesetzmäßigkeiten zu erörtern.

Das **vegetative Nervensystem** ist für die nervale Kontrolle der vegetativen Funktionssysteme zuständig, also Herz, Blutkreislauf, Verdauung usw. Eine scharfe Abgrenzung gegen das übrige **animalische** oder **somatische Nervensystem,** das mehr die Verbindungen mit der Umwelt wahrnimmt, besteht nicht, da in den zentralen Instanzen beide Systeme eng miteinander verknüpft sind.

Ein Beispiel für die enge Verbindung beider Systeme ist die **Atmung** – an sich eine klassisch vegetative Funktion, die aber im Dienste der Sprache auch wichtige animalische Funktionen wahrzunehmen hat. So wird die Atmung einerseits klassisch vegetativ-autonom reguliert, andererseits unterliegt sie auch dem Zugriff der Willkür, und sie ist nach Muskelstruktur (quergestreifter Muskel) und Innervation typisch somatisch organisiert.

Öfters findet man für das vegetative Nervensystem auch die Bezeichnung **autonomes Nervensystem,** was die Unabhängigkeit von höheren Kontrollen des animalischen Systems zum Ausdruck bringen soll. Allerdings ist dabei zu bedenken, daß es auch im Bereich des animalischen Nervensystems viele reflektorische Prozesse gibt, die einen ähnlichen Autonomiegrad besitzen, z.B. bei Lage- und Haltungsregulationen.

Das wichtigste Integrationszentrum für das vegetative Nervensystem ist der **Hypothalamus,** wo auch die Koordination von hormonalen und nervalen Kontrollen der vegetativen Funktionen stattfindet. Hier liegen die Regelzentren für Thermo-, Kreislauf-, Osmoregulation usw. Viele Funktionen unterstehen der übergeordneten Kontrolle durch das **limbische System.** Die steuernden Befehle vom Hypothalamus gehen über den **Hirnstamm,** der gleichfalls über verschiedene Zentren verfügt, die den Charakter von Regelzentren haben.

Im Hirnstamm und im Rückenmark beginnt das **periphere vegetative Nervensystem** (das vegetative Nervensystem im engeren Sinn). Es gliedert sich in **Sympathikus, Parasympathikus** und **enterisches Nervensystem (ENS).**

Das **ENS** ist ein weitgehend eigenständiges Nervensystem, das die Funktionen des Verdauungstraktes reguliert („Gehirn des Darms"). Es enthält sowohl motorische und sensorische Neurone als auch Interneurone und kann dementsprechend komplexe Verarbeitungsprozesse vollziehen (vgl. Kap. 13.3 und Abb. 13-3). Durch efferente Zuflüsse von Sympathikus und Parasympathikus sowie afferente Rückmeldungen ist es in zentrale Koordinationsprozesse eingebunden.

Sympathikus und **Parasympathikus** sind efferente Systeme (die letzten beiden Neurone der efferenten vegetativen Innervation). Sie sind dadurch gekennzeichnet, daß die Umschaltung auf das letzte Neuron in besonderen Ganglien außerhalb des ZNS erfolgt. Das vorletzte, noch im ZNS liegende Neuron wird deshalb als **präganglionäres Neuron,** und das letzte, das die Erfolgsorgane innerviert, als **postganglionäres Neuron** bezeichnet. Auf Besonderheiten in Struktur und Funktion der beiden Neurone beruht die Differenzierung von Sympathikus und Parasympathikus (Abb. 17-1).

Die Zellkörper der präganglionären sympathischen Neurone liegen im Seitenhorn des thorakolumbalen Rückenmarks. Ihre Neuriten (meist langsam leitende Fasern der B-Gruppe, teils

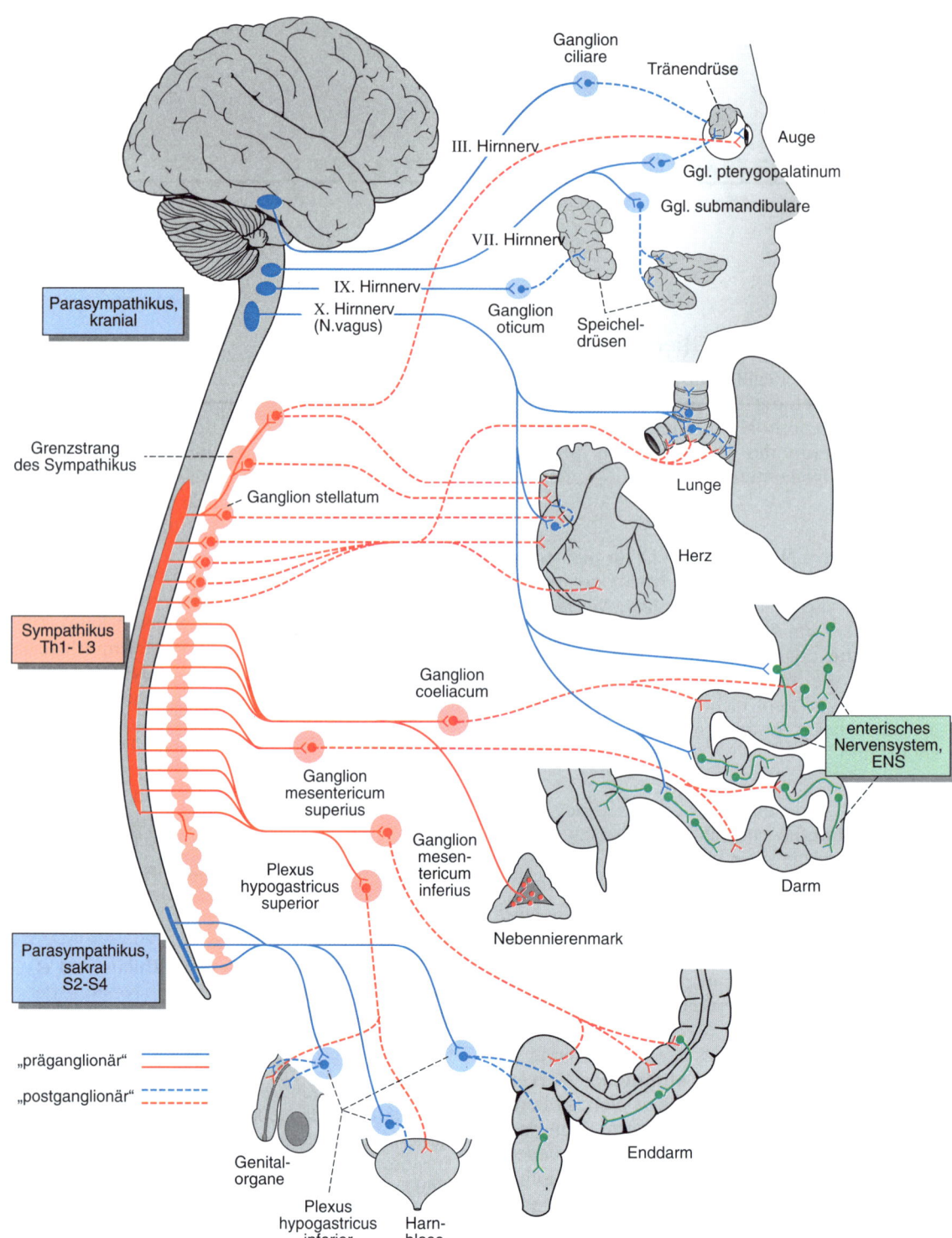

17

Abb. 17-1 *Innervation der vegetativen Funktionssysteme durch das* **vegetative Nervensystem***, das sich gliedert in* **Sympathikus** *(rot),* **Parasympathikus** *(blau) und* **enterisches Nervensystem (ENS)** *(grün). Die viszeralen Afferenzen sind nicht eingezeichnet. Die präganglionären Nerven sind ausgezogen, die postganglionären gestrichelt. Im ENS ist diese Untergliederung nicht möglich. (Modifiziert nach [8].)*

C-Fasern) verlassen das Rückenmark mit den Vorderwurzeln und ziehen zum **Grenzstrang des Sympathikus.** Teils werden sie in den Ganglien des Grenzstrangs auf das postganglionäre Neuron umgeschaltet, teils durchlaufen sie den Grenzstrang und werden in abdominalen Ganglien (Abb. 17-1) umgeschaltet. Als marklose C-Fasern ziehen sie zu den Erfolgsorganen bzw. zu Ganglien des ENS.

Die Zellkörper der präganglionären **parasympathischen Neurone** liegen teils in Kernen des Hirnstamms und verlassen das ZNS mit den Hirnnerven, insbesondere mit dem N. vagus, und teils liegen sie im sakralen Rückenmark. Die Umschaltung auf das postganglionäre Neuron liegt beim Parasympathikus noch weiter vom ZNS entfernt als beim Sympathikus, also organnäher (s. Abb. 17-1). Die postganglionären Nerven sind wiederum marklose C-Fasern. Zum ENS laufen präganglionäre parasympathische Fasern. Hier übernimmt das ENS zugleich die Rolle des postganglionären Neurons.

Von den vegetativ innervierten Organen entspringen zahlreiche afferente Fasern. Ohne diese **viszeralen Afferenzen** könnten keine vegetativen Regulationen ablaufen. Sie sind an sich der vierte Teil des peripheren vegetativen Nervensystems. Diese Afferenzen unterscheiden sich, sofern sie zum Rückenmark laufen, von den somatischen Afferenzen nicht grundsätzlich im Verlauf (Zellkörper in den Spinalganglien). Daher werden sie nicht mit einem besonderen Begriff abgegliedert. Ein großer Teil der sensorischen Neurone verbleibt allerdings innerhalb des ENS.

Die Eigenständigkeit und große Bedeutung des ENS wurde erst in jüngerer Zeit voll erkannt. Mit etwa 100 Millionen Neuronen ist es so umfangreich wie das gesamte Rückenmark und viel größer als Sympathikus und Parasympathikus zusammen.

An der **Erregungsübertragung** im vegetativen Nervensystem ist eine Vielzahl von Wirkstoffen beteiligt. Für die Differenzierung von Sympathikus und Parasympathikus ist die Rolle der klassischen Transmitter Acetylcholin (ACh) und Noradrenalin nach wie vor bedeutsam. Die **ganglionäre Erregungsübertragung** (vom präganglionären auf das postganglionäre Neuron) ist durchweg **cholinerg** (ACh als Transmitter). Die **terminale Erregungsübertragung** (vom postganglionären Neuron auf die Zielzelle) **ist beim Parasympathikus** in großem Umfang ebenfalls **cholinerg, beim Sympathikus überwiegend adrenerg** (genauer: noradrenerg; Transmitter Noradrenalin). Ausnahmen: Die sympathischen Nerven zu den Schweißdrüsen sind cholinerg; für die dilatatorischen sympathischen Nerven zu den Gefäßen des Skelettmuskels ist der Transmitter noch nicht sicher bekannt.

Für die inhibitorischen parasympathischen Nerven sind verschiedene Transmitter in Diskussion, besonders wichtig sind Stickoxid (NO) und VIP (vasoaktives intestinales Peptid).

Die Vielseitigkeit der Übertragungsprozesse manifestiert sich vor allem im ENS und ist in Kapitel 13.3 etwas näher erörtert. Substanz P und eine Vielzahl weiterer Peptide sind heute als Transmitter nachgewiesen. Auch bei den cholinergen und adrenergen Neuronen findet man Peptide als Kotransmitter, z. B. VIP und NPY (Neuropeptid Y). ATP wird ebenfalls als Kotransmitter diskutiert.

> Der **Sympathikus** steht überwiegend im Dienst der Leistungssteigerung, er vermittelt **ergotrope Reaktionen.** Der **Parasympathikus** dient den Erholungs- und Aufbauprozessen, er ist vor allem für **trophotrope Reaktionen** zuständig.

Diese funktionelle Gliederung stellt eine hilfreiche Leitlinie dar, um bei der großen Mannigfaltigkeit des vegetativen Systems den Durchblick zu behalten und auch das Lernen zu erleichtern. Nicht alle Einzelheiten passen in diese Polarität.

17.2 Innervation der Organe

> Für die **Erregungsübertragung** von terminalen vegetativen Nervenfasern auf die Zielzellen gelten die allgemeinen Grundsätze für die chemische Erregungsübertragung, wie sie in Kapitel 5 beschrieben sind (vgl. Abb. 17-2).

Die terminalen Nerven enthalten den in Vesikeln verpackten Transmitter. Das Nervenaktionspotential löst einen Einstrom von Ca^{2+}-Ionen aus, die die Freisetzung des Transmitters durch Exozytose veranlassen (Abb. 17-2). Der Transmitter diffundiert zur Zielzelle, verbindet sich dort mit spezifischen Rezeptoren der Zellmembran und stößt so die Wirkung am Zielort an.

Im Vergleich zur neuromuskulären Endplatte beim Skelettmuskel gibt es allerdings bei der vegetativen Innervation keine so hochspezialisierten synaptischen Strukturen. Der Abstand zwischen

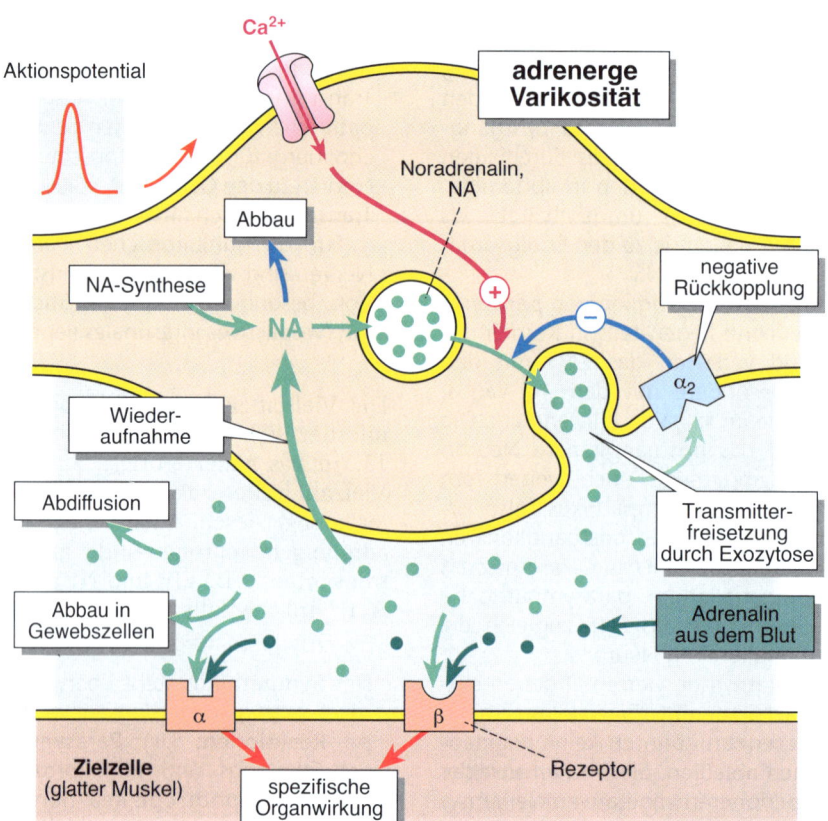

Abb. 17-2 *Schema zur* **Transmitterfreisetzung in adrenergen Nerven.** *Für die postsynaptischen Rezeptoren ist nur die Untergliederung in die beiden großen Gruppen α-Adrenozeptoren und β-Adrenozeptoren eingetragen. Sie dienen sowohl dem freigesetzten Transmitter (vorwiegend Noradrenalin, hellgrün) als auch den adrenergen Hormonen (vorwiegend Adrenalin, dunkelgrün) als Angriffsort. Der präsynaptische Rezeptor gehört zum Typ α₂.*

Nervenfaser und Zielzelle ist größer, es gibt keine strenge 1:1-Zuordnung von Nerv zu Zielzelle. Die terminalen Nerven weisen perlschnurartig variköse Auftreibungen auf, und diese Varikositäten sind die Orte der Transmitterfreisetzung. Der Transmitter verteilt sich mehr diffus im interzellulären Raum und kann viele Zellen erreichen.

Mit den Unterschieden in den Überträgerstoffen sind naturgemäß Besonderheiten in den Rezeptoren und in den Inaktivierungsprozessen verbunden.

17.2.1 Cholinerge Erregungsübertragung

Die Freisetzung des Transmitters Acetylcholin (ACh) in vegetativen cholinergen Nervenfasern erfolgt in gleicher Weise wie in Abbildung 5-3 für die Erregungsübertragung beim Skelettmuskel dargestellt. Auch die Inaktivierung verläuft gleichartig: ACh wird durch Cholinesterase gespalten (vgl. Abb. 5-4).

Deutliche Unterschiede gibt es auf der postsynaptischen Seite. Die ACh-Rezeptoren bei vegetativ innervierten Zielzellen gehören zum Typ der **muskarinischen Rezeptoren:** Diese Rezeptoren werden durch Muskarin (Gift des Fliegenpilzes) aktiviert, und **Atropin** (Gift der Tollkirsche) **wirkt als kompetitiver Hemmstoff.** Die Folgeschritte nach der Interaktion von ACh mit diesem Rezeptor verlaufen bevorzugt über G-Proteine, häufig unter Beteiligung eines intrazellulären Botenstoffes (Second messenger).

Die ACh-Rezeptoren des postganglionären Neurons, die die Erregungsübertragung vom prä- auf das postganglionäre Neuron vermitteln, gehören zu den **nikotinischen Rezeptoren:** Sie werden von Nikotin aktiviert und von **Ganglienblockern kompetitiv gehemmt** (z. B. Hexamethonium).

Darüber hinaus gibt es noch die ACh-Rezeptoren der motorischen Endplatte beim Skelettmuskel: Es sind nikotinische Rezeptoren, die aber, im Gegensatz zu den nikotinischen Rezeptoren der vegetativen Ganglien, durch Curare kompetitiv gehemmt werden (vgl. Kap. 5.2). So können nach der pharmakologischen Hemmbarkeit **drei große Klassen von cholinergen Rezeptoren** unterschieden werden, die sich noch weiter untergliedern lassen.

Man findet immer noch die Begriffe „Parasympathikomimetika" und „Parasympathikolytika" für Pharmaka, die am muskarinischen ACh-Rezeptor stimulierend bzw. blockierend wirken. Diese Bezeichnungen sind überholt, weil es keinen einheitlichen Parasympathikus-Transmitter gibt.

Stattdessen spricht man heute von **cholinergen Agonisten,** die wie ACh aktivierend wirken, und **cholinergen Antagonisten** bzw. **cholinergen Blockern,** wenn sie eine blockierende Wirkung entfalten. Entsprechendes gilt für die Begriffe „Sympathikomimetika" und „Sympathikolytika".

17.2.2 Adrenerge Erregungsübertragung

Für die Freisetzung des Transmitters **Noradrenalin** (NA) gelten wieder die allgemeinen Regeln (Abb. 17-2). Die Rezeptoren, die die Effekte der adrenergen Wirkstoffe Noradrenalin und Adrenalin vermitteln, heißen **adrenerge Rezeptoren** oder kurz Adrenozeptoren. Es lassen sich zwei große Gruppen unterscheiden, **α-Adrenozeptoren** und **β-Adrenozeptoren,** oder kurz α-Rezeptoren und β-Rezeptoren. Dabei ist die Hemmbarkeit durch selektive Antagonisten das entscheidende Kriterium für die Differenzierung. Diese Rezeptoren dienen sowohl dem nervalen Transmitter (überwiegend Noradrenalin) als auch den Hormonen des Nebennierenmarks (vorwiegend Adrenalin) als Angriffsort.

Über α_2-Rezeptoren in der präsynaptischen Membran gibt es eine **negative Rückkopplung:** Der freigesetzte Transmitter wirkt hemmend auf die weitere Freisetzung zurück (Abb. 17-2). Dies kann man als Schutz gegen zu starke Transmitterausschüttung auffassen.

Die Beseitigung des Transmitters **(Inaktivierung)** erfolgt vor allem durch Wiederaufnahme in die freisetzende Nervenendigung, wo das Noradrenalin wiederverwendet wird (teils auch abgebaut). Teils geht das NA durch Abdiffusion verloren, teils wird es von Zellen des Gewebes aufgenommen und abgebaut.

Über **α-Rezeptoren** werden vor allem erregende Effekte auf den glatten Muskel vermit-

telt (Blutgefäße, Pupille, verschiedene Sphinkter).

β-Rezeptoren lösen am glatten Muskel Hemmung aus (manche Blutgefäße, Bronchien, Uterus, Magen-Darm-Muskulatur), am Herzen dagegen eine Stimulierung. Weiterhin sind sie für fördernde Wirkungen im Stoffwechsel zuständig (Lipolyse, Glykogenolyse).

Differenzierte Wirkungen verschiedener antagonistischer Pharmaka sind die Basis für eine **Untergliederung** der beiden Rezeptorgruppen. So gibt es adrenerge Antagonisten, die bevorzugt die β-Rezeptoren des Herzens hemmen. Dies erlaubt eine Aufgliederung in zwei Untergruppen, β_1-Rezeptoren (vor allem Herz) und β_2-Rezeptoren (glatter Muskel und Stoffwechseleffekte). Die pharmakologische Hemmung des Herzens mit **β-Blockern** ist ein Schwerpunkt der Therapie (arterielle Hypertonie).

Die Differenzierung der Rezeptoren ist naturgemäß für die **Therapie** außerordentlich nützlich, weil es die Basis dafür ist, daß man immer selektiver und organspezifischer eingreifen kann.

So kann man mit β_1-Blockern den sympathischen Antrieb auf das Herz hemmen, ohne allzu starke Wirkungen auf andere β-adrenerge Effekte. Oder man kann bei Asthmaanfällen mit β_2-Agonisten eine Dilatation der Bronchien hervorrufen.

Die **Selektivität** ist bei solchen Eingriffen allerdings begrenzt. Wenn man beispielsweise bei Gefahr einer Fehlgeburt mit β_2-Agonisten die Uterusmotorik hemmt, so kommt es doch zu einer gewissen Mitaktivierung des Herzens (Tachykardie), die die Grenzen für eine mögliche Dosierung setzt.

Auch die α-Rezeptoren lassen sich entsprechend untergliedern. Die wichtigsten Effekte an den Zielzellen werden über α_1-Rezeptoren vermittelt. α_2-Rezeptoren sind vor allem für die präsynaptischen Rückkopplungen zuständig (vgl. Abb. 17-2).

Bei Organen, die eine adrenerge und cholinerge Doppelinnervation aufweisen, gibt es **gegenseitige Hemmungen.** So kann Noradrenalin über α_2-Rezeptoren in den cholinergen Nerven die ACh-Freisetzung hemmen, und ACh über muskarinische cholinerge Rezeptoren in den adrenergen Fasern die NA-Freisetzung.

17.2.3 Andere Erregungsübertragungen

Die Übertragungsprozesse mit anderen Transmittern wie Serotonin, Dopamin und verschiedenen Peptiden verlaufen grundsätzlich gleichartig wie

Tabelle 17-1 Die wichtigsten cholinergen und adrenergen Effekte bei vegetativ innervierten Organen

Funktion	cholinerger Effekt	adrenerger Effekt über α-Rezeptoren (α_1)	über β-Rezeptoren (außer Herz überwiegend β_2)
Herz:			
Frequenz			+ (β_1)
Erregungsüberleitung			+ (β_1)
Kontraktionskraft	– (nur Vorhöfe)		+ (β_1)
Blutgefäßmotorik:			
Arterien von Haut, Darm usw.		+	
Skelettmuskelarterien		+	– (nur durch Adrenalin)
Koronararterien		+	–
Venen		+	(–)
Motorik der Bronchien	+		–
Magen-Darm-Motorik	+	+ (Sphinkter)	–
Motorik der Harnwege	teils +	teils +	teils –
Motorik des Uterus		+	–
		abhängig vom hormonalen Status (Schwangerschaft)	
Auge:			
M. dilatator pupillae		+	
M. sphincter pupillae	+		
M. ciliaris	+		
Sekretion:			
Verdauungsdrüsen	+	teils + (Speicheldrüsen)	
Schweißdrüsen	+ (Sympathikus)		
Tränendrüsen	+		
Stoffwechsel			
			Lipolyse: +
			Glykogenolyse: +

+: Förderung, Steigerung
–: Hemmung, Verminderung

Die adrenergen Effekte können sowohl durch sympathische Nerven als auch durch Adrenalin und Noradrenalin als Hormone ausgelöst werden. Die cholinergen Effekte werden durch parasympathische Nerven ausgelöst (Ausnahme: Schweißdrüsen); die Rezeptoren sind muskarinische, die durch Atropin blockierbar sind. Eine humorale Acetylcholinwirkung gibt es nicht, weil die hohe Cholinesteraseaktivität des Blutes die Entstehung wirksamer Konzentrationen verhindert. Es gibt aber cholinerge Agonisten als Pharmaka, z. B. Pilokarpin, die von der Cholinesterase nicht angegriffen werden und deshalb auf dem Blutweg zu den cholinergen Rezeptoren gelangen können.

oben beschrieben. Postsynaptisch gibt es eine entsprechende Vielfalt spezifischer Rezeptoren.

Eine Ausnahme stellt NO (Stickoxid) dar. Als lipophile Substanz kann es die postsynaptische Membran durchdringen und entfaltet seine Wirkung intrazellulär: Es stimuliert die Guanylatcyclase und wirkt über eine Steigerung der cGMP-Konzentration.

17.2.4 Wirkungen auf die Organe

Das vegetative Nervensystem greift regulierend in alle vegetativen motorischen und sekretorischen Prozesse ein, wie in Abbildung 17-1 dargestellt. Es wirkt weiterhin auf den Stoffwechsel, auf endokrine Organe und auf Immunprozesse.

Die Effekte werden im wesentlichen im Rahmen der jeweiligen Organfunktionen erörtert. In

Tabelle 17–1 sind die wichtigsten Wirkungen zusammengestellt.

17.2.5 Möglichkeiten des Eingreifens in die vegetative Innervation

Die Möglichkeiten, Eingriffe in die vegetative Innervation therapeutisch zu nutzen, seien abschließend zusammengefaßt.

- Applikation von Rezeptor-Agonisten, z. B. Gabe von adrenergen Agonisten zur Anregung von Herz und Kreislauf, oder zur Dilatation der Bronchien.
- Applikation von Rezeptor-Antagonisten, z. B. Gabe von β-Blockern zur Dämpfung der Herztätigkeit bei Hypertonie.
- Hemmung der Inaktivierung eines Transmitters, z. B. Hemmung der Cholinesterase. Dadurch wird die Wirkung des freigesetzten Acetylcholins verstärkt. Anwendung bei Störungen im Verdauungstrakt und am Auge. Im adrenergen System: Hemmung der Wiederaufnahme, z. B. durch Cocain.
- Transmitter-Entspeicherung, z. B. in adrenergen Nerven durch Reserpin, Anwendung bei der Behandlung der Hypertonie.

- Förderung oder Hemmung der Aktivität der zentralen steuernden Neurone.

17.3 Harnentleerung

Die Regulation der Harnblasen-Entleerung erfolgt im Zusammenspiel von sympathischen und parasympathischen Nerven, die an der Blasenmuskulatur und am inneren Sphinkter angreifen, und der somatischen Innervation, die den äußeren Sphinkter versorgt (Abb. 17-3).

Der Parasympathikus veranlaßt die Entleerung der Harnblase, der Sympathikus wirkt hemmend auf die Entleerung.

Merkhilfe: Bei einer durch den Sympathikus ausgelösten ergotropen Einstellung wäre eine Blasenentleerung störend, sie gehört zur trophotropen Situation.

Zunehmende Füllung der Blase wird über afferente Nerven zu den Zentren des Rückenmarks und zu höheren Zentren im Hirnstamm (pontines Miktionszentrum) gemeldet. Beim Säugling läuft der **Miktionsreflex** auf der Ebene des Sakralmarks ab: Die Dehnungsafferenzen stimulie-

17

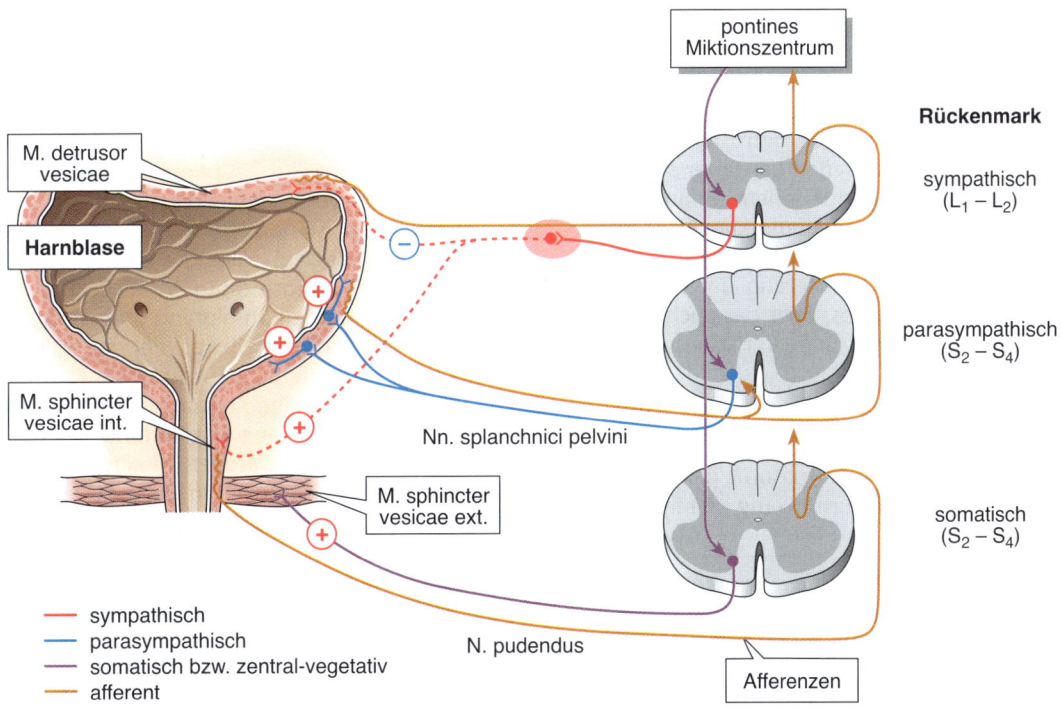

Abb. 17-3 *Regulation der **Harnblasen-Entleerung** durch das vegetative und das somatische Nervensystem. Farben für die vegetativen Nerven wie in Abbildung 17-1, postganglionäre Nerven gestrichelt. Die somatisch-efferenten Nerven sind violett, die afferenten orange dargestellt.*

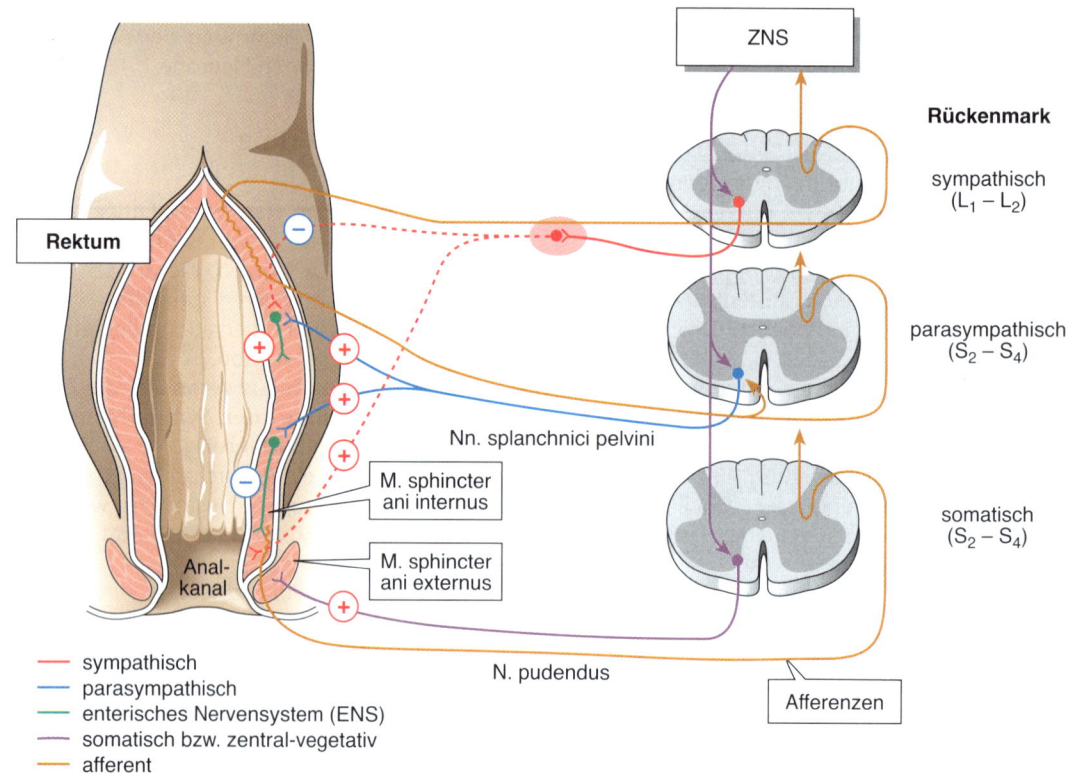

*Abb. 17-4 Regulation der **Entleerung des Rektums** durch das vegetative und das somatische Nervensystem. Darstellung der verschiedenen Nerven wie in Abb. 17-3.*

ren die sakralen parasympathischen Neurone, die eine Kontraktion des M. detrusor vesicae veranlassen. Dabei erschlaffen der unter sympathischer Kontrolle stehende innere Sphinkter (die sympathisch induzierte Kontraktion läßt nach) und auch der äußere Sphinkter. Beim Erwachsenen steht die Blasenentleerung unter Kontrolle des pontinen Zentrums, über das auch die willkürliche Kontrolle der Blasenfunktion vermittelt wird.

Bei Querschnittsläsionen des Rückenmarks kann nach einer Phase der Blasenatonie der spinale Reflexmechanismus wieder in Gang kommen.

17.4 Defäkation

Bei der Kontrolle des Darmausgangs herrscht ein ähnliches Zusammenspiel von vegetativer und somatischer Innervation wie oben für die Harnblase beschrieben (Abb. 17-4). Der innere Sphinkter besitzt einen spontan-myogenen

Grundtonus und wird zusätzlich durch den Sympathikus aktiviert. Durch den somatisch innervierten, der Willkür zugänglichen äußeren Sphinkter wird der Verschluß verstärkt.

Das Rektum ist normalerweise leer. Wird es durch Massenbewegungen des Kolons gefüllt, so werden Dehnungsrezeptoren im Rektum stimuliert. Es kommt zu Stuhldrang und zur Auslösung des **Defäkationsreflexes**, der der willkürlichen Kontrolle unterliegt. Der sakrale Parasympathikus veranlaßt eine Kontraktion von Rektum und Sigmoid sowie eine Erschlaffung des inneren Analsphinkters. Darüber hinaus wird ein komplexes Aktivitätsmuster in Gang gesetzt, mit Anspannung von Bauchdecken und Zwerchfell sowie Erschlaffung von Beckenbodenmuskulatur und äußerem Analsphinkter.

Die spinal-reflektorischen Komponenten sind bei Läsionen des Rückenmarks oberhalb des Lumbalmarks erhalten. Es fehlt aber die Wahrnehmung des Stuhldrangs und die willkürliche Kontrolle und Unterstützung.

FRAGEN

17.1 Erläutern Sie die Gliederung des peripheren vegetativen Nervensystems.

17.2 Was sind die wichtigsten Transmitter bei der ganglionären und bei der terminalen Erregungsübertragung im vegetativen Nervensystem?

17.3 Es gibt verschiedenen Rezeptoren für Acetylcholin. Welche Typen kennen Sie?

17.4 Beschreiben Sie die wichtigsten Prozesse bei der adrenergen Erregungsübertragung. An welchen Stellen wird therapeutisch eingegriffen?

17.5 Beschreiben Sie die Regulation der Harnentleerung.

17.6 Beschreiben Sie den Defäkationsreflex.

ANTWORTEN

17.1 Vgl. Abschnitt 17.1 und Abbildung 17-1.

17.2 Vgl. Abschnitt 17.1.

17.3 Zunächst gliedert man in muskarinische und nikotinische Rezeptoren. Die nikotinischen lassen sich nach der Blockierbarkeit weiter untergliedern in die Rezeptoren an der motorischen Endplatte – bevorzugte Blockierung durch Curare – und die Rezeptoren in den vegetativen Ganglien – bevorzugte Blockierung durch Ganglienblocker. Vgl. Abschnitt 17.2.1. Es gibt noch weitere Untergliederungen dieser drei Haupttypen.

17.4 Vgl. Abschnitt 17.2.2 und Abbildung 17-2.

17.5 Vgl. Abschnitt 17.3 und Abbildung 17-3.

17.6 Vgl. Abschnitt 17.4 und Abbildung 17-4.

17

Alter und Tod

Mit ständigem Ansteigen des Anteils alter Menschen an der Bevölkerung werden auch die Veränderungen der Funktionen mit dem Alter zunehmend zu einer medizinischen Aufgabe.

Erschöpfung, Altern und Tod sind Kennzeichen aller höheren Lebewesen. Auffällig sind die großen Unterschiede in der Lebensspanne verschiedener Spezies. Während Insekten nur wenige Tage, kleine Säugetiere nur wenige Jahre und Hunde etwa 15 Jahre leben, kann der Mensch 100 Jahre und mehr erreichen. Dies zeigt deutlich, daß es nicht einen einheitlichen und konstanten begrenzenden Faktor gibt, sondern daß auch der Zeitverlauf des Alterns genetisch festgelegt ist. Daraus wächst die Hoffnung, daß dieses Maß auch einmal dem menschlichen Eingriff zugänglich werden könnte.

Bislang konnte die Medizin durch erfolgreiche Bekämpfung vieler Krankheiten die Sterberate in den niedrigen Altersklassen deutlich reduzieren und so die Lebenserwartung erhöhen. Die **maximale Lebensspanne**, die beim Menschen etwa 110 Jahre beträgt, konnte bislang nicht nennenswert verlängert werden, wie aus den Veränderungen der Altersverteilung über die letzten Jahrhunderte hervorgeht (Abb. 18-1).

Einschränkungen der Funktionsfähigkeit mit dem Alter lassen sich in allen Organsystemen finden. Von zentraler Bedeutung sind die **Alterungsprozesse im Gefäßsystem,** die Arteriosklerose, und die Abnahme der **Leistungsfähigkeit des Nervensystems,** die darauf beruht, daß Nervenzellen zugrunde gehen und nicht ersetzt werden können.

Starke Beachtung verdienen die Veränderungen im endokrinen System, weil sich da viele Funktionseinschränkungen durch Substitution von Hormonen mehr oder weniger ausgleichen lassen. So können heute bei der Frau die Verän-

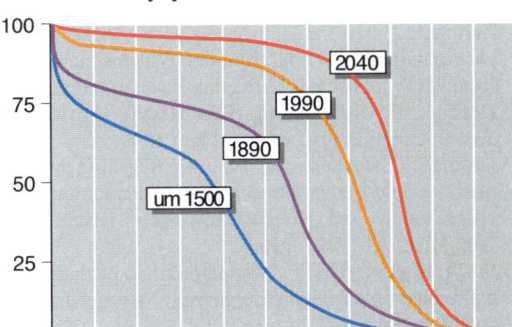

Überlebensrate [%]

Abb. 18-1 Veränderung der **Überlebensrate der Menschen** in Deutschland im Verlauf der letzten Jahrhunderte (Jahreszahlen an den Kurven). Durch Abnahme der Sterberate in den jüngeren Jahren hat die mittlere Lebenserwartung stark zugenommen, aber die maximale Lebensspanne hat sich anscheinend nicht verändert. (Nach T. Nikolaus, aus [38].)

derungen im Klimakterium durch Gabe von Östrogenen kompensiert und ins höhere Alter verschoben werden. Wieweit sich dadurch die maximale Lebensspanne beeinflussen läßt, ist heute noch nicht zu entscheiden.

Ein anderer Ansatz betrifft die **zellulären Grundprozesse.** Im Zellstoffwechsel entstehen hochaktive freie Radikale, die durch Oxidationsprozesse Membranproteine, Enzyme und DNA zerstören können. Dies könnte für fortschreitende funktionelle Beeinträchtigungen verantwortlich sein.

Zur Eindämmung dieser Prozesse wird heute die Einnahme der antioxidantischen Vitamine A, C und E empfohlen. Positive Effekte in der Vorbeugung gegen arteriosklerotisch bedingte Erkrankungen (Herzinfarkt) sind in vielen Studien beschrieben. Umfangreichere und längere Beobachtungen sind auch hier erforderlich.

Literatur für Teil II

1 Aschoff, J., Günther, B., Kramer, K.: Energiehaushalt und Temperaturregulation. Urban & Schwarzenberg, München – Berlin – Wien 1971.

2 Aschoff, J., Wever, R.: Kern und Schale im Wärmehaushalt des Menschen. Naturwiss. 45 (1958) 477-485.

3 Bauereisen, E.: Physiologie des Kreislaufs. Springer, Berlin – Heidelberg – New York 1971.

4 Benninghoff: Anatomie, 15. Auflage. Drenckhahn, D., Zenker, W. (Hrsg). Urban & Schwarzenberg; München – Wien – Baltimore 1994.

5 Berne, R.M, Levy, M.N. (eds): Physiology. 4. ed. Mosby, St. Louis 1998.

6 Classen, M., Diehl, V., Kochsiek, K. (Hrsg): Innere Medizin. Urban & Schwarzenberg, München – Wien – Baltimore 1991.

7 Das Immunsystem. Spektrum der Wissenschaft. Spektrum der Wissenschaft Verlagsgesellschaft, Heidelberg.

8 Deetjen, P., Speckmann, E.J. (Hrsg): Physiologie, 3. Aufl. Urban & Fischer, München 1999.

9 Dittmar, A., Mechelke, K.: Über die Regelung des Blutdrucks bei gesunden Menschen und Personen mit nervösen Herz- und Kreislaufstörungen. Dtsch. Arch. klin. Med. 201 (1955) 720.

10 Forth, W. et al. (Hrsg): Allgemeine und spezielle Pharmakologie und Toxikologie, 6. Aufl. Wissenschaftsverlag, Mannheim 1992.

11 Ganong, W.F.: Review of medical physiology, 16. ed. Appleton & Lange, Norwalk 1993.

12 Gebert, G.: Physiologie als Grundlage der klinischen Medizin. Schattauer, Stuttgart – New York 1987.

13 Golenhofen, K.: Physiologie des menschlichen Muskelkreislaufes. Marburger Sitzungsber. 83/84 (1961/62) 167-254.

14 Golenhofen, K.: Physiologie der Hautdurchblutung. In: Korting, G.W. (Hrsg.): Dermatologie in Praxis und Klinik. Thieme, Stuttgart 1980.

15 Golenhofen, K.: Kleine Physiologie, Band 1. Fischer, Stuttgart 1981.

16 Golenhofen, K., Hildebrandt, G.: Psychische Einflüsse auf die Muskeldurchblutung. Pflügers Arch. 263 (1957) 637-646.

17 Guyton, A.C.: Textbook of medical physiology, 7. ed. Saunders, Philadelphia 1986.

18 Haberl, R., Steinbeck, G.: Das hochverstärkte EKG. Deutsches Ärzteblatt 88, Heft 9 (1991) C 391-C 395.

19 Hierholzer, K., Schmidt, R.F. (Hrsg): Pathophysiologie des Menschen. VCH Verlagsgesellschaft, Weinheim 1991.

19 a Johnson, L.E.: Gastrointestinal Physiology. Mosby, St. Louis 1981.

20 Johnson, L.R. (ed.): Physiology of the gastrointestinal tract, 3. edition. Raven, New York 1994.

21 Kamke, D., Walcher, W.: Physik für Mediziner. Teubner, Stuttgart 1982.

22 Karlson, P., Doenecke, D., Koolman, J.: Kurzes Lehrbuch der Biochemie für Mediziner und Naturwissenschaftler, 14. Aufl. Thieme, Stuttgart – New York 1994.

23 Keidel, W.D. (Hrsg): Kurzgefaßtes Lehrbuch der Physiologie, 6. Aufl. Thieme, Stuttgart – New York 1985.

24 Keller, R.: Immunologie und Immunpathologie. Thieme, Stuttgart – New York, 1994.

25 Kleiber, M,: The fire of life. Wiley & Sons, New York – London 1961.

26 Klinke, R., Silbernagl, S. (Hrsg): Lehrbuch der Physiologie, 2. Aufl. Thieme, Stuttgart – New York 1996.

27 Koolman, J., Röhm, K.H.: Taschenatlas der Biochemie. Thieme, Stuttgart – New York 1994.

28 Lewis, T., Haynal, I., Kerr, W., Stern, E., Landis, E.M.: Observations upon the reactions of the vessels of the human skin to cold. Heart 15 (1930) 177-208.

29 Löffler, G., Petrides, P.E., Weiss, L., Harper, H.A.: Physiologische Chemie, 3. Aufl. Springer, Berlin – Heidelberg 1985.

30 Lullies, H., Trincker, D.: Taschenbuch der Physiologie, Band 1, 3. Aufl. Fischer, Stuttgart 1974.

31 Mechelke, K., Christian, P.: Vegetative Herz- und Kreislaufstörungen. Handbuch der Inneren Medizin, Band 9, Teil 4, pp. 704-924, Springer, Berlin – Göttingen – Heidelberg 1960.

32 Patton, H.D., Fuchs, A.F., Hille, B., Scher, A.M., Steiner, R. (eds.): Textbook of Physiology. 21. Auflage. Saunders, Philadelphia 1989.

33 Pickering, G.: High blood pressure. Churchill, London 1968.

34 Piiper, J., Koepchen, H.P.: Atmung. Urban & Schwarzenberg, München – Berlin – Wien 1975.

35 Precht, H., Christophersen, J., Hensel, H., Larcher, W.: Temperature and Life. Springer, Berlin – Heidelberg – New York 1973.

36 Pschyrembel, W.: Klinisches Wörterbuch, 256. Aufl. de Gruyter, Berlin 1989.

37 Schaper, W.: The collateral circulation of the heart. North-Holland, Amsterdam – London 1971.

38 Schmidt, R.F., Thews, G. (Hrsg): Physiologie des Menschen, 27. Aufl. Springer, Berlin – Heidelberg 1997.

39 Seibt, W.: Physik für Mediziner. VCH, Weinheim 1987.

40 Siegenthaler, W. (Hrsg): Klinische Pathophysiologie. Thieme, Stuttgart 1979.

41 Silbernagl, S., Despopoulos, A.: Taschenatlas der Physiologie, 4. Aufl. Thieme, Stuttgart – New York 1991.

42 Simon, E., Meyer, W.W.: Das Volumen, die Volumendehnbarkeit und die Druck-Längen-Beziehungen des gesamten aortalen Windkessels in Abhängigkeit von Alter, Hochdruck und Arteriosklerose. Klin. Wschr. 36 (1958) 424-432.

43 Stegemann, J.: Leistungsphysiologie, 2. Aufl. Thieme; Stuttgart 1977.

44 Steinhausen, M.: Medizinische Physiologie, 3. Aufl. Fischer, Stuttgart – Jena – New York 1993.

45 Thews, G., Vaupel, P.: Vegetative Physiologie, 3. Aufl. Springer, Berlin – Heidelberg 1997.

46 Trautwein, W., Gauer, O.H., Koepchen, H.P.: Herz und Kreislauf. Urban & Schwarzenberg, München – Berlin – Wien 1972.

47 Uexküll, Thure v.: Grundfragen der psychosomatischen Medizin. Rowohlt, Reinbek 1963.

48 Uexküll, Th. v., Wick, E.: Die Situationshypertonie. Arch. Kreisl.-Forsch. 39 (1962) 236-271.

49 Völker, H.: Über die tagesperiodischen Schwankungen einiger Lebensvorgänge des Menschen. Pflügers Arch. 215 (1927) 43-77.

50 West, J.B. (ed): Physiological basis of medical practice, 11. ed. Williams & Wilkins, Baltimore 1985.

Teil III

Animalische Physiologie: Sensomotorik und höhere Funktionen

Allgemeine Sinnesphysiologie

19.1 Struktur der Sinnesmannigfaltigkeit

Die Sinne vermitteln uns Informationen über die Außenwelt. Insofern sind die Sinneserfahrungen die Basis für eine aktive Auseinandersetzung mit der Umwelt. Sensorisches und Motorisches bilden eine funktionelle Einheit, die **Sensomotorik**.

Die Sinneswahrnehmung ist zugleich der Rohstoff für höhere geistige Leistungen. In der philosophischen Erkenntnistheorie spielt die Auseinandersetzung mit den Sinneserfahrungen eine wesentliche Rolle. Nicht umsonst lehnen wir uns an Sinneserlebnisse an, wenn wir von „Weltanschauung" oder „Weltbild" sprechen.

Nach klassischen Konzepten kann man die Sinnesmannigfaltigkeit in **fünf Sinne** gliedern: Gesicht – Gehör – Geruch – Geschmack – „Getast" (wofür wir heute „Hautsinne" setzen). Diese großen Bereiche nennt man **Modalitäten**. Die Hautsinne untergliedert man in **Tastsinn**, **Temperatursinn** und **Schmerzsinn**. Man kann diese drei Bereiche als Submodalitäten des Hautsinnes auffassen. Die Abgrenzbarkeit gegeneinander ist allerdings so klar, daß es sachgerechter erscheint, auch diese drei Bereiche als eigene Modalitäten zu kennzeichnen, so daß sich insgesamt **sieben Modalitäten** ergeben.

Heute besteht eine Neigung, die Systeme, die uns Informationen über den eigenen Körper vermitteln (Lage- und Bewegungssinn, Gleichgewichtssinn, viszerale Sensibilität), als **interozeptive Sinne** und **propriozeptive Sinne** in die Sinnesphysiologie einzubeziehen und den klassischen **exterozeptiven Sinnen** an die Seite zu stellen.

Es bestehen keine scharfen Grenzen zwischen exterozeptiven und interozeptiven Sinnen. Das zeigt sich deutlich bei den Schmerzerlebnissen, die im Grenzbereich liegen. Ein Gegenstand kann rot, hart, spitz oder heiß sein, aber eigentlich nicht schmerzhaft, höchstens schmerzerzeugend.

Der Schmerz selbst wird als Ereignis am eigenen Körper erfahren. Der Bezug zur Außenwelt ist aber beim Hautschmerz noch stärker als etwa beim Lagesinn.

Auf die Bedeutung der Sinneserfahrung für die Erkenntnistheorie und für die Begründung der Naturwissenschaften wurde bereits in Kapitel 1 hingewiesen.

Sinnesphänomene sind Grundlage von Erkenntnissen und haben insofern eine **kognitive, epikritische Komponente.** Diese ist beim Gesichtssinn am stärksten ausgeprägt, hier wird der höchste Grad der Rationalität erreicht.

Sinneserlebnisse haben daneben eine **affektive, protopathische Komponente,** die beim Gesichtssinn relativ schwach ist und bei den Modalitäten Geruch, Geschmack und Schmerz stärker in den Vordergrund tritt.

Die Sinneswahrnehmung ist kein rein passiver Akt. Wie der Ausdruck „Wahrnehmen" schon zeigt, ist darin eine aktive Leistung des wahrnehmenden Subjekts, eine **intentionale Komponente** enthalten. Dies wird in motorischen Vorgängen, die mit den Sinneserfahrungen verknüpft sind, unmittelbar deutlich: z.B. bei Augenbewegungen oder beim Abtasten eines Gegenstandes.

Die verschiedenen Modalitäten unterscheiden sich auch in den „Apparaten", die ihnen zugeordnet sind: in den **Sinnesorganen und Rezeptoren,** die den jeweiligen Anforderungen angepaßt sind. Bei den einfacheren Sinnen finden sich zum Teil nur freie Nervenendigungen zur Reizaufnahme. Für die „höheren" Sinne Sehen und Hören gibt es mit Auge und Ohr hochspezialisierte Organe für den Reiztransport und die Reizverteilung. Das ist die Voraussetzung für besonders empfindliche und spezialisierte Sinnesleistungen.

So gibt es verschiedene strukturelle und funktionelle Merkmale, die eine hierarchische Abstufung der Sinnesmodalitäten erlauben, vom Sehen als dem höchsten Sinn über Gehör, Geruch und Geschmack, Tastsinn, Temperatursinn bis zum Schmerzsinn.

In den Sinneserlebnissen gibt es **vier Grunddimensionen: Qualität – Quantität (Intensität) – Räumlichkeit – Zeitlichkeit.** Jede Sinneswahrnehmung hat eine charakteristische Qualität, einen abgestuften Grad von Intensität, sowie eine räumliche und zeitliche Zuordnung.

Der zeitliche Modus der Sinneswahrnehmung ist die Gegenwart, das „Jetzt". Das früher Wahrgenommene ist nicht mehr Sinneswahrnehmung, sondern Erinnerung; das noch nicht Wahrgenommene ist Erwartung. Das subjektive Erleben einer zeitlichen Kontinuität ist das Ergebnis höherer Verarbeitungsprozesse.

Die Sinneserlebnisse haben eine räumliche Zuordnung, entweder in der Außenwelt oder am eigenen Körper. Auch hier ist die Leistung des Auges wieder besonders hoch, beim Geruchssinn fehlt diese Komponente weitgehend.

Qualität und Quantität sind die wichtigsten Dimensionen, die genauer zu erörtern sind.

19.2 Eigenmetrik und Fremdmetrik

Als Wissenschaft von den sinnlichen Wahrnehmungen hat die Sinnesphysiologie zunächst ein Ordnungssystem für die Fülle der Sinneserlebnisse zu schaffen. Die genannte Gliederung in Modalitäten ist dazu der erste Schritt. Im nächsten Schritt ist die Dimension der Qualität zu systematisieren. So lassen sich beispielsweise die Farberlebnisse nach Kriterien der Ähnlichkeit ordnen,

wobei man zum Farbenkreis nach Goethe gelangt.

In der Dimension der Intensität (Quantität) läßt sich zunächst die **Absolutschwelle** ermitteln: die schwächste, gerade eben wahrnehmbare Empfindung. Mit zunehmender Reizstärke kann man die **Unterschiedsschwelle** bestimmen. Dies ist der kleinste, gerade eben wahrnehmbare Intensitätsunterschied zwischen zwei Empfindungen. Nimmt man die Unterschiedsschwelle als natürliche Maßeinheit, so läßt sich, beginnend bei der Absolutschwelle, durch Abzählen der durchlaufenen Unterschiedsschwellen eine Intensitätsskala gewinnen. Ein anderer Weg ist die Größenschätzung mit Verdoppelungs- oder Halbierungsschritten. Da dies ohne Anlehnung an fremde, physikalische Maßstäbe möglich ist, nennt man diese Art des messenden Umgangs mit den Sinneserlebnissen Eigenmessung oder **Eigenmetrik.** Dieser Bereich wird auch als **„subjektive Sinnesphysiologie"** bezeichnet.

Mit weiteren Schritten werden die Beziehungen zwischen den Sinnesphänomenen und den physikalisch gemessenen Reizgrößen sowie die bei der Reiz- und Erregungsverarbeitung ablaufenden Organprozesse genauer untersucht. Die Beziehungen zwischen den drei Ebenen „Phänomenologie", „Physik der Reizgrößen" und „Physiologie der Organprozesse" können dabei als Abbildungsverhältnisse interpretiert werden, was nicht eine durchgängige kausale Beziehung voraussetzt (Abb. 19-1). Abbildungsverhältnis besagt lediglich, daß ein Element der Mannigfaltigkeit A

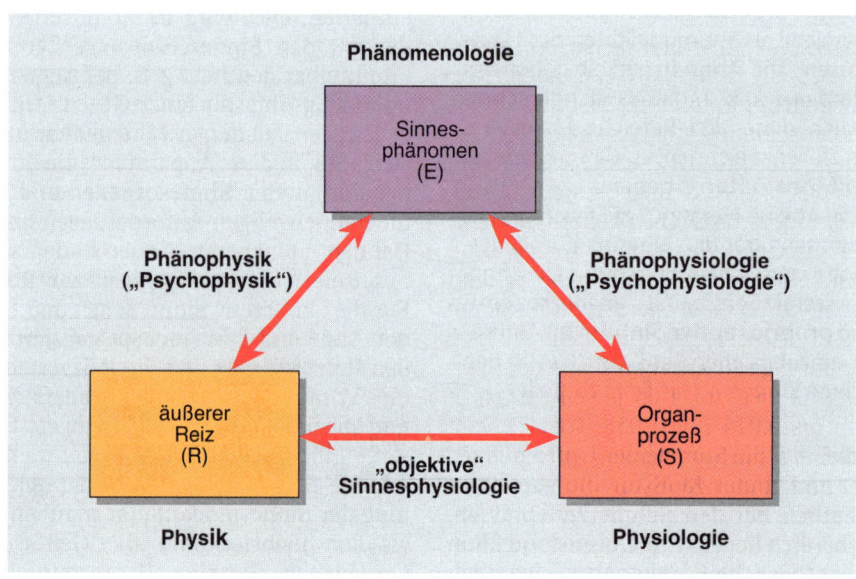

Abb. 19-1 *Abbildungsverhältnis von äußerem Reiz, Organprozeß und Sinnesphänomen. (Nach [17].)*

einem Element der Mannigfaltigkeit B eindeutig zugeordnet ist. Bei dieser Betrachtungsweise läßt sich der Streit um das Leib-Seele-Problem weitgehend vermeiden. Ob man dualistischen Konzepten, dem psycho-physischen Parallelismus zuneigt oder monistische Theorien bevorzugt, ist für das Abbildungsverhältnis ohne Relevanz.

Eine Systematisierung der Sinneserlebnisse ist im Bereich des Phänomenalen mit den Mitteln der **Eigenmetrik** möglich. Man ordnet die Phänomene nach Kriterien der Ähnlichkeit, bestimmt Absolutschwellen und Unterschiedsschwellen, und nimmt Abstufungen der Intensität mit dem Maßstab subjektiver Verdoppelung vor. So kann man im Bereich der **subjektiven Physiologie** zu Skalierungen der Intensität einer Sinnesempfindung gelangen.

In weiteren Schritten werden die Sinneswahrnehmungen in Anlehnung an die Maßstäbe der Physik studiert, was man als **Fremdmetrik** bezeichnet (Abb. 19-1). Die „**Psychophysik**" untersucht die Beziehungen zwischen physikalischem Reiz (R) und Sinneserlebnis (E). Schließlich analysiert die **objektive Sinnesphysiologie** die Prozesse (S), die in den Sinnesorganen und im Nervensystem bei Sinneswahrnehmungen ablaufen.

19.3 Psychophysik: Beziehungen zwischen Reiz und Sinnesempfindung

Bei Studien des Kraftsinns (Gewichtsvergleiche) hat E. H. Weber (1834) festgestellt, daß bei leichten Gewichten schon eine relativ geringe Zunahme des Gewichtes erkannt wird (die Unterschiedsschwelle ist klein). Mit Zunahme des Ausgangsgewichtes (G) wird der gerade erkennbare Gewichtszuwachs (ΔG) immer größer (Abb. 19-2). Der Quotient ΔG/G (Weber-Quotient) bleibt dabei weitgehend gleich (etwa 0,03 = 3 %). Jeder Reizzuwachs um den Faktor 1,03 steigert somit die subjektive Gewichtsempfindung um eine elementare Einheit, um eine Unterschiedsschwelle. Auf der logarithmischen Skala der Reizstärke bedeutet der Faktor 1,03 jeweils einen linearen Schritt um 0,013 (log 1,03 = 0,013). Geht man davon aus, daß die Summe der Unterschiedsschwellen ein geeignetes Maß für die subjektive Empfindungsstärke ist, so folgt aus diesen Beobachtungen, daß die subjektive Empfindungsintensität nicht linear mit der Reizstärke wächst, sondern dem Logarithmus der Reizstärke proportio-

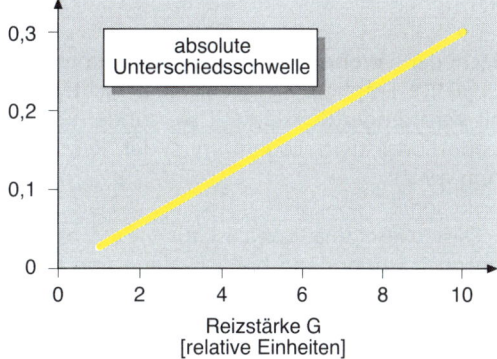

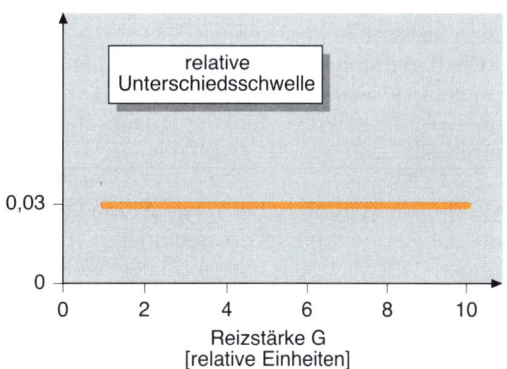

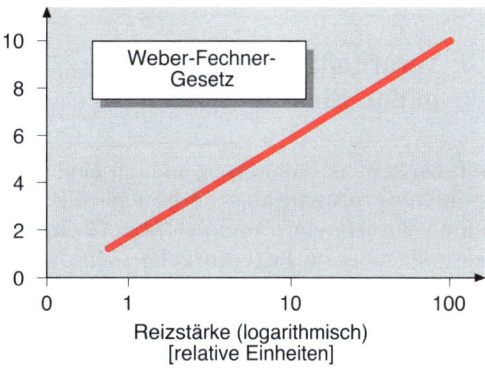

Abb. 19-2 Beziehungen zwischen Reizgröße und Intensität der Sinnesempfindung.
Oben: *Beziehung zwischen Reizgröße G und absoluter Intensitäts-Unterschiedsschwelle ΔG, nach Untersuchungen des Kraftsinnes (Abschätzen von Gewichten).*
Mitte: *Beziehung zwischen Reizgröße G und relativer Intensitäts-Unterschiedsschwelle, ausgedrückt als Quotient ΔG/G (Weber-Quotient), nach den Daten in A.*
Unten: *Nach dem* **Weber-Fechner-Gesetz** *nimmt die subjektive Empfindungsintensität proportional dem Logarithmus der Reizstärke zu.*

nal ist. Dies wurde von Fechner als „psycho-physisches Grundgesetz" bezeichnet.

Nach dem **Weber-Fechner-Gesetz** nimmt die subjektive Empfindungsintensität E nicht linear mit wachsender Reizstärke R zu, sondern sie ist proportional dem Logarithmus der Reizstärke (Abb. 19-2):
$$E = k \cdot \log R.$$
Diese Gesetzmäßigkeit ist für viele Sinne im zentralen Empfindungsbereich gültig und ist somit eine fundamentale sinnesphysiologische Regel. (Ein strenges Gesetz ist sie nicht, da es auch deutliche Abweichungen gibt, vor allem im Schwellenbereich.) Aufgrund dieser Beziehungen werden Skalen der Reizstärke in der Sinnesphysiologie ganz überwiegend im logarithmischen Maßstab angegeben.

Die Beziehungen zwischen Reiz- und Empfindungsstärke werden nach neueren Untersuchungen oft als Potenzfunktion (nach Stevens) dargestellt:
$$E = k \cdot R^n.$$
In doppeltlogarithmischer Darstellung ergibt sich dabei eine Gerade. In geeigneten Anordnungen läßt sich ein intermodaler Vergleich durchführen, wobei sich charakteristische Unterschiede im Exponenten n für die verschiedenen Modalitäten ergeben. Diese Darstellungsweise bringt keine grundsätzlich neuen Erkenntnisse für das Verständnis der psycho-physischen Beziehungen – sie ist lediglich weniger anschaulich.

19.4 Verarbeitungsprozesse in den Sinnessystemen

Trifft ein Reiz auf den Körper, so läuft eine lange Kette von Prozessen ab, ehe es schließlich zur Sinneswahrnehmung kommt (Abb. 19-3). Der Reiz trifft auf eine **Rezeptorzelle** (Sensor), die eine **Umwandlung des Reizes in Erregung,** eine **Transduktion,** vornimmt (vgl. Kap. 4.10 sowie Abb. 4-46 und 4-47). Der Reiz, auf den der Rezeptor spezialisiert ist, heißt **adäquater Reiz.**

Nach dem Zeitverhalten kann man eine **Proportionalkomponente** und eine **Differentialkomponente** in der Erregung unterscheiden. Appliziert man plötzlich einen anhaltenden Reiz (einen Rechteckreiz), so erfolgt in der Regel zunächst eine überschießende Erregung, die langsam abklingt und sich auf ein anhaltendes Niveau einstellt. Die anhaltende, der Reizstärke proportionale Erregung ist die Proportionalkom-

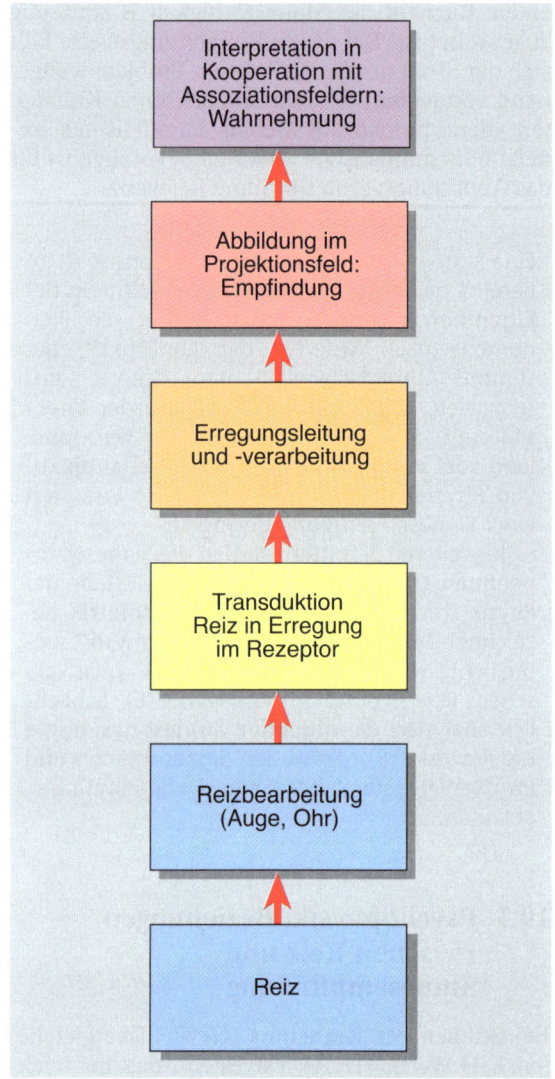

Abb. 19-3 Prozeßkette vom Reiz bis zur Wahrnehmung.

ponente (kurz P-Komponente genannt). Der initiale Erregungsüberschuß wird durch die Reizänderung, durch den Differentialquotienten des Reizes nach der Zeit hervorgerufen und deshalb als Differentialkomponente (kurz D-Komponente) bezeichnet. Näheres dazu in Kapitel 23 und Abbildung 23-1.

Bei den höchstspezialisierten Sinnen Sehen und Hören erfolgt vor der Transduktion eine **Reizbearbeitung,** das Auge beispielsweise nimmt eine Reizauswahl vor und sorgt mit der optischen Abbildung des Lichtes auf der Retina für den Ortswert, der einem Lichtreiz zukommt.

Die Erregung wird in Form von **Aktionspotentialen** über Nerven weitergeleitet, wobei mehrfache **synaptische Übertragungen** von einem Neuron auf ein anderes ablaufen, verbunden mit gewissen Verarbeitungsprozessen. Dabei gelten die allgemeinen Gesetze synaptischer Funktionen (vgl. Kap. 5).

Schließlich gelangen die Erregungssignale in ein für den jeweiligen Sinn spezialisiertes **Projektionsfeld in der Hirnrinde**. Die dort ablaufenden Prozesse sind die Voraussetzung für eine **Sinnesempfindung**. Die endgültige **Wahrnehmung**, die inhaltliche Interpretation, das Erkennen von Gegenständen setzt eine Integration mit den **Assoziationsfeldern** der Hirnrinde voraus (weitere Erörterung in Kap. 26.2). Für die Begriffe Empfindung und Wahrnehmung gibt es weder eine scharfe Definition noch werden die Begriffe einheitlich angewandt.

Weitere wichtige Grundbegriffe:

- **Kodierung** bei der Umsetzung einer Größe in eine andere. Mit zunehmender Reizstärke nimmt beispielsweise die Frequenz der Aktionspotentialentladungen im afferenten Nerven zu, die Reizintensität wird als Aktionspotentialfrequenz abgebildet. Dann sagt man: Die Reizintensität wird als Aktionspotentialfrequenz kodiert.
- **Rezeptives Feld**: dasjenige Areal (z. B. auf der Haut oder auf der Retina), von dem aus die Aktivität eines nervalen Elementes beeinflußt werden kann (erregend oder auch hemmend).

Dies gilt sowohl für eine periphere Nervenfaser als auch für höhere Neurone.

- **Konvergenz:** Ein Neuron erhält Zuflüsse von mehreren Rezeptoren oder Neuronen.
- **Divergenz:** Die Nervenfaser von einem Rezeptor oder Neuron verzweigt sich und zieht zu mehreren Neuronen.
- **Schwellen:** Neben der genannten **Absolutschwelle** und der **Unterschiedsschwelle** in der Dimension der Intensität gibt es auch **Zeitschwellen, Raumschwellen** usw. Dabei ist die Schwelle immer ein elementares Ereignis, eine gerade eben wahrnehmbare Größe oder ein gerade eben wahrnehmbarer Unterschied.
- **Adaptation:** Abklingen der Erregung bei einem anhaltenden, gleichbleibenden Reiz.
- **Kontrast** und **laterale Hemmung:** Bei Weiterleitung der Erregung von einem Rezeptor zu höheren Neuronen werden durch Kollateralen die Neurone benachbarter Rezeptoren gehemmt (laterale Hemmung). Dadurch entsteht ein stärkerer Kontrast zwischen einer stärker erregten Stelle und einer schwächer erregten Nachbarschaft. (Beim Sehsinn sind Kontrasterlebnisse besonders ausgeprägt.)

Das **Gesetz der spezifischen Sinnesenergien** von Johannes Müller haben wir bereits in Kapitel 1.5 erörtert.

19

FRAGEN

19.1 Wie gliedert man die Sinnesmannigfaltigkeit?

19.2 Was versteht man unter „Eigenmetrik" in der Sinnesphysiologie?

19.3 Welche Grundregel gibt es für die Beziehung zwischen physikalisch meßbarer Reizstärke und Intensität der subjektiven Sinnesempfindung?

ANTWORTEN

19.1 Zunächst gliedert man die Sinnesphänomene in fünf bzw. sieben Modalitäten (Abschn. 19.1). Innerhalb jeder Modalität lassen sich verschiedene Qualitäten und verschiedene Intensitäten in der subjektiven Wahrnehmung unterscheiden (Beispiele).

19.2 Unter Eigenmetrik versteht man die Systematisierung der subjektiven Sinneswahrnehmungen, ohne Zuhilfenahme „fremder", physikalischer Maßstäbe. So kann man beispielsweise das Abzählen durchlaufener Unterschiedsschwellen als Skala der Empfindungsintensität nehmen, oder man kann Skalen nach dem subjektiven Empfinden der Verdoppelung aufstellen. Oft werden Eigenmetrik und Fremdmetrik kombiniert. So definiert man beispielsweise beim Hören für 1000 Hz eine physikalisch bestimmte Dezibel-Intensitätsskala als gleich mit der Lautstärke Phon – ein fremdmetrisches Verfahren. Man kann jetzt für Töne anderer Frequenz durch Vergleich mit den definierten Phon-Werten bei 1000 Hz die Schalldrücke ermitteln, die subjektiv gleich laut erscheinen, und gelangt so zu den Isophon-Linien – ein eigenmetrisches Verfahren.

19.3 Nach dem Weber-Fechner-Gesetz steigt die subjektive Intensitätsempfindung proportional dem Logarithmus der physikalisch bestimmten Reizstärke. Dabei gibt es, wie immer in der Biologie, eine erhebliche Variabilität und mancherlei Abweichungen, aber es ist für die wichtigsten Bereiche doch die beste Näherung (vgl. Abschn. 19.3).

19

20

Sehen

Wär' nicht das Auge sonnenhaft,
wie könnten wir das Licht erblicken?
Lebt' nicht in uns des Gottes eigne Kraft,
wie könnt' uns Göttliches entzücken?
Aus Goethes Farbenlehre, 1808

20.1 Einführung

Goethes Farbenlehre ist ein Musterbeispiel für phänomenale Physiologie. Sie hat zur Entwicklung der Sinnesphysiologie wesentlich beigetragen.

So sagt Johannes Müller (vgl. Kap. 1.5) in seiner vergleichenden Physiologie des Gesichtssinnes (1826): „Ich meines Teils trage keine Bedenken, zu bekennen, wie sehr viel ich den Anregungen durch die Goethesche Farbenlehre verdanke, und kann wohl sagen, daß ohne mehrjährige Studien derselben in Verbindung mit der Anschauung der Phänomene selbst, die gegenwärtigen Untersuchungen wohl nicht entstanden wären. Insbesondere scheue ich mich nicht, zu bekennen, daß ich der Goetheschen Farbenlehre überall dort vertraue, wo sie einfach die Phänomene darlegt und in keine Erklärungen sich einläßt." (Zit. nach [32]).

Phänomene wie Adaptation und Kontrasterscheinungen wurden von Goethe klar erkannt und präzise beschrieben. Ein paar Beispiele seien hier genannt (vgl. Abb. 20-18):

„10. Wer aus der Tageshelle in einen dämmrigen Ort übergeht, unterscheidet nichts in der ersten Zeit, nach und nach stellen sich die Augen zur Empfänglichkeit wieder her, starke früher als schwache, jene schon in einer Minute, wenn diese sieben oder acht Minuten brauchen . . .

15. Wie sich die Netzhaut gegen Hell und Dunkel überhaupt verhält, so verhält sie sich auch gegen dunkle und helle einzelne Gegenstände. Wenn Licht und Finsternis ihr im Ganzen verschiedene Stimmungen geben, so werden schwarze und weiße Bilder, die zu gleicher Zeit ins Auge fallen, diejenigen Zustände nebeneinander bewirken, welche durch Licht und Finsternis in einer Folge hervorgebracht werden.

16. Ein dunkler Gegenstand erscheint kleiner, als ein heller von derselben Größe. Man sehe zugleich eine weiße Rundung auf schwarzem, eine schwarze auf weißem Grunde, welche nach einerlei Zirkelschlag ausgeschnitten sind, in einiger Entfernung an, und wir werden die letztere etwa um ein Fünftel kleiner, als die erste halten. Man mache das schwarze Bild um soviel größer, und sie werden gleich erscheinen . . .

20. Wer auf ein Fensterkreuz, das einen dämmernden Himmel zum Hintergrund hat, morgens beim Erwachen, wenn das Auge besonders empfänglich ist, scharf hinblickt und sodann die Augen schließt oder gegen einen ganz dunklen Ort hinsieht, wird ein schwarzes Kreuz auf hellem Grunde noch eine Weile vor sich sehen . . .

29. Blickt man, indessen der Eindruck des obgedachten Fensters noch dauert, nach einer hellgrauen Fläche, so erscheint das Kreuz hell und der Scheibenraum dunkel. In jenem Falle (20) blieb der Zustand sich selbst gleich, so daß auch der Eindruck identisch verharren konnte; hier aber wird eine Umkehrung bewirkt, die unsere Aufmerksamkeit aufregt und von der uns die Beobachter mehrere Fälle überliefert haben . . .

31. Diese Erscheinungen hat man sich folgendermaßen zu erklären gesucht. Der Ort der Retina, auf welchen das Bild des dunklen Kreuzes fiel, ist als ausgeruht und empfänglich anzusehen. Auf ihn wirkt die mäßig erhellte Fläche lebhafter als auf die übrigen Teile der Netzhaut, welche durch die Fensterscheiben das Licht empfingen, und nachdem sie durch einen so viel stärkeren Reiz in Tätigkeit gesetzt worden, die graue Fläche nur als dunkel gewahr werden."

Wir werden sehen, daß die Beschreibung der negativen Nachbilder und deren Erklärung bis heute volle Gültigkeit behalten haben, auch wenn sich die Nomenklatur etwas geändert hat. Besonders eindrucksvoll ist Goethes Beschreibung der Farbkontraste. Mit Abbildung 20-1 können wir ein Erlebnis nachvollziehen, wobei der Anhänger als Fixierpunkt dient:

„52. Als ich gegen Abend in ein Wirtshaus eintrat und ein wohlgewachsenes Mädchen mit blendendweißem Gesicht, schwarzen Haaren und einem scharlachroten Mieder zu mir ins Zimmer trat, blickte ich sie, die in einiger Entfernung vor mir stand, in der Halbdämmerung scharf an. Indem sie sich nun darauf hinwegbewegte, sah ich auf der mir entgegenstehenden weißen Wand ein

20

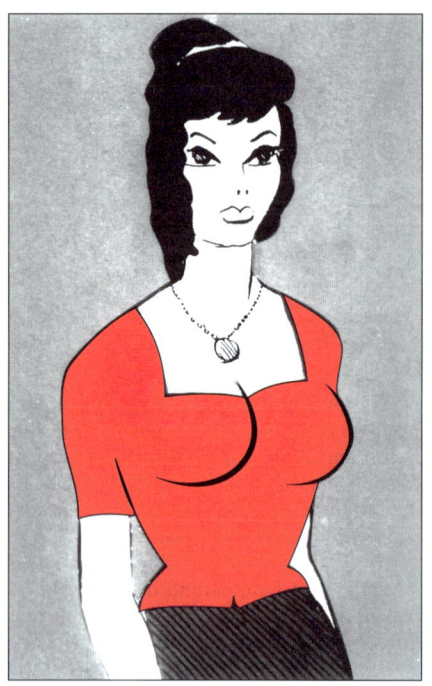

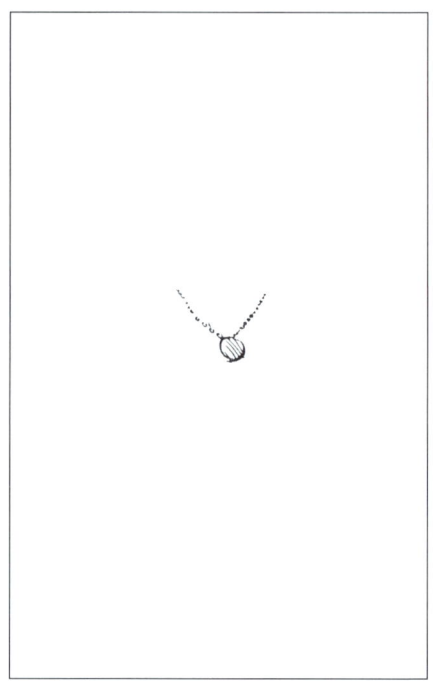

Abb. 20-1 Farbiger Sukzessivkontrast (negatives Nachbild) nach Goethe. Betrachten Sie bei guter Belichtung das Bild eine Weile, indem Sie den Anhänger am Hals fixieren. Fixieren Sie dann den Anhänger auf der weißen Fläche. Nach kurzer Um- *stellung werden Sie die Bluse in einem bläulichen Grün sehen. (Von meinem akademischen Lehrer Herbert Hensel für die Physiologie-Vorlesung gezeichnet).*

schwarzes Gesicht, mit einem hellen Schein umgeben, und die übrige Bekleidung der völlig deutlichen Figur erschien von einem schönen Meergrün."

Es wäre durchaus reizvoll, nach den Leitlinien Goethes zunächst die Welt der Phänomene zu durchstreifen, ehe wir in die Behandlung der Mechanismen eintreten. Wir wollen aber doch, nicht zuletzt aus Gründen der Ökonomie, den üblichen Darstellungen folgen und mit dem optischen Apparat des Auges beginnen.

20.2 Reizbearbeitung: der optische Apparat des Auges

Es ist ein Kennzeichen der höchsten Sinne, Hören und Sehen, daß die aus der Umwelt kommenden adäquaten Reize nicht gleich, wenn sie auf die Körperoberfläche treffen, in Erregung umgesetzt werden, sondern durch ein spezielles Organ zunächst weiterbefördert und systematisch bearbeitet werden. Das ist eine Voraussetzung dafür, daß die im Reiz enthaltenen Informationen voll ausgenutzt werden können. Ein Oberflächenrezeptor könnte zwar die Lichtenergie in Erregung umsetzen, aber er könnte nicht nach der Richtung des einfallenden Lichtes differenzieren, die Richtungsinformation würde verloren gehen. So muß-

te mit dem Auge ein Organ geschaffen werden, das zunächst wie ein Photoapparat die Umwelt auf einer mit Rezeptoren besetzten Fläche, der Netzhaut (Retina), abbildet. Die Reize werden also in Abhängigkeit von der Einfallrichtung systematisch verteilt, so daß jedem Ort der Retina ein Richtungswert zugeordnet ist. Da sowohl nahe als auch ferne Gegenstände scharf gesehen werden sollen, benötigt das Auge noch einen besonderen Akkommodationsapparat, der die Brechkraft verändern kann. So ist das Auge ein hochkompliziertes Organ, das den Gesetzen der physikalischen Optik folgend konstruiert ist.

20.2.1 Physikalische Grundlagen

Eine **Sammellinse** vereinigt ein Bündel parallel einfallender Lichtstrahlen im **Brennpunkt F** hinter der Linse. Je näher der Brennpunkt an der Linse liegt (je kleiner die **Brennweite f**), desto größer ist die **Brechkraft D** der Linse. Der reziproke Wert der Brennweite ist deshalb ein geeignetes Maß für die Brechkraft: $1/f = D$. Als Maßeinheit verwendet man die **Dioptrie**: die Brechkraft einer Linse mit einer Brennweite von 1 m.

Der reziproke Wert der Brennweite, gemessen in Meter, ergibt die Brechkraft der Linse in Dioptrien (dpt), mit der Dimension m^{-1}:

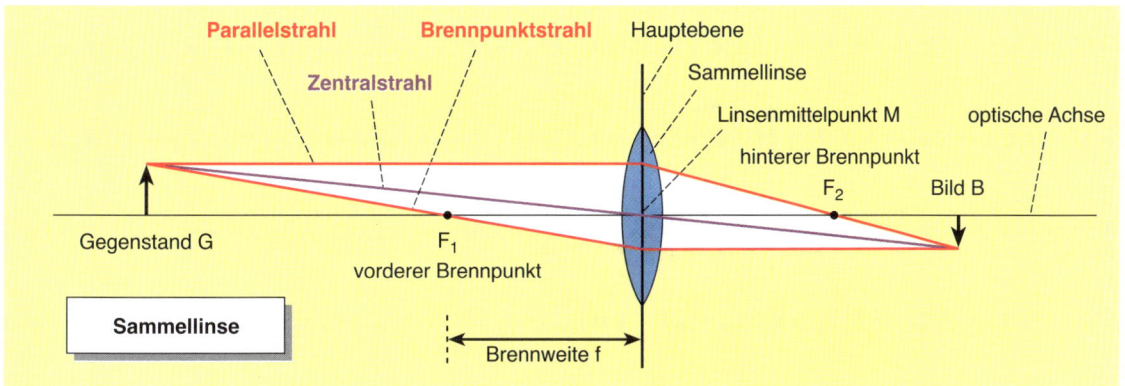

*Abb. 20-2 Strahlengang durch eine **Sammellinse**. Die für eine Bildkonstruktion geeigneten Strahlen sind eingetragen.*

$$\frac{1}{f(m)} = dpt.$$

Für die Konstruktion eines Bildpunktes, den eine Sammellinse von einem Gegenstandspunkt erzeugt, sind drei Strahlen geeignet (Abb. 20-2):

- der achsenparallele Strahl, der hinter der Linse durch den Brennpunkt F_2 geht,
- der durch den vorderen Brennpunkt F_1 einfallende Brennpunktstrahl, der hinter der Linse achsenparallel verläuft, und
- der Zentralstrahl, der ungebrochen durch den Linsenmittelpunkt (Hauptpunkt) geht.

(Dies gilt für den einfachsten Fall einer „dünnen Linse", die nur eine brechende Hauptebene besitzt.) Die allgemeine Abbildungsgleichung lautet:

$$\frac{1}{g} + \frac{1}{b} = \frac{1}{f} = D$$

g = Gegenstandsweite, b = Bildweite.

Wird die Gegenstandsweite unendlich, d. h. alle von einem Punkt des Gegenstandes auf die Linse treffenden Strahlen verlaufen parallel, so wird die Bildweite gleich der Brennweite ($1/\infty =$ 0), der Gegenstand wird in der Brennebene abgebildet. Ist vor und hinter der Linse das gleiche optische Medium, so sind vordere und hintere Brennweite gleich, wie in Abbildung 20-2 angenommen.

Zerstreuungslinsen „zerstreuen" ein parallel einfallendes Lichtbündel, die Strahlen verlaufen hinter der Linse divergent (Abb. 20-3). Der virtuelle Brennpunkt der Linse ergibt sich dabei aus dem Schnittpunkt der Verlängerungen der ausfallenden Strahlen mit der optischen Achse. Brennweite und Brechkraft einer solchen Linse sind negativ.

Sind – wie das beim Auge der Fall ist – vor und hinter dem optischen System unterschiedlich

dichte Medien (Brechungsindex unterschiedlich), so wird die Situation etwas komplizierter: vordere und hintere Brennweite sind dann unterschiedlich. An die Stelle des Hauptpunktes tritt der Knotenpunkt, der von der Hauptebene in Richtung zum optisch dichteren Medium hin verschoben ist (Abb. 20-4 und 20-5).

20.2.2 Der optische Apparat des „ruhenden" (nicht akkommodierten) Auges

Das Auge hat annähernd Kugelgestalt und enthält ein komplexes optisches System (Abb. 20-4), das bei Ferneinstellung (akkommodationslos) eine Gesamtbrechkraft von 58 dpt besitzt. Der größere Teil davon entfällt auf die Kornea (Hornhaut; 43 dpt), etwa 15 dpt trägt die Linse bei.

Ein fixierter Punkt der Umwelt wird auf der Mitte der Fovea centralis abgebildet. Die durch die Mitte des optischen Systems zur Fovea centralis gehende Linie ist deshalb die Sehachse, die etwas von der optischen Achse abweicht.

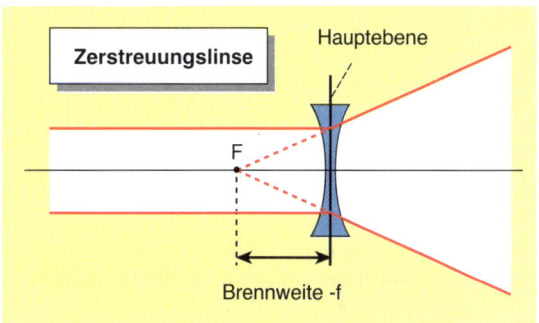

*Abb. 20-3 Strahlengang durch eine **Zerstreuungslinse**, mit dem virtuellen Brennpunkt F.*

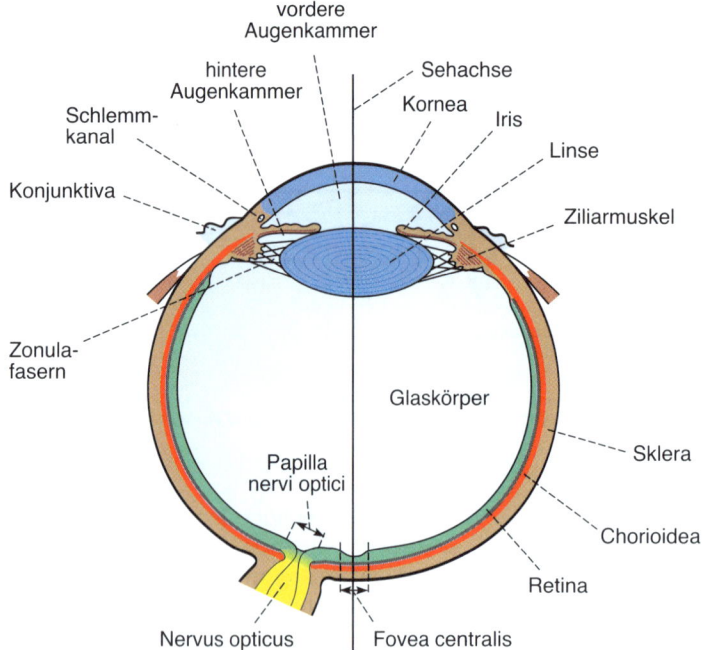

Abb. 20-4 *Aufbau des menschlichen Auges. Horizontalschnitt durch das rechte Auge.*

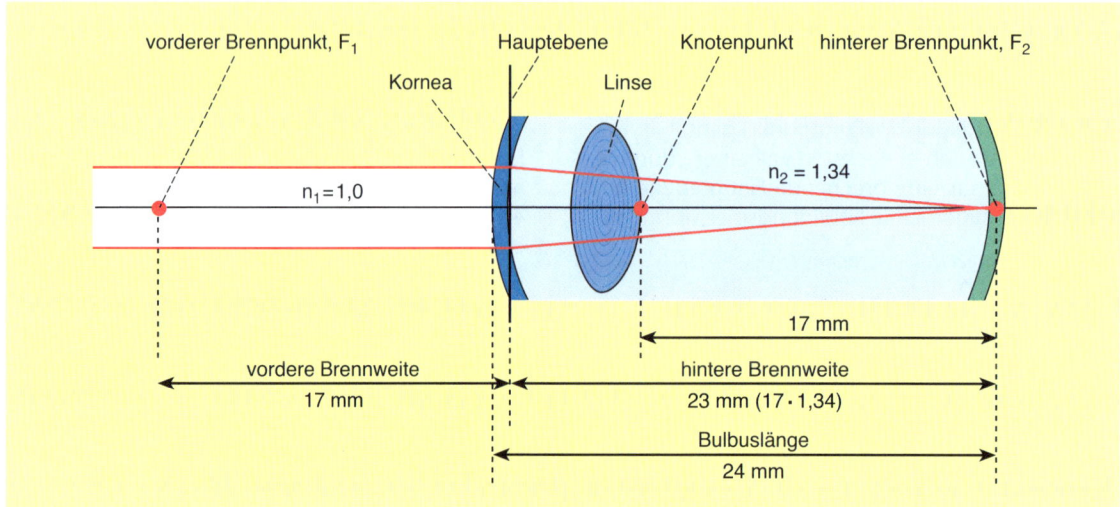

Abb. 20-5 *Das **reduzierte Auge**. Vereinfachtes Schema zum optischen System des menschlichen Auges, mit Kardinalpunkten und den wichtigsten Maßen.*

In starker Vereinfachung kann man das Auge als einfaches optisches System darstellen („reduziertes Auge", Abb. 20-5), mit einer brechenden Hauptebene und einem Knotenpunkt, mit einer vorderen Brennweite von 17 mm und einer hinteren Brennweite von 23 mm (Brechungsindex von Kammerwasser und Glaskörper: 1,34, relativ zu Luft = 1,0).

Genauere Angaben sind in den Abbildungen 20–4 und 20–5 enthalten. Ein solches komplexes optisches System hat zwei Hauptebenen und zwei Knotenpunkte. Der Abstand zwischen den Hauptebenen bzw. Knotenpunkten ist mit 0,25 mm so klein, daß er im Maßstab der Bilder kaum zu erkennen wäre. Man kann ihn deshalb vernachlässigen und ein „reduziertes Auge" mit einer brechenden Hauptebene H und einem Kno-

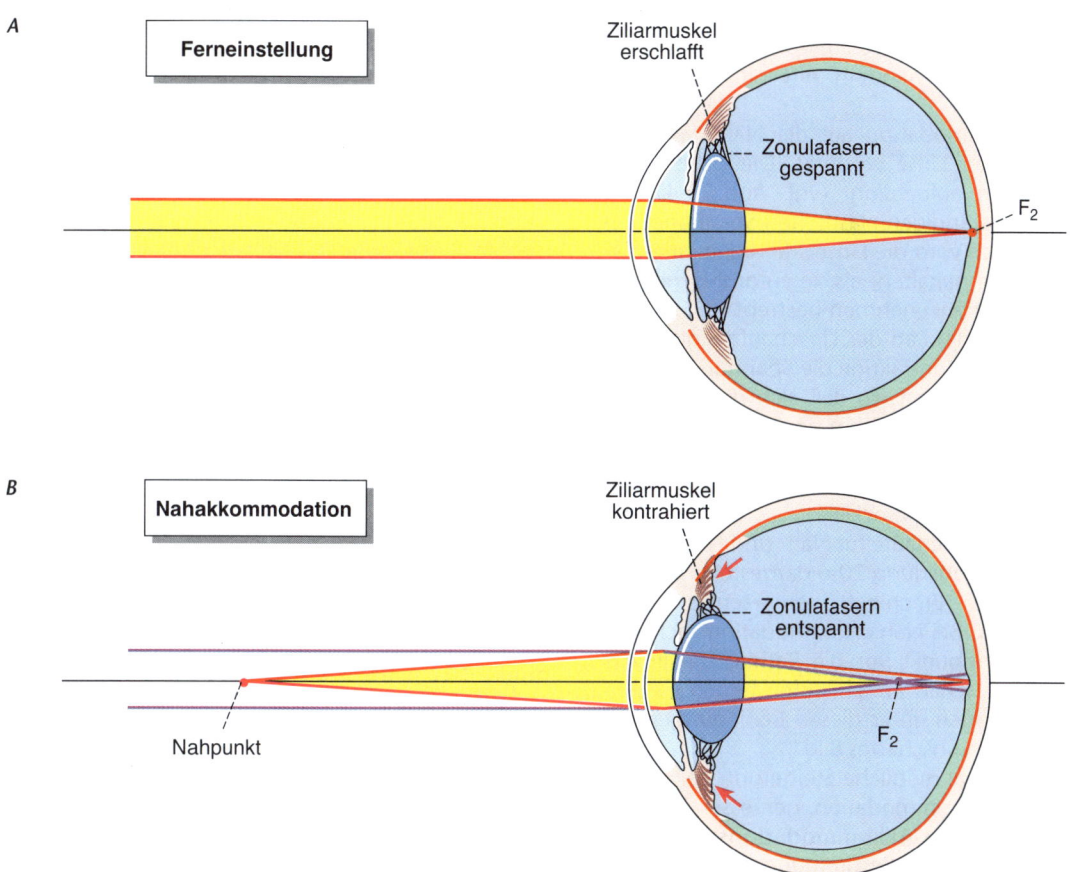

A

Ferneinstellung

Ziliarmuskel
erschlafft

Zonulafasern
gespannt

F_2

B

Nahakkommodation

Ziliarmuskel
kontrahiert

Zonulafasern
entspannt

F_2

Nahpunkt

20

Abb. 20-6 *Veränderungen im Auge bei* **Akkommodation auf die Nähe.**
A: *Einstellung auf die Ferne (akkommodationsloses Auge). Der Brennpunkt liegt bei Normalsichtigkeit (Emmetropie) auf der Retina.*

B: *Akkommodation auf die Nähe. Die Brechkraft der Linse ist erhöht, der hintere Brennpunkt F_2 liegt vor der Retina, Strahlen vom Nahpunkt werden auf der Retina vereinigt.*

tenpunkt K darstellen (Abb. 20-5). Die Hauptebene liegt dicht hinter der Kornea, der Knotenpunkt etwa an der Linsenhinterfläche, 17 mm vor der Retina. Bei der Konstruktion von Strahlenverläufen geht der Zentralstrahl ungebrochen durch den Knotenpunkt. Der durch den vorderen Brennpunkt gehende Strahl verläuft hinter der Hauptebene achsenparallel. Ein Gegenstand von 1 m = 1000 mm Größe im Abstand von 17 m vor dem Auge (das ist praktisch unendlich, die Strahlen fallen parallel ins Auge, wie in Abb. 20-5) wird verkleinert, reell und umgekehrt auf der Retina abgebildet, und zwar 1 mm groß (17 m Gegenstandsweite zu 17 mm Abstand Knotenpunkt – Retina wie 1000 zu 1).

Die Brechkraft des Auges ist für Lichtstrahlen in der Vertikalebene etwa 0,5 dpt größer als für Strahlen der Horizontalebene. Die Kornea ist durch den Liddruck in der Vertikalebene etwas stärker gekrümmt. Die dadurch bedingte gewisse Unschärfe (Astigmatismus) stört nicht und bedarf keiner Korrektur.

20.2.3 Akkommodation des Auges

Das „ruhende" Auge ist auf das Sehen in der Ferne eingestellt, ferne Gegenstände werden scharf auf der Retina abgebildet. Fixiere ich einen nahe gelegenen Gegenstand, so verstärkt das Auge automatisch seine Brechkraft und sorgt so für eine scharfe Abbildung des nahen Gegenstandes. Dieser Anpassungsvorgang heißt **Akkommodation.** Der fernste Punkt, in dem ein Gegenstand noch scharf gesehen werden kann, ist der **Fernpunkt.** Er liegt beim Normalsichtigen im Unendlichen. Der nächste Punkt vor dem Auge, in dem ein Gegenstand gerade noch scharf gesehen wird, ist der **Nahpunkt.** Er liegt beim jungen Menschen rund 10 cm vor dem Auge und rückt mit zunehmendem Alter immer weiter weg.

Bei Akkommodation auf die Nähe wird die Brechkraft der Linse verstärkt. Die Linse ist an Zonulafasern aufgehängt (vgl. Abb. 20-4), die unter einer ständigen elastischen Spannung stehen. Dadurch wird die Linse ständig in einer flacheren Form gehalten, als sie aufgrund ihrer Eigenelastizität anzunehmen bestrebt ist. Der Ziliarmuskel greift so an der Linsenaufhängung an, daß bei seiner Kontraktion die Spannung der Zonulafasern abnimmt, so daß sich die elastische Linse mehr der Kugelform annähern kann. Der M. ciliaris wird (überwiegend) parasympathischcholinerg innerviert, durch Atropin wird die Erregungsübertragung blockiert.

Die Strahlenverläufe für Nah- und Ferneinstellung sind in Abbildung 20-6 dargestellt. Mit Verstärkung der Brechkraft verkürzen sich die Brennweiten. Bei Nahakkommodation rückt der hintere Brennpunkt vor die Retina. Die in der Brennebene scharf abgebildeten fernen Gegenstände erzeugen unter diesen Bedingungen auf der Retina ein unscharfes Bild.

Die maximal mögliche Steigerung der Brechkraft durch Akkommodation, gemessen in Dioptrien, nennt man **Akkommodationsbreite** (A). Sie läßt sich aus der Bestimmung von Fernpunkt F und Nahpunkt N (in Meter) errechnen:

$$A = 1/N - 1/F.$$

Die Akkommodationsbreite weist eine starke Altersabhängigkeit auf (Abb. 20-7), die auf dem Elastizitätsverlust der Linse beruht. Von 12 dpt beim Jugendlichen geht sie auf Werte unter 1 dpt im Alter zurück. Wenn die Akkommodationsbreite im Alter zwischen 40 und 50 Jahren unter 3 dpt absinkt (Alterssichtigkeit, **Presbyopie**), wird für den Normalsichtigen das Lesen schwierig, man benötigt eine Lesebrille.

Bei Veränderungen der Brechkraft geht man am besten vom normalsichtigen, akkommodationslosen Auge (vereinfacht **Normalauge**) aus, also von einem Auge, das parallel einfallendes Licht auf der Retina vereinigt. Alle Veränderungen gegenüber dieser Situation kann man sich als Vorsatzlinse vor dem Auge vorstellen. Beim Normalsichtigen mit Fernpunkt unendlich wird der Ausdruck $1/F = 0$. Der reziproke Wert des Nahpunktes gibt dann direkt die Akkommodationsbreite an. Nahpunkt 10 cm bedeutet, daß vor dem Auge eine „Akkommodations-Zusatzlinse" von +10 dpt sitzt, die das aus dem Nahpunkt kommende divergente Licht zu Parallelstrahlen umwandelt. Die Parallelstrahlen können dann von dem Normalauge scharf abgebildet werden. So kann man sich die Veränderungen bei Akkommodation anschaulich vorstellen und braucht nicht die Formel für die Akkommodationsbreite auswendig zu lernen.

Hat ein Kurzsichtiger seinen Fernpunkt bei 50 cm, so hat er gleichsam eine Linse von +2 dpt vor dem Normalauge. Bei einer Akkommodationsbreite von 10 dpt wird man den Nahpunkt bei 8 cm finden (1/12 dpt ≈ 0,08 m). Dieser Kurzsichtige kann nur im Bereich zwischen 8 cm und 50 cm scharf sehen, der **Akkommodationsbereich** (derjenige Längenbereich, in dem scharf gesehen werden kann) beträgt nur 42 cm, gegenüber unendlich beim Normalsichtigen. **Beim Kurzsichtigen ist der Akkommodationsbereich stark eingeschränkt, bei normaler Akkommodationsbreite!**

Eine Akkommodation wäre auch bei starrer Linse durch Veränderung des Abstandes zwischen Linse und Retina möglich. Bei manchen Fischen und Amphibien ist dieses Prinzip realisiert – ebenso wie bei der Photographie. Beim Menschen erfolgt die Akkommodation ganz überwiegend durch zunehmende Krümmung der Linsenvorderfläche, die Krümmung der Linsenhinterfläche ändert sich nur wenig, der Abstand zwischen Linse und Retina bleibt praktisch unverändert.

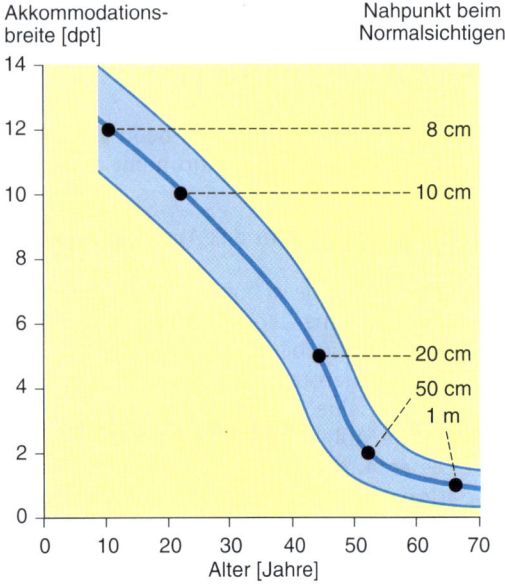

Abb. 20-7 Abnahme der Akkommodationsbreite mit dem Alter. Die damit verbundene Veränderung des Nahpunktes ist für den Normalsichtigen eingetragen.

20.2.4 Refraktionsanomalien: Kurzsichtigkeit und Weitsichtigkeit

Abweichungen von den normalen Brechungsverhältnissen im Auge (Emmetropie) nennt man **Refraktionsanomalien.** Ist die Brechkraft des akkommodationslosen Auges zu stark, so wird parallel einfallendes Licht bereits vor der Retina vereinigt (Abb. 20-8), auf der Retina werden ferne Gegenstände unscharf abgebildet. Der Fernpunkt rückt dabei näher an das Auge heran, nur in der Nähe kann scharf gesehen werden, es liegt eine **Kurzsichtigkeit (Myopie)** vor. Aus der Lage des Fernpunktes kann diese quantitativ bestimmt werden. Liegt der Fernpunkt bei 50 cm, so ist im Auge gewissermaßen eine zusätzliche Myopie-Linse von +2 dpt. Zur Korrektur dieser Myopie ist deshalb eine Brille mit –2 dpt (Zerstreuungslinse) erforderlich.

„Zu starke Brechkraft" bei Kurzsichtigkeit bedeutet, daß die Brechkraft in Relation zur Bulbuslänge (Abstand Kornea – Retina) zu groß ist. In den meisten Fällen liegt eine **Achsen-Myopie** vor: die Längsachse des Auges ist zu groß. Nur selten kommen Brechungs-Myopien vor (zu starke Brechkraft bei normaler Achsenlänge).

Bei der **Weitsichtigkeit (Hyperopie,** Hypermetropie, Übersichtigkeit) ist die Brechkraft in Relation zur Achsenlänge zu klein (meist Achsen-Hyperopie: Bulbuslänge zu kurz). Beim ruhenden Auge werden parallel einfallende Lichtstrahlen hinter der Retina vereinigt (Abb. 20-9). Nur Licht, das bereits konvergent ins Auge einfällt, läßt sich auf der Retina vereinigen. Aus der Verlängerung dieser konvergenten Strahlen läßt sich der Schnittpunkt hinter dem Auge als virtueller Fernpunkt ermitteln, der durch ein negatives Vorzeichen gekennzeichnet wird: Der Fernpunkt liegt im negativ-Endlichen, im Beispiel von Abbildung 20-9 bei –0,5 m (Hyperopie –2 dpt).

Im Gegensatz zur Myopie kann die Hyperopie beim jungen Menschen durch Akkommodation ausgeglichen werden. Sie wird deshalb bei Kindern weniger leicht bemerkt. Oft sind es Kopfschmerzen (durch die ständige Akkommodation) oder eine Neigung zum Schielen (Strabismus convergens, wegen der Kopplung von Akkommodation und Konvergenz), die auf eine Hyperopie aufmerksam machen. Insofern sollte auch beim jungen Menschen eine stärkere Hyperopie ausgeglichen werden.

Bei der Bestimmung des Fernpunktes geht man generell so vor, daß man eine Sammellinse vor das Auge setzt und so den Fernpunkt „heranholt". Mit einer Vorsatzlinse von +2 dpt ist der Fernpunkt des Normalsichtigen bei 0,5 m. Bei Hyperopie kann man die Vorsatzlinse verstärken, beispielsweise auf +5 dpt. Findet man dann den Fernpunkt bei 0,5 m, so liegt eine Hyperopie von $1/0,5\,\text{m} - 5\,\text{dpt} = -3\,\text{dpt}$ vor, der wahre Fernpunkt liegt bei – 0,33 m.

20

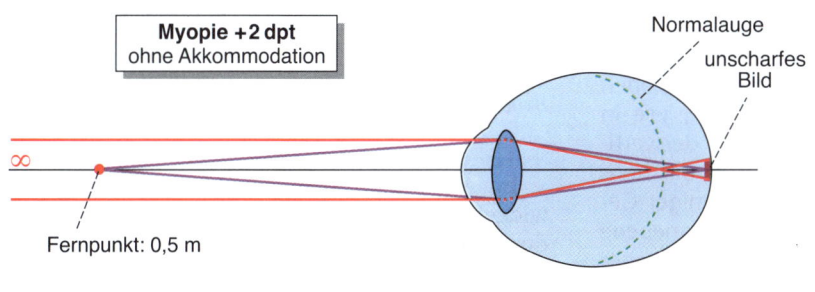

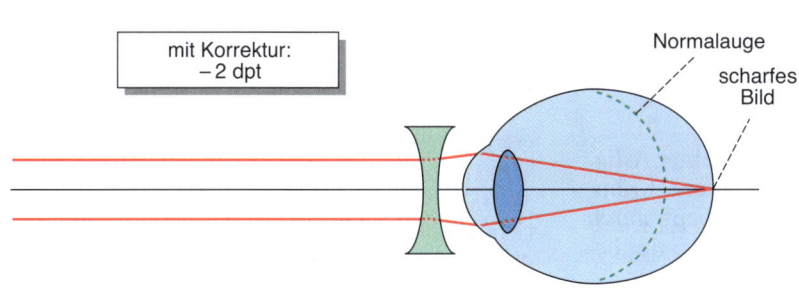

Abb. 20-8 Strahlenverlauf bei ***Myopie*** *(Kurzsichtigkeit), bei Ferneinstellung. Beispiel für eine Achsen-Myopie von 2 dpt, oben ohne Korrektur, unten nach Korrektur mit einer Zerstreuungslinse von – 2 dpt.*

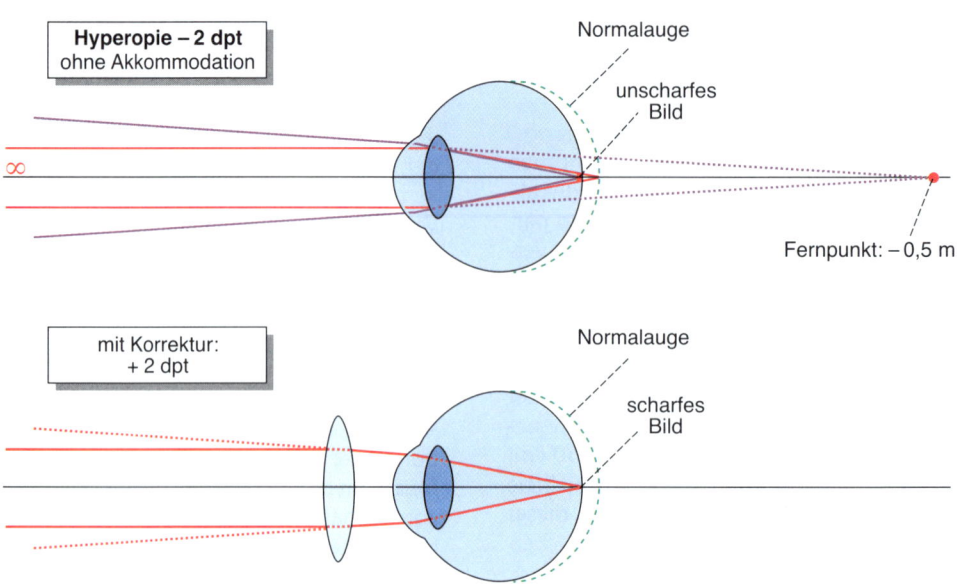

*Abb. 20-9 Strahlenverlauf bei **Hyperopie** (Weitsichtigkeit), bei Ferneinstellung. Beispiel für eine Achsen-Hyperopie von – 2 dpt, oben ohne Korrektur, unten nach Korrektur mit einer Sammellinse von 2 dpt.*

Myopie und Hyperopie sind durch die Veränderungen des Fernpunktes charakterisiert. Wenn bei der Alterssichtigkeit das Sehen in der Nähe immer schlechter wird, so ist das keine Weitsichtigkeit, denn der Fernpunkt bleibt normal, nur die Akkommodationsfähigkeit wird schlechter. **Es gibt keine „Altersweitsichtigkeit".** Eine Kombination von Alterssichtigkeit und Weitsichtigkeit ist natürlich möglich.

Eine weitere Refraktionsanomalie ist der **Astigmatismus:** nicht-punktförmiges Sehen. Dabei ist die Brechkraft für Licht verschiedener Ebenen unterschiedlich. Werden beispielsweise, wie in Abbildung 20-10, die Lichtstrahlen in der vertikalen Ebene stärker gebrochen als in der horizontalen Ebene, so wird ein punktförmiger Gegenstand zunächst in der vertikalen Brennebene als waagerechter Strich abgebildet, und weiter hinten, in der horizontalen Brennebene, als vertikaler Strich. An keiner Stelle entsteht ein scharfes punktförmiges Bild des Gegenstandspunktes. Eine solche Störung kann durch eine Zylinderlinse mit geeigneter Achsenlage ausgeglichen werden.

Wie oben bereits angemerkt, ist ein leichter Astigmatismus physiologisch (etwas stärkere Krümmung der Kornea in der vertikalen Ebene durch den Liddruck). Ungleichheiten bis zu 0,5 dpt bedürfen nicht des Ausgleichs.

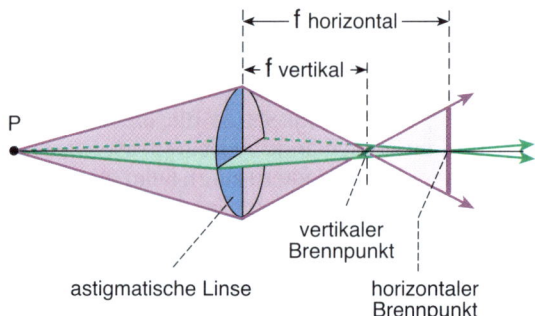

*Abb. 20-10 Strahlenverlauf beim **Astigmatismus.** In diesem Beispiel ist die Brechkraft in der Vertikalebene stärker als in der Horizontalebene.*

Im Alter kann sich eine **Linsentrübung** entwickeln (grauer Star, Katarakt), die den Lichtdurchgang so stark stört, daß eine operative Entfernung der Linse erforderlich wird. Heute setzt man dabei eine Kunstlinse ein. Die sonst zur Korrektur des Linsenverlustes notwendige starke „Starbrille" (etwa +13 dpt) ist heute eine Seltenheit.

20.2.5 Pupillenreaktionen und Konvergenz

Die Iris dient als Blende, die das Auge vor zu starkem Lichteinfall schützen soll. Die **Pupille** ist die zentrale Öffnung, die die ringförmige Iris für den Lichteinfall frei läßt. Ihr Durchmesser kann durch die Irismuskulatur zwischen 2 und 8 mm verstellt werden. Bei Belichtung des Auges wird reflektorisch eine Pupillenverengung ausgelöst, und zwar sowohl im belichteten Auge **(direkte Lichtreaktion)** als auch im anderen, nicht belichteten Auge **(konsensuelle Lichtreaktion).**

Weiterhin kommt es bei Akkommodation des Auges automatisch zu einer Pupillenverengung, bedingt durch zentrale Kopplungen. Die damit verbundene Abblendung der Randstrahlen verbessert die optische Abbildung. Da es bei Naheinstellung des Auges zugleich zu einer Konvergenz der beiden Augenachsen kommt, wird die Pupillenverengung bei Naheinstellung auch als **Konvergenzreaktion** bezeichnet.

Die **Kopplung von Akkommodation und Konvergenz der Augenachsen kann zum Schielen (Strabismus) führen.** Wenn beispielsweise der Hyperope beim Sehen in die Ferne ständig stark akkommodieren muß, besteht eine Tendenz, die Augenachsen zu konvergieren – was für den Normalsichtigen sinnvoll, hier aber verfehlt ist. Dadurch kann es zu konvergentem Schielen (Strabismus convergens) kommen.

In der Iris befindet sich ein zirkulär angeordneter M. sphincter pupillae, der parasympathisch-cholinerg innerviert wird und eine Verkleinerung der Pupille **(Miosis)** bewirkt. Atropin blockiert diese Innervation und löst so eine Weitstellung der Pupille aus. Ferner ist in der Iris ein radiär verlaufender M. dilatator pupillae, der sympathisch-noradrenerg innerviert wird und mit seiner Kontraktion die Pupille erweitert **(Mydriasis).**

Der Ausdruck „Pupillenreaktion" ist etwas irreführend, weil es immer die Irismuskulatur ist, die reagiert; die Pupille ist ein freier Raum.

Die afferente Bahn für den Pupillen-Lichtreflex ist zunächst, von den Photorezeptoren der Retina ausgehend, identisch mit den normalen optischen Afferenzen. Im Corpus geniculatum laterale zweigen Kollateralen von der Sehbahn ab und ziehen zur prätektalen Region des Mittelhirns. Dort liegt das Zentrum der Pupillenmotorik, das auch für die Kopplung der Reaktionen in beiden Augen verantwortlich ist. Von dort wird über den Edinger-Westphal-Kern und das Ganglion ciliare der Pupillensphinkter cholinerg gesteuert. Die sympathische Innervation des M. dilatator pupillae verläuft über das Ganglion cervicale superius.

Die **Testung der Pupillen-Lichtreaktion** kann in einfacher Weise wichtige Informationen über neurologische Störungen liefern. Ist beispielsweise das linke Auge durch Schädigung des Sehner-

ven erblindet, so ist die direkte Lichtreaktion dieses Auges erloschen, aber die konsensuelle Lichtreaktion (bei Belichtung des rechten Auges) ist intakt. Es liegt eine amaurotische Pupillenstarre vor (Amaurose = Erblindung). Kommt es dagegen zu einer Störung der efferent-parasympathischen Innervation am linken Auge, so reagiert die linke Pupille generell abgeschwächt im Vergleich zur rechten, bzw. gar nicht bei völliger Unterbrechung der Innervation. Dann spricht man von absoluter Pupillenstarre.

20.2.6 Kammerwasser und Augeninnendruck

Im Auge herrscht ein leichter Überdruck von 10 bis 20 mmHg (1,3–2,6 kPa), der zusammen mit der festen umhüllenden Sklera für die stabile Form des Auges sorgt (vgl. Abb. 20-4). Der Ziliarkörper bildet ständig etwas Kammerwasser, das aus der hinteren Augenkammer durch die Pupille in die vordere Augenkammer gelangt und im Kammerwinkel durch den Schlemm-Kanal abfließt. Verengung der Pupille führt zur Entfaltung des Kammerwinkels und begünstigt so den Abfluß des Kammerwassers. Abflußbehinderung läßt den Augeninnendruck ansteigen **(Glaukom).** Das hat eine Schädigung des Sehnerven mit Gesichtsfeldausfällen zur Folge und kann schließlich zur Erblindung führen (Abb. 20-22).

Der Augeninnendruck kann mittels Impressionstonometrie gemessen werden: Mit einem Stift wird ein definierter Druck auf die Kornea ausgeübt und der Grad der Eindellung bestimmt. Heute verwendet man überwiegend die genauere **Applanationstonometrie:** Man erzeugt eine Abflachung der Kornea und setzt diese zur erforderlichen Kraft in Beziehung. Zur Orientierung setzt man gern die berührungsfreie Methode mittels Luftstrahl ein. Diese ist zwar nicht so genau, hat aber den Vorteil, daß kein Risiko einer Infektionsübertragung besteht.

20.2.7 Lidschlag und Tränensekretion

Die über dem Auge gelegene Tränendrüse bildet ständig etwas Tränenflüssigkeit, die in den Bindehautsack sezerniert wird und im nasalen Augenwinkel über den Tränennasengang abfließt. Der regelmäßige Lidschlag sorgt dafür, daß die empfindliche Kornea ständig von einem Tränenfilm bedeckt und so geschützt wird. Durch parasympathisch-cholinerge Innervation wird die Tränensekretion gefördert.

20

20

20.2.8 Augenbewegungen

Da nur in einem kleinen Areal der Retina, in der Fovea centralis, ein optimales Auflösungsvermögen für scharfes Sehen vorhanden ist, bedeutet scharfes Sehen zugleich eine präzise Fixierung des betrachteten Gegenstandes. Dies heißt, daß die Augen so eingestellt werden müssen, daß die Verlängerungen der beiden Sehachsen genau auf den Gegenstand treffen. Die Feineinstellung der Motorik mit der präzisen Konvergenz der Augenachsen passiert unbewußt, ebenso wie die Akkommodation.

Sehen ist keineswegs ein rein rezeptiver Vorgang, sondern eine fein abgestimmte Kooperation sensorischer und motorischer Leistungen. Die Augenbewegungen sind dabei auch mit Kopf- und Körperbewegungen abgestimmt. Betrachten wir einen größeren Gegenstand, so wechseln kurze **Fixationsperioden** und ruckhafte Augenbewegungen **(Sakkaden)**, mit denen wir das Objekt gleichsam abtasten. Auch beim Lesen findet sich ein solches Bewegungsmuster. Verfolgen wir einen sich bewegenden Gegenstand, so laufen **gleitende Augenfolgebewegungen** ab.

Für die Ausführung der Augenbewegungen verfügt jedes Auge über sechs äußere Augenmuskeln, die über drei Hirnnerven innerviert werden (s. Lehrbücher der Anatomie). Für die Koordination der Augenbewegungen sorgen blickmotorische Zentren im Hirnstamm.

Die Augenbewegungen lassen sich mit Hilfe des **Elektrookulogramms** registrieren. Über die Retina hinweg besteht eine Potentialdifferenz, die zur Folge hat, daß die Kornea positiv ist gegenüber dem hinteren Augenpol. Dieses korneoretinale Bestandspotential macht das Auge gewissermaßen zu einem elektrischen Dipol mit einem umgebenden elektrischen Feld. Jede Augenbewegung verändert dieses Feld. Die Veränderungen des elektrischen Feldes, die man mit einer nasalen und einer temporalen Elektrode neben dem Auge erfassen kann, sind deshalb ein Indikator für die Augenbewegungen.

Auf die Augenbewegungen beim Nystagmus kommen wir beim Gleichgewichtssinn noch zurück.

20.2.9 Untersuchung des Augenhintergrundes mit dem Augenspiegel

Mit Hilfe des Augenspiegels ist es möglich, ins Auge hineinzusehen und den Augenhintergrund zu betrachten (Abb. 20-11). Man erkennt die gelbe Papilla nervi optici, die Austrittsstelle des N. opticus, und die Blutgefäße, die in der Papille als Arteria centralis retinae eintreten und als Venen wieder austreten. Im Zentrum (wenn der Patient ins Auge des Untersuchers blickt) erkennt man die Macula lutea (gelber Fleck), in deren Bereich sich die Fovea centralis, die Stelle des schärfsten Sehens befindet. Die Macula erscheint als relativ homogener Fleck, auf den von außen her die feinen Gefäßverzweigungen hinlaufen, so daß dieser Bezirk frei ist von größeren Gefäßen, die den Lichteinfall auf die Rezeptorschicht behindern.

Das Bild des Augenhintergrundes ist nicht nur für den Augenarzt wichtig. Eine vorgewölbte Papille (Stauungspapille) ist beispielsweise ein Zeichen für einen erhöhten Hirndruck. Auch Gefäßveränderungen sind allgemeinmedizinisch von Bedeutung.

Bei der Technik zur Untersuchung des Augenhintergrundes unterscheidet man eine **Spiegelung im umgekehrten Bild** (indirekte Ophthalmoskopie) und eine **Spiegelung im aufrechten Bild** (direkte Ophthalmoskopie) (Abb. 20-12).

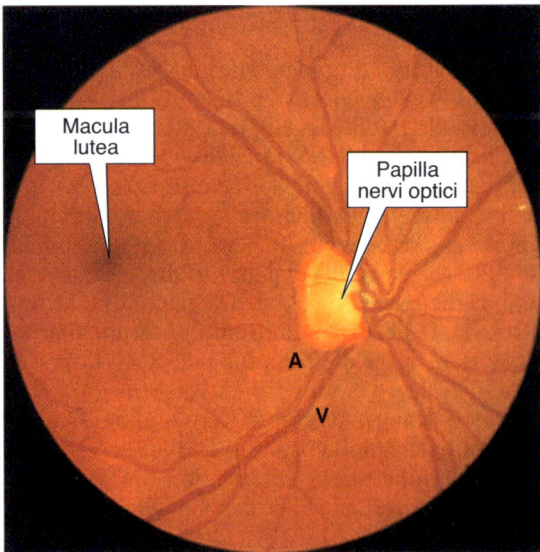

Abb. 20-11 Bild des menschlichen **Augenhintergrundes**. Die Venen (V) sind etwas dicker und dunkler als die Arterien (A). Die Sehnervenpapille liegt etwa 15° nasal von der Mucula lutea mit der Fovea centralis.

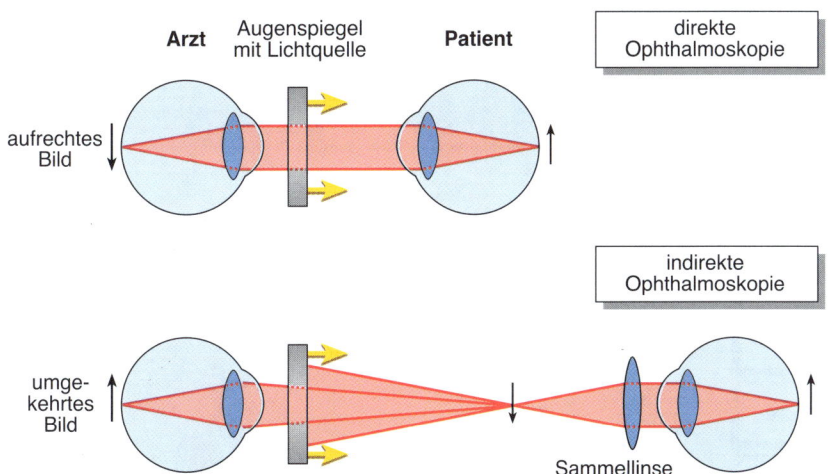

Abb. 20-12 *Strahlengang bei der **Augenspiegelung** im aufrechten Bild (oben) und im umgekehrten Bild (unten). Oben: Arzt und Patient sind normalsichtig und akkommodationslos.*

Unten: Der Arzt akkommodiert auf das reelle, umgekehrte Bild vor dem Patientenauge.

Der „Augenspiegel" hat seinen Namen von der früheren Untersuchungstechnik. Man benutzte einen zentral durchbohrten Hohlspiegel, mit dem man Licht von einer äußeren Lichtquelle ins Auge warf. Durch die zentrale Bohrung blickte man ins Auge. Bei den modernen Augenspiegeln ist die Lichtquelle im Gerät eingebaut.

Bei der **Spiegelung im umgekehrten Bild** (indirekte Ophthalmoskopie) hält der Untersucher vor das Patientenauge eine starke Sammellinse (15 dpt). Die Sammellinse entwirft zunächst ein umgekehrtes Bild vom Augenhintergrund, das vom Untersucherauge noch einmal umgekehrt wird (Abb. 20-12). Dieses an sich aufrechte Bild auf der Retina des Untersuchers wird als umgekehrt wahrgenommen, da beim normalen Sehen die Umwelt umgekehrt auf der Retina abgebildet wird. Deshalb liegt hier nach der subjektiven Wahrnehmung eine Spiegelung im „umgekehrten" Bild vor. Bei dieser Technik übersieht man einen relativ großen Teil des Augenhintergrundes bei geringer Vergrößerung (4 fach).

Bei der **Spiegelung im aufrechten Bild** (direkte Ophthalmoskopie) entfällt die Vorsatzlinse. Der Untersucher geht näher an das Patientenauge heran und sieht den Augenhintergrund in stärkerer Vergrößerung (etwa 15 fach).

Modernere **Verfahren mit Kontaktgläsern** erlauben dem Augenarzt noch bessere Einblicke ins Auge. Dabei wird ein Kontaktglas auf die oberflächenanästhesierte Kornea aufgesetzt, das die Korneakrümmung ausgleicht. Mit Hilfe einer Spaltlampe betrachtet man den Augenhintergrund. Dabei kann man besonders die Netzhautperipherie sehr gut erkennen. Ähnlich gute Einblicke kann man kontaktlos mit einer sehr starken Sammellinse (90 dpt) vor dem Auge gewinnen.

Bei der direkten Spiegelung sollten Untersucher und Patient akkommodationslos in die Ferne schauen. Dann stimmt das Schema der Abbildung 20-12: Strahlen von einem Netzhautpunkt des Patienten fallen parallel aus dem Patientenauge und werden auf der Retina des Untersuchers wieder vereinigt. Refraktionsanomalien von Arzt oder Patient können durch Linsen im Augenspiegel ausgeglichen werden. Das Netzhautbild des Patienten wird auf diese Weise 1:1 auf der Netzhaut des Arztes abgebildet. Den Vergrößerungseffekt beurteilt man im Vergleich zu der Situation, daß man ein reelles Retinabild im Abstand von 25 cm betrachtet. Diese Retina würde auf der Arzt-Retina im Verhältnis 250 mm zu 17 mm (Abstand Knotenpunkt – Retina), rund 15:1 abgebildet, also auf 1/15 verkleinert (vgl. Abschn. 20.2.2). Die 1:1-Abbildung erscheint im Vergleich dazu als 15 fache Vergrößerung.

20.3 Erregungsprozesse in der Retina

20.3.1 Elemente der Retina

Die Retina ist ein komplexes neuronales Netzwerk, das als vorgeschobener Gehirnteil aufzufassen ist (Abb. 20-13). Neben den Photorezeptoren enthält die Netzhaut noch die beiden nachfolgenden Neurone, die schon wesentliche Verarbeitungsprozesse vornehmen. Die Optikus-Neurone, deren Axone den Nervus opticus bilden, sind somit bereits das 2. Neuron.

In der Rezeptorschicht kann man zunächst zwei Zelltypen unterscheiden, **Stäbchen und**

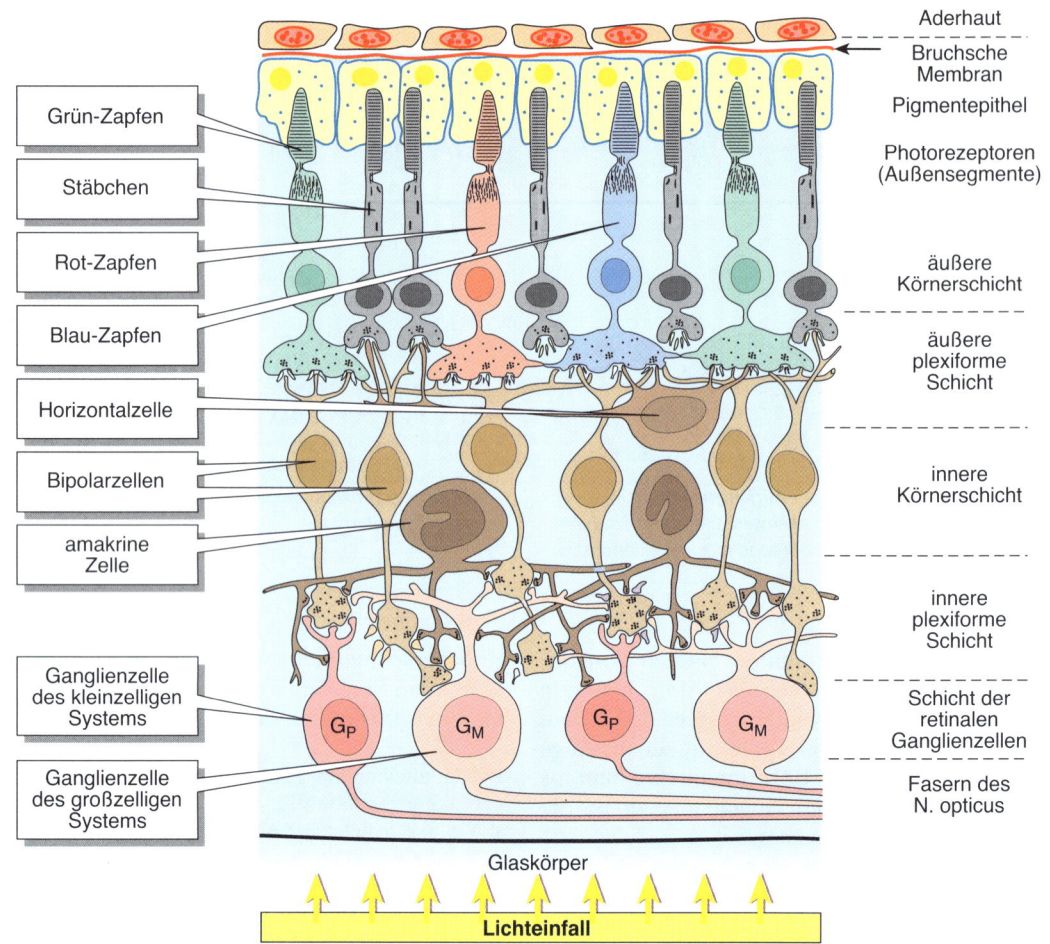

Grün-Zapfen

Stäbchen

Rot-Zapfen

Blau-Zapfen

Horizontalzelle

Bipolarzellen

amakrine Zelle

Ganglienzelle des kleinzelligen Systems

Ganglienzelle des großzelligen Systems

Aderhaut
Bruchsche Membran
Pigmentepithel
Photorezeptoren (Außensegmente)
äußere Körnerschicht
äußere plexiforme Schicht
innere Körnerschicht
innere plexiforme Schicht
Schicht der retinalen Ganglienzellen
Fasern des N. opticus

Glaskörper

Lichteinfall

Abb. 20-13 *Schema zum Aufbau der* **Retina.** *(Nach [6].)*

Zapfen, die auch deutlich verschiedene funktionelle Merkmale aufweisen. Die Zapfen dienen dem Tagessehen und der Farbunterscheidung **(photopisches Sehen),** die Stäbchen dem Dämmerungssehen **(skotopisches Sehen),** ohne Farbunterscheidungsvermögen. Diese Doppelnatur ist die Basis der **Duplizitätstheorie des Sehens.**

Die Zapfen lassen sich weiter in drei Typen mit verschiedenen Photopigmenten untergliedern, deren Absorptionsmaxima bei blau, grün und rot liegen (Abb. 20-15). Diese Dreigliederung der Zapfen ist die Grundlage der Farbunterscheidung **(Dreifarbentheorie).**

Auch in den Zellen des 1. Neurons gibt es eine starke Differenzierung. Die Bipolarzellen sorgen für eine starke **Konvergenz.** Auf über 100 Millionen Rezeptorzellen kommen nur 1 Million Optikus-Neurone. Es gibt auch Prozesse der **Divergenz.** Ein Rezeptor kann Kontakte mit

mehreren Bipolarzellen haben, und eine Bipolarzelle mit mehreren Ganglienzellen des 2. Neurons. Horizontalzellen und Amakrinzellen schließlich besorgen horizontale Wechselwirkungen wie die **laterale Hemmung.**

Stäbchen und Zapfen liegen in der äußeren, vom Lichteinfall abgewandten Schicht der Retina, wobei die Außenglieder einen engen Kontakt zu den Pigmentzellen besitzen. Die Rezeptor-Außenglieder unterliegen einer ständigen Erneuerung. Die Scheibchen der Stäbchen-Außenglieder (Abb. 20-14) wandern zur Spitze, werden dort abgestoßen und von den Pigmentzellen phagozytiert. Die Versorgung der Rezeptorschicht und des Pigmentepithels erfolgt von der Aderhaut, während die inneren zwei Drittel der Netzhaut von den retinalen Blutgefäßen versorgt werden.

A

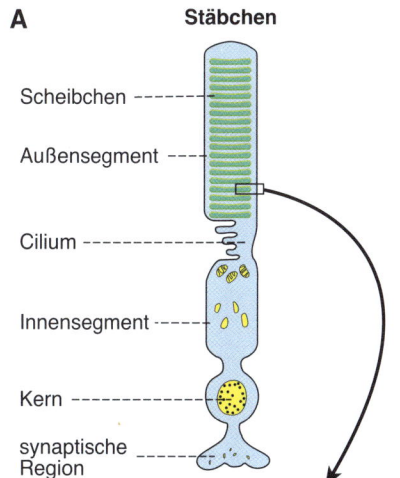

Stäbchen

Scheibchen ------

Außensegment ----

Cilium ------------

Innensegment -----

Kern ------------

synaptische ------
Region

Bei den **Bipolarzellen** lassen sich Stäbchen- und Zapfen-Bipolare unterscheiden, mit weiterer Untergliederung der Zapfenbipolaren. Auch bei den Horizontal- und Amakrinzellen sowie bei den Optikus-Ganglienzellen gibt es verschiedene Typen.

20.3.2 Transduktion von Lichtwellen in Erregung

Das einfallende Licht wird zunächst von spezifischen Sehfarbstoffen in den Rezeptoraußengliedern absorbiert. In den Stäbchen ist dies das Rhodopsin („Sehpurpur"), das in der Membran der Scheibchen eingelagert ist (Abb. 20-14). Die Zapfen besitzen dafür farbspezifische Photopigmente (Abb. 20-15).

Durch die Lichtabsorption wird eine Kette chemischer Prozesse angestoßen, was schließlich dazu führt, daß Natriumkanäle der äußeren Zellmembran verschlossen werden. Durch die in Ruhe hohe Na^+-Leitfähigkeit in der Membran der Photorezeptoren ist das Ruhepotential mit etwa -30 mV relativ gering. Die durch Belichtung ausgelöste Verminderung der Na^+-Leitfähigkeit verstärkt die Polarisation, das Membranpotential wird stärker negativ, was man als Hyperpolarisation bezeichnet. Im Gegensatz zu der allgemeinen Regel, daß Aktivierung zu einer Depolarisation führt, **reagieren die Photorezeptoren auf eine Aktivierung durch Lichteinfall mit einer Hyperpolarisation.**

Die Potentialänderungen steuern die Transmitterfreisetzung in der synaptischen Region zum 1. Neuron.

B

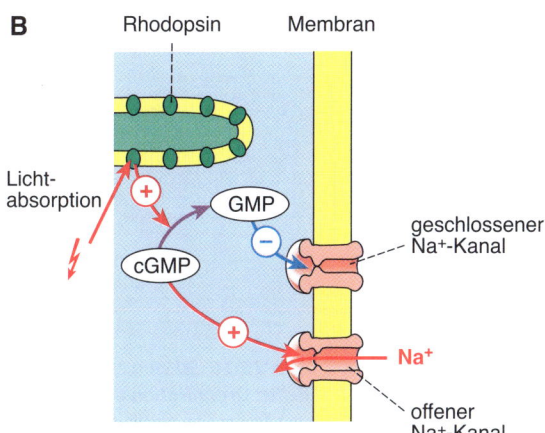

Rhodopsin   Membran

Licht-
absorption

+   GMP

cGMP   –   geschlossener
Na⁺-Kanal

+   Na⁺

offener
Na⁺-Kanal

Bei den **Stäbchen** sind die Transduktionsprozesse besonders gründlich untersucht (Abb. 20-14). Die Lichtabsorption erfolgt am Retinal des Rhodopsins, wobei eine Kette von molekularen Veränderungen abläuft. Das aktivierte Rhodopsinmolekül reagiert mit einem G-Protein der Membran (Transducin). Darauf folgt eine Aktivierung einer Phosphodiesterase, die cGMP (zyklisches Guanosinmonophosphat) zu GMP hydrolisiert. Das cGMP des Zytoplasmas wird für die Offenhaltung der Natrium-Kanäle (hohe Offen-Wahrscheinlichkeit) verantwortlich gemacht. Die Verminderung des cGMP durch die lichtinduzierten Reaktionen reduziert deshalb die Offenwahrscheinlichkeit der Na^+-Kanäle und veranlaßt so die Hyperpolarisation. (Wir finden hier allgemeine Spielregeln für die intrazellulären Botenstoff-Systeme wieder, die in Kap. 4.11 erörtert wurden.)

Die hier reagierenden Kanäle sind nicht hochspezifisch für Na^+-Ionen, sondern lassen auch

C

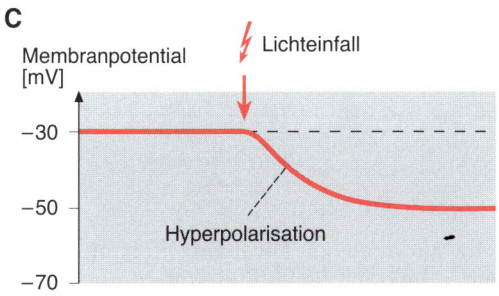

Membranpotential
[mV]   Lichteinfall

-30

-50 Hyperpolarisation

-70

Abb. 20-14 Transduktionsprozesse bei den Stäbchen. *Die Lichtabsorption am Rhodopsin stößt Prozesse an (B), die schließlich die Na^+-Leitfähigkeit der Zellmembran herabsetzen. Dies hat eine Hyperpolarisation zur Folge (C).*

In der Fovea centralis, der Stelle des schärfsten Sehens, finden sich ausschließlich Zapfen, und ihre Dichte nimmt peripherwärts ab. Die Stäbchen dagegen fehlen zentral ganz und werden in der Peripherie dominant. Die Stäbchen sind insgesamt in der Mehrheit. Auf 6 Millionen Zapfen in jedem Auge kommen 120 Millionen Stäbchen.

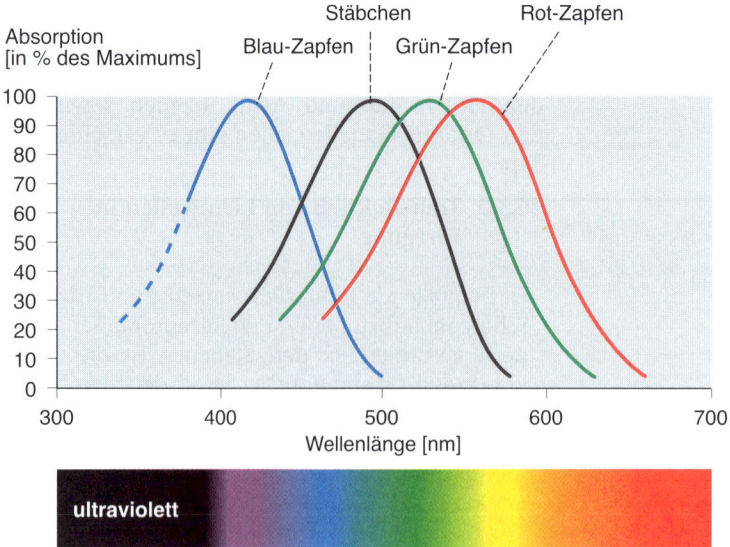

Abb. 20-15 *Kurven der **Lichtabsorption** in Abhängigkeit von der Wellenlänge für die Sehfarbstoffe der Stäbchen (Rhodopsin) sowie der drei Zapfentypen. Darunter das Farbspektrum in Zuordnung zur Wellenlänge.*

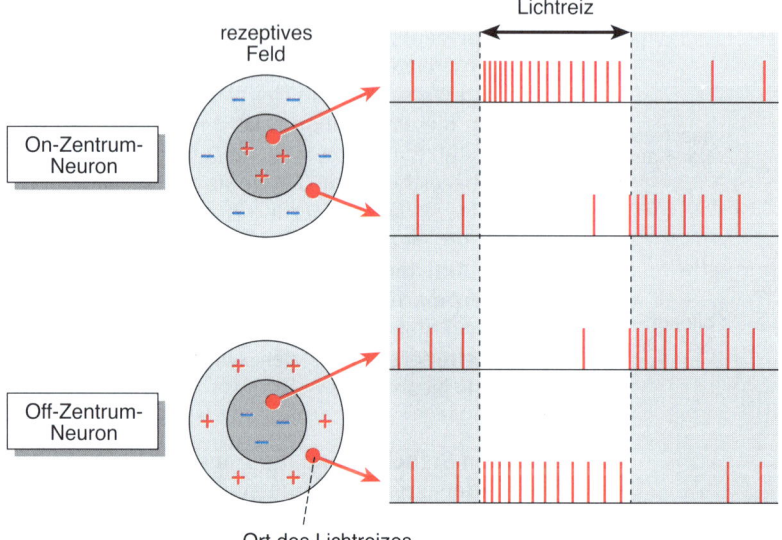

Abb. 20-16 *Schema zur **funktionellen Organisation der rezeptiven Felder** von Optikusneuronen. Rechts: Ableitung von zwei Einzelfasern des N. opticus bei mittlerer Grundhelligkeit und bei Applikation eines kleinflächigen Lichtreizes im Zentrum bzw. in der Peripherie des rezeptiven Feldes. Links sind die rezeptiven Felder mit den Orten der Lichtreizung dargestellt.*

Ca^{2+}-Ionen durch, so daß oft von Natrium-Calcium-Kanälen gesprochen wird.

Bei den **Zapfen** laufen die Prozesse ähnlich ab. Auch die Zapfen-Sehstoffe enthalten Retinal zur Lichtabsorption. Die Besonderheiten sind an die bei den drei Zapfentypen unterschiedlichen Opsine gebunden, die auch die Absorptionsspektren bestimmen (Abb. 20-15).

20.3.3 Erregungsverarbeitung in der Retina

Die in den Photorezeptoren entstehenden Erregungsprozesse werden über die Bipolarzellen (1. Neuron) zu den Ganglienzellen des N. opticus (2. Neuron) weitergeleitet, wobei es sowohl zu Konvergenz als auch zu Divergenz kommt. Neben diesem „direkten" Signalfluß gibt es noch einen „lateralen" Signalfluß, für den die Horizontalzellen und die Amakrinzellen verantwortlich sind (Abb. 20-13).

Das Ergebnis der komplizierten Verarbeitungsprozesse findet man, wenn man die Reaktionen der Optikus-Neurone untersucht. Auch auf dieser Ebene besteht eine starke Differenzierung, es lassen sich mindestens 10 Typen unterscheiden. Es gibt ein großzelliges System, mit dicken, schnelleitenden Axonen, und ein kleinzelliges System, mit langsameren Axonen. Die wichtigsten Unterschiede betreffen die Struktur des rezeptiven Feldes (das Feld der Retina, von dem aus die Aktivität des untersuchten Neurons beeinflußt werden kann). Hier genügt es, die wichtigsten Neuronentypen zu beschreiben.

Die Informationen, die die Retina an die höheren Zentren weiterleitet, kann man erfassen, wenn man die Aktivität einzelner **Optikus-Neurone** auf Belichtungsänderungen studiert, wobei die Frequenz der Aktionspotentialentladungen als Maß der Aktivität dient. Man tastet zunächst mit einem kleinflächigen Lichtreiz die Retina ab und sucht das rezeptive Feld des erfaßten Neurons auf. Die beiden wichtigsten Neuronentypen für das Hell-Dunkel-Sehen sind in Abbildung 20-16 dargestellt. Ein **On-Zentrum-Neuron** reagiert auf einen Lichtreiz im Zentrum des rezeptiven Feldes mit einer Zunahme der Spikefrequenz (On-Antwort), und auf einen Lichtreiz in der Peripherie des rezeptiven Feldes mit einer Abnahme der Impulsfrequenz (Off-Antwort). Ein **Off-Zentrum-Neuron** zeigt umgekehrt bei zentraler Belichtung eine Off-Antwort und bei peripherer Belichtung eine On-Antwort. Es besteht also eine antagonistische Organisation von Zentrum und Peripherie eines rezeptiven Feldes, die man auf Prozesse der lateralen Hemmung bei der Erregungsverarbeitung in der Retina zurückführt. Dabei spielen die Horizontalzellen eine wichtige Rolle.

Bei starker Grundbeleuchtung der Retina (Helladaptation) ist das Zentrum des rezeptiven Feldes relativ klein und wird mit zunehmender Dunkeladaptation immer größer, so daß das antagonistische Umfeld ganz verschwinden kann. Bei **Dunkeladaptation** dehnt sich die Eigenschaft des Zentrums auf das gesamte rezeptive Feld aus.

Bei Untersuchungen mit farbigem Licht findet man ebenfalls antagonistische Organisationsformen, worauf wir beim Farbensehen zurückkommen.

Die Größe eines rezeptiven Feldes von Optikus-Neuronen ist im Zentrum der Retina relativ klein (0,5°) und wird zur Peripherie hin immer größer (2–8°). Darin kommt die zur Peripherie hin zunehmende Konvergenz zum Ausdruck.

Ein Maß für die elektrische Gesamtaktivität der Retina liefert das **Elektroretinogramm** (ERG). Es läßt sich ableiten mit einer differenten Elektrode, die mittels Kontaktlinse auf die Kornea gelegt wird, und einer indifferenten Elektrode an der Stirn. Bei Belichtung des Auges treten charakteristische Wellen auf (a-, b-, c- und d-Welle), die den Rezeptoren und den nachgeschalteten Verarbeitungsprozessen zugeordnet werden können. Veränderungen im ERG werden in der klinischen Diagnostik genutzt.

20.4 Adaptation, Kontraste und Schwellen

20.4.1 Verlauf der Dunkelanpassung

Man bestimmt die Adaptationsfähigkeit des Auges am besten dadurch, daß man der Versuchsperson zunächst eine starke Helligkeit anbietet, so daß das Auge in den Zustand äußerster Hell-Adaptation gelangt. Man schaltet dann das Licht völlig aus und testet mit weißem Licht die Sehschwelle: diejenige Leuchtdichte, die gerade eben wahrgenommen wird.

Setzt man eine Versuchsperson zunächst einer starken Helligkeit aus (maximale Helladaptation) und schaltet dann auf völlige Dunkelheit um, so findet man den in Abbildung 20-17 dargestellten **Verlauf der Sehschwelle.** Die Schwelle nimmt zunächst rasch, dann langsamer werdend immer weiter ab und erreicht innerhalb einer Stunde das Minimum (Maximum der Empfindlichkeit). Nach etwa 10 min kann man einen Knick in der normalen Adaptationskurve erkennen, den man darauf zurückführt, daß zu diesem Zeitpunkt die **rasche Adaptation der Zapfen** weitgehend abgeschlossen ist. Die weitergehende **langsame und starke Empfindlichkeitssteigerung ist eine Funktion der Stäbchen.** In dem Helligkeitsbereich unter der Zapfen-Adaptationskurve geht die Fähigkeit zur Farbunterscheidung verloren (Dämmerungssehen, skotopisches Sehen). Der Gesamtbereich der möglichen Schwellenveränderung beträgt 1 000 000 zu 1.

Mit Dunkeladaptation verändert sich auch die **spektrale Empfindlichkeit** des Auges. Das Empfindlichkeitsmaximum verschiebt sich vom Grünen ins Blaugrüne (Purkinje-Phänomen: die blaue Kornblume erscheint in der Dämmerung relativ heller als der rote Mohn). Die spektrale Empfindlichkeitskurve bei Dunkeladaptation entspricht der Absorptionskurve des Stäbchenfarbstoffs Rhodopsin (vgl. Abb. 20-15), was zur **Duplizitätstheorie des Sehens** paßt.

Die Differenzierung der Zapfen- und Stäbchenfunktion bei der Adaptation ist durch verschiedene Beobachtungen gut belegt. Fehlt Vitamin A, das für die Bildung von Rhodopsin erforderlich ist, so kommt es zur **Nachtblindheit:** Bei schwa-

20

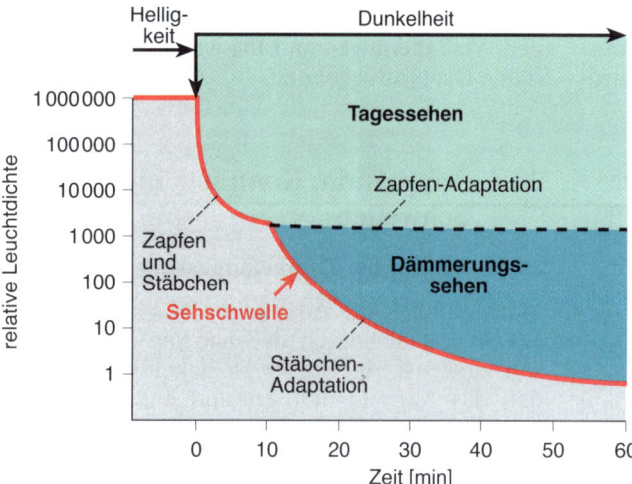

Abb. 20-17 *Verlauf der **Dunkeladaptation** beim Menschen. Ausgehend vom Zustand maximaler Helladaptation nimmt die Lichtempfindlichkeit des Auges beim Übergang ins Dunkle mehr und mehr zu, die Sehschwelle nimmt ab. Nach etwa 10 min erreicht die Adaptation der Zapfen annähernd den Endwert, während die Empfindlichkeit der Stäbchen weiter zunimmt. Die Farben symbolisieren die Verschiebung des Empfindlichkeitsmaximums von grün beim Tagessehen zu blaugrün beim Dämmerungssehen.*

chem Licht in der Dämmerung kann man nicht mehr sehen. Die Adaptationskurve entspricht dann dem Verlauf der Zapfenadaptation in Abbildung 20-17. In der nur mit Zapfen besetzten Fovea centralis ist die Dunkeladaptation geringer. Einen schwach beleuchteten Fleck im Dunkeln, den man beim Fixieren nicht mehr erkennt, kann man noch wahrnehmen, wenn man etwas daran vorbeisieht, d.h. den Fleck neben die Fovea centralis abbildet.

Die Adaptation beruht einmal auf Prozessen in den Photorezeptoren, wobei Veränderungen an den Photopigmenten ablaufen. Daneben wirken Verarbeitungsprozesse in den nachgeschalteten Neuronen der Retina mit. Einen gewissen Anteil tragen auch die Pupillenreaktionen bei. Die Veränderung des Pupillendurchmessers im Verhältnis 1:4 bedeutet eine Veränderung der Pupillenfläche von 1:16. Gut eine Zehnerpotenz bei der Adaptation geht also auf das Konto der Pupillen.

20.4.2 Nachbilder und Kontraste

Die Adaptation ist im wesentlichen ein lokales Phänomen, das sich im belichteten Areal der Retina abspielt. Werden Teile der Retina belichtet, so kommt es dort zur Adaptation, während die benachbarten Partien weniger adaptiert bleiben.

Abbildung 20-18 zeigt das von Goethe beschriebene dunkle Fensterkreuz vor hellem Hintergrund (Abschn. 20.1, Absätze 20 und 29). Blickt man nach längerem Fixieren dieses Bildes auf einen gleichmäßig hellen Hintergrund, so sieht man innerhalb einer Sekunde ein helles Fensterkreuz auf grauem Hintergrund. Dieses **negative Nachbild** beruht darauf, daß die zunächst vom dunklen Fensterkreuz getroffenen Rezeptoren eine Dunkeladaptation vollziehen, d.h. empfind-

licher werden als die von der Helligkeit getroffenen Partien. Die anschließende gleichmäßige Belichtung der Retina löst in den adaptierten Abschnitten eine stärkere Erregung aus als in den weniger adaptierten, so daß man ein helles Kreuz auf dunklerem Grund wahrnimmt.

Blickt man nach Fixieren des Bildes ins völlig Dunkle oder schließt die Augen, so hält die normale Wahrnehmung – dunkles Kreuz auf hellem

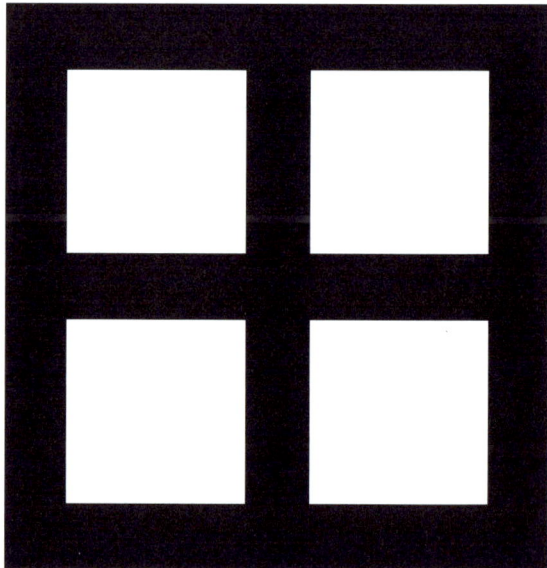

Abb. 20-18 *Dunkles Fensterkreuz vor hellem Hintergrund zum Studium der **Schwarz-Weiß-Kontraste**. Fixieren Sie bei guter Belichtung eine Weile den Mittelpunkt des Kreuzes. Fixieren Sie dann einen Punkt auf einem hellen Untergrund. Nach kurzer Zeit werden Sie ein helles Kreuz vor dunklem Hintergrund sehen (negatives Nachbild). (Vgl. Beschreibung von Goethe in Abschn. 20.1, Absätze 20 und 29.)*

Grund – noch eine kurze Zeit an (wie von Goethe beschrieben, Abschn. 20.1, Absatz 20). Dieses **positive Nachbild** beruht einfach auf einer gewissen Fortdauer der Erregung nach Beendigung des Reizes. Im Anschluß an dieses kurze positive Nachbild erfolgt der Umschlag zum negativen Nachbild.

Wechselwirkungen bei der Helligkeitswahrnehmung, die während der Betrachtung eines Hell-Dunkel-Musters auftreten, bezeichnet man als **Simultankontrast** (im Gegensatz zum **Sukzessivkontrast** der negativen Nachbilder). Betrachtet man die Gitterfigur der Abbildung 20-19, so erscheinen die Kreuzungspunkte der hellen Linien weniger hell als die Abschnitte zwischen den schwarzen Feldern. Dies führt man auf Prozesse der lateralen Hemmung zurück: Eine erregte Stelle wirkt hemmend auf die Umgebung. Die den weißen Kreuzungspunkten zugeordneten Netzhautpartien erfahren aus der hellen Umgebung stärkere Hemmungseinflüsse, die in den Abschnitten mit schwarzer Nachbarschaft fehlen. Auf diese Weise werden Kontraste an Grenzflächen verstärkt, was die Schärfe einer Abbildung verbessern kann.

Bei partieller Belichtung der Retina kommt es auch zu partieller Adaptation. Dadurch erscheint bei anschließender gleichmäßiger Belichtung ein **negatives Nachbild (Sukzessivkontrast):** Nach längerer Betrachtung eines dunklen Kreuzes auf hellem Grund sieht man, wenn man anschließend eine gleichmäßig belichtete Fläche betrachtet, ein helles Kreuz auf dunklem Grund (Abb. 20-18).

Während der Betrachtung eines Hell-Dunkel-Musters (Abb. 20-19) kommt es durch Prozesse der lateralen Hemmung zu einem **Simultankontrast:** Helle Bezirke erscheinen heller, wenn sie von schwarzen Flächen umgeben sind, als solche in heller Nachbarschaft.

20.4.3 Unterschieds- und Flimmerschwellen

Neben der Absolutschwelle für die Lichtwahrnehmung – die sich durch Adaptation in einem weiten Bereich verändert – kann man die **Unterschiedsschwelle** für Helligkeiten bestimmen. Unter Optimalbedingungen, bei gleichzeitigem Darbieten zweier Flächen verschiedener Beleuchtungsstärke, kann man einen Helligkeitsunterschied von 0,01 erkennen.

Als Maß für das zeitliche Auflösungsvermögen bestimmt man die **Flimmerfusionsfrequenz:** diejenige Frequenz eines Flimmerlichtes, bei der sub-

A

B

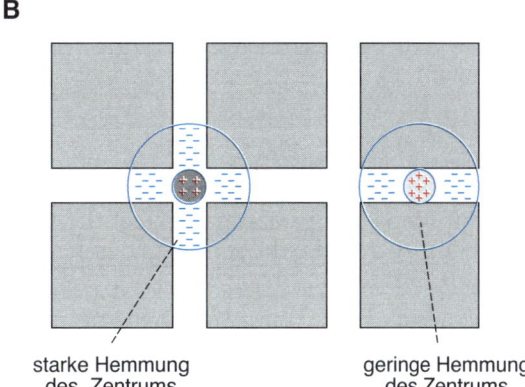

starke Hemmung des Zentrums · geringe Hemmung des Zentrums

Abb. 20-19 Simultaner Helligkeitskontrast. Bei der Gitterfigur in Teil A erscheinen die Kreuzungen der weißen Linien weniger hell als die Linien, die nur von schwarzen Feldern umgeben sind. Zur Erklärung ist in Teil B ein rezeptives Feld eines On-Zentrum-Elementes einmal über eine Kreuzung und einmal über einen Zwischenabschnitt gelegt. Man sieht, daß die Hemmungseffekte aus der Peripherie im ersten Fall stärker sind als im zweiten. Die Empfindlichkeit im Zentrum des rezeptiven Feldes, durch die Dichte der roten Kreuze symbolisiert, ist im rechten Feld größer als im linken (Modifiziert nach [5]).

jektiv der Eindruck des Flimmerns in eine kontinuierliche Wahrnehmung übergeht. Diese Frequenz liegt bei großer Helligkeit bei 60 Hz und sinkt mit abnehmender Beleuchtungsstärke auf 10 Hz ab. Die beim Fernsehen übliche Folgefrequenz von 50 Bildern pro Sekunde reicht bei Zimmerlicht zur Erzeugung eines kontinuierlichen Bildes aus. Dennoch hat man Geräte mit 100 Hz Bildfolge entwickelt, was für das Auge angenehmer und schonender ist. Flimmerfrequenzen im Bereich von 8–10 Hz sind kritisch. Bei manchen Epilepsie-Patienten läßt sich dadurch ein Krampfanfall auslösen. Man diskutiert, ob es dabei zu Resonanzeffekten mit dem Gehirneigenrhythmus (α-Rhythmus) kommt.

20

20.5 Sehschärfe

Die Sehschärfe ist ein Maß für das **Auflösungsvermögen des Auges.** Sie wird quantitativ bestimmt als der Einfallswinkel, unter dem zwei Gegenstände ins Auge einfallen müssen, damit sie gerade noch als unterschiedlich erkannt werden. Man kann dazu einen **Landolt-Ring** (Ring mit einer Lücke, deren Lage zu erkennen ist) oder andere Sehzeichen wie Buchstaben verwenden (Abb. 20-20). Der Normalwert unter Optimalbedingungen (gute Beleuchtung, Fixieren des Testbildes) ist **eine Winkelminute.** In der ärztlichen Diagnostik wird die Sehschärfe als **Visus** angegeben, der definiert ist als der reziproke Wert des Schwellenwinkels α (in Winkelminuten).

$$\text{Visus} = \frac{1}{\alpha}.$$

Die optimale Sehschärfe wird nur bei fovealem Sehen (Abbildung in der Fovea centralis) erreicht. Schon 10° parazentral beträgt der Visus nur noch 0,2 und geht zur Peripherie hin auf etwa 0,03 zurück.

Nach der obigen Definition hat der Visus die Dimension Winkelminute^{-1}. Im klinischen Alltag wird er dimensionslos angegeben. Das ist vertretbar, wenn man den Visus als Verhältnis von Ist-Abstand zu Soll-Abstand einer Standard-Leseprobe definiert. (Soll-Abstand ist der Abstand, unter dem die zur Erkennung der Zeichen erforderlichen Merkmale unter einem Winkel von einer Winkelminute einfallen, also der Abstand, in dem eine Testperson mit Visus 1 die Testzeichen erkennen kann.)

Bei der **klinischen Testung** variiert man nicht den Abstand des Patienten von der Testtafel. Vielmehr verwendet man Tafeln, bei denen von Zeile zu Zeile die Testzeichen immer kleiner werden, und prüft bei festgelegtem Abstand, welche Zeile gerade noch gelesen werden kann. Für jede Zeile ist der zugehörige Visuswert angegeben. Gern werden auch Projektionsgeräte verwendet, mit denen man verschiedene Testzeichen unterschiedlicher Größe projizieren und so den Schwellenwert für die Sehschärfe ermitteln kann.

Bei Darbietung einer Linie kann man eine Parallelverschiebung eines Linienteils schon erkennen, wenn die Verschiebung einem Einfallswinkel von etwa 10 Winkelsekunden entspricht (**Nonius-Sehschärfe**) (Abb. 20-20).

20.6 Gesichtsfeld und Sehbahn

Unter **Gesichtsfeld** versteht man den Teil der Umwelt, der mit unbewegtem Auge wahrgenommen werden kann. Zur Bestimmung benutzt man ein **Perimeter** (Abb. 20-21 A). Die Versuchsperson legt den Kopf auf eine Stütze mit Kinn- und Stirnhalterung. Das zu untersuchende Auge fixiert eine Marke im Zentrum des Testfeldes, das in Form einer Hohlkugel vor dem Auge liegt. Das andere Auge wird zur Gewinnung eines monokularen Gesichtsfeldes abgedeckt. Von außen kommend bewegt man einen kleinflächigen Lichtreiz in Richtung Zentrum und ermittelt die Stelle, an der der Testreiz gerade gesehen wird. Die Lage wird als Einfallswinkel zum Auge, relativ zur Fixierachse (0°) bestimmt. Durch Testung in den verschiedenen Meridianen kann man die Grenzen des Gesichtsfeldes systematisch abtasten (Abb. 20-21 B).

Unter Verwendung weißer Lichtmarken erhält man so die absolute Größe des Gesichtsfeldes,

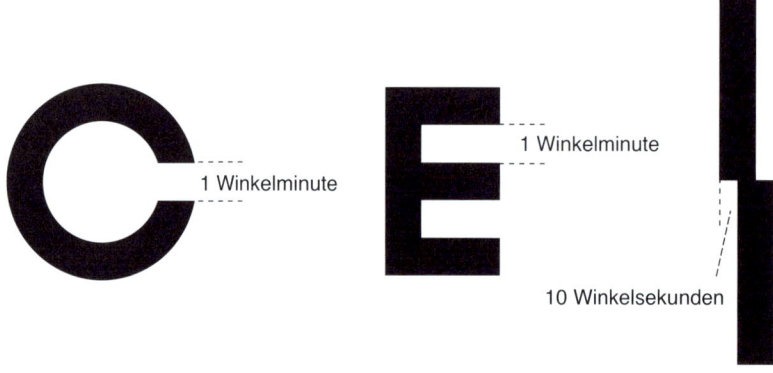

Landolt-Ring 1 Winkelminute 1 Winkelminute 10 Winkelsekunden **Nonius-Sehschärfe**

Abb. 20-20 *Zur Testung der* **Sehschärfe** *kann man einen Landolt-Ring oder andere Sehzeichen wie Buchstaben verwenden. Rechts ist die Situation für die Bestimmung der Nonius-Sehschärfe dargestellt.*

A

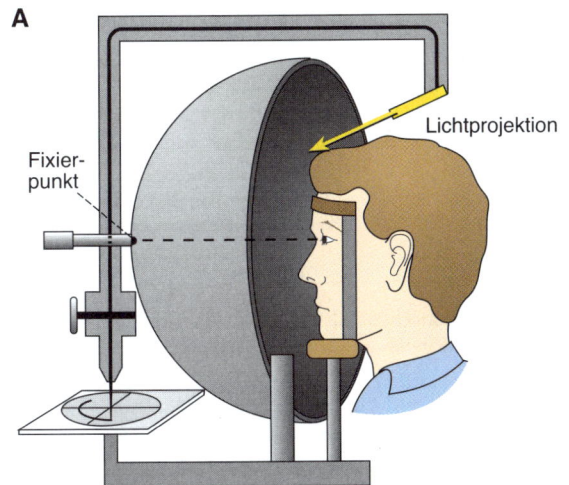

Fixier-
punkt

Lichtprojektion

B

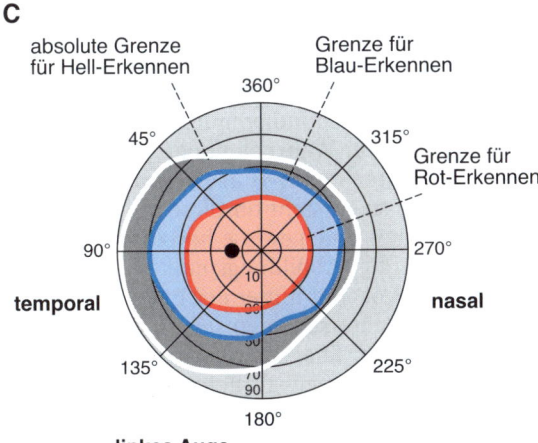

Gesichtsfeld
des linken Auges

Gesichtsfeld
des rechten Auges

360°

45°   315°

blinder
Fleck

blinder
Fleck

90°   270°

10
30
50

135°   225°

70
90

180°

C

absolute Grenze
für Hell-Erkennen

Grenze für
Blau-Erkennen

360°

45°   315°

Grenze für
Rot-Erkennen

90°   270°

10

temporal

nasal

135°   225°

70
90

180°

linkes Auge

*Abb. 20-21 Bestimmung des **Gesichtsfeldes (Perimetrie).***
A: Hohlkugel-Perimeter zur Bestimmung des Gesichtsfeldes.
B: Normale Gesichtsfelder für beide Augen, übereinander proji-
ziert.
C: In einem Gesichtsfeld für das linke Auge sind die Grenzen
für die Erkennung von Blau und Rot eingetragen.

für das Erkennen von Licht, ohne Farbunterscheidung. Das Gesichtsfeld für das Erkennen
von Farben ist kleiner, für rot noch kleiner als für
blau (Abb. 20-21 C). Dies wird auf das Fehlen
von Zapfen in der Peripherie zurückgeführt.

Erlaubt man bei einer derartigen Messung der
Versuchsperson beliebige Augenbewegungen,
so erhält man das **Blickfeld,** das natürlich größer
ist, besonders nach temporal.

Nach temporal reicht das Gesichtsfeld bis zu 90°.
Nach nasal wird es durch die Nase eingeschränkt.
Auf dem horizontalen Meridian findet man 15°
temporal einen **blinden Fleck,** der der rezeptor-
freien Sehnervenpapille entspricht (auf der Retina
15° nasal von der Fovea centralis).

Veränderungen des Gesichtsfeldes erlauben
wichtige diagnostische Rückschlüsse. Umschriebene Ausfälle im Gesichtsfeld, wie sie bei Schäden in der Retina (z. B. bei Netzhautablösung) zu
finden sind, nennt man **Skotom.** Ein einseitiges
parazentrales Skotom (Abb. 20-22) ist typisch für
eine Schädigung des Sehnerven beim Glaukom.

Charakteristische Defekte im Gesichtsfeld treten auf, wenn durch einen Tumor oder als Folge
von Durchblutungsstörungen die Sehbahn oder
die optischen Zentren geschädigt werden. In
Abbildung 20-22 sind die Sehbahn und Beispiele
für Gesichtsfeldausfälle bei typischen Läsionen
dargestellt. Totale Unterbrechung im N. opticus
führt zu völliger Erblindung **(Amaurose)** des zugehörigen Auges. Wird die Leitung an der Kreuzungsstelle des Chiasma opticum durch einen
Hypophysentumor unterbrochen, so kommt es
zu einer **bitemporalen Hemianopsie.** Unterbrechung des Tractus opticus führt zu einer **ho-
monymen Hemianopsie** auf der Gegenseite.
Ähnliche Ausfälle findet man bei einer Läsion in
der Leitung vom Corpus geniculatum laterale
zur primären Sehrinde (Sehstrahlung), was charakteristisch ist für einen Hirninfarkt im Bezirk
der A. cerebri media. Typisch für eine Hemianopsie ist die Aussparung des zentralen Bezirks,
weil die Fovea centralis bilateral abgebildet wird.
Naturgemäß gibt es für jedes der genannten Bilder auch partielle Ausfälle.

20

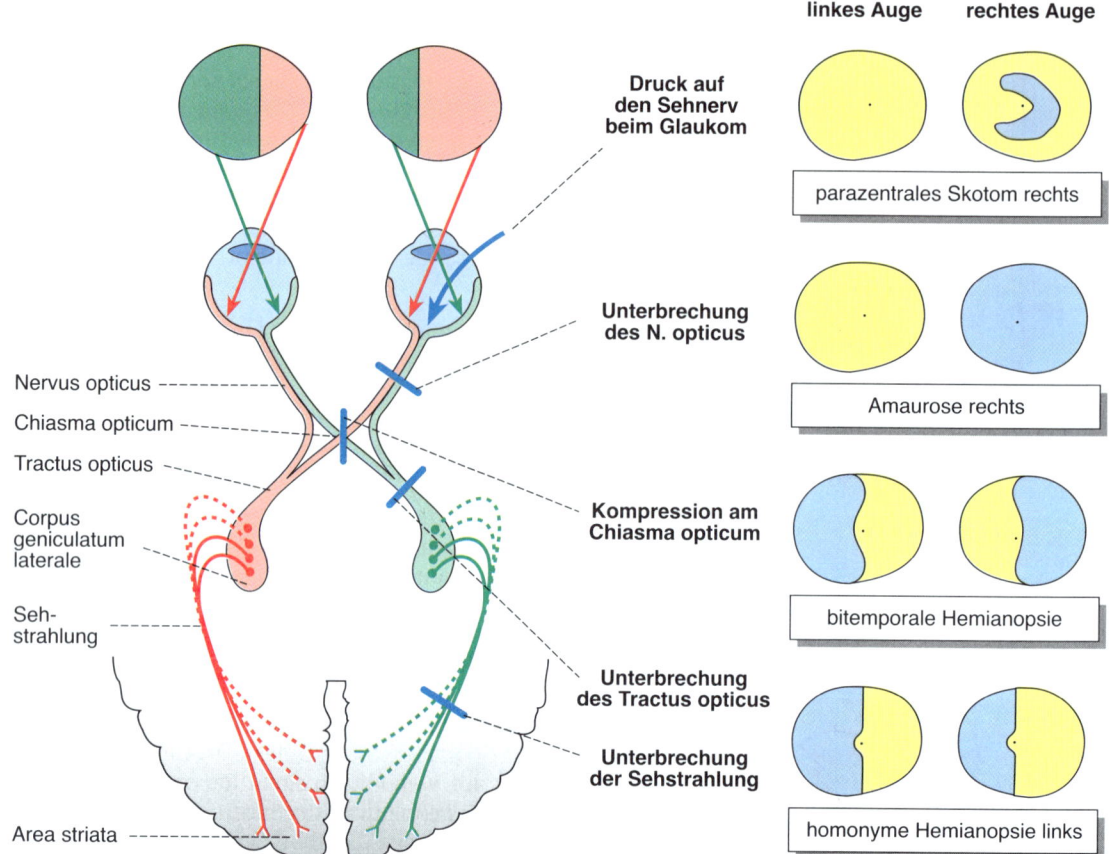

linkes Auge   rechtes Auge

Druck auf den Sehnerv beim Glaukom

parazentrales Skotom rechts

Unterbrechung des N. opticus

Amaurose rechts

Nervus opticus

Chiasma opticum

Tractus opticus

Corpus geniculatum laterale

Kompression am Chiasma opticum

bitemporale Hemianopsie

Seh-strahlung

Unterbrechung des Tractus opticus

Unterbrechung der Sehstrahlung

Area striata

homonyme Hemianopsie links

Abb. 20-22 *Beispiele für typische* **Gesichtsfeldausfälle** *bei Schädigungen im optischen Nervensystem. Links: Schema der*

Sehbahn mit Markierung verschiedener Läsionsorte. Rechts: zugehörige Ausfälle in den Gesichtsfeldern.

20.7 Räumliches Sehen

Die Wahrnehmung der Tiefendimension ist in der Nähe, im „Greifraum", an das binokulare Sehen gebunden, wovon man sich leicht überzeugen kann. Man halte beide Zeigefinger nebeneinander und betrachte sie mit beiden Augen. Verschiebt man einen Finger um wenige Millimeter nach vorn oder hinten, so erkennt man das mit beiden Augen sehr deutlich. Schließt man ein Auge, so geht diese Tiefeninformation verloren.

Der Tiefeneindruck ist somit an die binokulare Koordination gebunden, die von den Sehzentren vorgenommen wird. Man kann sich das so vorstellen, als wären beide Netzhäute in einem **fiktiven Mittelauge** übereinander projiziert (Abb. 20-23), und zwar so, daß die Mittelpunkte der Fovea centralis, die Fixierpunkte beim Sehen, zusammenfallen. Die bei dieser Projektion sich deckenden Orte nennt man **identische oder korrespondierende Netzhautpunkte.** Beim Fixieren

eines Punktes A wird ein daneben liegender Punkt bei gleichem Augenabstand auf beiden Augen mit derselben seitlichen Abweichung abgebildet, also auf korrespondierenden Netzhautpunkten. Dies führt zur Wahrnehmung „gleiche Tiefe". Liegt ein zweiter Punkt B aber etwas hinter der Ebene von A, so entsteht für diesen Punkt im fiktiven Mittelauge eine gewisse horizontale Abweichung der beiden Abbildungspunkte, eine **Querdisparation.** Vor und hinter der Ebene von A liegende Punkte unterscheiden sich in der Richtung der Abweichung. Die Querdisparation dient als Information zur Tiefenwahrnehmung. Die Fläche, deren Punkte auf identischen Netzhautpunkten abgebildet werden, nennt man **Horopter** (in der Nähe des Fixationspunktes eine ebene Fläche, nach außen zunehmend gewölbt).

Mit einer Drei-Stäbchen-Anordnung kann man die **Tiefensehschärfe** bestimmen. Vom fiktiven Mittelauge aus betrachtet ist dabei die Situation ähnlich wie bei der Bestimmung der Flächen-Seh-

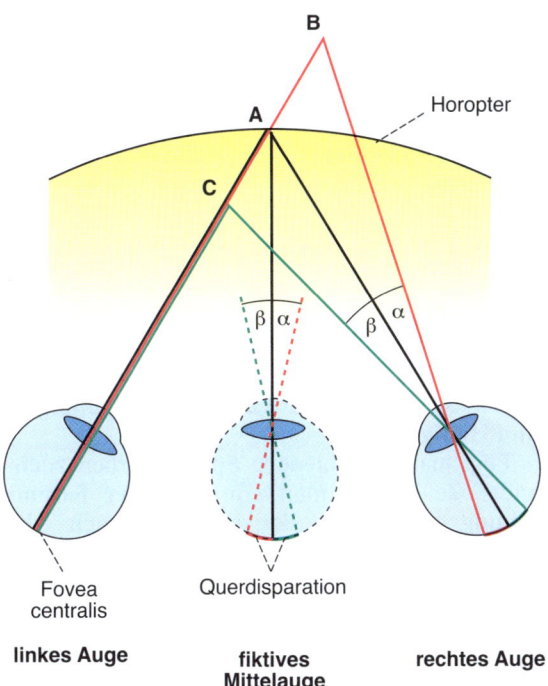

Fovea centralis

Querdisparation

linkes Auge   **fiktives Mittelauge**   **rechtes Auge**

Abb. 20-23 Binokulares Tiefensehen. Bei Fixieren des Punktes A werden Punkte, die vor oder hinter dem Horopter liegen, mit Querdisparation auf beiden Augen abgebildet.

schärfe an einem Auge. Man erhält für die Schwellen-Querdisparation Werte von etwa 10 Winkelsekunden, also entsprechend der Nonius-Sehschärfe beim zweidimensionalen Sehen.

> Die **Tiefenwahrnehmung** in der Nähe ist an das **binokulare Sehen** gebunden. Beim Fixieren eines Gegenstandes werden räumlich etwas versetzte Gegenstände in den beiden Augen nicht auf korrespondierenden Netzhautpunkten abgebildet, sondern mit gewisser Querdisparation. **Die Querdisparation wird von den visuellen Zentren in eine Tiefenwahrnehmung umgesetzt** (Abb. 20-23).

Die Tiefenwahrnehmung in größerer Entfernung basiert auf anderen Mechanismen, die auch monokular funktionieren. Dazu gehören Verdeckung und Verschleierung entfernter Gegenstände, Verteilung von Licht und Schatten, die scheinbare Größe bei Betrachtung vertrauter Gegenstände, Relativbewegungen der Gegenstände bei Bewegung des Beobachters u. a.

20.8 Farbensehen

Physikalisch stellen sich die Farben als eine lineare Skala elektromagnetischer Wellen dar, mit Wellenlängen zwischen 400 nm (violett) und 750 nm (rot), wie in Abbildung 20-15 dargestellt. Mit Hilfe eines Prismas kann man das Sonnenlicht brechen und so dieses Farbspektrum gewinnen (Spektralfarben).

Versucht man, die Farben vom Erleben her nach Kriterien der Ähnlichkeit zu ordnen, so stellt man fest, daß es Purpur-Farbtöne gibt, die in den Spektralfarben nicht vorkommen. Nach der Farbqualität gehören sie zwischen das spektrale Rot und das spektrale Violett, und sie lassen sich auch durch Mischen dieser Spektralfarben hervorrufen. Auf diese Weise ergibt sich vom subjektiven Erleben her ein **Farbenkreis,** wie er bereits von Goethe beschrieben worden ist (Abb. 20-24).

Ein weiteres Kriterium für die kreisförmige Farbenordnung sind die Kontrasterscheinungen. Man findet ähnliche Gesetzmäßigkeiten wie für das Schwarz-Weiß-Sehen bereits beschrieben (Abschn. 20.4.2). Beim Farbensehen erscheint das negative Nachbild in der **Gegenfarbe,** die man auch als **Komplementärfarbe** bezeichnet. Auf Rot erscheint ein grünes Nachbild (Abb. 20-1), usw. Im Farbenkreis sind die Farben so angeordnet, daß komplementäre Farben einander gegenüber liegen.

20

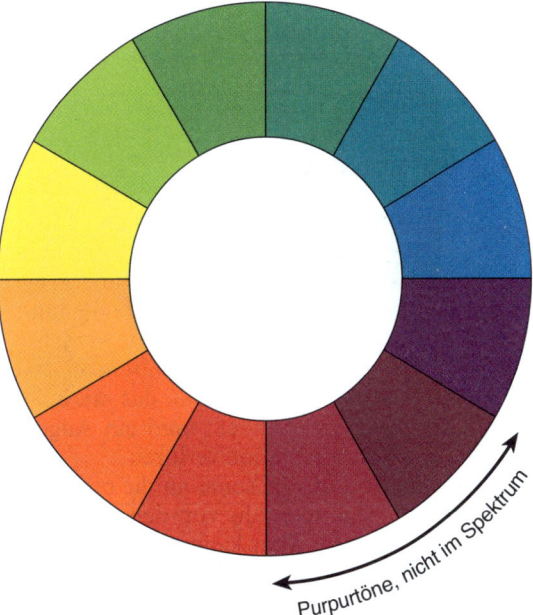

Purpurtöne, nicht im Spektrum

Abb. 20-24 Farbenkreis. Die lineare Farbskala des Spektrums schließt sich im subjektiven Erleben durch Purpurtöne, die sich durch Mischung von spektralem Rot und spektralem Violett hervorrufen lassen, zu einem Kreis. Gegenüber liegende Farben sind zueinander komplementär.

Nehmen Sie ein weißes Blatt Papier und schneiden Sie ein Loch in der Größe eines Farbfeldes des Farbenkreises aus. Fixieren Sie so ein Testfeld unter Abdeckung des Restkreises eine Weile, und betrachten Sie dann eine Fixiermarke auf dem weißen Feld. Sie werden eine Farbe sehen, die der im Farbenkreis gegenüberliegenden in etwa entspricht. (Infolge der begrenzten Präzision im Farbdruck und den Unterschieden in der Beleuchtung muß man etwas Spielraum tolerieren.)

Es gibt auch **farbige Simultankontraste.** Legt man auf eine große rote Fläche ein kleines weißes Stück Papier, so kann man an den Rändern grüne Farberscheinungen wahrnehmen. Deutlicher wird es bei **farbigen Schatten.** Man werfe auf eine weiße Fläche weißes und rotes Licht, z.B. im Hörsaal mit zwei Projektoren. Hält man in den roten Strahlengang einen Zeigestock, so erscheint der Schatten im Rotlicht deutlich in der Komplementärfarbe Grün. (Auch das ist in Goethes Farbenlehre in § 68 beschrieben.)

Schon früh ist aufgefallen, daß sich die Mannigfaltigkeit der Farbwahrnehmungen durch Mischen der drei Spektralfarben Rot, Grün und Blau hervorrufen läßt. Dies hat im 19. Jahrhundert zur **Theorie des trichromatischen Sehens** geführt. Darauf basiert auch die international festgelegte **Normfarbtafel,** bei der durch Mischen der monochromatischen Primärfarben Rot (700 nm), Grün (546 nm) und Blau (435 nm) die verschiedenen

Farben in unterschiedlichen Sättigungsgraden erzeugt werden (Abb. 20-25). An den Außenkanten des Dreiecks liegen die gesättigten Farbtöne, denen von Blau über Grün nach Rot die spektralen Wellenlängen zugeordnet werden können. Zur Mitte hin nimmt der Sättigungsgrad ab, bis zum völlig unbunten Weißpunkt E. Gleiche Winkelabstände vom Punkt E aus bedeuten gleiche subjektive Abstände im Farbton, was sich nicht mit der Differenz der Wellenlängen deckt. Von jedem Farbton führt die Linie durch E auf der Gegenseite zur Komplementärfarbe.

Die Gesamtheit der Farbwahrnehmungen läßt sich klassifizieren nach **Farbton, Sättigungsgrad und Helligkeit.**

Fügt man verschiedene Spektralfarben zueinander, so spricht man von **additiver Farbmischung** (z.B. beim Farbendreieck nach Abb. 20-25). Wenn der Maler verschiedene Farben mischt, oder wenn man durch Filter gewonnenes Licht mischt, so ist das eine **subtraktive Farbmischung.** Ein Blaufilter absorbiert vom weißen Licht den langwelligen Anteil, so daß das durchfallende Licht blau erscheint. Ein Gelbfilter absorbiert das kurzwellige Licht. Mischt man nun die beiden Farben durch Hintereinanderschalten der Filter, so bleibt ein mittelwelliges Grün übrig. Schaltet man noch ein Grünfilter zu, so kann die Farbe ganz verschwinden.

Das Mischen von Malerfarben folgt den gleichen Prinzipien, nur handelt es sich hier um selektive Reflexion, gegenüber der selektiven Durchlässigkeit beim Filter. Der Farbton Rot einer Malerfarbe kommt ja dadurch zustande, daß das Farbpigment bei weißer Belichtung alle Wellenlängen außer rot absorbiert und nur rot reflektiert. Die subtraktive Farbmischung führt am Ende zu Schwarz, die additive zu Weiß.

Die Feststellung, daß es im menschlichen Auge **drei Zapfentypen mit unterschiedlichen Sehpigmenten** gibt, paßt im Prinzip gut zur Theorie des trichromatischen Sehens, wenn auch das Absorptionsmaximum der „Rot-Zapfen" bei gelb-grün liegt (Abb. 20-15). In einem bestimmten Rot-Bereich spricht praktisch nur der langwellige Rezeptor an, so daß es gerechtfertigt ist, ihn als Rot-Zapfen zu bezeichnen.

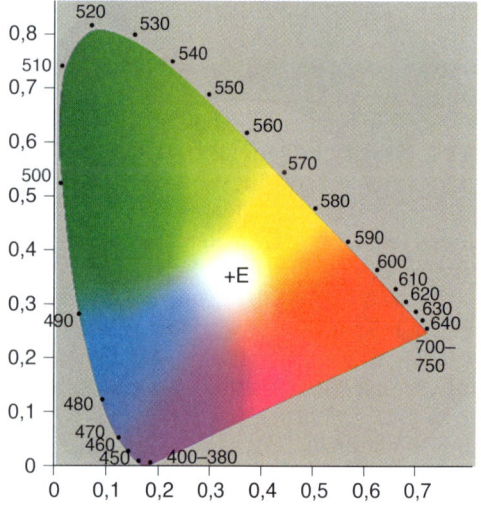

Abb. 20-25 Normfarbtafel (nach DIN 5033). Die Farben werden durch additive Mischung von spektralem Blau (Wellenlänge 435 nm), Grün (546 nm) und Rot (700 nm) in definiertem Verhältnis erzeugt. An zwei Seiten sind die Wellenlängen der zugehörigen Spektralfarben angegeben. An der dritten Seite liegen die Purpurtöne, die im Spektrum nicht vorkommen. Die Verbindungslinie von einer Farbe zum Weißpunkt E führt bei Verlängerung zur Komplementärfarbe.

Das menschliche Auge kann, unter Veränderung der drei Parameter Farbton, Helligkeit und Sättigung, mehr als 1 Million Farben unterscheiden. Die im 19. Jahrhundert bereits aufgestellte **Theorie des trichromatischen Sehens** besagt, daß man durch Mischen von drei reinen Spektralfarben Rot, Grün und Blau alle Farbwahrnehmungen erzeugen kann. Auf dieser Basis hat man eine **Normfarbtafel** festgelegt (Abb. 20-25).

Vom subjektiven Erleben her lassen sich die Farben zu einem **Farbenkreis** ordnen (Abb. 20-24), wobei für jede Farbe gegenüber die **Komplementärfarbe** liegt. So schließen im Farbenkreis die Purpurtöne (die im Spektrum nicht vorkommen) die Lücke zwischen den Spektralfarben Rot und Blau.

Das Vorkommen **drei verschiedener Zapfentypen** mit unterschiedlichen Sehfarbstoffen (Abb. 20-15) paßt zur Theorie des trichromatischen Sehens.

Auch die krankhaften Veränderungen im Farbensehen sprechen für die Dreifarbentheorie. So lassen sich eine **Protanopie** (Ausfall der ersten, roten Komponente, Rotblindheit), eine **Deuteranopie** (Ausfall der zweiten, grünen Komponente, Grünblindheit) und eine seltene **Tritanopie** (Ausfall der dritten, blauen Komponente, Blaublindheit) unterscheiden. Entsprechende partielle Ausfälle bezeichnet man als **Prot-, Deuter- und Tritanomalie**. Bei völliger Farbenblindheit werden nur noch Helligkeitsunterschiede wahrgenommen.

Die Verarbeitung der primären Farbinformationen, die die Photorezeptoren liefern, in den nachgeschalteten Neuronen führt dazu, daß es in den Sehzentren Neurone gibt, die nach dem **Prinzip der Gegenfarben** organisiert sind. Man kennt **Gegenfarbenneurone** für Rot-Grün und für Gelb-Blau in verschiedenen Organisationsformen. So gibt es beispielsweise Rot/Grün-Neurone, die im Zentrum des rezeptiven Feldes durch Rot aktiviert und durch Grün gehemmt werden, mit gegensinnigen Reaktionen in der Peripherie des rezeptiven Feldes. Solche Neurone können zu farbigen Simultankontrasten beitragen.

Störungen im Farbensehen kann man mit dem **Anomaloskop** quantitativ erfassen. Man bietet in einem Feld Vergleichslicht aus spektralem Gelb an und läßt den Patienten in einem daneben liegenden Feld durch Farbmischung aus Rot und Grün eine ihm gleich erscheinende Farbe einstellen. Der Rotschwache (Protanomale) verwendet dazu mehr Rot als der Gesunde, der Grünschwache (Deuteranomale) mehr Grün.

Eine einfache Testung ist mit **pseudoisochromatischen Tafeln** möglich (Beispiel in Abb. 20-26). Dabei sind Zahlen aus Punkten zusammengesetzt, die in der Helligkeit mit der Umgebung übereinstimmen, sich aber in einem bestimmten Farbton unterscheiden, z.B. Rot. Der Rot-Grün-Blinde kann diese Zahlen nicht erkennen.

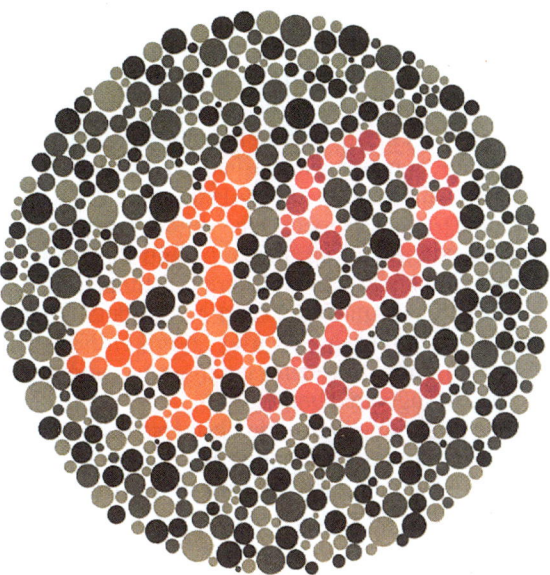

Abb. 20-26 *Pseudoisochromatische Tafel zur Ermittlung einer* **Farbenblindheit.** *Die roten Punkte, die die „42" bilden, unterscheiden sich von den umgebenden Punkten nur im Farbton, nicht in der Helligkeit. Bei Rot-Grün-Blindheit kann die 42 nicht gelesen werden.*

20.9 Zentrale Verarbeitungsprozesse

Die Sehbahn ist in Abbildung 20-22 skizziert. Die Optikus-Axone ziehen zum Corpus geniculatum laterale (CGL) des Thalamus, wobei Abzweigungen zur prätektalen Region und zu den Colliculi superiores abgegeben werden (für Pupillomotorik und Augenbewegungen). Im CGL erfolgt die Umschaltung auf das 3. Neuron, dessen Axone über die Sehstrahlung zum primären visuellen Rindenfeld (V1, für visuell 1) im Okzipitallappen verlaufen. Die retinale Erregungsverarbeitung führt bereits zu einer funktionellen Differenzierung der Optikus-Neurone. Man unterscheidet ein großzelliges (magnozelluläres) α-System, das vor allem für Kontrast- und Bewegungssehen zuständig ist, und ein kleinzelliges (parvozelluläres) β-System, das vor allem für Form- und Farbensehen verantwortlich ist. Das β-System ist mit 80% deutlich in der Mehrheit.

Im 6-schichtigen CGL werden die beiden Optikus-Systeme selektiv weiterverarbeitet. Zur ebenfalls 6-schichtigen visuellen Rinde hin nimmt die funktionelle Differenzierung weiter zu. Informationen über Form, Farbe und Bewegung werden getrennt weiter bearbeitet.

Im CGL und in der primären Sehrinde (V1) besteht das Prinzip der retinotopen Abbildung, wie das generell für Projektionsfelder der Hirnrinde zutrifft (vgl. Kap. 26.2). Die Maßstäbe sind aller-

20

dings verzerrt. Die Fovea centralis ist entsprechend dem dort bestehenden stärkeren Auflösungsvermögen überproportional abgebildet, sie ist gewissermaßen stark vergrößert.

Von V1 geht die Verarbeitung weiter in Kooperation mit den Assoziationsfeldern der Hirnrinde, die man in hierarchischer Abstufung als V2, V3, V4 und V5 bezeichnet. Dabei findet eine räumliche Trennung von Form-, Farb- und Bewegungsverarbeitung statt. Komplexere Leistungen in der Verarbeitung von Form- und Musterdetails sind im inferotemporalen Kortex repräsentiert. An Aufgaben der Bewegungsanalyse ist auch ein frontales Augenfeld beteiligt.

Die räumliche Trennung der verschiedenen visuellen Informationsqualitäten in den höheren Zentren kommt auch in klinischen Ausfallserscheinungen zum Ausdruck (verschiedene Formen von Agnosien). So kann z. B. isoliert die Fähigkeit zur Gesichtererkennung verloren gehen.

Ein objektives Zeichen der Aktivität der visuellen Hirnrinde ist das **visuell evozierte Potential.**

Es läßt sich mit einer differenten Elektrode vom Schädel über der Okzipitalregion ableiten. (Näheres in Kap. 26.1.2.)

Bei der Weiterverarbeitung der vom Auge ausgehenden visuellen Informationen werden die verschiedenen Informationsqualitäten über Form, Farbe und Bewegung parallel weitergegeben. Von Instanz zu Instanz kann man eine zunehmende Differenzierung der Neurone beobachten, bis schließlich in den visuellen Assoziationsfeldern der Hirnrinde eine räumliche Trennung der verschiedenen Informationsqualitäten erfolgt.

Die komplexen Leistungen der kortikalen Assoziationsfelder bei der Interpretation visueller Informationen haben wir bereits beispielhaft für die sogenannten **optischen Täuschungen** erörtert (Abb. 1-1, Kap. 1.2). Weiteres in Kapitel 26.2.

FRAGEN

20.1 Ihnen ist auf einer Skizze eine Sammellinse mit Brennweite gegeben und ein Gegenstand in etwa 3facher Brennweite vor der Linse. Konstruieren Sie das Bild des Gegenstandes hinter der Linse.

20.2 Erläutern Sie anhand einer Skizze, was im Auge passiert, wenn man einen Gegenstand in der Nähe ansieht.

20.3 Ein Patient hat eine Hyperopie von −3 dpt. Sein Nahpunkt liegt bei 50 cm. Wie groß ist seine Akkommodationsbreite?

20.4 Bei einem 60jährigen Patienten beträgt die Akkommodationsbreite nur noch 2 dpt. Er hat eine Myopie von 3 dpt. Braucht der Patient eine Lesebrille?

20.5 Ein Kind klagt über häufige Kopfschmerzen. Den Eltern ist aufgefallen, daß das Kind manchmal konvergent schielt. Woran müssen Sie denken?

20.6 Wie ändern sich die optischen Bedingungen im Auge, wenn man unter Wasser ohne Brille die Augen aufmacht (im Vergleich zur Normalsituation in Luft)?

20.7 Wie unterscheiden sich Fernpunkt, Nahpunkt und Akkommodationsbreite bei einem Patienten mit einer Myopie von 5 dpt gegenüber der Normalsituation?

20.8 Wie reagieren die Pupillen auf Lichteinfall und bei Akkommodation auf die Nähe? Welche Pharmaka lösen eine Erweiterung bzw. eine Verengung der Pupille aus?

20.9 Wie groß ist der Augeninnendruck, wie wird er eingestellt, und welche Gefahren sind mit einer Steigerung des Augeninnendruckes verbunden?

20.10 Welche Rezeptortypen der Retina sind mit welchen Sehfunktionen verbunden?

20.11 Bei den Photorezeptoren gibt es auffällige Besonderheiten gegenüber den üblichen Regeln bei der Aktivierung von Sinnesrezeptoren. Was wissen Sie darüber?

20.12 Bei der Ableitung der elektrischen Aktivität von Fasern des N. opticus lassen sich nach der Organisation des rezeptiven Feldes verschiedene Neuron-Typen unterscheiden. Beschreiben Sie die beiden wichtigsten, mit Skizze.

20.13 Beschreiben Sie mit einer Skizze den Verlauf der Dunkeladaptation, möglichst mit relativer Eichung der Ordinate.

20.14 Sie gucken aus dem Zimmer ins Freie und sehen vor dem hellen Himmel ein dunkles Fensterkreuz. Nach einer Weile fixieren Sie einen Punkt auf einem gleichmäßig hellen (dunklen?) Hintergrund. Was können Sie beobachten? Wie ist das zu erklären?

20.15 Beschreiben Sie einen simultanen Hell-Dunkel-Kontrast.

20.16 Ein Hypophysentumor drückt auf die Kreuzungsstelle der Sehnerven und führt schließlich zur Unterbrechung der Nervenleitung bei den kreuzenden Fasern.

Welche typische Veränderung finden Sie in den Gesichtsfeldern?

20.17 Wie groß ist die Sehschärfe, und wie bestimmt man sie?

20.18 Das Sehen vermittelt auch Informationen über die Entfernung der Gegenstände. Welche Prozesse sind für das Tiefensehen wichtig?

20.19 Was besagt die Theorie des trichromatischen Sehens?

20.20 Beschreiben Sie einen farbigen Sukzessivkontrast.

20.21 Welche Gesetzmäßigkeiten haben dazu geführt, daß man die Farben zu einem Farbenkreis geordnet hat?

20

ANTWORTEN

20.1 Konstruktion mit Hilfe von Parallelstrahl, Zentralstrahl und Brennpunktstrahl, entsprechend Abbildung 20-2.

20.2 Beschreibung der Akkommodation – Kontraktion des Ziliarmuskels – Spannung der Zonulafasern – Form der Linse; gemäß Abschnitt 20.2.3 und Abbildung 20-6.

20.3 Ein Patient mit einer Hyperopie von −3 dpt muß schon für die Einstellung auf die Ferne seine Brechkraft um 3 dpt steigern. Eine Veränderung dieser Einstellung auf den Nahpunkt bei 0,5 m bedeutet eine weitere Akkommodation um 2 dpt. Der Patient hat somit eine Akkommodationsbreite von 5 dpt. Nach der Formel: A = 1/0,5 m − 1/−0,33 m = 5 dpt. (Hyperopie von −3 dpt bedeutet, daß ein virtueller Fernpunkt bei −0,33 m liegt.)

20.4 Myopie von 3 dpt bedeutet, daß der Fernpunkt bei 0,33 m liegt. Mit zusätzlicher Akkommodation um 2 dpt liegt der Nahpunkt bei 0,2 m. Im Bereich von 20 bis 33 cm vor dem Auge kann der Patient scharf sehen, er benötigt also zum Lesen keine Brille.

20.5 Man muß daran denken, daß eine starke Hyperopie bestehen kann. Die ständige starke Akkommodation, schon beim Sehen in die Ferne, kann Kopfschmerzen

verursachen. Da normalerweise die Naheinstellung auch mit einer Konvergenz der Augenachsen verbunden ist, besteht beim Hyperopen eine Neigung zu konvergentem Schielen (vgl. Abschn. 20.2.5).

20.6 Wenn man unter Wasser die Augen öffnet, mit direktem Kontakt von Wasser und Kornea, so geht die Brechkraft der Kornea weitgehend verloren, da das Wasser einen Brechungsindex von 1,333 besitzt, gegenüber 1,00 von Luft. Für die Kornea beträgt der Wert 1,376. Das Verhältnis 1,376 zu 1,00 reduziert sich also im Wasser auf 1,367 zu 1,333 = 1,032. Da die Brechung eines Lichtstrahls bei gegebenem Einfallswinkel vom Verhältnis der Brechungsindizes abhängt, bleiben von den rund 43 dpt, die die Hornhaut beim Sehen in Luft zur Gesamtbrechkraft beiträgt, in Wasser kaum 10 % übrig.

20.7 Die Refraktionsanomalien sind nach der Situation bei Ferneinstellung definiert. Bei einer Myopie von 5 dpt verschiebt sich der Fernpunkt vom Unendlichen auf 0,2 m. Die Akkommodationsbreite bleibt unverändert, sie ist nur vom Alter abhängig. Bei einem jungen Menschen mit einer Akkommodationsbreite von 10 dpt liegt der Fernpunkt normalerweise bei

20

0,1 m. Eine Myopie führt zu einer Verlagerung auf 1 m/15 = 0,067 m.

20.8 Die Motorik beider Pupillen ist zentral gekoppelt. Belichtung eines Auges führt zu gleicher Pupillenverengung auf beiden Seiten (konsensuelle Lichtreaktion). Naheinstellung ist ebenfalls mit einer Pupillenverengung verbunden (sogenannte Konvergenzreaktion). Pharmakologisch läßt sich eine Verengung der Pupille durch cholinerge Agonisten oder durch adrenerge Antagonisten (α-Blocker) hervorrufen, eine Erweiterung durch adrenerge Agonisten oder cholinerge Antagonisten (Atropin). (Vgl. Abschn. 20.2.5.)

20.9 Der Augeninnendruck soll nicht über 20 mmHg ansteigen. Höhere Werte (Glaukom) schädigen den Sehnerven und führen zu entsprechenden Ausfällen im Gesichtsfeld (vgl. Abb. 20-22). Normaler Druck bedeutet ein normales Gleichgewicht zwischen Bildung des Kammerwassers (im Ziliarkörper) und Abfluß im Kammerwinkel durch den Schlemm-Kanal. Bei Überdruck bemüht man sich vor allem um Verbesserung im Abfluß. (Vgl. Abschn. 20.2.6.)

20.10 Es gibt Stäbchen für das Dämmerungssehen und drei Zapfentypen für das Tagessehen mit Farbunterscheidung, vgl. Abbildung 20-13 und zugehörigen Text.

20.11 Die Photorezeptoren sind wenig polarisiert (Ruhepotential bei −30 mV), da in Ruhe die Natriumleitfähigkeit hoch ist. Bei Belichtung wird über eine Verminderung der Na^+-Leitfähigkeit eine Hyperpolarisation ausgelöst – entgegen den typischen Bedingungen bei den meisten erregbaren Zellen. Nähere Einzelheiten darüber, die in Abbildung 20-14 und Abschnitt 20.3.2 dargestellt sind, zähle ich nicht zum Basisstoff – in den schriftlichen Prüfungen wurde aber danach schon gefragt.

20.12 Beschreiben Sie die Charakteristika der On-Zentrum- und der Off-Zentrum-Elemente, gemäß Abb. 20-16 und Abschn. 20.3.3.

20.13 Skizze gemäß Abbildung 20-17, mit Erläuterung der Unterschiede zwischen Stäbchen und Zapfen.

20.14 Man sieht ein „negatives Nachbild", ein helles Fensterkreuz vor dunklerem Hintergrund. Man erklärt dies durch lokale Adaptation (vgl. Kap. 20.4.2).

20.15 Kontrastphänomene beim Betrachten der Gitterfigur in Abbildung 20-19 (vgl. Abschn. 20.4.2).

20.16 Man findet eine bitemporale Hemianopsie (vgl. Abb. 20-22 und Abschn. 20.6).

20.17 Das räumliche Auflösungsvermögen des Auges, die Sehschärfe, beträgt unter Optimalbedingungen (nur für den Bereich der Fovea centralis) eine Winkelminute, was als Visus 1 definiert ist. Ermittlung durch Darbietung verschiedener Sehzeichen (vgl. Abb. 20-20 und Abschn. 20.5).

20.18 Das Tiefensehen im näheren Bereich ist an die binokulare Koordination gebunden. Gegenstandspunkte, die gegenüber dem fixierten Punkt nach vorn oder hinten versetzt sind, werden in beiden Augen mit gewisser Querdisparation abgebildet, die man sich im „fiktiven Mittelauge" vorstellen kann (vgl. Abb. 20-23 und Abschn. 20.7).

20.19 Das Farberkennen beruht darauf, daß es drei verschiedene Zapfentypen gibt, die sich im Absorptionsspektrum der Sehpigmente unterscheiden (vgl. Abb. 20-15 und Abschn. 20.8).

20.20 Betrachtet man ein rotes Feld vor hellem Hintergrund (vgl. Abb. 20-1) und blickt dann auf einen Fixierpunkt auf einer weißen Fläche, so erscheint einem das vorher rote Feld in der Komplementärfarbe Grün (farbiges negatives Nachbild). Die Erklärung ist ähnlich wie beim sukzessiven Helligkeitskontrast. Bei Betrachtung der roten Fläche adaptieren selektiv die Rot-Elemente. Fällt dann weißes Licht auf diese Fläche, so werden die empfindlicheren (nicht adaptierten) Grün-Elemente stärker erregt (vgl. Abschn. 20.8).

20.21 Es gibt Purpur-Farbtöne, die im physikalischen Farbenspektrum nicht vorkommen. Sie können durch additive Mischung von spektralem Rot und spektralem Violett hervorgerufen werden. Insofern ergibt sich vom subjektiven Erleben her eine Farbenordnung, die sich am besten durch einen Kreis darstellen läßt. Ein zusätzliches Kriterium für die kreisförmige Ordnung ist das Erlebnis der Komplementärfarben beim Sukzessivkontrast. Man ordnet die Farben so, daß die gegenüberliegenden Farben zueinander komplementär sind. (Vgl. Abb. 20-24 und Abschn. 20.8.)

Hören und Sprechen

enn uns auch der optische Sinn die meisten Informationen über die Umwelt liefert, so ist doch das Hören für das Befinden des Menschen das wichtigste Sinnessystem, weil es die Basis der zwischenmenschlichen Kommunikation ist. Musikalische Eindrücke sind für das Gefühls- und Seelenleben von höchster Bedeutung. So finden sich bei gehörlos geborenen Kindern schwerste geistig-seelische Beeinträchtigungen, während sich blinde Kinder vergleichsweise gut entwickeln.

21.1 Das Hörfeld

Adäquater Reiz für das Gehör sind Schallwellen: geringe Schwankungen des Luftdruckes. Sinusförmige Schwankungen im hörbaren Bereich bezeichnet man als **Töne.** Durch Überlagerung von

Tönen entstehen **Klänge.** Ungeordnetere Schallgemische heißen **Geräusche.**

Töne sind durch Frequenz und Amplitude gekennzeichnet. Die Amplitude wird als **Schalldruck** bestimmt, gemessen in Pascal (1 Pa = 1 N/m²).

Für die medizinischen Bedürfnisse wurde ein eigenes, der Physiologie des Ohres angepaßtes Intensitätsmaß geschaffen: die **Dezibel-Skala** (Abb. 21-1). Man bezeichnet diese Größe als **Schalldruckpegel** (wobei der Ausdruck Pegel besagt, daß es sich hier um relative Änderungen gegenüber einem festgelegten Vergleichswert handelt). Für die Dezibel-Skala hat man eine logarithmische Progression gewählt, weil die Lautheitsempfindung nicht dem Schalldruck proportional ist, sondern annähernd mit dem Logarithmus des Schalldruckes zunimmt (Weber-Fechner-

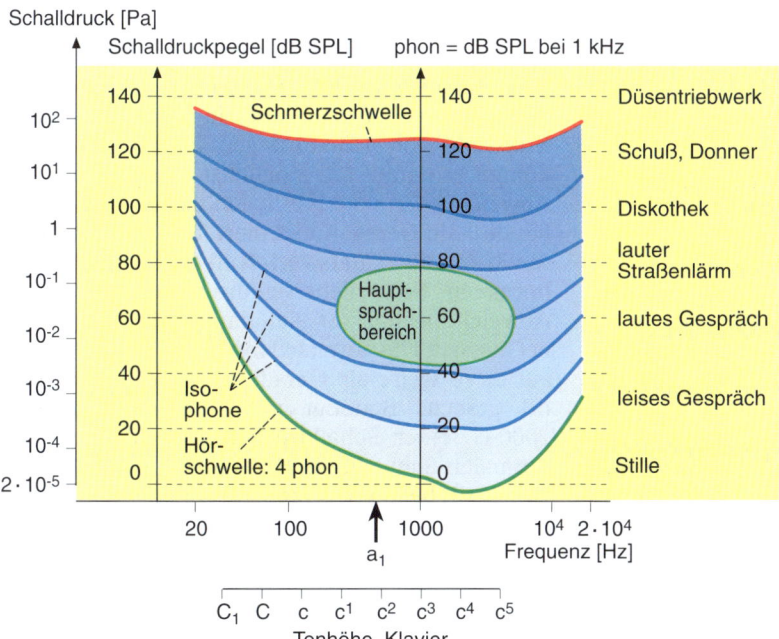

Abb. 21-1 Das **Hörfeld** des Menschen. Hörerlebnisse in Abhängigkeit von Frequenz und Schalldruck bei Testung mit Sinustönen.

Gesetz, vgl. Kap. 19.3). Der Nullpunkt der dB-Skala wurde nahe an die minimale Hörschwelle gelegt (2×10^{-5} Pa), eine Verzehnfachung des Schalldruckes ist als 20 dB SPL definiert (SPL für sound pressure level).

Die in der Medizin kaum verwendete **Schallintensität** (Schalleistungsdichte) ist dem Quadrat des Schalldruckes proportional und wird in Watt/m² gemessen. Wenn der Schalldruck um den Faktor 10 steigt, wächst die Schallintensität um den Faktor 100. Eine Intensitätssteigerung um den Faktor 10 entspricht 10 dB.

Die Gesetzmäßigkeiten des Hörens lassen sich in einem **Hörfeld** gemäß Abbildung 21-1 darstellen, in dem die Hörerlebnisse in Abhängigkeit von Frequenz und Schalldruck eingetragen sind. Ein junger Mensch kann Schallereignisse in einem **Frequenzbereich von 18 Hz bis 18 kHz** und über einen **Schalldruckbereich von sieben Zehnerpotenzen** wahrnehmen. Nicht hörbare Schallwellen, mit Frequenzen über 18 kHz, bezeichnet man als **Ultraschall**.

Die obere Frequenzgrenze sinkt mit dem Alter auf etwa 5 kHz ab (**Altersschwerhörigkeit, Presbyakusis**).

Mit steigender Frequenz des Schalles nimmt subjektiv die Tonhöhe zu. Dabei ist die Tonhöhenempfindung wieder dem Logarithmus der Reizgröße, hier der Schallfrequenz proportional. Jeder Tonhöhenschritt um eine Oktav (entsprechend einer Verdopplung der Frequenz) ist subjektiv ein gleichartiger Tonhöhenzuwachs.

Auch die Intensität der Hörempfindung ist stark von der Tonfrequenz abhängig. Für Töne von 2–4 kHz ist das Ohr am empfindlichsten, die **Hörschwelle** ist dort am niedrigsten. Zu höheren und niedrigeren Frequenzen hin nimmt der Schalldruck, den man für eine Schwellenempfindung benötigt, zu (Hörschwellenkurve in Abb. 21-1).

Wegen dieser Gesetzmäßigkeiten hat man ein weiteres Maß eingeführt, das der subjektiven Lautheitsempfindung besser entspricht: den **Lautstärkepegel**, gemessen in **phon**. Per Definition decken sich bei 1 kHz dB-Skala und phon-Skala. Für die anderen Frequenzen werden die phon-Werte durch subjektiven Lautheitsvergleich ermittelt. Der 20-phon-Ton bei 100 Hz ist derjenige Ton, der gleich laut empfunden wird wie der 1000-Hz-Ton des Schalldruckpegels 20 dB. In Abbildung 21-1 sind die so gewonnenen Linien gleicher subjektiver Lautheit (**Isophone**) eingetragen. Der Normalwert der Hörschwelle wurde nach DIN auf 4 phon festgelegt.

Die Umgangssprache liegt nach Frequenz und Lautstärke im mittleren Bereich des Hörfeldes (**Hauptsprachbereich** in Abb. 21-1).

Sehr hohe Schalldrücke werden als schmerzhaft empfunden (**Schmerzschwelle** in Abb. 21-1).

Dauerlärm über 90 phon führt zu Gehörschäden.

Bei der Festlegung der Dezibel- und Phon-Skalen hat man an sich den Nullpunkt auf den Schwellenwert bei 1 kHz gelegt, der als 2×10^{-5} Pa angesetzt war. Genauere Messungen an großen Kollektiven haben später dazu geführt, daß der Normwert für die Schwelle bei 1 kHz auf 4 dB = 4 phon festgelegt wurde. Von der subjektiven Lautheit her ist diese Festlegung etwas unsinnig, denn für eine Lautheitsempfindung müßte der Schwellenwert am Nullpunkt der Skala liegen.

Das Phon-System ist im Frequenzvergleich eigenmetrisch (vgl. Kap. 19.2). In der Abstufung der Intensität ist es per Definition an die physikalische Schalldruckskala angelehnt und somit fremdmetrisch. Es gibt noch eine **sone-Skala** mit eigenmetrischer Intensitätsabstufung. 1 sone ist definiert als die Lautheit eines 40-phon-Tones bei 1 kHz. Die weitere Abstufung erfolgt nach dem subjektiven Empfinden der doppelten bzw. halben Lautheit. (Im strengen Sinn ist der Begriff „Lautheit" für eigenmetrische Vergleiche vorbehalten.)

Das Ohr hat ein sehr starkes Auflösungsvermögen für Töne. Die **Frequenz-Unterschiedsschwelle** liegt unter Optimalbedingungen unter 0,01 (1 %), für 1000 Hz bei 0,003. Die **Intensitäts-Unterschiedsschwelle** beträgt optimal 1 dB.

Die **Schwellen-Audiometrie** wird klinisch zur Erfassung von Hörstörungen eingesetzt. Dabei kommt es darauf an, möglichst übersichtlich die Abweichungen vom Normalen zu ermitteln. Man hat deshalb Geräte konstruiert, die für jeden Testton beim Intensitätswert Null automatisch den normalen Schwellenschalldruck anbieten. Die Abweichungen lassen sich dann bequem in Dezibel messen. Die normale Hörschwellenkurve wird auf diese Weise als Gerade dargestellt und als 0 dB gesetzt. Benötigt man beispielsweise bei 2000 Hz einen Schalldruck von 40 dB über dem normalen Schwellenwert, so liegt ein Hörverlust von 40 dB bei dieser Frequenz vor (vgl. Beispiel in Abb. 21-6).

21.2 Reiztransport und Reizverteilung

Wie beim Auge wird auch beim Ohr der Reiz erst einer systematischen Aufarbeitung unterzogen, ehe es am Rezeptor zu einer Transduktion in Erregung kommt. Damit ist eine Schutzfunktion verbunden; der empfindliche Rezeptorapparat wird in einen geschützten Innenraum verlegt. Das wichtigste aber ist, daß dabei eine **Frequenzanalyse** stattfindet, wobei die Schallwellen nach ihrer Frequenz räumlich aufgetrennt werden. Dies ist die Voraussetzung für die Unterscheidung von Tonhöhen.

Die Schallwellen laufen durch den Gehörgang **(äußeres Ohr)**, treffen auf das Trommelfell und werden über die Gehörknöchelchenkette Hammer, Amboß und Steigbügel **(Mittelohr)** auf das ovale Fenster übertragen, wo das **Innenohr** beginnt (Abb. 21-2). Durch das Flächenverhältnis von Trommelfell zu Grundplatte des Steigbügels sowie durch die Hebelverhältnisse kommt dabei für den optimalen Frequenzbereich insgesamt eine **Druckverstärkung um den Faktor 20** zustande. Oberhalb der Eigenfrequenz des Mittelohrsystems (1–2 kHz) läßt die Verstärkungsfunktion bald nach.

Außerdem wird durch das Mittelohr die Übertragung des Schalles von Luft (geringer Schallwellenwiderstand) auf die Perilymphe des Innenohrs (Medium mit hohem Schallwellenwiderstand) begünstigt **(Impedanzanpassung).** Bei direktem Auftreffen von Schallwellen auf ein wäßriges Medium treten erhebliche Reflexionsverluste auf.

Das **Innenohr** enthält den Vestibularapparat für den Gleichgewichtssinn und die Schnecke (Cochlea), die dem Hören dient. Die Schnecke besteht aus einem schneckenförmig gewundenen Kanalsystem, das dem Organ seinen Namen gegeben hat. (In Abb. 21-2 ist die Schnecke aufgerollt dargestellt.) Der knöcherne Kanal ist in drei flüssigkeitsgefüllte Gänge untergliedert: Scala vestibuli und Scala tympani, die mit Perilymphe (der extrazellulären Flüssigkeit ähnlich, Na^+-reich) gefüllt sind, sowie Scala media (Ductus cochlearis), die mit Endolymphe (der intrazellulären Flüssigkeit ähnlich, K^+-reich) gefüllt ist. Auf der Basilarmembran, die Scala tympani und Scala media trennt, liegt das Corti-Organ, das die Schallrezeptoren enthält.

Der Steigbügel (Stapes) überträgt am ovalen Fenster den Schall auf die Perilymphe der Scala

21

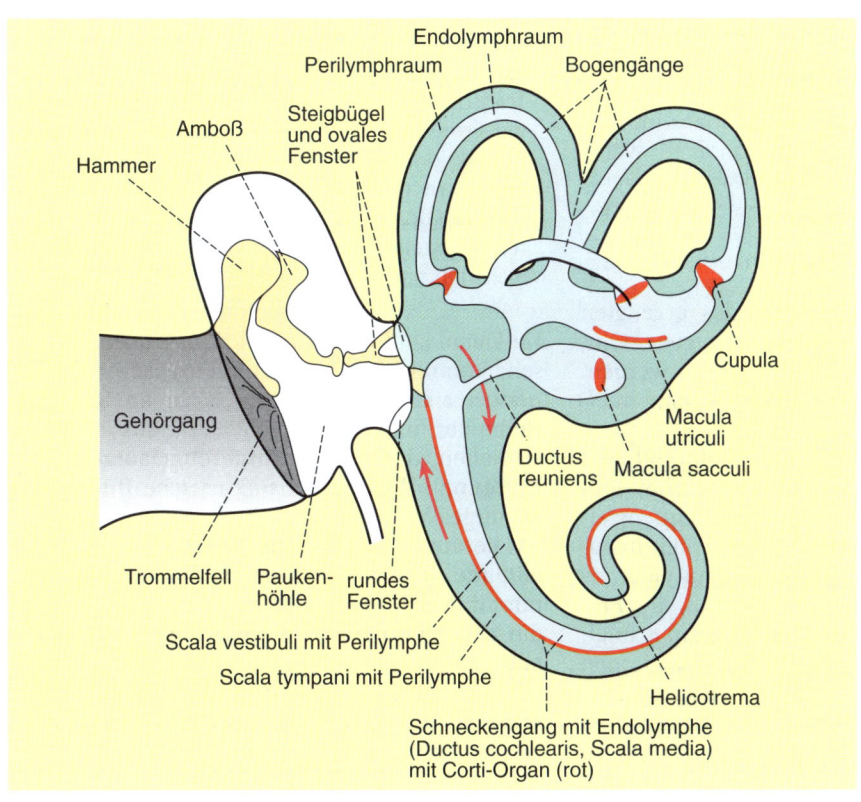

Hammer
Amboß
Steigbügel und ovales Fenster
Perilymphraum
Endolymphraum
Bogengänge
Cupula
Macula utriculi
Macula sacculi
Gehörgang
Ductus reuniens
Trommelfell
Paukenhöhle
rundes Fenster
Scala vestibuli mit Perilymphe
Scala tympani mit Perilymphe
Helicotrema
Schneckengang mit Endolymphe (Ductus cochlearis, Scala media) mit Corti-Organ (rot)

Abb. 21-2 Schematische Darstellung des Ohres mit den Endo- und Perilymphräumen von Schnecke und Vestibularapparat. Das aus drei Windungen bestehende Kanalsystem der Schnecke ist etwas aufgerollt eingezeichnet. (Nach [5].)

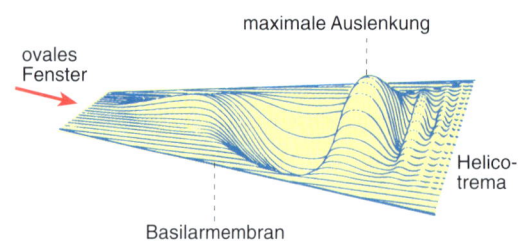

Abb. 21-3 *Modellbild für die Ausbreitung einer Wanderwelle über die Basilarmembran. (Nach [5].)*

vestibuli. Der Schall breitet sich in Form von „Wanderwellen" in Richtung Helicotrema in der Schneckenspitze aus, wobei die Basilarmembran in Schwingungen gerät (die auch von der Reißner-Membran mitgemacht werden). Ausgleichsbewegungen sind am runden Fenster möglich. Die Schwingungseigenschaften des Systems sorgen dafür, daß die Wanderwellen ein Schwingungsmaximum in der Basilarmembran erzeugen, dessen Lage von der Schallfrequenz abhängig ist (Abb. 21-3). Für hohe Frequenzen liegt es basisnah, und mit abnehmender Frequenz verschiebt es sich mehr und mehr in Richtung Helicotrema. So kommt es **in der Schnecke zu einer Frequenzanalyse: Die Schallwellen werden frequenzspezifisch auf der Basilarmembran abgebildet (Einortstheorie).**

Schallwellen können auch über **Knochenleitung** zum Innenohr gelangen. Gewisse Asymmetrien in der Kompressibilität führen dazu, daß bei Schwingungen des Schädelknochens im Innenohr Flüssigkeitsschwingungen angeregt werden, die in gleicher Weise weiterbearbeitet werden wie bei Anregung über Trommelfell und Stapes.

Beim Sprechen gelangt ein Teil des erzeugten Schalles über Knochenleitung ans eigene Ohr, wobei die tiefen Frequenzen überbetont werden. Deshalb erscheint einem die eigene Stimme in einer Tonbandaufnahme fremd.

Schon im 19. Jahrhundert hatte Helmholtz die Theorie aufgestellt, daß im Innenohr eine Frequenzanalyse stattfindet, wobei jede Frequenz einem spezifischen Ort auf der Basilarmembran zugeordnet wird. Diese Einortstheorie hat sich als richtig erwiesen. Die Vorstellung, daß die Frequenzanalyse nach dem Resonanzprinzip erfolgt, hat sich aber nicht bestätigt. Nach der modernen **Wanderwellen-Theorie** handelt es sich um eine frequenzabhängige Dämpfung der fortgeleiteten Schallwellen. Die Steife der Basilarmembran nimmt von der Basis zum Helicotrema mehr und

mehr ab. Dabei wird die Leitungsgeschwindigkeit für die Schallwellen immer geringer und damit die Wellenlänge immer kleiner. Die Schwingungsamplitude wird größer, wobei gleichzeitig die Reibungsverluste zunehmen, was zu einer Dämpfung und schließlich zum Verschwinden der Schwingung führt. Je länger die zugeführte Wellenlänge ist (je tiefer der Ton), desto weiter in Richtung Helicotrema werden die Wellenlängen so kurz, daß es zu einer maximalen Auslenkung mit Wegdämpfung kommt.

21.3 Erregung und Wahrnehmung

Die Transduktion der durch den Schall ausgelösten Schwingungen der Basilarmembran in Erregung erfolgt durch **Haarzellen,** die im Corti-Organ auf der Basilarmembran angeordnet sind (Abb. 21-4). Die an der Spitze der Zellen sitzenden Sinneshaare **(Stereozilien)** berühren die Tektorialmembran. Bei Auf- und Abbewegungen der Basilarmembran kommt es zu Relativbewegungen der Haarzellen gegenüber der Tektorialmembran. Die dabei auftretende Verbiegung der Stereozilien veranlaßt Permeabilitätsänderungen an Ionenkanälen. Das hat Potentialschwankungen zur Folge, die das Rezeptorpotential darstellen.

Die Haarzellen sind **sekundäre Sinnesrezeptoren** (vgl. Abb. 4-47). Das Rezeptorpotential steuert dementsprechend die Freisetzung eines Transmitters (Glutamat) an der Zellbasis. So wird die Erregung auf afferente Nerven übertragen, die Aktionspotentiale bilden und weiterleiten. Vor allem die inneren Haarzellen sind für den Transduktionsprozeß verantwortlich. Die äußeren Haarzellen sollen eine Verstärkungsfunktion wahrnehmen.

Im Detail sind die Transduktionsprozesse wieder sehr kompliziert. Die afferenten Fasern des Hörnerven enden fast ausschließlich an der einen Reihe der inneren Haarzellen. Daraus kann man schließen, daß **nur die inneren Haarzellen die Erregung bilden,** die als akustische Information weitergeleitet wird.

Die äußeren Haarzellen sind ebenfalls erregbar, und sie sind außerdem noch kontraktil. Man nimmt deshalb an, daß sie mit ihrer Kontraktion die schallinduzierten Schwingungen verstärken und so auch verstärkend auf die Reaktion der inneren Haarzellen wirken und den Kontrast verschärfen, d. h. die Unterscheidung von Tonhöhen verbessern. Die äußeren Haarzellen weisen eine starke efferente Innervation auf.

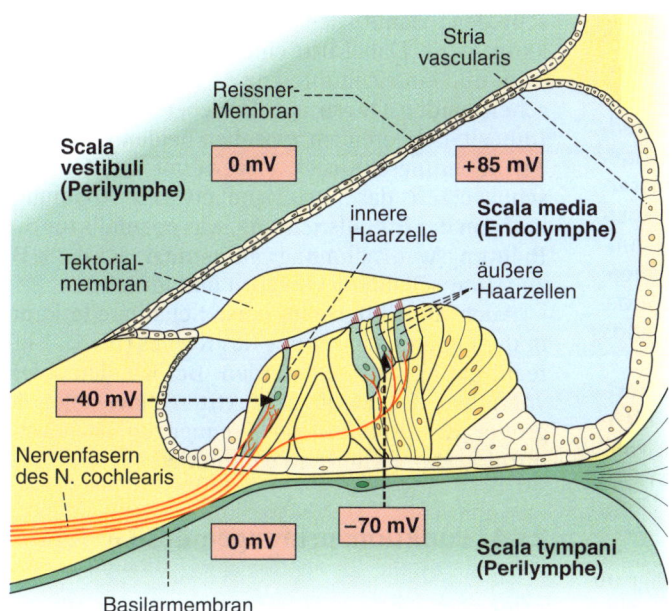

Abb. 21-4 *Querschnitt durch das **Corti-Organ** mit den umgebenden Kanalsystemen. Die dargestellten afferenten Nerven entspringen ganz überwiegend von den inneren Haarzellen. Die äußeren Haarzellen sind stärker efferent innerviert (nicht eingezeichnet). (Nach [5].)*

21

Die **elektrische Erregung der Schallrezeptoren** weist besondere Merkmale auf, die von den allgemeinen Regeln abweichen. Dies liegt an den ungewöhnlichen Potentialverhältnissen in der Umgebung. Die Spitzen der Haarzellen ragen in den Endolymphraum der Scala media, in der ein Potential von +80 mV besteht. Die Basis der Haarzellen hat mit dem Perilymphraum Kontakt, der auf Null-Potential liegt. Gegenüber dem Perilymphraum bilden die äußeren Haarzellen in typischer Weise ein intrazelluläres Potential von –70 mV aus. Gegenüber dem Endolymphraum resultiert auf diese Weise ein ungewöhnlich großer Potentialgradient von 150 mV, der bestrebt ist, positive Ladungen ins Zellinnere zu bewegen. Da die K$^+$-Konzentration im Endolymphraum mit der im Zellinneren übereinstimmt, hat auch der elektrochemische Gradient für K$^+$-Ionen einen Wert von 150 mV. Auslenkung der Stereozilien verändert die Offen-Wahrscheinlichkeit von apikalen Ionenkanälen, die gut für K$^+$-Ionen durchlässig sind – verstärkte Öffnung bei Bewegung in die eine, verstärkte Schließung bei Auslenkung in die andere Richtung. Mit Öffnung dieser Transduktionskanäle veranlaßt der starke elektrische Gradient einen Einwärtsstrom von K$^+$-Ionen, was eine Depolarisation zur Folge hat, und dies ist wahrscheinlich der Anstoß für eine Kontraktion.

Die **inneren Haarzellen** weisen nur ein intrazelluläres Potential von –40 mV gegenüber dem Perilymphraum auf. Das bedeutet aber für die K$^+$-Ionen immer noch einen starken elektrochemischen Gradienten von 120 mV vom Endolymphraum ins Zellinnere. Der Transduktionsprozeß verläuft wie bei den äußeren Haarzellen; ein K$^+$-Einwärtsstrom führt zu einer Depolarisation, die eine Transmitterfreisetzung veranlaßt.

Die Transduktionsprozesse in der Schnecke gehen mit Potentialänderungen einher, die man als Summenpotentiale am runden Fenster ableiten kann. Diese Potentiale folgen latenzlos recht genau dem Schalldruckverlauf. Man erhält ähnliche Signale, wie wenn man den Schall mit einem Mikrophon aufnimmt. Man spricht deshalb von **Mikrophonpotentialen.** Der genauere Mechanismus der Mikrophonpotentiale ist nicht bekannt. Auf einen kurzen Klick-Reiz mißt man zunächst das latenzlose Mikrophonpotential. Mit etwas Latenz kann man ein Summenpotential erfassen, das den Aktionspotentialentladungen im Hörnerv entspricht.

Die afferenten Nervenfasern des 1. Neurons, die durch die Transmitter der inneren Haarzellen erregt werden, gehören zu bipolaren Ganglienzellen, deren Zellkörper im Ganglion spirale in der Schnecke liegen. Die Axone dieses Neurons ziehen als Hörnerv zum Zentralnervensystem. Die Erregung wird über eine Kette von weiteren 4–5 Neuronen (Hörbahn) schließlich zur primären Hörrinde im oberen Temporallappen des Gehirns geleitet. Schon im 2. Neuron kommt es zu Aufzweigungen und teilweisen Kreuzungen, so daß jedes Ohr bilateral weiterverarbeitet wird.

In der Neuronenkette vom Hörnerv zur primären Hörrinde im Temporallappen kommt es früh zu einer binauralen Koordination. Von Instanz zu Instanz zunehmend werden bestimmte Charakteristika aus der akustischen Information herausgearbeitet, was man zusammenfassend als **Musteranalyse** bezeichnen kann. Dabei wird der „Nutzschall" hervorgehoben und der „Störschall" unterdrückt. Dies ist die Voraussetzung für höhere Hörfunktionen wie Sprachverständnis, wobei primäre Hörrinde und der in der Nähe liegende auditorische Assoziationskortex kooperieren.

An das binaurale Hören ist auch die **auditorische Raumorientierung** gebunden. Das **Richtungshören** beruht vor allem auf der Auswertung von **Zeitdifferenzen** zwischen beiden Ohren (Abb. 21-5).

Die Schwelle für das Richtungshören beträgt unter Optimalbedingungen 3°: Die Richtung zweier in größerer Entfernung vor dem Kopf liegenden Schallquellen muß sich mindestens um 3° unterscheiden, damit der Richtungsunterschied erkannt wird. Dabei tritt eine Wegdifferenz Δs von 1 cm und eine Zeitdifferenz Δt von 3×10^{-5} s zwischen beiden Ohren auf. Daneben werden auch Intensitätsdifferenzen zwischen beiden Ohren für den Richtungseindruck ausgewertet. Die Ohrmuschel verzerrt das Schallsignal etwas in Abhängigkeit von der Einfallsrichtung, was ebenfalls für die Richtungswahrnehmung ausgenutzt wird, z. B. zur Unterscheidung von vorn und hinten.

Auch die Entfernung einer Schallquelle kann in der näheren Umgebung des Kopfes (bis zu 1 m) recht gut abgeschätzt werden. Bei Knallen spielt vor allem das Frequenzspektrum eine Rolle. Je größer der Anteil tiefer Frequenzen ist, desto ohrnäher wird ein Knall empfunden.

21.4 Funktionsprüfungen des Gehörs

Eine einfache Testung der Hörfunktion ist mit einer Stimmgabel möglich. Beim **Weber-Versuch** wird eine Stimmgabel (meist 440 Hz = Kammerton a^1) angeschlagen und mit dem Fuß auf die Mitte des Schädels aufgesetzt. Der Schall wird dann über Knochenleitung dem Innenohr zugeführt und vom Gesunden in beiden Ohren gleich laut wahrgenommen.

Bei einer einseitigen **Innenohrstörung** wird der Ton auf der Seite des Defektes schwächer gehört, er wird auf die gesunde Seite „lateralisiert".

Liegt dagegen eine **Schalleitungsstörung** vor (Störung im Mittelohr), so wird der Ton auf der gestörten Seite lauter gehört, er wird auf die kranke Seite lateralisiert.

Die Schalleitungsstörung kann man durch Zuhalten eines Ohres imitieren. Auch dann findet man beim Weber-Versuch eine Lateralisation auf das zugehaltene Ohr. Man schließt daraus, daß beim Hören über Knochenleitung ein gewisser Energieverlust nach außen stattfindet, der bei Schalleitungsstörungen vermindert wird.

Beim **Rinne-Versuch** wird die Stimmgabel zunächst auf den Warzenfortsatz beim zu testenden Ohr gesetzt. Wenn der Proband den Ton über Knochenleitung gerade nicht mehr hört, hält man die Stimmgabel vor das Ohr derselben Seite. Der Gesunde hört dann den Ton wieder über Luftleitung: „Rinne positiv". Bei einer Schalleitungsstörung auf der Testseite ist der „Rinne negativ".

Die **Schwellen-Audiometrie** erbringt viel genauere Informationen über die Hörfunktionen,

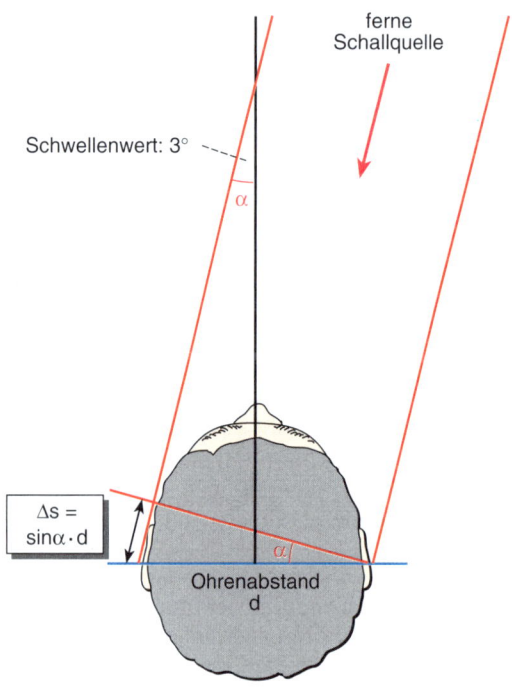

Abb. 21-5 *Schema zum **binauralen Richtungshören**. Weicht die Einfallsrichtung eines Schalles gegenüber der Mittellinie ab, so entsteht eine Wegdifferenz Δs zwischen den Wegen zu beiden Ohren. Der kleinste Winkel α zwischen den Einfallsrichtungen, der gerade noch als Richtungsunterschied wahrgenommen wird (Schwellenwinkel), beträgt 3°, entsprechend einer Wegdifferenz Δs von etwa 1 cm bei einem Ohrenabstand von 20 cm. (Modifiziert nach [5].)*

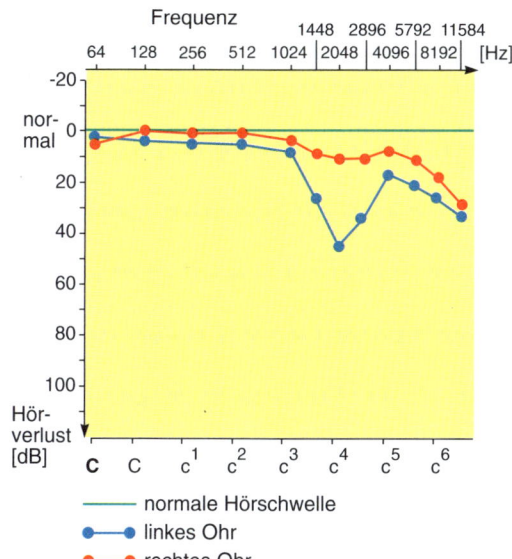

Abb. 21-6 Audiogramm eines 60 jährigen Mannes nach Knalltrauma links, mit einer typischen c⁴-Senke beim linken Ohr. (Nach [5].)

wie bereits in Abschnitt 21.1 beschrieben. Im Beispiel der Abbildung 21-6 ist an beiden Ohren eine Reduktion der Hörfähigkeit für hohe Frequenzen zu erkennen, wie sie mit zunehmendem Alter auftritt (Presbyakusis). Daneben findet sich bei diesem Patienten ein starker Hörverlust am linken Ohr für Frequenzen um 2 kHz, der auf Knalltraumen zurückzuführen ist.

Man kann bei der Audiometrie auch das Hörvermögen über Knochenleitung testen, indem man einen Schwingkörper auf den Warzenfortsatz der Testseite aufsetzt.

Durch Vergleich der Resultate bei Luft- und Knochenleitung kann man zwischen Mittelohr- und Innenohrschwerhörigkeit unterscheiden.

Bei der **Sprach-Audiometrie** bietet man standardisierte Worte an und prüft das Verständnis.

Die Aktivität der verarbeitenden Kerne im Hirnstamm und der auditorischen Rindenfelder kann man in **akustisch evozierten Potentialen** erfassen (vgl. Kap. 26.1.2). Auch diese Technik wird klinisch zur Objektivierung von Störungen in der zentralen Erregungsverarbeitung eingesetzt.

Bei Ausfall der Innenohrfunktion sind meist die Sinneszellen geschädigt, bei noch intaktem Hörnerv. In solchen Fällen implantiert man neuerdings Reizelektroden am Hörnerven und führt den transformierten Schall als elektrischen Reiz zu. Gewisse akustische Informationen können auf diese Weise übermittelt werden.

21.5 Stimme und Sprache

Beim Sprechen kommt es zunächst zur **Stimmbildung (Phonation) im Kehlkopf.** Der Ausatemluftstrom stößt die Stimmbänder zu Schwingungen an, die den Luftstrom rhythmisch unterbrechen und dadurch hörbare Luftdruckschwankungen erzeugen. Verschiedene Muskeln im Kehlkopf können den Spalt zwischen den Stimmbändern, die Stimmritze (Glottis) in der Weite verändern und die Spannung der Stimmbänder verstellen. Dadurch wird die Grundfrequenz der Schwingungen eingestellt, und zusammen mit der Atmungsmuskulatur die Stärke des Schalls.

Im nächsten Schritt erfolgt die **Artikulation:** die weitere Ausgestaltung der Stimme durch die Resonanzbedingungen im Ansatzrohr. Aus dem Kehlkopf gelangen die Schwingungen in den Mund-Rachen-Nasenraum, der als **Ansatzrohr** bezeichnet wird. Durch Veränderungen von Zungen- und Kieferstellung kann die Form des Ansatzrohres stark modifiziert werden, und damit ändern sich auch die Resonanzbedingungen in diesen Räumen. Die primär erzeugte Stimme ist reich an Obertönen, die durch die jeweiligen Resonanzeigenschaften selektiv hervorgehoben werden können. So entstehen für bestimmte Artikulationsstellungen charakteristische Obertonmuster, die man **Formanten** nennt. Die verschiedenen Vokale sind durch Unterschiede in den Formanten charakterisiert.

Auch die Konsonanten werden im Ansatzrohr gebildet. Sie unterscheiden sich nach Bildungsort (Lippen, Zähne, Zunge usw.) und Bildungsart (Zischlaute, Verschlußlaute usw.).

Bei der **Flüstersprache** schwingen die Stimmbänder nicht. Es entsteht ein Rauschen im Kehlkopf, das das Ansatzrohr zu Resonanzen anregt.

Bei den Schwingungen der Stimmbänder handelt es sich nicht um reine Eigenschwingungen wie bei einer Geigensaite. Vielmehr kommen Strömungseffekte hinzu. Bei Strömung in Rohren nimmt der Druck auf die Wand mit zunehmender Strömungsgeschwindigkeit ab (nach Bernoulli). So werden die Stimmbänder zunächst durch den Ausatemdruck auseinandergedrückt. Die entstehende Luftströmung führt zu Abnahme des Drucks auf die Stimmbänder, die Bänder schwingen zurück, usw. Man spricht deshalb von **Bernoulli-Schwingungen.**

Für die präzise Steuerung der an der Sprache beteiligten Muskulatur existiert ein spezielles übergeordnetes motorisches Rindenfeld, das **Broca-Sprachzentrum.** Dessen Läsion führt zu Sprachstörungen (**motorische Aphasie,** vgl. Kap. 26.6.3).

21

FRAGEN

21.1 Beschreiben Sie die Hörerlebnisse des Menschen anhand eines Hörfeldes.

21.2 Ein Ton von 1000 Hz und 20 phon soll auf die Lautstärke 60 phon gesteigert werden. Um welchen Faktor muß dazu der Schalldruck erhöht werden?

21.3 Beschreiben Sie die Funktion von Mittelohr und Schnecke beim Transport der Schallwellen vom äußeren Ohr bis zu den Rezeptoren.

21.4 Beschreiben Sie den Transduktionsprozeß der Schallwellen in Erregung.

21.5 Wie kann man mit Hilfe einer Stimmgabel eine Mittelohrschwerhörigkeit von einer Innenohrschwerhörigkeit unterscheiden?

21.6 Skizzieren Sie den Befund einer klinischen Schwellenaudiometrie.

21.7 Wie kann man die Richtung einer Schallquelle erkennen?

21.8 Bei Stimme und Sprache unterscheidet man Phonation und Artikulation. Erläutern Sie diese Begriffe.

21

ANTWORTEN

21.1 Skizzieren Sie das Hörfeld gemäß Abbildung 21-1, mit Eichung von Abszisse und Ordinate. Erläutern Sie die verschiedenen Maße – Pa – dB – phon. Was sind Isophone? (Vgl. Abschn. 21.1.)

21.2 Verstärkung um den Faktor 100 (vgl. Abb. 21-1 und Abschn. 21.1).

21.3 Verstärkung und Impedanzanpassung durch Trommelfell und Gehörknöchelchen. Verteilung des Schalles auf der Basilarmembran nach der Schwingungsfrequenz: Frequenzanalyse nach der Wanderwellentheorie. (Vgl. Abb. 21-2 und 21–3 sowie Abschn. 21.2.)

21.4 Die Schwingungen der Basilarmembran führen zu Relativbewegungen zwischen der Tektorialmembran und den Haarzellen, wobei es zu einer Verbiegung der Stereozilien an der Spitze der Rezeptorzellen kommt (vgl. Abb. 21-4). Dadurch werden Permeabilitätsänderungen von Ionenkanälen hervorgerufen, die über Potentialänderungen die Transmitterfreisetzung an der Basis der sekundären Sinnesrezeptoren steuern. Die genaueren Einzelheiten gehören nicht zum Basisstoff, aber im Rahmen der schriftlichen Prüfungen wurde

beispielsweise schon nach der Potentialdifferenz zwischen Endolymphraum und dem Inneren der Haarzellen gefragt (bis 150 mV!). (Vgl. Abschn. 21.3.)

21.5 Versuche nach Weber und Rinne, vgl. Abschnitt 21.4.

21.6 Bei der in der Klinik zur Diagnostik eingesetzten Schwellenaudiometrie wird für jede Frequenz der normale Schwellen-Schalldruckpegel als Null gesetzt, und die Abweichungen werden in Dezibel gemessen, wie in Abbildung 21-6 dargestellt. (Vgl. Abschn. 21.1 und 21.4.)

21.7 Durch binaurale Koordination in den Zentren ist es möglich, den zeitlichen Unterschied, mit dem ein Schall die beiden Ohren erreicht, zu bestimmen. Diese Information wird in eine Richtungswahrnehmung umgesetzt (vgl. Abb. 21-5 und Abschn. 21.3).

21.8 Die Stimmbildung im Kehlkopf bezeichnet man als Phonation. Die weitere Ausgestaltung der Stimme durch die Resonanzbedingungen im Ansatzrohr (Mund-Rachen-Nasenraum) heißt Artikulation (vgl. Abschn. 21.5).

Geschmack und Geruch

Geschmack und Geruch sind chemische Sinne: Bestimmte Veränderungen im chemischen Milieu werden in Erregung und Wahrnehmung umgesetzt.

22.1 Geschmackssinn

Der Geschmackssinn hat die Aufgabe, aufgenommene Nahrung zu prüfen: vor Schädlichem zu warnen und die Aufnahme von Appetitlichem zu fördern. Darüber hinaus leitet er mit der Stimulierung der Speichelsekretion Verdauungsprozesse ein. Geschmacksempfindungen sind stark mit Allgemeingefühlen verbunden und stellen eine wichtige Quelle für Lustgewinn dar.

22.1.1 Geschmacksqualitäten

Der Geschmack eines Stoffes ist eine komplexe Empfindung, an der sich verschiedene Sinne beteiligen. Besonders stark ist die Mitwirkung des Geruchssinns, was schon aus der allgemeinen Erfahrung hervorgeht, daß bei einem Schnupfen der Geschmack beeinträchtigt ist. Die Schärfe eines Geschmacks wird auf eine Mitreizung von Schmerznerven zurückgeführt. Auch der Temperatursinn wird bei manchen Stoffen beteiligt. Menthol löst eine Kaltempfindung aus, Alkohol eine Warmempfindung.

Sieht man von der Beteiligung anderer Sinne wie dem Geruch ab, so kann man den Geschmack im engeren Sinn auf **vier Grundempfindungen** zurückführen: **süß, sauer, salzig und bitter.** Durch Zusammenwirken dieser Grundkomponenten entsteht eine Vielzahl von **Mischgeschmäcken.**

Geschmacksempfindungen lassen sich vor allem von der Zunge auslösen, wobei sich bevorzugte Lokalisationen für die vier Grundqualitäten finden, allerdings mit starken Überlappungen (Abb. 22-1). Die stärkste Empfindlichkeit für süß ist an der Zungenspitze, für sauer an den seitlichen Rändern, für salzig an der Spitze und an den Rändern, und für bitter am Zungengrund.

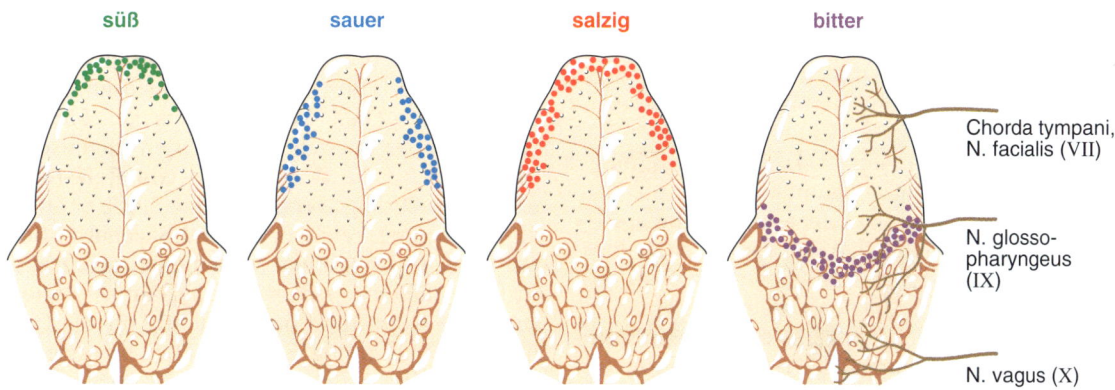

Abb. 22-1 *Aufsicht der Zungenoberfläche mit Markierung der Areale, von denen aus die vier **Geschmacks-Grundempfindungen** besonders leicht ausgelöst werden können. Die an der Ver-mittlung der Geschmacksempfindungen beteiligten drei Hirnnerven sind eingetragen.*

In geringerem Umfang gibt es Geschmacksrezeptoren in der Schleimhaut von weichem Gaumen, Pharynx und Epiglottis. Bei Kindern ist die Geschmacksrezeption stärker ausgebildet als beim Erwachsenen, auch auf der Zungenmitte und in der Wangenschleimhaut finden sich Rezeptoren.

22.1.2 Transduktion und Erregungsverarbeitung

Als Rezeptoren für den Geschmack dienen sekundäre Sinneszellen, die jeweils in Gruppen (von etwa 50 Zellen) in einer **Geschmacksknospe** zusammengefaßt sind (Abb. 22-2). An den Spitzen der Zellen befinden sich Mikrovilli, die in den Geschmacksporus hineinragen. Der Geschmacksporus ist zur Mundhöhle offen. Von den Basalzellen aus werden die Sinneszellen fortlaufend erneuert, ihre Lebensdauer beträgt nur 10–15 Tage.

Auf der Zungenoberfläche lassen sich verschiedene **Geschmackspapillen** unterscheiden, in die die Geschmacksknospen eingebaut sind: Pilzpapillen (Papillae fungiformes), über die ganze Oberfläche verteilt; Blätterpapillen (P. foliatae), am hinteren Seitenrand; und große Wallpapillen (P. vallatae), am Zungengrund. Eine Wallpapille enthält etwa 200 Geschmacksknospen. Die kleinen Fadenpapillen (P. filiformes) sind frei von Geschmacksknospen.

Adäquater Reiz für den Geschmack ist eine Vielzahl wasserlöslicher Stoffe, die durch den Geschmacksporus einer **Geschmacksknospe**

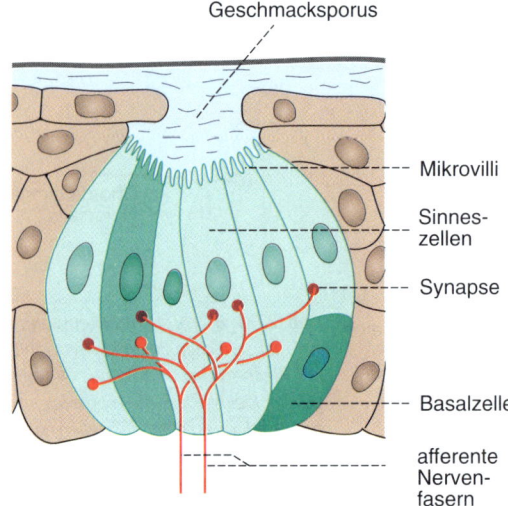

Geschmacksporus

Mikrovilli

Sinneszellen

Synapse

Basalzelle

afferente Nervenfasern

*Abb. 22-2 Schema einer menschlichen **Geschmacksknospe**.*

(Abb. 22-2) zu den Sinneszellen diffundieren. Dort findet die Transduktion statt. Der Geschmacksstoff veranlaßt Veränderungen der Ionenleitfähigkeit, die zu einer Depolarisation der Rezeptorzelle führen. Dadurch wird an der Basalseite der Zelle eine Transmitterfreisetzung ausgelöst, die eine Erregung der afferenten Nervenfasern vom 1. Neuron zur Folge hat.

Die Spezifität der einzelnen Rezeptorzelle und der einzelnen Geschmacksknospe ist relativ gering. Der einzelne Rezeptor spricht auf viele Stoffe an, allerdings mit unterschiedlichen Schwerpunkten, so daß verschiedene **Erregungsprofile** entstehen. **Auf diese Weise ergibt sich durch das Zusammenwirken vieler Rezeptoren ein wirkstoffspezifisches Erregungsmuster in den verarbeitenden Neuronen.**

Bei anhaltender Reizung tritt eine rasche und **starke Adaptation** ein.

Die **Spezifität** läßt sich durch Ableitung der Aktionspotentiale von einzelnen afferenten Nervenfasern prüfen, wobei man Reizlösungen für die vier Grundempfindungen verwendet. Die einzelne Nervenfaser ist mit mehreren Sinneszellen in verschiedenen Geschmacksknospen verknüpft. Dabei fand man, daß jede Faser meist auf alle Reizstoffe reagierte, aber mit starken Unterschieden in der Empfindlichkeit. Das läßt allerdings die Möglichkeit offen, daß sich bei schwachen Schwellenreizen doch eine bessere Spezifität ergibt, worauf psychophysische Studien hinweisen.

Die **Transduktionsprozesse** sind für die verschiedenen Wirkstoffe unterschiedlich. Teils werden Na^+-Kanäle aktiviert, teils K^+-Kanäle gehemmt; teils direkt, teils über Mitwirkung von G-Proteinen. Das Resultat ist immer eine Depolarisation.

Für die Auslösung des sauren Geschmacks ist die Konzentration der H^+-Ionen verantwortlich. Salzig läßt sich durch NaCl rein auslösen, andere Salze verursachen Mischgeschmäcke. Für süß und bitter lassen sich keine klaren chemischen Merkmale für die **Wirksamkeit von Reizstoffen** erkennen. Völlig verschiedene Stoffe können ähnlich schmecken: Zucker und Saccharin. Sehr ähnliche Stoffe können verschieden schmecken (d-Phenylalanin: süß; l-Phenylalanin: bitter). Auch die Konzentration ist wichtig für die Qualität der Empfindung. So schmecken manche Salze (NaBr, KBr, LiBr) in schwacher Konzentration süß und in stärkerer salzig.

Die **Geschmacksfasern** von der vorderen Zunge ziehen über die Chorda tympani des N. facialis

(VII), die vom Zungengrund über den N. glossopharyngeus (IX), und die von Gaumen und Rachen über den N. vagus (X) zur Medulla oblongata (vgl. Abb. 22-1), wo im Nucleus solitarius die Umschaltung auf das 2. Neuron erfolgt. Die nächste Instanz ist der Thalamus, von wo aus die Axone des 3. Neurons zur Großhirnrinde gelangen. Die primären Geschmacksfelder liegen neben den sensorischen Feldern der Mundhöhle im Gyrus postcentralis und im Operculum. Auf der Ebene des Hirnstamms bestehen Verbindungen zu anderen Zentren, über die die Einflüsse auf vegetative Funktionen (vor allem Speichelsekretion) vermittelt werden.

Die Beteiligung mehrerer Hirnnerven an der Vermittlung der Geschmacksempfindungen hat zur Folge, daß Geschmackstestungen bei der neurologischen **Diagnostik** nützlich sind. Bei Erkrankungen im Mittelohr kann die Chorda tympani geschädigt werden. Dann fallen die Geschmacksempfindungen von den vorderen Zungenpartien aus, während sich vom Zungengrund noch der bitter-Geschmack auslösen läßt. Ein völliger Geschmacksverlust heißt **Ageusie.** Es gibt auch Hypo-, Hyper- und Dysgeusien.

22.2 Geruchssinn

Der Mensch kann über 1000 Gerüche unterscheiden. Eine Reduktion auf wenige Grundempfindungen wie beim Geschmack ist dabei nicht gelungen.

Adäquater Reiz sind viele chemische Stoffe, die mit der Atemluft in die Nase gelangen und dort in einem umschriebenen Schleimhautbezirk der oberen Nasenhöhle, der **Regio olfactoria** (Riechschleimhaut), auf chemosensitive Rezeptoren treffen (Abb. 22-3). Weniger spezifische Chemorezeptoren in anderen Bereichen der Nasenschleimhaut, die vom N. trigeminus innerviert werden, sind an den Geruchsempfindungen beteiligt.

Ähnlich wie beim Geschmackssinn reagiert der einzelne Rezeptor auf eine Vielzahl von Stoffen, aber mit Unterschieden in der Empfindlichkeit, so daß sich für verschiedene Stoffe unterschiedliche Empfindlichkeitsprofile ergeben. Im Zusammenwirken aller Rezeptoren entstehen auf diese Weise in den höheren Instanzen **wirkstoffspezifische Erregungsmuster**, die das Korrelat zu der Mannigfaltigkeit in den Geruchsempfindungen darstellen.

22

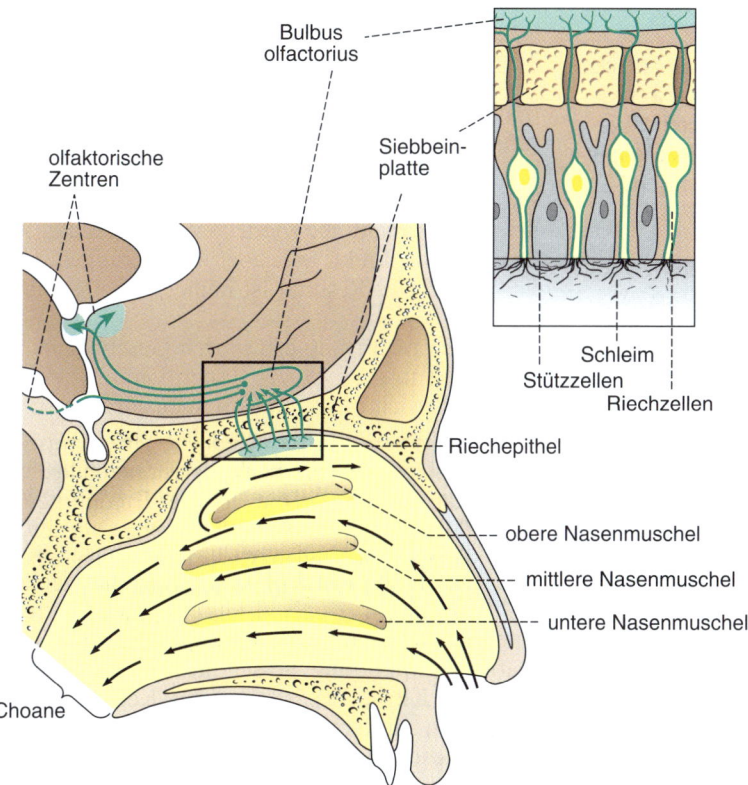

*Abb. 22-3 Blick auf die Seitenwand einer menschlichen linken Nasenhöhle, mit **Riechepithel** und Bulbus olfactorius. Die Riechzellen, die bipolare primäre Sinneszellen darstellen, sind vergrößert eingezeichnet. Feine Kinozilien ragen in die dünne Schleimschicht hinein, die das Riechepithel bedeckt. (Modifiziert nach [26 a].)*

Bei anhaltender Geruchsreizung tritt eine **starke Adaptation** auf, die allerdings nicht ganz so schnell wie beim Geschmack verläuft.

Die Geruchsrezeptoren sind primäre Sinneszellen, deren Axone im Bulbus olfactorius auf das 2. Neuron umgeschaltet werden. Mit dem Tractus olfactorius wird die Erregung zum Riechhirn geleitet. Von dort aus gibt es einerseits Verbindungen zum Neokortex (Areale im orbitofrontalen Kortex), zum anderen aber auch zum limbischen System und zum Hypothalamus. Diese Verbindungen sind für die Verknüpfung mit vegetativen Regulationen und emotionalen Reaktionen verantwortlich.

Beim Geruch gibt es gewisse übergeordnete Merkmale wie „blumig", „faulig" oder „stechend", so daß man auch von „Leitdüften" oder „Primärgerüchen" spricht. Diese Aufgliederung ist aber keineswegs so klar wie beim Geschmack.

Beim normalen Atmen ist die Belüftung der oberen Nasenhöhle relativ schlecht. Wenn man die Luft durch „Schnüffeln" rasch hin- und herbewegt, verbessert sich der Luftaustausch und damit die Auslösung von Geruchsempfindungen.

Der Mensch gehört keineswegs zu den Lebewesen mit besonders gutem Geruchssinn. Beim Hund beispielsweise liegen die Geruchsschwellen um 6 bis 8 Zehnerpotenzen niedriger als beim Menschen. Man hat berechnet, daß unter Optimalbedingungen wenige oder sogar einzelne Moleküle ausreichen, um in einer Riechzelle eine Erregung auszulösen.

Die 10^7 Sinneszellen der Riechschleimhaut unterliegen einer ständigen Erneuerung, die nicht ganz so schnell verläuft wie bei den Geschmacksrezeptoren. Man schätzt die Lebensdauer der Riechzellen auf 60 Tage. Die Riechzellen ragen mit Zilien in die dünne Schleimschicht hinein, die das Riechepithel überzieht. Das andere Ende der bipolaren primären Sinneszellen bildet das Axon, das die Erregung zum Bulbus olfactorius leitet (Abb. 22-3).

Die Empfindlichkeit des Geruchssinnes läßt mit dem Alter nach. Auch toxische Schädigungen der Riechzellen können zu **Hyposmie** oder sogar **Anosmie** führen.

FRAGEN

22.1 Die Vielzahl der verschiedenen Geschmacksempfindungen läßt sich auf einige wenige Grundempfindungen zurückführen. Welche sind das, und von welchen Zungenpartien lassen sie sich bevorzugt auslösen?

22.2 Der Mensch kann über 1000 verschiedene Gerüche unterscheiden. Gibt es so viel verschiedene Rezeptortypen? Oder wie stellt man sich das vor?

ANTWORTEN

22.1 Es gibt vier Grundempfindungen beim Geschmack: süß, sauer, salzig und bitter. Zur Lokalisation vgl. Abbildung 22-1.

22.2 Der Geruch ist ein chemischer Sinn. Die Spezifität der einzelnen Rezeptoren ist begrenzt. Jeder Rezeptor reagiert auf viele verschiedene Stoffe, aber mit unterschiedlichen Schwerpunkten. Die einzelnen Rezeptoren haben unterschiedliche „Erregungsprofile". Die verarbeitenden höheren Instanzen nehmen mit Hilfe der Erregungszuflüsse von vielen Rezeptoren eine „Musteranalyse" vor. Jedem Geruch entspricht ein spezifisches Erregungsmuster in der Gesamtinformation von allen Rezeptoren. Das ist beim Geschmack ganz ähnlich.

Hautsinne und Schmerz

23.1 Tastsinn

Bei leichter mechanischer Reizung der Haut tritt eine **Berührungsempfindung** auf, die bei stärkerer Reizung in eine **Druckempfindung** von abstufbarer Intensität übergeht. Periodische Reizungen der Haut führen zu einer **Vibrationsempfindung**. Die **Kitzelempfindung** ist eine besondere Form einer Berührungsempfindung, die sich durch leichte, bewegte Reize und an bestimmten Hautregionen bevorzugt auslösen läßt.

Der adäquate Reiz ist eine Deformation der Haut oder der Haare. Die verantwortlichen Rezeptoren gliedert man nach dem Zeitverhalten in drei Typen (Abb. 23-1).

Es gibt **langsam adaptierende Rezeptoren (Druckrezeptoren)**, die auf einen anhaltenden Druck mit anhaltender Entladung von Aktionspotentialen reagieren, bei nur geringer Adaptation. Hier überwiegt die **P-(Proportional-)Komponente**: Die Entladungsfrequenz ist der Reizgröße proportional.

Daneben gibt es **rasch adaptierende Rezeptoren (Berührungsrezeptoren)**, deren Erregung bei anhaltendem Reiz völlig abklingt. Bei gleichmäßig ansteigender Reizstärke produzieren sie eine gleichmäßige Entladungsrate. Sie zeigen somit die Geschwindigkeit der Reizänderung an und nicht so sehr die absolute Reizstärke. Man bezeichnet sie deshalb auch als Geschwindigkeitsrezeptoren. In anderer Terminologie: Sie reagieren auf den Differentialquotienten der Reizstärke nach der Zeit (**Differential- oder kurz D-Komponente**).

Schließlich gibt es Rezeptoren, die auch bei gleichmäßiger Geschwindigkeit der Reizänderung voll adaptieren. Sie reagieren nur initial, auf die Zunahme der Geschwindigkeit, d.h. auf die Beschleunigung der Reizstärke (auf den zweiten Differentialquotienten nach der Zeit). Man bezeichnet sie deshalb als **Beschleunigungsrezeptoren**.

Histologisch lassen sich verschiedene Endkörperchen klassifizieren, die sich den verschiede-

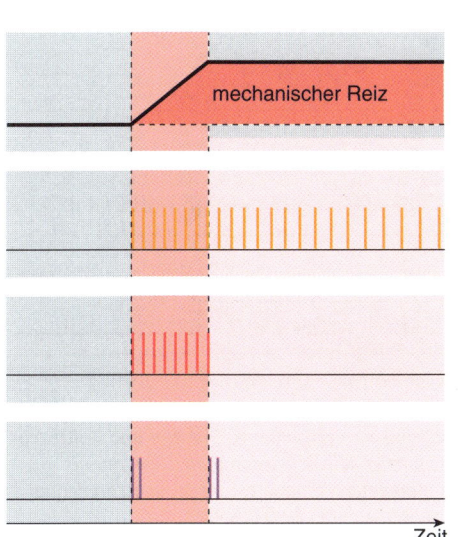

mechanischer Reiz

Druckrezeptor
langsam adaptierender Rezeptor
(Merkel-Rezeptoren
und Ruffini-Körperchen)

Berührungsrezeptor
rasch adaptierender Rezeptor
(Meißner-Körperchen und
Haarfollikel-Rezeptoren)

Beschleunigungsrezeptor
(Vater-Pacini-Körperchen)

Zeit

*Abb. 23-1 Schema der drei Typen von **Mechanorezeptoren** in der menschlichen Haut. Reaktionen bei zunächst gleichmäßig zunehmendem und anschließend anhaltendem Reiz (Druck auf die Haut).*

nen rezeptorischen Merkmalen zuordnen lassen, wie das in Abbildung 23-1 eingetragen ist.

Bei den **Endkörperchen** handelt es sich um freie Nervenendigungen, die in Hilfsstrukturen, vor allem Bindegewebszellen eingebettet sind. Die Pacini-Körperchen enthalten eine zentrale Nervenfaser, die von einer großen Zahl zwiebelschalenförmig angeordneter Zellen umgeben ist. Bei den mechanosensitiven Ionenkanälen in den rezeptorischen Nervenendigungen handelt es sich um nichtselektive Kationenkanäle (mit ähnlichen Eigenschaften wie für die synaptischen Kanäle in Kap. 5.2 und Abb. 5-6 beschrieben: Gleichgewichtspotential nahe Null). Mechanische Reizung löst eine Depolarisation aus (Sensorpotential, Generatorpotential), die im afferenten Nerven in Aktionspotential-Entladungen umgesetzt wird (vgl. Abb. 4-46).

Der Tastsinn ist in den verschiedenen Körperregionen sehr unterschiedlich entwickelt. Dies zeigt sich vor allem im räumlichen Auflösungsvermögen, das man durch Bestimmung der **Raumschwelle** ermitteln kann. Sie gibt denjenigen minimalen Abstand an, den zwei mechanische Reize haben müssen, damit sie gerade noch als räumlich unterschiedlich erkannt werden.

Zur Bestimmung kann man die Spitzen eines Zirkels verwenden (Zweipunktschwelle). Setzt man die beiden Reize gleichzeitig, so erhält man die **simultane Raumschwelle**. Reizt man nacheinander, so ergibt sich die **sukzessive Raumschwelle**, die kleiner ist als die simultane.

Das beste **Auflösungsvermögen** findet man an der Zungenspitze, mit einer simultanen Raumschwelle von 1 mm, gefolgt von der Fingerbeere (2 mm) und den Lippen (4 mm). An Oberarm und Rumpf steigen die Werte bis zu 50 mm an. Die Unterschiede beruhen nicht nur auf unterschiedlichen Dichten der rezeptorischen Strukturen, sondern auch auf der Art der zentralen Erregungsverarbeitung (Unterschiede in der Konvergenz).

Für die Vibrationsempfindung findet man eine Frequenzabhängigkeit für die Schwellenempfindung, die an die Hörschwellenkurve erinnert, nur liegt das Frequenzoptimum für die Vibration deutlich tiefer, bei etwa 200 Hz.

Manche Mechanorezeptoren werden auch durch Kälte zusätzlich erregt. So erklärt sich die „**Weber-Täuschung**": Ein auf die Hand gelegtes kaltes Gewicht erscheint schwerer als ein gleiches Gewicht von indifferenter Temperatur.

23.2 Temperatursinn

Im Gegensatz zum eindimensionalen Temperaturbegriff der Physik (Länge der Quecksilbersäule) ist das thermische Erleben des Menschen dual gegliedert. Warm und kalt werden nicht nur als mehr oder weniger Wärme, sondern auch als etwas qualitativ Unterschiedliches empfunden.

Dieser Dualismus findet sich auch auf der Ebene der Rezeptoren (Abb. 23-2). Es gibt **Warmrezeptoren**, die auf Erwärmung der Haut mit gesteigerter Aktionspotential-Entladungsrate reagieren, und **Kaltrezeptoren**, die bei Abkühlung ihre Aktivität steigern. Bei sprunghafter Verstellung der Temperatur auf ein neues konstantes Niveau erkennt man, daß beide Rezeptortypen nach einer initial überschießenden Reaktion (D-Komponente) partiell adaptieren. Die Entladungsrate stellt sich auf ein neues Niveau ein. Die Rezeptoren zeigen also sowohl die Änderungsgeschwindigkeit als auch die absolute Größe der Temperatur an, es handelt sich um **PD-Rezeptoren** (Proportional-Differential-Rezeptoren).

Mißt man die stationäre Entladungsrate (die sich nach Abklingen der initial überschießenden Reaktion einstellt) bei verschiedenen Hauttemperaturen, so erhält man die Kurve der **statischen Rezeptor-Empfindlichkeit** (Abb. 23-3). Für die Kaltrezeptoren liegt das stationäre Aktivitätsmaximum zwischen 20 und 30 °C, für die

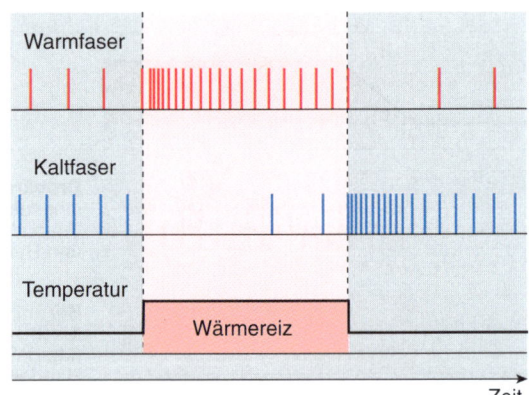

Abb. 23-2 *Schema zum Verhalten von **Warm- und Kaltrezeptoren** bei thermischer Reizung (sprunghafte Erwärmung während des markierten Zeitraumes). Aktionspotentialentladungen von zwei afferenten Einzelfasern.*

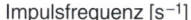

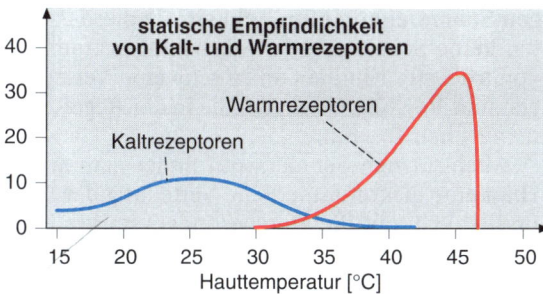

Abb. 23-3 *Kurven der* **statischen Empfindlichkeit für Kalt-** *und* **Warmrezeptoren.** *Bei jeder Temperatur ist die stationäre Entladungsrate gemessen, die sich bei konstanter Temperatur nach Abklingen der initialen überschießenden Reaktion einstellt.*

Warmrezeptoren deutlich höher, über 40 °C. Kalt- und Warmrezeptoren unterscheiden sich also sowohl in ihrem dynamischen Verhalten als auch in ihrer stationären Empfindlichkeit.

Die Thermorezeptoren vermitteln nicht nur Temperaturempfindungen, sondern sind entscheidend an der Regulation der Körpertemperatur beteiligt (Kap. 11.11 f.).

Verschiedene chemische Substanzen beeinflussen die Tätigkeit der Thermorezeptoren. Menthol hat eine erregende Wirkung auf die Kaltrezeptoren. Warmrezeptoren werden durch Calcium, Kohlensäure, Alkohol und verschiedene Gewürzstoffe stimuliert.

Eine **paradoxe Kaltempfindung** kann bei plötzlicher Hitzeeinwirkung (Eintauchen der Hand in heißes Wasser) kurzfristig auftreten, ehe sich ein Hitzeschmerz durchsetzt. Man deutet dies als unspezifische Reaktion der Kaltrezeptoren, die an das Verhalten hitzesensitiver Schmerzrezeptoren erinnert.

Die Thermosensibilität ist ungleichmäßig auf der Haut verteilt. Mit kleinflächigen Reizthermoden kann man Kaltpunkte und Warmpunkte ermitteln.

Die Thermorezeption wird von freien Nervenendigungen wahrgenommen. Die afferenten Nervenfasern sind meist marklos (C-Fasern), Kaltfasern gibt es auch in der Aδ-Gruppe.

23.3 Schmerz

Der Schmerz dient dem Schutz vor Schädigungen. Insofern ist es sinnvoll, daß es für die Schmerzrezeptoren, die **Nozizeptoren** (nocere

= schädigen) keinen ganz spezifischen adäquaten Reiz gibt. Sowohl mechanische und thermische als auch chemische Reize sind bei hinreichender Stärke in der Lage, Schmerz auszulösen.

Man unterscheidet einen **somatischen und einen viszeralen Schmerz.** Der somatische Schmerz kann als **„heller" Oberflächenschmerz** der Haut oder als **„dumpfer" Tiefenschmerz** (bei Muskelkrampf, Knochenbruch oder Quetschung) auftreten. Während der Oberflächenschmerz zu Abwehr- und Fluchtreaktionen stimuliert und insofern aktivierend (ergotrop) wirkt, führt der Tiefenschmerz, ebenso wie der viszerale Schmerz, zu Ruhigstellung, Hemmung und Schonung. Der helle Oberflächenschmerz ist besser lokalisierbar und noch mehr umweltbezogen als der Tiefenschmerz.

Beim Schmerz gibt es **keine Adaptation,** wie jeder weiß, der einmal Zahnschmerzen gehabt hat.

Bei genauerer Untersuchung findet man auch für den Hautschmerz eine Doppelnatur. Berührt man mit der Fingerspitze kurz eine heiße Platte, so empfindet man zunächst einen hellen Schmerz, dem etwas verzögert ein dumpfer Schmerz folgt. Der helle „schnelle" Schmerz wird über markhaltige Nervenfasern der Gruppe Aδ geleitet, der dumpfe „langsame" Schmerz über marklose C-Fasern.

Zum Schmerzbereich zählt man auch die **Juckempfindung.** Wahrscheinlich kommt sie durch schwache Reizung nozizeptiver Nervenendigungen zustande.

Die **Schmerzempfindlichkeit** ist in den verschiedenen Organen sehr unterschiedlich ausgeprägt. Sehr empfindlich sind die gesamte äußere Haut und die angrenzenden Schleimhäute sowie viele innere Gewebe wie Hirnhäute, Rippenfell, Bauchfell, Gelenkkapseln, Periost usw. Die Großhirnrinde ist nicht schmerzempfindlich, während sich vom Thalamus heftige Schmerzen auslösen lassen.

Von inneren Organen wie Herz, Darm und Nieren können bei Sauerstoffmangel und Entzündungen Schmerzen ausgehen, wobei die Schmerzempfindung oft in die Haut lokalisiert wird. Typisch ist der in den linken Arm ausstrahlende Schmerz bei einem Herzinfarkt.

Dieser **übertragene Schmerz** beruht auf einer Konvergenz von viszeralen Afferenzen und Schmerzafferenzen von der Haut im Rückenmark (Abb. 23-4). Bei unterschwelliger Stimulation der kutanen Schmerzbahnen durch viszerale Afferenzen kann es in den entsprechenden Hautarealen (Head-Zonen) zu einer Schmerzüberempfindlichkeit, einer **Hyperalgesie** kommen, die man diagnostisch nutzt.

Eine Herabsetzung der Schmerzempfindlichkeit heißt **Hypoalgesie**, bzw. **Analgesie**, wenn die Schmerzempfindlichkeit ganz aufgehoben ist.

Schmerz kann auch bei Stimulation der leitenden Nervenfasern durch Entzündung oder Druck hervorgerufen werden, beispielsweise der Ischias-Schmerz beim Bandscheibenvorfall. Dieser Schmerz wird verständlicherweise in das zugehörige Rezeptorareal projiziert. Man spricht deshalb vom **projizierten Schmerz.**

Ebenso können Irritationen in zentralen Partien der Schmerzbahn zu Schmerzen führen (z. B. Thalamus-Schmerz). Auch der **Phantomschmerz** gehört in diese Kategorie: Nach Amputation eines Beines können Schmerzen auftreten, die in das amputierte Bein projiziert werden.

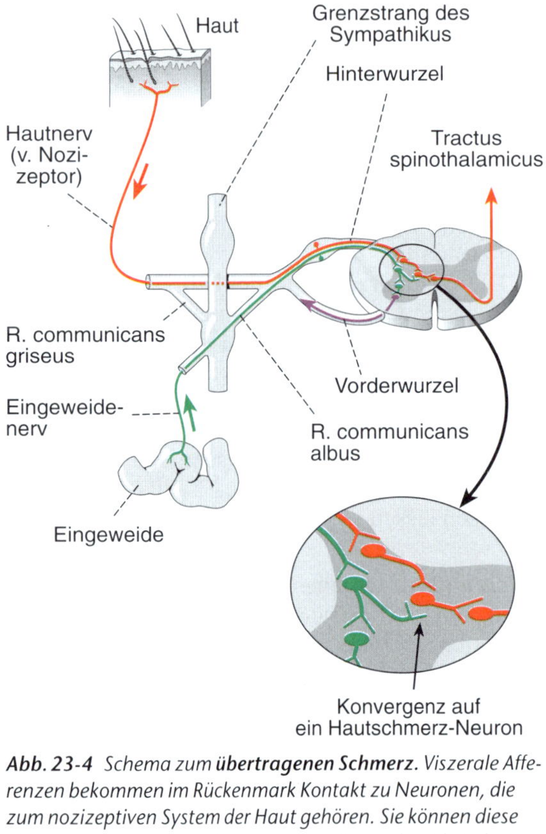

*Abb. 23-4 Schema zum **übertragenen Schmerz**. Viszerale Afferenzen bekommen im Rückenmark Kontakt zu Neuronen, die zum nozizeptiven System der Haut gehören. Sie können diese Neurone erregen und so Schmerzen auslösen, die sich in der Empfindung auf die Haut „übertragen". (Modifiziert nach [3 a].)*

Es gibt seltene Fälle einer angeborenen völligen **Schmerzunempfindlichkeit**. Da diese Patienten keine Schädigungen wahrnehmen, kommt es von frühester Kindheit an zu schweren Verletzungen und Verstümmelungen, die in der Regel zu einem frühen Tod führen.

Auch für den Schmerzsinn findet man an der Haut eine diskontinuierliche Verteilung der Empfindlichkeit, mit Punkten besonders starker Empfindlichkeit, den sogenannten **Schmerzpunkten.** Sie sind etwa 10mal dichter als Druck-, Kalt- oder Warmpunkte.

Bei Schädigungen entsteht eine Vielzahl von **Schmerzstoffen,** die die nozizeptiven freien Nervenendigungen stimulieren. Zu den wichtigsten zählt man Wasserstoffionen, Kaliumionen, Histamin, Serotonin, Prostaglandine und verschiedene Peptide wie Bradykinin und Substanz P.

Die elektrophysiologische Rezeptoranalyse hat ergeben, daß die meisten Nozizeptoren sowohl auf mechanische und thermische als auch auf chemische Reize ansprechen. Man nennt sie **polymodale Nozizeptoren.**

Im Rahmen von Entzündungsprozessen kommt es zu einer **Sensibilisierung von Schmerzrezeptoren:** „Schlafende" Rezeptoren werden wach, so daß die Schmerzempfindlichkeit steigt (**Hyperalgesie**).

Die **Bekämpfung von Schmerz** gehört zu den wichtigsten ärztlichen Aufgaben, wobei Eingriffe auf allen Ebenen des nozizeptiven Systems möglich sind. Bei der **Lokalanästhesie** werden die Nozizeptoren ausgeschaltet, entweder durch Besprühen von Schleimhautoberflächen oder durch Injektion. Bei der **Leitungsanästhesie** wird durch Injektion eines Anästhetikums an einen Nerven die Nervenleitung unterbrochen (bei der Zahnbehandlung häufig angewendet). Bei der Lumbalanästhesie wird die Schmerzleitung im Rückenmark unterbrochen. Schließlich kann durch eine **Vollnarkose** das Bewußtsein und damit auch die Schmerzempfindung völlig ausgeschaltet werden.

Mit verschiedenen Pharmaka kann man eine **Dämpfung der Schmerzzentren** induzieren. Das älteste und immer noch stärkste ist das Morphin, ein Bestandteil des Opiums. Wegen der Suchtgefahr sind der Verwendung der **Opiate** enge Grenzen gesetzt, die durch spezielle Gesetze geregelt sind.

Es gibt endogene Prozesse, die der Schmerzauslösung entgegenwirken. Dabei spielen Neurone, die **Endorphine** freisetzen, eine besonders wichtige Rolle. Diese Endorphine wirken über die gleichen Rezeptoren, an denen auch die Opiate angreifen. Man spricht deshalb von **endogenen Opiaten.**

Diese endogenen Prozesse machen verständlich, daß die Schmerzempfindung in starkem Maße psychischen Einflüssen unterliegt. Angst kann Schmerz verstärken, freudige Erlebnisse können ihn dämpfen. Mit Hypnose und Suggestion läßt sich Schmerz bekämpfen.

23.4 Zentrale Verarbeitung der Hautsinne

Die Afferenzen von der Haut werden über **drei Nervenfasertypen** geleitet (vgl. Tab. 4-2). Relativ schnelle markhaltige Fasern der Gruppe Aβ (Leitungsgeschwindigkeit um 60 m/s) vermitteln die Impulse von den Mechanorezeptoren. Die Erregung der Thermorezeptoren und Nozizeptoren wird teils über langsame markhaltige Fasern der

Gruppe Aδ (um 20 m/s), aber überwiegend über marklose C-Fasern (um 1 m/s) geleitet. Die Zellkörper dieser Neurone liegen in den Spinalganglien. Die Axone dieses 1. Neurons treten über die Hinterwurzeln ins Rückenmark ein. (Die Afferenzen von der Kopfregion ziehen über den N. trigeminus zum Thalamus.)

Die zu den jeweiligen Rückenmarksegmenten gehörenden Hautareale nennt man **Dermatome** (Abb. 23-5).

Die Afferenzen von den **Mechanorezeptoren** der Haut und von den Rezeptoren der **Tiefensensibilität** treten über die Hinterwurzeln in das Rückenmark ein und werden **ungekreuzt über die Hinterstrangbahnen** zentralwärts geleitet (Abb. 23-6). Nach Umschaltung in den Hinterstrangkernen der Medulla oblongata kreuzen die Bahnen und gelangen über den Ventrobasalkern des Thalamus zum somatosensorischen Projektionsfeld im **Gyrus postcentralis** der Großhirnrinde (vgl. Kap. 26.2). Nach dem kreuzenden Verlauf im Lemniscus medialis wird dieser Anteil als **lemniskales System** bezeichnet. Kollateralen zweigen im Rückenmark ab und wirken bei der Auslösung von Reflexen mit. Andere Kollateralen ziehen zum Kleinhirn.

23

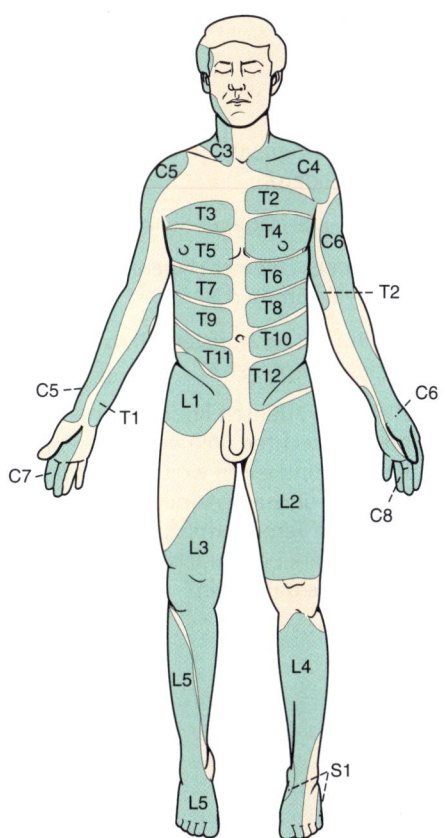

Abb. 23-5 *Gliederung der Hautoberfläche nach der Zugehörigkeit der sensiblen Innervation zu den verschiedenen Rückenmarksegmenten. In der wechselweisen Darstellung rechts und links wird die Überlappung der Hautfelder, die man* **Dermatome** *nennt, deutlich. C zervikales, T thorakales, L lumbales und S sakrales Rückenmark. (Modifiziert nach [21 a].)*

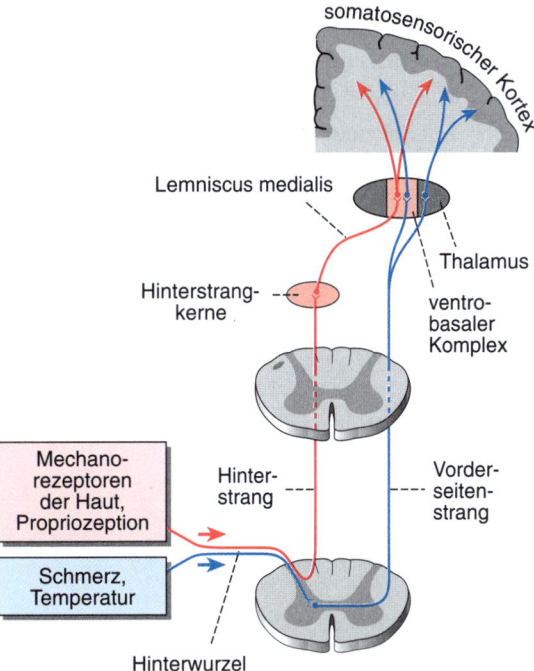

Abb. 23-6 *Stark vereinfachtes Schema zum Verlauf der Nervenbahnen, über die die verschiedenen Afferenzen überwiegend geleitet werden.*

Die Afferenzen der **Temperatur- und Schmerzrezeptoren kreuzen** nach Eintritt ins Rückenmark auf die Gegenseite und gelangen über den **Vorderseitenstrang** (anterolaterales System) zum Hirnstamm und weiter über den Thalamus zum somatosensorischen Kortex, ebenfalls mit Abzweigungen auf den verschiedenen Ebenen.

Die Unterschiede im Kreuzungsverhalten sind der Grund dafür, daß es bei einer halbseitigen Durchtrennung des Rückenmarks (Halbseitenläsion) zu einer **dissoziierten Empfindungslähmung** (Brown-Séquard-Syndrom) kommt: Unterhalb der Verletzung fällt auf der gleichen Seite der Tastsinn aus, Temperatur- und Schmerzempfindung sind auf der Gegenseite aufgehoben. Auf der gleichen Seite ist auch die Motorik gelähmt (zunächst schlaff, später spastisch).

Klinisches Beispiel. Eine 52jährige Taxifahrerin, deren PKW bei Aquaplaning ins Schleudern geriet und frontal mit einem entgegenkommenden Fahrzeug zusammenstieß, erlitt eine Fraktur des 2. Halswirbelkörpers mit Bogenwurzelbeteiligung links. Neurologisch fand sich eine dissoziierte Sensibilitätsstörung von C2 abwärts mit herabgesetzter Berührungs- und Lageempfindung links sowie kontralateraler Hypalgesie und Thermhypästhenie. Die Eigenreflexe waren am linken Arm abgeschwächt, an den unteren Extremitäten erloschen. Nach Ausräumung der Bandscheibe C2/3 wurde eine ventrale Spondylodese (feste Verbindung von zwei Wirbeln) durch Knochenspanimplantation und Plattenverschraubung vorgenommen. Nach Abklingen des spinalen Schocks bildete sich die Querschnittssymptomatik innerhalb von zwei Wochen vollständig zurück. (Nach [24].)

23

FRAGEN

23.1 Bei mechanischer Reizung der Haut lassen sich verschiedene Empfindungen unterscheiden. Welche sind das? Was für Rezeptortypen sind dabei beteiligt?

23.2 Das räumliche Auflösungsvermögen für den Tastsinn der Haut ist regional sehr unterschiedlich. Was wissen Sie darüber?

23.3 Auf der Haut der Hand wird, ausgehend von Indifferenzbedingungen, sprunghaft die Hauttemperatur erhöht und nach einer Weile wieder zurückgestellt (Skizze). Zeichnen Sie zum Temperaturverlauf die Reaktion eines Kaltrezeptors und eines Warmrezeptors.

23.4 Welche Formen von Schmerz lassen sich unterscheiden?

23.5 Was ist „übertragener Schmerz"?

23.6 Wie kann es zu einer Hyperalgesie in einem Hautareal kommen?

23.7 Was sind die wichtigsten Merkmale von Schmerzrezeptoren?

23.8 Bei einem Patienten finden Sie nach einem Unfall am rechten Bein eine motorische Lähmung und einen weitgehenden Ausfall der Berührungsempfindlichkeit. Am linken Bein ist die Temperatur- und Schmerzempfindung stark beeinträchtigt. Was könnte die Ursache dafür sein?

ANTWORTEN

23.1 Die wichtigsten Empfindungsqualitäten sind Berührung, Druck und Vibration. Die beteiligten Rezeptoren unterscheiden sich vor allem im zeitlichen Verhalten, in Ausmaß und Geschwindigkeit der Adaptation. Zu einem Reiz gemäß Abbildung 23-1 sollte man die verschiedenen Reaktionstypen skizzieren können.

23.2 Bestimmung der simultanen Raumschwelle mittels Zirkel. Die niedrigsten Werte (bestes Auflösungsvermögen) findet man an der Zungenspitze (1 mm), gefolgt von Fingerbeere und Lippen. Zum Rumpf hin steigen die Werte auf mehrere Zentimeter an. (Vgl. Abschn. 23.1.)

23.3 Skizze gemäß Abbildung 23-2, mit den zugehörigen Erläuterungen.

23.4 Man kann einen hellen Oberflächenschmerz von einem dumpfen Tiefenschmerz unterscheiden, vgl. Abschnitt 23.3.

23.5 Bei Störungen in inneren Organen empfindet man häufig Schmerzen in ganz bestimmten Hautarealen, z.B. im linken Arm bei Herzinfarkt. Diese „Übertragung" kommt dadurch zustande, daß viszerale Afferenzen in dem Rückenmarksegment, in das sie hineinziehen, mit Schmerzafferenzen der Haut konvergieren (vgl. Abb. 23-4).

23.6 Die für „übertragenen Schmerz" verantwortlichen Konvergenzen von viszeralen Afferenzen und Schmerzafferenzen der Haut können die Schmerzsysteme auch unterschwellig stimulieren. Man spürt also noch keinen Schmerz, aber leichte Reize auf der Haut, die normalerweise ebenfalls unterschwellig sind, können dann durch Summation zu Schmerzempfindung führen. Die Schmerzschwelle auf der Haut ist auf diese Weise herabgesetzt, es besteht Hyperalgesie. (Vgl. Abschn. 23.3 und Abb. 23-4.)

23.7 Im Vergleich zu anderen Rezeptoren ist auffällig, daß die Spezifität der Rezeptoren relativ gering ist (jedenfalls bei den meisten Nozizeptoren), sie reagieren auf sehr viele Stoffe, „auf alles, was schädigt", was ja sehr sinnvoll ist. Ferner ist die geringe Adaptation auffällig – was auch wieder sinnvoll ist.

23.8 Die Ausfälle sind typisch für eine „dissoziierte Empfindungslähmung" bei Halbseitenläsion im Rückenmark, vgl. Abbildung 23-6 und Abschnitt 23.4.

23

Interozeptive Systeme: Tiefensensibilität und vestibuläres System

Wenn wir mit geschlossenen Augen die Arme bewegen, so wissen wir recht genau, an welcher Stelle des Raumes sich gerade die rechte Hand befindet. Gleiches gilt für Kopfbewegungen. Wir verfügen also nicht nur über Sinne, die uns über die Umwelt informieren, sondern auch über ein System, das uns über die **Eigensituation des Körpers** unterrichtet und deshalb als interozeptives System bezeichnet werden kann. Dieser Funktion dient einmal ein hochentwickeltes Spezialorgan, der in den Schädelknochen eingebaute Vestibularapparat, und zum anderen verschiedene Rezeptoren in Muskeln und Gelenken. Der letztere Anteil wird als Tiefensensibilität oder Propriozeption bezeichnet.

24.1 Tiefensensibilität, Propriozeption

Die Tiefensensibilität informiert uns über Stellung und Bewegung unserer Glieder. Man unterscheidet einen **Stellungssinn** (Empfindungen über die Stellung der Glieder), einen **Bewegungssinn** (Empfindungen über die Bewegung der Glieder) und einen **Kraftsinn** (Empfindungen über die Muskelkraft).

Die wichtigsten Mechanorezeptoren für Stellungs- und Bewegungssinn liegen einmal in Bändern und Kapseln der Gelenke; zum anderen sind die Rezeptoren in Muskeln und Sehnen beteiligt: die Muskelspindeln und die Golgi-Sehnenorgane (die im Rahmen der Motorik genauer behandelt werden).

Die Wahrnehmungen über Stellung und Bewegung sind an eine präzise Koordination in der Verarbeitung der Informationen von den verschiedenen Rezeptortypen gebunden, in Kooperation mit dem vestibulären System und den motorischen Zentren. Das **Gehirn nutzt alle verfügbaren Informationen** von den verschiedenen rezeptorischen Systemen aus!

Den Mechanorezeptoren in der Haut über den Gelenken wird nur eine geringe Bedeutung im Rahmen des Stellungs- und Lagesinnes beigemessen.

Die **in den Gelenkkapseln liegenden Mechanorezeptoren** sind denen der Haut recht ähnlich. Es gibt ähnliche Endkörperchen (wie Ruffini- oder Pacini-Körperchen), mit ähnlichen funktionellen Eigenschaften: langsam und rasch adaptierende Rezeptoren, mit schnellleitenden markhaltigen afferenten Nerven, die in der Weiterleitung und zentralen Verarbeitung den Mechanorezeptoren der Haut ähnlich sind. Es gibt aber auch freie Nervenendigungen, deren Funktion weniger klar ist. Wahrscheinlich sind sie mehr am Tiefenschmerz beteiligt.

24.2 Vestibuläres System: Gleichgewichtssinn

Der **aufrechte Gang des Menschen** erfordert besonders präzise Informationen über die Körperhaltung. Diesem Zweck dient der Gleichgewichtssinn mit seinem Spezialorgan, dem Vestibularapparat.

Der beidseitig im Felsenbein eingebaute Vestibularapparat besteht aus je zwei Makulaorganen, die auf **Linearbeschleunigung** reagieren, und drei Bogengängen, die auf **Winkelbeschleunigung** ansprechen (Abb. 21-2).

In jedem dieser fünf Teilorgane befindet sich ein mit Sinnesepithel ausgekleideter Bezirk, in dem mit Zilien besetzte Rezeptorzellen angeordnet sind, die den Haarzellen im Corti-Organ sehr ähnlich sind. Die Verbiegung der Stereozilien führt zu einer Veränderung des Membranpotentials dieser sekundären Sinneszellen. Dies steuert über Veränderungen der Transmitterfreisetzung an der Zellbasis die Aktionspotentialentladungen der nachgeschalteten afferenten Nervenfasern (Abb. 24-1).

In den Makulaorganen befindet sich über dem Sinnesepithel eine gallertige Schicht, in die die Sinneshaare hineinragen. In der Gallerte sind kleine Calciumcarbonatkristalle eingelagert, die dazu führen, daß die spezifische Dichte größer ist als die der umgebenden Endolymphe. Dadurch kann eine Linearbeschleunigung eine Verschiebung dieser als **Otolithenmembran** bezeichneten Deckschicht auslösen und so die Haarzellen stimulieren (Otolith = Ohrsteinchen).

Bei aufrechter Kopf- und Körperhaltung befindet sich die **Macula sacculi** in etwa senkrechter Position. Die Gravitationskraft (genauer Gravitationsbeschleunigung) wirkt auf die dichtere Otolithenmembran etwas stärker ein als auf die En-

dolymphe und veranlaßt so eine gewisse Verschiebung, die einen ständigen Reiz auf die Rezeptorzellen ausübt. Mit jeder Verlagerung des Kopfes ändert sich die Stärke des Reizes und damit auch die Erregung der Rezeptoren.

Die bei aufrechter Haltung etwa waagerechte **Macula utriculi** kann auf Linearbeschleunigung des Körpers (Beschleunigung oder Abbremsung in einem Auto) reagieren, bzw. im Liegen auf die Schwerkraft.

Die **Bogengänge** sind ringförmige, miteinander verbundene Gangsysteme, die an einem Ende eine Erweiterung (Ampulle) aufweisen. In der Ampulle liegt das Sinnesepithel, das in eine gallertige Cupula hineinragt, die eine Art Sperrwand im Kanal bildet. Zu Beginn einer Drehbewegung (bei einer Winkelbeschleunigung) in der Ebene des Bogenganges bleibt die Endolymphe, der Trägheit gehorchend, etwas zurück. Die Flüssigkeit verschiebt sich etwas gegen die Drehrichtung und drückt gegen die Cupula. Dabei kommt es zu einer Abknickung der Sinneshaare und damit zur Erregung der Rezeptoren (Abb. 24-1). Da die drei Bogengänge in etwa senkrecht zueinander liegen, kann jede Form der Winkelbeschleunigung erfaßt werden.

Die Sinneszellen besitzen eine relativ starke Spontanaktivität (Abb. 24-1). Dadurch können Auslenkungen in beide Richtungen angezeigt werden. Werden die Stereozilien zum Kinozilium

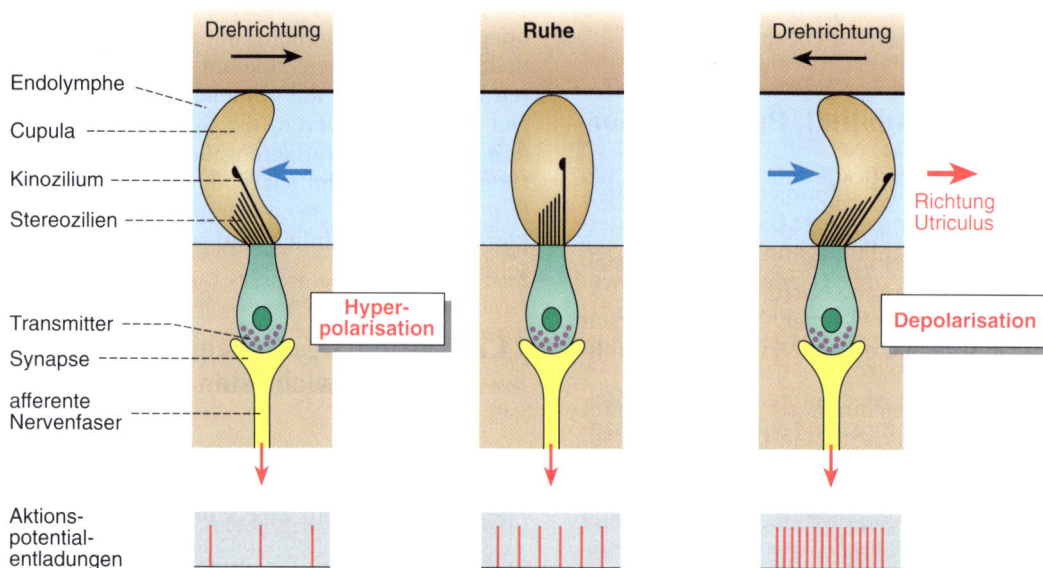

Abb. 24-1 *Schema zur Funktion der* **Bogengangsrezeptoren.** *Die Größenrelationen sind stark verzerrt dargestellt, mit Vergrößerung von Sinneshaaren und Rezeptorzellen. In Wirklichkeit gehören 76 000 kleine Rezeptorzellen zu einer Cupula. In* Ruhestellung besteht eine ausgeprägte Spontanaktivität. Ausbeulung der Cupula in Richtung Utriculus (in Richtung Kinozilium) steigert die Aktivität, eine entgegengerichtete Auslenkung führt zu einer Hemmung.

hingebogen, so wird die Rezeptoraktivität gesteigert, bei Auslenkung in die Gegenrichtung wird eine Hemmung ausgelöst.

Jede Sinneszelle besitzt ein Kinozilium und viele Stereozilien, wobei nur letztere für die **Transduktion** verantwortlich sein sollen. (Bei den Rezeptoren des Corti-Organs fehlt das Kinozilium.) Der Transduktionsprozeß selbst verläuft nach heutigen Vorstellungen so wie bei den Haarzellen des Corti-Organs (vgl. Kap. 21.3). Die Rezeptoren werden auch efferent innerviert.

Die afferenten Nerven (N. vestibularis) ziehen zu den Vestibulariskernen in der Medulla oblongata, wo die Verrechnung mit anderen Informationen des Stellungs- und Bewegungssinnes erfolgt, insbesondere von Muskeln, Sehnen und Gelenken des Halses. Die Meldungen gehen dann zum einen weiter an die für motorische Reflexe zuständigen Instanzen, zum anderen zur Großhirnrinde zur Vermittlung bewußter Wahrnehmungen über Kopf- und Körperhaltung.

Zu den wichtigsten Funktionen der Bogengänge gehört die Regelung der Augenstellung. **Der Bogengangsapparat sorgt für die Konstanz der Blickrichtung, indem Veränderungen der Kopfhaltung automatisch durch die Okulomotorik korrigiert werden.**

Zur Prüfung dieser Funktion untersucht man den **rotatorischen Nystagmus** (Abb. 24-2). Wird eine Versuchsperson auf einem Drehstuhl angedreht, so wird durch die Verschiebung der Endolymphe im horizontalen Bogengang eine **langsame** Verstellung der Augenachsen in der horizontalen Ebene in Gegenrichtung ausgelöst (zur Konstanz der Blickrichtung). Bei Erreichen der Extremstellung werden die Augenachsen **schnell** wieder zurückgestellt, usw. Man bezeichnet die Richtung des Nystagmus nach der besonders auffälligen ruckhaften Zurückstellung, obwohl die langsame Komponente die eigentliche regulatorische Leistung darstellt.

Beim Andrehen einer Versuchsperson kommt es somit zu einem Nystagmus in Drehrichtung.

Bei längerer gleichmäßiger Drehung kommt die Endolymphe zum Stillstand, und der Nystagmus erlischt. **Beim Anhalten aus einer Drehung tritt ein Nystagmus in Gegenrichtung auf,** weil sich jetzt die Endolymphe, der Trägheit folgend, in Richtung der vorangegangenen Drehung etwas weiterschiebt (also in entgegengesetzte Richtung wie beim Andrehen).

Die Beobachtung dieses **postrotatorischen Nystagmus** wird klinisch-diagnostisch genutzt.

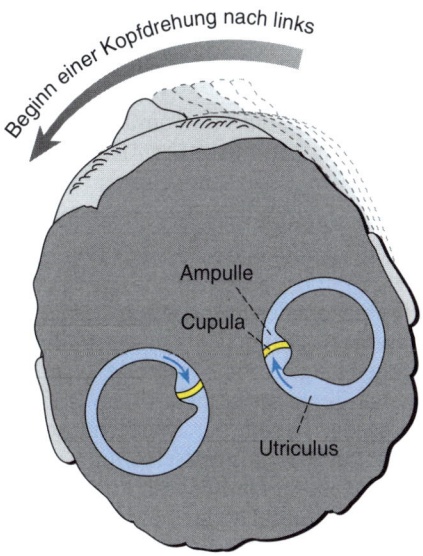

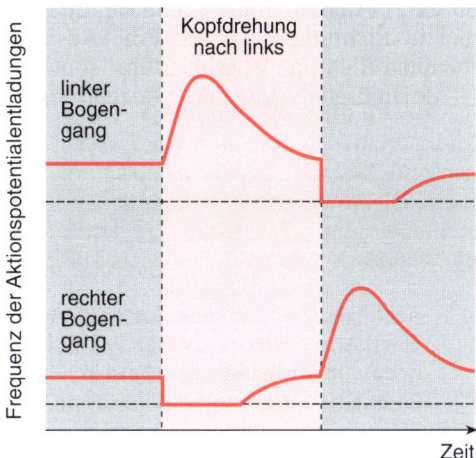

Abb. 24-2 *Schema zu den Reaktionen der Rezeptoren im horizontalen Bogengang bei **Kopfdrehung nach links**. Die Bogengänge sind stark vergrößert dargestellt. Zu Beginn der Drehung tritt in beiden Bogengängen eine Endolymphverschiebung im Uhrzeigersinn auf. Diese Endolymphverschiebung beult aber im linken Bogengang die Cupula in Richtung Utriculus aus und löst somit eine Erregung aus, während im rechten Bogengang die Cupula vom Utriculus weg ausgelenkt wird. Dies führt zu einer Hemmung. Die Frequenz der Aktionspotentialentladungen in beiden afferenten Nerven ist unten dargestellt.*

Zweckmäßigerweise setzt man dabei der Testperson eine **Nystagmusbrille** (Frenzel-Brille) auf, die durch starke Sammellinsen verhindert, daß der Patient Umweltgegenstände fixieren kann. Für den Untersucher wird durch die Lupenwirkung der Gläser das Beobachten der Augen verbessert.

24

Durch Spülen des Gehörganges mit warmem oder kaltem Wasser läßt sich ein **kalorischer Nystagmus** auslösen.

Vom vestibulären Nystagmus ist der **optokinetische Nystagmus** (Eisenbahn-Nystagmus) zu unterscheiden, der durch regelmäßige Bewegungen der Umwelt bei ruhendem Kopf ausgelöst wird.

Für die Prüfung des **kalorischen Nystagmus** wird der Kopf nach hinten geneigt und so der horizontale Bogengang in eine vertikale Lage gebracht. Die durch Temperaturänderungen bedingte Veränderung der Dichte der Endolymphe veranlaßt dann eine Endolymphverschiebung mit Nystagmus, wie bei einer Drehbeschleunigung.

Der spiegelbildlich-symmetrische Aufbau beider Bogengangsysteme führt dazu, daß die **Reaktionen auf beiden Seiten gegensinnig** ablaufen (Abb. 24-2). Auf den Sinneszellen steht das Kinozilium in Richtung Utriculus. Eine Ausbeulung der Cupula Richtung Utriculus führt somit zu einer Aktivitätssteigerung der Rezeptoren (vgl. Abb. 24-1). Zu Beginn einer Kopfdrehung nach links kommt es zu einer Aktivitätssteigerung im linken horizontalen Bogengang und zu einer Hemmung im rechten. Beim Anhalten sind die Reaktionen umgekehrt.

Beeinträchtigungen in der Funktion der Bogengänge bzw. im zugehörigen Leitungssystem führen zu deutlichen **Störungen,** die sich auch in Ruhe manifestieren. Dies wird verständlich, wenn man an die starke Spontanaktivität denkt.

Der Ausfall einer Cupula-Erregung wird von den Zentren als entsprechende Auslenkung der Cupula verstanden und in diesem Sinne beantwortet. Bei stärkeren akuten Ausfällen kommt es zu Schwindel, Gleichgewichtsstörungen, Übelkeit bis zum Erbrechen, Nystagmus zur gesunden Seite und Fallneigung zur kranken Seite.

Chronischer Ausfall eines Labyrinths wird relativ gut kompensiert.

Bei den **Kinetosen** (See-, Flug-, oder Reisekrankheit) sind die Informationen von den Gleichgewichtsorganen beteiligt. Man nimmt an, daß es die ungewohnten Reizmuster sind, die die Mißempfindungen auslösen.

FRAGEN

24.1 Auch wenn wir bei geschlossenen Augen einen Arm bewegen, wissen wir recht genau über die Lage der Hand im Raum Bescheid. Wie kommt das zustande?

24.2 Sie wollen den Gleichgewichtssinn eines Patienten testen. Was können Sie dazu unternehmen?

24.3 Die Bogengangsorgane reagieren sehr empfindlich auf Drehung des Kopfes. Was läuft dabei ab?

ANTWORTEN

24.1 Die Tiefensensibilität vermittelt uns sehr genaue Informationen über Stellung und Bewegung der Extremitäten. Dafür sind vor allem Mechanorezeptoren in Muskeln, Sehnen und Gelenkkapseln verantwortlich. (Vgl. Abschn. 24.1.)

24.2 Man prüft am besten den rotatorischen Nystagmus mit einem Drehstuhl, vgl. Abschnitt 24.2 und Abbildung 24-2.

24.3 Auf Drehbewegungen sprechen die Bogengangsrezeptoren an. Adäquater Reiz: Winkelbeschleunigung. Vgl. Abschnitt 24.2 sowie Abbildungen 24–1 und 24–2.

25

Motorik

25.1 Übersicht

Die Fähigkeit zu aktiver Bewegung gehört zu den fundamentalen Eigenschaften tierischen Lebens. Mit der Entwicklung höherer Lebewesen ging eine zunehmende Differenzierung motorischer Prozesse einher, so daß wir beim Menschen ein komplexes, hierarchisch abgestuftes System vorfinden.

Jeder motorische Akt ist aufs engste mit sensorischen Kontrollen verknüpft, so daß bei allen zentralen Koordinationen der Ausdruck **Sensomotorik** angebrachter wäre. Der Begriff „Motorik" ist in diesem Sinne einfach als Abkürzung aufzufassen.

Von den funktionellen Aufgaben her läßt sich eine **Stützmotorik**, die auf die Aufrechterhaltung der Körperhaltung ausgerichtet ist, und eine **Zielmotorik** unterscheiden, die den Ablauf zielgerichteter, willkürlicher Bewegungen kontrolliert.

Die einzelnen Teilsysteme sind eng miteinander verknüpft, so daß es nicht leicht ist, die verschiedenen motorischen Aufgaben einzelnen motorischen Zentren zuzuordnen. Es lassen sich aber doch Schwerpunkte erkennen, die eine hierarchische Gliederung des Gesamtsystems erlauben. Diese Gliederung kann helfen, den Überblick zu behalten, wenn man im Auge behält, daß es sich um eine starke Vereinfachung handelt und keine scharfe Abgrenzung besteht.

In großzügiger Vereinfachung läßt sich das motorische System wie folgt gliedern (Abb. 25-1):

Der Skelettmuskel ist ein reines Ausführungsorgan. Mit Hilfe der Dehnungsrezeptoren in den Muskeln (Muskelspindeln) und den Motoneuronen im **Rückenmark** entsteht die unterste Instanz motorischer Regulationen, die für **einfa**che **Reflexe** (z. B. Muskeldehnungsreflex) zuständig ist. Abtrennung des Rückenmarks von den höheren Zentren führt im Akutstadium zu schlaffer Lähmung.

Der **Hirnstamm** enthält Zentren, die schon **höhere reflektorische Leistungen** vollbringen: Stellreflexe, Regelung von Tonus und Haltung. Bei Durchtrennung über dem Hirnstamm sind diese Leistungen noch weitgehend intakt, aber es fehlt jede Spontaneität.

Die **motorischen Areale der Hirnrinde** sind als oberste Instanz für die Koordination der **Willkürmotorik** verantwortlich.

Die **Basalganglien** sind entscheidend an der Vorbereitung und **Kontrolle der Willkürmotorik** beteiligt. Dabei laufen in einer großen Schleife Erregungen von verschiedenen motorischen Rindenarealen zu den Basalganglien, und Rückmeldungen gehen über den Thalamus zurück zur Hirnrinde.

Das **Kleinhirn** ist ebenfalls durch eine große Schleife, die vom Kortex zum Kleinhirn und über den Thalamus wieder zur motorischen Rinde zurückführt, an den höchsten Koordinationen beteiligt. Es erhält für seine Aufgaben sowohl umfassende Informationen über die Afferenzen (Afferenzkopien) als auch Informationen über motorisch-efferente Signale (Efferenzkopien). Auf diese Weise ist es in der Lage, für eine **Feinabstimmung der Bewegungen** zu sorgen, wobei jeweils Hirnstammzentren mitwirken.

Bei den von Hirnnerven gesteuerten Bewegungen übernehmen Motoneurone im Hirnstamm die Funktionen, die sonst von Motoneuronen im Vorderhorn des Rückenmarks wahrgenommen werden.

Eine Gliederung in pyramidale und extrapyramidale Motorik hat in den modernen Konzepten keinen Platz mehr.

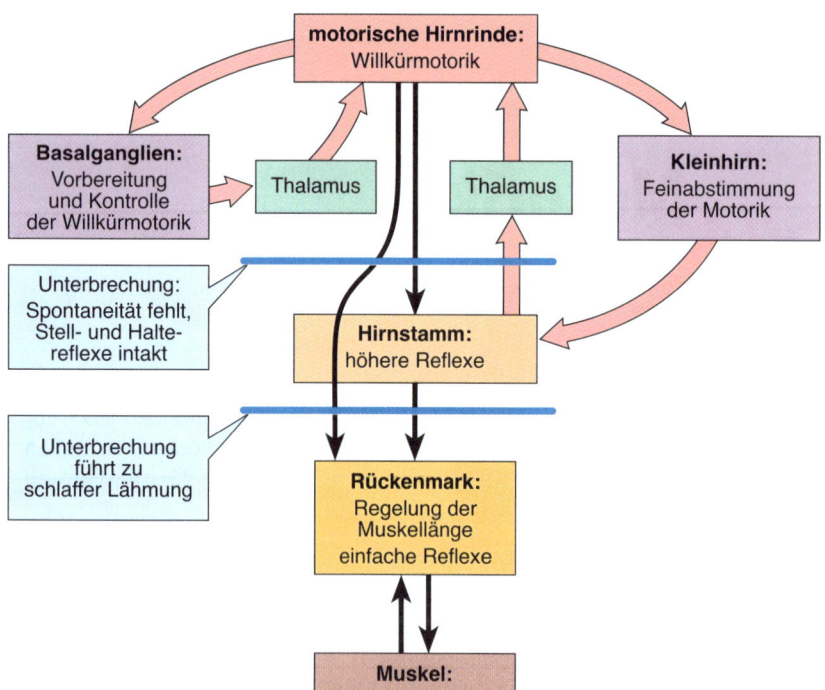

*Abb. 25-1 Schema zur hierarchischen Ordnung in der Kooperation der verschiedenen Zentren bei der **Kontrolle der Motorik**.*

25.2 Spinale Motorik

Die im Vorderhorn des Rückenmarks gelegenen α-Motoneurone sind die Neurone, die die Befehle zur Kontraktion an die Skelettmuskelfasern leiten (vgl. zur „motorischen Einheit" Abb. 6-3 und Kap. 6.2.1). Das Rückenmark ist aber nicht nur Umschaltstation für die Befehle von oben. Vielmehr werden hier schon wichtige Entscheidungen getroffen: Mit Hilfe der afferenten Signale laufen Prozesse zur Regelung der Muskellänge ab, Abstimmungen von Beugern und Streckern werden vorgenommen usw.

Die Prozesse der Erregungsübertragung am Motoneuron sind in Kapitel 5.3 beschrieben. Wichtigster exzitatorischer Transmitter ist **Glutamat**, wichtigster inhibitorischer Transmitter **Glycin**.

25.2.1 Regelung der Muskellänge

Der Skelettmuskel enthält, eingebettet in die Arbeitsmuskulatur, auch Dehnungsrezeptoren, die Signale über die Muskellänge zum Rückenmark senden. Da sich diese Spezialstrukturen in spindelförmigen Kapseln befinden, nennt man sie **Muskelspindeln** oder intrafusale Fasern (fusus =

Spindel). Sie sind die Sensoren im **Regelkreis für die Muskellänge** (Abb. 25-2).

Wird der Muskel gedehnt, z.B. durch einen Schlag auf die Sehne, so werden die **annulospiralen Endigungen** im sensiblen Zentrum der Muskelspindel erregt. Die Erregung wird über schnellstleitende Nervenfasern (Gruppe Ia bzw. Aα, vgl. Tab. 4-2) zum Rückenmark gemeldet, wo die afferente Nervenfaser direkt, ohne Zwischenschaltung eines Interneurons, zu α-Motoneuronen desselben Muskels zieht und diese Neurone erregt. Die α-Motoneurone veranlassen über schnellstleitende efferente Nerven (Gruppe Aα) eine Kontraktion der extrafusalen Arbeitsmuskulatur, wodurch die initiale Dehnung der Muskulatur zurückgestellt wird. So entsteht ein auf größte Schnelligkeit angelegter **monosynaptischer Muskeldehnungsreflex**, der als Regelkreis der Muskellänge wirkt. Da Rezeptor und Effektor im selben Muskel liegen, spricht man auch vom **Muskeleigenreflex**.

Die intrafusalen Fasern sind quergestreifte Muskelfasern, die neben dem rezeptorischen Zentrum an beiden Polen kontraktile Anteile besitzen, die von langsamer leitenden efferenten Fasern (Gruppe Aγ) innerviert werden. In der efferenten Innervation der Skelettmuskulatur lassen sich somit ein **α-System**, das die extrafusale

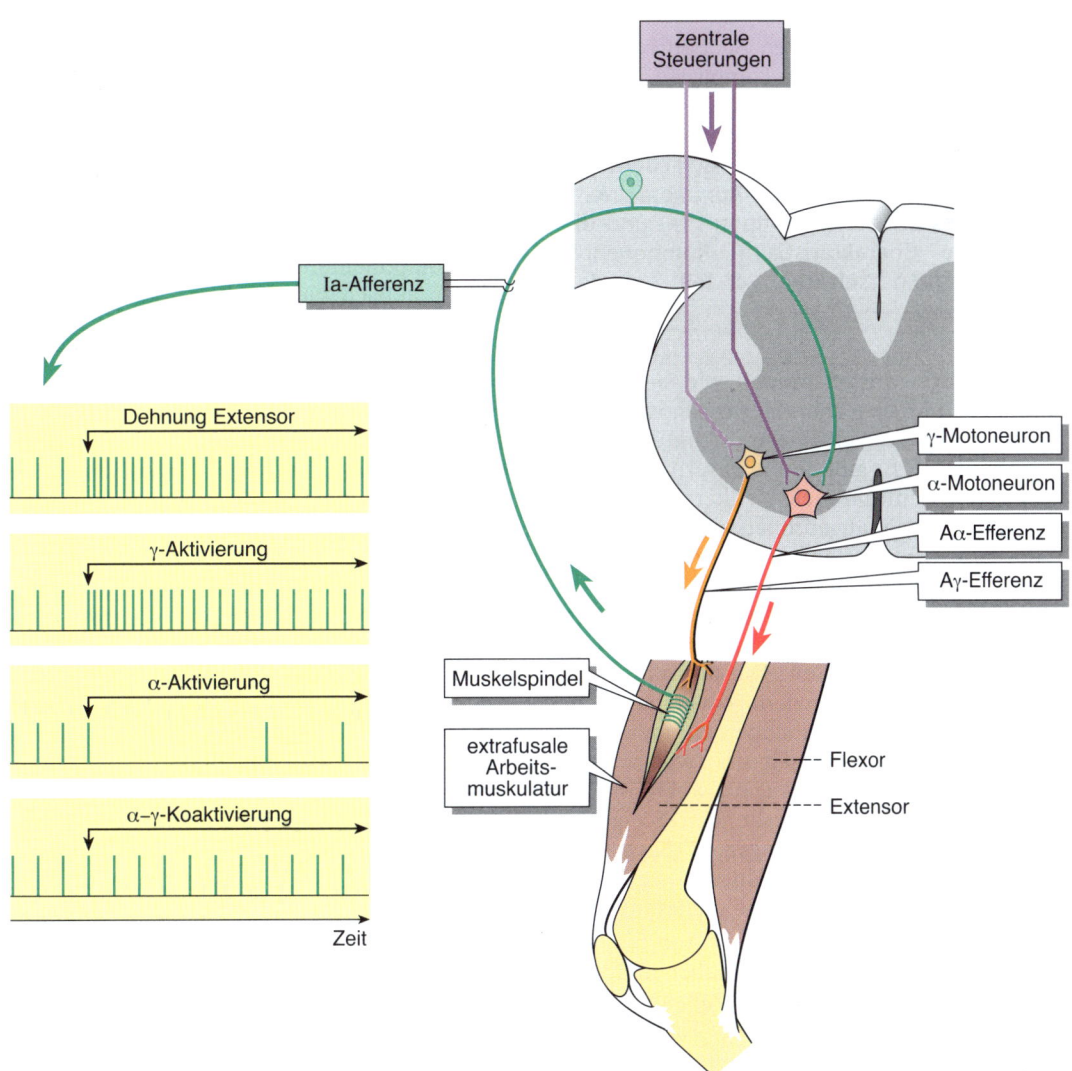

zentrale
Steuerungen

Ia-Afferenz

γ-Motoneuron

α-Motoneuron

Aα-Efferenz

Aγ-Efferenz

Muskelspindel

extrafusale
Arbeits-
muskulatur

Flexor

Extensor

Dehnung Extensor

γ-Aktivierung

α-Aktivierung

α–γ-Koaktivierung

Zeit

25

Abb. 25-2 *Regelung der Muskellänge* mit Hilfe der Muskelspindeln. Muskelspindel vereinfacht: nur eine intrafusale Faser
mit einer afferenten und einer efferenten Nervenfaser. Links

sind Beispiele für die Aktionspotentialentladungen der afferenten Faser von der Muskelspindel (Ia-Afferenz) für verschiedene
Bedingungen dargestellt.

Arbeitsmuskulatur innerviert, und ein **γ-System**,
das die intrafusalen Fasern innerviert, unterscheiden. Eine Stimulierung der γ-Fasern führt
über eine Aktivierung der kontraktilen Pole der
Spindelfasern zu einer Dehnung des sensiblen
Zentrums und löst somit eine gleichartige Reaktion aus wie eine Muskeldehnung (Abb. 25-2).
Die Muskellänge stellt sich dadurch auf ein neues Niveau ein, das dann wieder durch den Regelkreis festgehalten wird. Die motorische Innervation der Muskelspindeln ist somit eine **Verstellung des Sollwertes im Regelkreis der Muskellänge.**

Werden selektiv die **α-Efferenzen** stimuliert,
so führt die Kontraktion des Gesamtmuskels zugleich zu einer Verkürzung der Muskelspindeln,
und die Erregung der Spindelafferenzen nimmt
ab („Spindelpause").
Werden α- und γ-Efferenzen gleichzeitig stimuliert, wie das für die normalen Steuerungen
durch die motorischen Zentren typisch ist (**α-γ-
Koaktivierung**), so bleibt die Aktivität der Spindelafferenzen im Idealfall unverändert (wenn die
über die γ-Efferenzen ausgelöste Sollwertverstellung und die über die α-Efferenzen induzierte
Muskelverkürzung genau übereinstimmen).

Bei den hochentwickelten Säugetieren sind die meisten Muskelspindeln komplizierter strukturiert als oben zunächst dargestellt. Sie enthalten mehrere, verschieden aufgebaute Fasern und werden auch durch zwei verschiedene Typen von γ-Fasern innerviert. Auf diese Weise können die **statische** (P-Komponente) und die **dynamische Charakteristik** (D-Komponente) der Rezeptoren **selektiv verstellt** werden (Abb. 25-3).

Eine **komplexe Muskelspindel,** wie sie für den menschlichen Muskel charakteristisch ist, enthält mehrere (bis zu 12) verschieden strukturierte Fasern (Abb. 25-3). Es gibt dünne Fasern, bei denen im sensiblen Zentrum viele Zellkerne hintereinander kettenförmig angeordnet sind. Man nennt sie deshalb „Kernkettenfasern" (nuclear chain fibre). Daneben finden sich dicke Fasern, deren Zentrum wie ein mit Kernen vollgestopfter Sack aussieht, und die deshalb „Kernsackfasern" (nuclear bag fibre) heißen. Diese Unterschiede hängen mit der Differenzierung von statischer und dynamischer Empfindlichkeit zusammen.

Die Muskelspindel verhält sich wie ein typischer **PD-Rezeptor:** Sie reagiert auf anhaltende Dehnung mit einer anhaltenden Steigerung der Aktionspotentialentladungen (Proportional-Komponente bzw. statische Komponente), und sie spricht auch auf die Geschwindigkeit der Län-

genänderung an (Differential-Komponente bzw. dynamische Komponente). Werden die bevorzugt zu den dicken Kernsackfasern ziehenden γ-Fasern stimuliert, so wird vor allem die dynamische Reaktionskomponente verstärkt. Deshalb nennt man diese Nerven „dynamische γ-Fasern". Die zu den dünnen Kernkettenfasern ziehenden „statischen γ-Fasern" verstärken die statische Reaktionskomponente, die Anstiegsgeschwindigkeit bleibt praktisch wirkungslos (Abb. 25-3).

Daß die Empfindlichkeit eines Rezeptors durch efferente Innervation verstellt wird, findet man immer wieder in sensorischen Systemen (z. B. bei den Mechanorezeptoren des Innenohrs und des Vestibularapparates). Die **differenzierte Verstellung statischer und dynamischer Reaktionskomponenten,** wie wir sie bei der Muskelspindel finden, ist für keinen anderen Rezeptor in dieser Weise bekannt. Dies weist darauf hin, daß bei dem auf hohe Geschwindigkeit eingestellten Skelettmuskel die richtige Justierung der dynamischen Eigenschaften von besonderer Bedeutung ist. Hohe dynamische Empfindlichkeit begünstigt das schnelle Anspringen des Reglers. Bei Überbetonung kann dies aber zu überschießenden Reaktionen mit Oszillationen führen. Die richtig bemessene statische Empfindlichkeit sorgt für die nötige Dämpfung der Schwingungstendenzen.

Neben den besonders wichtigen Ia-Afferenzen (den primären Afferenzen) entspringen von der Muskelspindel, und zwar von den Kernkettenfa-

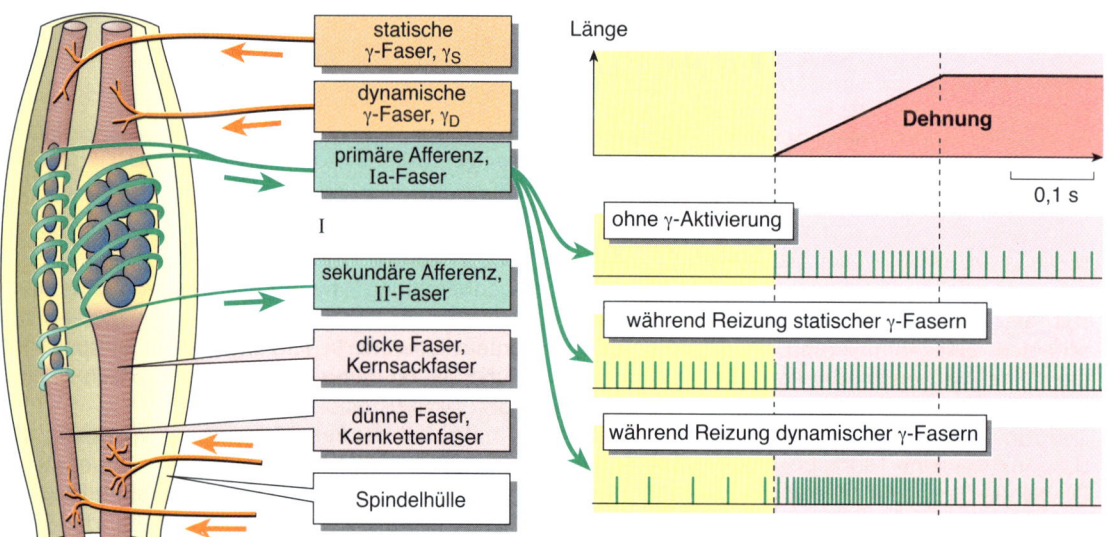

Abb. 25-3 *Aufbau und Funktion einer **komplexen Muskelspindel,** mit einer dünnen und einer dicken Faser in einer spindelförmigen Bindegewebshülle. Rechts sind Beispiele für die Aktionspotentialentladungen der primär-afferenten Nervenfaser*

(Ia-Afferenz) bei Dehnung dargestellt, für verschiedene Bedingungen der efferenten Stimulierung über statische und dynamische γ-Fasern.

sern, noch dünnere afferente Nervenfasern (sekundäre Afferenzen; langsamer leitende Fasern der Gruppe II), deren Funktion weniger klar ist. Sie besitzen eine fast ausschließlich statische Empfindlichkeit. An der raschen Reflexantwort beim Beklopfen einer Sehne, am phasischen Muskeldehnungsreflex, sind sie nicht entscheidend beteiligt. Sie wirken wahrscheinlich bei tonischen Dehnungsreflexen (Tonussteigerung bei anhaltender Dehnung) mit sowie beim Stellungssinn.

25.2.2 Koppelung mit Antagonisten

Auf der Ebene des Rückenmarks sind auch komplexere motorische Reaktionen angelegt. So ist unter anderem ein gegensinniges Verhalten von Synergisten und Antagonisten, wie es bei normalen Fortbewegungen erwünscht ist, einprogrammiert. Von den afferenten Fasern der Muskelspindeln (Ia-Afferenz) gehen deshalb Kollateralen zu inhibitorischen Interneuronen ab, die die Antagonisten hemmen. Auf diese Weise werden durch die Spindelafferenzen mit der Aktivierung der Agonisten automatisch die Antagonisten gehemmt. Man nennt dies **reziproke antagonistische Hemmung** (Abb. 25-4).

Nur der über die Ia-Spindelafferenzen ausgelöste Dehnungsreflex ist monosynaptisch, alle anderen motorischen Reflexe sind polysynaptisch.

25.2.3 Autogene Hemmung durch Sehnenrezeptoren

Außer den Muskelspindeln gibt es im Skelettmuskel noch einen anderen Typ von Mechanorezeptoren: die **Golgi-Sehnenrezeptoren.** Sie liegen in den Sehnen und damit in Serie zur Arbeitsmuskulatur. Deshalb zeigen sie nicht die Länge, sondern die **Spannung des Muskels** an.

Bei **passiver Dehnung** des gesamten Muskels ist die Empfindlichkeit der Golgi-Rezeptoren geringer als die der Muskelspindeln. Mit zunehmender Dehnung sprechen zunächst die Muskelspindeln an, und erst später die Sehnenrezeptoren. Auf **aktive Kraftentwicklung** reagieren die Golgi-Rezeptoren aber sehr empfindlich.

Der einzelne Golgi-Rezeptor erfaßt die Spannung einer kleinen Gruppe von Muskelfasern. Deshalb kann er die Aktivierung dieser Fasergruppe sehr empfindlich anzeigen, bei schwacher Empfindlichkeit gegenüber einer gleichmäßigen Spannungszunahme des Gesamtmuskels.

Stimulierung der Golgi-Rezeptoren löst am „eigenen" Muskel (homonymer Muskel) eine

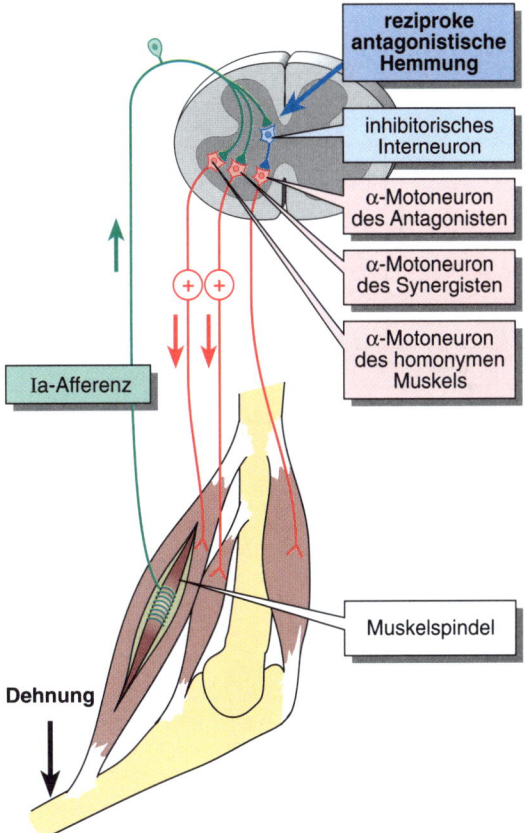

25

Abb. 25-4 *Verschaltung der Muskelspindel-Afferenzen (Ia-Afferenz) im Rückenmark. Dehnung eines Beugemuskels führt durch Aktivierung der Muskelspindeln zur Kontraktion desselben Muskels (homonymer Muskel) und des Synergisten. Gleichzeitig werden die α-Motoneurone des Antagonisten gehemmt* (**reziproke antagonistische Hemmung**), *wobei ein inhibitorisches Interneuron zwischengeschaltet ist.*

Hemmung aus: Die afferenten Fasern (Gruppe Ib, etwas langsamer leitend als die Ia-Afferenzen von den Muskelspindeln) ziehen zu inhibitorischen Interneuronen, die die agonistischen α-Motoneurone hemmen (Abb. 25-5). Diese „Eigenhemmung" wird als **autogene Hemmung** bezeichnet. Die Aufgabe dieses Reflexes wurde zunächst in einem Schutz gegen eine überstarke Kontraktion gesehen, und damit im Schutz gegen Muskel- oder Sehnenrisse. Die hohe Empfindlichkeit der Rezeptoren bei aktiven Kontraktionen zeigt aber, daß die Golgi-Hemmung auch eine wichtige Rolle bei der ständigen Feinregulierung der Motorik spielt.

Nach dem Prinzip der reziproken Innervation von Flexoren und Extensoren lösen die Golgi-Afferenzen parallel zur autogenen Hemmung eine

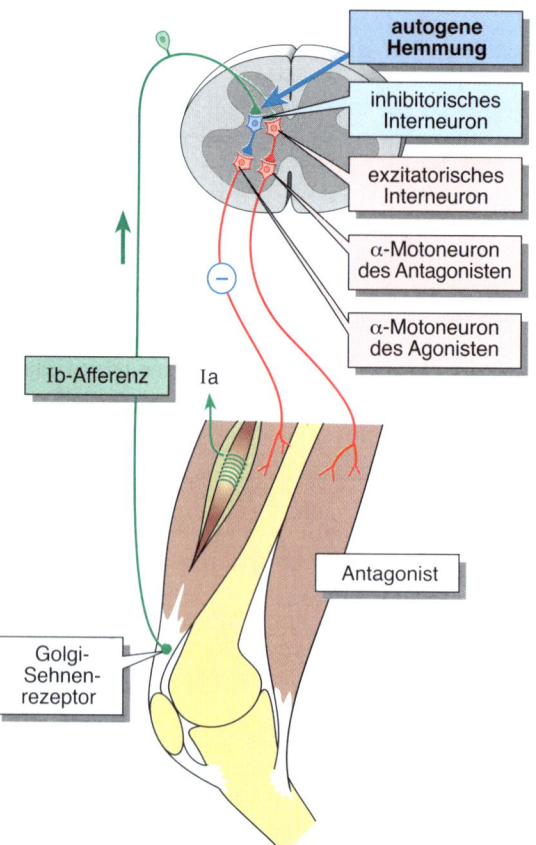

autogene Hemmung

inhibitorisches Interneuron

exzitatorisches Interneuron

α-Motoneuron des Antagonisten

α-Motoneuron des Agonisten

Ib-Afferenz   Ia

Antagonist

Golgi-Sehnen-rezeptor

Abb. 25-5 Autogene Hemmung durch Stimulierung der Golgi-Sehnenrezeptoren (afferente Leitung über Ib-Fasern). Über ein inhibitorisches Interneuron wird der homonyme Muskel gehemmt. Gleichzeitig wird eine gewisse Stimulierung der Antagonisten ausgelöst, die aber nicht monosynaptisch wie beim Dehnungsreflex über die Ia-Afferenz verläuft, sondern mindestens disynaptisch über ein exzitatorisches Interneuron. Dieser erregende Effekt auf die Antagonisten ist aber in der Regel schwach und deshalb auch nur zart im Bild eingetragen.

gewisse Aktivierung der Antagonisten aus. Diese Aktivierung verläuft aber nicht monosynaptisch wie beim Muskelspindel-Reflex, sondern polysynaptisch über mindestens ein exzitatorisches Interneuron. Dieser reziprok-fördernde Effekt ist bei den verschiedenen Muskeln unterschiedlich stark ausgeprägt und soll teils ganz fehlen. Er ist dem autogen-hemmenden Effekt nicht gleichrangig und ist deshalb in Abbildung 25-5 auch nur schwach eingetragen.

25.2.4 Renshaw-Hemmung

Die Neuriten der α-Motoneurone geben bald nach ihrem Ursprung im Rückenmark Kollateralen ab, die zu inhibitorischen Interneuronen zie-

hen, den sogenannten **Renshaw-Zellen.** Diese Neurone wirken hemmend auf das Ursprungsneuron und auf andere synergistische Motoneurone zurück. Diese **Renshaw-Hemmung** ist ein Mechanismus der Selbstbremsung und insofern vergleichbar mit der autogenen Hemmung. Sie wirkt bei der Abstimmung der Muskelkraft mit und dient auch als Schutz gegen übersteigerte Aktivität.

Mit der Hemmung der synergistischen Neurone ist eine Hemmung der inhibitorischen Neurone der Antagonisten verbunden, was zu einer Förderung der Antagonisten führt. Hier ist also wieder das Prinzip der reziproken Steuerung von Agonisten und Antagonisten realisiert.

25.2.5 Fremdreflexe

Fremdreflex bedeutet, in Abgrenzung gegen den oben beschriebenen Eigenreflex des Muskels, daß Rezeptor und Effektor bei einem reflektorischen Vorgang nicht im selben Organ liegen.

Ein typischer Fremdreflex ist der **Beugereflex (Flexorreflex):** Werden Schmerzrezeptoren am Fuß gereizt, so wird die Extremität durch Beugung weggezogen. Es handelt sich hierbei um einen **Schutzreflex.** Dieser Reflex läuft im Tierversuch auch nach Abtrennung aller supraspinalen Kontrollinstanzen ab. Es liegt somit ein spinal koordiniertes Geschehen vor.

Bei Auslösung des Beugereflexes auf einer Seite findet man gleichzeitig eine Zunahme des Extensorentonus auf der Gegenseite: einen **gekreuzten Extensorreflex.**

Kennzeichen solcher Fremdreflexe ist, daß sie über viele Synapsen laufen, so daß die Reflexzeit deutlich über dem für einen Muskeleigenreflex typischen Wert von 20–30 ms liegt. Die Afferenzen von den Rezeptoren haben eine starke Divergenz, sie ziehen zu vielen Neuronen verschiedener Rückenmarksegmente. Auf jedes Rückenmarksneuron konvergieren andererseits Afferenzen von vielen Rezeptoren. Auf diese Weise kommt es zu vielfältigen Bahnungs- und Summationserscheinungen (die bei den synaptischen Grundprozessen in Kap. 5.3.2 erörtert sind).

Weitere wichtige Fremdreflexe, die auch klinisch-diagnostisch genutzt werden, sind:
– **Bauchhautreflex:** Bestreichen der Bauchhaut führt zu einer Kontraktion der Bauchmuskeln.
– **Kremasterreflex:** Bestreichen der Haut an der Innenseite des Oberschenkels führt zum Hochziehen des gleichseitigen Hodens durch Kontraktion des M. cremaster.

25

- **Würgreflex:** Berühren der hinteren Rachenwand löst Würgen aus.
- **Kornealreflex** (Lidschlußreflex): Berührung der Hornhaut führt zur Schließung des Auges.

Ein pathologischer Fremdreflex ist das **Babinski-Zeichen:** Kräftiges Bestreichen der lateralen Fußsohle führt zu tonischer Extension der Großzehe. Es ist typisch für spastische Lähmung.

25.2.6 Testung von Muskeldehnungsreflexen

Muskeldehnungsreflexe werden durch einen leichten Schlag mit dem Reflexhammer auf die Sehne des zu testenden Muskels ausgelöst. Die Extremität ist dazu in eine entspannte Position zu bringen. Wegen der Auslösung durch Schlag auf die Sehne spricht man auch von Sehnenreflexen oder T-Reflexen (von tendon = Sehne). Das ist etwas irreführend, da der Reflex nicht etwa durch die Sehnenrezeptoren ausgelöst wird, sondern durch Dehnung der Muskelspindeln. Die **Reflexzeit** (vom Reiz bis zum Beginn der Kontraktion) beträgt 20 bis 30 ms.

Der am häufigsten getestete Reflex ist der **Patellarsehnenreflex:** Bei entspannt herabhängendem Unterschenkel klopft man auf die Sehne unterhalb der Patella. Dadurch werden die Strecker des Oberschenkels kurz gedehnt, und es wird reflektorisch eine deutliche Extensionsbewegung des Unterschenkels ausgelöst.

In ähnlicher Weise werden getestet: **Achillessehnenreflex, Bizepssehnenreflex, Trizepssehnenreflex** u. a.

Die Reflexauslösung an den unteren Extremitäten läßt sich durch den **Jendrassik-Handgriff** erleichtern: Der Patient wird aufgefordert, die Hände ineinanderzuhaken und während der Reflexauslösung kräftig zu ziehen. Diese Ablenkung führt zu besserer Entspannung und zur Bahnung der Reflexe.

Die Erfassung der Muskelreflexe kann durch Registrierung der Muskelreaktion mittels Elektromyographie (EMG) verbessert und objektiviert werden. Man wählt gern den Unterschenkel und legt die EMG-Elektroden über der Wadenmuskulatur an. Der Reflexhammer wird mit einem Kontakt versehen, so daß der Reizzeitpunkt mitregistriert werden kann. Durch Klopfen auf die Achillessehne wird der Dehnungsreflex der Wadenmuskeln ausgelöst. Registriert wird der Reizzeitpunkt und die elektromyographische Antwort des Muskels.

Diese Anordnung bietet zugleich gute Voraussetzungen für eine Reflexauslösung durch elektrische Reizung (**H-Reflex,** nach dem deutschen Physiologen Paul Hoffmann). Man stimuliert den N. tibialis in der Kniekehle. Da die Spindelafferenzen bei geeigneten Reizparametern eine niedrigere Schwelle haben als die motorischen Nervenfasern, werden bei allmählich zunehmender Reizstärke zunächst die Spindelafferenzen erregt. Es kommt zu einer elektromyographischen Antwort über den normalen Weg des Dehnungsreflexes, mit der typischen Reflexzeit von etwa 30 ms.

Bei stärkeren Reizen werden zunehmend die motorisch-efferenten Fasern miterregt, und man findet dementsprechend eine Muskelreaktion mit deutlich kürzerer Latenzzeit (M-Antwort).

Kommt es im Rahmen eines Unfalls plötzlich zu einer völligen Unterbrechung der Verbindungen zwischen dem Rückenmark und den höheren Zentren (**Querschnittslähmung**), so tritt zunächst ein Zustand ein, der als **spinaler Schock** bezeichnet wird. Dabei sind alle spinalen Reflexe erloschen. Dies mag teils an einer allgemeinen Irritation durch die plötzliche Schädigung liegen. Die wichtigere Ursache sieht man darin, daß unter normalen Bedingungen der ständige Erregungsfluß von den höheren Zentren eine Tonisierung der spinalen Zentren aufrechterhält, die eine Voraussetzung für die Einsatzbereitschaft der Reflexzentren darstellt. Ausfall dieser Einflüsse führt dann zu **Areflexie.**

Bei längerem Fortbestehen der Querschnittslähmung erholt sich die Reflexerregbarkeit wieder, und es kommt nach Wochen oder Monaten sogar zu einer verstärkten Reflexempfindlichkeit, zu einer **Hyperreflexie.** Wegfall der zentralen Steuerungen führt langfristig zu einer Verstärkung der spontanen Potenzen in peripheren Funktionssystemen. Dies ist wieder Ausdruck einer allgemeineren Gesetzmäßigkeit: Denervierung führt zu Sensibilisierung im denervierten Gebiet.

Die spinalen Zentren unterliegen auch pharmakologischen Einflüssen. Ein Beispiel ist das Auftreten von Krämpfen bei Hemmung der inhibitorischen Systeme durch **Strychnin** oder **Tetanustoxin** (vgl. Kap. 5.3.4).

25

25.3 Hirnstamm und Motorik

Der Hirnstamm ist Sitz wichtiger motorischer Zentren, die aber ganz auf Erregungszuflüsse angewiesen sind. Sie entfalten keine Spontaneität. Insofern kann man die Funktion als Vollbringen **höherer reflektorischer Leistungen** beschreiben, die vor allem die Regulation der **Stützmotorik** betreffen. Stell- und Haltereflexe laufen bei intaktem Hirnstamm im wesentlichen normal ab.

Die übergeordnete **Zielmotorik** baut auf der Stützmotorik auf. Das zeigt sich darin, daß die Pyramidenbahnen, die die zielmotorischen Befehle vermitteln, intensiv Kollateralen an die Hirnstammzentren abgeben. Die intakte Regulation der Stützmotorik ist somit zugleich ein wichtiger Baustein für höhere motorische Aktionen.

Der Hirnstamm enthält verschiedene Kerngebiete mit unterschiedlichen funktionellen Schwerpunkten (Abb. 25-6).

Wird der im Mittelhirn gelegene **Nucleus ruber** im Tierexperiment abgetrennt, so ist das normale Gleichgewicht von Flexoren und Extensoren gestört, und es entsteht eine **Enthirnungsstarre (Dezerebrationsstarre):** Es besteht eine starke Erhöhung des Extensorentonus. Daraus läßt sich folgern, daß der Nucleus ruber vor allem den Tonus der Flexoren fördert.

Bei den **Vestibulariskernen** dominiert der fördernde Effekt auf die Extensoren.

Die **Formatio reticularis** besteht aus einem pontinen Teil, der bevorzugt die Extensoren fördert, und einem medullären Teil, der stärker die Flexoren tonisiert.

Für alle Efferenzen von den Hirnstammkernen gilt das Prinzip der α-γ-**Koaktivierung.**

Die Zuflüsse erhalten die Hirnstammzentren von den Propriozeptoren (vor allem aus dem Halsbereich), von den Vestibularorganen und von den höheren motorischen Zentren (Kleinhirn, Basalganglien und motorische Rindenfelder).

25.4 Kleinhirn

Das Kleinhirn ist im Sinne einer **Feinabstimmung an allen motorischen Aktionen** beteiligt. Es erhält zu diesem Zweck umfassende Informationen über die motorisch relevanten sensorischen Signale (Afferenzkopien) und ebenso über die motorisch-efferenten Signale (Efferenzkopien). Im Vergleich können Abweichungen der Bewegungen vom planmäßigen Programm erkannt und Korrekturen ausgelöst werden.

Bei der **Willkürmotorik** übernimmt das Kleinhirn wichtige Aufgaben bei der Ausarbeitung des Bewegungsprogramms. Dabei ist es in eine große Schleife eingebunden, die von der Hirnrinde zum Kleinhirn und von dort über den Thalamus wieder zurück zu motorischen Rindenfeldern zieht (vgl. Abb. 25-1).

Im Einklang mit der Funktion der Feinabstimmung findet man bei **Ausfällen im Kleinhirn** keine Lähmungen isolierter Muskelpartien, sondern immer nur Störungen in der Präzision von Bewegungsabläufen:

- Bei Störungen in den für die Zielmotorik verantwortlichen Partien (Zerebrozerebellum) kommt es zu Unsicherheiten im Stehen und Gehen (**zerebellare Ataxie**).
- Bei zielgerichteten Bewegungen treten Hin- und Herbewegungen vor dem Erreichen des Ziels auf (**Intentionstremor;** zur Testung läßt man den Patienten den Zeigefinger zur Nase führen).
- Bewegungen geraten zu kurz oder zu lang (**Dysmetrie**).
- Rasch aufeinander folgende Bewegungen und regelmäßige Hin- und Herbewegungen gelingen nicht mehr richtig (**Adiadochokinese**).
- Die Sprache wird langsam und verwaschen (**Dysarthrie**).

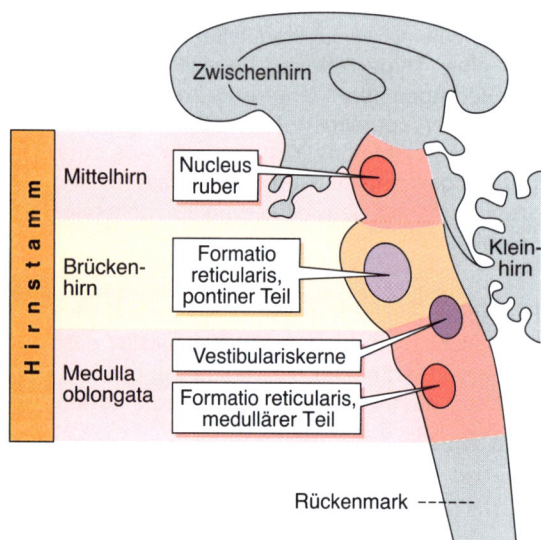

Abb. 25-6 *Schema zu den **motorischen Zentren im Hirnstamm.***

Ausfälle in den phylogenetisch älteren Partien (Vestibulozerebellum) führen zu **Gleichge-wichtsstörungen** und Gangataxie.

Für das Kleinhirn (Zerebellum) gibt es verschiedene Gliederungsprinzipien. Anatomisch unterscheidet man Nodulus, Flocculus, Vermis und Hemisphären. Nach phylogenetischen Kriterien gliedert man in Archizerebellum (Nodulus und Flocculus), Paläozerebellum (Vermis und mediane Partien der Hemisphären) und Neozerebellum (laterale Hemisphären).

Für die Physiologie wird eine funktionelle Gliederung bevorzugt (die sich weitgehend mit der phylogenetischen deckt):

- Vestibulozerebellum (im wesentlichen Archizerebellum), zuständig für Gleichgewichtsregulation und Okulomotorik.
- Spinozerebellum (im wesentlichen Paläozerebellum), zuständig für die Kontrolle der Bewegungsdurchführung, dazu enge Kopplung mit dem Hirnstamm und dem spinalen System.
- Zerebrozerebellum (auch Pontozerebellum genannt; im wesentlichen Neozerebellum), zuständig für die Planung der Zielmotorik, in Kooperation mit den motorischen Rindenfeldern.

Im Feinaufbau der Kleinhirnrinde (Abb. 25-7) dominieren die riesenhaften **Purkinje-Zellen**, die durch einen gewaltigen Dendritenbaum charakterisiert sind. (Allerdings sind die Dendriten nicht dreidimensional-baumartig, sondern flächenhaft-blattartig angeordnet.) Die Neuriten dieser etwa 10 Millionen Purkinje-Zellen sind der **einzige Ausgang** von der Kleinhirnrinde. Sie wirken inhibitorisch auf die Kleinhirnkerne, durch Freisetzung von GABA (γ-Aminobuttersäure) als Transmitter. Demnach stellt das Kleinhirn ein **gigantisches inhibitorisches System** in der Kontrolle der Motorik dar. (Merkhilfe: Je schneller die Autos werden, desto wichtiger wird die Entwicklung zuverlässiger Bremsen.)

Das Kleinhirn hat **zwei Eingänge**. Einmal die **Kletterfasern**, die sich in einige Äste aufzweigen, von denen jeder am Dendritenblatt einer Purkinje-Zelle emporklettert. Zum anderen die **Moosfasern**, die auf **Körnerzellen** umgeschaltet werden. Die Axone der Körnerzellen laufen als **Parallelfasern** über viele Purkinje-Dendritenblätter hinweg. Beide Systeme sind, einschließlich der Körnerzellen, exzitatorisch. Sie fördern somit die inhibitorische Wirkung der Purkinje-Zellen.

25

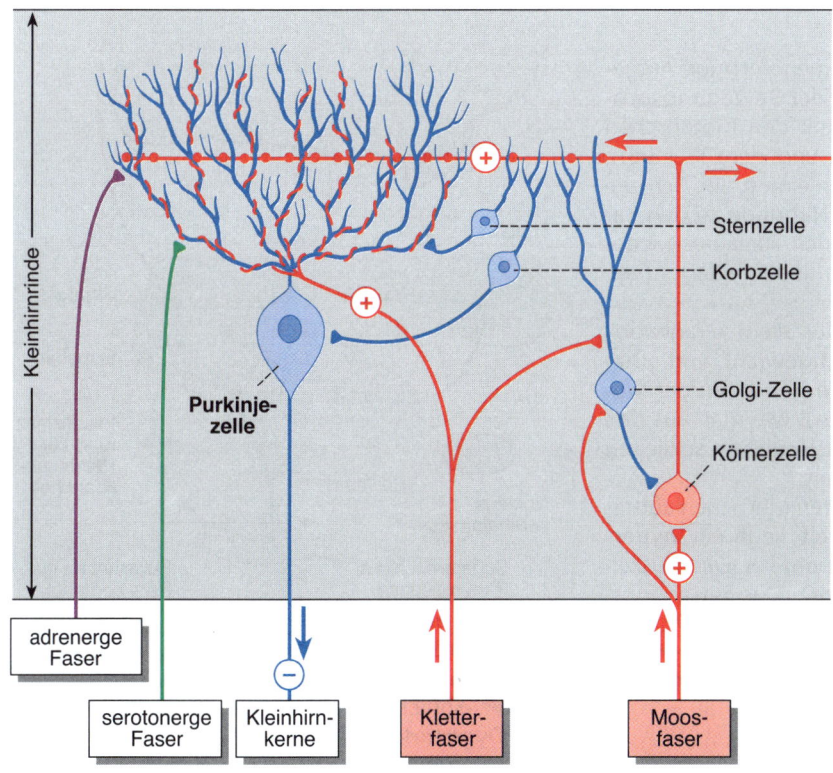

Abb. 25-7 *Schema zur Funktion der **Kleinhirnrinde**. Erregende Zuflüsse und die Körnerzelle als einziger exzitatorischer Neurontyp rot. Alle anderen Neuronentypen sind inhibitorisch und deshalb blau gezeichnet.*

In der Kleinhirnrinde gibt es noch verschiedene Typen von **inhibitorischen Interneuronen,** die von Kletterfasern und Parallelfasern aktiviert werden und hemmend auf Purkinje-Zellen oder Körnerzellen wirken. Durch Hemmung von Hemmung **(Disinhibition)** können auf diese Weise Effekte entstehen, die zu einer Steigerung der Aktivität von Neuronen in den Kleinhirnkernen führen.

In der Kooperation dieser verschiedenen Elemente kann das Kleinhirn bestimmte räumliche und zeitliche Erregungsmuster generieren.

Die verschiedenen inhibitorischen Interneurone heißen Golgi-Zellen, Korbzellen und Sternzellen. Inhibitorischer Transmitter ist durchweg GABA. Die Körnerzellen sind der einzige exzitatorische Neuronentyp in der Kleinhirnrinde. Als exzitatorische Transmitter gelten Aspartat und Glutamat.

Neben den beiden spezifisch-motorischen Eingängen über Moos- und Kletterfasern erhält das Kleinhirn noch Zuflüsse über serotonerge (Transmitter Serotonin) und adrenerge Nervenfasern, deren Funktion weniger genau bekannt ist. Sie wirken wohl modulierend, wie in vielen anderen Teilen des Gehirns.

25.5 Basalganglien

Die Basalganglien übernehmen wichtige Aufgaben bei der **Ausgestaltung der Bewegungsprogramme,** in Kooperation mit den motorischen Arealen der Großhirnrinde und dem Kleinhirn. Sie sind zu diesem Zweck in eine große Schleife eingebunden, die von der Hirnrinde zu den Basalganglien zieht und über den Thalamus wieder zurück zu motorischen Rindenfeldern (vgl. Abb. 25-1).

Die Basalganglien sind vor allem verantwortlich für das richtige **Gleichgewicht von phasischen und tonischen Komponenten** der Motorik (von Kinese und Tonus), wie man aus den Symptomen bei Funktionsstörungen schließen kann.

Bei der vor allem bei älteren Menschen auftretenden **Parkinson-Krankheit** liegt ein **hyperton-hypokinetisches Syndrom** vor. Der Muskeltonus ist übersteigert **(Rigor).** Der Bewegungsablauf (die Kinese) ist gleichzeitig gehemmt und verlangsamt **(Hypokinese).** Unwillkürliche Bewegungen, Gestik und Mimik sind reduziert. Beim Gehen fehlen die Mitbewegungen. Zugleich besteht ein **Ruhetremor** (was nicht ganz

in das Bild der Hypokinese zu passen scheint). Dieses Symptomenbild läßt sich auf ein Übergewicht des **Striatum** zurückführen.

Relative Überaktivität des **Pallidum** führt andererseits zu einem **hyperkinetisch-hypotonen Syndrom.** Die Säuglingsmotorik ist eine Pallidum-Motorik, mit ausgiebigen, oft überschießenden Bewegungen und schwachem Tonus der Muskulatur. Das Pallidum ist der phylogenetisch ältere Teil der Basalganglien, der auch ontogenetisch früher ausreift. Als Erkrankung findet man ein hyperkinetisch-hypotones Syndrom bei der **Chorea** (Veitstanz). Dabei bestehen degenerative Veränderungen überwiegend im Striatum.

Die einzelnen Funktionsschritte bei der komplizierten Kooperation der verschiedenen Anteile der Basalganglien sind stark vereinfacht in Abbildung 25-8 dargestellt. Die Zuflüsse kommen von großen Bezirken motorischer, sensorischer und

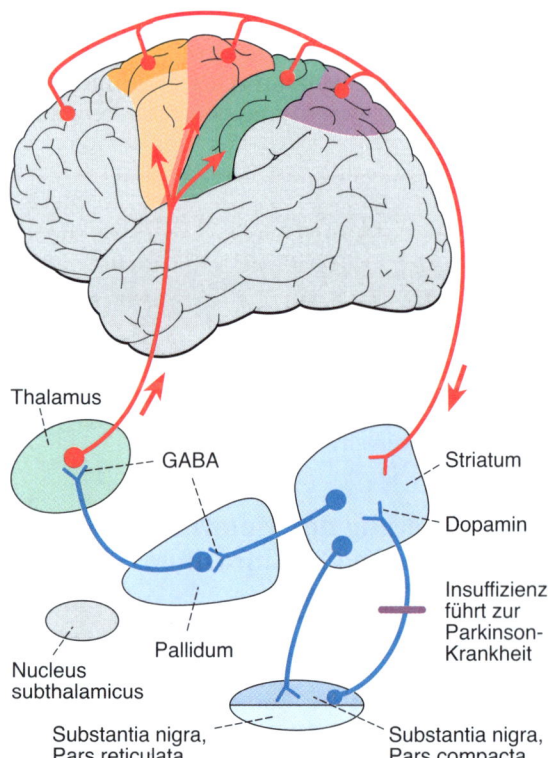

Abb. 25-8 *Schema zur großen Schleife Hirnrinde – **Basalganglien** – Thalamus – motorische Rindenfelder, mit den wichtigsten Verschaltungen zwischen den Teilzentren der Basalganglien. Die Neurone der Basalganglien sind fast ausschließlich inhibitorisch (blau), mit GABA als Transmitter. Exzitatorische Neurone rot.*

assoziativer Rindenareale und treten über vorwiegend exzitatorische Fasern, mit Glutamat als Transmitter, ins Striatum ein. Von dort gehen überwiegend hemmende Bahnen zum Pallidum, die wiederum auf hemmende, zum Thalamus weiterleitende Neurone umgeschaltet werden. Inhibitorischer Transmitter ist GABA.

Durch Freisetzung von Kotransmittern (vor allem Substanz P und Enkephalin) wird die Situation weiter kompliziert. Vom Thalamus führt die Schleife über exzitatorische Fasern zurück zu motorischen Rindenfeldern. Ähnlich wie beim Kleinhirn liegt auch bei den Basalganglien ein überwiegend inhibitorisches Kontrollorgan vor. Unter den Verschaltungen zwischen den verschiedenen Kernen spielt das von der Substantia nigra (Pars compacta) zum Striatum ziehende dopaminerge Hemmsystem eine medizinisch besonders wichtige Rolle.

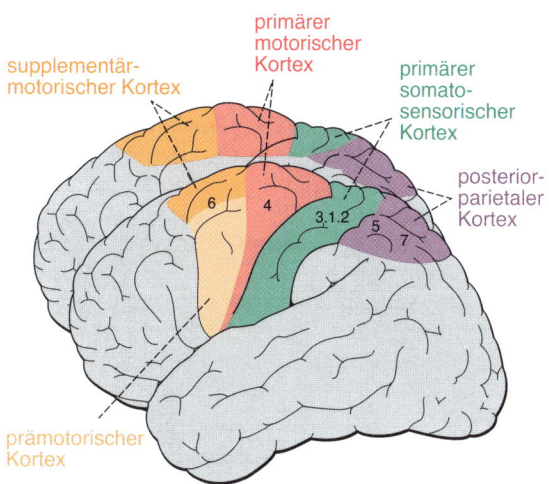

Abb. 25-9 *Oberfläche des Großhirns mit Markierung der **Rindenfelder**, die am stärksten an der Kontrolle der **Willkürmotorik** beteiligt sind. Die Ziffern bezeichnen die Feldergliederung nach Brodmann. Seitenansicht der linken Hemisphäre, mit einem Teil der medialen Ansicht der rechten Hemisphäre (oben). (Modifiziert nach [9 a].)*

Bei der **Parkinson-Krankheit** findet man **degenerative Veränderungen im dopaminergen nigro-striären Hemmsystem**. Die reduzierte Hemmung zum Striatum bedeutet eine verstärkte Aktivität der mit dem Striatum verknüpften tonischen Komponenten der Motorik, wodurch sich das tonisch-kinetische Gleichgewicht in Richtung zum **hyperton-hypokinetischen Zustandsbild** verschiebt. Die Krankheitssymptome lassen sich bessern, wenn man L-Dopa, eine Vorstufe von Dopamin, oder ähnliche Pharmaka verabreicht. (Dopamin selbst ist nicht wirksam, weil es die Blut-Hirn-Schranke nicht passieren kann.)

Der beim Parkinson auftretende Tremor ist im Gegensatz zum Intentionstremor bei Kleinhirnausfällen ein **Ruhetremor.** Bei Zielbewegungen läßt er nach oder verschwindet ganz.

25.6 Steuerung der Motorik durch die Großhirnrinde

25.6.1 Motorische Rindenfelder

Im Gyrus praecentralis der Großhirnrinde ist der **primäre motorische Kortex** lokalisiert (Abb. 25-9). Von hier aus erfolgt das **Kommando zur Ausführung einer Bewegung.** Wird hier punktuell elektrisch gereizt, so erfolgt eine für jeden Ort spezifische einfache Muskelbewegung, z. B. Beugung eines Fingers. So ist in diesem Areal die gesamte Körpermuskulatur abgebildet, und zwar auf einer Hirnseite die Muskulatur der Ge-

genseite. Allerdings ist das Bild verzerrt, die einzelnen Muskeln sind nach ihrer Gewichtung bei der motorischen Steuerung repräsentiert (Abb. 25-10). Man nennt diese Art der Ordnungsstruktur **somatotope Organisation** und spricht im Fall der motorischen Somatotopie vom **motorischen Homunkulus.**

In unmittelbarer Nachbarschaft zum lateralen Teil der primären motorischen Rinde liegt der **prämotorische Kortex.** Dieses Feld nimmt übergeordnete Aufgaben in der Koordination mehrerer Muskeln wahr. Man kann die Aufgabe als **Planung motorischer Abläufe** beschreiben. Elektrische Reizung in dieser Partie löst komplexere Bewegungen aus.

Der rostral vom medialen Teil des primären motorischen Kortex liegende **supplementärmotorische Kortex** übernimmt ebenfalls Aufgaben bei der **Planung von Bewegungen.** Dieses Rindenareal und auch der prämotorische Kortex sind gleichfalls somatotop organisiert. Ausfall des supplementär-motorischen Areals führt zu Bewegungsarmut.

Motorische und sensorische Leistungen sind in den Zentren aufs engste miteinander gekoppelt. So darf man auch die Abgrenzung zwischen motorischen und sensorischen Rindenfeldern nicht als scharfe Trennung, sondern nur als Schwerpunkt-Lokalisation sehen. Teilweise werden des-

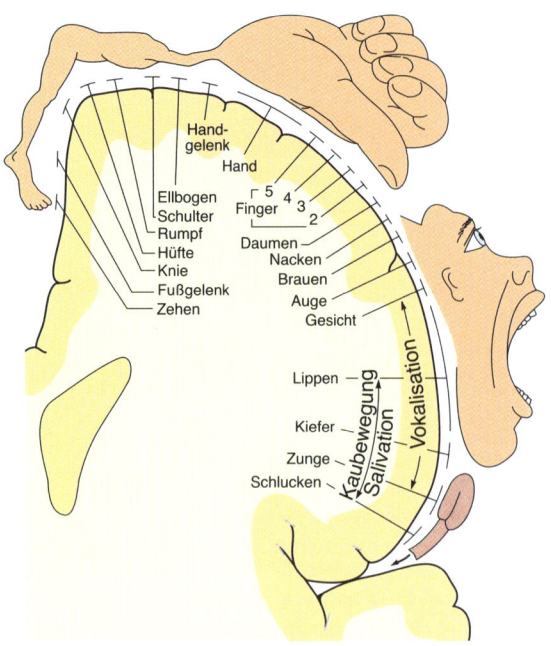

Handgelenk
Hand
Ellbogen
Schulter
Rumpf
Hüfte
Knie
Fußgelenk
Zehen
Finger 5 4 3 2
Daumen
Nacken
Brauen
Auge
Gesicht
Lippen
Kiefer
Zunge
Schlucken
Kaubewegung
Salivation
Vokalisation

Abb. 25-10 Somatotope Organisation des primären motorischen Kortex. *Schnitt durch den Gyrus praecentralis, mit Markierung der Oberflächenorte, an denen die verschiedenen Muskeln „abgebildet" sind. (Nach [26].)*

eine zusätzliche Entwicklung für Präzisionsbewegungen, insbesondere der Finger, anzusehen.

Der größte Teil der Pyramidenbahn-Axone entspringt in den motorischen Rindenfeldern. Immerhin kommt aber etwa ein Drittel aus dem primären sensorischen Kortex, was den engen Zusammenhang von Motorik und Sensorik unterstreicht.

Bei den Abzweigungen zu den subkortikalen Zentren handelt es sich teils um Kollateralen von den Pyramidenbahn-Neuronen und teils um eigene kortikostriatale und kortikobulbäre Verbindungen.

Die monosynaptische Erregungsübertragung vom kortikospinalen Trakt auf ein α-Motoneuron bedeutet gegenüber einer disynaptischen Übertragung mittels Interneuron einen Zeitgewinn von etwa 1 ms (Übertragungszeit für eine Synapse). Das ist im Vergleich zur Leitungszeit für eine Strecke von rund 1 m bis zur Hand – etwa 12 ms bei einer Leitungsgeschwindigkeit von 80 m/s – kein dramatischer Vorteil, so daß dies wahrscheinlich nicht das einzige Evolutionsziel für diese Spezialentwicklung war.

halb die motorischen Felder als motosensorisch und die sensorischen Felder als sensomotorisch bezeichnet.

25.6.2 Pyramidenbahn

Die efferenten Bahnen von den Rindenfeldern sammeln sich in einem mächtigen Faserbündel, das bald wieder aufzweigt und Bahnen abgibt zu den Basalganglien und zu den verschiedenen motorischen Zentren im Hirnstamm. Der zum Rückenmark ziehende Tractus corticospinalis wird als **Pyramidenbahn** bezeichnet, weil der größte Teil der Fasern in der Pyramide auf die Gegenseite kreuzt. Dieser Teil zieht im lateralen kortikospinalen Trakt weiter zum Rückenmark und **endet überwiegend an Interneuronen**, die die Erregung auf die Motoneurone weitergeben. Ein kleiner Teil der Fasern verläuft ungekreuzt im ventralen kortikospinalen Trakt und kreuzt auf spinaler Ebene. Auch für das kortikospinale System gilt das Prinzip der α-γ-Koaktivierung.

Ein kleiner Teil der kortikospinalen Fasern überträgt die Erregung auf kürzestem Weg **monosynaptisch auf Motoneurone**. Diese Direktverschaltung findet sich nur bei den Primaten einschließlich des Menschen und ist insofern als

Eine **Unterbrechung der Pyramidenbahn** beobachtet man vor allem beim „Schlaganfall" (meist Folge eines Hirninfarkts durch Gefäßverschluß, teils Folge von Hirnblutungen durch Gefäßruptur). Totale Unterbrechung der zentralen Pyramidenbahn auf einer Seite (Hemiplegie) führt im Akutstadium zu schlaffer Lähmung auf der Gegenseite (mit Verlust der Sprache, wenn die linke Hirnseite betroffen ist).

Im weiteren Verlauf entwickelt sich zunehmend das Bild einer **spastischen Lähmung**: Willkürliche Bewegungen sind nicht mehr möglich, aber es besteht ein starker Muskeltonus (Spastik). Grund für den gesteigerten Tonus ist einmal eine zunehmende Aktivität und Reagibilität der spinalen Zentren, wie sie generell bei Denervierung auftritt (vgl. Querschnittslähmung, Abschn. 25.2.6). Bei der für den Schlaganfall typischen Unterbrechung über dem Hirnstamm bleiben aber auch die Einflüsse der Hirnstammzentren über bulbospinale Bahnen erhalten, wodurch tonussteigernde Einflüsse ähnlich einer Enthirnungsstarre wirksam werden.

Charakteristisch für die Spastik ist das **Babinski-Zeichen**: kräftiges Bestreichen der lateralen Fußsohle führt zu tonischer Extension der Großzehe.

Rigor und Spastik. Bei beiden Zuständen besteht ein gesteigerter Muskeltonus, ein **Hypertonus,** erkennbar am erhöhten Widerstand gegen passive Dehnung. Es gibt aber qualitative Unterschiede. Der Rigor des Parkinsonkranken ist ein ständig vorhandener Hypertonus, der als „wächserner Widerstand" gegen Dehnung beschrieben wird. Bei Spastik besteht ein mehr dynamischer Widerstand, der bei schneller Dehnung besonders stark wird, weil der Muskeldehnungsreflex verstärkt ist. Man spricht von einem federnden Widerstand.

25.6.3 Vorbereitung von Bewegungen: das Bereitschaftspotential

Der primäre motorische Kortex sendet motorische Befehle an die Muskulatur. Das Programm für diese Befehle muß ihm vorgegeben werden. An der Ausarbeitung des Programms sind große Partien des Gehirns beteiligt. Zur Erfassung dieser Aktivitäten hat man sich wieder der Potentialmessung bedient.

Die spontane Aktivität des Gehirns, die man mit dem Elektroenzephalogramm (EEG) erfassen kann, wird durch spezifische Aktivitäten bestimmter Areale etwas verändert. Solche Potentialänderungen, die sich durch definierte Reize hervorrufen lassen, nennt man **evozierte Potentiale** oder allgemeiner **ereigniskorrelierte Potentiale.** Darauf werden wir später noch zurückkommen (Kap. 26.1.2).

Will man die Vorausprozesse bei der Willkürmotorik erfassen, muß man vom Moment der Bewegung aus die Potentiale nach rückwärts analysieren. Eine Versuchsperson erhält die Anweisung, von Zeit zu Zeit nach freier Wahl eine Fingerbewegung zu machen, mit der zugleich eine Signaltaste gedrückt wird. Die Hirnpotentiale werden wie bei einer EEG-Messung erfaßt. Die Potentiale werden fortlaufend gemessen und gespeichert, so daß man bei einem Bewegungssignal die vorausgegangenen Potentialänderungen abrufen kann. Da solche Potentialänderungen kleiner sind als die spontanen EEG-Wellen, muß man viele solcher Ereignisse (mehr als 100) messen und, synchronisiert auf das Bewegungssignal, eine Mittelwertbildung vornehmen, wobei sich die zufällig verteilten EEG-Wellen aufheben. Das Resultat zeigt Abbildung 25-11.

Verfolgt man fortlaufend die Hirnpotentiale mit mehreren Elektroden am Kopf (Anordnung gleichartig wie bei der Messung des Elektroenzephalogramms), so findet man vor dem Einsetzen einer Willkürbewegung charakteristische Poten-

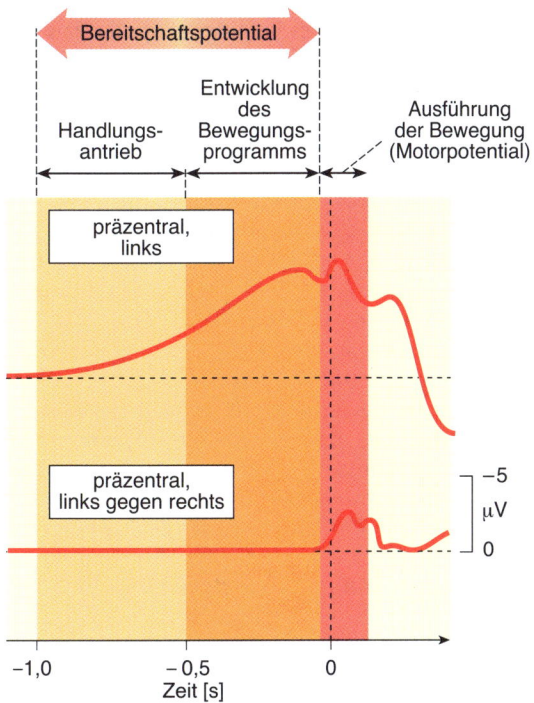

Abb. 25-11 Das **Bereitschaftspotential** vor Beginn einer Willkürbewegung (Beugung des rechten Zeigefingers).
Beginnend etwa 1 s vor der Bewegung entwickelt sich eine bilaterale Negativierung über weiten Teilen der Großhirnrinde, die dem Handlungsantrieb und der Ausarbeitung des Bewegungsprogramms zugeschrieben wird, wie im Bild markiert. Nur unmittelbar vor der Bewegung findet sich eine einseitige Negativierung über dem Projektionsort des zu bewegenden Muskels im primären motorischen Kortex der Gegenseite (das sogenannte Motorpotential).
Oben ist beispielhaft der Potentialverlauf für den Meßort über dem Gyrus praecentralis links eingezeichnet (monopolare Ableitung, gegen eine indifferente Gegenelektrode). Leitet man bipolar von präzentral links gegen präzentral rechts ab (unten), so heben sich die seitengleichen Bereitschaftspotentiale auf, nur das einseitige Motorpotential führt zu einer Potentialdifferenz.

tialänderungen, die man insgesamt als **Bereitschaftspotential** bezeichnet (Abb. 25-11).

Etwa eine Sekunde vor einer Willkürbewegung (z. B. Fingerbewegung) entwickelt sich zunehmend eine Negativierung über weiten Teilen der Hirnoberfläche, die man bilateral ohne deutlichen regionalen Schwerpunkt ableiten kann. Diesen ersten Teil des Bereitschaftspotentials ordnet man dem Entstehen eines noch weitgehend undifferenzierten **Handlungsantriebes** zu, an dem tiefere Hirnstrukturen, insbesondere das limbische System, wesentlich beteiligt sind.

Der zweite Teil des Bereitschaftspotentials hat seinen Schwerpunkt bilateral über den parietalen Assoziationsfeldern. In dieser Phase erfolgt eine zunehmende **Ausgestaltung des Bewegungsprogramms,** es entsteht ein **Bewegungsentwurf.** Daran sind die beiden parallelen großen Schleifen über die Basalganglien und das Kleinhirn entscheidend beteiligt (Kortex – Basalganglien bzw. Kleinhirn – Thalamus – motorische Rindenfelder).

Etwa 100 ms vor der Bewegung schwächt sich das bilaterale Bereitschaftspotential allmählich ab (prämotorische Positivierung). Unmittelbar vor der Bewegung (50 ms) tritt ein **Motorpotential** auf, das seinen Schwerpunkt über dem Projektionsort des zu bewegenden Muskels hat, also über dem Gyrus praecentralis der Gegenseite. Diesem Potential ist die Aussendung der motorischen Befehle über die Pyramidenbahn zur **Ausführung der Bewegung** zuzuordnen.

Nur dieser letzte Teil der Vorpotentiale ist einseitig, das gesamte vorangehende Bereitschaftspotential ist bilateral symmetrisch. Mißt man die Potentialdifferenz zwischen rechter und linker Hirnseite, so heben sich die Bereitschaftspotentiale auf, nur das asymmetrische Motorpotential wird erfaßt (Abb. 25-11).

Die Fortdauer des lokalen Motorpotentials nach Beginn der Bewegung wird auf Reafferenzen zurückgeführt. Rückmeldungen sind wahrscheinlich auch für die Beendigung des aufgebauten Bereitschaftspotentials verantwortlich.

Es liegt auf der Hand, daß die Erfassung kleiner Potentialänderungen, die über der ganzen Hirnrinde auftreten, mit gewissen Schwerpunktsverschiebungen im Ablauf des Bereitschaftspotentials, keine genauen Aussagen über die beteiligten Mechanismen erlauben. Hier gibt es noch viele Aufgaben für weitere Forschungen. Sicher ist lediglich, daß gerade in den Frühphasen vor einer Bewegung sehr viele Hirnpartien kooperieren. Frontale Hirnpartien sind an der Motivation beteiligt. In den Assoziationsarealen sind wahrscheinlich in hohem Maße Bewegungsmuster gespeichert. Eine Sekunde der Bewegungsvorbereitung ist für Erregungsmechanismen eine lange Zeit. Dabei können hundertfach Prozesse von Informationsaustausch und Rückkopplungen zwischen den verschiedenen Instanzen ablaufen.

FRAGEN

25.1   Es gehört zum Standardprogramm des Arztes, daß er auf die Patellarsehne klopft. Was läuft dabei ab? (Mit Skizze.)

25.2   Im Vorderhorn des Rückenmarks gibt es zwei Typen von Motoneuronen: α- und γ-Motoneurone. Was hat diese Differenzierung zu bedeuten?

25.3   Wenn sich ein Muskel kräftig kontrahiert, reagiert neben der Muskelspindel noch ein anderer Rezeptortyp. Welcher? Und welche Reaktionen löst er aus? (Mit Skizze.)

25.4   Bei schmerzhafter Reizung an der Hand oder am Fuß kommt es zu einer bestimmten Reflexbewegung. Was für ein Reflex ist das? Was für Reflextypen unterscheidet man?

25.5   Welche Störungen beobachtet man, wenn das Neozerebellum ausfällt? Was lernt man daraus für die allgemeine Funktion des Kleinhirns?

25.6   Die vielen Millionen Ganglienzellen in der Kleinhirnrinde lassen sich in wenige Typen gliedern, die in typischer Weise verschaltet sind. Was wissen Sie darüber?

25.7   Beschreiben Sie die Funktionen der Basalganglien, mit den wichtigsten Verschaltungen. (Mit Skizze.)

25.8   Die häufigste Funktionsstörung der Basalganglien ist die Parkinson-Krankheit. Was sind die typischen Symptome? Was ist dabei gestört?

25.9 Bei einer Willkürbewegung werden die Befehle von den motorischen Rindenfeldern über die sogenannte Pyramidenbahn zur Muskulatur geleitet. Beschreiben Sie Verlauf und Verschaltung. Was passiert, wenn die Pyramidenbahn bei einem Schlaganfall auf einer Seite unterbrochen wird?

25.10 Vor Beginn einer Willkürbewegung kann man schon charakteristische Potentialänderungen über dem Gehirn messen. Beschreiben Sie das Geschehen, am besten mit einer Skizze, mit Zeiteichung.

ANTWORTEN

25.1 Beschreibung des Muskeldehnungsreflexes gemäß Abschnitt 25.2.1, mit Skizze gemäß Abbildung 25-2.

25.2 α-Motoneurone innervieren die extrafusale Arbeitsmuskulatur. γ-Motoneurone innervieren die Muskelspindeln und verstellen so den Sollwert der Muskellänge. Das günstigste für die Einleitung einer Bewegung ist die α-γ-Koaktivierung, die auch unter den meisten Bedingungen eingesetzt wird. Vgl. Abschnitt 25.2.1 und Abbildung 25-2.

25.3 Mechanorezeptoren in den Sehnen (Golgi-Sehnenrezeptoren) fungieren als Kraftmesser. Sie leiten ihre Erregung über schnelle markhaltige Nervenfasern weiter (Gruppe Ib), die etwas langsamer sind als die primären Spindelafferenzen (Ia). Diese Afferenzen wirken auch beim Stellungs- und Lagesinn mit. In der Motorik vermitteln sie die autogene Hemmung, vgl. Abbildung 25-5 und Abschnitt 25.2.3.

25.4 Es handelt sich um den Beugereflex, der ein typischer Fremdreflex ist und Schutzfunktion hat, vgl. Abschnitt 25.2.5.

25.5 Es gibt keine Lähmungen bestimmter Muskeln, wie man sie etwa bei Störungen der Pyramidenbahn findet. Vielmehr ist nur die Präzision in der Ausführung von Willkürbewegungen gestört: Intentionstremor, Adiadochokinese usw. Das Kleinhirn ist somit für die Feinabstimmung von Bewegungen mitverantwortlich. (Vgl. Abschn. 25.4.)

25.6 Beschreibung gemäß Abbildung 25-7 und Abschnitt 25.4. Dieser Stoff wird im Rahmen der schriftlichen Prüfungen gern gefragt: Verschaltung der Moosfasern; Transmitter der Purkinje-Zellen; Körnerzellen als einzige exzitatorische Neurone usw.

25.7 Auch die Basalganglien wirken, wie das Kleinhirn, bei der Ausgestaltung von Bewegungsprogrammen mit und sorgen für die richtige Abstimmung, insbesondere für das Gleichgewicht von phasischen und tonischen Komponenten. Verschaltung gemäß Abbildung 25-8. (Auch die Verschaltung der Basalganglien, mit Transmitter, hat sich zum beliebten schriftlichen Prüfungsstoff entwickelt.)

25.8 Für die Parkinson-Krankheit ist ein hyperton-hypokinetischer Zustand typisch, vgl. Abschnitt 25.5. Es hat sich herausgestellt, daß dabei vor allem eine Degeneration von dopaminergen Neuronen vorliegt, die von der Substantia nigra (Pars compacta) zum Striatum ziehen und dort überwiegend hemmend wirken.

25.9 Das Typische beim Ausfall ist eine zunächst schlaffe, später spastische Lähmung auf der Gegenseite (Bahnen kreuzen in der Pyramide). Zur Abgrenzung von Spastik und Rigor vgl. Abschnitt 25.6.2.

25.10 Skizze gemäß Abb. 25-11. Beschreibung gemäß Abschnitt 25.6.3.

25

Integrative und höhere Funktionen des Zentralnervensystems

26.1 Elektrische Hirnaktivität

Für die Forschung sind Messungen an einzelnen Neuronen, bevorzugt intrazellulär, von großer Bedeutung. Entsprechenden Resultaten sind wir in den letzten Kapiteln immer wieder begegnet. Für die Diagnostik am Menschen ist es aber wichtig, Indikatoren für die Gesamtaktivität eines Organs zu haben. Auch zu diesem Zweck bieten sich Messungen der elektrischen Aktivität an. Musterbeispiel ist das Elektrokardiogramm zur Erfassung der Summenaktivität des Herzens. In diesem Zusammenhang haben wir auch die Besonderheiten, die bei extrazellulärer Messung der elektrischen Gesamtaktivität zu berücksichtigen sind, erörtert (Kap. 8.4 und Abb. 8-8).

Die Grundprozesse elektrischer Erregung sind in Kapitel 4 ausführlich behandelt. Erregung einer Zelle geht mit Einstrom positiver Ionen ins Zellinnere einher, wobei die intrazelluläre Negativität abnimmt (Depolarisation) und auf der Außenseite zugleich eine Negativierung entsteht (Abb. 8-8). Wenn an großen Zellverbänden in vielen Zellen gleichartige Reaktionen ablaufen, können elektrische Felder entstehen, die an der Körperoberfläche zu meßbaren Potentialänderungen führen.

26.1.1 Elektroenzephalogramm, EEG

Die elektrische Summenaktivität des Gehirns **(Elektroenzephalogramm)** kann man mit Elektroden an der Schädeloberfläche ableiten. Für klinisch-diagnostische Zwecke hat man die Ableitorte international standardisiert (Abb. 26-1). Meist werden unipolare Ableitungen, zwischen einer der Schädelelektroden als differenter Elektrode und einem Ohrläppchen als indifferenter Elektrode, vorgenommen. Für manche Zwecke wird auch bipolar gemessen, zwischen zwei der Schädelelektroden.

Bei einer solchen Ableitung findet man charakteristische Potentialschwankungen, die nach ihrer Frequenz gegliedert werden (Beispiele in Abb. 26-1).

Beim wachen, entspannt liegenden Erwachsenen dominiert bei geschlossenen Augen der α-**Rhythmus: Schwankungen mit einer Frequenz um 10 Hz.** Die α-Wellen sind parietal und okzipital besonders ausgeprägt.

Beim Öffnen der Augen (mit Lichteinfall) oder anderen Formen der Anspannung kommt es zu einer **Desynchronisation** mit Steigerung der Frequenz auf Werte um **20 Hz: β-Rhythmus.**

Langsamere δ-Wellen (um **2 Hz**) findet man vor allem im Schlaf.

Wellen mit einer Frequenz um **5 Hz** werden als **Zwischenwellen** bezeichnet (**ϑ-Wellen**).

Bei Ereignissen von hoher subjektiver Bedeutung können **hochfrequente Oszillationen** (um 40 Hz, γ-Wellen) auftreten, die über weiten Hirnpartien synchronisiert ablaufen (besonders gut im Magnetenzephalogramm zu erkennen).

Beim **Säugling** und Kleinkind dominieren im EEG die langsamen Wellen.

Die im EEG erkennbaren Wellen werden auf Aktivitätsschwankungen in der oberflächennahen, besonders dendritenreichen Schicht der Hirnrinde zurückgeführt. Danach handelt es sich um überwiegend synaptische Prozesse. Es wird angenommen, daß der Thalamus eine wichtige Schrittmacherfunktion für den α-Rhythmus wahrnimmt. Das muß nicht heißen, daß der α-Rhythmus den kortikalen Neuronen aufgezwungen wird. Man kann davon ausgehen, daß der 10 Hz-Rhythmus eine allgemeinere Vorzugsfrequenz für die Gehirnzellen darstellt, die in manchen Bezirken besonders stark ausgeprägt ist, so daß diese

26

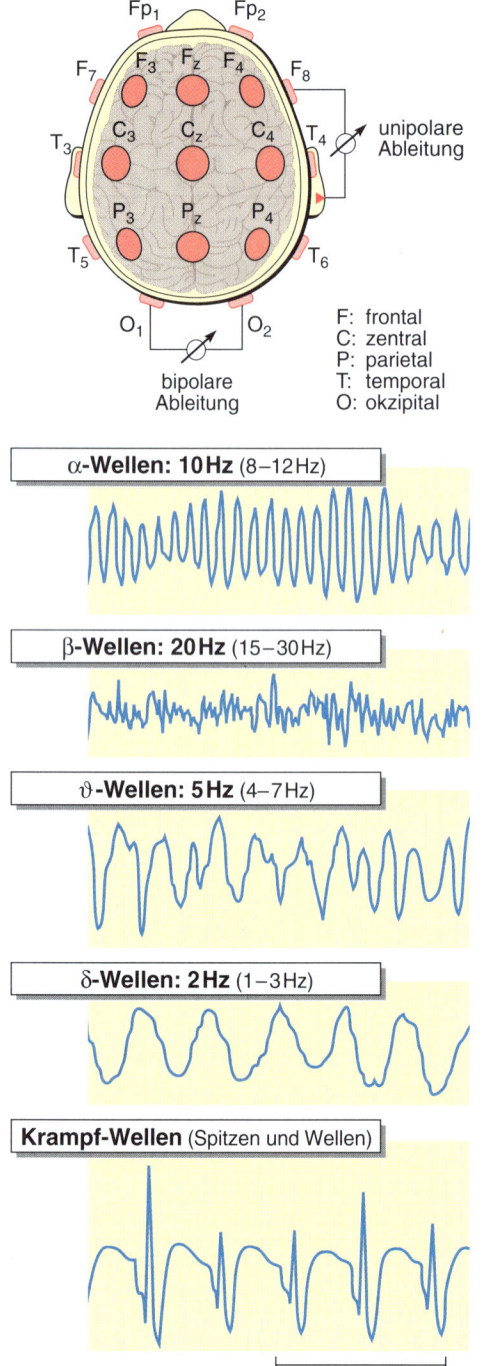

Abb. 26-1 Elektroenzephalographie *beim Menschen.*
Oben: *Standardpositionen für die differenten Ableitelektroden. Meist wird unipolar abgeleitet: Messung zwischen einer differenten Elektrode und einer indifferenten (Ohrläppchen).*
Unten: *Beispiele für verschiedene Wellentypen. Alle Kurven bei gleicher Empfindlichkeit registriert. Maximalamplitude der α-Wellen: 100 µV.*

eine gewisse Schrittmacherfunktion übernehmen können.

Jede Art der Aktivität stört das für die Ruhe typische Wellenspiel. Die Schwankungen werden unregelmäßiger, kleiner und schneller. Man deutet die schnelleren β-Wellen als Zeichen zunehmender **Desynchronisation.**

Die mit dem EEG faßbaren Signale sind relativ schwach, die Amplitude der normalen Wellen geht kaum über 100 µV hinaus (vgl. Abb. 26-1 und 26-2). (Zum Vergleich: Beim EKG beträgt der Maximalausschlag etwa 1 mV.) Legt man die Elektroden direkt auf die Gehirnoberfläche (Elektrokortikogramm; bei Gehirnoperationen möglich), so werden die Ausschläge deutlich größer.

Die elektrischen Erscheinungen bei der Hirnaktivität rufen auch schwache Magnetfelder hervor, die man heute mit relativ hohem technischen Aufwand erfassen kann: **Magnetenzephalographie.** Dieses Verfahren ermöglicht eine bessere räumliche Auflösung als die einfache EEG-Technik und hat deshalb für die Forschung große Bedeutung. In der klinischen Routinediagnostik wird diese Methode nicht eingesetzt.

Die Messung des EEG spielt in der klinischen Diagnostik eine wichtige Rolle.

- **Diffuse zerebrale Funktionsstörungen** sind oft mit Verlangsamung der EEG-Wellen verbunden.
- Herdförmige Funktionsstörungen, wie man sie vor allem bei **Hirntumoren** (Verdrängung des intakten Hirngewebes) findet, zeigen sich in lokalen Abschwächungen der elektrischen Aktivität über dem gestörten Bezirk.
- Große und pathologisch veränderte Ausschläge treten bei **Anfallsleiden (Epilepsie)** auf. Typisch ist eine Kombination von Spitzen und Wellen (Abb. 26-1).
- Totales Erlöschen der EEG-Aktivität gilt als Kriterium des Todes (**Hirntod** bei Nullinien-EEG).

Klinisches Beispiel. Der 15 jährige Schüler bemerkte im Schwimmbad ein Schweregefühl im linken Bein, rutschte aus, als er sich mit der linken, plötzlich empfindungslosen Hand abstützen wollte, und verlor das Bewußtsein. Seine Mutter beobachtete linksseitige rhythmische Zuckungen des Gesichts, die sich über den ganzen Körper ausbreiteten. Zu einem zweiten Anfall kam es im Notarztwagen, ohne daß der Patient wieder ansprechbar war. Nach Injektion von 10 mg Diazepam i.v. war noch ein epileptischer Nystagmus zu beobachten. Als der dritte Anfall auftrat, wurde 250 mg Phenytoin i.v. gegeben und damit der Status epilepticus unterbrochen. Das EEG ergab eine mäßige Allgemeinveränderung und einen epileptogenen Fokus rechts frontal, das Computertomogramm einen kleinen Stirnhirntumor, der wenig später operativ entfernt wurde. Postoperativ traten unter der Behandlung mit Phenytoin keine weiteren Anfälle mehr auf. (Nach [24].)

26.1.2 Evozierte Potentiale

Jede Veränderung im Erregungszustand der Hirnrinde wird auch das elektrische Aktivitätsbild beeinflussen. Wird ein Sinnesorgan gereizt, so wird das Eintreffen der Erregung im zugehörigen Projektionsfeld der Hirnrinde gewisse Potentialänderungen hervorrufen. Die auf solche Weise induzierten Potentialänderungen nennt man **evozierte Potentiale.** Man mißt sie in gleicher Weise wie das EEG.

Solche durch Sinnesreize evozierten Potentiale sind in der Regel sehr viel kleiner als die spontanen EEG-Wellen und deshalb von diesen schlecht abzugrenzen (im Bereich von 10 µV gegenüber den um 100 µV großen EEG-Wellen). Man geht deshalb so vor, daß man viele gleichartige Reize mit dem nötigen Abstand hintereinander setzt, den Zeitpunkt des Reizes jeweils markiert und die Potentialreaktionen mittelt, wobei der Reizmoment als Synchronisationspunkt dient. Da sich die EEG-Wellen zufällig verteilen, heben sie sich bei Mittelung einer hinreichend großen Zahl von Reaktionen (um 100) auf, und man erhält eine reine Registrierung des evozierten Potentials, das man dann auch vergrößert aufzeichnen kann. In Abbildung 26-2 ist das Prinzip einer solchen Messung für ein visuell evoziertes Potential dargestellt.

Löst man eine Sinnesreizung aus, so kann man anschließend eine kleine Potentialänderung über dem Projektionsfeld der Großhirnrinde messen, das diesem Sinnesorgan zugeordnet ist. Diese elektrische Reaktion wird **evoziertes Potential** genannt. Man muß viele gleiche Reaktionen mitteln, damit sich die größeren, zufällig verteilten EEG-Wellen aufheben und so das kleinere evozierte Potential erkennbar wird (Abb. 26-2).

Auch andersartige Ereignisse, die mit Gehirnleistungen einhergehen, sind mit elektrischen Phänomenen verbunden, z. B. eine Erwartungsspannung oder Vorausreaktionen bei einer Willkürbewegung, die wir in Kapitel 25.6.3 als Bereitschaftspotential kennengelernt haben (Abb. 25-11). Als übergeordneten Begriff für derartige begleitende elektrische Veränderungen hat man die Bezeichnung **ereigniskorrelierte Potentiale** gewählt. Das evozierte Potential ist ein Spezialfall in dieser Gruppe.

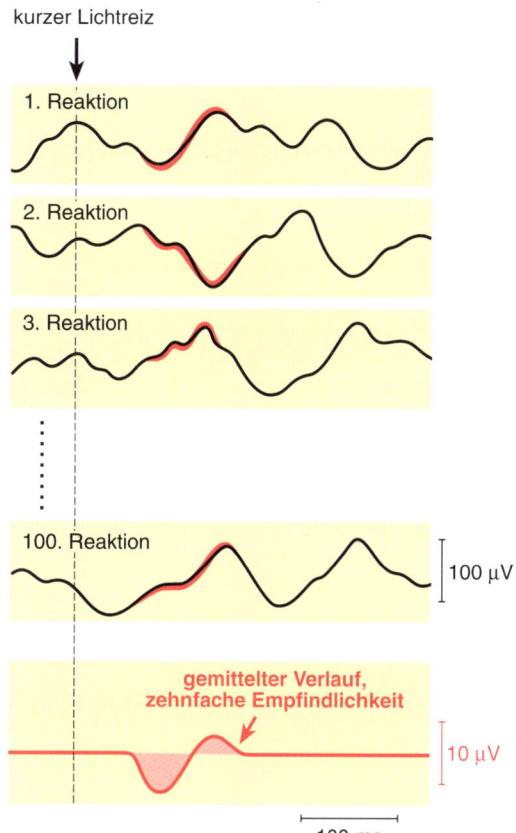

Abb. 26-2 *Schema zur Messung **evozierter Potentiale**. Im Bild ist ein vereinfachtes visuell evoziertes Potential dargestellt. Oben sind einzelne EEG-Ableitungen vom okzipitalen Kortex (über dem primären visuellen Kortex) wiedergegeben. Das durch den Lichtreiz evozierte Potential führt zu leichten, rot eingezeichneten Veränderungen im Ablauf der EEG-Wellen. Mit einer Einzelreaktion kann das evozierte Potential nicht bestimmt werden. Deshalb werden etwa 100 gleichartige Registrierungen gemittelt. Dann heben sich die zufällig verteilten EEG-Wellen auf, und man gewinnt das reine, durch den Lichtreiz ausgelöste evozierte Potential, das in der untersten Kurve bei 10 facher Anzeigeempfindlichkeit abgebildet ist.*

Auch für die Messung von evozierten Potentialen gibt es vielseitige klinische Anwendungsmöglichkeiten. Die Funktion der Sinnesorgane läßt sich so objektivieren. Bei der multiplen Sklerose, die durch einen Abbau der Myelinscheiden der Nerven mit Verlangsamung der Nervenleitung charakterisiert ist, findet man eine Verlängerung der Latenzzeit zwischen Reiz und Beginn des evozierten Potentials.

26

26.2 Funktionelle Gliederung des Großhirns

Die höchsten nervalen Funktionen sind mit der Tätigkeit der zehn Milliarden Nervenzellen in der Großhirnrinde verbunden (Cortex cerebri, kurz Kortex genannt). Im Aufbau des Kortex besteht ein einheitliches Grundmuster, das meist eine sechsschichtige Gliederung aufweist. Der größte Teil der Zellen sind **Pyramidenzellen,** die für Fernverbindungen zuständig sind. Die besonders großen Pyramidenzellen der Schicht V (von der Oberfläche her gezählt) haben große Dendritenbäume, die senkrecht zur Oberfläche durch die Schichten IV bis I ziehen. Die Axone dieser Neurone ziehen als Projektionsfasern zu anderen Hirnpartien wie Basalganglien, Hirnstamm und Rückenmark; viele Verzweigungen verteilen sich auch in der Hirnrinde. Kleine Pyramidenzellen der Schichten II und III senden ihre Axone zu anderen Teilen des Kortex, entweder als Assoziationsfasern zu ipsilateralen Partien oder als Kommissurenfasern zu kontralateralen Partien.

Kleinere **Sternzellen,** vor allem in Schicht IV gelegen, sind für Verbindungen in der näheren Umgebung zuständig.

Dieses Grundmuster in der **Zytoarchitektonik** weist regionale Variationen auf. Im motorischen Kortex beispielsweise dominieren die großen Pyramidenzellen, im sensorischen Kortex die kleinzelligen Schichten. Brodmann (1909) hat nach zytoarchitektonischen Kriterien die Großhirnrinde in rund 50 Felder gegliedert (Beispiele in Abb. 26-3).

Es gibt Hinweise darauf, daß Gruppen von Neuronen, die säulenartig senkrecht zur Oberfläche angeordnet sind, besonders eng kooperieren und eine Art funktionelle Einheit bilden. Man bezeichnet solche Gruppen als **Kolumnen** oder **kortikale Säulen.**

Die Großhirnrinde (Kortex) weist bei gleichem Grundmuster doch deutliche regionale Unterschiede in der zellulären Ordnungsstruktur auf. So lassen sich rund 50 verschiedene **zytoarchitektonische Rindenfelder** unterscheiden. Diese strukturelle Gliederung deckt sich gut mit der funktionellen Differenzierung.

Bei der funktionellen Gliederung des Kortex unterscheidet man Projektionsfelder und Assoziationsfelder (Abb. 26-3). **Projektionsfelder** sind die Areale, in denen jeder Stelle eine definierte motorische oder sensorische Funktion zugeordnet werden kann. Im primären motorischen Kortex wird von jeder Stelle aus Erre-

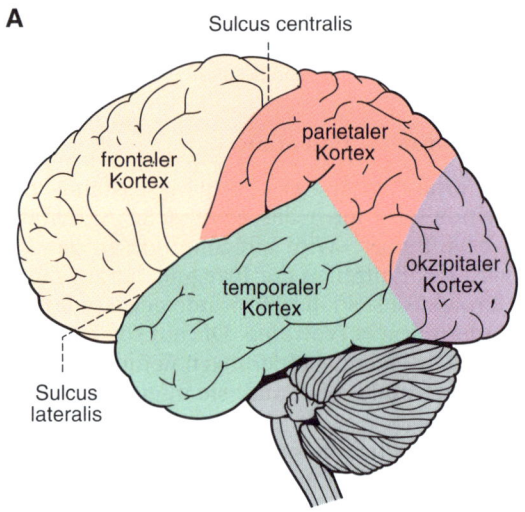

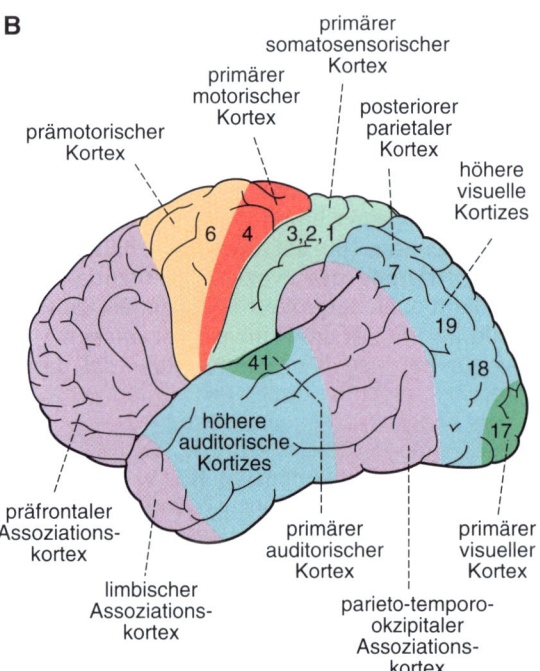

Abb. 26-3 Gliederung der menschlichen Großhirnrinde, *Ansicht von der linken Seite.*
A: Grobgliederung in vier Gebiete.
B: Funktionelle Gliederung in Projektionsfelder (primäre Rindenfelder einer definierten motorischen oder sensorischen Funktion) und Assoziationsfelder (violett). Für einige Areale ist die Gliederung nach Brodmann (Ziffern) eingetragen.

gung auf einen bestimmten Muskel „projiziert" (Abb. 25-10). Im primären somatosensorischen Kortex erhält jede Stelle „Projektionen" der Erregung von Rezeptoren eines bestimmten Hautbezirks. Entsprechendes gilt für den primären visuellen und den primären auditorischen Kortex.

Alle anderen Rindenfelder, die nicht im obigen Sinn unmittelbar sensorische oder motorische Projektionsaufgaben wahrnehmen, werden mit dem Begriff **Assoziationsfelder** zusammengefaßt. Mit dem Wort „Assoziation" ist die vielseitige Funktion dieser Areale nur unzulänglich beschrieben. Sie sind vor allem auch mit höheren psychischen und geistigen Leistungen verbunden.

Die neben den Projektionsfeldern liegenden Areale sind häufig besonders eng mit der Funktion der Nachbarfelder verknüpft und werden deshalb „sekundärer visueller Kortex" usw. genannt. Es ist Geschmacksache, ob man diese Gebiete gemäß der oben genannten großzügigen Definition noch zu den Assoziationsfeldern zählt, oder ob man diesen Begriff enger faßt.

Die Assoziationsfelder sind für das Erkennen von Gegenständen, oder allgemeiner für die Interpretation von Sinneseindrücken verantwortlich. Sind bei Intaktheit des primären visuellen Kortex die höheren visuellen Kortizes geschädigt, so wird ein Gegenstand noch gesehen, er kann aber nicht erkannt werden. Durch Betasten bei geschlossenen Augen kann er noch identifiziert und benannt werden. Eine solche Störung heißt **visuelle Agnosie** (auch als „Seelenblindheit" bezeichnet). Bei der **taktilen Agnosie** ist es gerade umgekehrt. Entsprechend verhält es sich bei der **akustischen Agnosie** (Agnosie = Störung im Erkennen). Reine und isolierte Agnosieformen sind selten, häufiger sind Kombinationen mit anderen Störungen.

26.3 Triebe und Emotionen

Das menschliche Verhalten wird nicht nur durch höhere Bewußtseinsprozesse bestimmt, sondern in hohem Maße auch durch unbewußte Antriebe. Beispiele sind **Hunger und Durst,** die uns zu Nahrungs- und Wasseraufnahme drängen. Diese Triebe stehen im Dienst vegetativer Regulationen, die in Kapitel 11.8 (Hunger) und 15.10 (Durst) erörtert sind. Zentrum dieser Regulationen ist der **Hypothalamus.** Reaktionen im vegetativen Nervensystem sind dabei eng mit dem endokrinen System verknüpft.

Der Hypothalamus kann als Schaltstelle zwischen vegetativen Regulationen und bewußtem Verhalten aufgefaßt werden. Er funktioniert als Regelzentrum in vielen vegetativen Regelkreisen und löst zugleich in Kooperation mit dem limbischen System die notwendigen Verhaltensweisen aus. Ähnliches gilt für das Sexualverhalten.

Antriebe, die weniger streng mit vegetativen Regelkreisen verknüpft sind, sondern mehr auf psychischen Vorgängen basieren, nennt man **Emotionen** oder **motiviertes Verhalten.** Auch dabei bestehen enge Verknüpfungen mit körperlichen Veränderungen, die man als Ausdrucksreaktionen auffassen kann.

Bei den **Emotionen** lassen sich drei Ebenen unterscheiden:
- Die Ebene des **Verhaltens:** Flucht, Angriff, Zuwendung, Abwendung, sexuelle Handlungen usw.
- Die subjektiv-psychische Ebene, gekennzeichnet durch charakteristische **Gefühle:** Freude, Lust, Trauer, Angst usw.
- Die Ebene **vegetativer Begleitreaktionen:** Schweißausbruch bei Angst, Anstieg von Blutdruck, Herzfrequenz und Muskelaktivität bei Schreck und Anspannung, usw. Beispiele sind beim Blutkreislauf (Kap. 9.7.7) und bei der Thermoregulation (Kap. 11.12) erörtert.

Bei den Emotionen spielt das **limbische System** eine zentrale Rolle.

Ein Beispiel für Störungen in der Triebebene ist die **Sucht.**

26.4 Wachen und Schlafen

Der Schlaf-Wach-Rhythmus des Menschen wird im wesentlichen durch eine „innere Uhr", durch den endogen verankerten Tagesrhythmus (zirkadianer Rhythmus) gesteuert, der in Kapitel 12.5 beschrieben ist (Abb. 12.3).

Da Wachheitsgrad und Bewußtsein eng mit der Hirnfunktion verknüpft sind, liegt es nahe, das EEG für die genauere Erfassung der Schlafzustände zu Hilfe zu nehmen. **Nach EEG-Kriterien läßt sich die Schlaftiefe in 4 Stadien gliedern.** Die Frequenz des EEG nimmt mit zunehmender Schlaftiefe ab, wobei die Amplitude größer wird, bis im Stadium 4 die 2-Hz-δ-Wellen vorherrschen (vgl. Abb. 26-1).

Das andere Maß für die Schlaftiefe ist die **Weckschwelle:** die zum Aufwecken erforderliche Reizstärke.

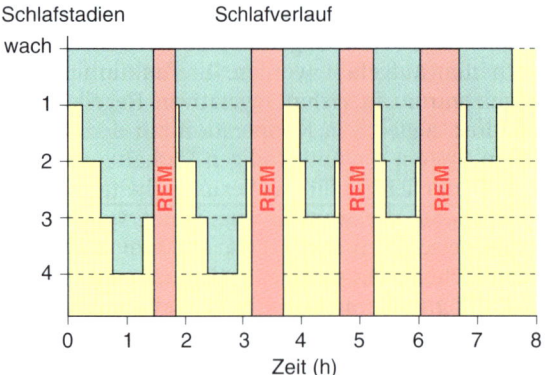

Abb. 26-4 *Typischer* **Schlafverlauf** *bei einem Erwachsenen. Die Schlaftiefe schwankt zyklisch (Einteilung in 4 Stadien der Schlaftiefe), wobei in jedem Zyklus nach einem Tiefschlaf eine REM-Phase folgt.*

26

Die **Schlaftiefe schwankt im Verlauf der Nacht zyklisch,** mit einer Periodendauer im Stundenbereich (1–2 h; Abb. 26-4). Auf eine Tiefschlafphase folgt dabei ein besonderes Schlafstadium, dessen auffälligstes Kennzeichen schnelle Augenbewegungen (rapid eye movements) sind und das deshalb als **REM-Schlaf** bezeichnet wird. Nach EEG-Kriterien ist der REM-Schlaf oberflächlich, aber die Weckschwelle ist ähnlich hoch wie im Tiefschlaf, und auch der Muskeltonus ist niedrig. Man spricht deshalb vom **paradoxen Schlaf.**

Der REM-Schlaf wird von charakteristischen Änderungen verschiedener vegetativer Größen begleitet: Anstieg von Herz- und Atemfrequenz, Peniserektionen. Ferner ist der REM-Schlaf besonders traumreich. Dem REM-Schlaf werden die anderen Phasen als NREM-Schlaf (Nicht-REM) gegenübergestellt.

Im Laufe der Entwicklung verändert sich mit der Gesamtschlafdauer auch die Gliederung des Schlafverlaufs. Beim Säugling entfällt von 16 Stunden Gesamtschlaf etwa die Hälfte auf REM-Phasen. Beim Erwachsenen liegt der REM-Anteil bei 20 %.

Im Übergang zum Schlaf verschwinden zunächst die α-Wellen. Phasenweise treten schnellere Wellen auf, die spindelförmig an- und abschwellen **(Schlafspindeln,** in Stadium 2). Auch größere, mehrphasige Schwankungen (K-Komplexe) sind von Zeit zu Zeit zu beobachten.

Das reichhaltige Traumgeschehen in den REM-Phasen erschließt man daraus, daß sich Versuchspersonen beim Aufwecken aus REM-Schlafphasen besonders häufig an Träume erinnern.

An der Steuerung eines so komplexen Geschehens, wie es der Schlaf-Wach-Rhythmus darstellt, sind naturgemäß viele Mechanismen beteiligt. Von besonders großer Bedeutung für den Wachheitsgrad ist die Formatio reticularis des Hirnstamms, die über aufsteigende Bahnen eine Aktivierung der Hirnrinde veranlaßt **(aufsteigendes retikuläres aktivierendes System, ARAS).**

Serotonerge Neurone (Serotonin als Transmitter) des Hirnstamms sind anscheinend für die Auslösung des Schlafs wichtig. Pharmakologische Unterdrückung der Serotoninfreisetzung ist oft mit Schlaflosigkeit verbunden. Bei der Auslösung der REM-Phasen sollen cholinerge Neurone mitwirken. Auch regulatorische Peptide sind an der Schlafsteuerung beteiligt.

Insgesamt läßt sich folgern, daß Schlaf nicht etwa nur eine allgemeine Dämpfung der Aktivität und des Bewußtseinslevels ist, sondern einen ganz spezifischen Funktionszustand des Gehirns darstellt.

Bei den Störungen des Schlafs **(Dyssomnie)** lassen sich Ein- und Durchschlafstörungen unterscheiden. Die Schlafneigung kann auch gesteigert sein **(Hypersomnie).** Wenn anfallsweise ein unwiderstehliches Schlafbedürfnis auftritt, spricht man von **Narkolepsie.**

26.5 Lernen und Gedächtnis

Es gibt Verhaltensweisen und Reaktionen, die genetisch fest vorprogrammiert sind, z. B. das Instinktverhalten vieler Tiere. Auch beim Menschen sind viele einfache Reaktionen streng festgelegt, wie der Dehnungsreflex des Muskels, Fremdreflexe, reflektorische Drüsensekretion usw. Darüber hinaus können neue Verhaltensweisen durch Lernen erworben werden. Es ist ein Charakteristikum des Menschen, daß er in seinem Verhalten viel weniger durch Instinkte festgelegt ist als Tiere. Damit ist ein größerer Freiraum gewonnen, der durch Lernen ausgefüllt werden kann. Das Erlernen der Sprache zeigt deutlich, in welch hohem Maße der Mensch auf das Lernen angewiesen ist.

26.5.1 Erlernen neuer Handlungsweisen: assoziatives oder prozedurales Lernen

Mit Experimenten über die Speichelsekretion des Hundes hat Pavlov einen neuen Abschnitt der Verhaltensforschung eingeleitet. Er hat Hunden gleichzeitig mit der Nahrungsaufnahme einen Glockenton dargeboten und die Speichelsekretion beobachtet. Normalerweise löst die Nahrungsaufnahme reflektorisch eine Speichelsekretion aus, nicht aber der Glockenton. Nach mehrmaliger Wiederholung der Kombination von Glockenton und Nahrungsaufnahme führte der Glockenton allein ebenfalls zu einer Speichelsekretion. Eine auf diese Weise „erlernte" reflexähnliche Reaktion heißt **bedingter Reflex,** im Gegensatz zu dem fest einprogrammierten **unbedingten Reflex.** Die Ausbildung bedingter Reflexe nennt man **Konditionierung.**

Ein Beispiel für einfache Lernprozesse ist die Ausbildung **bedingter Reflexe (Konditionierung).** Kombiniert man ein indifferentes Signal, z.B. einen Glockenton, mit einem anderen Signal, das eine bestimmte Reflexantwort nach sich zieht, z.B. Nahrungsaufnahme mit reflektorischer Speichelsekretion, so führt nach mehrmaliger Wiederholung der Kombination der Glockenton allein zur Speichelsekretion. Das Lebewesen hat „gelernt", daß der Glockenton Nahrungsaufnahme bedeutet. Lernvorgänge dieser Art werden als **assoziatives Lernen** bezeichnet.

Eine komplexere Form assoziativen Lernens ist die sogenannte **operante Konditionierung** (zur Abgrenzung gegenüber der eben beschriebenen „klassischen Konditionierung"). Führt im Tierversuch das (zunächst zufällige) Drücken einer Taste zu einer Belohnung (z.B. Futtergabe), so erhöht sich die Wahrscheinlichkeit, daß dieser Tastendruck wiederholt wird. Ein solches „Erlernen durch Belohnung" spielt bei der Entwicklung menschlicher Verhaltensweisen eine große Rolle (ebenso das Erlernen von Vermeidung durch Bestrafung). Man spricht auch von **instrumentellem Lernen.**

Es gibt auch nicht-assoziative Lernvorgänge bei Handlungsweisen. Dabei beruhen die Lernvorgänge nicht auf einer strengen zeitlichen Bindung (Assoziation) von Signal und Verhaltensweise, sondern mehr auf einfachen Wiederholungsprozessen. Ein Reiz löst beispielsweise eine Aufmerksamkeitsreaktion hervor (mögliche Gefahr).

Bei Wiederholung kann sich die Reaktion abschwächen, wenn sich die Situation als ungefährlich erweist, es kommt zu einer **Habituation.** Die Reaktion kann sich auch verstärken **(Sensitivierung),** wenn sich die Situation als gefährlich erweist.

Man sieht dabei schon, daß bei allen Gliederungsversuchen die Abgrenzungen oft nicht scharf sind. Bei der Habituation kommt es ja letztlich darauf an, ob ein gefährliches Ereignis gehäuft mit dem Signal „assoziiert" ist oder nicht. Es sind also durchaus assoziative Elemente in solchen Formen der Verhaltensänderungen enthalten.

Als übergeordneter Begriff für das Erlernen neuer Handlungs- und Verhaltensweisen dient auch die Bezeichnung **prozedurales Lernen,** zur Abgrenzung gegen kognitives oder deklaratives Lernen.

26.5.2 Kognitives Lernen

Im täglichen Leben verbindet man mit dem Begriff „Lernen" das Lernen von Vokabeln oder Gedichten, also das Aneignen von Wissen. In der Wissenschaft wird diese Lernform als **kognitives Lernen** bezeichnet.

Der Erwerb von Wissen wird als **kognitives Lernen** von den oben beschriebenen Lernprozessen beim Handeln **(prozedurales Lernen)** abgegrenzt. Dabei kann man verschiedene Formen des Gedächtnisses unterscheiden.

26.5.3 Gedächtnis

Beim kognitiven Lernen kann man ein **Kurzzeitgedächtnis** (Sekunden bis Minuten) und ein **Langzeitgedächtnis** (bis lebenslang) unterscheiden. Diese Unterteilung beruht zum einen darauf, daß verschiedene Eingriffe differenzierte Störungen hervorrufen. Bei Gehirnerschütterung oder Elektroschock geht die Erinnerung an die unmittelbar vor der Störung liegenden Ereignisse verloren, das Kurzzeitgedächtnis wird ausgelöscht **(retrograde Amnesie),** während das Langzeitgedächtnis erhalten bleibt.

Zum anderen stützt sich diese Gliederung darauf, daß es Störungen gibt, bei denen sowohl Kurzzeit- als auch Langzeitgedächtnis noch funktionieren, aber die Überführung von Informationen vom Kurzzeitgedächtnis in das Langzeitgedächtnis nicht mehr möglich ist, die **Konsolidierung** von Gedächtnisinhalten ist ausgefallen **(anterograde Amnesie).** Dies wird vor allem bei Schädigung von Hippokampus und Mandelkern beobachtet.

Auch hier darf man die Abgrenzung wieder nicht zu streng sehen. So reicht bei einer Gehirnerschütterung der Zeitraum der Amnesie um so weiter zurück, je stärker das Schädeltrauma war.

Eine **anterograde Amnesie** wird im Rahmen des Korsakow-Syndroms (bei Alkoholikern) beobachtet.

Die Gedächtnisprozesse lassen sich noch weiter differenzieren. So wird mitunter das Kurzzeitgedächtnis untergliedert in ein ganz kurzfristiges **sensorisches Gedächtnis,** in dem in Bruchteilen

26

einer Sekunde Auswahl- und Kodierungsprozesse ablaufen, ehe der Übergang in die zweite Stufe, in das **primäre Gedächtnis** erfolgt. Das Langzeitgedächtnis läßt sich in ein sekundäres Gedächtnis und ein tertiäres Gedächtnis untergliedern, wobei das tertiäre Gedächtnis als Speicher des unvergeßlichen Wissens (eigener Name usw.) aufgefaßt wird.

Neben dem mit dem kognitiven Lernen verbundenen **Wissensgedächtnis** unterscheidet man das mit dem Erlernen von Handlungen verknüpfte **Verhaltensgedächtnis,** das auch als prozedurales oder implizites Gedächtnis bezeichnet wird. Beim Wissensgedächtnis spricht man auch vom deklarativen oder expliziten Gedächtnis.

Klinisches Beispiel. Dem Patienten wurden wegen schwerer epileptischer Anfälle beide medialen Temporallappen einschließlich Amygdala und Hippokampus entfernt. Anschließend fand sich eine schwere **anterograde Amnesie** bei erhaltener Intelligenz (IQ = 118). Der Patient erinnert sich an Ereignisse vor der Operation, erinnert sich aber nicht an den Tod des Vaters, der nach der Operation erfolgte. Aufgaben, bei denen zwischen Darbietung des Lernmaterials und Reproduktion mehr als eine Minute vergeht, kann er auch nach vielfachen Wiederholungen nicht lösen. Er kann auch einfache Arbeiten nicht verrichten, da er sofort vergißt, was er tun sollte. Kurzfristige Tests des unmittelbaren Behaltens, z. B. Zahlennachsprechen, gelingen. Der Patient ist sozial isoliert, zeigt aber keine depressiven Verstimmungen. „Gerade jetzt frage ich mich, habe ich irgend etwas Schlechtes gesagt oder getan? Jeder Moment erscheint mir klar, aber was war gerade davor? Ich kann mich einfach nicht erinnern." (Nach [2].)

26.5.4 Mechanismen bei Lern- und Gedächtnisprozessen

Wenn man nach Erklärungen für Lern- und Gedächtnisprozesse fragt, wird man mit der grundsätzlichen Begrenztheit der naturwissenschaftlichen Erklärbarkeit von psychischen und geistigen Phänomenen konfrontiert, wie wir sie einleitend erörtert haben (Kap. 1). So können wir auch hier wieder nur gewisse Schatten erfassen, die die kognitiven Ereignisse auf die Ebene des physiologisch Meßbaren werfen.

Es läßt sich eine Reihe von Feststellungen formulieren, die vor dem Hintergrund des allgemeinen Wissens über nervale Funktionen weitgehend Selbstverständlichkeiten darstellen. Wenn ein Reflexablauf an bestimmte Verschaltungen nervaler Elemente gebunden ist, so müssen bei Veränderungen im Reflexablauf auch bestimmte Veränderungen in den Verknüpfungen nervaler Elemente ablaufen; beispielsweise wenn der Hund im Rahmen einer Konditionierung auf einen Glockenton hin Speichel sezerniert.

Da sich keine neuen Nervenzellen bilden können und auch neue Nervenfasern nicht so schnell wachsen können, müssen die Prozesse im wesentlichen in den synaptischen Bereichen ablaufen. Dazu gibt es viele experimentelle Belege, die wiederum nur allgemeine biologische Gesetzmäßigkeiten spiegeln. Eine Muskelzelle wächst und verbessert ihre Kraftentwicklung, wenn sie regelmäßig eingesetzt wird, und atrophiert, wenn sie nicht gefordert wird. So findet man auch an Synapsen Funktionsverbesserungen bei regelmäßigem Einsatz. Prozesse der **Potenzierung** an Synapsen sind in Kapitel 5.3.8 erörtert.

Wichtige Erkenntnisse über die notwendigen Voraussetzungen für Lern- und Gedächtnisprozesse gewinnt man aus der Analyse von Störungen. Wenn beispielsweise bei Schädigungen des Hippokampus die Überführung von Informationen aus dem Kurzzeitgedächtnis ins Langzeitgedächtnis nicht mehr funktioniert, so darf man daraus schließen, daß der Hippokampus bei diesem Prozeß eine wichtige Rolle spielt.

So lassen sich Modelle konstruieren, die die Lern- und Gedächtnisprozesse veranschaulichen und verständlich machen können, auch wenn wir die kausalen Zusammenhänge in den Grundprozessen letztlich nicht begreifen. Es ist verständlich, daß bei der Beschreibung stark auf Begriffe aus der Computerwelt zurückgegriffen wird.

Die wichtigsten Erkenntnisse über Lern- und Gedächtnisprozesse lassen sich wie folgt zusammenfassen:

- Lernen beruht auf einer **Plastizität des Nervensystems.** Verknüpfungen von Neuronen bilden sich nicht streng nach einem vorgegebenen genetisch fixierten Plan, sondern entwickeln sich nach dem Ausmaß des funktionellen Einsatzes. Lernen ist mit Verbesserung und Verstärkung neuronaler Verknüpfungen verbunden. Funktionsabhängige Reifung nervaler Funktionssysteme in der Entwicklungsphase ist von daher mit Lernprozessen verwandt.
- Entwicklung und Verbesserung neuronaler Verknüpfungen beim Lernen ist vor allem mit Verbesserung und **Verstärkung synaptischer Funktionen** verbunden.
- Das **Wissensgedächtnis** (deklaratives Gedächtnis) läßt sich in ein Kurzzeitgedächtnis und ein Langzeitgedächtnis untergliedern.
- Die Gedächtnisfunktion ist vor allem mit den **Assoziationsfeldern** der Hirnrinde verknüpft.
- Die Inhalte im **Kurzzeitgedächtnis** sind leicht auslöschbar (z. B. **retrograde Amnesie** bei einer Gehirnerschütterung). Daraus kann man

schließen, daß der Kurzzeitspeicher an spezifische Erregungsmuster gebunden ist, die wahrscheinlich in Form von **Erregungskreisen** ablaufen.

- Die Inhalte im **Langzeitgedächtnis** sind fester verankert als die im Kurzzeitgedächtnis. Das legt den Schluß nahe, daß bei der Bildung von **Engrammen** im Langzeitgedächtnis eine **chemisch-strukturelle Speicherung** vorliegt. Dafür spricht auch, daß bei pharmakologischer Hemmung der Proteinsynthese die Speicherung im Langzeitgedächtnis beeinträchtigt ist.
- Die **Konsolidierung des Gedächtnisses** (Überführung vom Kurzzeit- in das Langzeitgedächtnis) ist eng mit der Funktion des Hippokampus und anderen Teilen des limbischen Systems verbunden. Beidseitige Schädigung des Hippokampus führt zum Erlöschen dieser Funktion **(anterograde Amnesie).**
- Das **Verhaltensgedächtnis** (prozedurales Gedächtnis) ist an andere Gehirnbezirke gebunden als das Wissensgedächtnis. Bei Ausfall des Hippokampus mit anterograder Amnesie können neue Informationen in das prozedurale Langzeitgedächtnis aufgenommen werden.

An Gewebsschnitten des Hippokampus hat man besonders lange anhaltende Formen der synaptischen Potenzierung gefunden **(Langzeitpotenzierung).** Kräftige afferente Stimulierung mit einer Serie von Aktionspotentialen löst an Synapsen am Dornfortsatz von Pyramidenzellen Veränderungen aus. Sie führen dazu, daß die Antwort auf eine spätere Stimulierung deutlich verstärkt wird. Dieser Potenzierungseffekt kann Stunden oder gar Tage andauern. Wegen der besonderen Bedeutung des Hippokampus bei der Gedächtnis-Konsolidierung liegt die Vermutung nahe, daß die Langzeitpotenzierung ein Mechanismus ist, der vor allem der Gedächtnisfunktion dient. Man hat sich deshalb um eine sehr gründliche Analyse dieser Prozesse bemüht.

Die **Langzeitpotenzierung** im Hippokampus spielt sich an glutamatergen Synapsen (Glutamat als Transmitter) an den Dornfortsätzen der Dendriten von Pyramidenzellen ab. Dort gibt es zwei Typen von Glutamat-Rezeptor-Kanal-Komplexen, die nach anderen agonistisch wirkenden Stoffen NMDA-Rezeptor bzw. -Kanal (N-Methyl-D-Aspartat) und A/K-Rezeptor bzw. -Kanal (AMPA/Kainat) genannt werden. Beide Kanaltypen sind exzitatorische synaptische Kanäle, die für Kationen durchlässig sind und bei Aktivierung ein EPSP erzeugen (vgl. Kap. 5.3.1). Der NMDA-

Kanal hat die Besonderheit, daß er bei normalem Membranpotential oder leichter Depolarisation durch Mg^{2+}-Ionen blockiert ist und durch Glutamat nur geöffnet werden kann, wenn bei starker Depolarisation die Mg^{2+}-Ionen den Kanal freigeben. Bei Öffnung ist dieser Kanal besonders gut für Ca^{2+}-Ionen durchlässig.

Wird die Synapse leicht stimuliert (durch einzelne einlaufende Aktionspotentiale), so öffnen sich nur die A/K-Kanäle. Erreicht eine starke Salve von Aktionspotentialen die Synapse, so wird das durch die A/K-Kanäle ausgelöste EPSP so stark, daß auch die NMDA-Kanäle aktivierbar werden, sich öffnen und das EPSP weiter vergrößern (es kann 100 mV erreichen). Man nimmt an, daß der damit verbundene starke Calcium-Einstrom intrazelluläre Reaktionen anstößt, die die synaptische Funktion langfristig verstärken, möglicherweise durch Vermehrung der Rezeptor-Kanal-Komplexe. Spätere Stimulierungen lösen dann ein größeres EPSP aus.

Diese Beschreibung mag als Beispiel dafür dienen, in welch vielfältiger Weise synaptische Prozesse in Anpassung an besondere Funktionen modifiziert werden. Gerade im ZNS wird dabei eine Mannigfaltigkeit erreicht, die heute noch gar nicht voll erfaßt ist.

26.6 Bewußtsein und Sprache
26.6.1 Bewußtsein

Bewußtsein ist leichter zu erleben als zu definieren. Das normale Bewußtsein ist in besonderer Weise an die intakte Kooperation weiter Hirngebiete gebunden und läßt sich weniger auf bestimmte Gebiete lokalisieren. Die Funktion der Großhirnrinde ist eine unabdingbare Voraussetzung für Bewußtsein, aber sie reicht allein nicht aus. Unspezifische aktivierende Zuströme aus dem Hirnstamm sind notwendig. Die Bedeutung der Formatio reticularis (in Kooperation mit dem Thalamus) als **aufsteigendes retikuläres aktivierendes System (ARAS)** haben wir im Zusammenhang mit dem Schlaf erwähnt.

Im Bewußtsein gibt es quantitative und qualitative Unterschiede. Der Bewußtseinsgrad kann sich zwischen Schläfrigkeit und höchster angespannter Aufmerksamkeit (bei Erwartung eines wichtigen Ereignisses, bei starken Weckreizen usw.) verändern.

Eine krankhafte Reduzierung des Bewußtseins führt zu **Somnolenz** (einer starken Schläfrigkeit vergleichbar) und schließlich zu einem Zustand der Bewußtlosigkeit, den man als **Koma** bezeichnet. Ein Koma unterscheidet sich deutlich vom tiefen Schlaf durch ein pathologisch verändertes EEG, sowie dadurch, daß ein Wecken nur schwer oder gar nicht mehr möglich ist.

Qualitative Veränderungen des Bewußtseins werden bei psychischen Erkrankungen besonders deutlich **(Halluzinationen, Wahnvorstellungen)**. Bei umschriebenen Störungen in bestimmten Hirnarealen wird erkennbar, daß es für verschiedene Bewußtseinsleistungen regionale Schwerpunkte gibt.

26.6.2 Asymmetrie des Gehirns: Split brain

Schon im 19. Jahrhundert gab es vielfache Hinweise auf funktionelle Differenzierungen zwischen den beiden Großhirnhälften. Man hat die beiden Hemisphären als zwei Teile beschrieben, die im Normalfall wie zwei Zugpferde eine Kutsche ziehen, im Krankheitsfall aber getrennt laufen und zu Konflikten beitragen können. Als man 1960 begann, bei schweren Epilepsieformen, die medikamentös nicht zu beherrschen waren, Balkendurchtrennungen vorzunehmen, um ein Ausbreiten von Anfällen von einer Hemisphäre auf die andere zu unterbinden, konnte man die Auswirkungen einer Kommissurendurchtrennung beim Menschen **(Split brain)** sehr genau untersuchen.

Nach **vollständiger Durchtrennung des Balkens** (und der vorderen Kommissur) kommt es anfänglich zu gewissen Koordinationsstörungen, z. B. in der Abstimmung von rechter und linker Hand. Innerhalb weniger Monate lernt der Patient aber recht gut, mit dieser Situation umzugehen, und ist weitgehend unauffällig. Erst genauere Testungen decken die funktionellen Differenzierungen zwischen den Hemisphären auf.

Besonders gut eignen sich optische Testanordnungen. Wenn man darauf achtet, daß der Patient einen Punkt fixiert, ähnlich wie bei der Perimetrie, kann man Reize wahlweise im linken oder rechten Gesichtsfeld anbieten, wobei die Meldungen nur in eine, und zwar in die gegenseitige Hemisphäre gelangen (vgl. Sehbahnen in Abb. 20-22). Präsentiert man einen Gegenstand im rechten Gesichtsfeld, so kann er ohne weiteres benannt werden. Beim Anbieten im linken Gesichtsfeld ist das nicht möglich. Der Patient kann aber, wenn ihm der Buchstabe B angeboten wird, in einer Gruppe mehrerer Buchstaben mit der linken Hand das B durch Tasten identifizieren.

Werden beim Menschen im Zusammenhang mit schweren Anfallsleiden die Verbindungen zwischen beiden Großhirnhemisphären durchtrennt **(Split brain;** Durchtrennung von Balken und vorderer Kommissur), so kommt es zu einer **„Spaltung des Bewußtseins"**. Werden Reize so dargeboten, daß die Meldungen nur in eine Hemisphäre gelangen, so erfolgt nur in dieser Hemisphäre die bewußte Verarbeitung.

Vielseitige Testungen dieser Art haben zu folgendem Konzept über die **Seitendifferenzierung unter Split-brain-Bedingungen** geführt (nur selten findet man die Sprachfähigkeit in der rechten Hemisphäre lokalisiert, was hier nicht berücksichtigt ist):

- Ein Gegenstand kann nur erkannt und verbal benannt werden, wenn die Sinnesmeldungen in die linke Hemisphäre gelangen (z. B. optische Signale im rechten Gesichtsfeld). Die linke Hemisphäre ist verantwortlich für die Sprache.
- Wenn Sinnesmeldungen über einen Gegenstand in die rechte Hemisphäre gelangen (z. B. optische Signale im linken Gesichtsfeld), ist bewußtes Erkennen möglich, aber die Identifizierung kann nur durch Zeigen, nicht verbal erfolgen.
- Es gibt Bewußtseinsleistungen, bei denen die rechte Hemisphäre der linken überlegen ist, z. B. bei visuell-räumlichen Wahrnehmungen und der Lösung manipulativ-räumlicher Aufgaben.
- Die linke Hemisphäre arbeitet mehr nach kausal-logischen Prinzipien, die rechte mehr ganzheitlich-gestalthaft.
- Insgesamt kann man nicht von einer generellen Überlegenheit der linken Hemisphäre im Bewußtsein sprechen; vielmehr liegt eine **funktionelle Differenzierung mit unterschiedlichen Schwerpunkten** vor.

26.6.3 Sprache

Broca führte Ende des 19. Jahrhunderts Autopsien bei Patienten mit Aphasie (Unvermögen zu sprechen) durch und stellte fest, daß in allen Fällen Läsionen im linken Frontallappen vorhanden waren.

Im linken Frontallappen, in der Nähe der Bezirke im primären motorischen Kortex, die für die Sprechmuskeln zuständig sind, befindet sich ein Rindenfeld, dessen Intaktheit eine unbedingte Voraussetzung für das Sprachvermögen darstellt (Abb. 26-5). Dieses Feld heißt deshalb **motori-**

sches Sprachfeld (Broca-Areal). Bei Ausfall dieses Feldes besteht eine **motorische Aphasie:** Das Sprachvermögen ist weitgehend aufgehoben, klare Sätze können nicht mehr hervorgebracht werden, bestenfalls einzelne Worte. Die zum Sprechen erforderlichen Muskeln sind dabei nicht gelähmt, es liegt nur eine Störung in den höheren Koordinationsprozessen vor.

Die motorische Aphasie ist oft mit Schreib- und Lesestörungen (Agraphie und Alexie) verbunden. Das Sprachverständnis ist noch erhalten. Nur bei wenigen Menschen liegt das motorische Sprachzentrum in der rechten Hemisphäre.

Im Schläfenlappen, in der Nachbarschaft des primären auditorischen Kortex, liegt das **sensorische Sprachfeld (Wernicke-Areal,** Abb. 26-5), dessen Ausfall zu **sensorischer Aphasie** führt: Das Sprachverständnis ist aufgehoben, bei intaktem Hörvermögen. Das Sprachvermögen ist erhalten, oft besteht ein ungehemmter Redefluß (Logorrhö), allerdings mit Fehlern, da die Selbstkontrolle fehlt.

Das sensorische Sprachzentrum hat seinen Schwerpunkt ebenfalls in der linken Hemisphäre, aber die Seitendominanz ist nicht so ausgeprägt wie bei dem motorischen Sprachzentrum.

Es gibt noch eine Reihe anderer Sprachstörungen, z.B. eine globale Aphasie bei starken zerebralen Störungen in weiteren Bereichen, oder eine amnestische Aphasie, die durch Wortfindungsstörungen gekennzeichnet ist. Abzugrenzen von den Aphasien (zentrale Sprachstörungen) sind Störungen, die bei peripheren Schäden in der Innervation der Sprechmuskulatur auftreten.

Für den normalen Sprachablauf besteht heute folgendes Konzept (Abb. 26-5). Bei der Vorbereitung eines Sprachvorganges besteht eine enge Kooperation des Wernicke-Areals mit den benachbarten Assoziationsfeldern. Soll beispielsweise ein gesehener Gegenstand benannt werden, so werden die Informationen von der primären Sehrinde weitergeleitet zu den höheren optischen Zentren und gelangen schließlich in temporo-parietale Assoziationsareale, wo eine Konvergenz von visuellen, auditorischen und taktilen Informationen stattfindet. Dort erfolgt im Vergleich mit gespeicherten Informationen das Erkennen des Gesehenen. Das Finden des dazu passenden Wortes wird der Wernicke-Region zugeordnet, was man sich als Heraussuchen aus gespeicherten Wortbildern vorstellen kann. Das passende Wortbild wird dann an das Broca-Areal weitervermittelt und dort in ein motorisches Programm umgesetzt, das zur Steuerung der Sprechmuskulatur in die benachbarten Partien des primären motorischen Kortex weitergeleitet wird.

26

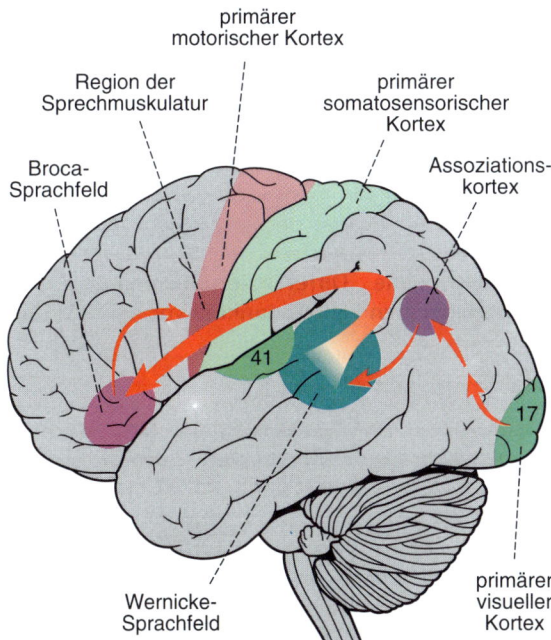

primärer
motorischer Kortex

Region der
Sprechmuskulatur

primärer
somatosensorischer
Kortex

Broca-
Sprachfeld

Assoziations-
kortex

41

17

Wernicke-
Sprachfeld

primärer
visueller
Kortex

*Abb. 26-5 Bei der normalen **Sprache** kooperieren sensorische, assoziative und motorische Rindenfelder. Hier ist schematisch der Ablauf dargestellt, wenn ein visuell dargebotener Gegenstand verbal benannt werden soll (vgl. Text). (Nach [5].)*

Beim normalen Sprachablauf arbeiten die Assoziationsfelder eng mit den Sprachzentren zusammen (Abb. 26-5). Beim Benennen eines gesehenen Gegenstandes beispielsweise sind die Assoziationsfelder für das Erkennen zuständig und das Wernicke-Areal für die passende Wortfindung. Das Wortbild wird vom Broca-Areal in ein motorisches Programm umgesetzt, das schließlich der Steuerung der Sprechmuskulatur im primären motorischen Kortex dient. Diese Zuordnung von Teilaufgaben an bestimmte Areale soll nicht über die enge Kooperation aller Gebiete hinwegtäuschen – sie ist aber eine nützliche Vereinfachung bei der Interpretation klinischer Störungen.

26.6.4 Frontalhirn und Persönlichkeit

Der präfrontale Assoziationskortex ist beim Menschen im Vergleich zu anderen höchstentwickelten Säugetieren ungewöhnlich groß, wie wenn hier in der Evolution zum Menschen ein Sprung aufgetreten wäre. Von daher paßt es ins Bild, daß bei Ausfall des Frontalhirns Veränderungen von

Eigenschaften auftreten, die wir als „spezifisch menschlich" auffassen (wenn wir von den motorischen Ausfällen einmal absehen). Spontaneität und Antrieb sind stark reduziert, selbstkritische Hemmungen und Selbstkontrolle sind eingeschränkt, mit entsprechenden Störungen im Sozial- und Sexualverhalten. Man spricht insgesamt von einem Persönlichkeitsabbau.

Ausfall des Frontalhirns ist mit starken Veränderungen der Persönlichkeit verbunden.

FRAGEN

26.1 Mit dem Elektroenzephalogramm kann man die Gehirntätigkeit erfassen. Wie geht man dabei vor, und wie sieht ein EEG aus?

26.2 Das EEG wird klinisch-diagnostisch eingesetzt. Können Sie ein Beispiel nennen?

26.3 Wenn ein Lichtreiz aufs Auge fällt, kann man als Ausdruck der Erregung visueller Gehirnzentren charakteristische elektrische Ereignisse messen. Wie nennt man diese? Was ist bei der Messung zu beachten?

26.4 Wie verläuft der Nachtschlaf beim Erwachsenen?

26.5 Erläutern Sie an einem Beispiel den „bedingten Reflex".

26.6 Beim Lernen kann man verschiedene Gedächtnisformen unterscheiden. Beschreiben Sie diese und nennen Sie typische Störungen.

26.7 Die Großhirnrinde läßt sich funktionell gliedern. Beschreiben Sie dies, vielleicht mit einer Skizze, und nennen Sie einige typische Störungen.

26.8 Bei schweren epileptischen Erkrankungen hat man die Kommissurenfasern durchtrennt (Balken und vordere Kommissur). Was hat man bei diesen Patienten über die funktionelle Differenzierung der beiden Großhirnhemisphären gelernt?

26.9 Welche Prozesse laufen im Gehirn ab, wenn beispielsweise ein optisch angebotener Gegenstand verbal benannt werden soll?

26.10 Man unterscheidet eine motorische Aphasie und eine sensorische Aphasie. Erläutern Sie diese Begriffe.

ANTWORTEN

26.1 Messung im Prinzip wie beim EKG, nur sind beim EEG die Signale schwächer – um 100 µV, gegenüber etwa 1 mV beim EKG. Für eine komplette Diagnostik, mit der man Störungsherde erfassen will, muß man viele Elektroden an der Schädeloberfläche anlegen (Abb. 26-1). Man mißt dann meist unipolar. Eine der Schädelelektroden ist die „differente" Elektrode, die zweite Elektrode wird an eine möglichst indifferente Stelle gelegt, z. B. Ohrläppchen. Für manche Zwecke mißt man bipolar. Bei den normalen Erscheinungen gliedert man die Wellen nach der Vorzugsfrequenz (Beispiele in Abb. 26-1).

26.2 Die Wellen können abgeschwächt sein, wenn das Gehirn unter der Ableitelektrode durch einen Infarkt zerstört oder durch einen Tumor verdrängt ist. Völlige Ruhe im EEG (Nullinien-EEG) ist ein Kriterium des Todes. Bei Krämpfen treten pathologische große Ausschläge auf (Spitzen und Wellen, Abb. 26-1).

26.3 Man kann evozierte Potentiale über der primären visuellen Hirnrinde messen. Diese sind noch einmal deutlich kleiner als die normalen EEG-Wellen, etwa 10 µV. Man muß deshalb etwa 100 gleichartige, streng synchronisierte Ereignisse messen und die Signale mitteln, damit sich die EEG-Wellen aufheben, vgl. Abbildung 26-2.

26.4 Die Schlaftiefe schwankt zyklisch, was sich am EEG gut erkennen läßt. Man unterscheidet vier Stadien der Schlaftiefe.

Daneben gibt es den charakteristischen REM-Schlaf. Beschreibung gemäß Abschnitt 26.4 und Abbildung 26-4.

26.5 Beispiel: Versuche von Pavlov, vgl. Abschnitt 26.5.1.

26.6 Beim kognitiven Gedächtnis unterscheidet man Kurzzeit- und Langzeitgedächtnis – Vorstellungen über die Mechanismen – Rolle des Hippokampus bei der Konsolidierung – retrograde und anterograde Amnesie. Vgl. Abschnitt 26.5.3.

26.7 Gliederung in Projektionsfelder und Assoziationsfelder. Benennung und Lokalisation der wichtigsten Areale. Vgl. Abbildung 26-3 und Abschnitt 26.2.

26.8 Trennung der beiden Hirnhälften (Split brain) führt zu einer „Spaltung des Bewußtseins". Beschreibung der Testung, z. B. mit visueller Reizdarbietung, und der Befunde, vgl. Abschnitt 26.6.2.

26.9 Meldung des visuellen Signals an den primären visuellen Kortex, Weiterverarbeitung über die verschiedenen Instanzen gemäß Abbildung 26-5 und Abschnitt 26.6.3.

26.10 Bei der motorischen Aphasie – Ausfall des Broca-Areals – ist die Ausführung der Sprache gestört (bei intakter Innervation der Sprechmuskeln!). Bei der sensorischen Aphasie – Ausfall des Wernicke-Areals – ist vor allem das Sprachverständnis beeinträchtigt (bei intaktem Hörvermögen!). Vgl. Abschnitt 26.6.3 und Abbildung 26-5.

26

26

Literatur für Teil III

1 Benninghoff: Anatomie. 15. Auflage. Drenckhahn, D., Zenker, W. (Hrsg). Urban & Schwarzenberg; München – Wien – Baltimore 1994.

2 Birbaumer, N., Schmidt, R. F.: Biologische Physiologie. Springer, Berlin – Heidelberg 1990.

3 Boeckh, J., Jung, R., Kornhuber, H., Schmidt, R. F.: Somatische Sensibilität, Geruch und Geschmack. Urban & Schwarzenberg, München – Berlin – Wien 1972.

3 a ten Bruggencate, G.: Medizinische Neurophysiologie. Thieme, Stuttgart – New York 1984.

4 Classen, M., Diehl, V., Kochsiek, K. (Hrsg): Innere Medizin. Urban & Schwarzenberg, München – Wien – Baltimore 1991.

5 Deetjen, P., Speckmann, E. J. (Hrsg): Physiologie, 3. Aufl. Urban & Fischer, München 1999.

6 Dowling, J. E., Boycott, B. B.: Organization of the Primate Retina: Electron. Microscopy. Proc. Roy. Soc. B. Vol 166 (1966) 80–111.

7 Fischer, P., Schröder, H.: Die Elemente des Sehens. In: Aus Forschung und Praxis, 3, Heft 2. Schering, Berlin 1988.

8 Forth, W. et al. (Hrsg): Allgemeine und spezielle Pharmakologie und Toxikologie, 6. Aufl. Wissenschaftsverlag, Mannheim 1992.

9 Ganong, W. F.: Review of medical physiology, 16. ed. Appleton & Lange, Norwalk 1993.

9 a Ghez, C.: Volontary Movement. In: Kandel, E. R. et al (eds): Principles of Neural Science, 3. Aufl. Elsevier, New York – Amsterdam – London – Tokyo 1991.

10 Goethe, J. W.: Naturwissenschaftliche Schriften. Artemis, Zürich 1949.

11 Golenhofen, K.: Kleine Physiologie, Band 1. Fischer, Stuttgart 1981.

12 Golenhofen, K.: Physiologie der Haut. In: Korting, G. W. (Hrsg.): Dermatologie in Praxis und Klinik, Bd. 1. Thieme, Stuttgart – New York 1980.

13 Golenhofen, K.: Physiologie, mit Lerntexten und 100 Tips für die mündliche Prüfung. Chapman & Hall, Weinheim 1996.

14 Guyton, A. C.: Textbook of medical physiology, 7. ed. Saunders, Philadelphia 1986.

15 Haase, J., Henatsch, H. D., Jung, R., Strata, P., Thoden, U.: Sensomotorik. Urban & Schwarzenberg, München – Berlin – Wien 1976.

16 Hensel, H.: Allgemeine Sinnesphysiologie, Hautsinne, Geschmack, Geruch. Springer, Berlin – Heidelberg – New York 1966.

17 Hensel, H.: Allgemeine Sinnesphysiologie. In: Keidel, W. D. (Hrsg): Kurzgefaßtes Lehrbuch der Physiologie, 6. Aufl. Thieme, Stuttgart – New York 1985.

18 Kamke, D., Walcher, W.: Physik für Mediziner. Teubner, Stuttgart 1982.

19 Keidel, W. D. (Hrsg): Kurzgefaßtes Lehrbuch der Physiologie, 6. Aufl. Thieme, Stuttgart – New York 1985.

20 Klinke, R., Silbernagl, S. (Hrsg): Lehrbuch der Physiologie, 2. Aufl. Thieme, Stuttgart – New York 1996.

21 Koolman, J., Röhm, K. H.: Taschenatlas der Biochemie. Thieme, Stuttgart – New York 1994.

21 a Lewis: Pain. Macmillan, New York 1942.

22 Löffler, G., Petrides, P. E., Weiss, L., Harper, H. A.: Physiologische Chemie, 3. Aufl. Springer, Berlin – Heidelberg 1985.

23 Lullies, H., Trincker, D.: Taschenbuch der Physiologie, Band 3. Fischer, Stuttgart 1974 (Teil 1) und 1977 (Teil 2).

24 Masuhr, K. F., Neumann, M.: Neurologie, 2. Aufl. Hippokrates, Stuttgart 1992.

25 Patton, H. D., Fuchs, A. F., Hille, B., Scher, A. M., Steiner, R. (eds.): Textbook of Physiology, 21. Auflage. Saunders, Philadelphia 1989.

26 Penfield, W., Rasmussen, T.: The cerebral cortex of man. Mc. Millan, New York 1950.

26 a Plattig, K.-H.: Physiology of Perception of Odor and Taste. J. Food Sci. Technol. Mysore/India. 13 (1976) 169–180.

27 Pschyrembel, W.: Klinisches Wörterbuch, 256. Aufl. de Gruyter, Berlin 1989.

28 Ranke, O. R., Lullies, H.: Gehör, Stimme, Sprache. Springer, Berlin – Göttingen – Heidelberg 1995.

29 Schmidt, R. F., Thews, G. (Hrsg.): Physiologie des Menschen, 27. Aufl. Springer, Berlin – Heidelberg 1997.

30 Seibt, W.: Physik für Mediziner. VCH, Weinheim 1987.

31 Silbernagl, S., Despopoulos, A.: Taschenatlas der Physiologie, 4. Aufl. Thieme, Stuttgart – New York 1991.

32 Trendelenburg, W.: Der Gesichtssinn. Springer, Berlin 1943.

Anhang zu den mündlichen Physikumsprüfungen der letzten Jahre

Diese Ausführungen basieren auf Rückmeldungen von Teilnehmern an den mündlichen Prüfungen. Neben den mir zugegangenen Informationen konnte ich dabei auf die über Internet zugänglichen Daten von MEDI-LEARN, Marburg, zurückgreifen (http://www.medi-learn.de).

Die Durchsicht des Gesamtmaterials hat ergeben, daß der übliche Prüfungsstoff des Mündlichen in meinem Buch voll abgedeckt ist. Es geht also in diesem Anhang nicht darum, zusätzliche Informationen zu vermitteln, sondern darum, die Vorzugsthemen im Mündlichen zu verdeutlichen. Die besonders häufig behandelten Themen habe ich mit ! markiert. Die Anmerkungen sind knapp, im wesentlichen habe ich auf die Abschnitte im Buch und auf die entsprechenden Fragen verwiesen.

Neben dem klassischen Prüfungsstoff gibt es ab und zu lokale Besonderheiten: Fragen zu den Praktikumsaufgaben und mitunter auch spezielle Fragen zu Vorzugsthemen aus der Vorlesung des jeweiligen Dozenten – das spricht sich am Ort herum.

3. Fundamentale Zellfunktionen

Frage A 3.1: Primär- und sekundär-aktive Transportprozesse durch Zellmembranen.

Antwort: Vgl. Frage 3.8 und S. 25 f.
Teils wird auch allgemein nach den Transportprozessen gefragt. Dann kann man mit der Gliederung in aktive und passive Transporte beginnen, Beispiele nennen, weiter differenzieren usw., vgl. Abschnitt 3.3.

4. Membranpotential und elektrische Erregung

Frage A 4.1: Ionenverteilung in erregbaren Zellen.

Antwort: Von zentraler Bedeutung für die Erregungsprozesse ist die Asymmetrie in der Verteilung der Na^+- und K^+-Ionen zwischen dem intrazellulären und dem extrazellulären Raum. Die grün unterlegten Merkwerte auf S. 38 sind essentiell, vgl. Frage 4.3! Diese Konzentrationsdifferenzen werden durch die primär-aktive 3 Na^+-2 K^+-Austauschpumpe aufgebaut, vgl. Frage 3.9.

! Frage A 4.2: Erläutern Sie die Entstehung des Ruhe-Membranpotentials.

Antwort: Man kann, wenn so allgemein gefragt wird, zunächst sagen, daß praktisch alle Zellen unseres Körpers ein innen negatives Membranpotential aufweisen. Voraussetzung dafür ist die Ungleichheit in der Verteilung der Na^+- und K^+-Ionen, vgl. Frage A 4.1. Durch die Konzentrationsgradienten werden Diffusionsprozesse angetrieben, die dann letztlich das Potential bilden. Bei Nervenzellen ist in Ruhe die Permeabilität für K^+-Ionen sehr viel größer als für Na^+-Ionen (20- bis 30fach). Deshalb dominiert die K^+-Diffusion, das Potential strebt dem K^+-Gleichgewichtspotential zu, vgl. Frage 4.6. Das K^+-Gleichgewichtspotential liegt bei den meisten erregbaren Zellen bei etwa –90 mV! Man sollte anmerken, daß auch aktive Transportprozesse „elektrogen" sein und so etwas zum Ruhepotential beitragen können.

! Frage A 4.3: Beschreiben Sie das Aktionspotential eines Nerven.

Antwort: Man zeichnet am besten ein Aktionspotential auf, gemäß Abb. 4-11 bzw. 4-16, und erläutert dann die Grundprozesse: Aktivierung des Na^+-Systems. Vgl. Fragen 4.8 bis 4.10.

Frage A 4.4: Wie erfolgt die Erregungsfortleitung im Nerven?

Antwort: Die Erregungsfortleitung ist elektrischer Natur: Von einer erregten Stelle aus fließen Ströme, die die benachbarten Partien erregen, usw.: Strömchen-Theorie der Erregungsleitung, vgl. S. 56. Die Leitungsgeschwindigkeit hängt von den physikalischen Eigenschaften des Nerven ab, vgl. Frage 4.18.

Frage A 4.5: Wie groß ist die Nervenleitungsgeschwindigkeit?

Antwort: Vgl. Abschnitt 4.6, Gliederung gemäß Tab. 4-2. Vgl. Frage 4.19.

Frage A 4.6: Signaltransduktion bei Zellen.

Antwort: Vgl. Frage 4.30.

5. Erregungsübertragung an Synapsen, Erregung in Zellverbänden

! Frage A 5.1: Wie erfolgt die Erregungsübertragung an Synapsen?

Antwort: Es gibt elektrische und chemische Synapsen, vgl. Frage 5.1. Meist zielen solche Fragen auf die chemische Synapse. Man wählt sich ein Beispiel, am besten die motorische Endplatte, vgl. Fragen 5.2 bis 5.4.

! Frage A 5.2: Erläutern Sie EPSP und IPSP.

Antwort: Man wählt am besten als Beispiel das Motoneuron des Rückenmarks und skizziert den Potentialverlauf gemäß Abb. 5-8. Es handelt sich um abstufbare, lokale Potentialänderungen, vgl. Abschnitt 5.3.1 und Frage 5.6.

Frage A 5.3: Was versteht man unter präsynaptischer Hemmung?

Antwort: Vgl. Abschnitt 5.3.3 und Frage 5.7.

6. Bewegungsprozesse

Frage A 6.1: Was versteht man beim Skelettmuskel unter einer „motorischen Einheit"?

Antwort: Vgl. Frage 6.2 und Abb. 6-3.

Frage A 6.2: Aufbau eines Sarkomers.

Antwort: Abschnitt 6.2.2 und Abb. 6-6.

Frage A 6.3: Kontraktions-Grundprozesse beim Skelettmuskel.

Antwort: Erläuterung der Filament-Gleit-Theorie, Abschnitte 6.2.3 und 6.2.4. Vgl. Fragen 6.3 und 6.4.

! Frage A 6.4: Elektromechanische Kopplung beim Skelettmuskel.

Antwort: Vgl. Abschnitt 6.2.5 und Frage 6.6.

Frage A 6.5: Welche Kontraktionsformen lassen sich beim Skelettmuskel unterscheiden?

Antwort: Abschnitt 6.2.6. Vgl. Fragen 6.8 und 6.9.

7. Blut und Immunsystem

Frage A 7.1: Erythrozyten.

Antwort: Die Konzentration der Erythrozyten, die Hämoglobinbeladung und die Funktion dieser Zellen gehören zum absoluten Basiswissen. Vgl. Abschnitte 7.3 und 7.4 sowie Fragen 7.4 bis 7.7.

Frage A 7.2: Blutstillung und Blutgerinnung.

Antwort: Vgl. Abschnitt 7.7 und Fragen 7.12 bis 7.15.

Frage A 7.3: Fibrinolyse.

Antwort: Vgl. Abschnitt 7.7.3 und Frage 7.16.

Frage A 7.4: Abwehrfunktionen: Das Immunsystem.

Antwort: Wird die Frage zu einem so großen Funktionssystem so allgemein formuliert, so sollte man zunächst eine Übersicht geben und eine Gliederung vornehmen: unspezifische und spezifische Abwehr; zelluläre und humorale Abwehr; weitere Differenzierung der beteiligten Zelltypen. Bei einem Teilgebiet der Wahl kann man dann tiefer eindringen. Vgl. Abschnitt 7.8 und Fragen 7.18 bis 7.26.

Frage A 7.5: Beschreiben Sie die Funktion der B-Lymphozyten.

Antwort: Vgl. Abschnitte 7.8.3 und 7.8.4 sowie Frage 7.20.

Frage A 7.6: Blutgruppen.

Antwort: Es sind das AB0-System und das Rhesus-System zu erläutern. Vgl. Abschnitte 7.9.1 und 7.9.2 sowie Fragen 7.29 und 7.30.

Frage A 7.7: Was ist bei einer Bluttransfusion zu beachten?

Antwort: Zunächst ist natürlich darauf zu achten, daß der Blutspender gesund ist und keine Krankheiten übertragen werden. Dann ist auf die Verträglichkeit zu achten, die Blutgruppen müssen zusammenpassen. Vgl. Abschnitt 7.9 und Frage 7.30.

8. Herz

! Frage A 8.1: Erregungsbildung beim Herzen.

Antwort: Man wird zunächst die Differenzierung der Herzmuskulatur beschreiben: Erregungsbildungssystem (Schrittmacher) – Erregungsleitungssystem – Arbeitsmuskulatur, vgl. Frage 8.2. Dann wird man den Schrittmacherprozeß erläutern, am besten mit einer Skizze des Potentialverlaufs gemäß Abb. 8-5. Vgl. Abschnitt 8.2.3.

Frage A 8.2: Erregungsleitung beim Herzen.

Antwort: Ausbreitung der Erregung vom primären Schrittmacher im Sinusknoten über die Vorhöfe, und über ein spezialisiertes Erregungsleitungssystem auf die Herzkammern, vgl. Abschnitt 8.2.1. Man kann die Besonderheiten der verschiedenen Regionen mit einer Skizze der typischen Aktionspotentiale gemäß Abb. 8-3 erläutern. Vgl. Fragen 8.2, 8.3 und 8.7.

! Frage A 8.3: EKG aufzeichnen und erläutern.

Antwort: Vgl. Abschnitt 8.4.2 und Frage 8.11.

Frage A 8.4: Lagetypen des Herzens, nach EKG.

Antwort: Vgl. Abschnitt 8.4.3 und Frage 8.12.

Frage A 8.5: Störungen im EKG: Extrasystolen, Herzblock.

Antwort: Vgl. Fragen 8.13 und 8.14.

Frage A 8.6: Warum ist der Herzmuskel nicht tetanisierbar?

Antwort: Die lange Dauer des Herzaktionspotentials hat zur Folge, daß auch die Refraktärzeit entsprechend lang ist. In dieser Zeit kann keine neue Erregung ausgelöst werden. Deshalb kann beim Herzmuskel – im Vergleich zum Skelettmuskel – nur sehr viel schwerer eine Dauerkontraktion, ein Tetanus ausgelöst werden. Allerdings ist ein Tetanus nicht unmöglich. Das „nicht tetanisierbar" ist an sich nicht richtig – es wird aber gern so gefragt. Vgl. Abschnitt 8.2.6.

! Frage A 8.7: Erläutern Sie mit einer Skizze die mechanische Herzaktion.

Antwort: Mit Hilfe der Kurven für Aortendruck, Vorhof- und Ventrikeldruck lassen sich die verschiedenen Herzphasen, mit Öffnung und Schließung der verschiedenen Klappen, beschreiben. Auch das EKG sollte man phasengerecht einzeichnen können. Vgl. Abb. 8-21 und Frage 8.17.

! Frage A 8.8: Erläutern Sie anhand des Druck-Volumen-Diagrammes (Arbeitsdiagramm des Herzens) den Frank-Starling-Mechanismus.

Antwort: Vgl. Abb. 8-24 und Frage 8.21.

Frage A 8.9: Welche Arbeit bzw. Leistung vollbringt das Herz?

Antwort: Die Arbeit (Volumenarbeit) für einen Herzschlag errechnet sich aus Druck mal Volumen (Herzschlagvolumen). Die Beschleunigungsarbeit ist so gering, daß sie meist vernachlässigt werden kann. Vgl. Abschnitt 8.5.2 und Frage 8.18.

! **Frage A 8.10: Regulation der Herzfunktion.**

Antwort: Das Herz wird sympathisch und parasympathisch innerviert und wird außerdem von Hormonen beeinflußt (z. B. Adrenalin). Vgl. Abschnitt 8.6.2 sowie Fragen 8.22 und 8.23.

Frage A 8.11: Wie wirken die Herz-Glykoside (Digitalis)?

Antwort: Vgl. Frage 8.9.

Frage A 8.12: Wie wirken die sogenannten Calcium-Antagonisten am Herzen?

Antwort: Genauer gesagt handelt es sich um Calciumkanal-Blocker: Sie hemmen den Einstrom von Ca^{2+}-Ionen in die Muskelzellen. Dadurch vermindert sich das intrazelluläre Aktivierungs-Calcium und damit die Kraft der Kontraktion (negativ inotrope Wirkung). Vgl. Abschnitt 8.3.

Frage A 8.13: Wie kann man das Herzzeitvolumen messen?

Antwort: Wichtig ist vor allem das Verfahren nach dem Fickschen Prinzip, vgl. S. 205 f. und Frage 8.20. Daneben können auch Indikator-Verdünnungsverfahren eingesetzt werden.

Frage A 8.14: Koronardurchblutung und Herzinfarkt.

Antwort: Vgl. Abschnitt 8.8 und Frage 8.26.

9. Blutkreislauf

Frage A 9.1: Wie verteilt sich das Blut auf die verschiedenen Abschnitte des Gefäßsystems?

Antwort: Vgl. Abb. 9-3.

! **Frage A 9.2: Beim Blutkreislauf kann man ein Hochdruck- und ein Niederdrucksystem unterscheiden. Was können Sie dazu sagen?**

Antwort: Vgl. Abschnitt 9.1.1 und Frage 9.1.

Frage A 9.3: Welcher Blutdruck herrscht im kleinen Kreislauf?

Antwort: In der A. pulmonalis besteht ein Druck von 25/10 mmHg, in den Lungenkapillaren um 10 mmHg. Erhöhte Drücke in diesem Abschnitt bedeuten ein Risiko für das Auftreten eines Lungenödems. Vgl. Frage 9.14.

! **Frage A 9.4: Beschreiben Sie das „Ohmsche Gesetz des Blutkreislaufes" (Hagen-Poiseuille-Gesetz).**

Antwort: Die wichtigste Aussage dieses Gesetzes ist, daß bei laminarer Strömung durch kleine Gefäße die Volumenstromstärke mit der 4. Potenz des Radius ansteigt. Vgl. Abschnitt 9.2.1 und Frage 9.7.

Frage A 9.5: Skizzieren Sie Pulskurven für verschiedene Abschnitte des arteriellen Systems.

Antwort: Vgl. Abb. 9-10 und Frage 9.10.

Frage A 9.6: Was sagt die Pulswellengeschwindigkeit aus?

Antwort: Sie erlaubt Rückschlüsse auf die Elastizität der Blutgefäße, vgl. S. 230.

! **Frage A 9.7: Blutdruckregelung. Was ist ein Regelkreis?**

Antwort: Bei der Beschreibung von Regelprozessen im Organismus lehnt man sich gern an die Terminologie technischer Regelungen an. Regelgröße ist der arterielle Blutdruck. Meßfühler sind die Pressorezeptoren im Aortenbogen und den beiden Karotissinus. Regelzentrum sind die Kreislaufzentren im Hirnstamm. Als Stellglieder wirken der Widerstand in den arteriellen Widerstandsgefäßen, die Herzleistung und der Venentonus. Entscheidendes Merkmal für jeden Regelkreis ist, daß die einzelnen Glieder so zusammengeschaltet sind, daß eine negative Rückkopplung resultiert: Auslenkung der Regelgröße nach einer Richtung führt bei den Stellgrößen zu Reaktionen, die der Auslenkung entgegenwirken. Vgl. Abschnitt 9.1.3 und Frage 9.5.

! **Frage A 9.8: Kreislaufreaktionen beim Aufstehen aus horizontaler Lage – Orthostase.**

Antwort: Vgl. Abschnitt 9.7.6 und Frage 9.13.

Frage A 9.9: Warum wird es einem beim Aufstehen leicht schwarz vor den Augen?

Antwort: Beim Aufstehen sinkt der arterielle Blutdruck zunächst ab. Im Kopf bleibt er anhaltend niedriger als im Liegen. Sinkt bei labiler orthostatischer Regulation der gesamte arterielle Druck etwas ab, so kommt es am ehesten in der Retina zu einer kritischen Durchblutungsabnahme, da hier der intraokuläre Druck von 15 mmHg von außen auf die Gefäße drückt.

Frage A 9.10: Auch das Blutvolumen ist eine geregelte Größe. Welches sind die wichtigsten daran beteiligten Systeme?

Antwort: Bei der Regelung des Blutvolumens wirken ADH-System, ANP-System und Renin-Angiotensin-Aldosteron-System zusammen. Vgl. Abschnitt 9.1.3 mit Abb. 9-6 und Abschnitt 9.7.5.

Frage A 9.11: Wie wird die Durchblutung der Organe reguliert?

Antwort: Es gibt einmal lokale, im Organ selbst ablaufende Regulationen, und darüber hinaus nervale und hormonale Steuerungen. Vgl. Abschnitte 9.5.5 und 9.5.6 sowie Fragen 9.15 bis 9.17.

Frage A 9.12: Regulation der Skelettmuskeldurchblutung.

Antwort: Vgl. Abschnitt 9.6.5 und Frage 9.21.

Frage A 9.13: Flüssigkeitsaustausch zwischen Kapillaren und Gewebe.

Antwort: Vgl. Abschnitt 9.5.3 und Frage 9.14.

! Frage A 9.14: Wie können Ödeme entstehen?

Antwort: Alles, was den effektiven Filtrationsdruck erhöht, steigert auch das Risiko der Ödembildung. Vgl. S. 242 und Frage 9.14.

Frage A 9.15: Weshalb spielt die arterielle Hypertonie (Bluthochdruck) in der klinischen Medizin eine so große Rolle?

Antwort: Vgl. Abschnitt 9.8.1 und Frage 9.25.

10. Atmung und Säure-Basen-Haushalt

Frage A 10.1: Mechanik der Lungenatmung.

Antwort: Der Gasaustausch zwischen Umgebung und Lunge folgt passiv den Atembewegungen von Thorax und Zwerchfell. Man kann das gut erläutern mit einer Skizze gemäß Abb. 10-4, die den Verlauf von intrapulmonalem Druck und intrapleuralem Druck im Atemzyklus darstellt. Vgl. Abschnitt 10.1.3 und Frage 10.8.

! Frage A 10.2: Welche Atemgrößen kann man mit dem Spirometer messen?

Antwort: Vgl. Abschnitt 10.1.6 mit Abb. 10-5 und Frage 10.13.

Frage A 10.3: Wie kann man das Residualvolumen bestimmen?

Antwort: Mit der Helium-Einwaschmethode. Vgl. S. 278 und Frage 10.15.

Frage A 10.4: Obstruktive und restriktive Lungenfunktionsstörungen.

Antwort: Restriktive Ventilationsstörungen sind durch eine Einschränkung der Vitalkapazität gekennzeichnet (vgl. S. 277), obstruktive Ventilationsstörungen durch eine Reduktion der dynamischen Atemgrößen, vgl. Abschnitt 10.1.7 sowie Fragen 10.17 und 10.18.

Frage A 10.5: Ganzkörperplethysmographie zur Atemdiagnostik.

Antwort: Vgl. Abschnitt 10.1.8.

Frage A 10.6: Gasaustausch zwischen Umgebung und Lunge, Luftzusammensetzung in den verschiedenen Abschnitten.

Antwort: Vgl. Abschnitt 10.2.1 sowie Fragen 10.22 und 10.23.

Frage A 10.7: Inhomogenitäten von Ventilation und Durchblutung in den verschiedenen Lungenpartien.

Antwort: Vgl. Abschnitt 10.2.3 und Frage 10.24.

! Frage A 10.8: Sauerstofftransport im Blut, O_2-Bindungskurve des Blutes.

Antwort: Am besten mit Skizze gemäß Abb. 10-12, mit Zahlenwerten. Vgl. Fragen 10.29 und 10.30.

Frage A 10.9: Arterielle Hypoxie.

Antwort: Die arterielle Hypoxie ist definiert als Verminderung des arteriellen O_2-*Partialdrucks* – eine Reduktion des arteriellen O_2-*Gehalts* heißt Hypoxämie. Zu den verschiedenen Ursachen der arteriellen Hypoxie vgl. Frage 10.28.

! Frage A 10.10: CO_2-Transport im Blut, CO_2-Bindungskurve.

Antwort: Erläuterung anhand einer Skizze gemäß Abb. 10-14. Vgl. Fragen 10.33 und 10.40.

! Frage A 10.11: Atemumstellungen bei Höhenaufenthalt.

Antwort: Zunächst sind die akuten Umstellungen zu beschreiben, vgl. Abschnitt 10.4.4 und Frage 10.36. Bei längerem Höhenaufenthalt kommt es zu Anpassungen: Höhenakklimatisation. Vgl. Abschnitt 10.4.7 und Frage 10.32.

Frage A 10.12: Was ist beim Tauchen zu beachten?

Antwort: Vgl. Abschnitt 10.4.7 und Frage 10.41.

Frage A 10.13: Was ist eine Hyperventilation?

Antwort: Vgl. Frage 10.40.

! Frage A 10.14: Wie wird der Säure-Basen-Haushalt reguliert, und welches sind die wichtigsten Störungen?

Antwort: Vgl. Abschnitte 10.4.3 und 10.5 sowie Fragen 10.35 und 10.43 bis 10.48.

Frage A 10.15: Was sind die Folgen starken Erbrechens?

Antwort: Der Flüssigkeitsverlust führt zu Störungen im Wasserhaushalt (Dehydratation). Mit dem sauren Magensaft werden beim Erbrechen H^+-Ionen abgegeben, was zu einer nicht-respiratorischen (metabolischen) Alkalose führen kann.

11. Energiehaushalt und Thermoregulation

! Frage A 11.1: Wie kann der Energieumsatz des Menschen gemessen werden?

Antwort: Man unterscheidet eine direkte und eine indirekte Kalorimetrie. Vgl. Abschnitt 11.2 und Fragen 11.2 bis 11.5.

Frage A 11.2: Was versteht man unter Grundumsatz?

Antwort: Vgl. Fragen 11.12 bis 11.15.

! Frage A 11.3: Regelung der Körpertemperatur.

Antwort: Man wird zunächst großzügig den Regelkreis erläutern, etwa gemäß Abb. 11-12. Dann kann man sich ein Teilgebiet herausgreifen: die verschiedenen Möglichkeiten zur Wärmeabgabe, die verschiedenen Thermorezeptoren o. ä. Vgl. Fragen 11.20 bis 11.30.

! Frage A 11.4: Was passiert beim Fieber?

Antwort: Vgl. Abschnitt 11.19 und Fragen 11.37 bis 11.39.

12. Leistung und Umwelt

Frage A 11.1: Leistungsfähigkeit des Menschen.

Antwort: Man unterscheidet Dauerleistungen (ausgeglichene O_2-Bilanz) und Kurzleistungen (wachsende O_2-Schuld). Vgl. Abschnitt 12.1 und Fragen 12.1 bis 12.3.

Frage A 11.2: Wie weit kann die Leistungsfähigkeit durch Training verbessert werden?

Antwort: Man unterscheidet Krafttraining und Ausdauertraining. Vgl. Abschnitt 12.4 und Frage 12.4.

13. Ernährung und Verdauung

Frage A 13.1: Speichelsekretion.

Antwort: Vgl. Abschnitte 13.5 und 13.6 sowie Frage 13.9.

Frage A 13.2: Schluckreflex.

Antwort: Vgl. Abschnitt 13.6 und Frage 13.10.

Frage A 13.3: Magenmotorik und Magenentleerung.

Antwort: Vgl. Abschnitt 13.7.1 sowie Fragen 13.11 und 13.12.

Frage A 13.4: Regulation der Magensaftsekretion.

Antwort: Vgl. Abschnitt 13.7.2 sowie Fragen 13.13 und 13.14.

Frage A 13.5: Pankreas und Verdauung.

Antwort: Vgl. S. 359 und S. 370 sowie Frage 13.15.

Frage A 13.6: Leber und Galle.

Antwort: Vgl. S. 371 und Frage 13.16.

Frage A 13.7: Wie kann es zu einer Gelbsucht kommen?

Antwort: Z. B. durch Behinderung des Galleflusses: Verschlußikterus. Vgl. S. 371.

14. Wasserhaushalt und Nierenfunktion

Frage A 14.1: Was passiert, wenn Sie schnell 2 Liter Wasser trinken?

Antwort: Nach Absorption im Darm verteilt sich das Wasser zunächst im Extrazellulärraum, mit etwas Verzögerung auch auf den Intrazellulärraum, da sich die osmotischen Druckdifferenzen durch Wasserdiffusion ausgleichen – die Salze diffundieren langsamer. So resultiert zunächst eine hypotone Hyperhydratation, die aber sofort Gegenregulationen auslöst (Osmoregulation). Vgl. Abschnitt 14.1 und Frage 14.1.

Frage A 14.2: Welche Folgen haben starke Durchfälle?

Antwort: Der Darminhalt ist isoton. Bei starken Durchfällen geht somit mit dem Wasser auch viel Salz verloren, so daß primär eine isotone Dehydratation entsteht. Nimmt man dann beim auftretenden Durst Wasser und nur wenig Salz zu sich, kann eine hypotone Dehydratation auftreten. Vgl. Abschnitt 14.1.

! Frage A 14.3: Was wissen Sie über die Autoregulation der Niere?

Antwort: Vgl. Abschnitt 14.5 und Frage 14.6.

Frage A 14.4: Filtration im Nierenglomerulus.

Antwort: Vgl. Abschnitt 14.6 sowie Fragen 14.7 und 14.8.

! Frage A 14.5: Nieren-Clearance.

Antwort: Über Inulin-Clearance, PAH-Clearance und Kreatinin-Clearance sollte man gut Bescheid wissen. Vgl. Abschnitt 14.7 und Fragen 14.9 bis 14.11.

! Frage A 14.6: Glucose-Resorption in der Niere.

Antwort: Vgl. Abschnitt 14.9 und Frage 14.12.

Frage A 14.7: Erläutern Sie die Transportprozesse in den Nierentubuli.

Antwort: Vgl. Abschnitt 14.8.

! Frage A 14.8: Konzentrierung des Harns in der Niere.

Antwort: Vgl. Abschnitt 14.10 sowie Fragen 14.15 und 14.16.

! Frage A 14.9: Wirkung von Aldosteron in der Niere.

Antwort: Vgl. Abschnitt 14.11 und Frage 14.17.

Frage A 14.10: Regulation der Wasserausscheidung in der Niere.

Antwort: Vgl. Abschnitt 14.11 und Frage 14.18.

Frage A 14.11: Niere und Säure-Basen-Haushalt

Antwort: Vgl. Abschnitt 14.12 und Frage 14.21.

Frage A 14.12: Hormone der Niere.

Antwort: Die Niere bildet Erythropoietin und ist für den letzten Schritt bei der Bildung von Calcitriol (Vitamin-D-Hormon) verantwortlich. Ferner bildet die Niere Renin, das ein Enzym ist, aber zugleich eine hormongleiche Signalwirkung entfaltet. Vgl. Abschnitt 14.15 sowie Fragen 14.24 und 14.25.

Frage A 14.13: Durch welche Eingriffe läßt sich die Diurese fördern?

Antwort: Vgl. Abschnitt 14.14 sowie Fragen 14.22 und 14.23.

Frage A 14.14: Was passiert beim Versagen der Nieren?

Antwort: Vgl. Abschnitt 14.4 und Frage 14.4.

15. Endokrines System

! Frage A 15.1: Regulation der Hormonausschüttung in Hypothalamus und Hypophyse.

Antwort: Vgl. Abschnitte 15.2 und 15.3 sowie Fragen 15.1 bis 15.3.

Frage A 15.2: Hormone des Hypophysenhinterlappens.

Antwort: Vgl. Abschnitt 15.3.

Frage A 15.3: Wachstumshormon.

Antwort: Vgl. Abschnitt 15.4 sowie Fragen 15.4 bis 15.6.

Frage A 15.4: Hormone der Schilddrüse.

Antwort: Solche Fragen zielen vor allem auf die Stoffwechselwirkungen der Hormone T_4 und T_3. Das auch in der Schilddrüse gebildete Hormon Calcitonin ist weniger wichtig. Vgl. Abschnitt 15.5 und Fragen 15.7 bis 15.10.

! Frage A 15.5: Hormone der Nebennierenrinde.

Antwort: Vgl. Abschnitt 15.6 sowie Fragen 15.11 und 15.12.

! Frage A 15.6: Regulation des Blutglucosespiegels.

Antwort: Die wichtigsten Hormone für die Regulation des Blutzuckerspiegels sind die Hormone der Pankreas-Inselzellen Insulin und Glucagon sowie das NNR-Hormon Cortisol. Vgl. Abschnitt 15.8 und Fragen 15.14 bis 15.16.

Frage A 15.7: Cortisol und Streß.

Antwort: Vgl. Abschnitt 15.6 und Frage 15.11.

Frage A 15.8: Regulation des Calciumhaushalts.

Antwort: Vgl. Abschnitt 15.9 sowie Fragen 15.17 und 15.18.

Frage A 15.9: Renin-Angiotensin-Aldosteron-System.

Antwort: Vgl. Abschnitt 15.10 sowie Fragen 15.20 und 15.21.

16. Sexualfunktionen und Fortpflanzung

Frage A 16.1: Sexualhormone der Frau.

Antwort: Vgl. Abschnitt 16.2 sowie Fragen 16.1 und 16.2.

Frage A 16.2: Sexualhormone beim Mann.

Antwort: Vgl. Abschnitt 16.3 und Frage 16.3.

17. Vegetatives Nervensystem

! Frage A 17.1: Wie ist das vegetative Nervensystem (autonome Nervensystem) gegliedert?

Antwort: Die wichtigsten Zentren des vegetativen Nervensystems liegen im Hypothalamus. Meist zielen solche Fragen auf das periphere vegetative Nervensystem, das sich gliedert in Sympathikus, Parasympathikus und enterisches Nervensystem. Manchem Prüfer genügt vielleicht noch die alte Zweigliederung in Sympathikus und Parasympathikus. Vgl. Abschnitt 17.1 und Frage 17.1.

! Frage A 17.2: Welches sind die wichtigsten Transmitter im vegetativen Nervensystem, und welches sind die wichtigsten Rezeptortypen an den Erfolgsorganen?

Antwort: Hier wird man die adrenerge und cholinerge Erregungsübertragung beim Sympathikus und Parasympathikus beschreiben – im enterischen Nervensystem herrscht eine ähnliche Mannigfaltigkeit wie im ZNS. Vgl. Abschnitte 17.2.1 und 17.2.2 sowie Fragen 17.3 und 17.4.

19. Allgemeine Sinnesphysiologie

Frage A 19.1: Psychophysik.

Antwort: Damit meint man die Gesetzmäßigkeiten, die bei den Beziehungen zwischen Reizgröße (Physik) und Sinnesempfindung (Psyche) gelten: Weber-Fechner-Gesetz. Vgl. Abschnitt 19.3 und Frage 19.3.

20. Sehen

! Frage A 20.1: Der optische Apparat des Auges, mit Störungen.

Antwort: Man sollte mit „Parallelstrahl", „Brennpunktstrahl" und „Zentralstrahl" umgehen können, gemäß Abb. 20-2, und sollte die normale Situation des Auges mit Skizze gemäß Abb. 20-5 erläutern können sowie die Bedingungen bei Kurz- und Weitsichtigkeit. Vgl. Frage 20.1.

! Frage A 20.2: Anpassung des Auges an verschiedene Entfernungen: Akkommodation.

Antwort: Vgl. Abschnitt 20.2.3 sowie Fragen 20.2 bis 20.4 und 20.7.

Frage A 20.3: Beschreiben Sie die Pupillen-Reflexe.

Antwort: Vgl. Abschnitt 20.2.5 und Frage 20.8.

Frage A 20.4: Kammerwasser und Augeninnendruck.

Antwort: Vgl. Abschnitt 20.2.6 und Frage 20.9.

Frage A 20.5: Umsetzung des Lichtreizes in der Retina.

Antwort: Vgl. Abschnitt 20.3.2 sowie Fragen 20.10 und 20.11.

Frage A 20.6: Erregungsverarbeitung in der Netzhaut: rezeptives Feld.

Antwort: Vgl. Abschnitt 20.3.3 und Frage 20.12.

Frage A 20.7: Adaptation des Auges.

Antwort: Vgl. Abschnitt 20.4.1 und Frage 20.13. Man kann auch auf die Nachbilder eingehen, die auf lokaler Adaptation beruhen, vgl. Frage 20.14.

! Frage A 20.8: Sehbahn und Gesichtsfeldausfälle.

Antwort: Vgl. Abschnitt 20.6 und Frage 20.16.

! Frage A 20.9: Farbensehen.

Antwort: Vgl. Abschnitt 20.8 und Fragen 20.19 bis 20.21.

21. Hören und Sprechen

! Frage A 21.1: Erläutern Sie das Hörfeld, mit Skizze.

Antwort: Vgl. Abschnitt 21.1 sowie Fragen 21.1 und 21.2.

! Frage A 21.2: Funktion des Mittelohrs.

Antwort: Vgl. Abschnitt 21.2 sowie Fragen 21.3 und 21.5.

Frage A 21.3: Was ist Presbyakusis?

Antwort: Es ist eine Altersschwerhörigkeit, bei der vor allem die für die hohen Frequenzen verantwortlichen Rezeptorareale in ihrer Empfindlichkeit reduziert sind.

! Frage A 21.4: Funktion des Innenohrs, Unterscheidung von Tonhöhen.

Antwort: Vgl. Abschnitt 21.2 und 21.3 sowie Fragen 21.3 und 21.4.

22. Geschmack und Geruch

Frage A 22.1: Welche Geschmacksqualitäten lassen sich unterscheiden?
Antwort: Vgl. Abschnitt 22.1 und Frage 22.1.

Frage A 22.2: Geruchssinn.
Antwort: Vgl. Abschnitt 22.2 und Frage 22.2.

23. Hautsinne und Schmerz

Frage A 23.1: Tastsinn der Haut.
Antwort: Vgl. Abschnitt 23.1 sowie Frage 23.1 und 23.2.

Frage A 23.2: Temperatursinn der Haut – wie funktioniert ein Kaltrezeptor?
Antwort: Vgl. Abschnitt 23.2 und Frage 23.3.

! Frage A 23.3: Schmerz.
Antwort: Vgl. Abschnitt 23.3 und Fragen 23.4 bis 23.7.

Frage A 23.4: Was findet man bei einer Halbseitenläsion des Rückenmarks (Brown-Séquard-Syndrom)?
Antwort: Vgl. Abschnitt 23.4 und Frage 23.8.

24. Interozeptive Systeme: Tiefensensibilität und vestibuläres System

Frage A 24.1: Tiefensensibilität.
Antwort: Vgl. Abschnitt 24.1 und Frage 24.1.

! Frage A 24.2: Gleichgewichtssinn, Nystagmus.
Antwort: Vgl. Abschnitt 24.2 sowie Fragen 24.2 und 24.3.

25. Motorik

! Frage A 25.1: Was passiert, wenn der Arzt auf die Patellarsehne klopft?
Antwort: Es wird ein Muskeldehnungsreflex (Muskeleigenreflex) ausgelöst. Die Funktion der Muskelspindeln gehört zum zentralen Prüfungsstoff! Vgl. Abschnitt 25.2.1 sowie Fragen 25.1 und 25.2.

Frage A 25.2: Funktion der Golgi-Sehnenrezeptoren.
Antwort: Vgl. Abschnitt 25.2.3 und Frage 25.3.

Frage A 25.3: Fremdreflexe.
Antwort: Vgl. Abschnitt 25.2.5 und Frage 25.4.

! Frage A 25.4: Kleinhirn: motorische Funktionen und Störungen.
Antwort: Vgl. Abschnitt 25.4 sowie Fragen 25.5 und 25.6.

Frage A 25.5: Basalganglien und Parkinson-Krankheit.
Antwort: Vgl. Abschnitt 25.5 sowie Fragen 25.7 und 25.8.

Frage A 25.6: Von der Bewegungsabsicht zur Bewegung.
Antwort: Vgl. Abschnitt 25.6.3 und Frage 25.10.

26. Integrative und höhere Funktionen des Zentralnervensystems

! Frage A 26.1: Elektrische Hirnaktivität – EEG und evozierte Potentiale.
Antwort: Vgl. Abschnitt 26.1 und Fragen 26.1 bis 26.3.

Frage A 26.2: Schlaf und EEG.

Antwort: Vgl. Abschnitt 26.6 und Frage 26.4.

! Frage A 26.3: Lernen und Gedächtnis. Was ist eine retrograde bzw. anterograde Amnesie?

Antwort: Vgl. Abschnitt 26.5.3 und Frage 26.6.

Frage A 26.4: Sprachstörungen: motorische und sensorische Aphasie.

Antwort: Vgl. Abschnitt 26.6.3 und Frage 26.10.

Register

Abkürzungen

A

ACh	Acetylcholin
ACTH	adrenocorticotropes Hormon
ADH	antidiuretisches Hormon
ADP	Adenosindiphosphat
AIDS	erworbenes Immunschwäche-Syndrom (acquired immunodeficiency syndrome)
AMP	Adenosinmonophosphat
ANP	atriales natriuretisches Peptid
AP	Aktionspotential
ARAS	aufsteigendes retikuläres Aktivierungssystem
ATP	Adenosintriphosphat
ATPase	Adenosintriphosphatase
ATPS	ambient temperature, pressure, saturated
avD_{O_2}	arteriovenöse O_2-Differenz

B

BE	Basenüberschuß (base excess)
BSG	Blutkörperchensenkungsgeschwindigkeit
BTPS	body temperature, pressure, saturated

C

cAMP	zyklisches Adenosinmonophosphat
CCK	Cholecystokinin
cGMP	zyklisches Guanosinmonophosphat
CGRP	calcitonin gene-related peptide
CRH	Corticotropin-Releasing-Hormon

D

dB	Dezibel
dpt	Dioptrie
DHEA	Dehydroepiandrosteron

E

E_G	Gleichgewichtspotential
EDRF	endothelium derived relaxing factor
EEG	Elektroenzephalogramm
EKG	Elektrokardiogramm
EMG	Elektromyogramm
ENS	enterales Nervensystem
EOG	Elektrookulogramm
EP	evozierte Potentiale
EPO	Erythropoietin
EPP	Endplattenpotential
EPSP	exzitatorisches postsynaptisches Potential
ERG	Elektroretinogramm
EZR	Extrazellulärraum

F

FSH	follikelstimulierendes Hormon

G

GABA	Gamma-Amino-Buttersäure
GDP	Guanosindiphosphat
GFR	glomeruläre Filtrationsrate
GH	Wachstumshormon (growth hormone)
GHRH	GH releasing hormone
GIP	gastric inhibitory peptide
GnRH	Gonadotropin-Releasing-Hormon
G-Protein	Guanosintriphosphat-bindendes Protein
GRP	Gastrin-Releasing Peptid
GTP	Guanosintriphosphat

H

Hb	Hämoglobin
HbA	adultes Hämoglobin

HbF	fetales Hämoglobin
HCG	humanes Choriongonadotropin
HHL	Hypophysenhinterlappen
HMV	Herzminutenvolumen
HVL	Hypophysenvorderlappen
HZV	Herzzeitvolumen

I

Ig (A, D, E, G, M)	Immunglobuline (A, D, E, G, M)
IL	Interleukin
IP_3	Inositoltriphosphat
IPSP	inhibitorisches postsynaptisches Potential
IZR	Intrazellulärraum

L

LH	luteinisierendes Hormon

M

MCH	mittlerer Hämoglobingehalt der Erythrozyten
MSH	melanozytenstimulierendes Hormon

N

NA	Noradrenalin
NK-Zellen	natürliche Killerzellen
NPY	Neuropeptid Y

P

PAF	plättchenaktivierender Faktor
P_{eff}	effektiver Filtrationsdruck
PG	Prostaglandin
PIH	Prolactostatin
PTH	Parathormon

R

RBF	renaler Blutfluß
REM	rapid-eye-movement-Schlaf
Rh-Faktor	Rhesus-Faktor
RPF	renaler Plasmafluß
RQ	respiratorischer Quotient

S

SIH	Somatostatin (Somatotropin-Inhibiting-Hormon)
SPL	sound pressure level
SR	sarkoplasmatisches Retikulum
STPD	standard temperature, pressure, dry
STH	somatotropes Hormon, Wachstumshormon

T

T_3	Trijodthyronin
T_4	Thyroxin
T-Reflex	Tendon-Reflex
T-Tubulus	transversaler Tubulus
TRH	Thyreotropin-Releasing-Hormon
TSH	thyreoideastimulierendes Hormon

V

VIP	vasoaktives intestinales Peptid
VK	Vitalkapazität

Z

ZNS	Zentralnervensystem

Maßeinheiten

Deutschland hat sich dem Internationalen Einheitensystem (SI-Système International d'Unités) durch das Gesetz über Einheiten im Meßwesen 1969 angeschlossen.
Die SI-Einheiten werden aus 7 Basiseinheiten abgeleitet, die im Gesetzestext definiert sind. Für eine gewisse Übergangszeit werden in der Medizin allerdings neben den SI-Einheiten noch einige bisher gebräuchliche Maßeinheiten verwendet werden.

Basiseinheiten.

Basisgröße	Basiseinheit	Symbol
Länge	Meter	m
Masse	Kilogramm	kg
Stoffmenge	Mol	mol
Zeit	Sekunde	s
elektr. Stromstärke	Ampere	A
Temperatur	Kelvin	K
Lichtstärke	Candela	cd

Dezimalskala – Zehnerpotenzwerte.

Faktor	Zehnerpotenz	Vorsilbe	Symbol
a			
1 Billiarde	10^{15}	Peta-	P
1 Billion	10^{12}	Tera-	T
1 Milliarde	10^{9}	Giga-	G
1 Million	10^{6}	Mega-	M
1 Tausend	10^{3}	Kilo-	k
1 Tausendstel	10^{-3}	Milli-	m
1 Millionstel	10^{-6}	Mikro-	μ
1 Milliardstel	10^{-9}	Nano-	n
1 Billionstel	10^{-12}	Piko-	p
1 Billiardstel	10^{-15}	Femto-	f
b			
Hundert	10^{2}	Hekto-	h
Zehn	10^{1}	Deka-	da oder dk
Zehntel	10^{-1}	Dezi-	d
Hundertstel	10^{-2}	Zenti-	c

Von SI-Basiseinheiten abgeleitete kohärente Einheiten.

Meßgröße	Definition	SI-Einheit	Abkürzung	Symbol
Kraft	Masse mal Beschleunigung	$kg \cdot m \cdot s^{-2}$	Newton	N
Arbeit, Energie Wärmemenge	Kraft mal Weg	$kg \cdot m^2 \cdot s^{-2} = Nm$	Joule	J
Leistung	Arbeit pro Zeit	$kg \cdot m^2 \cdot s^{-3} = Js^{-1}$	Watt	W
Druck	Kraft pro Fläche	$kg \cdot m^{-1} \cdot s^{-2} = Nm^{-2}$	Pascal	Pa
elektr. Spannung	Leistung pro Stromstärke	$kg \cdot m^2 \cdot A^{-1} \cdot s^{-3} = WA^{-1}$	Volt	V
elektr. Widerstand	Spannung pro Stromstärke	$kg \cdot m^2 \cdot A^{-2} \cdot s^{-3} = VA^{-1}$	Ohm	Ω
elektr. Leitfähigkeit	Stromstärke pro Spannung	$A^2 \cdot s^3 \cdot kg^{-1} \cdot m^{-2} = AV^{-1}$	Siemens	S
elektr. Ladung	Stromstärke mal Sekunde	$A \cdot s$	Coulomb	C

Alte Maßeinheiten und ihre Umrechnung.

alte Maßeinheit	Symbol	Umrechnung in SI-Einheit
Länge: Ångström	Å	$1\,\text{Å} = 10^{-10}\,m = 0{,}1\,nm$
Druck: Quecksilbersäule	mmHg, Torr	$1\,mmHg = 133\,Pa$
Meter-Wassersäule	mWS	$1\,mWS = 9{,}81\,kPa$
Bar	bar	$1\,bar = 100\,kPa$
techn. Atmosphäre	at	$1\,at = 98{,}1\,kPa$
physik. Atmosphäre	atm	$1\,atm = 101\,kPa$
Arbeit: Kalorie	cal	$1\,cal = 4{,}186\,J$
Kilowattstunde	kWh	$1\,kWh = 3600\,kJ$
Erg	erg	$1\,erg = 10^{-7}\,J$
Kraft: Pond	p	$1\,p = 9{,}81 \cdot 10^{-3}\,N$
Dyn	dyn	$1\,dyn = 10^{-5}\,N$
Leistung: Pferdestärke	PS	$1\,PS = 735{,}5\,W$
Temperatur: Celsius	°C	Temperatur in °C – K –273,15

Griechisches Alphabet

α A Alpha	β B Beta	γ Γ Gamma	δ Δ Delta	ε E Epsilon	ζ Z Zeta	η H Eta	ϑ Θ Theta
ι I Jota	ϰ K Kappa	λ Λ Lambda	μ M My	ν N Ny	ξ Ξ Ksi	o O Omikron	π Π Pi
ϱ P Rho	σ Σ Sigma	τ T Tau	υ Y Ypsilon	φ Φ Phi	χ X Chi	ψ Ψ Psi	ω Ω Omega

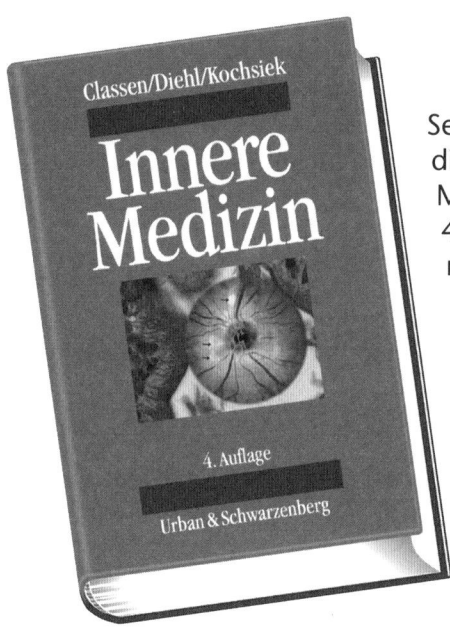
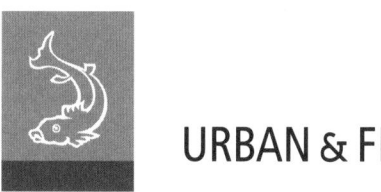